Springer Lehrbuch

Springer-Verlag Berlin Heidelberg GmbH

Theodor Dingermann · Rudolf Hänsel
Ilse Zündorf

Pharmazeutische Biologie

Molekulare Grundlagen und klinische Anwendung

Mit 346 Abbildungen und 52 Tabellen

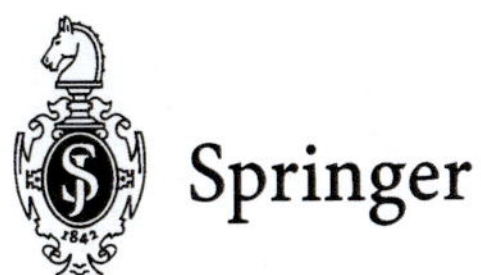

Springer

Professor Dr. Theodor Dingermann
Johann Wolfgang Goethe-Universität
Institut für Pharmazeutische Biologie
Marie-Curie-Straße 9, 60439 Frankfurt

Professor Dr. Rudolf Hänsel
Früher: Institut für Pharmakognosie
und Phytochemie der Freien Universität Berlin
Jetzt privat: Westpreußenstraße 71, 81927 München

Dr. Ilse Zündorf
Johann Wolfgang Goethe-Universität
Institut für Pharmazeutische Biologie
Marie-Curie-Straße 9, 60439 Frankfurt

Titelbild: Das Titelbild zeigt die Strukturformel des Wirkstoffes Galanthamin aus dem Kaukasischen Schneeglöckchen *Galanthus woronowii*, ein reversibler Inhibitor der Acetylcholinesterase.
Neben den sekundären Pflanzeninhaltsstoffen sind Proteine wichtige Arzneimittel biogenen Ursprungs, deren sichere Herstellung durch die Gentechnik ermöglicht wurde. Der erste gentechnisch hergestellte Wirkstoff ist das Insulin.
Im großen Bild ist die Röntgenstruktur des Muteins Insulin aspart als Dimer im Komplex mit *m*-Cresol dargestellt.
Quelle der Röntgenstruktur: PDB ID: 1 ZEH: J.L. Whittingham, D.J. Edwards, A.A. Antson, J.M. Clarkson, G.G. Dodson, Interactions of Phenol and m-Cresol in the Insulin Hexamer, and Their Effects on the Association Properties of B28 Pro → Asp Insulin Analogues, *Biochemistry* 37 pp. 11516 (1998)

ISBN 978-3-642-62743-9

Die Deutsche Bibliothek – CIP-Einheitsaufnahme
Pharmazeutische Biologie : molekulare Grundlagen und klinische Anwendung / Theo Dingermann ... (Hrsg.)
- Berlin ; Heidelberg ; New York ; Barcelona ; Hongkong ; London ; Mailand ; Paris ; Tokio : Springer, 2002
ISBN 978-3-642-62743-9 ISBN 978-3-642-55943-3 (eBook)
DOI 10.1007/978-3-642-55943-3

http://www.springer.de

Umschlaggestaltung: *design & production*, Heidelberg
Zeichnungen: Dr. Ilse Zündorf, Frankfurt
Satz: Fotosatz-Servie Köhler GmbH, Würzburg

Gedruckt auf säurefreiem Papier SPIN: 10856047 14/3130/ag

Vorwort

Das Spektrum an Stoffthemen, das die Approbationsordnung für Apotheker vom 14.12.2000 für das Fach Pharmazeutische Biologie vorgibt, ist enorm breit gefächert. Es reicht von der Molekularbiologie, der Gentechnologie und Immunologie über Arzneipflanzenkunde und Naturstoffchemie bis zur klinischen Beurteilung pflanzlicher Arzneimittel. Keinem Dozenten ist es möglich, zumal in den für das Fach Pharmazeutische Biologie knapp bemessenen Semester-Wochenstunden, alle diese heterogenen Stoffgebiete gleichwertig zu behandeln. Die Vorlesung wird daher nur vom Dozenten individuell ausgewählte Kapitel bringen können. Das neue Lehrbuch bringt bewusst ebenfalls nur eine Auswahl von Themen, und zwar derjenigen Themen, die in Lehrbüchern der Pharmazeutischen Biologie bisher nicht oder nicht hinreichend ausführlich behandelt worden sind. Es handelt sich um die folgenden Themen des Lehrstoffkanons:

- Arzneimittel der besonderen Therapierichtung,
- Wirkung, therapeutische Anwendung und klinische Beurteilung von Phytopharmaka,
- gebräuchliche Antibiotika und biogene Zytostatika,
- Mechanismen der Resistenzentwicklung,
- gentechnologische Verfahren zur Gewinnung von Arzneistoffen.

Über die Arzneimittel der besonderen Therapierichtungen lässt sich wissenschaftlich-kritisch nicht hinreichend informieren, wenn der Aspekt des therapeutischen Plazebos ausgeklammert wird. Erstmalig in einem pharmazeutischen Lehrbuch wird daher auch dem Plazebophänomen die ihm gebührende Aufmerksamkeit gewidmet. Auf die umfassende Darstellung der Naturstoffe haben die Autoren verzichtet: zum einen haben native Pflanzenstoffe in der Therapie heute keinen sehr großen Stellenwert, zum anderen gehört die Biosynthese von Sekundärprodukten zum Hauptthema in den bisherigen Lehrbüchern – und wohl auch zu den Lieblingsthemen im Unterricht. Für diese Schwerpunkte aus dem Themen-Kanon der Pharmazeutischen Biologie sei auf andere Lehrbücher verwiesen. Der Verzicht auf den Versuch, den gesamten „Gegenstandkatalog" in einem Buch zu behandeln, schafft Spielraum für die vertiefte Behandlung der von uns ausgewählten Themenbereiche.

An Vorkenntnissen wird grundsätzlich der Lehrstoff des ersten Prüfungsabschnittes vorausgesetzt. Möglicherweise wird sich jedoch nicht jeder Abschnitt dem Verständnis bereits beim ersten Lesen erschließen. Eine sinnvolle Lerntechnik kann dem Studenten nur empfohlen werden. Die Erfahrung hat gezeigt: es ist sinnvoll, den gelesenen Stoff durch vergleichendes Studium analoger Passagen in Lehrbüchern der Nachbarfächer – Biochemie, Genetik, Pharmakologie – so lange durchzudenken, bis dass er voll verstanden wird. Auf das Verstehen kommt es an, auf die Gedächtnisspur, die zurückbleibt, wenn viele Details längst vergessen sind. Dieses Lehrziel steht bewusst im Gegensatz zur Lehr- und Lerntechnik des ersten Prüfungsabschnitts, der nach dem schriftlichen Frage-Antwort-Verfahren abläuft. Dieses Prüfungssystem zielt auf die temporäre Präsenz bloßen Faktenwissens. Am besten sollten hier die Antworten „wie aus der Pistole geschossen" kommen. Richtige Antworten in diesem Sinne können aber Computer mit größerer Schnelligkeit finden, so die Aussage des Philosphen Hans-Georg Gadamer (1900–2002), übrigens Sohn eines Universitätsprofessors für Pharmazie. Dem um Verständnis, nicht um bloßes Faktenwissen bemühten Studenten – „Kapieren statt memorieren" – entspricht der Prüfer, von dem Gadamer fordert, er müsse Fragen stellen, die eine Offenheit von Antwortmöglichkeiten einschließt. „Dass die gegebene Antwort vernünftig ist, das ist die einzig mögliche Examensleistung, die man bewerten kann" (Gesammelte Werke, Band 2, Seite 205). Nicht zuletzt als Hilfe zur Einübung in die wissenschaftliche Denkweise ist das neue Lehrbuch gedacht.

Unser Dank gilt dem Springer-Verlag, insbesondere Herrn Dr. Thomas Mager und Frau Susanne Friedrichsen für das kompetente und in der Zusammenarbeit stets erfreuliche Management bei der Planung und Durchführung dieses neuen Lehrbuches.

Frankfurt am Main und München im Juli 2002

Theodor Dingermann, Rudolf Hänsel, Ilse Zündorf

Inhaltsverzeichnis

Abkürzungsverzeichnis

Abb.	Abbildung
ACP	Acyl-Carrier-Protein
ADCC	antikörperabhängige, zellvermittelte Zytotoxität
ADP	Adenosin-5′-diphosphat
Ag	Antigen
AIDS	*acquired immunodeficiency-syndrom,* erworbene Immunschwäche
Ak	Antikörper
Ala	Alanin
ALL	akut lymphatische Leukämie
AML	akute myeloische Leukämie
AMG	Arzneimittelgesetz
AMP	Adenosin-5′-monophosphat
Api	Apiose
Ara	Arabinose
Arg	Arginin
AS	Aminosäure
Asp	Asparaginsäure
ATP	Adenosin-5′-triphosphat
ATPase	Adenosintriphosphatase
BHK-Zellen	Nierenzellen des Babyhamsters (*baby hamster kidney cells*)
Bp	Basenpaar
BPH	benigne Prostatahyperplasie
BSA	Rinderserumalbumin
°C	Grad Celsius
^{14}C	Kohlenstoff-Isotop (β-Strahler)
C	Cytosin
cAMP	zyklisches Adenosinmonophosphat
CAP	cAMP bindendes Protein
CD	*cluster of differentiation,* spezifische Zelloberflächenproteine
CDC	komplement-abhängige Zytotoxizität
cdk	*cyclin dependent kinase,* zyklinabhängige Kinase
cDNA	*complementary DNA,* komplementäre DNA
CDR	*complementarity determining region*

CHO-Zellen	Ovarialzellen des chinesischen Hamsters (*chinese hamster ovary cells*)
CML	chronisch myeloische Leukämie
CMP	Cytidin-5′-monophosphat
CoA	Koenzym A
CRP	cAMP *response* Protein
CRS	Chemische Referenzsubstanz
D	Kennzeichnet als Vorsatz die Konfiguration am asymmetrischen *C*-Atom einer in Fischer-Projektion wiedergegebenen Verbindung
Da	Dalton
DA	Dopamin
DAB	Deutsches Arzneibuch: 8(1978), 9(1986),10(1991), 1996, 1997, sowie Ergänzungslieferungen und Korrekturen
DAPI	4,6-Diamidino-2-phenylindigo
DAT	Demenz vom Alzheimer-Typ
dATP	Desoxyadenosintriphosphat
DC	Dünnschichtchromatographie, auch Dünnschichtchromatogramm
DNA	*desoxyribonucleic acid,* international gebräuchliches Symbol für DNS
DNS	Desoxyribonukleinsäure
DOPA	3,4-Dihydroxyphenylalanin
ds	*double stranded,* doppelsträngig
E. coli	*Escherichia coli*
ED 50	*effective dose;* die statistisch ermittelte Menge einer Substanz, die nach Verabreichung bei der Hälfte der Versuchstiere eine bestimmte Wirkung hervorruft
ED_{50}	siehe ED 50
EEG	Elektroenzephalogramm
EF	Elongationsfaktor
EGF	*epidermal growth factor*, epidermaler Wachstumsfaktor
EMEA	*The European Agency for the Evaluation of Medicinal Products*, Europäische Zulassungsbehörde
FACS	*fluorescence activated cell sorting*, Trennung Fluoreszenzmarkierter Zellen
FR	*frame work region*
FSH	Follikel stimulierendes Hormon
5-FU	Fluoruracil
G	Guanin
G	*N*-Acetylglucosamin
GABA	γ-Aminobuttersäure
GAP	GTPase aktivierendes Protein
G-CSF	Granulozyten-Kolonie-stimulierender Faktor
GDP	Guanosin-5′-diphosphat
GHRH	Gonadotropin-*Releasing*-Hormon
Glc	Glukose

Gly	Glycin
GM-CSF	Granulozyten/Makrophagen-Kolonie-stimulierender Faktor
GMP	Guanosin-5′-monophosphat
GTP	Guanosin-5′-triphosphat
^3H	Wasserstoffisotop = Tritium
H_2-Folat	Dihydrofolat
H_4-Folat	Tetrahydrofolat
HA	Hämagglutinin
HAMA	*Hamilton anxiety scale,* Angstskala nach M. Hamilton (Br J Med Psychol 32: 50–55, 1959)
HAMD	*Hamilton depression-scale,* Depressionsskala nach M. Hamilton (Br J Clin Soc Clin Psychol 6: 278–296, 1967)
HCG	humanes Choriogonadotropin
HDL	*high density lipoprotein,* Lipoprotein hoher Dichte
HMG-CoA	β-Hydroxy-β-methylglutaryl-CoA
HPLC	*high-performance liquid chromatography,* Hochleistungsflüssigkeitschromatographie
5-HT	5-Hydroxytryptamin, Serotonin
IF	Initiationsfaktor
IFN	Interferon
IgE	Immunglobulin E
IgG	Immunglobulin G
IL	Interleukin
Ile	Isoleucin
INN	*International nonproprietary name,* internationaler Freiname
kB	Kilobase
kBp	Kilobasenpaare
kD, kDa	Kilodalton
KG	Körpergewicht
L	Kennzeichnet als Vorsatz die Konfiguration am asymmetrischen *C*-Atom einer in Fischer-Projektion wiedergegebenen Verbindung
λ	Wellenlänge
lac	Laktose
LAK-Zelle	Lymphokin-aktivierte Killerzelle
LDL	*low density lipoprotein,* Lipoprotein geringer Dichte
Leu	Leucin
LH	Luteinisierendes Hormon
LT	Leukotrien
Lys	Lysin
M	Matrixprotein (in der Virologie)
M	*N*-Acetyl-Muraminsäure (*N*-Acetyl-*O*-D-lactyl-glucosamin)
Mab	*monoclonal antibody,* Monoklonaler Antikörper
MAK	Monoklonaler Antikörper
MAO	Monoaminooxidasen

mDNA	mitochondriale DNA
MDR	*multidrug resistance*, Resistenz gegen unterschiedliche Arzneimittel
Met	Methionin
MHC	Haupthistokompatibilitätskomplex
MHK	Minimale Hemmkonzentration eines Antibiotikums
MIC	*minimum inhibitory concentration* (s. MHK)
mL	Milliliter
ML-I, -II, -III	Mistellektin I, II, III
M_r	relatives Molekulargewicht
MRD	*minimal residual disease*, minimal-residuelle Erkrankung
mRNA	*messenger* RNA, Boten-RNA
MRP	*multidrug resistance associated protein*
N_2	molekularer Stickstoff
NA	Noradrenalin
NAD	Nicotinamid-adenin-dinukleotid
NAD-H	Reduzierte Form von NAD
NADP	Nicotinamid-adenin-dinukleotidphosphat
NADP-H	Reduzierte Form von NADP
NK-Zelle	natürliche Killerzelle
NYHA	New York Heart Association
o	ortho
$^1O_2$	Singulettsauerstoff
$^3O_2$	Sauerstoff im Triplettzustand
OPC	oligomere Proanthocyanidine
ori	Replikationsstartpunkt
Orn	Ornithin
p	als Präfix: para; als Suffix: Pyranose
^{32}P	Phosphor-32-Isotop; β-Strahler (zerfällt in Schwefel-32)
PA	Pyrrolizidinalkaloide
PAF	*platelet activating factor*, Plättchenaggregationsfaktor
PBPs	penicillinbindende Proteine (Mehrzahl)
PCR	*polymerase chain reaction*, Polymerasekettenreaktion
PDGF	*platelet derived growth factor*, Plättchenwachstumsfaktor
Ph. Eur. 1997	Europäisches Arzneibuch, Deutscher Apotheker Verlag, Stuttgart; Govi Verlag, Eschborn. 3. Ausgabe 1997 und Supplemente
P_i	anorganisches Phosphat
PP	Diphosphat-Rest
PPP	Triphosphat-Rest
R	in der Stereochemie zur Festlegung der Absolutkonfiguration (*S*,*R*-Nomenklatur)
R_1, R_2 usw.	i.d.organischen Chemie unbestimmte Reste bzw. Radikale
Rb	Retinoblastom
RNA	international gebräuchliches Symbol für RNS
RNS	Ribonukleinsäure
rRNA	ribosomale RNA

RT	Reverse Transkriptase
S	stereochemisches Symbol zur Festlegung der absoluten Konfiguration
S	Substrat einer Enzymreaktion
^{35}S	Schwefel-35-Isotop
s.l.	sensu latiore; im weiten Sinne (Begriff der Taxonomie)
Schmp	Schmelzpunkt
Ser	Serin
SRSA	*slow reacting substance of anaphylaxis;* Mediatorstoff, der verzögert eine entzündliche Reaktion verursacht (Begriff aus der Allergologie)
ss	*single stranded*, einzelsträngig
T	Thymin
TdT	Terminale-Desoxynukleotid-Transferase
TF	Transkriptionsfaktor
Thr	Threonin
TIL	tumorinfiltierende Lymphozyten
TNF	Tumornekrosefaktor
tPA	*tissue plasminogen activator*, Gewebeplasminogenaktivator
tRNA	Transfer-RNA
Trp	Tryptophan
Tyr	Tyrosin
U	Uracil, Uridin, Uridylat
UDP	Uridin-5′-diphosphat
UDP-Gal	UDP-Galaktose
UDP-Glc	UDP-Glukose
UE	Untereinheit
UTP	Uridin-5′-triphosphat
V / V	Volumen in Volumen (Konzentrationsangabe)
Val	Valin
VLDL	*very low-density lipoprotein*, Lipoprotein sehr geringer Dichte
X-Gal	5-Bromo-4-chloro-3-indolyl-β-D-galactopyranosid
Xyl	Xylose
ZNS	Zentralnervensystem

Arzneidrogen in der Medizin heute (unter besonderer Berücksichtigung pharmazeutisch-klinischer Aspekte)

1

Rudolf Hänsel

EINLEITUNG

Dieser erste Teil des Lehrbuches befasst sich mit dem klassischen Teil des Fachgebietes „Pharmazeutische Biologie", bei dem pflanzliche Produkte im Mittelpunkt stehen. Anders jedoch als es der überkommenen Lehrtradition entspricht: nicht die Beschreibung der Drogen, ihrer Inhaltsstoffe, ihrer Analytik und Anwendung stehen im Zentrum der Darstellung, sondern Wirkung und Wirksamkeit der aus diesen pflanzlichen Arzneidrogen hergestellten Arzneimittel, d. h. die klinisch-pharmazeutischen Aspekte ihrer Anwendung.

Die Ausbildungsordnung für Apotheker sieht für die Ausbildung im Fach Pharmazeutische Biologie u. a. Kenntnisse über Arzneimittel der besonderen Therapierichtungen vor, das sind Therapiesysteme, die unterschiedlich auch als alternativ, komplementär, paramedizinisch oder unkonventionell bezeichnet werden. Es ist sinnvoll, diese Themata der pharmazeutischen Biologie zuzuordnen: Sind es doch Pflanzenprodukte, die sowohl als rationale Pharmaka der naturwissenschaftlich orientierten Medizin, als auch als Mittel eher glaubensbedingter Therapieformen angewendet werden. Auf diese Weise wird es möglich, quasi in einer Kontrastdarstellung an dem Objekt Arzneidroge die Unterschiede der verschiedenen Therapieformen darzustellen.

Das Arzneimittelgesetz (AMG) aus dem Jahre 1976 nennt drei besondere Therapierichtungen namentlich: die Phytotherapie, die Homöopathie und die Anthroposophie. In der Realität ist die Zahl an Therapierichtungen, die außerhalb der naturwissenschaftlich orientierten Medizin stehen, wesentlich größer. Das Kap. 1.1.2 informiert über die Gedankenwelt der wichtigsten dieser Therapierichtungen. Der Phytotherapie, die der naturwissenschaftlichen Medizin nahe steht, ist das umfangreiche Kap. 1.2 gewidmet. Nicht miteinander kompatible medizinische Therapiesysteme bestimmen die Therapie der Gegenwart. Zum besseren Verständnis dieses Phänomens ist das einleitende Kap. 1.1.1 geschrieben.

1.1 Allgemeines über Arzneitherapie in verschiedenen Therapiesystemen

Neben der bei uns vorherrschenden naturwissenschaftlich orientierten Medizin gibt es allein im deutschen Sprachraum an die 80 verschiedene Therapieformen, von denen drei weit verbreitet sind: die Phytotherapie, die Homöopathie und die anthroposophische Arzneimittellehre. Jede besondere Therapieform verfügt über einen besonderen Fundus an Arzneimitteln, der in Zusammenhang mit den jeweiligen Vorstellungen von Krankheitsursachen und Heilungsvorgängen steht. Alle die vielen Therapiesysteme sollen und können nicht im Detail vorgestellt werden. Es gibt jedoch eine Art Schnittmenge an immer wiederkehrenden Grundideen; sie ermöglicht es, jedes der verschiedenen Therapiesysteme unter zwei Grundkonzepte zu subsumieren, nämlich unter:

- das System der Korrespondenz von Phänomenen und
- das System psychischer Heilverfahren.

Ehe diese beiden Konzepte näher erläutert werden, muss aber – gleichsam als Vergleichsmaßstab – erörtert werden, was in der naturwissenschaftlich orientierten Medizin unter wissenschaftlicher Therapie verstanden wird.

1.1.1 Denkweise der naturwissenschaftlich orientierten Medizin

Die wissenschaftliche Medizin ist der Korpus jener Wissenschaften, die an der Universität gelehrt werden. Man spricht deshalb gelegentlich auch pejorativ von der „Schulmedizin". Wenn man betonen möchte, dass die wechselseitige Abhängigkeit von Leibzustand und Seelenzustand außer Betracht bleibt, wird auch von naturwissenschaftlich-somatischer oder naturwissenschaftlich orientierter Medizin gesprochen.

Die naturwissenschaftlich orientierte Medizin fußt auf dem Axiom des kausalgesetzlichen mechanistisch-deterministischen Ablaufs von Prozessen in der Natur. Gemäß diesem Axiom verlaufen natürliche Prozesse nach dem Prinzip von Ursache (Ätiologie) und Wirkung (Symptomatologie) in einer regelhaften Weise. Die Ursache-Wirkungs-Beziehungen können im einfachsten Falle linearkausal sein, sie können aber auch einen sehr komplexen Zusammenhang zeigen, also Rückkopplungsschleifen eines deterministischen Chaos beinhalten. Alle Prozesse müssen zumindest im Prinzip empirisch zugänglich sein und im Experiment bestätigt oder falsifiziert werden können. Die Leitlinien des Konzepts der naturwissenschaftlich orientierten Medizin sind folgende:

- Alle Lebensvorgänge sind chemische oder physikalische Prozesse; die Kenntnisse der Bedingungen, unter denen Organe arbeiten, erlauben es, Lebensprozesse in beliebiger Weise zu beeinflussen;
- Krankheit ist eine Störung physikalischer oder chemischer Prozesse, die u. a. morphologische Veränderungen nach sich zieht. Die Veränderungen sind mit entsprechenden Mitteln objektiv nachweisbar;
- die Therapie verfolgt das Ziel, unmittelbar und gezielt die Störung zu beheben: der äußere Eindringling (Parasit) muss eliminiert werden, gebrauchsunfähige Gewebe müssen chirurgisch entfernt und gestörte Funktionsabläufe durch Arzneimittel korrigiert werden.

Sehr vereinfacht formuliert: Krankheit wird als Defekt an einer höchst kompliziert arbeitenden Maschine angesehen, die möglichst adäquat repariert werden muss.

Dieses sehr erfolgreiche System der naturwissenschaftlich orientierten Medizin ist nur für eine bestimmte Klasse von Krankheiten erfolgreich; es hat seine Grenzen dort, wo seelische bzw. psychische Vorgänge wesentlich am Krankheitsgeschehen beteiligt sind. In der Arzneitherapie ist es der Plazeboeffekt (s. S. 12–14), der sich als psychische Störgröße eines rein mechanistischen Kalküls bemerkbar macht.

Innerhalb des Systems der wissenschaftlichen Medizin ist eine wissenschaftliche Therapie somit wie folgt gekennzeichnet:

- Das Arzneimittel wirkt bei exakt definierten Krankheiten, Störungen oder Symptomen;
- die Wirkung tritt nach applikationsbedingten Zeitintervallen ein;
- die Wirkung weist Beziehungen zur Dosis auf;
- die Wirkung ist im statistischen Mittel zuverlässig, wodurch eine Erfolgsvoraussage möglich wird;
- die Wirkung ist, sofern das Arzneimittel indikationsgerecht angewendet wird, durch alle Ärzte und bei allen Kranken erzielbar.

Rationales therapeutisches Urteil

Eine rationale Therapie basiert auf Beobachtungen, die kritisch erhoben werden. Das methodische Instrument dazu ist die klinische Arzneimittelprüfung. Sie besteht aus mehreren Phasen, die heute international als Phasen I bis III gekennzeichnet werden. Der eigentlichen klinischen Prüfung voraus geht die Erhebung vorklinischer Daten. Die einzelnen Phasen sind wie folgt charakterisiert:

- *Vorklinische Phase:* Sie umfasst experimentell-pharmakologische Prüfungen, insbesondere auch Prüfungen am Tier zu pharmakodynamischen, pharmakokinetischen und toxikologischen Eigenschaften der Prüfsubstanz.
- *Phase I:* Sie wird an wenigen (10–50) gesunden freiwilligen Probanden durchgeführt und liegt in der Verantwortung klinischer Pharmakologen. Zielsetzung ist die Ermittlung von Wirkungen am Menschen, der Verträglichkeit des Arzneimittels und seines Metabolismus.
- *Phase II:* In dieser Phase wird das Arzneimittel an einer homogenen Patientenstichprobe geprüft. Die Durchführung der Studie liegt in den Händen klinischer Pharmakologen und erfahrener Prüfärzte. Ziel der Prüfung ist der Nachweis der potentiellen therapeutischen Wirksamkeit am kranken Menschen sowie der Entdeckung möglicher Risiken bei der Anwendung. Ergänzend werden oft weitere Daten zur klinisch-pharmakologischen Wirkung und zum Arzneimittelstoffwechsel erhoben.
- *Phase III:* In dieser Phase wird das Arzneimittel an einer großen heterogenen Patientenzahl (400–2000) unter der Verantwortung klinisch tätiger Ärzte geprüft. Ziel der Prüfung ist der Nachweis der therapeutischen Wirksamkeit, ins-

besondere der Nachweis der Gleichwertigkeit oder Überlegenheit bezüglich der Standardtherapie.

Die Bedeutung einer vergleichenden statistischen Auswertung

Ist in einem individuellen Fall ein Arzneimittel bei einem Patienten unwirksam, so bedeutet das nicht, dass es nicht in zahlreichen anderen Fällen durchaus wirksam sein kann. Die indizierte Anwendung auch des wirksamsten Arzneimittels reduziert sich im Einzelfall auf eine bloße Erwartung, der nur eine bestimmte Wahrscheinlichkeit zukommt. Im Unterschied zur Denkweise der besonderen Therapierichtungen steht bei der Beurteilung der rationalen Therapie nicht das Individuum im Blickfeld – ein Patient kann trotz der Behandlung, auf Grund der Behandlung oder völlig unabhängig davon wieder gesund werden – sondern das durchschnittliche Verhalten von Gruppen. Statistik und Biometrie spielen daher bei der Auswertung klinischer Studien eine entscheidende Rolle. Die verschiedenen Studienformen zu charakterisieren und die Methoden der Auswertung zu beschreiben, würde zu weit vom Thema wegführen. Jedoch soll kurz auf das methodische Grundprinzip hingewiesen werden: Es wird nicht versucht, positiv die Richtigkeit einer Annahme zu beweisen; bewiesen wird vielmehr ein Unterschied zwischen hypothetisch postulierten und experimentell gefundenen Daten. Wirksamkeitsnachweise, die diesen Regeln folgend durchgeführt werden, nennt man eine kontrollierte therapeutische Studie. Die Fragestellung erfolgt in Form einer sog. Nullhypothese, die im einfachsten Fall lauten kann: „Es besteht kein Unterschied im Krankheitsverlauf zwischen behandelten und nicht behandelten Patienten." Der Beweis der Wirksamkeit eines Arzneimittels hat die Verwerfung der Nullhypothese zur Voraussetzung. Aus der Tatsache, dass nach einem Unterschied gesucht wird, folgt zwingend, dass jedes therapeutische Urteil ein vergleichendes Urteil sein muss. Das Vergleichen setzt mindestens 2 Studienpopulationen voraus, die homogen sein müssen. Die Sicherstellung der Homogenität (Strukturgleichheit) wird durch die Zuteilung der Behandlungen erreicht. Das am Kollektiv gewonnene Urteil über die Wirksamkeit eines Arzneimittels hat letztlich den Charakter einer bloßen Regel.

Berücksichtigung des Plazeboeffektes

Ein Therapieerfolg setzt sich aus drei Komponenten zusammen:

- der pharmakodynamischen Wirkung;
- der Heilkraft der Natur: viele Erkrankungen sind selbstlimitierend und würden auch ohne jede ärztliche Intervention von allein vergehen;
- dem Plazeboeffekt.

Der Plazeboeffekt bildet ein wichtiges Hindernis für die Beurteilung von Arzneimitteln, indem zahlreiche Arzneimittel allein schon durch den Glauben an ihre Wirksamkeit effektiv sind. Bei der klinischen Arzneimittelprüfung wird der Plazeboeffekt dadurch ausgeschaltet, dass der Patient nicht weiß, ob er das Verum oder eine Leerarznei erhält. Dadurch ist in beiden Fällen die den Plazeboeffekt bedingende Erwartungshaltung des Patienten dieselbe. Ist die Wirksamkeit bei dem Arzneimittel, das den echten Arzneistoff enthält, größer als bei seinem gleich aussehenden Vergleichspartner, der eine pharmakodynamisch inerte Substanz enthält (das Plazebo), so ist das Plus an Wirksamkeit offenbar auf einen „objektiven" Effekt des zu prüfenden Arzneistoffs zurückzuführen. Arzneimittel wirken somit nicht ausschließlich durch chemische Interaktionen mit dem Organismus. Der mit jeder therapeutischen Intervention verknüpfte Plazeboeffekt ahmt im Fall der Arzneimittelgabe einen pharmakodynamischen Effekt nach. Der Anteil der Plazebokomponente an der Gesamtwirksamkeit hängt u. a. von der Indikationsgruppe des Arzneimittels ab: der Anteil ist z. B. gering bei Antibiotika, Diuretika und den Antidiabetika, hoch ist er beispielsweise bei den Analgetika und bestimmten Psychopharmaka (s. S. 28 u. 39). Wie hoch der Anteil sein kann, ergibt sich aus Tabelle 1.1.

Pharmakodynamische Wirkprinzipien

Eine Arzneimittelwirkung wird verstanden als die Folge einer chemischen Wechselwirkung zwischen Arzneistoffmolekülen und bestimmten Zellkomponenten. Dazu müssen Arzneistoffmoleküle in

Tabelle 1.1. Hohe Wirksamkeitsquoten aufgrund von Plazeboeffekten bei bestimmten krankhaften Störungen (Gauler u. Weihrauch 1997)

Beschwerden	Plazeboerfolg in % der Fälle
Schlafstörungen	40–81
Psychosen	0–75
Kopfschmerzen	30–70
Angstzustände	20–63
Gastrointestinale Beschwerden	21–60
Stenokardie	20–60
Dysmenorrhö	11–60
Migräneanfälle	20–58
Depressionen	21–40

hinreichender Konzentration in die Nähe der Zellkomponenten gelangen. Würden sie sich gleichmäßig im Gesamtorganismus verteilen, so wäre die Chance für eine Wechselwirkung mit jeweils ganz bestimmten Strukturen gleich null. Bevorzugte Bindungsorte sind Proteine, insbesondere Enzyme, Carrier-Moleküle, Ionenkanäle und Rezeptoren für endogene Mediatoren. Weitere Möglichkeiten sind kovalente Bindung an DNA und Eingriffe in Biosynthesevorgänge.

Den Ablauf krankhafter Prozesse können Arzneimittel, dabei recht unterschiedlichen Wirkprinzipien folgend, beeinflussen. Die wichtigsten sind:

- die Antibiotikatherapie (früher Chemotherapie s. Kap. 3, S. 139) unter Ausnutzung des Prinzips der selektiven Toxizität;
- die Substitutionstherapie: Ergänzung fehlender Hormone (z. B. bei Diabetes), Vitamine (bei Vitaminmangelkrankheiten) und Mineralstoffe (z. B. bei Eisenmangelanämien);
- Normalisierung defekter Funktionen (Prinzip des „Gegenmittels"): überschießende Funktionen werden gebremst (z. B. Antiphlogistika, fiebersenkende Mittel, Antiallergika, Antazida), insuffiziente stimuliert (z. B. positiv-inotrope Substanzen, Antikonvulsiva);
- die Möglichkeit, subjektiv unangenehme Symptome zu beseitigen, wie Kopfschmerz, Schwindel, Übelkeit, Seekrankheit, Müdigkeit, Depressionen, Angstzustände, Verstopfung, Durchfall u. a.;
- die unspezifische Therapie: Sie ist auf eine Besserung des Allgemeinzustandes gerichtet, also auf Besserung der Bedingungen, unter denen krankmachende Prozesse ablaufen (Anabolika, Appetitzügler, appetitanregende Mittel, vielfach auch Psychopharmaka).

1.1.2 Besondere Therapierichtungen

Das Konzept von der Korrespondenz von Phänomenen. Das Denkmodell der Analogie

Dass sich die über 4 Jahrtausende alte chinesische Heilkunde und die im 18. Jahrhundert in Europa entstandene Homöopathie unter einem einheitlichen Gesichtspunkt betrachten lassen, ist nicht von vornherein selbstverständlich. Diese beiden Therapierichtungen und eine Reihe weiterer beruhen hinsichtlich ihrer Theorienbildung auf einer fundamentalen Eigenschaft des menschlichen Geistes: auf der Wahrnehmung von Ähnlichkeiten. „Bei jedem Akt des Schließens oder wissenschaftlichen Denkens handelt es sich um eine bestimmte, zwischen zwei Gegenständen auftretende Identität, Wesenseinheit, Gleichartigkeit, Ähnlichkeit, Äquivalenz oder Gleichheit", schreibt 1877 der englische Wissenschaftstheoretiker William Stanley Jevons in seinem Werk „The Principles of Science". In der Erforschung der Natur komme es darauf an, nach Analogien, Harmonien und Übereinstimmungen zu suchen, forderte vor 250 Jahren der englische Philosoph George Berkeley (1684–1753). Auf allen Ebenen des Kosmos bestehen Ähnlichkeiten der Phänomene, die den Menschen zu Analogieschlüssen herausfordern. Solche Ähnlichkeiten können beispielsweise an der Gestalt, an der Farbe, an der Art der Bewegung, am zeitlichen Verlauf oder an beliebigen anderen Merkmalen erkannt werden.

In der Medizin werden assoziierte ikonische oder symbolische Beziehungen zwischen einer vermuteten Krankheitsursache, einer Behandlungsmaßnahme, einem Arzneimittel, einem Organ und/oder einer psychischen Funktion bzw. Dysfunktion hergestellt. Wichtige Beispiele für besondere Therapieformen, deren Theorienbildung nach der Analogiemethode erfolgt, sind:

- die traditionelle chinesische Medizin,
- die antike und mittelalterliche Humoralpathologie,
- die Signaturenlehre,
- die Homöopathie und
- die Anthroposophie.

Es ist sicher richtig, dass Analogien die Natur vereinheitlichen und grundlegend für die Wissenschaft sind. Auch ist das Auffinden von Analogien mit einer gewissen emotionalen Befriedigung verknüpft. Jedoch machte schon Francis Bacon (1561–1626) die zeitgenössischen Wissenschaftler darauf aufmerksam, „dass der menschliche Verstand infolge seiner besonderen Natur leicht eine größere Einheitlichkeit und Gleichheit in den Dingen annimmt, als er wirklich darin findet. ... Er erdichtet Parallelen, Entsprechungen und Beziehungen, die nicht existieren." (Novum Organum, Buch I, Aphor. 45).

Die traditionelle chinesische Medizin

Hinweise auf die Analogie zwischen Umwelt – dem Makrokosmos – und dem Körper – dem Mikrokosmos – finden sich bereits in der chinesischen Alltagssprache. So bedeutet z. B. der Begriff „feng" (Wind) sowohl ein bestimmtes Krankheitsbild als auch eine definierte klimatische Bedingung. Vorbild bei der Beschreibung von Vorgängen im Bereich des menschlichen Körpers sind in der traditionellen chinesischen Medizin bestimmte Vorkommnisse in der Natur, bekannt als die sechs klimatischen Exzesse (Tabelle 1.2). Sie lassen sich als von außen in den Körper eindringende pathogene Faktoren interpretieren.

Tabelle 1.2. Die 6 klimatischen Exzesse, Hauptursachen von Krankheiten

Chinesisch	Deutsch	Typisches Symptomenbeispiel
1. Feng	Wind	Wandernde Schmerzen
2. Han	Kälte	Kältegefühl
3. Huo/Re	Feuer/Hitze	Fieber
4. Shi	Feuchtigkeit	Völlegefühl
5. Zao	Trockenheit	Hustenreiz
6. Shu	Sommerhitze	Hohes Fieber

Der Weg zu einer Diagnose führt auch in der traditionellen chinesischen Medizin über die Sammlung von Symptomen, die nach bestimmter Methodik (z. B. nach Yin und Yang, auf der Basis von acht Leitkriterien oder auf der Basis von Leitbahnen) zur Erkennung des Syndroms führen. Ergeben sich beispielsweise bei einer fieberhaften Erkrankung die Symptome Schweißausbruch und Durst, so handelt es sich um ein Hitzesyndrom, kommen Kopfschmerzen und dünner, weißer Zungenbelag dazu, so erweitert sich das Syndrom – wegen der Zuordnung von Kopfschmerz und Zungenbelag zur Körperoberfläche – zum Oberflächen-Hitze-Syndrom.

Das komplizierte Einteilungssystem der Symptome bzw. Syndrome hat sein Analogon in einer komplizierten Einteilung der ca. 500 chinesischen Arzneidrogen nach 5 Arzneimittelqualitäten (s. Übersicht).

Die fünf Arzneimitteleigenschaften (Yao xing)

- Primärqualitäten
  1. Fünf Geschmacksrichtungen (sauer, bitter, süß, scharf, salzig)
  2. Vier Temperaturausstrahlungen (heiß, warm, kühl, kalt)
  3. Stufe der Toxizität (stark, mäßig, schwach, ungiftig)
- Sekundärqualitäten
  4. Vier Wirkrichtungen (Steigen, Schweben, Sinken, Fallen)
  5. Bezug zu Funktionskreisen (Herz, Lunge, Leber, Milz, Dünndarm u. a.)

Die Zuordnung von Arzneimitteleigenschaften ist für die beiden Primärqualitäten Geschmacksrichtung und Toxizitätsstufe nachvollziehbar, weniger hingegen die Zuordnung einer Droge zu Wirkrichtungen und Funktionskreisen.

Es ist nicht möglich, Krankheitslehre und Therapie der traditionellen chinesischen Medizin in der gebotenen Kürze auch nur einigermaßen angemessen darzustellen. Wesentlich im vorliegenden Kontext ist:

- Es wird eine höchst differenzierte Syndromdiagnostik in analoge Beziehungen zu bestimmten

Eigenschaften von Arzneizubereitungen gebracht und
- kausale Beziehungen zwischen Krankheitsursachen, Syndrom und Therapie spielen keine Rolle.

Humoralpathologie und Therapie

Die Humoralpathologie beherrschte seit Hippokrates (um 460–370 v. Chr.) und Galen (129–199 n. Chr.) das medizinische Denken Europas bis zum 19. Jahrhundert. Diese Krankheitslehre postuliert als Ursache aller Krankheiten eine fehlerhafte Zusammensetzung bzw. Mischung der Körpersäfte (Dyskrasie). Die entscheidenden Säfte, an die das Leben gebunden ist, sind das Blut, der Schleim, die schwarze Galle und die gelbe Galle. Ebenso wie alle anderen Gebilde der Welt aus vier Elementen – Feuer, Wasser, Erde, Luft – zusammengesetzt sind und jedem dieser Elemente eine bestimmte sekundäre Primärqualität entspricht – Hitze, Feuchtigkeit, Trockenheit, Kälte –, so sind auch im Körper diese vier Elemente in den vier Kardinalsäften enthalten: Die gelbe Galle wird von der Leber abgesondert, ihr ist die trockene Qualität zugeordnet; die schwarze Galle, die nach antiker Vorstellung von der Milz in den Magen gelangt, entspricht der Qualität des Feuchten; das Blut, als dessen Quelle das Herz angesehen wird, entspricht die Qualität des Warmen; der Schleim, der vom Gehirn abgesondert wird und durch das Siebbein nach abwärts in den Körper gelangen soll, repräsentiert die Qualität des Kalten.

Die Arzneimittel, meist pflanzlicher Herkunft, werden nach Primärqualitäten – feuchtes, trockenes, warmes und kaltes Verhalten – eingeteilt, wobei äußere Merkmale wie Farbe, Geruch und Geschmack berücksichtigt werden. Das Therapieprinzip ist allopathisch, was an einem Rezept verdeutlicht sei, das Galen als Leibarzt dem Kaiser Marc Aurel (121–180 n. Chr.) verordnete, als dieser an einer „Magenverschleimung“ leidet: Schleim, so die Überlegung, ist von der Qualität des Wassers, also kalt und feucht. Verordnet wird ein Mittel mit entgegengesetzter Qualität; Pfeffer (mit der Arzneiqualität warm), aufgeschlemmt in warmem Wein. Ergänzende Maßnahmen: auf den Magen einen Umschlag aus warmer Wolle, die in der warmen Farbe des Purpurs gefärbt ist.

Die überwiegende Zahl an Arzneidrogen, die in der modernen Phytotherapie verwendet werden, entstammen dem Arzneischatz der humoralpathologischen Ära. Es ist leicht einsehbar, dass es in vielen Fällen nicht gelingen will, für diese traditionellen Arzneidrogen rationale Anwendungsgebiete zu etablieren. Von Kritikern wird daher die Phytotherapie als ein „Restposten der Medizingeschichte“ bezeichnet (Habermann 1994).

Die Signaturenlehre

Diese Lehre beruht auf dem Glauben, dass es zwischen dem Menschen und den verschiedenen Bereichen der Natur Beziehungen gibt und dass den Dingen und Lebewesen der Welt häufig Zeichen eingeprägt sind, die dem Kundigen diesen Zusammenhang verraten. Dass man aus dem Äußeren einer Pflanze auf deren Heilwirkung schließen kann, diese Anschauung ist allen Kulturen und allen Zeiten eigentümlich. Beispielsweise beruht die Wertschätzung der Ginsengwurzel als Universalheilmittel in China auf ihrem an eine menschliche Figur erinnernden Aussehen; hinzu kommt die Fünfzahl im morphologischen Habitus der Stammpflanze – fünffach gefiederte Blätter, Fünfzahl von Blüten- und Staubblättern – wobei man wissen muss, dass in China die Zahl fünf seit alters her eine Glückszahl ist. Im antiken Griechenland verwendete man die saftigen, jüngeren Tochterknollen von Orchis-Arten als Aphrodisiakum, offensichtlich in Reminiszenz an deren hodenförmige Gestalt. An die Vulva erinnerte den Griechen die am Grunde bauchige, oben in eine Zunge verbreiterte Blüte von Aristolochia-Arten, die daher in der Geburtshilfe verwendet wurden. Der Gattungsname (griech.: aristos [der Beste]; locheia [die Geburt]) erinnert bis heute an diese Signatur. Die klassische Signaturfrucht ist die Walnuss, bei der das fleischige Mesokarp die Kopfhaut, das harte holzige Endokarp das Knochengerüst des Schädels, die gelblich gefärbte Samenschale die Dura mater und die beiden großen Kotyledonen das Gehirn symbolisieren. Dieser Deutung entsprechend wird die Walnuss als gegen Kopfleiden und Epilepsie wirksam gedacht. Ähnlich der Schlafmohn und die Meerzwiebel.

Weil der Ackerschachtelhalm (*Equisetum arvense*) äußerlich gewisse Ähnlichkeiten mit der menschlichen Luftröhre aufweist, verwendet man ihn gegen alle Erkrankungen der Luftwege.

Auch die Farbe liefert gemäß der Signatura rerum Hinweise für die therapeutische Verwendung. Alles, was gelb ist, heilt die Gelbsucht: das Schöllkraut (*Chelidonium majus*) mit seinem orangegelben Milchsaft und den gelben Blüten, der gelbblühende Löwenzahn, die gelbe Sandstrohblume (*Helichrysum arenarium*), die gelbe Curcumawurzel und die gelben Blüten des Saflor (*Carthamus tinctorius*).

Ein weiteres Beispiel für eine Analogie ist die Mistel (*Viscum album*). Ihre Lebensweise als Halbschmarotzer erinnert an den „schmarotzenden" Krebs, im Sinne der Signaturenlehre ein Hinweis auf die heilsame Wirkung bei Krebserkrankungen. Weil die Mistel sodann wintergrün ist, wird sie als Mittel bei erfrorenen Gliedmaßen empfohlen, und weil sie hoch in den Bäumen wächst, empfiehlt sie sich gegen Schwindel und Fallsucht. Beim Zerreiben frischer Johanniskrautblüten tritt ein roter Saft aus, eine Signatur hin zum Blut. Weil nach humoralpathologischer Lehre Melancholie (griech.: melas [schwarz], chole [Galle]) mit einem Zuviel an schwarzer Galle im Blut zusammenhängt, kam wohl zuerst Justinus Kerner (1786–1862) auf die Idee, Johanniskraut bei depressiven Störungen zu verordnen.

Die Homöopathie

Die Homöopathie (griech.: homoios [gleich geartet]; pathein [leiden]) ist ein von Samuel Hahnemann (1755–1843) begründetes Heilverfahren, nach dem die Krankheiten in kleinsten Dosen (in sog. potenzierter Form) mit solchen Arzneimitteln behandelt werden, die im gesunden Organismus ähnliche Erscheinungen hervorrufen wie die zu behandelnde Krankheit (Ähnlichkeitssatz): similia similibus curentur. Der Ähnlichkeitssatz ist für Hahnemann das Bindeglied zwischen den Krankheitssymptomen und der Therapie, d. h. der Wahl des homöopathischen Arzneimittels.

Von anderen arzneilichen Behandlungsmethoden unterscheidet sich die Therapie der Homöopathie darin, dass sie alle ihre Medikamente nach einer einheitlichen Regel anwendet. Worin besteht aber nun die „Ähnlichkeit" von Krankheit und Arzneimittel? Die Ähnlichkeit besteht in Symptomenbildern, einmal des Kranken und dann eines Kollektivs gesunder Probanden, denen das Mittel zur Erprobung gegeben wurde. Wir haben es bei der Arzneimittelwahl in der Homöopathie somit mit zwei zu vergleichenden Komplexen zu tun:

- **Symptomenbild des zu behandelnden Falles (Krankheitsbild),**
- **Symptomen- oder Wirkungsbild des zum Fall passenden („ähnlichen") Arzneimittels (Arzneimittelbild).**

Vereinfacht dargestellt: Der homöopathische Arzt fügt im Rahmen einer anamnestischen Erhebung die körperlichen und psychischen Symptome sowie deren Modalitäten zu einem sog. Krankheitsbild zusammen. Für die Arzneimittelwahl sucht er aus den in Repertorien beschriebenen Arzneimitteln dasjenige aus, dessen Wirkungsbild („Arzneimittelbild") dem individuellen Krankheitsbild am nächsten kommt. Zum Vergleichen von Krankheitsbild und Arzneimittelbild werden zunehmend Computerprogramme eingesetzt.

Das Arzneimittelbild (AMB) setzt sich wie das Krankheitsbild aus geistigen, Gemüts- und körperlichen Symptomen und aus den Modalitäten zusammen. Unter Modalitäten versteht man in der Homöopathie die Begleitumstände, durch die sich vorhandene Symptome verschlechtern oder verbessern, z. B. Einfluss von Wind, Sonne, Feuchtigkeit, kalt und warm, Bewegung oder Ruhe u. a. m. Die einzelnen Wirkungen wurden überwiegend bei „Arzneimittelprüfungen" an gesunden Versuchspersonen von diesen beobachtet und angegeben. Die homöopathische Literatur berichtet über Arzneimittelbilder, denen nur die Angaben einiger weniger Prüfer zugrunde liegen, aber ebenso über umfangreiche, an über 100 Gesunden durchgeführte Prüfungen, großenteils mit Medizinstudenten als Prüfern und statistisch ausgewertet unter Plazebokontrolle. Neben diesen feintoxikologischen, im Versuch an Gesunden ermittelten Wirkungen stehen die grobtoxikologischen Symptome, die bei Zufalls- oder gewerblichen Vergiftungen beobachtet wurden, sowie überlieferte Beobachtungen über Gift- oder Heilwirkungen.

Anwendungsbereiche ▶ Die Domäne der Homöopathie sind die sog. Zivilisationskrankheiten, insbesondere chronische Erkrankungen, Allergien und psychosomatische Störungen. Grenzen der Anwendung sind besonders schwere Krankheiten, akut lebensbedrohliche Erkrankungen, Krebs, Mangelkrankheiten (Diabetes, Hormon-, Vitaminmangel) sowie Krankheiten, für die es spezifische und sicher wirkende Arzneimittel gibt (z. B. Infektionskrankheiten wie Tuberkulose, Malaria, Geschlechtskrankheiten).

Die homöopathischen Arzneimittel ▶ Sie werden nicht ausschließlich, aber wohl vorwiegend aus pflanzlichen Drogen nach bestimmten, im homöopathischen Arzneibuch festgelegten Vorschriften hergestellt. Weitere Ausgangsstoffe für homöopathische Arzneimittel sind tierische Drogen (z. B. Apis mellifica, Cantharis, Fel tauri, Embryo suis, Lachesis), Mineralien (z. B. Acidum silicicum, Mercurius cyanatus, Sulfur) und isolierte Naturstoffe (z. B. Chininum sulfuricum).

Die eigentlichen Mittel werden aus den Drogenauszügen (z. B. den Urtinkturen) durch Verdünnen (Potenzieren) hergestellt. Die Verdünnungen werden mit D, DH oder X (3 unterschiedliche Bezeichnungen für Dezimalpotenzen) oder mit C oder CH (2 unterschiedliche Bezeichnungen für Zentesimalpotenzen) oder mit LM (steht für 50.000) bezeichnet. In Deutschland waren bis 1996 nur die Bezeichnungen D, C, oder LM gebräuchlich. Die anderen Bezeichnungen gibt es in anderen EU-Staaten. Dezimalpotenzen werden in Zehnerschritten (1 Teil Ursubstanz und 9 Teile Lösungsmittel) verschüttelt; D6 bedeutet dann, dass rein rechnerisch 1 Teil Urtinktur auf 1.000.000 Teile Lösungsmittel kommen. Das Verdünnen bei Zentesimalpotenzen geschieht analog dazu in Hunderterschritten: 1 Teil Urtinktur mit 99 Teilen Lösungsmitteln ergibt C1 oder 1 C.

Die Fertigarzneimittel der Homöopathie sind überwiegend Kombinationspräparate. Damit hat sich die praktische Homöopathie weit von den ursprünglichen Vorstellungen Samuel Hahnemanns entfernt, der die Monotherapie geradezu zu einem Dogma erhoben hatte. Ein homöopathisches Grippemittel ist beispielsweise wie folgt zusammen gesetzt: Aconitum D4, Bryonia D4, Lachesis D12 (schonend getrocknetes Schlangengift der Buschmeister), Eupatorium D3 und Phosphor D5 (gelber Phosphor).

Die führenden Indikationsgruppen unter den homöopathischen Fertigarzneimitteln sind Mittel gegen Erkältungskrankheiten („Grippemittel"), Antidysmenorrhoika und Klimakteriumstherapeutika.

Anthroposophische Medizin

Aus der Sicht der Naturwissenschaften handelt es sich bei der Anthroposophie um eine schwer verständliche Weltanschauungslehre, die u. a. von antiker und mittelalterlicher Naturphilosophie und von kabbalistischem, gnostischem, indischem, christlichem, alchemistischem und astrologischem Gedankengut beeinflusst ist. Anthroposophen erklären die Wirkung ihrer Therapie nicht in einer der Allgemeinmedizin verständlichen Sprache: Die Behandlung soll das Wesensgefüge des Menschen zur Neuordnung aufrufen und die Selbstheilungskräfte im Ätherleib anregen.

Arzneistoffe sollen zu den vier „Wesensgliedern des Menschen" unterschiedliche Affinitäten haben: Pflanzliche Produkte zum Astralleib, tierische zum Ätherleib, Mineralien beeinflussen das Zentrum der Persönlichkeit, das „Ich". Bleibt der „physische Leib" mit Bezug zu den Mineralien; er ist zur Erde hin orientiert und der messenden Naturwissenschaft zugänglich. Akute Krankheitssituationen, bei denen der anthroposophische Arzt annimmt, dass der Patient seine Ordnung aus eigener Kraft nicht wiederherstellen kann, behandelt auch er mit den Methoden der naturwissenschaftlich orientierten Medizin. Das Gleiche gilt für Krankheiten, die eine Substitutionstherapie erforderlich machen (z. B. Zufuhr von Insulin bei Diabetes).

Die speziellen anthroposophischen Diagnoseverfahren nennen vergleichsweise oft als Ergebnis „Präkanzerosen", also Vorstadien eines Krebses. Präventiv wirksam sind Mistelpräparate der anthroposophischen Therapierichtung. In der Mistel sehen Anthroposophen einen Gegenpol zum Krebsgeschehen, u. a. deshalb, weil die Mistel zeitlich und räumlich den anderen Pflanzen genau entgegengesetzt wächst. Generell ist nach Rudolf Steiner (1861–1925) eine Pflanze immer dann als Arzneipflanze brauchbar, wenn sie in irgendeiner Weise, sei es physiologisch und/oder morphologisch, eine „Verzeichnung“ oder „Abnormität“ aufweist, wenn also „die harmonische Dreigliedrigkeit“ der Pflanze gestört ist. Beispielsweise hat die Zaunrübe (*Bryonia dioica*) im Verhältnis zu ihren anderen Organen eine relativ große Wurzel. Nach anthroposophischem Menschenbild hat die Wurzel Beziehung zum Nerven-Sinnes-System des Menschen. Die „Wurzelabnormität“ deutet somit in Richtung Heilkraft bei Kopfkatarrh und Fließschnupfen. Generell ist die Zuordnung, welche Mittel bei welchen Krankheiten anzuwenden sind, nur innerhalb des anthroposophischen Systems erklärbar, aber nicht rational nachvollziehbar.

Ungewöhnlich sind auch die Zubereitungsweisen der anthroposophischen Arzneimittel. Kalte Auszüge werden hergestellt, wenn das pflanzliche Mittel auf das Nerven-Sinnes-System wirken soll. Infuse, Dekokte, Destillate werden angewendet, wenn es um eine Einwirkung auf das Stoffwechsel-Gliedmaßen-System geht. Ähnlich wie in der Homöopathie gibt es auch die Potenzierung. Während in der Homöopathie die Potenzierung quantitativ die Wirkungsstärke ändern soll (Zunahme der Wirkstärke mit dem Potenzierungsgrad), existieren nach anthroposophischer Lehre Zusammenhänge zwischen Potenzierung und Wirkweise bzw. Wirkort: der niedrigste Potenzbereich (D1 bis D10) soll auf das Stoffwechsel-Gliedmaßen-System wirken, der mittlere Potenzbereich (D11 bis D20) auf das rhythmische System, wodurch der Astralleib angeregt werden soll, und der hohe Potenzbereich (D21 bis D30) zielt auf das Nerven-Sinnes-System, wodurch die Ich-Organisation im Heilprozess angesprochen werden soll.

Eine besonders charakteristische Zubereitungsweise ist die sog. Vegetabilisierung, das Aufschließenlassen eines Minerals oder Metalls durch die Pflanze. Dazu wird eine Arzneipflanzenkultur mit dem betreffenden Metallsalz gedüngt und nach der Ernte verkompostiert. Der Vorgang wird wiederholt. Es entstehen Arzneimittel wie z. B. Urtica Ferro culta, Cichorium Stanno culto, Aconitum Plumbo culto u. a.

Sodann gibt es das Rhythmisieren von Pflanzensäften. Rhythmisierte Arzneimittel, im homöopathischen Arzneibuch durch den Zusatz „Rh“ gekennzeichnet, gewinnt man, indem bestimmte Pflanzensäfte einer wochenlang durchgeführten Tag/Nacht- und Temperaturrhythmik – Wechsel von 37 °C des Tages auf 4 °C der Nacht – ausgesetzt werden.

Diese knappen Hinweise dürften klargemacht haben: „Die Herstellung und Anwendung von anthroposophischen Arzneimitteln verschließt sich dem Verständnis des naturwissenschaftlich gebildeten Mediziners und Pharmazeuten weitgehend“ (Müller-Jahnke u. Reichling 1996). Es scheint, als zielten die Anthroposophika weniger auf eine stoffliche als vielmehr auf eine geistige Wirkung. „Den Geist, nicht die Substanz muss man erkennen, weil man mit dem Geist der mineralischen und pflanzlichen Natur in Wirklichkeit den Menschen heilen muss“ (R. Steiner). Mit gewissem Recht könnte die anthroposophische Medizin daher auch im nächsten Abschnitt (Psychische Heilmethoden) abgehandelt werden.

Anthroposophische Fertigarzneimittel ▶ Am häufigsten werden Mistelpräparate eingesetzt. Sie dienen zur präventiven Behandlung von „Präkanzerosen“ (Vorstadien von Krebserkrankung) und zur adjuvanten Behandlung von Geschwulsterkrankungen. Die Anwendungsgebiete der meisten übrigen Präparate erstrecken sich wie die der Homöopathie auf Erkältungskrankheiten und andere geringfügige Gesundheitsstörungen. Erwähnenswert vielleicht, dass auch Euphrasia-Augentropfen verwendet werden.

1.1.3 Psychische Einflüsse auf Arzneimittelwirkungen

Dass psychische Vorgänge auf körperliche Funktionen einwirken und vice versa, ist ein alltägliches und allgemein anerkanntes Phänomen. Besonders drastisch zeigt sich der Einfluss von Psychischem auf Somatisches im Phänomen der Suggestion. Zwei Beispiele (Jaspers 1965):

> „Am Ende eines dunklen Korridors wird eine matte Perle aufgehängt und die Aufgabe gestellt, bei langsamer Annäherung zu sagen, wann zuerst man die Perle erblickt: Wird die Perle weggenommen, wird sie trotzdem von zwei Drittel der Versuchspersonen gesehen.“

„Ein Professor gießt vor seinen Hörern unter Abwendung seines Kopfes ein Fläschchen vorher wohl verpackten destillierten Wassers auf einen Wattebausch, angeblich um zu prüfen, wie schnell ein Geruch sich im Raum verbreitet, stellt zugleich die Kontrolluhr an: zwei Drittel der Hörer, zuerst die vorn sitzenden, geben das Zeichen, dass sie den Geruch wahrgenommen haben. Auf demselben Wege kann man Massenpsychose und andere Suggestion erzielen. Aber: immer fällt eine Minorität aus, die der Suggestion nicht erliegt, sondern aus natürlicher Kritik nichts wahrnimmt, nichts erlebt, sondern sich verwundert."

Die Suggestion spielt eine große Rolle: im Bereich der Religion, der Politik, der Werbung und nicht zuletzt in der Therapie. Berichte über fremdsuggestive Behandlungsmaßnahmen reichen bis in die Frühzeit der Menschheit zurück. So heißt es im Papyrus Ebers (1552 v. Chr.), der ältesten Urkunde der Ägypter, die unter den Trümmern von Theben gefunden wurde: „Lege die Hände auf ihn, und sage, dass der Schmerz verschwinden wird." Das Matthäus-Evangelium zählt mindestens 20 Heilungen auf, einige davon Massenheilungen. Ein Beispiel aus neuerer Zeit ist die massenpsychologische Bewegung der Christian Science mit Hunderttausenden von Anhängern, vor allem in den USA. Einer ihrer Lehrsätze lautet: „Die Kranken schädigen sich selbst, wenn sie sagen, sie seien krank." Die Krankheit soll allein durch Nichtbeachtung von Symptomen bzw. durch eine Indifferenzhaltung ihnen gegenüber bekämpft werden. Durch die besondere Art von Autosuggestion schützen sich die Patienten zumindest vor einer Selbstaufgabe, was in verzweifelten Situationen ein Überlebensvorteil sein könnte.

Natürlich wird bei den psychischen Heilverfahren der therapeutische Effekt nicht als Suggestionseffekt deklariert. Die Erklärungsweisen sind höchst unterschiedlich. Sehr häufig wird in den suggestiven Heilsystemen Krankheit als eine Störung der Seele in ihrem Verhältnis zum Körper angesehen; in den Krankheitssymptomen sieht man dann eine Heilanstrengung der Seele, die es zu unterstützen gilt. Heilung selbst muss durch Einwirkung auf seelische Kräfte herbeigeführt werden.

Ein Beispiel dafür, wie Pflanzen als äußere Hilfsmittel zur Aktivierung seelischer Kräfte eingesetzt werden können, bietet die aus England kommende **Bachblütentherapie.** Für Edward Bach (1886–1936) ist Krankheit das Ergebnis eines Konflikts zwischen höherem Selbst und Persönlichkeit. Er kennt 38 negative Seelenzustände, die sich in konkreten Beschwerden äußern. Heilung bedeutet für Bach, Charakterschwächen (z. B. Hass, Egoismus, Unsicherheit, Stolz) durch gedankliche Bemühungen in Tugenden zu verwandeln. Hilfe dabei bieten bestimmte Arzneimittel, die originär wie folgt hergestellt werden: Man nimmt eine Schale aus dünnwandigem Glas, füllt sie mit reinem Wasser aus einem Bach oder vorzugsweise aus einer Quelle und gibt genügend Blüten der gewünschten Pflanze auf die Wasseroberfläche, um diese zu bedecken. Die Schale soll nahe dem Ort, an dem die Pflanze wächst, im hellen Sonnenschein stehen und von Zeit zu Zeit etwas gedreht werden, damit sie die Sonne gleichmäßig bestrahlt. Wenn die Blüten zu welken beginnen, hebt man sie behutsam heraus und gießt das Wasser in Flaschen. Bach merkte an: „Bei diesem Prozess sind alle vier Elemente Erde, Luft, Feuer und Wasser beteiligt, um die wohltätige, magnetische Heilungskraft der Pflanze zu sammeln." Der naturwissenschaftlich gebildete Arzt und Apotheker dürfte gegenüber einer im mystischen Gewand daherkommenden Suggestionstherapie weitgehend immun sein. Es gibt aber auch die sich wissenschaftlich gebende, „die getarnte Suggestion", insbesondere im Bereich der Medikamentenwirkung, bei der ein „Plazeboeffekt" mit im Spiele sein kann, auch wenn es sich um eine an sich pharmakodynamisch wirksame Substanz handelt. Auf den Plazeboeffekt wird nachfolgend sowie in einem eigenen Kapitel näher eingegangen (S. 12–14).

Der Plazeboeffekt in der Therapie

Der Plazeboeffekt hat in zweierlei Hinsicht Bedeutung:

- bei der Arzneimittelprüfung und
- als Therapeutikum.

Der zuerst genannte Aspekt wurde bereits auf S. 15 behandelt. Nunmehr geht es im Folgenden um das so genannte therapeutische Plazebo (Gauler u. Weihrauch 1997).

Bedarf für Plazeboarzneien ▶ Plazeboarzneien sind dann indiziert, wenn eine sorgfältige Diagnostik zu dem Ergebnis geführt hat, dass eine Behandlungsmöglichkeit mit pharmakodynamisch wirksamen Medikamenten nicht notwendig ist, oder dann, wenn eine entsprechende Behandlungsmöglichkeit nicht besteht. In diesen Situationen gilt eine Plazeboanwendung als ethisch, juristisch und wissenschaftlich gerechtfertigt.

Art der Plazeboarzneien ▶ Primär versteht man unter Plazebos Arzneimittel, die humanpharmakologisch indifferente Stoffe enthalten. Derartige Scheinpräparate, so genannte Plazebos, werden industriell nicht hergestellt.

Im therapeutischen Alltag wichtig sind die Pseudoplazebos, auch unvollständige Plazebos genannt. Pseudoplazebos können durchaus pharmakodynamisch wirksame Stoff enthalten – es ist sogar die Regel –, doch entweder liegt der Arzneistoff in stark unterdosierter Form vor (bei den meisten traditionellen Phytotherapeutika; s. S. 15) oder es ist die nicht indikationsgerechte Anwendung, die ein Arzneimittel zum Pseudoplazebomittel werden lässt, z. B. wenn antibakteriell wirksame Antibiotika oder Vitaminpräparate bei einer akuten Virusinfektion wie dem banalen viralen Infekt verordnet werden.

Aus der Sicht der naturwissenschaftlich orientierten Medizin stellen viele Arzneimittel der besonderen Therapierichtungen Pseudoplazebos dar, besonders wirksam dann, wenn auch der Verordnende von der Wirksamkeit des Therapeutikums überzeugt ist. Anhänger der besonderen Therapierichtungen lehnen diese Wertung ihrer Pharmakotherapie selbstverständlich entschieden ab.

Wirkmechanismen der Plazeboreaktion ▶ Plazeboreaktionen sind nur bei Individuen mit intaktem Bewusstsein auslösbar: Ein Bewusstloser ist ausschließlich rein pharmakodynamischen Effekten zugänglich. Diese Tatsache weist darauf hin, dass hinter dem Plazeboeffekt psychische Phänomene stecken. Man bezeichnet daher die Plazebokomponente einer Arzneimittelwirkung auch als psychodynamische Wirkung. Damit ist aber keineswegs gesagt, dass die Plazebowirkung nur mit psychischen, nicht auch mit biochemischen oder physiologischen Methoden nachweisbar ist. Zwar trifft es zu, dass die Wirksamkeit eines Plazebos bzw. eines Pseudoplazebos primär im psychischen Bereich auszumachen ist, insbesondere durch Änderungen im subjektiven Befinden des Patienten, doch können sich auch messbare Parameter, sog. Befunde, unter Plazebogabe verändern. Empfindlich sind insbesondere jene objektiven Parameter, die direkt oder indirekt mit dem autonomen Nervensystem zusammenhängen. So wurden unter einem *Stimulansplazebo* Steigerungen der Herzfrequenz gemessen und unter einem *Antazidum-Plazebo* eine dem Verumpräparat vergleichbare Abnahme der Säureproduktion des Magens. *Schlafmittelplazebos* können eine Verlängerung des Tiefschlafstadiums bewirken, objektiv messbar durch das EEG. Vereinzelt wird auch von Veränderungen klinisch-chemischer Parameter unter Plazebogaben berichtet: Anstiege der neutrophilen und Abnahme der eosinophilen Leukozyten im Blut, Veränderungen der Harnsäure und des Kreatinins im Serum und Abnahme von Lipoproteinen. Es handelt sich in den genannten Fällen um einen Lernmechanismus, der nach den klassischen Pawlow-Gesetzen abläuft und der sich immer dann herausbildet, wenn die Verabreichung eines Arzneistoffs mit bestimmten Schlüsselreizen wie einem bestimmten Aussehen des Arzneimittels, einem Geruch oder einer bestimmten Situation verknüpft ist. Dieser bedingt reflektorisch auslösbare Arzneimitteleffekt klingt allerdings rasch ab, es sei denn, dass zwischenzeitlich echte medikamentöse Bekräftigungen gegeben werden. Beispielsweise nahm die Häufigkeit positiver Plazeboreaktionen bei postoperativen Schmerzen bei wiederholter Gabe des Plazebos von zuvor 53% (1. Gabe) über 40% (2. und 3. Gabe) auf 15% (4. Gabe) ab.

Bedingt reflektorische Lernprozesse beruhen auf der Voraussetzung, dass der betreffende Patient oder auch Proband das pharmakodynamisch wirksame Mittel zunächst wiederholt erhalten hat. Beim Menschen – nicht hingegen beim Tier – lassen sich pharmakomimetische Wirkungen auch bereits bei der ersten Gabe einer Scheinarznei auslösen. Erklärt wird das damit, dass der Mensch über Sprache und damit über Kommunikationsmöglichkeiten verfügt, wodurch sich suggestive Einwirkungsmöglichkeiten ergeben: in Form der Überredung durch den Therapeuten, Empfehlungen von Nachbarn, durch Gesundheitsratgeber, Werbeempfehlungen prominenter Zeitgenossen („testimonials"), durch

Arzneimittelwerbung in den elektronischen Medien u. a.

Ob eine Plazebotherapie bei organischen Erkrankungen Einfluss auf den Verlauf oder den Ausgang ausübt, ist nicht untersucht. Nachgewiesen wurde ein starker Einfluss auf die subjektiven Begleiterscheinungen des Krankseins, insbesondere auf das Schmerzempfinden und die Stimmung (Befindlichkeit). Dass eine positive Erwartungshaltung die Selbstheilungskräfte zu fördern vermag, gilt als sicher (s. dazu Schäfer 1985).

Durch Plazebos nicht beeinflussbar ist die Entzugssymptomatik bei Drogensüchtigen. Allem Anschein nach ist die körperliche Abhängigkeit durch psychische Einwirkung nicht zu überspielen.

Zusammenfassung ▶ Plazebo ist ein Arzneimittel ohne pharmakologischen Einfluss auf das Symptom oder die Krankheit. Es ist pharmakologisch indifferent, was aber nicht gleichzusetzen ist mit therapeutisch unwirksam. Im Gegenteil, bei der Behandlung der nicht organischen Störungen hat das Plazebo eine wichtige und oft unentbehrliche Aufgabe, nämlich Vermittler und Träger des ärztlichen Einflusses auf den Kranken zu sein. Viele Medikamente fungieren als ein Plazebo; es ist kein Fehler, wenn sie der Arzt verschreibt; aber es ist ein Fehler, wenn er sich dessen nicht bewusst ist.

1.1.4 Psychosomatische Medizin

Die wissenschaftliche Medizin ignoriert keineswegs den Einfluss psychischen Geschehens auf leibliche Vorgänge. Die psychosomatische Medizin, ein Zweig der Medizin, der historisch eng mit der Psychoanalyse verbunden ist, führt Krankheiten auf ungelöste und unbewusst wirkende Konflikte, auf besondere Belastungen, kurz und einfach auf „Stress" zurück. Sie beschäftigt sich besonders mit Krankheiten wie Herz-Kreislauf-Leiden, Bluthochdruck, Asthma, Gastritis und rheumatische Arthritis, für die die internistische Forschung keine monokausale Ursache anzugeben weiß.

Hinsichtlich Entstehung und Behandlung von Krankheiten gibt es zwischen der naturwissenschaftlich-somatischen und der psychosomatischen Medizin allerdings erhebliche Unterschiede, wie am Beispiel der essentiellen Hypertonie gezeigt werden kann. Für die Naturwissenschaft ist die essentielle Hypertonie eine genetisch determinierte, biochemisch vermittelte und durch Risikofaktoren manifestierte Störung der Druck-Volumen-Beziehung im Kreislaufsystem mit sekundären Gefäßveränderungen. Psychosomatisch wird die Hochdruckkrankheit auf eine konflikthafte Einstellung zu Aggression, Leistung und Autorität und die daraus resultierende chronische emotionale Belastung (Stress) zurückgeführt.

Aber auch in die Infektionslehre dringt die Psychosomatik ein. So lehrt die Psychoneuroimmunologie, eine neue Disziplin der Psychosomatik, dass jede Form von schwerem und längerem seelischen Stress die immunkompetenten Zellen schwächt und allen Arten von Infektionskrankheiten, von der banalen Erkältung bis zum virusbedingten Tumor, den Weg ebnet.

Ein anderer Zweig der Psychosomatik, die Psychoneuroendokrinologie, befasst sich mit der Einwirkung von Hormonen auf die Psyche und vice versa. Gut untersucht sind die Korrelationen zwischen einer spezifischen Hormonkonstellation und dem emotionalen Verhalten während des weiblichen Menstruationszyklus. In der Follikelphase und während der Ovulation herrschen eher positive Stimmungen vor, während die luteale Phase mit eher depressiver Verstimmung und mit Nervosität verbunden ist. Ein weiteres Beispiel für psychische Hormonwirkungen: Bei vielen mit Kortikosteroiden behandelten Patienten fällt eine psychisch stimulierende Wirkung auf; bei prädisponierten Kranken können aber auch Unruhe und Depressionen auftreten.

Dass es zwischen Soma und Psyche die engsten Wechselwirkungen gibt, ist, wie eingangs gesagt, in der wissenschaftlichen Medizin unstrittig. Kein Konsens herrscht allerdings darüber, welche Relevanz den Lehren der Psychosomatik für die Therapie zukommt.

1.2 Arzneimittel der phytotherapeutischen Therapierichtung

1.2.1 Eine heterogene Arzneimittelgruppe

Die hierher gehörenden Arzneimittel werden entweder als fertig abgepackte Teegemische (Spezies) oder – und zwar überwiegend – als industriell hergestellte Extraktzubereitungen in festen oder flüssigen Arzneiformen angeboten. Die Kollektivbezeichnung als Phytotherapeutika oder Phytopharmaka weist auf die Herkunft der arzneilich wirksamen Bestandteile aus Pflanzen (griech.: phyton [Pflanze]) hin.

Der Begriff einer phytotherapeutischen Therapierichtung wurde durch das Arzneimittelgesetz aus dem Jahre 1976 eingeführt. Weder das Gesetz selbst noch nachfolgende Ausführungsbestimmungen geben eine Definition dessen, was unter einer phytotherapeutischen Therapierichtung zu verstehen ist. Die Anwendung pflanzlicher Arzneimittel allein kann für die Therapierichtung nicht kennzeichnend sein: Belladonna- und Colchicumextrakt, Opium und Podophyllin sind Arzneistoffe der wissenschaftlichen Medizin. Allem Anschein nach wurde die phytotherapeutische Therapierichtung in Analogie zu der homöopathischen und anthroposophischen etabliert – sie bilden zusammen die besonderen Therapierichtungen – um bestimmten pflanzlichen Arzneimitteln eine erleichterte Zulassung zu ermöglichen.

Für eine Zulassung zum Arzneimittelmarkt werden international die Objektivierbarkeit und die Wiederholbarkeit von therapeutischen Verfahren und Befunden als unerlässliche Voraussetzung angesehen. Pharmakologische, toxikologische und klinische Untersuchungen, mit denen dieser Nachweis geführt wird, müssen dem jeweils gesicherten Stand der wissenschaftlichen Erkenntnis entsprechen; die angewandten Methoden müssen validiert sein; sie müssen den Forderungen anerkannter Richtlinien für die Durchführung von Versuchen und Verfahren zum Nachweis der Qualität, Wirksamkeit und Unbedenklichkeit von Arzneimitteln gerecht werden.

Die Mehrzahl der 1976 in Deutschland angebotenen pflanzlichen Arzneimittel konnte diesen harten Kriterien nicht entsprechen. Daher wurden diesen „Arzneimitteln der phytotherapeutischen Stoffgruppe“ erleichterte Zulassungsbedingungen eingeräumt. Sie sind von den international und national üblichen Anforderungen an Wirksamkeitsnachweise ausgenommen, wenn ihre therapeutischen Qualitäten bereits bekannt und aus dem wissenschaftlich aufbereiteten Erkenntnismaterial ersichtlich sind. Als Beleg für die Wirksamkeit von Mitteln der phytotherapeutischen Stoffgruppe akzeptiert die zuständige Aufbereitungskommission am ehemaligen Bundesgesundheitsamt u. a. die Aufnahme in angesehenen Handbüchern oder Lehrbüchern sowie Erfahrungswissen mit aussagekräftigen Ergebnissen. Pflanzliche Arzneimittel, die nach diesen Kriterien zugelassen werden, erfüllen zwar formal die geltenden arzneimittelrechtlichen Voraussetzungen als Mittel einer besonderen Therapierichtung, erreichen aber nicht den wissenschaftlichen Standard wie die Arzneimittel der naturwissenschaftlich orientierten Medizin.

Für einen beachtlichen Teil der auf dem Markt befindlichen Phytopharmaka ließen sich trotz erleichterter Anforderungen die beanspruchten Indikationsgebiete nicht plausibel machen. Dennoch brauchen auch diese Mittel nicht vom Markt genommen werden, sofern sie als „traditionell angewendete“ Mittel deklariert werden, in Verbindung mit Formulierungen wie

- zur Unterstützung oder Kräftigung,
- zur Besserung des Befindens,
- zur Unterstützung der Organfunktion,
- zur Vorbeugung,
- als mild wirkendes Arzneimittel.

Die Anwendungsgebiete können anschließend noch näher detailliert werden. Beispiele: Baldrian, traditionell angewendet zur Besserung des Befindens bei nervöser Belastung. Weißdornbeeren und Weißdornblätter, Tropfen zur Unterstützung der Herz-Kreislauf-Funktion.

Man beachte: Die Kennzeichnung als traditionell weist nicht auf die Anwendung in der traditionellen vornaturwissenschaftlichen Medizin hin, sondern auf den Umstand, dass sich diese Mittel im Jahre 1976 auf dem deutschen Markt befunden haben.

Die Etablierung einer besonderen Therapierichtung „Phytotherapie“ durch das Arzneimittelgesetz erwies sich für diese Arzneimittelgruppe als ambivalent: einerseits war der Zugang zum Arzneimittelmarkt erleichtert, andererseits bedeutete die Absonderung aus dem Kanon der akademisch empfohlenen Therapieformen eine gewisse Stigmatisierung mit der Befürchtung, es könne dadurch die Akzeptanz der pflanzlichen Arzneimittel bei den Ärzten abnehmen, was wiederum Auswirkungen auf das Verordnungsvolumen des Arztes und auf die Erstattungsfähigkeit von Phytoverordnungen durch die gesetzlichen Krankenkassen haben müsste. Die forschenden Phytopharmakahersteller haben, um den Arzt die Gleichwertigkeit bestimmter Phytopharmaka mit chemisch-synthetischen Arzneimitteln zu zeigen, produktspezifische klinische Studien zum Nachweis der Wirksamkeit durchgeführt. Für diese Gruppe apothekenpflichtiger Phytopharmaka mit präparatespezifischen klinischen Studien wurde die Bezeichnung „Rationale Phytopharmaka" vorgeschlagen. In der Folge wurde diese Bezeichnung verwässert und auf sämtliche Phytopharmaka ausgedehnt, sofern sie keine traditionellen Phytopharmaka darstellen (Loew 1996).

1.2.2 Phytotherapie als Therapie mit „milden" Pharmaka

Phytotherapie, wie sie heute in Deutschland entsprechend dem Arzneimittelgesetz verstanden wird, ist nicht identisch mit der Anwendung pflanzlicher Arzneimittel: Der Arzneischatz der phytotherapeutischen Therapierichtung stellt eine Selektion derjenigen Arzneidrogen aus dem Gesamtdrogenschatz dar, die weitgehend untoxisch sind, zumindest keine akut toxischen Wirkungen zeigen. Diese Eigenschaft teilen sie mit den Teedrogen, die ebenfalls keine stark wirkenden Inhaltsstoffe enthalten. Die „milde" Wirkung von Phytopharmaka wird nicht selten als Vorzug dieser Arzneimittelgruppe herausgestellt. Für die Arzneitees (Species) ist ihre große therapeutische Breite, wie die „milde Wirkung" auch oft umschrieben wird, als zur Sache gehörend anzusehen; der Patient stellt sich den Aufguss selbst her, sodass eine exakte Dosierung, wie sie für Arzneimittel mit geringer therapeutischer Breite erforderlich ist, nicht gewährleistet ist. Mit den Arzneitees teilen die industriell hergestellten Phytopharmaka (Drogenpulver oder Extraktzubereitungen in meist festen Arzneiformen) eine weitere Eigenheit: Sie werden in ihrer überwiegenden Anzahl als Gemische aus zwei bis fünf und mehr Drogen(extrakten) angeboten. Damit lassen sich viele Phytopharmaka recht gut als in moderne Arzneiformen gebrachte Arzneitees beschreiben.

Nur ein kleines Teilsegment des Phytopharmakamarktes entfällt auf Monopräparate, das sind Fertigarzneimittel, die als arzneilich wirksamen Bestandteil nur eine einzige Droge bzw. einen einzigen Extrakt enthalten. Zu vielen dieser Monopräparate liegen präparatespezifische klinische Studien vor. Aus wissenschaftlicher Sicht ist dieses kleine Segment das bedeutendere.

Wenn die Drogen der phytotherapeutischen Stoffgruppe als untoxisch bezeichnet wurden, so bedarf das einer gewissen Relativierung. Die Giftigkeit eines Stoffes ist keine Eigenschaft, die dem Stoff an sich anhaftet, vielmehr ist sie stets an dessen Quantität geknüpft. Beispielsweise wurde die fakultativ lebertoxische Wirkung von Schöllkraut erstmalig erst dann beobachtet, als vergleichsweise hoch dosierte Präparate auf den Markt kamen.

In diesem Zusammenhang sei auch an die Dosierungsunterschiede zwischen den so genannten rationalen Phytopharmaka und den traditionellen Phytopharmaka erinnert. Die frei verkäuflichen traditionellen Phytopharmaka sind in der Regel wesentlich niedriger dosiert: sie brauchen lediglich 10% der in den Aufbereitungsmonographien vorgeschriebenen Dosis enthalten. Kein Wunder, dass sie als besonders nebenwirkungsarm gelten.

1.2.3 Anwendungsbereiche: Allgemeines

Häufig werden Indikationen für Phytopharmaka in so genannten therapeutischen Lücken gesehen, d. h. bei Beschwerden, Symptomen oder Befindlichkeitsstörungen, die vom Hauptstrom der wissenschaftlichen Medizin als nicht behandelnswert erachtet werden oder für die keine entsprechende Arzneitherapie zur Verfügung steht. Die häufigsten Anwendungsgebiete sind:

- Erkrankungen mit erheblicher Selbstheilungstendenz (z. B. der banale virale Infekt);
- Befindensstörungen und funktionelle Störungen, v. a. auch in dem Stadium, ehe eine genaue Diagnosestellung möglich ist;
- Erkrankungen, bei denen nach sorgfältiger Diagnose eine Therapie mit stark wirkenden Arzneimitteln nicht erforderlich ist, die Verordnung von Arzneimitteln aber dem Gefühl der konkre-

ten Behandlungsbedürftigkeit des Patienten entgegenkommt.

Unter einer **Befindensstörung** (= Befindlichkeitsstörung = Missbefindlichkeit) versteht man eine vorübergehende, mangelhafte oder ausbleibende Anpassung an eine Belastung. Es handelt sich um Schwankungen im physiologischen Bereich ohne Krankheitswert. Eine Befindensstörung wird individuell unterschiedlich empfunden. Beispiele: Kopfschmerzen als Folge von Alkoholgenuss; Abgespanntsein; Blutdruckabfall bei Wetterfühligkeit; Verdauungsbeschwerden nach einer reichlichen Mahlzeit; vorübergehende Darmträgheit.

Beschwerden sind Einschränkungen des Gesundheitszustandes mit oder ohne Schmerz. Sie werden vom Patienten subjektiv empfunden: mit einer Beschwerde muss kein objektiv feststellbares Symptom korrelieren. Beschwerden sind keine Definitionsmerkmale für Krankheiten.

Funktionelle Störungen (auch als psychovegetative Störungen bezeichnet) sind seelisch-körperliche oder auch rein körperliche Beschwerden, die durch seelisch-psychosoziale Belastungen ausgelöst und aufrecht erhalten werden, ohne dass sich eine organische Ursache finden lässt.

Symptome sind Anzeichen oder Merkmale von Krankheiten. Ein objektives Symptom ist ein vom Untersucher festgestelltes Krankheitszeichen; ein subjektives Symptom wird vom Kranken bemerkt. Symptome müssen den Betroffenen nicht unbedingt behindern.

Was das ärztliche Verordnungsprofil anbelangt: Antitussiva und Expektoranzien stehen mit Abstand an der Spitze, gefolgt von den Antidementiva (Ginkgopräparate), den Urologika und den Kardiaka.

Eine große Rolle spielen Phytopharmaka bei der Selbstmedikation. In der Apotheke sind es vorzugsweise Erkältungsmittel, Präparate für den Verdauungstrakt und Beruhigungsmittel, die verlangt werden. Unter den frei verkäuflichen Phytopharmaka stehen Tonika, Geriatrika, Melissengeist und Immunstimulanzien an erster Stelle. Traditionelle Phytopharmaka zur Vorbeugung sind beliebt bei Personen, die in besonderer Weise um ihre Gesundheit besorgt sind, die in der ständigen Furcht leben, krank zu werden. Vertriebskanäle für frei verkäufliche Arzneimittel sind außer den Apotheken auch Drogeriemärkte und Reformhäuser.

Grenzen der Anwendung ▶ Es gelten für die Anwendung von Phytopharmaka die gleichen Grenzen wie für Arzneimittel aller besonderen Therapierichtungen: Nicht anzuwenden sind sie bei

- akut schweren und/oder lebensbedrohlichen Krankheiten oder
- bei Krankheiten, für die es spezifische und sicher wirkende Arzneimittel gibt (Diabetes, Herzkrankheiten, Infektionskrankheiten u. a.).

Die Phytotherapie bietet auch keine Alternative in hoffnungslosen Krankheitsfällen, bei denen die wissenschaftliche Medizin nicht wirksam helfen kann. Man denke an immer wieder auftauchende Krebsmittel. Der Glaube an zweifelhafte Krebsmedikamente ist menschlich verständlich: „Auch der moderne Mensch setzt auf den Glauben, wenn es um Leben, Tod, Gesundheit und Krankheit geht, wenn das Rationale ausgereizt ist" (Habermann 1996).

1.2.4 Pflanzliche Antidementiva

Definition

Antidementiva sind Arzneimittel, die korrektive Wirkungen auf Begleitsymptome dementieller Erkrankungen haben können. Pflanzlicher Herkunft sind Ginkgoextrakt, Lezithinpräparate und als isolierte Pflanzenstoffe Galanthamin und Vincamin sowie das partialsynthetische Dihydroergotoxin, dessen unhydrierte Vorstufe aus Mutterkorn gewonnen wird.

Krankheitsbilder

Altersassoziierte, so genannte primäre Demenzen treten meist zwischen dem 50. und 60. Lebensjahr auf. Charakteristisch sind zunehmende Vergesslichkeit, Orientierungs- und Wahrnehmungsstörungen sowie Schwierigkeiten mit den Alltagskompetenzen. Die Krankheit nimmt meist einen schleichenden Verlauf und führt mit der Zeit zum Verlust der Kommunikationsfähigkeit, zum Verfall der Persönlichkeit und im Endstadium zu Störungen der motorischen Fähigkeiten, die zur Immobilität führen. Als Folge der Bettlägerigkeit stellen sich Komplikationen ein, wie Pneumonien oder Lungenembolien, die in der Regel zum Tode führen.

Es gibt zahlreiche Demenzformen. Am häufigsten kommt die Demenz vom Alzheimer-Typ (DAT) vor, gefolgt von vaskulären Demenzen und von

Mischformen beider Typen. Als Beispiel für weitere Formen dementieller Erkrankungen sei die Creutzfeldt-Jakob-Krankheit (CJK) erwähnt, eine durch Prionen ausgelöste Krankheit.

Demenz vom Alzheimer-Typ (DAT) ▶ Das Nervensystem besteht aus den hochdifferenzierten Neuronen, die sich ab dem 18. Lebensmonat nicht mehr teilen. Altersbedingte Schäden können daher nicht durch Zellersatz behoben werden und müssen sich zwangsläufig im Laufe der Jahre summieren. Die ab der 8. Lebensdekade fast immer beobachtete Atrophie des Gehirns beruht auf einem fortschreitenden Schwund der Neuronen bei relativer Vermehrung des gliösen Stützgewebes. Bei der DAT sind Neuronen (z. B. im Hippokampus), die glutamaterge Afferenzen erhalten, von strukturellen Veränderungen zu einem relativ frühen Zeitpunkt betroffen. Der Hippokampus ist ein Teil des limbischen Systems und spielt für die Gedächtnisleistung eine zentrale Rolle. Aus diesen Befunden wurde die Hypothese abgeleitet, dass dem bei DAT eintretenden Neuronenverlust im Hippokampus eine vermehrte Freisetzung von Glutamat durch glutamaterge Neuronen oder eine erhöhte Glutamatsensitivität hippokampaler Neuronen zugrunde liege.

In diesem Zusammenhang ist bemerkenswert, dass eine an sich physiologische Substanz wie Glutamat in an sich physiologischen Dosen neurotoxisch wirken kann. Gibt man Glutamat zu Zellkulturen von Neuronen, so sterben die Zellen in kurzer Zeit ab. In vivo kann man Kainsäure injizieren, um selektiv Neuronen abzutöten. Dabei ist die Kainsäure nicht direkt wirksam, vielmehr erst die durch Kainsäure aus glutamatergen Neuronen freigesetzte Glutaminsäure. Diese zytotoxische Wirkung wird durch NMDA-Rezeptoren (*N*-Methyl-D-Aspartat) vermittelt, die durch Glutamatagonisten vom Typus der Kainsäure besetzt werden (Abb. 1.1). Es kommt als Folge davon zu einer Überstimulation mit exzitatorischen Transmittern (Glutamat) und sekundär zu einer Überschwemmung der Neuronen mit Kalziumionen: Wie Kalziumüberflutung zum Zelltod führt, dafür sind mehrere Mechanismen bekannt. Aktivierung intrazellulärer Proteasen und Lipasen, Beeinträchtigung der Mitrochondrienfunktion (Mitochondrien nehmen Ca^{2+} aus dem Zytosol auf), Bildung freier Radikale u. a. Diese Art der Neuronenvergiftung wird als Exzitotoxizität bezeichnet.

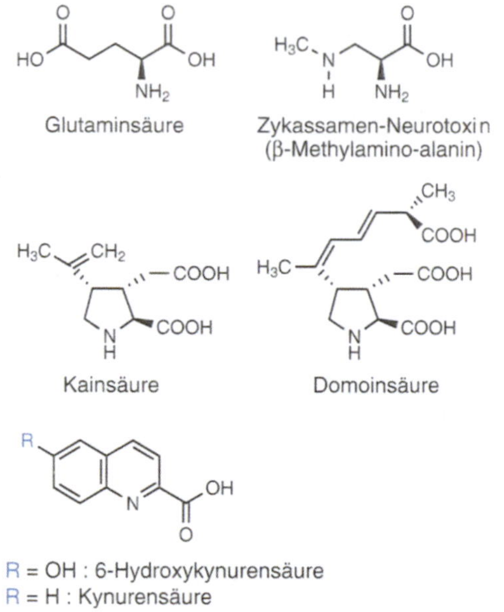

Glutaminsäure

Zykassamen-Neurotoxin
(β-Methylamino-alanin)

Kainsäure

Domoinsäure

R = OH : 6-Hydroxykynurensäure
R = H : Kynurensäure

Abb. 1.1. Agonisten und Antagonisten des NMDA-Rezeptors. Die exzitatorische Aminosäure Glutamat hat neben ihrer Funktion als Neurotransmitter eine besondere Bedeutung für neurodegenerative Störungen (Näheres s. Text), insbesondere kommt ihr eine besondere Rolle bei der Pathogenese ischämischer Zellschädigungen zu. 3-*N*-Methylamino-alanin (in Zykassamen), Kainsäure (in der Rotalge *Digenea simplex*) und Domoinsäure (ein Muschelgift) wirken an NMDA-Rezeptoren als Agonisten; Kynurensäure und die im Ginkgoblatt vorkommende 6-Hydroxykynurensäure als nichtkompetitive Antagonisten

Weitere pathobiochemische Befunde bei DAT ▶ Eine weitere neurochemische Störung, die während der DAT auftritt, ist ein selektiver Mangel an Acetylcholin, was auf einen Verlust an Neuronen mit cholinerger Innervation beruht. Zusammen mit der Beobachtung, dass cholinerge Antagonisten wie Atropin geistige Verwirrungszustände auslösen, die der Demenz bei DAT ähneln, führte das zur Acetylcholinhypothese der DAT. Diese Betrachtung der DAT-Symptomatik als cholinerges Mangelsyndrom – in Analogie zur Parkinson-Krankheit als dopaminerges Mangelsyndrom – ist eine grobe Vereinfachung: das neurochemische Defizit ist weitaus komplizierter, indem weitere Transmitter involviert sind, darunter (wie oben dargelegt) auch die exzitatorischen Transmitter vom Typus Glutamat.

Demenz vom vaskulären Typ ▶ In der klinischen Symptomatik unterscheidet sich eine Demenz vom vaskulären Typ nicht wesentlich von der DAT. Unterschiedlich ist der Krankheitsverlauf, der wechselhaft ist, mit Zeiten der Verbesserung und mit schrittweiser Verschlechterung, im Gegensatz zur stetigen Progression bei DAT.

Risikofaktoren für die Demenz vom vaskulären Typ sind die gleichen wie für kardiovaskuläre Erkrankungen, insbesondere Hypertonie, Hypercholesterinämie, Diabetes mellitus und Rauchen.

Ischämiebedingte Läsionen ▶ Der vaskuläre Demenztyp dürfte durch Mikrozirkulationsstörungen im Gehirn hervorgerufen werden. Bedingt durch Glukose- und Sauerstoffmangel kommt es zu einem dramatischen Anstieg der Laktatproduktion sowie zu einer verminderten Energiebildung. Die Neurotransmitterbildung wird eingeschränkt; hiervon ist in besonders starkem Ausmaß die Acetylcholinbildung betroffen. Des Weiteren kommt es zu einer zunehmenden Überflutung der Zelle mit Kalzium im Zellinneren, Glutamat wird im Extrazellulärraum freigesetzt und führt zu einer weiteren Überflutung der Zelle mit Kalzium. Letztlich resultieren hieraus die Aktivierung einer Vielzahl von zellabbauenden Enzymsystemen sowie eine zunehmende Bildung von freien Sauerstoffradikalen, die die Zellmembranen der Neuronen schädigen. Ein Teil der Neuronenpopulation stirbt ab: es hängt von den näheren Bedingungen ab, ob durch Apoptose oder Nekrose (Charriaut-Marlangue et al. 1994).

Stellung der Pharmakotherapie

Demenzen sind bislang nicht heilbar. Das Ziel aller Maßnahmen kann nur sein, die noch bestehenden Möglichkeiten des Kranken maximal auszuschöpfen und die Progression evtl. zu verzögern. Zerebrales Training, insbesondere Gedächtnistraining, Realitäts-Orientierungs-Training und Wahrnehmungstraining, ferner Bewegungstherapie und körperliche Aktivität sind wichtige Säulen der Therapie. Der Stellenwert der Pharmakotherapie ist umstritten. Die Antidementiva sollen die Hirnleistung verbessern, beispielsweise durch Förderung der Gehirndurchblutung, in der Annahme, dass optimal versorgte Nervenzellen auch optimal arbeiten. Neben den Ginkgopräparaten gibt es vor allem die synthetischen Cholinomimetika und antianoxische Stoffe, die verwendet werden. Eine rational begründete Reihung für die Medikamentenauswahl gibt es nicht, sodass empirisch herausgefunden werden muss, welcher Patient auf welches Mittel anspricht. Sollte sich innerhalb von 3 Monaten kein Behandlungserfolg einstellen, dann sollte der Therapeut das Präparat einer anderen Stoffgruppe ausprobieren. Für die Anwendung von Ginkgopräparaten spricht deren gute Verträglichkeit.

Normierter Ginkgoextrakt. Der Ginkgo-biloba-Trockenextrakt (50:1) ist wie folgt gekennzeichnet:

- Das Droge-zu-Extrakt-Verhältnis beträgt im Durchschnitt 50:1 (Variationsbreite 35–67:1).
- Der Extrakt ist eingestellt auf 22–27% Flavonolglykoside (Abb. 1.2), bestimmt als Quercetin plus Kämpferol inklusive Rhamnetin.
- Er muss 5–7% Terpenlactone enthalten, davon 2,8–3,4% Ginkgolide A, B, und C, sowie 2,6–3,2% Bilobalid (Abb. 1.3).
- Er darf nicht mehr als 5 ppm Ginkgolsäuren enthalten.

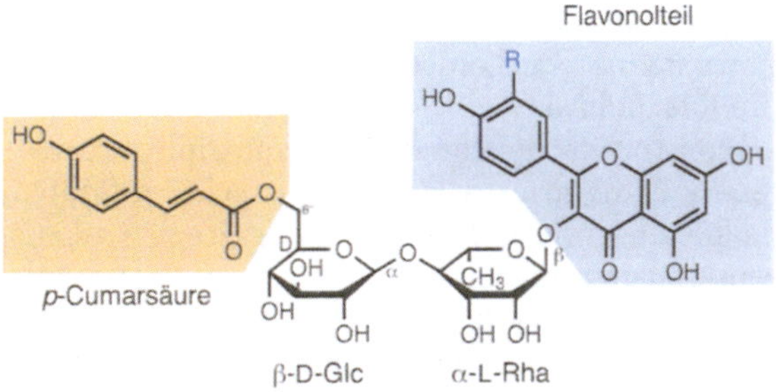

R	Flavonol
OH	Quercetin
H	Kämpferol
OCH_3	Isorhamnetin

Abb. 1.2. Die ginkgospezifischen Flavonolacylglykoside: Quercetin-, Kämpferol- und Isorhamnetin-3-α-L-rhamnopyranosyl-4-*O*-β-D-(6′-*trans*-*p*-cumaroyl)-glucopyranosid. In reiner Form ähnlich wie Rutosid hellgelbe, kristalline Pulver, die sich unter intensiver Gelbfärbung (Phenolatbildung) in Alkalihydroxid- und Ammoniaklösung lösen. Bei der Normierung von Ginkgoextrakten dienen sie als Leitsubstanzen. An den ZNS-Wirkungen dürften sie als hydrophile Substanzen angesichts der schlechten Permeation durch die Blut-Hirn-Schranke nicht beteiligt sein

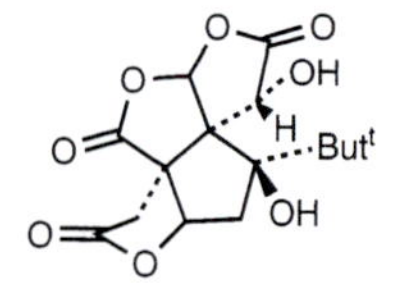

Bilobalid, $C_{15}H_{18}O_8$
But^t = *t*-Butylrest C_4H_9

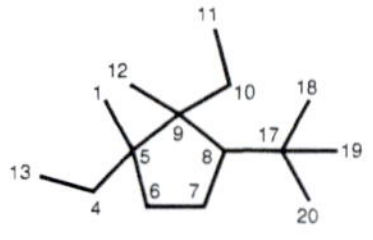

C-Skelett des Bilobalids

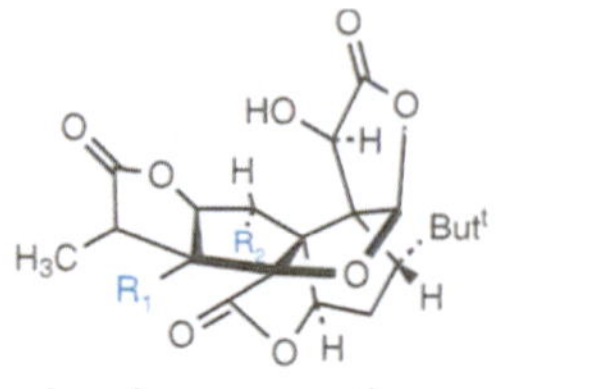

R_1	R_2		
OH	H	Ginkgolid A	$C_{20}H_{26}O_9$
OH	OH	Ginkgolid B	$C_{20}H_{26}O_{10}$

But^t = *t*-Butylrest C_4H_9

Abb. 1.3. Charakteristische Inhaltsstoffe des Ginkgoblattes sind Bilobalid und die Ginkgolide, es sind Stoffe, die bisher in keiner weiteren Pflanzenart nachgewiesen werden konnten. Das Molekülgerüst baut sich aus mehreren fünfgliedrigen Ringen auf, die dreidimensional zu stabilen, im Fall der Ginkgolide zu „käfigartigen" Strukturen kondensiert sind. Die Ginkgolide enthalten formal 3 Butanolidringe (Laktone), 2 Cyclopentanringe und 1 Tetrahydrofuranring. Dem chemischen Aufbau nach handelt es sich beim Bilobalid um ein Sesquiterpenoid, bei den Ginkgoliden liegen Diterpenoide vor. Wenn rein dargestellt, bilden Bilobalid und die Ginkgolide farblose Kristalle von stark bitterem Geschmack

Betont sei: Bei dem normierten Ginkgoextrakt handelt es sich nicht eigentlich um einen Extrakt im üblichen Sinne, sondern eher um eine Extraktfraktion, da zahlreiche Extraktivstoffe aus dem nativen Extrakt eliminiert worden sind. Der normierte Ginkgoextrakt (50:1) enthält u. a. kaum Ginkgolsäuren (<5 ppm), kaum Biflavone vom Amentoflavon- und Ginkgetintyp (<0,1%), keine Catechine, Phytosterole, Zuckerderivate, langkettigen Polyprenole und Lektine.

Rohstoff für die Herstellung von Ginkgoextrakten sind die grünen, noch nicht gelb verfärbten Laubblätter von *Ginkgo biloba*. Die Droge wird aus Kulturen und aus Wildbeständen gewonnen; in Kulturen werden die Pflanzen beschnitten, sodass sie zur leichteren Ernte der Blätter eine strauchartige Wuchsform annehmen. Entsprechende Kulturen befinden sich in Südfrankreich (nahe Bordeaux), in Kalifornien, in Südkorea und in China.

Die Ernte erfolgt zu einem Zeitpunkt, an dem die Blätter noch eine reine grüne Farbe haben. Beim Trocknen verlieren sie runde drei Viertel ihres Frischgewichtes. Die getrockneten Blätter werden zu großen Ballen gepresst, um Fermentierungsprozesse bei Wiederzutritt von Feuchtigkeit hintanzuhalten. Getrocknete Ginkgoblätter haben einen sehr schwachen, eigenartigen Geruch. Sie schmecken bitter, bedingt durch den Gehalt an Ginkgoliden.

Der Ginkgobaum (*Ginkgo biloba)* ist der letzte lebende Repräsentant der im Mesozoikum auf der Erde weit verbreiteten Ginkoatae, einer Klasse von Pflanzen aus der Unterabteilung Gymnospermae (Nacktsamer). Wild wachsend wurde der Ginkgobaum an zwei Orten im östlichen und mittleren China gefunden. In Ostasien wurde er seit den ältesten Zeiten als Tempelbaum angepflanzt; er ist heute als Zierbaum überall in den gemäßigten Breiten zu finden, wo er sich auch in Industriebezirken als sehr widerstandsfähig gegen die Luftverschmutzung erwies. Allerdings erstreckt sich die Widerstandsfähigkeit gerade nicht auf die heute häufigsten phytotoxischen Bestandteile verschmutzter Luft: auf Schwefeldioxid und Ozon.

Wirkungen ▶ Für die dem Menschen eigentümlichen spontan auftretenden Demenzerkrankungen gibt es keine tierexperimentellen Modelle, die es ermöglichen würden, die neurodegenerativen Prozesse und die Wirkung von Arzneistoffen auf diese Prozesse zu studieren. Hingegen verfügt die experimentelle Pharmakologie über zahlreiche Modelle, um Demenzen vom vaskulären Typ zu simulieren. Mittels unterschiedlichster Techniken wird die Sauerstoffversorgung des Gehirns (global) oder von Teilen des Gehirns (lokal) unterbrochen: der Einfluss von Arzneistoffen auf die daraus resultierenden Schäden wird gemessen (Übersicht bei De Feudis 1991).

Erhöhung der Hypoxietoleranz. Modell ist die Messung der Hypoxietoleranz von kleinen Nagern. Hypoxie wird durch das Einatmen von N_2 induziert. Sie führt zur Absenkung des zerebralen Stoffwechsels. Endpunkt ist die Isoelektrizität des Elektroenzephalogramms (EEG). Gemessen wird die Zeitspanne vom Beginn der N_2-Atmung bis zum Aussetzen der EEG-Potentiale. Im Vergleich zu unbehandelten Kontrolltieren wird unter letalen hypoxischen Bedingungen 30 min nach Applikation von Ginkgoextrakt (100 mg/kg KG i.p.) die Überlebenszeit von Ratten um das 1,5fache gesteigert, bei Mäusen dosisabhängig um das 1,5- bis 3-fache.

Minderung ischämiebedingter Hirnschädigungen. Versuchstier für das experimentelle Ischämiemodell ist wegen der besonderen anatomischen Verhältnisse die Wüstenspringmaus, ein kleines Nagetier von der Größe zwischen der einer Maus und der eines Hamsters. Durch zeitweiligen (z. B. 5 min lang) Verschluss einer der beiden Karotisarterien kommt es zu einer Unterversorgung des Gehirns mit den entsprechenden Ischämiefolgen: Quantifizierbar sind insbesondere der K^+-Verlust, die Na^+-Akkumulation und das Ausmaß des zerebralen Ödems (Wassergehalt). Werden die Tiere mit Ginkgoextrakt vorbehandelt, so sind die Störungen der K^+/Na^+-Austauschvorgänge geringer und das Hirnödem weniger stark ausgeprägt.

Neuroprotektive Wirkung der Ginkgolide. Für den postischämischen Zelltod von Neuronen spielen exzitatorische Mechanismen eine bedeutende Rolle (s. oben S. 18). Exzitatorische Aminosäuren, vor allem Glutaminsäure, werden während einer Ischämie freigesetzt und führen zur exzessiven Stimulation von Neuronen und schließlich zu deren Untergang. Die Neurotoxizität exzitatorischer Aminosäuren ist in vitro darstellbar: Inkubation kultivierter Neuronen mit 1 mM Glutamat führt zu einer neuronalen Schädigung. Lässt man gleichzeitig Ginkgolid A oder B einwirken, so wird der exzitatorische Effekt dosisabhängig reduziert. Diese (und weitere) In-vitro-Versuche sind gute Hinweise dafür, dass für die zerebroprotektiven Eigenschaften des Ginkgoextraktes wesentlich die Ginkgolide verantwortlich sind.

Auch Bilobalid wirkt neuroprotektiv. Ganz ähnlich wie die Ginkgolide vermag auch Bilobalid die glutamatinduzierte neuronale Schädigung in Neuronenkulturen zu verringern. In In-vivo-Versuchen an der Maus (Ischämiemodelle) erwies sich Bilobalid sogar als wesentlich potenter wirksam als die Ginkgolide.

Studien zur Wirksamkeit ▶ Mit Fertigarzneimitteln, die normierten Ginkgotrockenextrakt enthalten, sind an die 50 kontrollierte klinische Studien durchgeführt worden. Die Ergebnisse werden unterschiedlich bewertet, je nachdem, welche Zielparameter ins Auge gefasst werden. Es gibt keine hinreichenden Belege für eine evidente Progressionsverzögerung der Symptome, auch nicht für eine Primärprävention der Demenz im präsymptomatischen Stadium. Die klinischen Studien sind positiv hinsichtlich der Zielparameter

- Verbesserung der kognitiven Leistungen wie Aufmerksamkeit, Konzentrationsfähigkeit, Reaktionsgeschwindigkeit, Gedächtnis und Lernen,
- Verbesserung des pathologischen Gesamtzustandes (Kriterium: ärztliches Globalurteil) und
- Verbesserung des objektiven Befindens.

Allerdings spricht jeweils nur eine Teilmenge der Patienten auf die Behandlung positiv an.

Dem phytotherapeutischen Schrifttum nach gilt die Wirksamkeit von normiertem Ginkgotrockenextrakt (50:1) als belegt, und zwar bei den Zielparametern, die heute international bei der Prüfung von Antidementiva gefordert werden. Diese Position teilen die Zulassungsbehörden zahlreicher Länder. Daneben werden im Schrifttum aber auch kritische Ansichten vertreten. Es gäbe bisher keinen überzeugenden Beleg dafür, dass die Ginkgotherapie bei Demenzerkrankungen zu einer Verbesserung der Alltagsbewältigung oder zu einer Verringerung des Pflegeaufwands auf Seiten der Bezugspersonen führen würde. Damit seien streng genommen die heute geltenden Kriterien für den Nachweis der Wirksamkeit im Indikationsgebiet der Demenz nur teilweise erfüllt.

Anwendungsgebiete ▶ Zugelassen sind normierte Ginkgopräparate zur symptomatischen Behandlung von hirnorganisch bedingten Leistungsstörungen im Rahmen eines therapeutischen Gesamtkonzeptes bei dementiellen Syndromen mit der Leitsymptomatik Gedächtnisstörungen, Konzentrationsstörungen, depressive Verstimmung, Schwindel, Ohrensausen und Kopfschmerzen.

Anhang: Cholinesteraseinhibitoren

Die neurochemischen Störungen, die während der Alzheimer-Demenz auftreten, sind - parallel zum Verlust von Neuronen - durch einen auffallenden Rückgang des Neurotransmitters Acetylcholin gekennzeichnet. Es wurde dementsprechend versucht, die cholinergen Funktionen des Gehirns zu stärken, insbesondere durch die Gabe von Vorstufen des Acetylcholins, z. B. durch Lezithin. Allerdings gelang es bis heute nicht, in kontrollierten Studien einen klinisch signifikanten Effekt der Lezithintherapie nachzuweisen. Ausgehend von der Hypothese des cholinergen Defizits sind in der Folge die Cholinesterasehemmer vom Typus des Tacrins (1,2,3,4,-Tetrahydro-9-aminocridin) zur Verbesserung kognitiver Leistungen bei Morbus Alzheimer entwickelt worden. In einem Teil der klinischen Studien wurde Tacrin zusammen mit Lezithin verabreicht. Dem Lezithin kann folglich ein Adjuvanseffekt bei Hirnleistungsstörungen zugeordnet werden. Zugelassen sind Lezithinpräparate allerdings nur „zur Besserung des Befindens bei Erschöpfungszuständen und zur Stärkung der Nerven" (traditionelles Anwendungsgebiet).

Auch der Naturstoff Galanthamin ist ein reversibler Cholinesterasehemmer, der die Blut-Hirn-Schranke passieren kann. Galanthamin, ein Alkaloid mit einem Benzazepinteil im Molekül, wird in technischem Maßstab aus den Zwiebeln des kaukasischen Schneeglöckchens (*Galanthus nivalis*; Familie: Amaryllidaceae) isoliert.

Gewinnung von Sojalezithin. Sojalezithin (Lecithinum vegetabile) fällt bei der sog. Entlezithinisierung des Sojaöls an. Sojaöl wird aus den Samen von *Glycine hispida* (Fabaceae) gewonnen. Das roh gepresste Öl wird mit Wasser versetzt (2–5%); daraufhin setzen sich die Phospholipide in der Grenzschicht Öl/Wasser ab und können im sog. Separator abzentrifugiert werden. Das Rohlezithin fließt mit der wässrigen Phase („Nassschlamm") ab und wird nach Abdampfen des Wassers als flüssig-ölartiges Produkt erhalten. Ausgehend von diesem Rohprodukt unterwirft man es für die verschiedenen Anwendungsbereiche unterschiedlichen Reinigungsprozeduren. Beispielsweise lassen sich durch Extraktion mit Aceton dem Rohprodukt die Triglyzeride entziehen; es resultieren pulver- und granulatförmige Produkte, die sich gut weiter verarbeiten lassen.

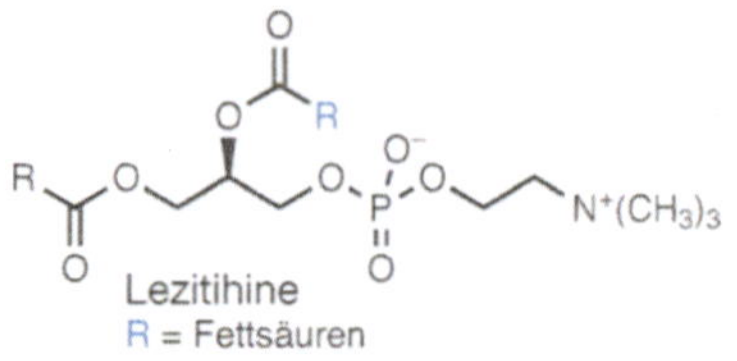

Abb. 1.4. Allgemeine Formel für ein Phosphatidyl-(gleich Lezithin-)Molekül. Im Fall des Sojabohnenlezithins bedeutet R Linol-, Linolen- oder Ölsäurereste

Chemie. Lezithine (griech.: lekithos [Eidotter]) ist die ältere Gruppenbezeichnung für die heute übliche Bezeichnung Phosphatidylcholine. Sie enthalten im Molekül Glycerol (Glyzerin), verestert mit Fettsäuren, Phosphorsäure und Cholin (Abb. 1.4). Der Fettsäurenanteil entfällt zu hohen Anteilen (zu etwa 70%) auf Linol-, Linolen- und Ölsäure. Frisch gewonnen sind Lezithine farblos, verfärben sich an der Luft jedoch bald zu bräunlich-gelben, hygroskopischen, wachsartigen Massen.

1.2.5 Pflanzliche Mittel bei psychovegetativen Störungen

Nomenklatorisches ▶ Unter psychovegetativen Störungen versteht man seelisch-körperliche oder rein körperliche Beschwerden, die durch seelische und/oder psychische Belastungen ausgelöst und aufrechterhalten werden, ohne dass sich eine organische Ursache finden lässt. Es ist somit nur die Funktion beeinträchtigt, weshalb auch von funktionellen Beschwerden, funktionellen Störungen oder funktionellen Syndromen gesprochen wird.

Im ICD-10 (International Classification of Diseases, 10. Ausgabe) wird das Krankheitsbild als Somatisierungsstörung (Synonym: psychosomatische Störung) bezeichnet. Ein älterer Name ist vegetative Dystonie.

Symptomatik ▶ Körperliche Beschwerden der verschiedensten Art, bevorzugt im Bereich des Herz-Kreislauf- und des Magen-Darm-Systems, allgemeines Abgespanntsein und rasche Ermüdbarkeit jeweils ohne krankhaften Organbefund – verbunden mit „Nervosität", Ängstlichkeit, z. T. auch hypochondrischer Angst, missmutiger Verstimmtheit oder depressiver Verstimmtheit. Schlafstörungen kommen häufig als Begleitsymptom (auch als Auslösesymptom) vor, was nicht weiter überrascht, da das vegetative Nervensystem beim Schlaf eine besondere Rolle spielt.

Häufigkeit ▶ Psychovegetative Störungen machen etwa 25% der Patienten einer allgemeinärztlichen Sprechstunde aus. Patienten mit psychovegetativen Störungen bilden auch ein großes Klientel für den Selbstmedikationsmarkt.

Stellenwert der pflanzlichen Arzneimittel ▶ Therapeutische Maßnahmen der Wahl sind psychotherapeutische Methoden, physikalische Therapie und Entspannungsverfahren. Pharmaka stehen an letzter Stelle der Therapiemöglichkeiten. Sedativa/Hypnotika sind wegen der Gefahr der Abhängigkeit kontraindiziert. Pflanzliche Psychopharmaka sind in dieser Hinsicht ungefährlich und bieten eine Alternative. Psychovegetative Störungen sind in der Regel langwierige Leiden. Das Ritual der Einnahme von Medikamenten kann manchem Patienten helfen.

Mittel bei Schlafstörungen

Pflanzliche und synthetische Sedativa/Hypnotika: unterschiedliche Wirkweise ▶ Die synthetischen Sedativa/Hypnotika zeigen im Tierversuch dosisabhängig folgende Wirkungen: Anxiolyse → Sedation → Ataxie → Erregung, Verwirrung → Enthemmung → Anästhesie → Atmungs- und Kreislaufdepressionen bis Tod. Auch beim Menschen findet das Wirkungsbild seine Entsprechung, wie sich an den Intoxikationen durch Barbiturate oder durch Alkohol leicht belegen lässt. Die Tranquilizer vom Typus der Benzodiazepine wirken nicht grundsätzlich anders: nur verläuft die Dosis-Wirkungs-Kurve erheblich flacher, die letale Dosis wird im Gegensatz zu Alkohol und den Barbituraten bei Suizidversuchen mit Benzodiazepinen selten erreicht.

Zu den pflanzlichen Sedativa/Hypnotika zählen die Baldrianwurzel, Hopfenzapfen, Lavendelblüten, Melissenblätter und das Passionsblumenkraut. Zubereitungen aus diesen Drogen unterscheiden sich grundlegend im pharmakodynamischen Wirkungsprofil: Sie zeigen im Tierversuch nicht die für Sedativa/Hypnotika typische Wirkungsskala Anxiolyse → Sedation → Hypnose → Narkose → Exitus. Die pflanzlichen Mittel, die bei Schlafstörungen verwendet werden, sind daher keine Sedativa/Hypnotika im Sinne der Pharmakologie. Vorzugsweise sind es Einzelbeobachtungen an schlafgestörten Patienten, die als Rechtfertigung für die therapeutische Verwendung und als Hinweis für die Wirksamkeit herangezogen werden. Dass es sich bei den pflanzlichen Sedativa/Hypnotika um keine pharmakodynamisch aktiven Substanzen, vergleichbar den Tranquilizern und Sedativa/Hypnotika synthetischer Herkunft, handelt, muss bei ihrer Anwendung in der täglichen Praxis kein Nachteil sein: Ihre Anwendung ist mit dem Vorteil des fehlenden Therapierisikos verknüpft. Bei dem Risiko synthetischer Hypnotika ist nicht nur an die Entwicklung von Abhängigkeit zu denken; dass sie das normale Schlafmuster verändern (s. auch S. 24), ist ein Indiz für die Erzeugung eines nicht physiologischen Schlafes.

Das Elektroenzephalogramm in der Schlafforschung ▶ Der Schlaf ist kein in sich einheitlicher Zustand. Seit langem ist bekannt, dass es rhythmische Unterschiede in der Schlaftiefe gibt. Als Messzahl kann die Stärke eines Weckreizes herangezogen werden, der in der Lage ist, den Schlaf zu unterbrechen: Je tiefer der Schlaf, desto höher die Weckschwelle. Heute zieht man das Elektroenzephalogramm (EEG) zur Bestimmung der Schlaftiefe heran.

Nervenzellen erzeugen bei ihrer Tätigkeit elektrische Signale, die im Gehirn winzige Spannungsänderungen zur Folge haben. Man kann diese Reaktionspotentiale an bestimmten Stellen des Kopfes mit Elektroden ableiten, die auf der Kopfhaut befestigt werden. Die gesamte elektrische Aktivität der Milliarden von Nervenzellen im Gehirn erge-

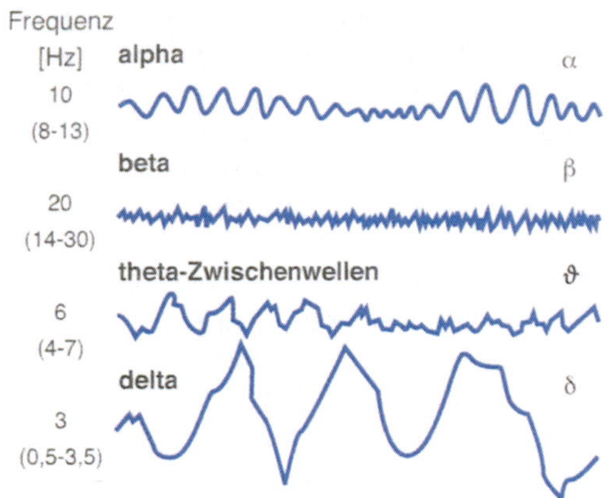

Abb. 1.5. Die wichtigsten Wellenformen, die im EEG gesunder Personen auftreten (Birbaumer u. Schmidt 1995)

ben das EEG. Die im Wach- und Schlafzustand im EEG auftretenden Muster werden nach Frequenz und Amplitude in α (Alpha)-, β (Beta)-, ϑ (Theta)- und δ (Delta)-Wellen unterteilt (Abb. 1.5). Außerdem treten in bestimmten Schlafstadien sog. Schlafspindel (niedrige schnelle Aktivität) und K-Komplexe (hochamplitudige Ausschläge) auf.

Nach dem Auftreten verschiedener EEG-Wellenmuster unterscheidet man verschiedene Schlafphasen, die mehrfach im Verlauf einer Nacht durchlaufen werden:

- Stadium 1 (Dösen, Übergangsphase): Die zuvor im Wachzustand dominierenden α-Wellen nehmen bis auf maximal 20% ab; niedrige schnelle β-Wellen herrschen vor.
- Stadium 2 (Leichtschlaf) β-Aktivität mit β-Schlafspindeln und K-Komplexen. Der Beginn dieses Stadiums ist der eigentliche Zeitpunkt für den Schlafbeginn.
- Stadium 3 (Tiefschlaf): 10–50% der Wellenzeit entfallen auf δ-Wellen.
- Stadium 4 (Tiefschlaf): mehr als 50% δ-Wellen.
- REM-Phase (ein eigenständiges Stadium, gekennzeichnet durch rasche ruckartige Augenbewegungen: „rapid eye movements"), im EEG schnelle Wellen niedriger Amplitude, ähnlich wie im Einschlafstadium 1, aber ohne α-Wellen.

Gesunde Erwachsene durchlaufen in einer Nacht vier bis sechs solcher Schlafzyklen (Abb. 1.6). Jeder Zyklus dauert etwa 90–100 min.

Der Tiefschlaf, entsprechend den Stadien 3 und 4, ist die funktionell wichtigste Erholungsphase.

Die REM-Phase steht seit Jahren im Mittelpunkt der Schlafforschung. Es ist nicht recht ersichtlich, aus welchen Gründen. Physiologisch und psychologisch weisen REM-Phasen Ähnlichkeiten zum Wachzustand auf, was zur „Wächterhypothese" („sentinel hypothesis") führte. Sie besagt, dass das wachähnliche REM-Schlaf-EEG sowie das am Ende von REM-Schlafperioden oft kurze Erwachen es Lebewesen ermöglicht, ihre Umgebung periodisch zu überwachen. Nach einer anderen Hypothese handelt es sich beim REM-Schlaf um ein evolutionäres Relikt aus der Entwicklungsstufe der Reptilien und erfülle bei Säugern überhaupt keine Funktion mehr.

Einfluss von Sedativa/Hypnotika auf den Schlafrhythmus ▶ Wie erwünscht verkürzen die Benzodiazepinhypnotika die Einschlaflatenz (Stadium 1) sowie die Gesamtschlafdauer. Diese erwünschte Wirkung wird in unerwünschter Weise mit Veränderungen im physiologischen Schlafmuster erkauft: die Dauer der Tiefschlafphasen 3 und 4 wird

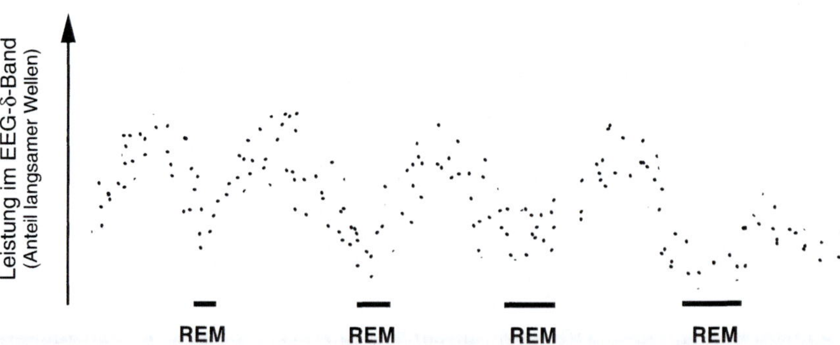

Abb. 1.6. Verlauf des Anteils langsamer ϑ (Theta)- und δ (Delta)-Wellen im EEG während einer Nacht. Es zeigen sich 3–5 Zyklen, die gegen Ende der Nacht länger dauern, wobei der REM-Anteil zunimmt und die Tiefe des Non-REM-Schlafes abnimmt (Elbert u. Rockstroh 1990)

reduziert; der REM-Anteil wird vermindert, wenn auch in geringerem Ausmaße als bei den Barbituraten; das Stadium 2 ist verlängert, die Zahl der Schlafspindeln ist vermehrt.

Pflanzliche Sedativa/Hypnotika (Baldrian, Hopfen, Lavendel, Melisse, Passionsblumenkraut) führen zu keinen Veränderungen des normalen Schlafmusters.

Baldrianwurzel

Die Droge ▶ Baldrianwurzel (Valerianae radix) besteht aus den unterirdischen Organen – Wurzelstock, Wurzeln und Ausläufern – von *Valeriana officinalis*, einer Sammelart, von der mehrere Kleinarten existieren. Es ist keine bestimmte Kleinart vorgeschrieben: die Droge muss lediglich hinsichtlich Art und Menge der Inhaltsstoffe (DC-Prüfung, mindestens 5 ml ätherisches Öl pro kg Droge; Vorkommen von Valerensäuren) den Anforderungen des Arzneibuches entsprechen.

Die Droge stammt überwiegend aus dem Anbau, wobei für unser Gebiet die belgischen, holländischen und fränkischen Anbaugebiete am wichtigsten sind. Die frisch geerntete Droge ist geruchlos. Erst beim Trocknen und Lagern entwickelt sich der charakteristische, unangenehm an Schweiß erinnernde Geruch der Droge.

Analytische Leitstoffe ▶
Ätherisches Öl. Die Ph. Eur. schreibt einen Mindestgehalt von 0,5% vor. Die nähere Zusammensetzung wird nicht überprüft. Sie ist je nach Drogenherkunft variabel, über 100 Bestandteile sind bekannt; Hauptbestandteile sind verschiedene Mono- und Sesquiterpene, daneben kurzkettige Fettsäuren wie Essig-, Valerian-, Isovalerian- und Myristicinsäure sowie Ester dieser Säuren mit Eugenol, Isoeugenol und Borneol.

Valepotriate. Bei der Prüfung auf Identität nach Ph. Eur. liegt der qualitative Nachweis von Valepotriaten (zur Konstitution siehe Abb. 1.7) zu Grunde: In stark saurem Milieu, Salzsäure in Eisessig, bilden sich intensiv blau gefärbte Cyclopenta(*c*)pyryliumsalze. Dem chemischen Aufbau nach sind Valepotriate Iridoide, deren OH-Gruppen mit Isovalerian-

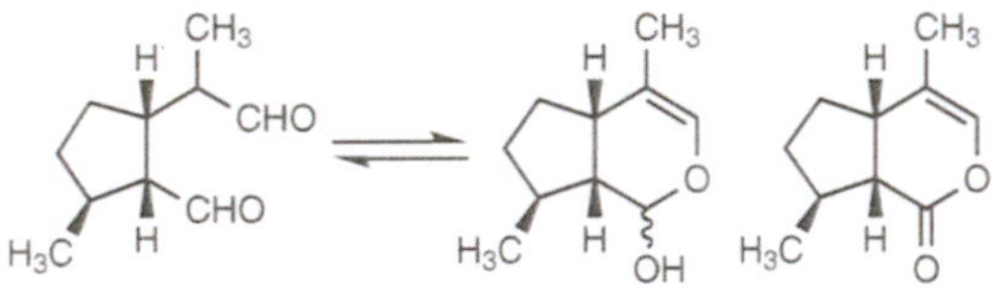

Iridodial Nepetalacton

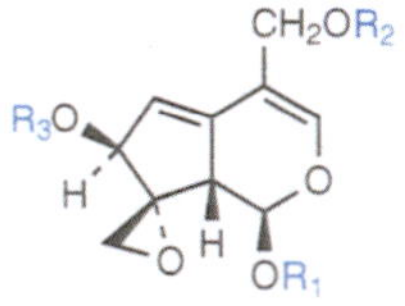

	R_1	R_2	R_3
Valtrat	*iso*-Valeroyl–	Acetyl–	*iso*-Valeroyl–
Isovaltrat	*iso*-Valeroyl–	*iso*-Valeroyl–	Acetyl–

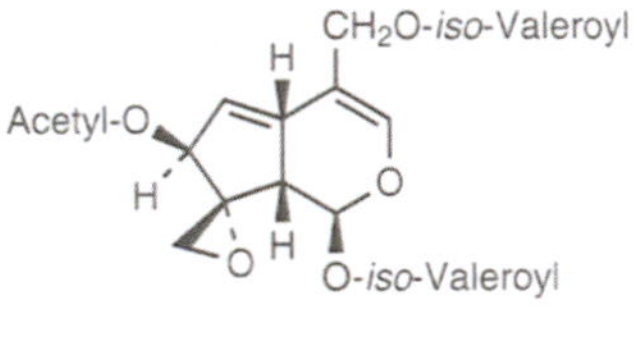

Didrovaltrat

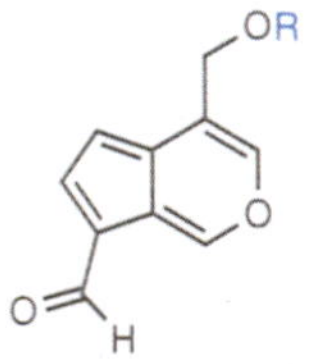

Baldrinal
(R = Acetyl)
Homobaldrinal
(R = *iso*-Valeroyl)

Abb. 1.7. Die Valeriana-officinalis-Wurzel enthält ein Gemisch von Valepotriaten, das hauptsächlich aus Valtrat und Isovaltrat im Verhältnis 1:1 bis 1:4 besteht. Di(hy)drovaltrat und weitere Valepotriate treten nur in kleinen Konzentrationen auf. Bei den Valepotriaten handelt es sich um *O*-reiche Derivate des Iridodials (Laktolform), bei denen das halbazetalische OH sowie 2 weitere OH-Gruppen mit Isovaleriansäure und anderen kurzkettigen Säuren verestert sind. Von dieser Triesterstruktur in Verknüpfung mit dem Epoxidring leitet sich die Gruppenbezeichnung her (Valeriana-Epoxy-Triester). Das Nepetalakton ist das dem Iriodiallactol korrespondierende Lakton. Es ist Hauptbestandteil im ätherischen Öl der Katzenminze *Nepeta cataria* (Familie: Lamiaceae) und ein bekannter Katzenlockstoff, ähnlich wie der Baldrian. Iridodial wurde zuerst aus der australischen Ameise (*Iridomyrmex detectus*) isoliert, woraus sich die Gruppenbezeichnung Iridoide herleitet. Die Valepotriate lassen sich entsprechend als Esteriridoide bezeichnen. Die Valepotriate sind relativ unstabil; unter den Abbauprodukten konnten die Baldrinale identifiziert werden. Die formelmäßig wiedergegebenen Stoffe stellen bei Raumtemperatur ölige Flüssigkeiten (Iridodial, Nepetalakton, Valtrat) oder niedrig schmelzende farblose Kristalle (Dihydrovaltrat) dar, die scharf beißend oder leicht bitter schmecken. Die Baldrinale sind gelb gefärbt säure und Essigsäure verestert sind und die einen exozyklischen Epoxidring besitzen.

Valerensäurederivate. Bei der Prüfung auf Reinheit nach Ph. Eur. wird dünnschichtchromatographisch das Vorkommen von Valeren- und Acetoxyvalerensäure nachgewiesen (Abb. 1.8). Das Arzneibuch schreibt halbquantitatives Arbeiten vor: Damit ist die Methode geeignet, Verwechslungen mit oder Beimengungen von nicht offizinellen Baldrianherkünften zu erkennen. In Frage kommen in erster Linie der von *Valeriana wallichii* stammende pakistanische Baldrian (Valeriana-wallichii-Wurzel) und der von *Valeriana edulis* stammende mexikanische Baldrian (Valeriana-edulis-Wurzel).

In reiner Form isoliert bildet Valerensäure weiße Kristalle, die in Ethanol, Ether und alkalisch wässrigen Lösungsmitteln löslich sind. Biosynthetisch gehört Valerensäure in die Gruppe der bizyklischen Sesquiterpene.

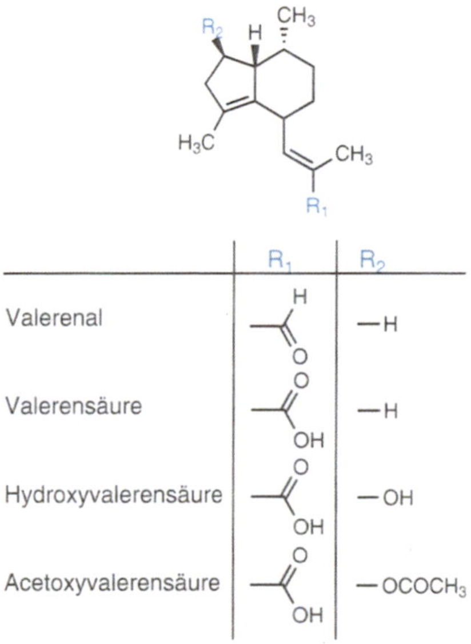

R_2 H CH_3
H_3C CH_3
R_1

	R_1	R_2
Valerenal	H O	$-H$
Valerensäure	O OH	$-H$
Hydroxyvalerensäure	O OH	$-OH$
Acetoxyvalerensäure	O OH	$-OCOCH_3$

Abb. 1.8. In der Valeriana-officinalis-Wurzel vorkommende bizyklische Sesquiterpene mit einem Hexahydroindengerüst. Valerenal ist eine mit Wasserdampf flüchtige Substanz, die folglich als Bestandteil des ätherischen Öls gefunden wird. Valerensäuren hingegen sind schwer flüchtige kristalline Stoffe. Sie kommen nur im offizinellen Baldrian vor, nicht aber in anderen Drogenherkünften wie z. B. dem pakistanischen (von *V. wallichii*) oder dem mexikanischen Baldrian (von *V. edulis*); sie dienen daher als Leitsubstanzen bei der Qualitätskontrolle von Baldrianpräparaten

Phenolcarbonsäure. Neben der weit verbreiteten Kaffee- und Chlorogensäure enthält die Valeriana-officinalis-Wurzel ca. 0,01 % *trans*-Hesperidinsäure (3-Hydroxy-4-Methoxyzimtsäure, Isoferulasäure). Sie fehlt in den nicht offizinellen Drogenherkünften; daher kann Isoferulasäure als Leitsubstanz für die Identitätsprüfung, Standardisierung und Qualitätskontrolle insbesondere von wässrigen Baldrianextrakten (enthalten beispielsweise in sofortlöslichen Tees, Instant-Tees) herangezogen werden (Kallmann 1987).

Pharmakologische Studien ▶ Baldrianextrakte sind in den unterschiedlichsten Versuchsanordnungen eingehend geprüft worden, ohne dass sich ein auch nur annähernd stimmiges Bild bezüglich ihrer Wirkweise ergeben hätte. Hemmung des Glukoseumsatzes in grauen Strukturen des Rattenhirns sowie die Motilitätssenkung (Versuchstiere: Maus, Ratte) sprechen für eine an die Sedativa erinnernde Wirkung. Die Annahme eines sedierenden Effekts nach Baldriangabe beruht weiterhin auf tierexperimentellen Befunden, in denen Erregungszustände, ausgelöst durch Kokain, Amphetamin und Koffein, durch Baldriandosen antagonistisch beeinflusst werden. In die gleiche Richtung deutet, dass sich Baldrian in Kombination mit Barbituraten synergistisch auswirkt; das gilt allerdings nur für hohe Dosisbereiche. Was nicht recht in das Bild eines typischen Sedativums passt: Es gelingt im Tierversuch nicht, durch Dosiserhöhung eine hypnotische, schlaferzwingende Wirkung zu erzielen.

Neurophysiologische Untersuchungen an frei lebenden Katzen mit implantierten Elektroden erbrachten hingegen keine Hinweise für einen sedativen Effekt: Nach Gabe von Baldrianextrakt wird die Schwelle der Wachreaktion nicht angehoben, d. h., das retikuläre Aktivierungssystem erwies sich als nicht hemmbar.

In weiteren neuropharmakologischen Untersuchungen wurden überraschend Effekte gefunden, die sich nur als eine thymoleptische (stimmungsaufhellende) Wirkung interpretieren lassen.

Mikroelektroden können mittels stereotaktischer Operationen in verschiedene Hirnareale, z. B. in den Hippokampus und in den Mandelkern implantiert werden. Nach elektrischer Reizung, beispielsweise des Mandelkerns, können die Amplituden der Antwortpotentiale, etwa des Hippokampus, gemessen werden. Nach Gabe von Baldrianextrakt wird die Amplitude vergrößert, analog wie nach Gabe thymoleptischer Antidepressiva. Tranquilizer vermindern die Amplitude.

Dass dem Baldrianextrakt keine sedativ-hypnotischen Eigenschaften zukommen, zeigten Untersuchungen mit gesunden Probanden: Unter der Medikation konnten keinerlei signifikante Effekte im Schlaf-EEG nachgewiesen werden. Ältere Probandenstudien sprechen für eine Anhebung des Vigilanzniveaus, zumindest belegen sie eine Verbesserung sensorischer und mentaler Funktionen nach Gabe von Baldrian.

Therapeutischer Stellenwert ▶ Es gibt keine validen klinischen Studien, die den Baldrianpräparaten eine Wirksamkeit bei behandlungsbedürftigen Schlafstörungen zusprechen. Hingegen bescheinigen neuere Studien dem Baldrian einen Einfluss auf die Tagesbefindlichkeit, die signifikant verbessert wird.

Viele Menschen leiden nur gelegentlich unter Schlafstörungen. Diese äußern sich in:

- Schwierigkeiten einzuschlafen,
- unruhigem Schlaf mit häufigem Aufwachen nachts, vorzeitigem Erwachen morgens oder
- schlechter Tagesbefindlichkeit (dem Gefühl des Nichterholtseins).

Zugelassen von Behörden werden Baldrianpräparate für die Indikation „Unruhezustände und nervös bedingte Einschlafstörungen“. Die neuen klinischen Studien deuten allerdings darauf hin, dass kaum somatische Sofortwirkungen im Sinne typischer Schlafmittel zu erwarten sind, sehr wohl hingegen nach 2- bis 4-wöchiger Therapie Besserungen der Tagesbefindlichkeit. Als Vorteil gegenüber den synthetischen Schlafmitteln lässt sich herausstellen: Baldrian verändert nicht den natürlichen Ablauf des Schlafes, er bewirkt nach dem Aufwachen keinen Kater und keine Leistungsminderung; und die Baldrianmedikation führt bei längerem Gebrauch nicht zu Gewöhnung und Abhängigkeit.

Weitere pflanzliche Mittel bei Schlafstörungen

In der Phytotherapie gelten weitere Drogen bei nervös bedingten Schlafstörungen als wirksam: Hopfenzapfen, Lavendelblüten, Melissenblätter und Passionsblumenkraut.

Hopfenzapfen ▶ Pharmahopfen unterscheidet sich der Herkunft nach nicht vom Hopfen der Bierbrauer. Hopfenzapfen (Lupuli strobulus) sind die weiblichen Blütenstände der in Kulturen gezogenen Hopfenpflanze (*Humulus lupulus*). Charakteristische Inhaltsstoffe sind die Hopfenbitterstoffe (die Humulone und Lupulone), ihrem chemischen Aufbau nach phenylsubstituierte Phloroglucinderivate und somit chemisch verwandt zu den im Johanniskraut vorkommenden Hyperforinen.

Lavendelblüten ▶ Lavendelblüten (Lavandulae flos) bestehen aus den kurz vor der völligen Entfaltung geernteten und getrockneten Blüten von *Lavandula angustifolia*. Die Droge enthält ca. 1,5% ätherisches Öl, das aus der Droge durch Wasserdampfdestillation abgetrennt werden kann und dann das bekannte Lavendelöl darstellt.

Melissenblätter ▶ Melissenblätter (Melissae folium) bestehen aus den getrockneten Laubblättern der Zitronenmelisse, *Melissa officinalis*. Die Droge enthält wenig ätherisches Öl (0,05%).

Passionsblumenkraut ▶ Passionsblumenkraut (Passiflorae herba) besteht aus den getrockneten, blattreichen Schlingtrieben mit Ranken (sowie evtl. Blüten und jungen Früchten) der *Passiflora incarnata*, einer tropischen Schlingpflanze aus der Familie der Passionsblumengewächse (Passifloraceae). *P. incarnata* kommt im südlichen Nordamerika, in Mexiko, auf den Antillen und auf den Bermudas vor.

Hauptinhaltsstoffe der Passiflora sind Flavonoide (bis 2,5%) mit dem Vitexin als mengenmäßig vorherrschender Komponente.

Wirkungen ▶ Extrakte der genannten Drogen, auch Kombinationen mit Baldrianextrakt, senken die Spontanmotilität von Versuchstieren und antagonisieren die Amphetaminwirkung; auch wurden die Barbituratnarkose verlängernde Effekte registriert. Das gilt allerdings nur für hohe Dosisbereiche. Auf eine echte sedativ/hypnotische Wirkung der Extrakte darf daraus nicht geschlossen werden.

Alle sedativ wirkenden Stoffe verlängern die Narkose, selbst wenn sie selbst keinen Tiefschlaf oder Narkose hervorrufen. Der Versuchsverlauf (Versuchstier: Maus) ist der folgende: Eine Gruppe von Tieren erhält die Kombination von Prüfsubstanz und Narkotikum (Hexobarbital, Thiobarbital), die zweite Gruppe erhält als Kontrolle nur das Narkotikum. Der Verlust der Haltereflexe, deren Dauer, ist das Maß für die Barbiturat-induzierte Schlafzeit. Das Ergebnis wird als Mittelwert der Anästhesiedauer (min) der beiden Gruppen angegeben. Daraus kann die ED50 berechnet werden, als diejenige Dosierung, die den Barbituratschlaf um 100% verlängert.

Valide klinische Studien zur Wirksamkeit der genannten Pflanzenextrakte liegen nicht vor.

Stellenwert in der Therapie ▶
Aus phytotherapeutischer Sicht. Die Wirksamkeit pflanzlicher Arzneizubereitungen aus Baldrianwurzel, Hopfenzapfen, Lavendelblüten, Melissenblätter und Passionsblumenkraut ist nach Ansicht der zuständigen Kommission E am ehemaligen BGA bei den Indikationen „nervöse Unruhezustände und Einschlafstörungen" gesichert. Die Wirksamkeit wird aus ärztlichem Erfahrungswissen abgeleitet, das durch experimentell-pharmakologische, zum Teil auch durch klinische Studien gestützt wird.

Aus der Sicht der naturwissenschaftlich orientierten Medizin. Lehrbücher der Pharmakologie nehmen zum Thema der pflanzlichen Sedativa/Hypnotika keine Stellung. In praxisorientierten Büchern wird die Anwendung im Allgemeinen befürwortet, die wissenschaftliche Begründung hingegen als nicht ausreichend angesehen. Man hält sie allem Anschein nach für Pseudoplazebos, deren Anwendung durch den therapeutischen Nutzen – die Wirksamkeit bei Respondern in Verbindung mit fehlenden Therapierisiken – gerechtfertigt ist. In diesem Zusammenhang ist wissenswert: Als Nebenergebnis klinischer Studien ergab sich für die Indikation Schlafstörungen generell eine Plazeboerfolgsrate im Bereich 49– 81% (Gauler u. Weihrauch 1997).

Mittel bei nervösen Angst- und Spannungszuständen

Symptomatik nervöser Angst- und Spannungszustände ▶ Nach einer Definition der Weltgesundheitsorganisation (WHO) besteht Gesundheit nicht nur im Fehlen körperlicher und seelischer Störungen. Vielmehr gehöre zur Gesundheit auch das soziale Wohlbefinden: „… not merely the absence of disease but complete physical, psychological and social well-being." Dieser Definition liegt die Auffassung zugrunde, dass die soziale Umwelt im weiten Sinne krankmachend wirken kann. Man denkt dabei in erster Linie an Stressoren der Arbeitswelt: Zeitdruck, Monotonie, Doppelbelastung, Unzufriedenheit, Unsicherheit des Arbeitsplatzes u. a. m. Zu Störungen im sozialen Umfeld gehören aber auch Enttäuschungen über andere Menschen, ungerechte Behandlung, fehlende Anerkennung usw. Das Fehlen „sozialer Gesundheit" im Sinne der WHO führt aber wohl nur in seltenen Fällen zu einer behandlungsbedürftigen seelischen oder körperlichen Krankheit, denn psychologische Probleme sind ein ganz normaler Bestandteil des menschlichen Lebens. Störungen des psychischen Gleichgewichts lassen sich allenfalls als Befindlichkeitsstörungen bezeichnen. Dem Beobachter fallen sie als Ungeduld, Reizbarkeit, Missmut und Unkonzentriertheit auf, subjektiv werden die Abweichungen vom psychischen Wohlbefinden als „innere Unruhe", „Nervosität" oder „Verstimmung" empfunden oder auch – in Richtung depressiver Störungen – als ein Nachlassen der Anziehungskraft und Farbigkeit der umgebenden Welt (Schaufenster, Buchinhalt, Beruf, Familie).

Bei diesen Abweichungen vom psychischen Wohlbefinden handelt es sich um ausgesprochen subjektive Phänomene: Die aus einer Quelle in der Umwelt stammenden Reize (Stressoren) unterliegen einer Bewertung durch die betroffene Person, d. h., es ist nicht die Intensität der äußeren Störung, die das Erleben von Stress bestimmt, es ist vielmehr die individuelle Art und Weise, wie eine Person die Umweltgegebenheiten interpretiert. Entsprechend individuell sind auch die Reaktionsweisen. Aus einer vergleichbaren Situation kann mit Verdrängung, mit einem Wutausbruch, mit Selbstbeherrschung oder auch mit Gelassenheit reagiert werden (Abb. 1.9). Um die Kräfte der Selbstkontrolle und Selbstbeherrschung

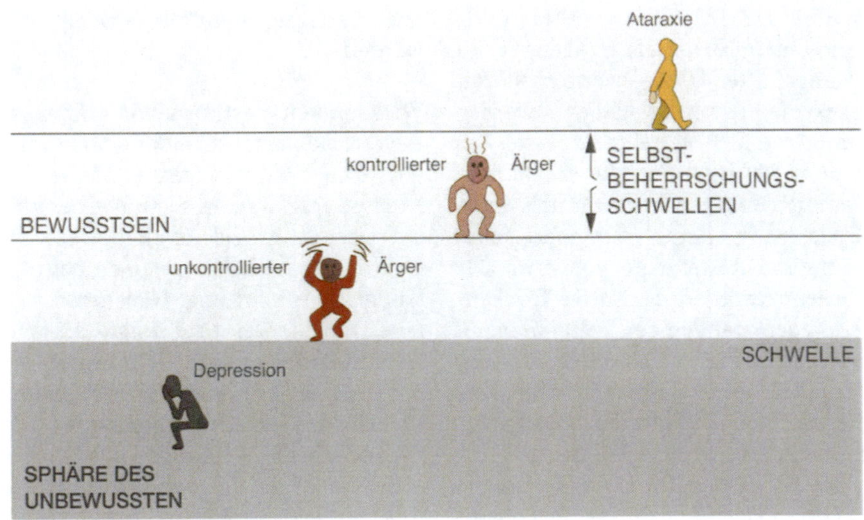

Abb. 1.9. Individuelle Auswirkung und Bewältigung seelischer Belastungen (Weiser 1968, verändert). Wenn die Kräfte der Selbstkontrolle und Selbstbeherrschung nachlassen, wird nicht selten versucht, durch Einnahme von Psychopharmaka vom Typ der Tranquilizer (Ataraktika) Erleichterung zu bekommen. *Hinweis:* Unter dem Unbewussten versteht die Psychoanalyse verdrängte Triebansprüche, deren blockierte Inhalte psychosomatische Störungen erzeugen können. Ataraxia (griech.: ataraxia [Unerschütterlichkeit]), ursprünglich ein Begriff aus der griechischen Philosophie, soll auf die emotional-distanzierende Wirkung der Tranquilizer hinweisen

zu stärken, gibt es mannigfache Entspannungstechniken, auf die nicht näher eingegangen werden kann. In der antiken Philosophie galt die Ataraxie (giech.: ataraxia [Unerschütterlichkeit]) als die erstrebenswerte Interpretationsweise der von außen kommenden Störungen. Dadurch leitet sich die zur Arzneimittelgruppe der Tranquillanzien (lat.: tranquillus [ruhig]) synonyme Bezeichnung Ataraktika her.

Die meist verwendete Gruppe von Tranquillanzien (engl.: Tranquilizer) sind die Benzodiazepine. Zubereitungen aus der Kavadroge haben den synthetischen Tranquillanzien vergleichbare Eigenschaften. Im Unterschied zu den Benzodiazepinen waren in Deutschland die Kavapräparate bis vor kurzem nicht einmal rezeptpflichtig; sie spielten in der Selbstmedikation eine Rolle als Tranquillans (zur besseren Bewältigung von Alltagsstress). Wegen unerwünschter Nebenwirkungen auf die Leber sind sie inzwischen vom Markt genommen worden. Auf die unerwünschten hepatotropen Nebenwirkungen wird noch näher eingegangen werden.

Kavapräparate ▶ Kavapräparate enthalten als wirksamkeitsbestimmenden Bestandteil normierte Extrakte aus Rhizom-, Wurzel- und Stängelteilen von *Piper methysticum* (Familie: *Piperaceae*), einem etwa 5 Meter hoch wachsendem Strauch, der in weiten Teilen Ozeaniens kultiviert wird.

Geschichtliches ▶ Kapitän James Cook (1728–1779), der Entdecker der Inselwelt Ozeaniens, lernte als erster Europäer die merkwürdige Sitte des Kavatrinkens kennen. Die Wurzeln werden geschält, gereinigt und in mundgerechte Stücke geschnitten. Sodann werden sie durch Kauen bis zu einem feinen, fasrigen Detritus zerkleinert, in einer Holzschüssel gesammelt und mit kaltem Wasser übergossen. Das Mazerat wird von Drogenteilen getrennt und aus einer halben Kokosnussschale als Becher getrunken. Viele Jahrzehnte lang hielt man das Getränk für berauschend, vergleichbar mit den Wirkungen alkoholischer Getränke. Es war der Berliner Toxikologe Louis Lewin (1850–1929), der erstmals den tranquillisierend/hypnotischen Wirkungscharakter des Kavatrankes erkannte.

Herstellung von Kavaextrakten ▶ Die wirksamkeitsbestimmenden Inhaltsstoffe der Kavadroge sind stark lipophil: Daher werden Kavaextrakte hergestellt, indem das pulverisierte Drogengut mit einem Lipoidlösungsmittel, vorzugsweise mit Ethanol (90–96 %ig) extrahiert wird. Angeboten werden daneben auch mit Aceton hergestellte Extrakte. Aus dem zunächst dünnflüssigen Extrakt erhält man nach dem Verdampfen des Extraktionsmittels einen zähflüssigen Dickextrakt, der durch energisches Trocknen bis auf eine Restfeuchte von etwa 2 % den nativen Trockenextrakt ergibt. Native Trockenextrakte können wegen mangelnder Rieselfähigkeit nicht zu festen Arzneiformen – Tabletten, Dragees, Kapseln – verarbeitet werden, was erst nach Vermischen mit bestimmten Hilfsstoffen, meist handelt es sich um hochdisperse Kieselsäure, möglich wird. Nativer Extrakt und technische Hilfsstoffe bilden eine Extraktzubereitung. Wenn im Folgenden von Trockenextrakt gesprochen wird, so ist in der Regel die Extraktzubereitung gemeint. Die Art der Hilfsstoffe muss auf dem Beipackzettel, der dem Fertigarzneimittel beigelegt wird, deklariert werden.

Wirksamkeitsbestimmende Inhaltsstoffe ▶ Der Kavatrockenextrakt bildet eine bräunliche, charakteristisch erdig riechende Masse. Die chemische Analyse zeigt auf, dass er aus einer großen Zahl von chemischen Einzelstoffen besteht. Nicht alle Extraktbestandteile leisten einen Beitrag zur pharmakologischen Wirkung. Diejenigen Extraktbestandteile, mit denen es gelingt, die Wirkungen des Gesamtextraktes zu reproduzieren, bezeichnet man als wirksamkeitsbestimmende Inhaltsstoffe. Im Falle des Kavatrockenextraktes sind es die Kavapyrone, die die Wirkungen des Extraktes bedingen. Mischt man die aus der Droge isolierten Einzelpyrone in einem Verhältnis, in dem sie im Extrakt vorliegen, dann unterscheidet sich das Wirkungsprofil des Substanzgemisches nicht wesentlich von dem des Kavaextraktes.

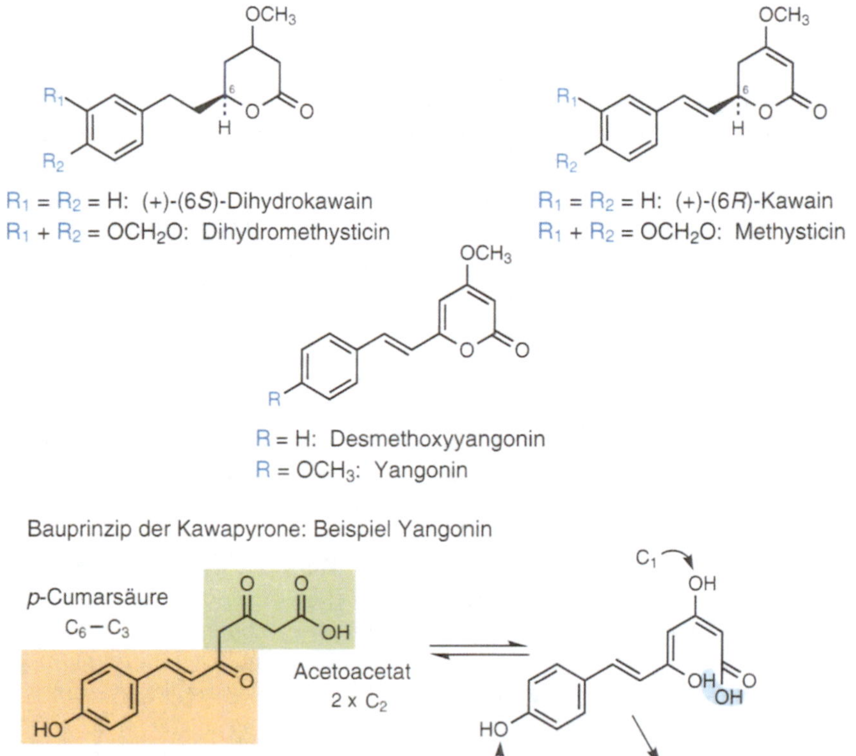

Abb. 1.10. Die wirksamkeitsbestimmenden Inhaltsstoffe des Kavarhizoms. In reiner Form bilden die Kavapyrone weiße (Kavain, Dihydrokavain, Methysticin, Dihydromethysticin) oder gelbe (Yangonin), Kristalle, die sich in Wasser sehr schwer, in Ethanol (96 %) gut und in Chloroform und Aceton sehr gut lösen. Dem biogenetischen Aufbau nach handelt es sich um substituierte Zimtsäuren, die um eine C_4-Kette verlängert sind. Die enolische Gruppe am C-4 ist stets methyliert

Kavapräparate sind normierbar ▶ Von Zubereitungen der meisten pflanzlichen Arzneidrogen unterscheidet sich die Kavadroge darin, dass die wirksamkeitsbestimmenden Inhaltsstoffe bekannt sind (Abb. 1.10). Somit können Zubereitungen aus dem Kavarhizom auf einen definierten Wirkstoffgehalt eingestellt werden, ein Verfahren, das man als „Normieren" bezeichnet. Ob ein bestimmtes Fertigarzneimittel tatsächlich einen normierten Extrakt enthält, lässt sich an den folgenden Spezifikationen der Deklaration erkennen: Es wird die Schwankungsbreite des nativen Extraktes (in mg), die Schwankungsbreite des Droge-zu-Extrakt-Verhältnisses (DEV) und der exakte Gehalt (in mg) an Kavapyronen angegeben.

Beispiel: 1 Filmtablette enthält Extrakt aus Kava-Kava-Wurzelstock (12,5–20,0:1) 180–288 mg (entsprechend 120 mg Kavapyrone); Auszugsmittel: Ethanol 96 %.

Therapierelevante pharmakologische Wirkungen ▶ Im Hinblick auf die therapeutische Verwendung von Kavapräparaten ist auf pharmakologischer Ebene der Nachweis der anxiolytischen und der schlafbegünstigenden Wirkung bedeutsam.

Anxiolytische Wirkung. Synonym zu anxiolytisch (angstlösend) werden die Termini tranquillisierend, ataraktisch und psychosedativ gebraucht. Zwar lässt sich eine angstlösende Wirkung nur durch klinisch-pharmakologische Studien am Menschen nachweisen, doch hat der Umgang mit einer Fülle von Arzneistoffen, speziell mit denen der Benzodiazepinreihe, gezeigt, dass am Menschen anxiolytisch wirksame Substanzen zugleich ein ganz charakteristisches experimentell-pharmakologisches Profil aufweisen. Sie wirken

- muskulär-entspannend,
- antikonvulsiv,
- antiaggressiv und
- sie verändern das konditionierte und unkonditionierte Tierverhalten.

Das pharmakologische Wirkprofil der Kavapyrone ähnelt weitgehend dem der Benzodiazepintranquillanzien, sodass auf eine tranquillisierende Kavawirkung auch auf den Menschen geschlossen wird. Allerdings fehlen für die Kavapräparate humanpharmakologische Studien darüber, wie die Variablen der Thymopsyche – Antrieb, Wachheit, Affektivität, Stimmungslage und Befindlichkeit – während der Medikation beeinflusst werden.

Schlafbegünstigende Wirkung. Alle Tranquilizer wirken, wenn höher dosiert, sedativ-hypnotisch (Abb. 1.11). Das trifft auch auf den Kavaextrakt zu. Aus der ethnomedizinischen Literatur ist bekannt, dass sich nach dem Genuss größerer Mengen des Kavatrankes ein starkes Schlafbedürfnis einstellt. Die folgenden tiermedizinischen Untersuchungen bestätigen sedativ-hypnotische Effekte des Kavatrankes:

- An kleinen Nagern wird die Spontanmotilität dosisabhängig vermindert,
- die Wirkung von Hypnotika, insbesondere die von Barbituraten, wird verstärkt und zeitlich verlängert.

Die Wirkungsverstärkung gilt auch für Alkohol und Psychopharmaka. In den Beipackzetteln für Kavapräparate wird auf diese Wechselwirkung hingewiesen.

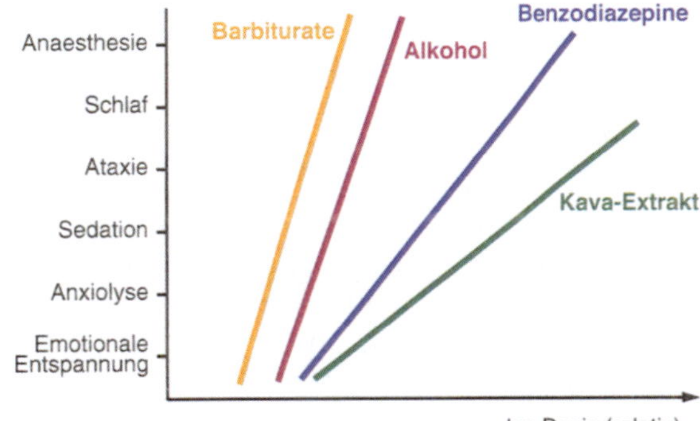

Abb. 1.11. Grobe Verhaltensänderungen bei steigender Gabe von sedativ/hypnotisch wirkenden Substanzen. Der Unterschied ist mehr quantitativer als qualitativer Art. Steiler Wirkungsanstieg bei Barbituraten und Alkohol: Emotionale Entspannung, Anxiolyse und Sedation gehen rasch ineinander über. Flacher Verlauf der Dosis-Wirkungs-Kurve bei den Benzodiazepinen und beim Kavaextrakt: Die Stadien der emotionalen Entspannung (ataraktisches Stadium) und der Sedation lassen sich gleichsam „entzerren". Im Fall des Kavaextraktes beträgt die schlaferzwingende Dosis etwa das 100fache der anxiolytischen

Wirkweise der Kavapyrone ▶ Arzneistoffe binden vorzugsweise an bestimmte Proteine, insbesondere an Enzyme, Transportproteine, an Rezeptoren und an Ionenkanäle. Was die Bindung der Kavapyrone anbelangt, so vermutete man lange Zeit Interaktionen mit den GABA-Rezeptoren, den bekannten Bindungsstellen für Benzodiazepine. Die Verminderung von Angstgefühlen, die Induktion von Schlaf, die sedierende, die antikonvulsive Wirkung und die Muskelrelaxation, diese pharmakologischen Wirkungen erinnern an das Wirkprofil der Benzodiazepine. Experimentelle Untersuchungen haben jedoch ausgeschlossen, dass die Kavapyrone mit GABAergen Mechanismen interferieren. Auch mit anderen Rezeptortypen, die mit anxiolytischen Effekten in Zusammenhang gebracht werden (5-HT_{A1}-Rezeptoren im ZNS und der NMDA-Untertyp der Glutamatrezeptoren), kommen keine Interaktionen zustande. Somit beruht die anxiolytische Wirkung der Kavapyrone auf anderen Mechanismen als sie für die Benzodiazepine, das Buspiron und die niedrigdosierten Neuroleptika ermittelt wurden.

Primärer Angriffspunkt der Kavapyrone sind die Natriumkanäle. Die verschiedenen pharmakologischen Eigenschaften der Kavapyrone lassen sich, basierend hauptsächlich auf Arbeiten von Gleitz et al. (1995, 1996), auf eine einzige Grundeigenschaft bzw. Primärwirkung zurückführen: auf die präsynaptische Hemmung spannungsabhängiger Na^+-Kanäle. In der Folge kommt es zur Hemmung der Exozytose von Transmittern aus den Vesikeln der präsynaptischen Nervenendigungen.

In diesem Zusammenhang darf kurz an die präsynaptischen Prozesse der Neurotransmission erinnert werden. Unter physiologischen Bedingungen bewirkt ein Aktionspotential (die Membrandepolarisation) am präsynaptischen Axonende eine Aktivierung spannungsabhängiger Na^+-Kanäle, die zu einem Anstieg von Na^+ führen. Der Na^+-Ionenanstieg ist mit einer Positivierung des Membranpotentials korreliert und führt zur Aktivierung der Kalziumkanäle mit einem daraus resultierenden Anstieg des Kalziums, der letztlich die Exozytose des Transmitters triggert.

Die Kavapyrone sind Natriumkanalblocker. Sie teilen diese Eigenschaft mit Substanzen vom Typus des Tetrodotoxins (TTX).

Bei Tetrodotoxin handelt es sich um das gefürchtete Gift des japanischen Kugelfisches. In biochemischen Versuchsanordnungen z. B. mit Synaptosomen des zerebralen Kortex der Ratte (Gleitz et al. 1995, 1996) lassen sich keine Unterschiede der Na^+-Blockade beobachten. Die Kavapyrone sind jedoch für den Menschen bis in hohe Grammdosen hinein ungiftig. Wie erklären sich bei der Gleichheit der Primärwirkung die großen Wirkungsunterschiede auf den Gesamtorganismus?

- Unterschiedlich sind einmal die Bindungsfestigkeiten: Tetrodotoxin (TTX) bindet nahezu irreversibel, die Pyrone binden locker. Die Bindungsaffinität des TTX an die Na^+-Kanäle beträgt $K_D = 10$ nM, sodass es als potentieller Arzneistoff ausscheidet.
- Wahrscheinlich bindet TTX an alle Na^+-Kanalsubtypen, die Kavapyrone nur an bestimmte Subtypen, die vorzugsweise in der Formatia reticularis und in den Amygdalae lokalisiert sind. Aus elektrophysiologischen Versuchen weiß man, dass das die bevorzugten Wirkorte des Kavaextraktes sind (Holm et al. 1991).

Hepatotrope Nebenwirkungen ▶ Der Kavaextrakt gehört zu einer großen Zahl von Arzneistoffen, die als fakultativ hepatotoxisch bezeichnet werden. Während obligat hepatotoxische Stoffe, z. B. Tetrachlorkohlenstoff oder die Amatoxine, eine für die Gesamtpopulation gültige, mehr oder weniger voraussagbare und dosisabhängige Hepatotoxizität aufweisen, betrifft die Wirkung fakultativ hepatotoxischer Stoffe nur eine sehr kleine Zahl von Personen, die dieses Medikament nehmen. Man spricht auch von einer Idiosynkrasie, d. h., eine individuelle Unverträglichkeit gegenüber dem Medikament. Eine Idiosynkrasie (griech.: idios [eigentümlich]; synkrasis [Vermischung]) kann auf zweierlei Ursachen beruhen:

- auf einer Sensibilisierung im Sinne eines allergischen Geschehens oder
- auf genetisch bedingten Defekten des Arzneistoffwechsels.

Wenn die Idiosynkrasie auf immunologischen Reaktionen beruht, bedarf es nach der ersten Exposition einer gewissen Zeit, ehe sich die Schädigung bemerkbar macht. Das klinische Bild ist von systemischen Anzeichen einer Überempfindlichkeitsreaktion wie Eosinophilie, Fieber und Exanthemen gekennzeichnet. Das histologische Bild zeigt entzündliche Infiltrate, ähnlich wie bei Virushepatitis. Hat die Idiosynkrasie ihren Grund in einem metabolischen Defekt, so ist die Latenzzeit meist kurz. Es kommt zum Anstieg der Transaminasen und bei einem kleinen Prozentsatz zu klinisch manifesten Leberschäden mit Ikterus.

Die Kavapyrone sind sehr lipophile Substanzen, die obligatorisch in den Mikrosomen der Leber durch Cytochrom-P-450-Enzyme abgebaut werden. Kavain z. B. unterliegt mit 98% einem ausgesprochenen First-pass-Effekt. Als wasserlösliche Metaboliten erscheinen beim Menschen im Harn *p*-Hydroxykavain neben Hydroxybenzoe- und Hippursäure. Die metabolisierenden Enzyme zeigen von Mensch zu Mensch individuelle Unterschiede, die auf intraindividuelle Variationen in der Expression eines bestimmten Cytochrom-P-450-Enzyms zurückgehen. Wird das für den Abbau geeignete Isoenzym nicht exprimiert, kann das die ungenügende Entgiftung des Arzneistoffes zur Folge haben. Es sei an das Isoniazid erinnert, ein bekanntes Beispiel für genetischen Polymorphismus (Abb. 1.12).

Theoretisch kommen, wie dargelegt, für die Leberschädigungen während der Kavatherapie 2 Mechanismen in Frage: dosisunabhängige immunallergische Mechanismen und dosisabhängige toxische Phänomene auf der Basis von genetisch bedingten Stoffwechselanomalien. Nach den bisherigen, unvollständigen Fallberichten kommen als Ursache für hepatotoxische Kavawirkungen beide Mechanismen in Frage. In zumindest 2 der 9 Berichtsfälle dürfte der immunologische Mechanismus gesichert sein; dafür spricht die Beteiligung von Eosinophilen (IgE) an den entzündlichen Reaktionen und vor allem, dass es nach Resorption innerhalb kurzer Zeit zum Wiederaufflammen der Symptomatik kam. Das Wichtigste für die Beratungspraxis:

- Kavaextrakte gehören in die Gruppe der fakultativ lebertoxischen Arzneistoffe, d. h. nur eine sehr kleine Teilmenge der Patienten, die Kava einnehmen, ist potentiell in Gefahr, sich Leberschäden zuzuziehen.

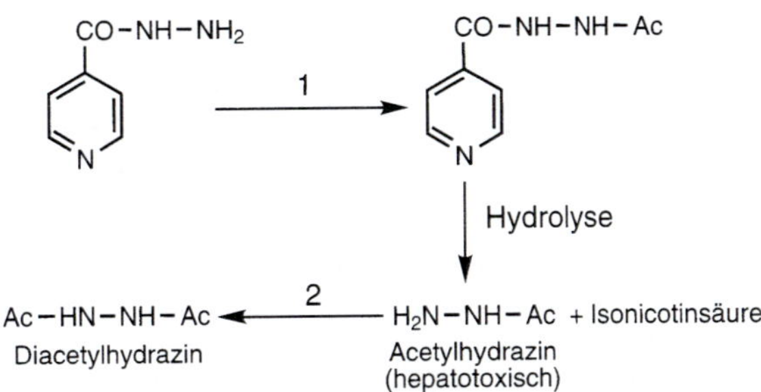

Abb. 1.12. Beispiel für genetischen Polymorphismus; hier interindividuell unterschiedliche Metabolisierung. Die Eliminierung von Isoniazid aus dem Organismus beruht wesentlich auf den beiden Azetylierungsschritten *1* und *2*, die in der Leber durch Acetyl-CoA und eine Acetyltransferase erfolgen. Die Schritte *1* und *2* werden durch ein einzelnes rezessives Gen kontrolliert, das die Konzentration an Acetyltransferase determiniert. Es resultieren zwei Formen unterschiedlicher Toxizität: Langsame Azetylierung führt häufiger zu peripheren Neuropathien, bedingt durch das unveränderte Isoniazid selbst. Schnelle Azetylierung führt häufiger zu hepatotoxischen Nebenwirkungen, die durch den lebertoxischen Metaboliten Acetylhydrazin verursacht werden. Ac = CH_3 CO–

- Wer im Einzelfall zum gefährdeten Personenkreis gehört, ist nicht vorhersehbar.
- Auf jeden Fall sollte Patienten mit vorgeschädigter Leber von der Einnahme von Kavapräparaten abgeraten werden.

Anwendung, therapeutischer Stellenwert ▶ In Deutschland sind Kavapräparate aufgrund ihrer potentiell leberschädigenden Nebenwirkung nicht mehr zugelassen.

Aus der Sicht der Phytotherapie sind Kavapräparate in Bezug auf ihre Wirksamkeit bei leichten Angststörungen (generalisierten Angststörungen F41.1 nach ICD 19 [International Classification of Diseases, 10. Überarbeitung]) vergleichbar wirksam wie Benzodiazepine. Ihr Vorteil gegenüber den Benzodiazepinen läge darin, dass sie kein psychisches oder physisches Abhängigkeitspotential beinhalten. Sicht der naturwissenschaftlich orientierten Medizin: Kavapräparate werden in keinem Lehrbuch der klinischen Pharmakologie erwähnt. Allem Anschein nach gilt die Wirksamkeit bei behandlungsbedürftigen Angststörungen als nicht hinreichend belegt.

Mittel bei depressiver Verstimmung

Depressive Verstimmung mit und ohne Krankheitswert; Stellenwert der Johanniskrautpräparate ▶ Depressive Verstimmungen sind jedem Menschen aus eigener Erfahrung bekannt; sie können als Alltagsphänomen abgesehen werden. Oft stehen sie im Zusammenhang mit einer Enttäuschung oder einem Verlust. Sie sind insofern nachvollziehbar motiviert. Depressive Verstimmungen werden erst dann als krankhaft angesehen, wenn sie ungewöhnlich lange andauern und in ihrer Intensität sehr stark sind. Die schwere Depression ist die häufigste Ursache einer Selbsttötung. In Deutschland sterben jährlich mehr Menschen an Suizid als durch Verkehrsunfälle, woraus erkennbar ist, dass depressive Störungen keine Bagatellerkrankungen darstellen.

Die Therapie depressiver Zustände basiert auf drei Säulen: auf der Psychotherapie, auf soziotherapeutischen Maßnahmen und – erst an dritter Stelle – auf der Pharmakotherapie. Diese wiederum stützt sich hauptsächlich auf die synthetischen Antidepressiva, zusätzlich genutzt werden Tranquilizer, Neuroleptika und Hypnotika. Es handelt sich um eine rein symptomatische, keine die Ursachen angehende Therapie. Die eigentlichen Ursachen von depressiven Störungen sind ungeklärt. Die Unterfunktion an bestimmten Transmittern, die am Zustandekommen der depressiven Symptomatik beteiligt ist, spiegelt die depressive Störung auf zellulär-molekularer Ebene wieder, ist aber nicht selbst Erstursache.

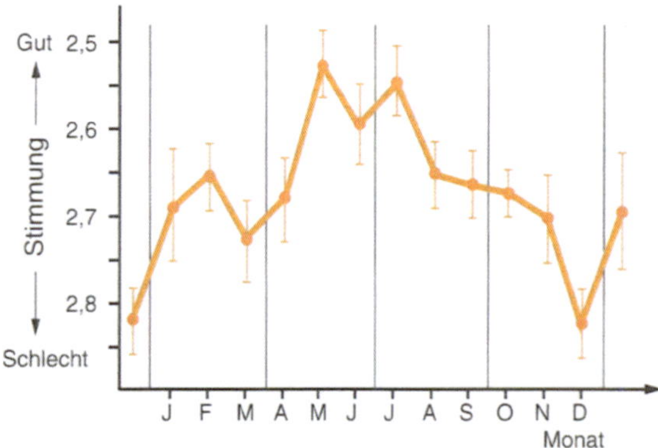

Abb. 1.13. Auch bei gesunden Probanden ist die Stimmung keine konstante Größe. Wie experimentell gefunden wurde (n = 2029), folgt die Stimmungslage im Mittel dem Jahresgang der Lichtintensität (Hildebrandt 1986)

Johanniskrautextrakt ist das einzige phytotherapeutische Mittel, dem Wirksamkeit bei depressiver Verstimmung zugeschrieben wird. Welcher Stellenwert kommt also der Pharmakotherapie mit Johanniskrautpräparaten zu? Zunächst einmal ist festzuhalten: Die Mehrzahl der Präparate mit Johanniskrautextrakt werden über Apotheken und teilweise auch über Supermärkte zur Selbstmedikation angeboten. Diese Selbstmedikationspräparate sind nicht zur Behandlung von depressiven Verstimmungen mit Krankheitswert gedacht. Es sei an die Unterscheidung zwischen einer depressiven Verstimmung im Sinne von Traurigsein und einer solchen mit Krankheitswert gedacht, die dann vorliegt, wenn die Verstimmung über längere Zeit hin (Wochen bis Monate) besteht und der Zustand so bedrängend wird, dass der Betroffene ärztliche Hilfe aufsuchen muss. Ein alter, vielleicht vereinfachender, aber nicht unbegründeter Unterscheidungsfaktor lautet: „Wer nur traurig ist, geht nicht zum Arzt" (Faust et al. 1995).

Eine zweite Kategorie von Johanniskrautpräparaten ist zur Verordnung durch den Arzt bestimmt. Zu einzelnen dieser Präparate liegen klinische Studien vor. Positive Wirkungen wurden bei leichten bis mittelschweren Depressionen festgestellt. In neueren Therapierichtlinien aus den USA wurde allerdings Skepsis gegenüber diesen positiven Befunden geäußert, da eine bevorzugte Publikation positiver Daten („publication bias") nachzuweisen sei (Williams et al. 2000).

Geschichtliches ▶ Als Entdecker der antidepressiven Wirkung von Johanniskraut darf der Allgemeinarzt K.W.O. Daniel gelten, der erstmals im Jahre 1935 über entsprechende Therapieerfahrungen publizierte. Daniel ging von der heute widerlegten Hypothese aus, dass photosensibilisierend wirkende Stoffe wie die Hypericine des Johanniskrauts stimmungsaufhellend (thymoleptisch) wirken. Erfahrungsgemäß ist die Stimmungslage bei Sonnenschein gehobener als bei trübem Wetter (s. Abb. 1.13). Die Ursache für die Schwankungen sah man in der photodynamischen Aktivität endogener Porphyrine mit photosensibilisierenden Eigenschaften. Von der exogenen Zufuhr analog lichtwirksamer Substanzen versprach man sich Stimmungsaufhellung bei depressiver Stimmungslage. An der antidepressiven Wirksamkeit von Hypericinzubereitungen sind nach dem heutigen Wissensstand die Hypericine jedoch nicht beteiligt: Antidepressiv wirksam sind das Hyperforin und verwandte Stoffe (s. Abb. 1.14), die keine photodynamische Aktivität aufweisen, die vielmehr die neuronale Wiederaufnahme von Neurotransmittern aus dem synaptischen Spalt hemmen (Näheres s. S. 37).

Die Droge

Johanniskraut (Hyperici herba) besteht aus den zur Blütezeit geernteten und getrockneten Triebspitzen von *Hypericum perforatum* (Familie: Hypericaceae).

Standardisierte Trockenextrakte

Arzneilich wirksamer Bestandteil der Johanniskrautpräparate (Fertigarzneimittel) ist der standardisierte Johanniskrauttrockenextrakt (Hyperici extractum ex herba spirituosum siccum). Standardisierung bedeutet, dass die von einem bestimmten Hersteller angebotenen Fertigarzneimittel chargenkonforme Extrakte enthalten, d. h. Extrakte, die von Charge zu Charge ein reproduzierbares Inhaltsstoffspektrum aufweisen. Fertigarzneimittel verschiedener Hersteller können unterschiedlich sein: Im Falle der Hyperikumpräparate betrifft das vor allem unterschiedliche Gehalte an dem chemisch relativ labilen Hyperforin.

Nach dem neuen Arzneimittelgesetz zugelassen wurden bisher Arzneimittel mit 2 Typen von Extrakten:

- Trockenextrakt (4–7:1) hergestellt mit Auszugsmittel Methanol/Wasser (80+20) und
- Trockenextrakt (5–7:1) hergestellt mit Auszugsmittel Ethanol/Wasser (60+40).

Die Extraktion muss unter Lichtabschluss erfolgen, wobei die Temperaturen nur kurzfristig auf 60–80 °C angehoben werden dürfen, andernfalls würden Extraktionsbestandteile zerstört, insbesondere das wirksamkeitsbestimmende Hyperforin.

Die Deklarationsangaben des Beipackzettels zum Verhältnis von Droge zu Extrakt (z. B. 3,5–6:1) bezieht sich auf den nativen Extrakt. Tatsächlicher Bestandteil des Fertigarzneimittels sind jedoch Extraktzubereitungen (z. B. Kompaktgranulate). Aufgrund der Thermoplastizität sind Trocknen und Mahlen des nativen Extraktes ohne technische Hilfsmittel nicht möglich, weshalb hochdisperses Siliziumdioxid zugesetzt wird. Um eine Direktabfüllung in Hartgelatinekapseln oder eine Direkttablettierung zu ermöglichen, müssen weitere Hilfsstoffe (z. B. Maltodextrin, Zellulosepulver und Kalziumhydrogenphosphat) zugesetzt werden. Die Extraktzubereitungen (sog. Kompaktgranulate) enthalten ca. 80 % nativen Johanniskrautextrakt neben 20 % Hilfsstoffen.

Die Extraktzubereitungen aus Johanniskraut bilden gräulichbraune rieselfähige Pulver, die eigenartig riechen.

Zusammensetzung ▶ Gesamtanalysen für handelsübliche Johanniskrautextrakte liegen bisher nicht vor. Leitsubstanzen, die zur Standardisierung herangezogen werden können, sind (Abb. 1.14.):

- Phloroglucinderivate, insbesondere Hyperforin und Adhyperforin. Soweit bekannt, sind die beiden Stoffe für Hyperikumextrakte charakteristisch, d. h., sie fehlen in anderen Hyperikumarten, die evtl. als Verfälschungen in Frage kommen. Die Hyperforine sind farblose kristalline, lipophile Substanzen. Ihrem biosynthetischen Aufbau nach liegt ein Phloroglucinkern in der Monoenol-diketo-Form zugrunde, der durch 6 Prenylreste (Adhyperforin; Hyperforin gleich Adhyperforin minus C_1) substituiert ist. Sie ähneln ihrem Aufbau nach den Hopfenbitterstoffen. Es handelt sich um hitze-, licht- und oxidationsempfindliche Substanzen. Daher kommen Hyperforine nur in besonders schonend hergestellten Extrakten in Mengen von ca. 4 % vor.
- Mindestens 0,5 % Naphthodianthrone, hauptsächlich Hypericin und Pseudohypericin. Als Isolate bilden die Hypericine blauschwarze Nadeln mit hohem Schmelzpunkt (über 300 °C, Zersetzung), die sich in organischen Basen mit kirschroter Farbe und roter Fluoreszenz lösen. Kristallines Hypericin ist in Wasser und in den meisten organischen Lösungsmitteln unlöslich. Da es sich jedoch aus dem pflanzlichen Material mit Methanol,

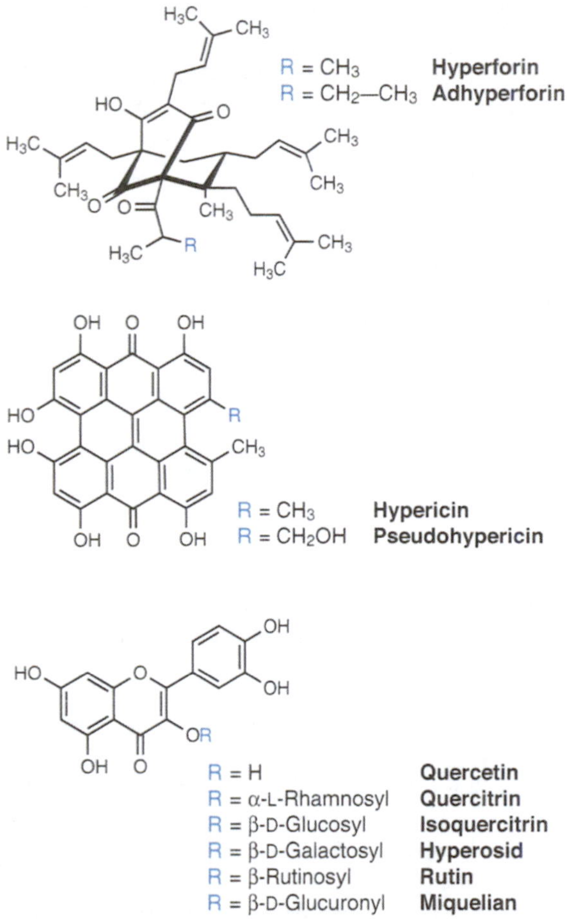

R = CH_3 **Hyperforin**
R = CH_2—CH_3 **Adhyperforin**

R = CH_3 **Hypericin**
R = CH_2OH **Pseudohypericin**

R = H **Quercetin**
R = α-L-Rhamnosyl **Quercitrin**
R = β-D-Glucosyl **Isoquercitrin**
R = β-D-Galactosyl **Hyperosid**
R = β-Rutinosyl **Rutin**
R = β-D-Glucuronyl **Miquelian**

Abb. 1.14. Leitstoffe des Johanniskrauttrockenextraktes, die zur Standardisierung herangezogen werden. Hyperforin gilt darüber hinaus als der wirksamkeitsbestimmende Inhaltsstoff der Droge

selbst mit Wasser extrahieren lässt, muss es in den pflanzlichen Idioblasten offensichtlich in einer besonderen Form vorliegen. Das Geheimnis des löslichen Hypericins entpuppte sich als ein ziemlich triviales Phänomen: 2 der 6 phenolischen Gruppen des Hypericinmoleküls sind hinreichend sauer (dissoziabel) und können ein Kaliumsalz bilden. Während kristallines Hypericin nicht ohne weiteres bioverfügbar ist, ist es als Bestandteil eines nativen Gesamtextraktes resorbierbar, ein Beispiel für Unterschiede zwischen einer Ganzdrogenzubereitung und der Reinsubstanz.

Ihrem biosynthetischen Aufbau nach sind die Hypericine Polyketide. Das aus Acetyl-CoA und 7 Mol Malonyl-CoA gebildete Emodin-9-anthron (entspricht 10-Desoxo-emodin) dimerisiert zum heptazyklischen Protohypericin, das durch eine weitere Dehydrierung in Hypericin umgewandelt wird.

- Flavonole: Der Gehalt ist mit 5–10% vergleichsweise hoch. Hauptkomponenten der Flavonolfraktion sind Glykoside des Quercetins, und zwar Hyperosid, Quercitrin, Rutosid und Isoquercitrin (s. Abb. 1.14). In isolierter Form bilden die Flavonolglykoside hellgelbe Kristallpulver, die in kaltem Wasser sehr schwer, in Ethanol schwer und in Alkalilauge oder Alkalikarbonatlösung (als Phenolate) leicht löslich sind. Sie sind pharmakologisch und toxikologisch ohne auffallende Wirkungen. Die Art der Flavonolglykoside und ihr relatives Mengenverhältnis erlauben z. B. Aussagen darüber, ob Drogenpulver oder Extrakte ihrer Deklaration entsprechend tatsächlich von *Hypericum perforatum* stammen oder ob nicht evtl. andere Hyperikumarten untergemischt sind.

Identifizierung und Testung antidepressiv wirkender Arzneistoffe

Dass es Stoffe gibt, die die Symptome depressiver Störungen mildern oder aufheben können, wurde nicht im Tierexperiment entdeckt, sondern von klinisch tätigen Ärzten durch Beobachtungen am kranken Menschen – verständlicherweise, denn die essentiellen Charakteristika von psychischen Störungen des Menschen können bei Tieren nicht reproduziert werden. Wahrnehmung, Kommunikation und soziale Beziehungen bei Tieren sind zu unterschiedlich. Was die moderne Pharmakologie auf dem Gebiete der Antidepressiva geleistet hat, beschränkt sich darauf: Sie hat Techniken bereitgestellt, die Wirkungen bereits bekannter Antidepressiva auf zellulärer und molekularer Ebene zu analysieren. Eine der ältesten Hypothese ist die so genannte Aminhypothese, nach der Antidepressiva Stoffe sind, die zu einer vermehrten Bereitstellung von Neurotransmittern führen.

Aminhypothese der Depression ▶ 15–20% der Patienten, die mit Reserpin gegen Hypertonie behandelt werden, entwickeln Symptome, die von denen einer schweren Depression klinisch nicht zu unterscheiden sind. Im Tierexperiment zeigte sich, dass während der Reserpingabe das Gehirn an Dopamin (DA), Noradrenalin (NA) und Serotonin (5-Hydroxytryptamin, 5-HT) verarmt. Die Gehirne verstorbener Patienten, die infolge einer Depression Selbstmord verübt hatten, wiesen geringere Gehalte an Serotonin (5-HT) auf. Die aus diesen Beobachtungen gezogenen Schlussfolgerungen führten zur Aminhypothese der Depression: Danach ist die Depression eine Störung, die in erster Linie auf einem Mangel an bestimmten Neurotransmittern beruht (Abb. 1.15).

In Übereinstimmung mit der Aminhypothese der Depression erwiesen sich viele – allerdings nicht alle – Antidepressiva als Stoffe, die die Konzentration von NA, DA und/oder 5-HT in der Nähe der entsprechenden Rezeptoren erhöhen. Dabei spielen die Serotonin- und die Noradrenalinrezeptoren die größere Rolle. Als Ursache, dass für die Signalübertragung an den Synapsen mehr Übertragungsstoff zur Verfügung stehen kann, kommen hauptsächlich drei Mechanismen in Betracht:

- Hemmung der Wiederaufnahme in die präsynaptische Membran. Die so genannten Rückaufnahmehemmer lassen sich wiederum differenzieren in NA-Rückaufnahme- und in 5-HT-Rückaufnahmehemmer;
- Verminderung des oxidativen Abbaues durch Monoaminooxidasen (MAO) mit unterschiedlichen Substratspezifitäten für NA und 5-HT;
- Blockade von Neurotransmittern.

In der Therapie heute am wichtigsten sind die Rückaufnahmehemmer. Dabei zählen die meisten Antidepressiva zu den NA-Rückaufnahmehemmern (Typus: Desipramin, Maprotilin). Die 5-HT-Rückaufnahme wird am stärksten von Paroxetin und Fluoxetin gehemmt.

Molekularbiologisch gehört der Hyperikumtrockenextrakt zu den Rückaufnahmehemmern. Von den synthetischen Rückaufnahmehemmern unterscheidet er sich durch Unspezifität, d. h. dass alle drei Aminsysteme mit ähnlicher Affinität gehemmt werden.

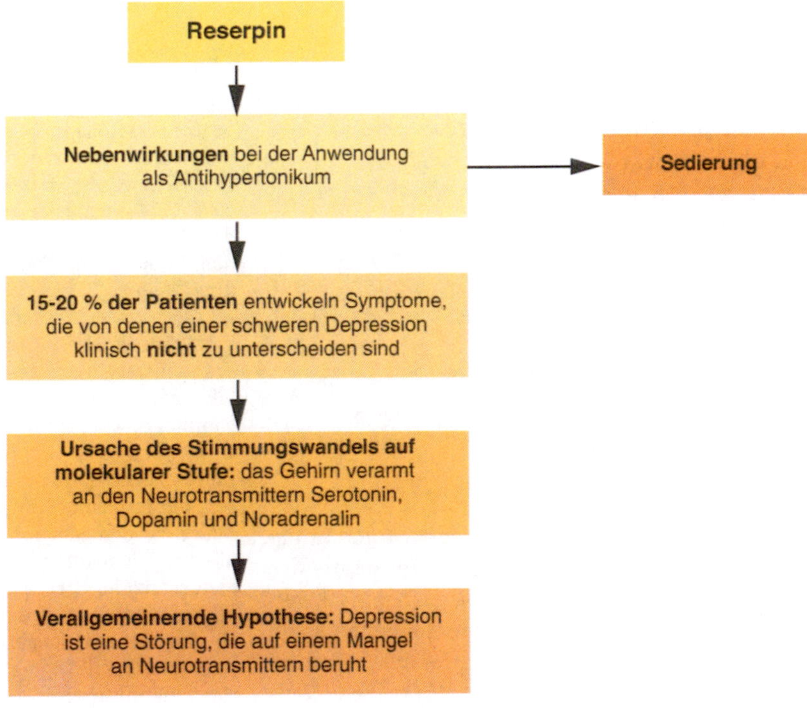

Abb. 1.15. Entwicklung der Aminhypothese. Eine unerwünschte Nebenwirkung der Reserpinanwendung bei Hypotonikern zeigte Ähnlichkeit mit bestimmten Symptomen bei depressiven Zuständen. Die depressive Symptomatik während der Reserpinmedikation ließ sich auf eine Verarmung an Neurotransmittern zurückführen

Das Rätsel der Latenzzeit. Langzeiteffekte und neuronale Funktionen ▶ Die eben beschriebenen Mechanismen der Antidepressivawirkung, die Blockade physiologischer Inaktivierungsmechanismen in den Nervenendigungen, ist ein Soforteffekt: Die Wirkung setzt sofort ein und hört mit der Elimination des Arzneistoffs aus dem Organismus auf. Demgegenüber ist der Zeitverlauf der klinischen Antidepressivawirkung höchst unterschiedlich: Antidepressiva werden erst nach einer 2- bis 4-wöchigen Medikation klinisch wirksam, wobei die pharmakokinetischen Daten eine Wirkstoffkumulation ausschließen. Nach neueren Befunden setzt die erhöhte Aminkonzentration homöostatische Mechanismen in Gang, um die erhöhte Transmitterkonzentration abzufangen, und zwar durch Drosselung der Synthese von Rezeptoren. Tierexperimentell gesichert ist, dass nach chronischer Gabe von Antidepressiva weniger Noradrenalin- und Serotoninrezeptoren vorgefunden werden. Die Prüfung der Rezeptorenzahlverminderung im Rattenhirn wurde inzwischen zu einer sehr empfindlichen Screening-Methode entwickelt. Die Verminderung der Rezeptorenzahl zeigt sich funktionell in einer Sensitivitätsminderung gegenüber NA und 5-HT. Antidepressiva bewirken somit einen Verlust der noradrenergen Rezeptoren.

Der klinische Effekt läuft zeitlich parallel mit der Geschwindigkeit der Rezeptorenbildung und nicht, wie man es nach der Aminhypothese der Depression erwarten würde, mit dem Anstieg der Verfügbarkeit von NA und Serotonin einher! Depressionen könnten demnach auch durch ein Zuviel an zentralem NA verursacht sein und erst nach Zerstörung postsynaptischer NA-Rezeptoren durch Antidepressiva, was in der Regel Wochen dauert, wird die depressive Symptomatik gebessert (Birbaumer u. Schmidt 1991). Letztlich ist aber der Zusammenhang zwischen klinischer Wirksamkeit und den beschriebenen adaptativen Langzeiteffekten nicht gesichert.

Pharmakologische Prüfergebnisse mit Johanniskrautextrakten ▶ Eine spezifische antidepressive Wirkung lässt sich in keinem Tierversuch nachweisen und messen. Die Tierexperimente dienen dazu, das Wirkungsprofil eines Antidepressivums zu ermitteln, um es gegenüber anderen Wirktypen (Neuroleptika) abzugrenzen oder um unerwünschte Wirkungen zu präzisieren. Wenn speziell Hyperikumextrakt geprüft wird, so will man sehen, ob das Phytopharmakon einem der synthetischen Antidepressiva ähnelt und gegebenenfalls welchem.

Die experimentelle Pharmakologie kennt zur Prüfung ein Dutzend verschiedener Modelle mit kleinen Nagern, die sich auf zwei Modelltypen zurückführen lassen: die pharmakologische Interaktion mit anderen ZNS-wirksamen Stoffen (z. B. Reserpinantagonismus, Verstärkung der Catecholaminwirkung u. a.) und verhaltenstheoretisch orientierte Modelle.

Einige dieser Modelle, die zur Prüfung von Hyperikumextrakt herangezogen wurden, sollen kurz skizziert werden.

Prüfung auf Reserpinantagonismus: Reserpin kann beim Menschen depressive Zustände hervorrufen; bei Tieren führt es zu einem Syndrom, das durch Hyperthermie, Miosis, verminderte Motorik und Katatonie charakterisiert ist. Das synthetische Benzochinolizin Tetrabenazin erzeugt das gleiche Verhaltenssyndrom. Imipramin antagonisiert die Reserpin- und Tetrabenazinwirkung. Seitdem gehört eine solche Testung zu den Standardprüfmethoden.

Clonidindepression beim mongolischen Gerbil: Clonidin führt bei einer Dosis von 0,1 mg/kg KG beim Gerbil zu einer verminderten exploratorischen Aktivität. Diese Wirkung von Clonidin kann durch eine 5-tägige Vorbehandlung mit Antidepressiva aufgehoben werden.

Im *Behavioral-despair-Test* müssen Ratten oder Mäuse in einem kleinen wassergefüllten Zylinder schwimmen. Nach einem anfänglichen Versuch zu entkommen nehmen die Tiere eine unbewegliche Haltung ein, sodass nur noch die Nasenspitze über die Wasseroberfläche hervorragt. Die in der immobilen „Verzweiflungshaltung" verbrachte Zeit wird durch viele trizyklische Antidepressiva, Monoaminooxidasehemmer, andere Antidepressiva, Elektrokrampf und REM-Schlafentzug vermindert; es besteht zwischen der klinischen Wirksamkeit dieser Behandlungsphasen und dem Verhalten im Tiermodell eine enge Korrelation. Allerdings haben 2 Antidepressiva (Clomipramin, Trazodon) im Test keine Wirkung. Durch den Behavioral-despair-Test können zwar Antidepressiva von Neuroleptika und Tranquilizern unterschieden werden, doch wird die Immobilitätsdauer auch von einigen Antihistaminika und Anticholinergika verkürzt.

Prüfung auf Explorationsverhalten: Antidepressiva führen zu einer Hemmung der Spontanaktivität von Mäusen, die in fremde Umgebung gesetzt werden. Im Unterschied zu den Neuroleptika ist die Hemmung der Spontanaktivität nicht mit einer Senkung, sondern mit einer Steigerung der Erregbarkeit verknüpft. Bei längerer Beobachtungsdauer folgt auf die initiale Senkung der Spontanaktivität eine Steigerung.

Dämpfung des Aggressionsverhaltens von Ratten: Ratten töten instinktiv eine Maus, die in ihren Käfig gesetzt wird, innerhalb von 30 Sekunden. Dieser Instinkt wird unter der Gabe von Antidepressiva gehemmt.

Ergebnisse mit Hyperikumextrakt. An kleinen Nagern wurden im Vergleich mit dem synthetischen Antidepressivum Imipramin typische Effekte nachgewiesen: Reserpinantagonismus, Verkürzung der Immobilitätsphase im „Despair-Test", Hemmung der Spontanaktivität und Dämpfung des Aggressionsverhaltens.

In diesen Tests zeigt Hyperikumextrakt ein dem Imipramin ähnliches Wirkungsprofil.

Die wirksamen Dosierungen beider Arzneistoffe (EC 50) verhielten sich in etwa wie 1:10, worin sich angenähert das Dosierungsverhältnis beider Arzneistoffe bei der therapeutischen Anwendung am Menschen widerspiegelt. Die mittlere Tagesdosis für Hyperikumextrakt beträgt 900 mg, die für Imipramin 50–100 mg (Erhaltungsdosis).

Prüfung auf Wirksamkeit ▶ Drei Viertel aller Patienten mit behandlungsbedürftigen Depressionen entfallen auf leichte bis mittelschwere Fälle, die nicht an einer Klinik oder Fachpraxis für Neurologie und Psychiatrie behandelt werden. Für dieses Patientenklientel kommen Johanniskrautpräparate in Frage, sofern vor Behandlungsbeginn abgeklärt ist, dass keine Suizidgefahr besteht. Es liegen bisher über 30 kontrollierte Studien mit Johanniskrautextrakt vor. Mess- bzw. Zielparameter war vorzugsweise die Änderung der Score-Werte der sog. Hamilton-Depressionsskala oder vergleichbarer Messskalen.

Hamilton-Depressions-Skala ▶ Die Hamilton-Depressions-Skala (abgekürzt HAMD) misst zeitliche Veränderungen im Krankheitsverlauf, speziell auch unter dem Einfluss einer Arzneitherapie. Die HAMD sammelt und gruppiert eine Reihe von Symptomen, die bei depressiven Störungen vorkommen, in 17 Items (lat.-engl.: Einzelangaben), die vom Untersucher anhand strukturierter Interviews, teils mittels einer 5-Punkte-, teils mittels einer 3-Punkte-Schweregradskala bewertet werden. Die Interviews erfolgen in zeitlichen Abständen, beispielsweise in zweiwöchigem Abstand. Die Änderung der Score-Werte (Bewertungsziffern) kann entweder global über sämtliche Items oder über eine Teilmenge errechnet werden.

Als Therapieerfolg gilt eine Abnahme des HAMD-Gesamt-Scores um relativ mindestens 50% bzw. die Unterschreitung des Gesamtwertes von 10 Einheiten.

Klinische Prüfung von Antidepressiva: hoher Plazeboanteil an der Wirksamkeit. Die Antidepressiva, gleichgültig, ob Synthetika oder Phytopharmaka, bilden eine Arzneimittelgruppe mit hohem Plazeboanteil (Abb. 1.16; s. auch Tabelle 1.1, S. 6). Aufgrund einer Metaanalyse von 19 kontrollierten Doppelblindstudien mit synthetischen Antidepressiva ist errechnet worden: Der eigentliche Arzneimitteleffekt trägt nur 25%, der Plazeboeffekt hinge-

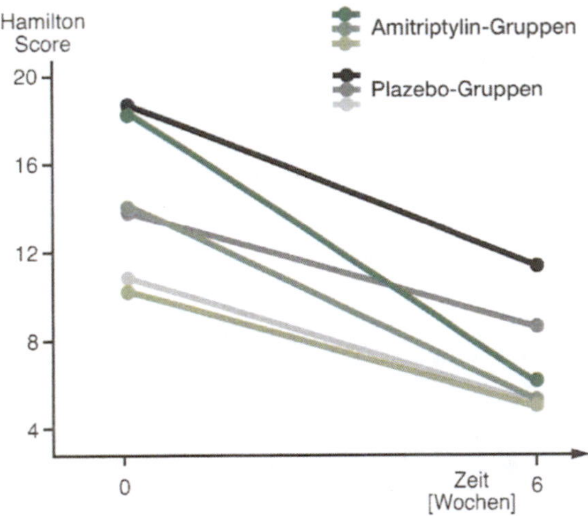

Abb. 1.16. Beispiel für die klinische Arzneimittelprüfung eines Antidepressivums (hier: Amitriptylin). Messung der zeitlichen Besserung im Krankheitsverlauf mittels der Hamilton-Depressionsskala (HAMD). Zwei Phänomene sind von allgemeiner Bedeutung für die Prüfung von Antidepressiva: Erstens einmal die hohe Plazeborate und zweitens: Arzneimittelwirkungen lassen sich umso besser messen, je schwerere die Depressionssymptomatik ausgebildet ist. Die Abbildung zeigt drei Untergruppen von Patienten mit unterschiedlichen Ausgangswerten nach HAMD. Bei Patienten mit leichter Symptomatik (Werte 6–12 nach HAMD) konnte keine Wirksamkeit von Amitriptylin gemessen werden, anders bei Patienten mit schweren Depressionen (16–24 [Paykel et al. 1988])

gen 51 % zur Gesamtwirksamkeit bei; der Rest von 24 % entfällt auf den natürlichen Krankheitsverlauf.

Therapeutische Anwendung ▶ Präparate mit standardisiertem Johanniskrautextrakt sind zur Behandlung von leichten bis mittelschweren Depressionen zugelassen. Nach den Vorgaben der Internationalen Klassifikation der Krankheiten (ICD-10) liegen bei leichten Depressionen mindestens zwei, bei mittelschwerer Depression mindestens drei und bei schwerer Depression mindestens vier der folgenden Symptome vor:

- verminderte Konzentration und Aufmerksamkeit,
- vermindertes Selbstwertgefühl und Selbstvertrauen,
- Schuldgefühle und Gefühl der Wertlosigkeit,
- negative und pessimistische Zukunftsperspektiven,
- Suizidgedanken, Suizidhandlungen und Suizidversuche,
- Schlafstörungen.

Bei allen Schweregraden können körperliche Symptome vorhanden sein, wie Früherwachen, Morgentief, Appetitlosigkeit, Gewichtsverlust und Libidoverlust.

***Achtung:* Bei Verdacht auf Suizidgefahr dürfen Johanniskrautpräparate nicht angewendet werden.**

Wechselwirkungen mit anderen Arzneistoffen ▶ Es liegen einige Untersuchungen zu Wirkstoffinteraktionen mit gleichzeitig applizierten Pharmaka vor:

- Mit Antikoagulanzien vom Typus des Phenprocumons werden die Blutgerinnungszeiten verkürzt;
- mit trizyklischen Antidepressiva, mit Ciclosporin, Theophyllin und Digoxin werden die Plasmakonzentrationen vermindert.

Es handelt sich um pharmakokinetische Interaktionen. Als mögliche Mechanismen werden diskutiert: induzierende Wirkung von Extraktbestandteilen des Johanniskrautextraktes auf Cytochrom-P-450-abhängige Enzyme oder auf das Transportprotein p-Glykoprotein (Abkürzung: p-Gp). Aktivitätssteigerung von p-Gp, eines auch in der Darmmukosa befindlichen Transporters, bedeutet einen vermehrten Auswärtstransport von Xenobiotika zurück in das Darmlumen.

Fototoxizität der Hypericine ▶ Bei Überdosierung von Hyperikumpräparaten stellen fototoxische Hautreaktionen ein bedeutsames Risiko dar. Die Symptome ähneln denen nach einem schweren Sonnenbrand. Die für die Fototoxizität verantwortlichen Inhaltsstoffe sind die Hypericine.

Fototoxische Reaktionen wurden zuerst an Schafen beobachtet, die größere Mengen von Johanniskraut gefressen hatten. Erste Anzeichen sind schorfige Veränderungen an Kopf und Ohren. In schweren Fällen sind die Körpertemperatur erhöht und der Puls beschleunigt. Die Tiere verweigern wegen schmerzhafter Schwellungen am Maul die Nahrungsaufnahme und gehen an Erschöpfung zugrunde; auch an Symptomen einer akuten Gehirnreizung können die Tiere eingehen.

Molekularer Mechanismus der fototoxischen Hypericinreaktion. Für die Fototoxizität der Hypericine müssen die folgenden Voraussetzungen gegeben sein:

- orale Zufuhr und systemische Resorption der Hypericine. Bloßer Hautkontakt reicht nicht aus (Unterschied zu den Furanocumarinen beispielsweise der Heracleumarten);
- Bindung der Hypericine (Teilmengen) an Zellbestandteile der Epidermis (Oberhaut) und Dermis (Lederhaut);
- Lichtkontakt der Haut mit Licht im Absorptionsbereich der Hypericine (545–588 nm);
- Anwesenheit von Sauerstoff (Unterschied zu anderen fototoxischen Stoffen, bei dem Licht unter Bildung von Radikalen reagiert, die dann eine Autoxidation auslösen. Diese Fotoreaktion bedarf keiner Aktivierung durch Sauerstoff).

Ihrem molekularen Mechanismus nach handelt es sich bei der fototoxischen Hautreaktion um eine mittels der Hypericine als Fotosensibilisator eingeleitete Fotooxygenierung biologischer Substrate. Molekularer Sauerstoff liegt entsprechend der Elektronenkonfiguration in einem sog. Triplettzustand ($^3O_2$) vor. Durch den lichtangeregten Sensibilisator wird der Triplett-O_2 in den um 92 kJ energiereicheren Singulettsauerstoff ($^1O_2$)überführt. Singulettsauerstoff schädigt eine Vielfalt zellulärer Verbindungen. In Verbindungen sind besonders Methionin, Histidin- und Tryptophanreste, daneben aber auch Thiolgruppen von Zysteinen gegenüber reaktiven Sauerstoffspezies empfindlich. Derartige Reaktionen können beachtliche Veränderungen der biologischen Aktivität der betreffenden Proteine nach sich ziehen. Auch Membranlipide können oxidativ verändert werden.

Hinweis: Fotoreaktionen beginnen mit der Elektronenanregung von Molekülen. Die beiden Termini Singulett- und Triplettzustand sind Begriffe aus der Atomphysik. Organische Moleküle enthalten im Grundzustand alle eine gerade Anzahl von Elektronen, die im Grundzustand alle paarweise antiparallelen Spin aufweisen. Man nennt diese Molekülzustände Singuletts (S), weil sie im Magnetfeld zu keinem resultierenden elektromagnetischen Moment führen und weil sie daher die Energieniveaus nicht weiter aufspalten. In angeregtem Zustand können die Elektronen sowohl gepaart (Singulettzustände) als auch ungepaart vorliegen. Bei ungeordneter Anordnung zweier Elektronen auf demselben Orbital spaltet jedes Energieniveau im Magnetfeld 3-mal auf, weshalb die ungepaarte Anordnung als Triplettzustand (T) bezeichnet wird. Bemerkenswerterweise liegt das Sauerstoffmolekül im Grundzustand als Triplett ($^3O_2$) vor, das 1-Elektronenreaktionen mit Radikalen bevorzugt.

Spannungskopfschmerz

Kopfweh ist nicht gleich Kopfweh. Es bestehen Unterschiede in Bezug auf Raschheit des Auftretens, Dauer, Häufigkeit, Intensität, Lokalisation, tageszeitlicher Verteilung und Auslösungsmodus. Spannungskopfweh (Cephalaea) ist wie folgt gekennzeichnet: subakuter Beginn, Dauer: Stunden bis Tage; der Schmerz wird als reifen- oder helmartiger beidseitiger Kopfdruck beschrieben. Psychische Spannungen spielen eine auslösende Rolle; muskuläre Verspannungen, besonders im Nacken, sind ein wichtiges Begleitsymptom. Pathogenetisch wird neben der psychosomatischen Neigung zu Muskelverspannung auch die Erniedrigung der Schmerzschwelle diskutiert.

Spannungskopfschmerzen gehören zu den häufigsten Kopfschmerzen. Akute Anfälle werden mit einfachen Analgetika behandelt. Eine Reihe klinischer Studien hat die Wirksamkeit der topischen Anwendung von Pfefferminzöl belegt, und zwar entspricht die Wirksamkeit der topischen Therapie – Applikation einer ethanolischen Lösung (10 %ig) im Bereich von Stirn und Schläfen – derjenigen der Gabe von Paracetamol und Acetylsalicylsäure. Unwirksam ist Pfefferminzöl hingegen bei migräneartigen Kopfschmerzen.

Pfefferminzöle ▶ Im populären Sprachgebrauch versteht man unter Pfefferminzöl alle mentholführenden ätherischen Öle, speziell das

- Pfefferminzöl (Menthae piperitae aetheroleum) und
- das Minzöl (Menthae arvensis aetheroleum).

Die Pfefferminzöle sind farblose, schwach gelbliche bis schwach grünlich-gelbe Flüssigkeiten mit dem charakteristischen Geruch des Menthols. Sie sind kaum wasserlöslich, mischbar mit Dichlormethan, Ethanol und Ether. Bei Zugang von Licht und Luftsauerstoff unterliegen sie oxidativ bedingten Veränderungen.

Gewinnung und Zusammensetzung. Das durch Wasserdampfdestillation aus dem blühenden Pfefferminzkraut erhältliche Pfefferminzöl (Menthae piperitae aetheroleum) besteht fast ausschließlich aus Monoterpenen. Hauptkomponenten sind Derivate der *p*-Menthanreihe. Menthol, Menthon und Menthylacetat machen zusammen 50–70 % des Öles aus. Daneben kommen isomere Mentholderivate vor, Isomenthon, Pulegon und Piperiton. Die wichtigsten im Pfefferminzöl auftretenden Stoffe und ihre biosynthetischen Zusammenhänge zeigt das Formelschema (Abb. 1.17).

Die besonders hohe sensorische Qualität des echten Pfefferminzöles beruht auf mengenmäßig zurücktretenden Bestandteilen wie Menthofuran, *cis*-Jasmon und Viridoflorol. Wegen der hohen Preislage wird Pfefferminzöl gern verfälscht. Am häufigsten ist ein Verschnitt mit rektifizierten Minzölen, s. unten), die als Nebenprodukt bei der Gewinnung von natürlichem (–)-Menthol anfallen.

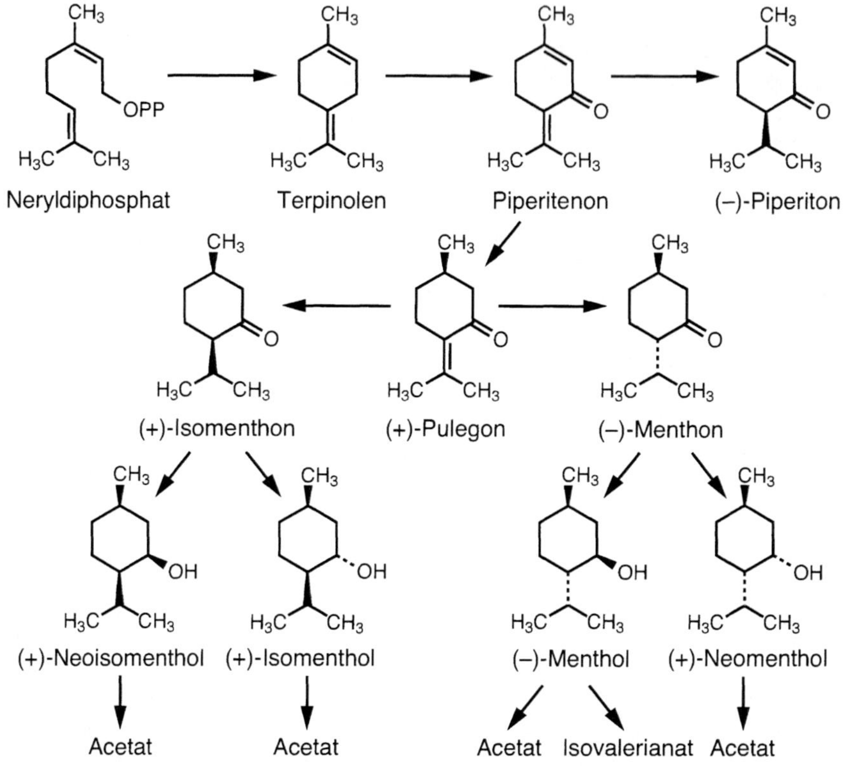

Abb. 1.17. Biosynthetische Beziehungen einiger im Pfefferminzöl vorkommender Menthanderivate. Die von der eigentlichen Muttersubstanz sich ableitenden Ketone und Alkohole bilden eine Kette zunehmenden Hydrierungsgrades. Mengenmäßig dominiert (–)-Menthol, das frei (40–55%) und verestert, als Acetat (4–10%) und als Isovalerianat (1–2%) vorliegt. Die diastereomeren Menthole kommen in geringer Konzentration vor: (+)-Neomenthol (≈3%), (+)-Isomenthol (≈3%) und (+)-Neoisomenthol (≈2%). (–)-Menthon ist ein mengenmäßig (>10%) wichtiger Inhaltsbestandteil

Nicht selten werden Minzöle den Pfefferminzölen dadurch ähnlicher gemacht, indem synthetisches Menthofuran, razemisches Menthol und razemisches Menthylacetat zugesetzt werden.

Minzöl. Minzöl (Menthae arvensis aetheroleum) wird aus dem Kraut blühender Pflanzen der japanischen Minze (*Mentha arvensis* var. *piperascens*) durch Wasserdampfdestillation gewonnen. Es gelangen nicht die genuinen Öle in den Handel, sondern die partiell entmentholisierten und anschließend rektifizierten Produkte.

Frisch destilliertes Minzöl enthält 80–90% Menthol, das sich bereits beim Abkühlen des Destillationsprodukts teilweise abscheidet. Wie die echten Pfefferminzöle vom Mentha-piperita-Typ enthalten Pfefferminzöle vom Mentha-arvensis-Typ, die korrekt als Minzöle zu bezeichnen sind, als Hauptkomponente linksdrehendes (–)-Menthol, gefolgt von (–)-Menthon und Isomenthon (zusammen etwa 33%) und Menthylacetat (ca. 3%).

Leitstoffe zur analytischen Unterscheidung von Pfefferminz- und Minzölen sind (+)-Thujanol-4 und das sesquiterpenoide Viridoflorol, die beide das Pfefferminzöl kennzeichnen, sowie (+)-Isopulegol, das für Minzöl typisch ist. (+)-Menthofuran liegt im Minzöl in nur geringer Konzentration vor (Abb. 1.18).

Wirkungen. Über den Mechanismus der schmerzlindernden Wirkung von Pfefferminzöl und Minzöl liegen keine Untersuchungsergebnisse vor. Vielleicht hängt die schmerzlindernde Wirkung mit der bekannten Mentholwirkung auf die Kälterezeptoren zusammen: Man denke an die oft lindernde Wirkung einer kalten Kopfkompresse.

Menthol ruft auf der Haut eine deutliche Kälteempfindung hervor. Es handelt sich dabei aber nicht um eine inadäquate chemische Reizung der Kälterezeptoren (im Unterschied zum adäquaten Reiz durch Kälteeinwirkung), sondern um eine Verschiebung ihres physiologischen Arbeitspunktes in einen höheren Temperaturbereich.

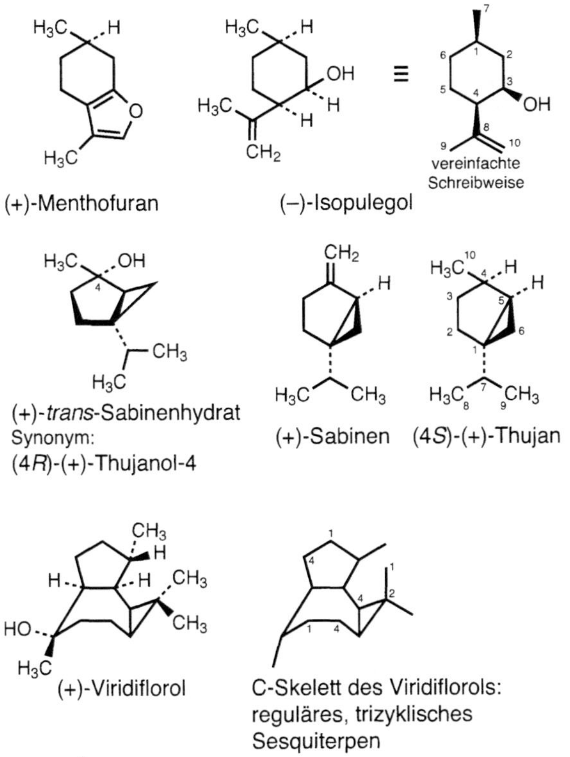

(+)-Menthofuran

(−)-Isopulegol

vereinfachte Schreibweise

(+)-*trans*-Sabinenhydrat
Synonym:
(4*R*)-(+)-Thujanol-4

(+)-Sabinen

(4*S*)-(+)-Thujan

(+)-Viridiflorol

C-Skelett des Viridiflorols: reguläres, trizyklisches Sesquiterpen

Abb. 1.18. Begleitstoffe, die zur Unterscheidung von Pfefferminzölen und Minzölen herangezogen werden können (Nachweis und Trennung erfolgt mittels GC). (+)-Thujanol-4 und Viridoflorol (enthalten zu ca. 0,5%) kennzeichnen das Pfefferminzöl; (+)-Isopulegol ist für Minzöl charakteristisch. Hinsichtlich des (+)-Menthofurans bestehen zwischen beiden Ölen lediglich quantitative Unterschiede. *Hinweis:* Man beachte, dass zwei unterschiedliche Bezifferungssysteme für Menthanderivate nebeneinander gebräuchlich sind

1.2.6 Pflanzliche Kardiaka

Kardiaka ist eine Sammelbezeichnung für Arzneimittel mit Wirkung auf das Herz. Im Präparateverzeichnis der „Roten Liste 2000" sind ca. 70 pflanzliche Kardiaka aufgeführt, die meisten davon Kombinationspräparate. Als Bestandteile werden genannt: Extrakte aus Digitaloiddrogen, aus Crataegi folium cum flore, aus Mistelblättern und Ammi-visnaga-Früchten. Hinzu kommen 7 Kardiaka, die zur äußeren Anwendung bestimmt sind, so genannte Herzsalben. Sie enthalten ätherische Öle.

Typische Anwendungsgebiete für die pflanzlichen Kardiaka sind leichte Formen der Herzleistungsschwäche, funktionelle Herzbeschwerden, „Altersherz" und, als so genanntes traditionelles Anwendungsgebiet, „zur Unterstützung der Herz-Kreislauf-Funktion". Diese teilweise auch außerhalb der Phytotherapie verwendeten nosologischen (Nosologie: Krankheitslehre) Begriffe sollen nachfolgend kurz erläutert werden.

Leichte Formen der Herzleistungsschwäche ▶ Unter Herzleistungsschwäche oder Herzinsuffizienz (lat.: in [Präfix der Verneinung]; sufficere [genügen, ausreichen]) versteht man diejenigen Formen der Myokardschwäche, die wegen veränderter Kontraktilität der Herzmuskelfasern ein im Verhältnis zum venösen Angebot oder zu den metabolischen Bedürfnissen der Körperperipherie adäquates Herzminutenvolumen nicht mehr zu fördern vermag. Leistungseinbußen des Herzens aus anderen Gründen (z. B. Arrhythmie, Hypovolämie) fallen nicht unter den Begriff Herzinsuffizienz. Nach einem Vorschlag der New York Heart Association unterscheidet man 4 Stadien der Herzinsuffizienz (Tabelle 1.3). Leichte Formen der Herzinsuffizienz entsprechen den Stadien I und II nach NYHA.

„Altersherz" ▶ Dieser im populären Schrifttum gebräuchliche Begriff ist nicht präzise zu fassen. Es trifft zu: Schlagvolumen, Herzminutenvolumen und die maximale O_2-Absorption nehmen jenseits des 30. Lebensjahres allmählich ab. Insgesamt resultiert eine kardiozirkulatorische Leistungsabnahme von ca. 1% pro Jahr. Ein Achtzigjähriger verfügt somit nur noch über die Hälfte der Leistungsfähigkeit eines Dreißigjährigen. Diese Abnahme ist physiologisch, sie besitzt keinen Krankheitswert und sie ist durch Arzneimittel nicht zu bremsen.

Dem, was unter einem „Altersherzen" verstanden wird, kann auch eine Verwöhnung des Herzmuskels durch mangelhafte Belastung zugrunde liegen: eine Art von funktioneller Atrophie. Das stark geschonte Herz, besonders deutlich erkennbar nach längerer Bettlägerigkeit, verfällt (ähnlich wie die Muskulatur einer Extremität) einer funktionellen Rückbildung seiner Struktur durch zunehmende Verschmälerung seiner Muskelzellen. Das Herz auch Hochbetagter bleibt dann voll funktions-

Tabelle 1.3. Die Einteilung der Herzinsuffizienz nach Schweregraden: Stadien I bis IV nach einem Vorschlag der New York Heart Association (NYHA)

Stadium	Charakterisierung	Symptome
I	Keine Einschränkung der körperlichen Aktivität: Normale körperliche Aktivität verursacht keine Müdigkeit, Palpitationen, Dyspnoe oder pektanginöse Beschwerden	Symptome bei starker Belastung: Subjektive Missempfindungen des Herzschlages Subjektiv eingeschränkte allgemeine Leistungsfähigkeit
II	Leichte Einschränkung der körperlichen Aktivität: Normale körperliche Aktivität führt zu Müdigkeit, Palpitationen, Dyspnoe oder pektanginösen Beschwerden	Symptome bei normaler Belastung: Belastungsdyspnoe Müdigkeit Herzklopfen Stenokardische Beschwerden
III	Deutliche Einschränkung der körperlichen Aktivität: Geringe körperliche Aktivität führt zu Müdigkeit, Palpitationen, Dyspnoe oder pektanginösen Beschwerden	Symptome bei leichter Belastung: Symptome wie in Stadium II, zusätzlich Ödeme Nykturie
IV	Unfähigkeit, irgendeine körperliche Aktivität ohne Auftreten von Symptomen durchzuführen: Schon in Ruhe treten Symptome der Herzinsuffizienz und/oder pektanginöses Syndrom auf. Bei geringster Belastung nehmen die Beschwerden zu	Symptome schon bei Ruhe, ansonsten: Symptome wie in Stadium III

fähig, wenn der Herzmuskel systematisch durch Wandern, Radfahren usw. trainiert wird. Dieses körperliche Training ist nicht durch Medikamente ersetzbar.

Funktionelle Herzbeschwerden ▶ Für dieses psychosomatische Leiden gibt es zahlreiche Synonyme: nervöse Herz-Kreislauf-Beschwerden, funktionelles kardiovaskuläres Syndrom, Herzphobie, vegetative Dystonie u. a. Die häufigsten auf das Herz bezogenen Beschwerden sind Herzklopfen, Extrasystolen („Herzstolpern"), Herzjagen, Drücken und Stechen in der Brust. Psychische Begleitsymptome sind niedergedrückte Stimmung, Schonungstendenz, innere Unruhe, Furcht vor Herzinfarkt und anderen Herzkrankheiten, Misstrauen gegenüber ärztlichen Befunden, wenn keine organische Ursache für die Beschwerden entdeckt wird, dementsprechend häufiger Arztwechsel. Die ständige Besorgtheit um die Gesundheit motiviert die Patienten dazu, vom Angebot an Phytopharmaka im Rahmen einer Selbstmedikation Gebrauch zu machen. Die Pharmakotherapie der naturwissenschaftlich orientierten Medizin besteht in der Gabe von Tranquilizern dann, wenn die Angstintensität verringert werden soll, von Betablockern dann, wenn körperliche Symptome, beispielsweise Herzpalpitationen, im Vordergrund stehen.

Digitaloide enthaltende Extrakte

Zu den Digitaloiddrogen zählen Adoniskraut, Maiglöckchenkraut, Meerzwiebel und Oleanderblätter.

Eigenschaften der Digitaloide ▶ In isolierter Form bilden die Digitaloide farblose Kristalle von stark bitterem Geschmack. Sie sind gut löslich in Ethanol und Methanol, wenig löslich in Wasser (im Mittel etwa 1 g Digitaloid in 3000 g Wasser), schlecht löslich in Ether und Petroläther. Dem chemischen Aufbau nach unterscheidet man zwei Gruppen von Digitaloiden: mit Cardenoliden als Aglykon und mit Bufadienoliden als Aglykon (Inhaltsstoffe der Meerzwiebel). Sie wirken grundsätzlich gleichartig wie die beiden Digitalisglykoside Digitoxin und Digoxin. In ihren pharmakokinetischen Eigenschaften ähneln sie teils dem Digoxin (Oleanderglykoside), teils

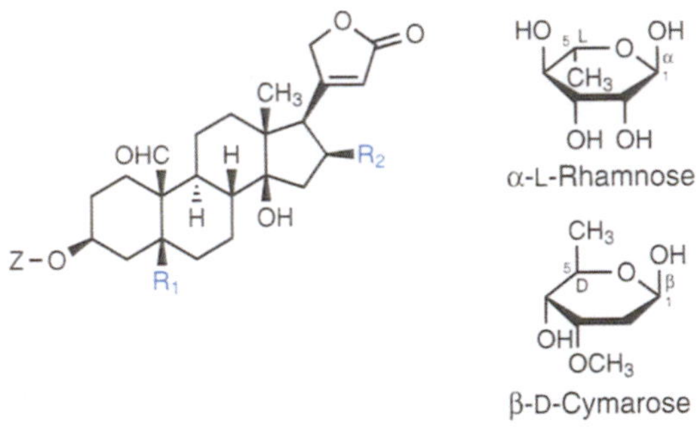

α-L-Rhamnose

β-D-Cymarose

Glykosid	Aglykon	R_1	R_2	Zucker (Z)
Cymarin	k-Strophanthidin	OH	H	β-D-Cymarose
Adonitoxin	Adonitoxigenin	H	OH	α-L-Rhamnose

Abb. 1.19. Die Geninteile der beiden Glykoside sind stellungsisomere Cardenolide: 16-β-OH beim Adonitoxigenin, 5-β-OH beim k-Strophanthidin. Beide Glykoside sind sehr schwer in Wasser löslich, da nur jeweils 1 Zucker an das 3-β-OH des Geninteils geknüpft ist (Monoglykoside), α-L-Rhamnose: eine 6-Desoxypyranose der L-Reihe, da am Asymmetriezentrum C-5 die Konfiguration der des L-Glycerinaldehyds entspricht (am Formelbild kenntlich daran, dass der Substituent am C-5 nach unten gerichtet ist). α-glykosidische Bindung liegt vor, kenntlich daran, dass die azetalische 1-OH in Bezug auf die 5-CH_3 transständig angeordnet ist. β-D-Cymarose: eine 2,6-Bidesoxy-3-*O*-methyl-pyranose der D-Reihe; β-glykosidisch, da 1-OH und 5-CH_3 *cis*-ständig angeordnet sind

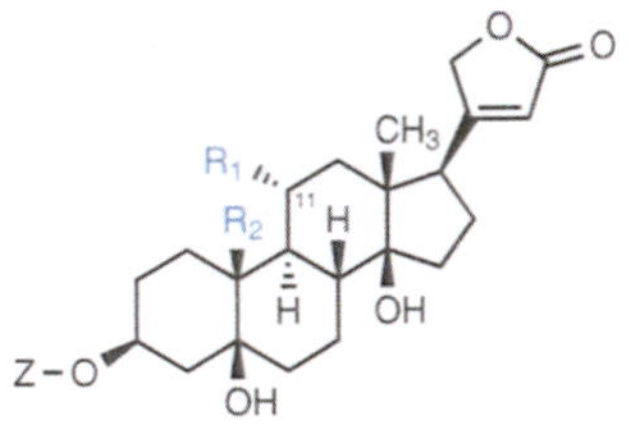

Glykosid	R_1	R_2	Zucker (Z)
Convallosid	H	CHO	β-D-Glc-(1→4)-α-L-Rha-(1→)
Convallatoxin	H	CHO	α-L-Rha-(1→)
Convallatoxol	H	CH_2OH	α-L-Rha-(1→)
Lokundjosid	OH	CH_3	α-L-Rha-(1→)

Abb. 1.20. Die mengenmäßig vorherrschenden Glykoside des Maiglöckchenkrautes. Convallatoxin macht bis zu 40% des Glykosidgemisches aus. Man beachte die seltene 11-α-OH im Lokundjosid, die auch für das Ouabain typisch ist. Die Geninkomponente von Convallosid und Convallatoxin, das Strophanthidin, ist identisch mit der des Cymarins (s. Abb. 1.25) und des k-Strophanthins

dem Strophanthin (Glykoside aus Adoniskraut, Maiglöckchenkraut und Meerzwiebel).

Adoniskraut (Adonidis herba) besteht aus den zur Blütezeit geernteten und getrockneten oberirdischen Teilen von *Adonis vernalis*, dem Frühlingsadonisröschen (Familie: Ranunculaceae). Die Droge enthält als wirksamkeitsbestimmende Inhaltsstoffe 0,2–0,8% Cardenolidglykoside, darunter Cymarin und Adonitoxin als Hauptkomponenten (Abb. 1.19).

Maiglöckchenkraut (Convallariae herba) besteht aus den getrockneten, während der Blütezeit gesammelten, oberirdischen Teilen von *Convallaria majalis* oder *C. keiskei* (Familie: Convallariaceae). Die von *Convallaria majalis* stammende Droge enthält 0,2–0,5%, die von C. keiskei stammende bis zu 1% Gesamtglykoside. Das Gesamtglykosidspektrum besteht aus etwa 30 verschiedenen Glykosiden; mengenmäßig dominieren Convallosid, Convallatoxin, Convallatoxol und Lokundjosid (Abb. 1.20), doch variiert ihre prozentuale Aufschlüsselung stark in Abhängigkeit von der Drogenherkunft. Pflanzen aus West- und Nordeuropa sind vergleichsweise reich an Convallatoxol und Convallatoxin, während osteuropäische Pflanzen einen hohen Convallosidgehalt aufweisen. Pflanzen aus dem ehemaligen Jugoslawien enthalten reichlich Lokundjosid, was auch für die von *C. keiskei* stammende Droge typisch ist.

Oleanderblätter (Oleandri folium) bestehen aus den getrockneten Laubblättern von *Nerium oleander* (Familie: Apocynaceae), die kurz vor der Blüte gesammelt werden. Oleanderblätter enthalten 1–2% Cardenolidglykoside, deren Menge und Zusammensetzung außer von der Herkunft – es gibt verschiedene Chemodeme – sehr stark von den Trocknungsbedingungen abhängen: Wird die Droge rasch getrocknet, bleiben die genuinen Di- und Triglykoside erhalten; Feuchtigkeit ermöglicht die partielle Abspaltung endständiger Zucker durch pflanzeneigene Enzyme, sodass Monoglykoside auftreten. Als typischer Vertreter der Oleandercardenolide gilt Oleandrin (Abb. 1.21).

Meerzwiebel (Scillae bulbus) stammt von der nach der Blütezeit gesammelten Zwiebel der

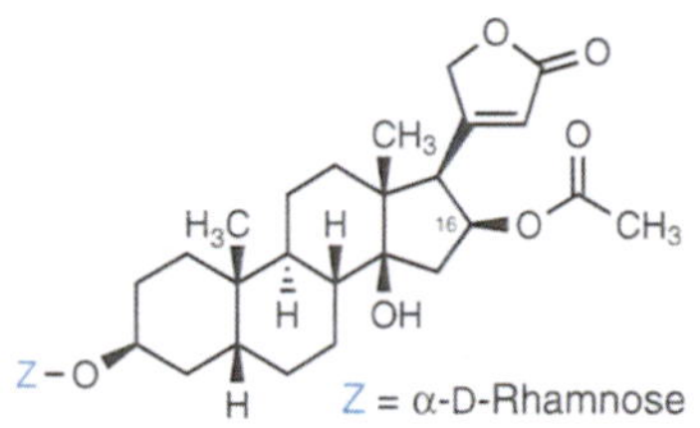

Z = α-D-Rhamnose

Oleandrin

Abb. 1.21. Oleandrin, das Hauptglykosid der Oleanderblätter, stellt ein 16-Hydroxydigitoxigenin (Gitoxigenin) dar, das am β-3-OH α-glykosidisch an L-Rhamnose gebunden ist und dessen β-16-OH azetyliert vorliegt. In reiner Form bildet es farblose Kristalle, die in Wasser praktisch unlöslich sind; löslich hingegen in Ethanol, Methanol und Chloroform. Lösungen des Oleandrins wie auch die aller anderen herzwirksamen Glykoside schmecken intensiv bitter

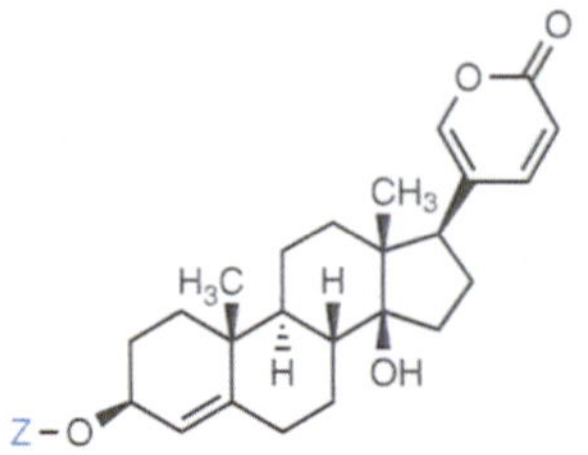

Glykosid	Zucker (Z)
Scillaren A	β-D-Glc-(1→4)-α-L-Rha-(1→)
Proscillaridin A	α-L-Rha-(1→)
Scillarenin	H (Aglykon)

Abb. 1.22. Die in der Meerzwiebel vorkommenden Glykoside sind C_{24}-Steroide mit einem C-17-Pentadienolidring. In reiner Form bilden sie farblose, stark bitter schmeckende Substanzen, die in Lipoidlösungsmitteln wie Ether und Chloroform praktisch unlöslich sind, sich aber auch in Wasser sehr schwer lösen, Scillaren A z. B. im Verhältnis 1:3000; gut löslich in Ethanol und Methanol. Scillaglykoside wirken digitalisartig, obwohl das für die Herzwirkung als obligat betrachtete Merkmal *cis*-ständiger Substituenten an C-5 und C-10 (d. h. *cis*-Verknüpfung der Ringe A/B) nicht vorliegt

weißzwiebligen Sorte von *Urginea maritima* (Familie: Hyacinthaceae). Die Droge besteht lediglich aus den mittleren fleischigen Zwiebelschuppen, die zur Beschleunigung des Trocknungsvorganges in Streifen geschnitten werden. Die äußeren Schuppen sind hautig und wertlos; die inneren wegen ihres hohen Schleimgehaltes sehr schwer zu trocknen. Meerzwiebel enthält als pharmakologisch aktive Substanzen 0,1–0,4% Bufadienolidglykoside mit Scillaren und Proscillaren A als Hauptkomponente (Abb. 1.22).

Anwendungsgebiete ▶

Naturwissenschaftlich orientierte Medizin. Zubereitungen aus Digitaloiddrogen sind zwar qualitativ herzwirksam wie Digoxin und Digitoxin (s. Lehrbücher der Pharmakologie), besitzen aber allein schon wegen des komplexen und variablen Glykosidspektrums eine wenig sicherere Resorptionsquote als die Reinglykoside. Eine exakte Dosierung ist jedoch essentiell, da die therapeutische Breite sehr gering ist (Abb. 1.23). Aus der großen Streubreite der Bioverfügbarkeit ergeben sich einerseits therapeutische Unsicherheiten, ob ein Vollwirkspiegel erreichbar ist, andererseits Risiken durch Überdosierung. Daher gelten Zubereitungen aus Digitaloiddrogen als ungeeignet zur rationalen Therapie der chronischen Herzinsuffizienz.

Phytotherapie. Als Anwendungsgebiete nennen die Aufbereitungsmonographien: leichte Belas-

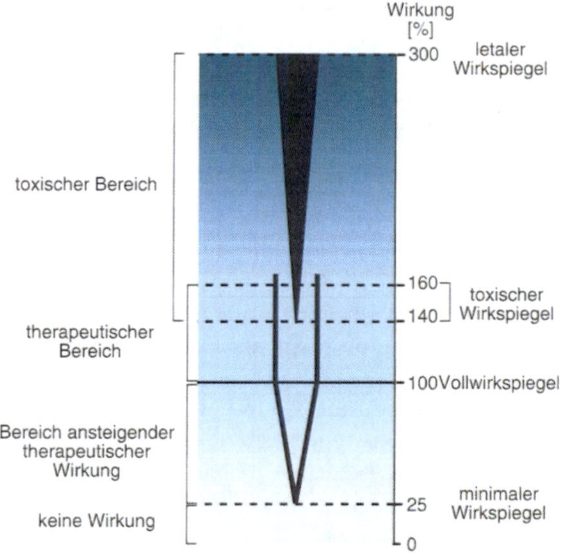

Abb. 1.23. Wirkdosen und toxische Bereiche der Herzglykoside (Haan u. Kreuzer 1973). Der toxische Bereich beginnt bereits, wenn die Vollwirkdosis um bloße 40% überschritten wird

tungsinsuffizienz, nachlassende Leistungsfähigkeit des Herzens, Altersherz und chronisches Cor pulmonale.

Hinter diesen Anwendungsgebieten stecken unausgesprochen die Annahme und die Erwartung, dass eine „Digitalisierung" auch präventiv wirksam sein kann. Im Initialstadium einer chronischen Herzinsuffizienz („nachlassende Leistungsfähigkeit des Herzens", „leichte Belastungsinsuffizienz") soll die Progredienz der Krankheit gehemmt werden. Das Myokard betagter Personen gilt als latent insuffizient („Altersherz"); die präventive Anwendung soll das Manifestwerden verhindern. Auch das Cor pulmonale im ersten klinischen Stadium (latentes chronisches Cor pulmonale) gilt als druckbelastetes Herz jederzeit für gefährdet – selbst unvermeidbare alltägliche Belastungen können das am Rande der Kompensation arbeitende Cor pulmonale plötzlich zur Dekompensation bringen. Eine „Digitalisierung", so wird erwartet, schiebt den Zeitpunkt einer ersten Dekompensation hinaus. Hinweis: Das chronische Cor pulmonale ist eine Veränderung der Funktion und Struktur des rechten Ventrikels infolge von Krankheiten, die die Funktion und Struktur der Lungen betreffen.

Relevante klinische Studien zur Wirksamkeit bei den genannten Anwendungsgebieten liegen nicht vor. Die naturwissenschaftlich orientierte Medizin steht einer präventiven Therapie mit herzwirksamen Glykosiden grundsätzlich ablehnend gegenüber. Zwar wirken herzwirksame Glykoside auch am nichtinsuffizienten Herzen positiv-inotrop, doch wird zugleich der O_2-Verbrauch gesteigert, was in der Regel nachteilig ist.

Nicht durch die Aufbereitungsmonographien gedeckt ist die Anwendung von Digitaloidzubereitungen bei funktionellen Herzbeschwerden mit nervöser Tachykardie und Extrasystolie. Inbesondere Adonidis herba und Convallariae herba gelten als „Kardiosedativa" (Weiss u. Fintelmann 1997).

Verordnet werden Fertigarzneimittel in Dosierungen, die im Bereich minimaler Wirkspiegel (s. Abb. 1.23) liegen; auch Rezeptaliterverordnungen sind üblich (wie z. B. Extractum Adonidis fluidum, Tinctura Convallariae, Tinctura Valerianae aa 10,0). Aus der Sicht der naturwissenschaftlich orientierten Medizin handelt es sich um eine Plazebotherapie.

Traditionelle Anwendungsgebiete. Digitaloiddrogen enthalten Stoffe, die potentiell toxisch sind. Eine „traditionelle" Nachzulassung nach § 109a AMG verbietet sich daher.

Crataegus-Präparate

Für die Herstellung von Crataegus-Präparaten (Weißdornpräparaten) werden eine oder mehrere der nachfolgend aufgezählten Drogen verwendet:

- Weißdornblätter mit Blüten (Crataegi folium cum flore),
- Weißdornbeeren (Crataegi fructus) und
- Weißdornblätter (Crataegi folium).

Am besten untersucht sind standardisierte Trockenextrakte aus Weißdornblättern mit Blüten. Der Standard der Ausgangsdroge ist durch die Monographien der Arzneibücher (DAB 1997; Helv 8) vorgegeben.

Die Weißdorndrogen dürfen lt. Arzneibuch von allen in Europa heimischen Crataegus-Arten (Familie: Rosaceae) stammen. Als Stammpflanzen am häufigsten genannt werden *Crataegus monogyna* (Eingriffeliger Weißdorn), *Crataegus laevigata* (Gemeiner Weißdorn) und *Crataegus pentagyna* (Fünfgriffeliger Weißdorn).

Inhaltsstoffe ▶ Bekannt sind lediglich bestimmte Inhaltsstoffe der Drogen. Welche Inhaltsstoffe daraus letztlich in die Fertigarzneimittel gelangen, ist nicht bekannt. Kaum in die Fertigarzneimittel gelangen dürften beispielsweise die Triterpensäuren, da sie in polaren Extraktionsmitteln schwer löslich sind. Weißdornblätter mit Blüten (*Crataegus laevigata* und *C. monogyna*) enthalten 1–3% oligomere Proanthocyanidine (im Durchschnitt 2,48%), Weißdornfrüchte etwa 0,43%. Proantocyanidine sind Biopolymere mit Catechinen als monomere Bausteine (Abb. 1.24). Oligomere Proanthocyanidine (Abkürzung: OPC) sind Gemische aus Molekülen bis zu einem Polymerisationsgrad von $n = 6$. Weitere Inhaltsstoffe der verschiedenen Weißdorndrogen sind Flavonoide wie z. B. Hyperosid, Rutin, Vitexin, Vitexinrhamnosid (Abb. 1.25) sowie pentazyklische Triterpensäuren, hauptsächlich Ursolsäure, Oleanol- und 2 Hydroxyoleanolsäure (Synonym: Crataegolsäure).

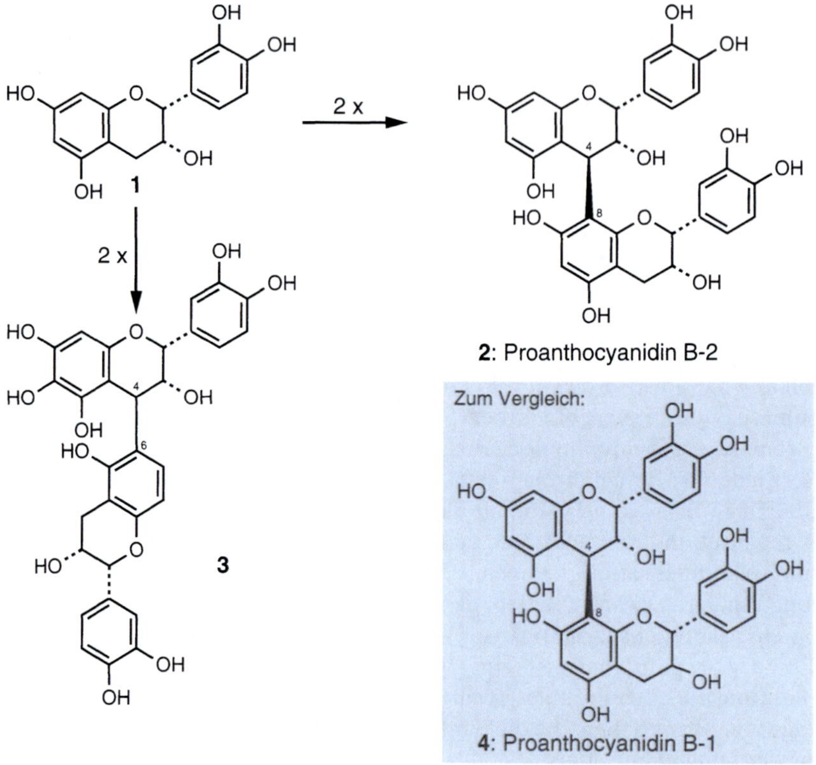

Abb. 1.24. Crataegus-Präparate werden entweder auf den Gehalt an Flavonen (s. Abb. 1.25) oder auf den Gehalt an oligomeren Proanthocyanidinen (n = 2 bis n = 6) eingestellt. Proanthocyanidine sind Polyflavan-3-ole, die unter Säureeinwirkung in farbige Anthocyanidine übergehen. Die Abbildung zeigt Beispiele für dimere Proanthocyanidine (n = 2). Monomere Bausteine sind Flavan-3-ole, beispielsweise das (–)-Epicatechin (*1*)

2: Proanthocyanidin B-2

Zum Vergleich:

4: Proanthocyanidin B-1

Mit Zubereitungen aus Weißdornblättern mit Blüten (wässrig-ethanolische Extrakte mit definierten Gehalten an Flavonen und/oder oligomeren Proanthocyanidinen) wurde an isolierten Organen oder im Tierversuch eine Reihe pharmakologischer Wirkungen gefunden:

- Verbesserung der Kontraktibilität des Herzmuskels (positiv-inotrope Wirkung),
- Zunahme des Koronardurchflusses und der Myokardurchblutung und
- Senkung des peripheren Gefäßwiderstandes.

Die positiv-inotrope Wirkung von Crataegus-Extrakten ist fraglich: In neueren Untersuchungen erwies sie sich als nur schwach ausgeprägt oder sie fehlte ganz (Müller 1997). Stärker ausgeprägt als Wirkungen auf das Myokard ist die relaxierende Wirkung auf die peripheren Gefäße.

Der therapeutische Nutzen von Crataegus-Extrakten ist wahrscheinlich mehr von einer Senkung der Nachlast durch Minderung des peripheren Widerstandes abzuleiten, als von einer kardialen Wirkung (Müller 1997).

Studien zur Wirksamkeit ▶ Behandlungsziel der chronischen Herzinsuffizienz ist es, die Progression der Erkrankung aufzuhalten. Relevant wären Langzeitstudien, die eine Verbesserung der Prognose hinsichtlich der Mortalität belegen. Entsprechende Studien sind bisher mit Crataegus-Präparaten nicht durchgeführt worden. Die Progression der Erkrankung und das Versagen der Pumpfunktion lassen sich auf mehreren Ebenen aufhalten (s. Lehrbücher Pharmakologie). Pharmakologische Studien lassen es als plausibel erscheinen, dass Crataegus durch Dilatation peripherer Arterien die Nachlast reduziert. Eine therapeutische Wirksamkeit wurde bis-

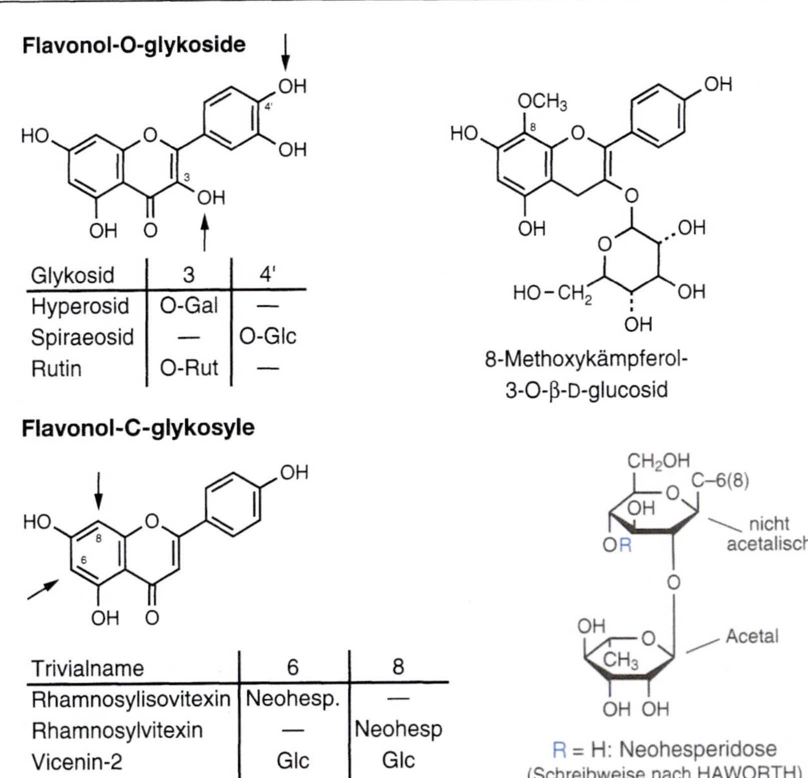

Glykosid	3	4'
Hyperosid	O-Gal	—
Spiraeosid	—	O-Glc
Rutin	O-Rut	—

Trivialname	6	8
Rhamnosylisovitexin	Neohesp.	—
Rhamnosylvitexin	—	Neohesp
Vicenin-2	Glc	Glc
Isoschaftosid	Glc	Ara *p*
Schaftosid	Ara *p*	Glc

(Ara *p* = α-L-Arabopyranose)

Abb. 1.25. In Blättern und Blüten von *Crataegus monogyna* und *Crataegus pentagyna* wurden bisher 27 Flavonderivate isoliert. Neben den weit verbreiteten Flavonolglykosiden vom Typus des Hyperosids mit Quercetin (3,5,7,3′,4′-Pentahydroxy-flavon) als Aglykon kommen seltene biosidische Glykosyle mit β-Neohesperidose als Glykosylkomponente vor. Für Crataegi folium cum flore (Crataegus-Blätter mit Blüten) ist das Vorkommen von Rhamnosyl-Vitexin und dessen Monoacetat charakteristisch. In den Blüten (Crataegi flos) kommen vor allem Rutin (Rutosid) neben wenig Spiraeosid vor. Im Rutin ist das Quercetin *O*-glykosidisch an Rutinose gebunden. Rutinose unterscheidet sich von der Neohesperidose durch die Verknüpfungsstellen der beiden Hexosen: Rutinose = α-L-Rhamnose (1 → 6)-β-D-Glucose (1 →), Neohesperidose = α-L-Rhamnose (1 → 2)-β-D-Glucose (1 →)

her nur indirekt erbracht. Zielgrößen in klinischen Studien waren im Wesentlichen sog. Surrogatparameter: Verbesserung der Arbeitstoleranz, gemessen mittels Fahrradergometer, Anhebung der anaeroben Schwelle gemessen mittels Spiroergometrie (Abb. 1.26) und Besserung der subjektiven Beschwerden.

Die Ergebnisse der klinischen Studien werden unterschiedlich beurteilt:

- Gemäß dem phytotherapeutischen Schrifttum konnten anhand objektiver Kriterien relevante Surrogatendpunkte positiv beeinflusst und durch Verringerung subjektiver Beschwerden eine verbesserte Lebensqualität der Patienten mit einer Herzinsuffizienz vom Schweregrad II nach NYHA (s. Tabelle 1.3) nachgewiesen werden.
- Aus der Sicht der naturwissenschaftlich orientierten Medizin erscheinen die Ergebnisse für eine fundierte Beurteilung in Bezug auf die beanspruchte Indikation nicht ausreichend (Lange 1995; Schwabe u. Paffrath 2000). Die Studien ließen lediglich einen Trend hinsichtlich eines Nutzens in Bezug auf den Surrogatparameter der ergometrischen Leistungsfähigkeit erkennen. Zum Unterschied von Präparaten mit ACE-Hemmern oder Betarezeptorenblockern liegen für Crataegus-Präparate keine Belege dafür vor, dass sie den Übergang einer Herzinsuffizienz vom Stadium II in Stadium III verhindern, auch nicht dafür, dass sie die Mortalität senken.

Anwendungsgebiete ▶ Zugelassen sind Fertigarzneimittel mit standardisiertem Trockenextrakt aus Weißdornblättern mit Blüten für die Indikationen

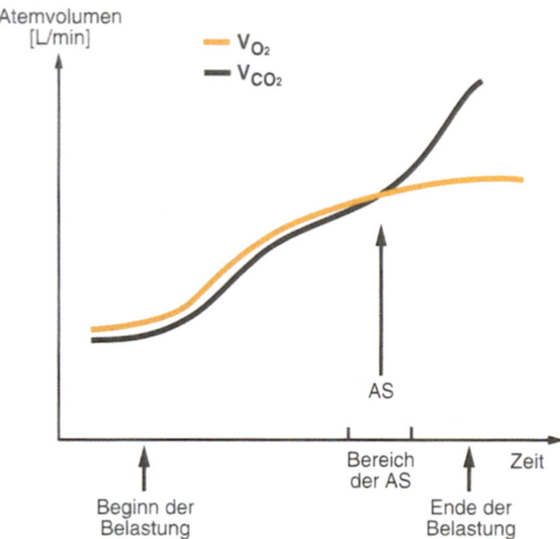

Abb. 1.26. Schematische Darstellung einer ergospirometrischen Belastung zur Ermittlung der anaeroben Schwelle. Die anaerobe Schwelle ist definiert als diejenige Belastungsintensität, beispielsweise am Fahrradergometer, bei der das exspiratorische Atemminutenvolumen nicht mehr linear verläuft und gegenüber der CO_2-Abatmung steiler ansteigt. Im Blut kann Laktat nachgewiesen werden. Nach einer 8-wöchigen Behandlung mit einem standardisierten Crataegus-Präparat zeigten sich Patienten mit einer milden Herzinsuffizienz (Stadium II nach NYHA) länger belastbar, ehe der Punkt der anaeroben Schwelle erreicht wird (Förster et al. 1994)

„nachlassende Leistungsfähigkeit des Herzens entsprechend Stadium II nach NYHA".

Traditionelle Anwendung. Zubereitungen aus den verschiedenen Weißdorndrogen (Blättern, Blättern mit Blüten, Früchten) finden Anwendung „zur Unterstützung der Herz-Kreislauf-Funktion", in Frankreich zutreffender „zur Verminderung nervöser Zustände beim Erwachsenen, insbesondere bei übermäßiger Wahrnehmung der Herzschläge (Palpitationen) nach diagnostischem Ausschluss jeglicher Herzerkrankung."

Ammi-visnaga-Früchte: Die historische Bedeutung des Khellins

Die Droge ▶ Sie besteht aus den getrockneten, reifen Umbelliferenfrüchten (Doppelachänen, meist in ihre Teilfrüchte zerfallend) von *Ammi visnaga* (Familie: Apiaceae gleich Umbelliferae). Verwendet werden in der Regel Trockenextrakte, hergestellt mit dem Auszugsmittel Methanol-Wasser, als Bestandteil fixer Arzneikombinationen. Der Geruch der Droge ist schwach aromatisch, ihr Geschmack schwach bitter und leicht aromatisch.

Inhaltsstoffe ▶ Charakteristische Bestandteile sind Furanochromone, darunter das Khellin (Strukturformel in Abb. 1.27), und Pyranocumarine, darunter das Visnadin (Formel nicht wiedergegeben).

Anwendung ▶ Ammi-visnaga-Früchte waren eine Zeit lang von erheblichem Interesse als Ausgangsmaterial zur Herstellung von Extrakten, des Ammi visnagae extractum siccum und fluidum, sowie zweier Reinsubstanzen, des Khellins und des Visnadins. Die Extrakte wurden vorwiegend zur Behandlung leichter stenokardischer Beschwerden und leichter Formen obstruktiv bedingter Atemwegserkrankungen verwendet. Die Wirksamkeit gilt heute auch in der Phytotherapie als nicht hinreichend belegt. In der naturwissenschaftlich orientierten Medizin wurde Khellin lange Zeit zur Behandlung von Angina pectoris und von Asthma bronchiale eingesetzt. In neueren Untersuchungen konnte die Wirksamkeit nicht bestätigt werden. Überdies kommt es nach längerer Einnahme infolge Kumulation zu zentralnervös bedingten Nebenwirkungen wie Nausea und Schlaflosigkeit.

Historische Bedeutung des Khellins ▶ Khellin wurde vielfach synthetisch abgewandelt, um zu wirksameren Arzneistoffen gegen Bronchialasthma zu gelangen. Bedeutung erlangt hat die Cromoglicinsäure (Cromolyn; s. Abb. 1.27). Die Überraschung: Während Khellin in die Gruppe der bronchialgefäßerweiternden Antiasthmatika gehört, gehört die Cromoglycinsäure zu den entzündungshemmenden Asthmamitteln. Wie die Glukokortikoide wirkt es nur prophylaktisch, nicht im akuten Anfall.

Als *Asthma bronchiale* werden Anfälle von Atemnot bezeichnet, die durch Konstriktion (Spasmus der glatten Muskelfasern) der Bronchien und Bronchiolen mit vermehrter Schleimproduktion und Schleimhautschwellung (Schleimhautödem) hervorgerufen werden. Länger bestehendes Asthma ist

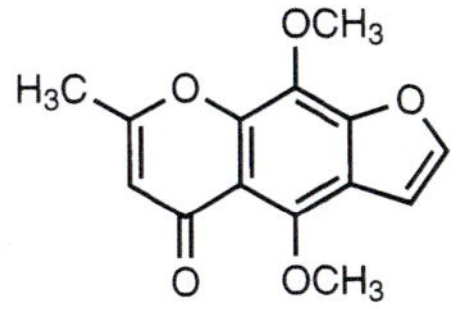

Khellin

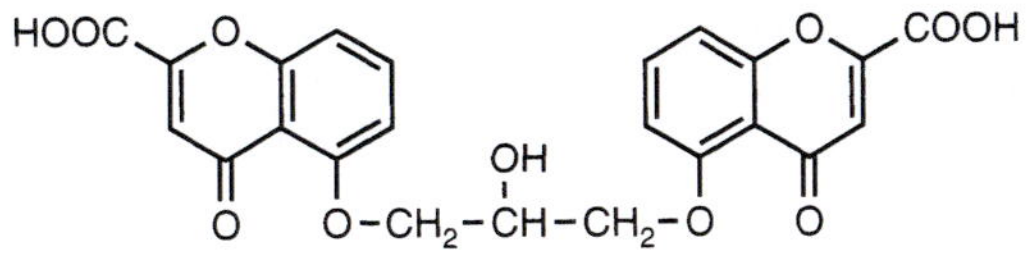

Cromoglicinsäure

Abb. 1.27. Khellin, als isolierter Stoff ein schwach gelblich gefärbtes, geruchloses, bitter schmeckendes Pulver, ist das natürliche Vorbild für die Entwicklung der Cromoglicinsäure. Als vergleichsweise lipophile Substanz gelangt Khellin in das Gehirn und führt zu zentralen unerwünschten Nebenwirkungen. Um die zentralen Nebenwirkungen zu reduzieren, wurde eine polare Gruppe durch Oxidation der Methyl- zur Carboxylgruppe eingeführt. Erfahrungsgemäß führt eine Verdoppelung des Moleküls – hier durch Bindung an Glyzerol – zu einer Erhöhung der Wirkungsstärke. Überraschend erwies sich die Cromoglicinsäure jedoch nicht als eine spasmolytisch wirksame Substanz, vergleichbar dem Khellin, vielmehr kam eine asthmapräventive Wirkung zum Vorschein (Näheres zum Wirkungsmechanismus s. Text)

durch eine besondere Form eines chronischen Entzündungsprozesses gekennzeichnet, der auf der ständigen Ansammlung und Aktivierung von Entzündungszellen wie neutrophilen und eosinophilen Granulozyten (Freisetzung eines toxisch wirkenden basischen Proteins) sowie mononukleärer Zellen beruht (Abb. 1.28). Am Entzündungsgeschehen beteiligt sind auch neurogene Mechanismen über Axonreflexe und die Ausschüttung exzitatorischer Neuropeptide.

Wirkungsmechanismus ▶ Die antiasthmatische Wirksamkeit von Cromoglicinsäure wurde durch Behandlung am Menschen entdeckt. Bisher ist es nicht gelungen, den Wirkungsmechanismus befriedigend aufzuklären. Ursprünglich vermutete man die Primärwirkung in einer Hemmung der pulmonalen Mastzellendegranulation nach einer Reihe von Stimuli, einschließlich der Interaktion zwischen zellgebundenem IgE und spezifischem Antigen (Typ-1-Immunreaktion). Nach dieser Vorstellung vom Wirkungsmechanismus wurden zahlreiche Substanzen synthetisiert: sie „stabilisieren“ zwar die Mastzelle, d. h., sie verhindern die Freisetzung von Histamin, wodurch die Entzündungskaskade in Gang kommt, sie besitzen jedoch keine antiasthmatische Wirksamkeit, was der Ausgangshypothese widerspricht.

Nach neueren Untersuchungen greift Cromoglicinsäure in spätere Stadien des Entzündungsgeschehens ein, und zwar vor allem in den neurogenen Anteil: Cromoglicinsäure unterdrückt die nach nozizeptiver Reizung von Neuronen ausgeschütteten Tachykinine (also die neuropeptide Substanz P und die Neurokinine A und B) und sie wirkt antagonistisch an den Tachykininrezeptoren, ferner hemmt Cromoglicinsäure die Cytokininausschüttung und sie hemmt die PAF-Wechselwirkung mit den Eosinophilen. Als Endergebnis aus der gehemmten Freisetzung von inflammatorischen Mediatoren resultiert eine reduzierte Belastung mit infiltrierten Zellen.

Weitere Kardiaka

Mistelkraut ▶ In Deutschland sind oral anzuwendende Zubereitungen aus Mistelkraut mit „traditionellen Anwendungsgebiet: zur Unterstützung der Kreislauffunktion“ zum freien Verkauf zugelassen. Mistelkraut (Visci albi herba) besteht aus den getrockneten jungen Zweigen mit Blättern, Blüten und Früchten von *Viscum album* (Familie: Loranthaceae). In der Volksmedizin werden Mistelpräparate und Misteltee bei Bluthochdruck und zur Arterioskleroseprophylaxe verwendet. Die Wirksamkeit bei den genannten Anwendungsgebieten ist nicht belegt. Bei längerer Anwendung kann der Körper allergisch reagieren, bei „Teekuren“ wohl vorzugsweise in Form von Magen-Darm-Störungen.

Herzgespannkraut ▶ Leonuri cardiacae herba besteht aus den zur Blütezeit gesammelten, getrockneten oberirdischen Teilen von *Leonurus quinquelobatus* und/oder *L. cardiaca* (Familie: Lamiaceae). Analytische Leitstoffe sind Iridoide wie Ajugol und Galiridosid, ferner bizyklische Diterpenlactone vom Typus des Leocardins.

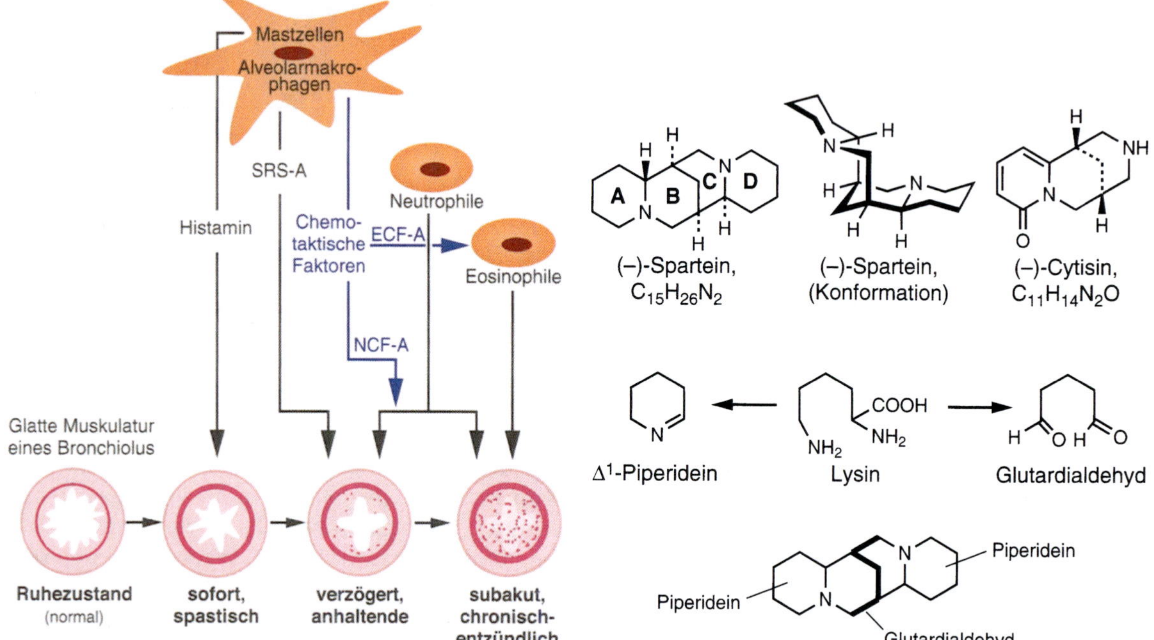

Abb. 1.28. Phasen der bronchialen Obstruktion bei Asthma bronchiale: die wichtigsten am pathologischen Prozess beteiligten Zellen und Entzündungsmediatoren (Kraft 1989). Die Phase der subakuten bzw. chronischen Entzündung beruht auf der ständigen Ansammlung von Entzündungszellen - den neutrophilen und eosinophilen Granulozyten - mit ihrer Freisetzung eines toxisch wirkenden, basischen Proteins unter Beteiligung von mononukleären Zellen. Die einzelnen Mediatoren wirken sich unterschiedlich auf Schleimsekretion, Bronchospasmus, Schleimhautödem und Chemotaxis (Infiltration) aus. *SRSA* „slow-reacting substance of anaphylaxis" (ein Gemisch der Zystein enthaltenden Leukotriene LTC_4, LTD_4 und LTE_4); *NCF-A* chemotaktischer Faktor A für Eosinophile

Abb. 1.29. (–)-Spartein setzt sich aus einem tetrazyklischen Ringsystem zusammen, in dem vier Piperidinringe (bzw. zwei Chinolizidinringe) zu einem starren Ringsystem zusammengeschlossen sind. Die Ringe A, C und D liegen in der Sesselform, der Ring B in der Bootform vor. Der Ring B steht annähernd senkrecht zum Ring A und zum Chinolizidinteil, der von den Ringen C/D gebildet wird. Spartein ist der Hauptvertreter der Chinolizidinalkaloide, die gehäuft bei Schmetterlingsblütlern (Fabaceae; z. B. in den Lupinen) vorkommen. Biosynthetisch leiten sie sich vom Lysin ab, das „3-mal" im Spartein enthalten ist: Zwei Lysinmoleküle liefern die beiden Piperidinringe und ein drittes Lysinmolekül - nach zweimaliger oxidativer Desaminierung - den Nichtaminteil in Form des Glutardialdehyds bzw. seines biologischen Äquivalents

Anwendungsgebiete. Nervöse Herzbeschwerden, klimakterische Beschwerden. Zu einem möglichen somatischen (pharmakodynamischen) Wirkungsmechanismus bei diesen Indikationen gibt es keine begründete Vorstellungen. Aus der Sicht der naturwissenschaftlich orientierten Medizin dürfte es sich um ein unreines Plazebo handeln.

Besenginsterkraut ▶ Diese Droge besteht aus den getrockneten Zweigspitzen des Besenginsters, *Cytisus scoparius* (Synonym: *Sarothamnus scoparius*), einem bis 2 m hohen Rutenstrauch. Die Droge enthält 1–2% Alkaloide, hauptsächlich (–)-Spartein (Abb. 1.29). Spartein, ein tetrazyklisches Chinolizidinalkaloid, stellt ein viskoses, bitter schmeckendes Öl dar, das anilinartig riecht und wasserdampfflüchtig ist. Die Salze sind kristallin.

Wirkungen. Drogenzubereitungen wurden bisher nicht explizit untersucht. Die Hauptwirkungen lassen sich jedoch aus den pharmakologischen Untersuchungen des Hauptinhaltsstoffes (–)-Spartein erschließen. Spartein wird als antiarrhythmisch wirkende Substanz klassifiziert mit einem Wirkungsmechanismus, vergleichbar dem des Chinidins.

Akute Toxizität. Schwäche in den Beinen, Schläfrigkeit, Schwindel, Kopfschmerzen, Atemlähmung, Tod durch Ersticken, bei gut schlagendem Herzen.

Anwendungsgebiete. Galenische Zubereitungen aus der Droge – Infus und Tinktur – werden in der Phytotherapie bei funktionellen Herz- und Kreislaufbeschwerden angewendet. In der Therapie der naturwissenschaftlich orientierten Medizin finden weder Dogenzubereitungen noch die Reinsubstanz Spartein Anwendung.

Toxikologie. Sind Spartein enthaltende Drogenzubereitungen unbedenklich? Es mag überraschen, dass Besenginsterkraut, als Alkaloiddroge, in Form einfacher Galenika verwendet wird: Alkaloide sind in der Regel toxisch, sodass eine exakte Dosierung erforderlich ist. Grundsätzlich gilt diese Überlegung auch für das Besenginsterkraut. In der älteren Literatur (Müller 1952) findet sich die Beschreibung eines Falles: Es kam bei einem Mann, der mehrmals eine Besenginsterabkochung gegen Asthma getrunken hatte, zu einer tödlichen Vergiftung. Andererseits spielen Vergiftungen durch Besenginsterkraut in der Praxis keine Rolle. Als mögliche Ursachen für die geringe Zahl von Zwischenfällen kommen in Betracht:

- Die vergleichsweise große therapeutische Breite des Sparteins: Ab 40 mg Spartein/kg KG kann es zur Atemlähmung kommen, das wären etwa 2,8 g Spartein für einen 70 kg schweren Mann, eine Dosis, die in etwa 200 g Droge, entsprechend 20 L Infus (1:100) enthalten ist. Besenginsterkraut wird daher auf einer 4-stufigen Skala (wenig giftig, giftig, sehr giftig, sehr stark giftig) lediglich als giftig eingestuft.
- Einnahmeschutz durch Drogenbegleitstoffe: Beim Versuch, toxische Dosen in Form eines Aufgusses einzunehmen, ist mit einer lokalen Reizwirkung und rechtzeitigem Erbrechen zu rechnen.
- Seltene Anwendung von Besenginsterkraut in Teeform: Dieser Gesichtspunkt ist deshalb wichtig, weil die Überlegung von der großen therapeutischen Breite des Sparteins nicht für „schlechte Metabolisierer" zutrifft, zu denen zwischen 6 und 10 % der Bevölkerung gehören. Die langsame Metabolismusleistung beruht auf einer genetischen Besonderheit, die autosomal vererbt wird. Als Ursache wird das Fehlen der Cytochrom-P-450-Untereinheit IID6 angesehen, sodass keine Hydroxylierung stattfindet. Nahezu die gesamte zugeführte Sparteindosis wird unverändert ausgeschieden, was aber mit einer zeitlichen Verzögerung der Ausscheidung, etwa um den Faktor 1000, verbunden ist. Defiziente Metabolisierer sind daher der Gefahr einer Vergiftung durch Kumulation wiederholter Gaben ausgesetzt.

Kardiaka zur äußeren Anwendung ▶ Es handelt sich um Salben, Hautöle, Balsame (dünnflüssige Salben) oder Fluidpräparate (flüssige Einreibungen), die Stoffe mit hyperämisierender Wirkung enthalten, wie Capsicum-Oleoresin, Cayennepfeffer-Liquidextrakt, Senföl und/oder ätherische Öle, vorzugsweise Rosmarinöl, Lavendelöl, Fichtennadelöl und Latschenkiefernöl. Man reibt die vorgeschriebene Menge bei nervösen Herzbeschwerden im linken Brustbereich ein. Die Anwendung beruht ausschließlich auf Überlieferung und langjähriger Erfahrung.

1.2.7 Venenmittel

Die Bezeichnung Venenmittel ist keine Begriffsbildung der Pharmakologie. Die Bezeichnung entstammt der Praxis, um Arzneimittel zu kennzeichnen, die adjuvant bei bestimmten Venenleiden, insbesondere im Anfangsstadium der chronischen Veneninsuffizienz, verwendet werden.

Chronische Veneninsuffizienz äußert sich im Initialstadium in folgenden Symptomen:

- Schweregefühl in den Beinen,
- abendliches Anschwellen der Fußknöchel,
- nächtliche Wadenkrämpfe,
- Juckreiz,
- gelegentliche krampfartige Schmerzen in der Wadengegend.

In fortgeschrittenen Stadien kann es zum Absterben der gestörten Versorgungsgebiete und zur Geschwürbildung (Unterschenkelgeschwür: Ulcus cruris) kommen. Als pathophysiologische Voraussetzungen für die Entwicklung einer chronisch-venösen Insuffizienz kommen die folgenden Faktoren in Frage:

- chronisch erhöhter intravasaler Druck. Er ist beim aufrecht gehenden Menschen am höchsten in den Beinen, weshalb man Varizen fast ausschließlich an den Beinen sieht. Infolge des Druckes erweitern sich die Venen, was dazu führt, dass die Venenklappen in ihrem Innern nicht mehr richtig schließen. Der venöse Blutabfluss wird gestört. Langfristig können dann Vorgänge ablaufen, die die Strukturen des Endothels verändern. Es entstehen Lücken (Dehiszenzen), durch die anfänglich nur niedermolekulare, in späteren Stadien auch proteinhaltige Flüssigkeit hindurchtreten kann. Auf diese Weise entwickelt sich zunächst ein eiweißarmes, mit der Zeit ein eiweißreiches Ödem. Diese durch die Klappeninsuffizienz in Gang gesetzten Umbauvorgänge beginnen am Endothel der Kapillaren und erfassen sukzessive auch das der Venen: es bildet sich ein Gefäßödem. *Hinweis*: „Gefäßabdichtende" Ödemprotektive sollen diesen Prozess stoppen.
- Der chronisch erhöhte intravasale Druck führt jedoch nur dann zu einer Klappeninsuffizienz, wenn eine angeborene und/oder eine erworbene – etwa bei stehenden Berufen – Venenschwäche vorliegt. Die Klappen werden sekundär insuffizient dadurch, dass sie dann zu kurz sind, um das Lumen der erweiterten Vene zu verschließen. *Hinweis*: „Venentonika" sollen den Querschnitt der überdehnten Venen normalisieren.

Varizenbildung ▶ Als Varizen oder Krampfadern (vom mittelhochdeutschen krampf [krumm, d. h. krumme Adern]) werden krankhaft erweiterte, oft oberflächlich gelegene Venen bezeichnet, wobei die Dilatation häufig mit einer Art Schlängelung bzw. Kräuselung einhergeht. Varikose (Varicosis) nennt man einen mit erheblicher Varizenbildung an den unteren Extremitäten einhergehenden Zustand. Man unterscheidet

- Stammvarizen; blaue, sackartige, geschlängelte Erweiterungen oberflächlicher Venen,
- retikuläre Varizen: netzartige Erweiterungen an der Kutis-Subkutis-Grenze und
- Besenreiservarizen: intrakutane Mikrovarizen.

Varizen treten seltener isoliert auf (primäre Varikose), häufiger in Verbindung mit der chronisch-venösen Insuffizienz (CVI mit Varizen); sekundäre Varikose ist eine Begleiterscheinung des postthrombotischen Syndroms (also Folge einer tiefen Venenthrombose).

Hinweis: Variköse Erweiterungen sind nicht auf die unteren Extremitäten beschränkt. Erinnert sei an Ösophagusvarizen und an Hämorrhoiden.

Ödemprotektiva

Die heute als ödemprotektiv (ödemhemmend, antiödematös) charakterisierten Venenmittel sind nicht aufgrund rationaler Überlegungen in Verbindung mit Ergebnissen experimentell-pharmakologischer Studien in die Therapie eingeführt worden. Zubereitungen aus Drogen wie Rosskastaniensamen, Ruscus-aculeatus-Rhizom oder Goldrutenkraut wurden volksmedizinisch verwendet, ehe der Versuch unternommen wurde, ihre Anwendung wissenschaftlich zu begründen.

Basis für entsprechende Versuche ist der tierexperimentelle Nachweis ödemprotektiver Effekte. Die Versuchsanordnung besteht darin: Man setzt lokal eine Entzündung und misst das Ausmaß der entstehenden Gewebeschwellung unter der Medikation im Vergleich zu Plazebo. Entscheidend an dieser Versuchsanordnung ist, dass die Prüfsubstanz zeitlich vor der Ödemprovokation appliziert wird, d. h., es wird kein therapeutisch-antiphlogistischer Effekt, sondern eben ein präventiv-protektiver gemessen (s. dazu auch Abb. 1.61, S. 112). Am häufigsten wurden für diese Versuche das Rattenpfotenödem als Modell gewählt. Als Phlogistika verwendete man Ovalbumin, Dextran, Carrageenin, Formalin, Aerosil und Kaolin.

Das Besondere an der ödemprotektiven Wirkung ist ihre Unspezifität. Es scheint unerheblich zu sein, auf welche Weise die pathologisch entzündlichen Vorgänge ausgelöst wurden: der ödemprotektive Effekt ist immer nachweisbar. Die Unspezifität betrifft nicht nur die auslösende Ursache, sondern auch die Konstitution der Wirkstoffe. Wirksam im Modell sind z. B. die Aesculussaponine, ferner natürliche Flavone (Hesperidin, Rutin, Diosmin), synthetische Flavonoidvarianten (Tetrahydroxyethylrutosid, Hesperidinmethylchalkon), rein synthetische Stoffe (z. B. Benzaron). Schließlich betrifft die Unspezifität auch die zu schützenden Strukturen. So wird die glatte Muskulatur der Gefäße und auch die der inneren Organe vor der Schädigung durch verschiedenartige Noxen geschützt (Felix 1986).

Der tierexperimentelle Nachweis einer ödemprotektiven Wirkung ist wegen seiner Unspezifität kein aussagekräftiges Modell für eine Wirksamkeit bei venostatischen Ödemen.

Venentonika

Mit der Venentonisierung möchte man den Querschnitt der überdehnten Venen normalisieren. Wenn es gelänge, durch Gefäßverengung die insuffizient schließenden Venenklappen wieder verschlussfähig zu machen, würde zugleich die Strömungsgeschwindigkeit des Blutes normale Werte erreichen, die Blutviskosität vermindert und die Gefahr von Thrombosen oder evtl. sogar eine Embolie gebannt. Leider gibt es bisher keine Pharmaka, die selektiv die Venen tonisieren, ohne zugleich die Arterien zu beeinflussen. So schlägt z. B. die Wirkung von Sympathomimetika auf die Venen sofort auf die arterielle Seite durch, mit entsprechend unerwünschten Nebenwirkungen wie Bluthochdruck und lokalem Durchblutungsmangel.

Hinweis: Als „venentonisierend" gilt das Dihydroergotamin, ein partieller Agonist an den α-adrenergen Rezeptoren der Venen. Bei einigen auf dem Markt befindlichen Fertigarzneimitteln wird u. a. als Indikation angegeben „Beschwerden bei primärer Varikose" (Rote Liste 2000). Es handelt sich jedoch um kein allgemein anerkanntes Anwendungsgebiet für Dihydroergotamin.

Angebot an Venenmitteln

Zu unterscheiden ist zwischen oralen und topischen Venenmitteln. Unter den oral anzuwendenden stehen Präparate mit normiertem Trockenextrakt aus Rosskastaniensamen an der Spitze. Andere enthalten Trockenextrakt aus dem Mäusedornwurzelstock, wiederum andere Flavonole in Form von Extrakten (z. B. Extrakt aus rotem Weinlaub), isolierten Reinstoffen (z. B. Rutosid) oder halbsynthetischen Derivaten pflanzlicher Naturstoffe (z. B. Hydroxyethylrutosid, Troxerutin). Als topische Venenmittel werden überwiegend heparinhaltige Präparate verwendet.

Trockenextrakte aus Rosskastanien ▶ Arzneilich wirksame Bestandteile der aus Rosskastaniensamen (Hippocastani semen) hergestellten Fertigarzneimittel sind teils standardisierte (Aescingehalt variabel) oder normierte (Aescingehalt konstant) Rosskastaniensamentrockenextrakte.

Ausgangsmaterial sind die reifen getrockneten Samenkerne der gewöhnlichen Rosskastanie (*Aesculus hippocastanum*; Familie: Hippocastanaceae). Zum Extrahieren verwendet werden Gemische aus Wasser und Ethanol oder Methanol (40–60 %, V/V). Die Extrakte bilden eine gelblich bis gelbbraune pulverförmige oder pulverisierbare Masse von schwachem, charakteristischem Geruch. Standardisiert bzw. normiert (DAB 1997: mindestens 16,0 und höchstens 20 % photometrisch bestimmt) wird auf den Aescingehalt.

Aescin ▶ Die unter der Bezeichnung Aescin im Handel befindlichen Produkte sind Saponingemische wechselnder Zusammensetzung. Vergleichsweise gut definiert ist das so genannte β-Aescin, das ist die in Wasser schwer lösliche und leicht kristallisierbare Fraktion des Saponingemisches; beim Erwärmen in wässriger Lösung fällt β-Aescin quantitativ aus, während α-Aescin in Lösung bleibt. Trotz seines guten Kristallisationsvermögens ist β-Aescin ein Gemisch aus mehreren miteinander eng verwandten Saponinen (Abb. 1.30).

Wirkungen. Als Saponin hat Aescin lokal entzündungserregende Eigenschaften; es darf daher nie subkutan oder intramuskulär angewendet werden. Nach Prämedikation zeigt Aescin im Tierversuch an einer Reihe von Modellen entzündungswidrige Eigenschaften. Es beeinflusst vor allem die ersten Phasen entzündlicher Vorgänge (erhöhte Gefäß- und Membranpermeabilität), sodass die Aescinwirkung als ödemprotektiv bzw. als antiexsudativ cha-

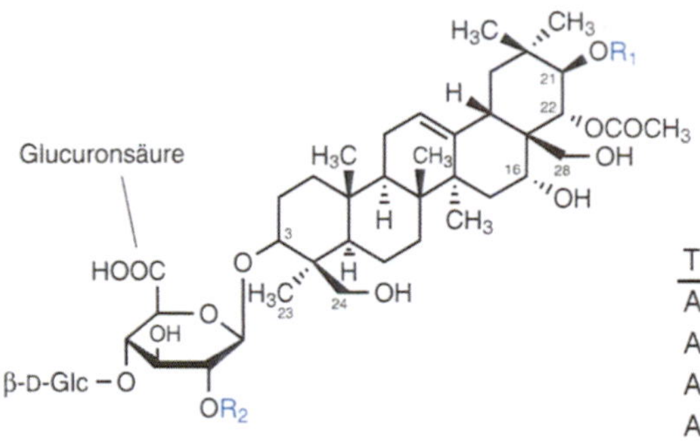

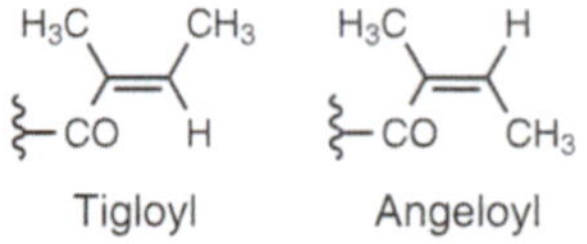

Trivialname	R_1	R_2
Aescin Ia	Tigloyl	β-D-Glc
Aescin Ib	Angeloyl	β-D-Glc
Aescin IIa	Tigloyl	β-D-Xyl
Aescin IIb	Angeloyl	β-D-Xyl

Abb. 1.30. Das gut kristallisierende β-Aescin ist ein Mischkristallisat, bestehend aus den vier Hauptkomponenten Aescin Ia, Ib, IIa und IIb. Das Aglykon gehört zu den pentazyklischen Triterpenen vom β-Amyrintyp, und zwar liegt ein Hexahydroxyderivat vor: Die OH-Gruppe am C-3 ist β-glykosidisch an β-D-Glucuronsäure gebunden, die ihrerseits mit Zuckern glykosidisch verknüpft ist. Die OH-Gruppe am C-21 ist mit kurzkettigen Fettsäuren, die OH am C-22 mit Essigsäure verestert. Die OH-Gruppen am C-16 (α-OH) und an C-24 und C-28 (primäre OH) liegen frei vor. Die Komplexität des Saponingemisches kommt nicht zuletzt dadurch zustande, dass inter- und intramolekulare Umesterungen stattfinden können; besonders leicht finden Acylwanderungen von der 22-OH zur 28-OH statt, was von einem Verlust an hämolytischer Aktivität begleitet ist (Bildung von Kryptoaescin)

rakterisiert wird. Ferner hemmt Aescin in vitro die Aktivität der Elastase und Hyaluronidase, die am enzymatischen Abbau von Proteoglykanen (Bestandteilen des Gefäßendothels sowie im Wesentlichen extrazellulärer Gewebe) beteiligt sind.

Anwendungsgebiete. Beschwerden bei chronischer Veneninsuffizienz wie Ödeme in den Beinen, Juckreiz, Schmerzen, Schwere- und Spannungsgefühl in den Beinen.

Unerwünschte Wirkungen. Aescin weist als Saponin schleimhautreizende Eigenschaften auf. Daher können nach Einnahme Aescin enthaltender Präparate Magenbeschwerden auftreten. Der Apotheker sollte empfehlen, diese Mittel zu den Mahlzeiten einzunehmen, es sei denn, dass es sich um Kapseln handelt, die mit einem magensaftresistenten Überzug versehen sind.

Für die i.v.-Anwendung durch den Arzt gelten besondere Vorsichtsmaßnahmen: Bei entsprechender Disposition besteht die Gefahr einer Nierenschädigung, bei Überdosierung die Gefahr einer Hämolyse. Cave: intraarterielle Applikation.

Mäusedornwurzelstock ▶ Mäusedornwurzelstock (Rusci aculeati rhizoma) besteht aus dem getrockneten Rhizom mit den anhängenden Wurzeln von *Ruscus aculeatus* (Familie: Asparagaceae). Aus der Droge werden hydroalkoholische Trockenextrakte sowie Neoruscogenin/Ruscogeninreinstoffpräparate, deklariert als „Ruscogenin" (Abb. 1.31) hergestellt, die durch hydrolytischen Abbau der Saponine gewonnen werden. Hydroalkoholische Trockenextrakte, die Saponine enthalten, werden ähnlich wie die Rosskastanienpräparate als orale Venenmittel verwendet, während Ruscogeninpräparate zur unterstützenden Therapie bei Hämorrhoidalbeschwerden – in Salben- und Zäpfchenform – bestimmt sind.

Extrakte aus rotem Weinlaub ▶ Hydroalkoholische Extrakte aus „rotem Weinlaub", das sind die herbstlich verfärbten Blätter von *Vitis vinifera*, enthalten Flavonoide, darunter Quercetin-3-glucuronid und Quercetin3-glucosid (Isoquercitrin). Flavonolen (Typus: Rutosid gleich Rutin) wird seit Jahrzehnten eine kapillarabdichtende Wirkung zugesprochen. Präparate mit rotem Weinlaubtrockenextrakt werden zur Behandlung von milden Formen der chronisch venösen Insuffizienz empfohlen.

Beurteilung der Venenmittel

Aus der Sicht der Phytotherapie ▶ Die der chronisch venösen Insuffizienz zugrunde liegende Bindegewebsschwäche ist per se nicht behandelbar. Es

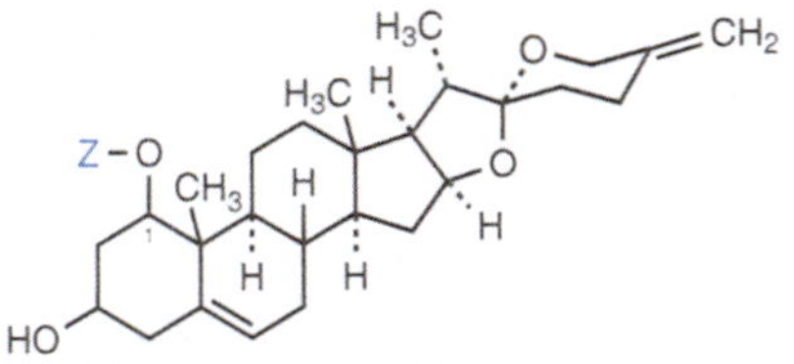

Z = H: Neoruscogenin $C_{27}H_{40}O_4$

Zum Vergleich: Ruscogenin (1β-Hydroxydiosgenin) $C_{27}H_{42}O_4$

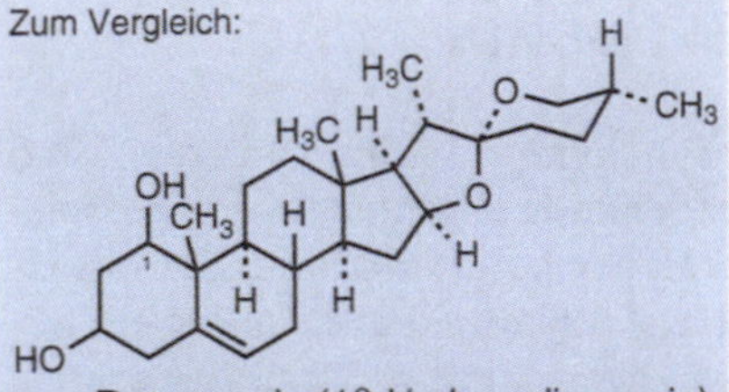

Z = O-β-D-Glc*p*-(1→3)-O-α-L-Rha*p*-(1→2)-O-α-L-Ara*p*-(1→): Ruscin

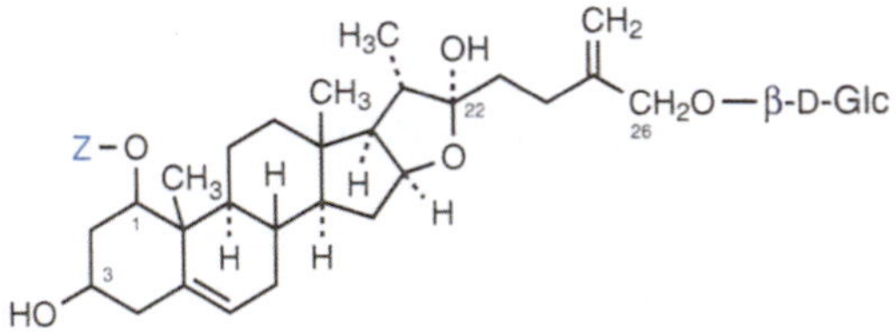

Z = H: Furosta-5,25(27)-dien-26-glucopyranosyloxy-1β, 3β, 22α-triol

Z = Triosid wie im Ruscin: Ruscosid

Abb. 1.31. Die mengenmäßig dominierenden Saponine des Ruscus-aculeatus-Rhizoms sind Ruscin und Ruscosid. Beide Glykoside enthalten die Zuckerkomponente, eine unverzweigte Triose, nicht über das 3-OH, sondern über das 1-OH an das jeweilige Genin gebunden. Ruscin ist ein monodesmosidisches Steroidsaponin vom Spirostanoltyp; begleitet wird es von dem um das endständige Glukosemolekül ärmere Desglucoruscin und von dem monoglykosidischen 1-α-Arabofuranosido-neoruscogenin (Synonym: Desglucodesrhamnosidoruscin). Das zweite Hauptglykosid, das Ruscosid, gehört dem bidesmosidischen (Zuckerkomponenten an 2 unterschiedlichen Stellen im Molekül) Furostanoltyp an. Neben der β-D-Glucopyranose an der primären 26-OH ist das 1-OH an dieselbe Triose gebunden, die auch im Ruscin auftritt. Enzymatische oder säurehydrolytische Abspaltung der Zucker führt unter Zyklisierung der Seitenkette zum Neoruscogenin, nicht zum freien Furostadientetraol. Daneben kommen Glykoside vor, die Ruscogenin (1β-Hydroxydiosgenin) als Aglykon enthalten. Das fermentativ oder säurehydrolytisch erhältliche Gemisch von Neoruscogenin und Ruscogenin wird mit der Kurzbezeichnung „Ruscogenine" belegt.

wird konzediert, dass an vorderster therapeutischer Stelle Stütz- bzw. Kompressionsmaßnahmen, die Sklerosierung und schließlich operative Entfernung der Varizen stehen. Bevor aber derartige Maßnahmen notwendig werden, lässt sich das Beschwerdebild mittels der pflanzlichen Venentherapeutika ausgesprochen gut behandeln. Die Wirksamkeit insbesondere der Rosskastanienpräparate ist durch zahlreiche klinische Studien hinreichend gesichert.

Aus Sicht der naturwissenschaftlich orientierten Medizin ▶ Die bisher vorgelegten klinischen Studien zur Wirksamkeit sind wenig überzeugend. Zwar konnte in einigen Studien gezeigt werden, dass während der Therapie mit Rosskastaniensamenextrakt das wasserplethysmographisch gemessene Unterschenkelvolumen im etwa gleichen Ausmaß abnimmt wie bei einer Kompressionsbehandlung: allerdings sind die gemessenen Änderungen, obwohl statistisch signifikant, in ihrem Ausmaße nur gering (Abnahme nach 12-wöchiger Therapie 44 mL) und daher klinisch kaum relevant, zumal bereits im Tagesverlauf Schwankungen des Unterschenkelvolumens von 20–70 mL beobachtet werden. Es werden daher weitere Untersuchungen zur Wirksamkeit von Rosskastaniensamenextraktpräparaten gefordert, ehe eine aktive Empfehlung für die klinische Praxis gegeben werden kann. In den Standardlehrbüchern wird eine Therapie mit Venenmitteln nicht erwähnt oder sie wird als wenig effizient abgelehnt.

1.2.8 Pflanzliche Lipidsenker

Lipidsenker (Synonym: Antilipidämika) sind Arzneistoffe zur Senkung erhöhter Serumlipidspiegel, speziell bei Hypercholesterinämie. Die mit einer hohen Gesamtcholesterinkonzentration einhergehende hohe Konzentration an LDL-Lipoprotein (s. dazu den Abschnitt „Lipoproteintransport im Blut") stellt einen wesentlichen Risikofaktor für arteriosklerotische Gefäßerkrankungen dar. Die Normalisierung dieses Parameters senkt das Risiko, insbesondere bezüglich des Ereignisses Herzinfarkt.

Die Arteriosklerose (griech.: skleros [hart]) stellt eine chronisch fortschreitende Erkrankung dar, gekennzeichnet durch Einengung der Gefäßlichtung infolge von Einlagerungen fettiger Massen (Cholesterol, Lipide, Kalk). Die Einlagerung von Cholesterol erfolgt vorwiegend in Form von oxidativ modifiziertem LDL (Begriffserklärung s. unten).

Schwerwiegende Folgen arteriosklerotischer Gefäßveränderungen infolge lokaler Unterversorgung mit Sauerstoff (Hypoxie oder Anoxie) sind Herzinfarkt und Hirninfarkt.

Lipoproteintransport im Blut

Die wasserunlöslichen Plasmalipide Cholesterin, Triglyzeride und Phosphatide werden als makromolekulare Komplexe mit spezifischen Proteinen, als so genannte Lipoproteine, im Blut transportiert. Lipoproteine sind aufgebaut aus einem Kern hydrophober Lipide (Cholesterinester, Triglyzeride), der von polaren Lipiden (Phospholipiden, freiem Cholesterin) und einer äußeren Schale von assoziierten Proteinen, den Apolipoproteinen, umgeben ist, wobei die einzelnen Komponenten durch nicht kovalente Bindungen zusammengehalten werden.

Die verschiedenen Lipoproteine des Blutes unterscheiden sich in der relativen Zusammensetzung der Kernlipide sowie strukturchemisch im Apoproteintyp. Sodann unterscheiden sie sich physikalisch in der Größe und in der Dichte.

Es ist die in der Ultrazentrifuge gemessene Dichte, die die Grundlage für die bekannte Einteilung abgibt in:

- solche mit hoher Dichte (Abkürzung: HDL) und folglich hohem Proteinanteil,
- solche mit niedriger Dichte (LDL),
- solche mit sehr niederer Dichte (VLDL) und
- die Chylomikronen (griech.: chylos [Saft]).

Bei den HDL beträgt das Lipid-Protein-Verhältnis 1:10 und erreicht bei den VLDL die Relation von 99:1. In der HDL-Fraktion dominieren die Phosphatide, in der VLDL-Fraktion die Triglyzeride und in der LDL-Fraktion das Cholesterol. Die Chylomikronen bilden die an Triglyzeriden reichste Lipoproteinfraktion.

Jede dieser Lipidfraktionen hat eine spezifische Aufgabe im Lipidtransport und im Lipidstoffwechsel. Auch gibt es unterschiedliche Stoffwechselwege für exogene, beispielsweise mit der Nahrung zugeführte Lipide, und für endogene, das sind de novo biosynthetisierte Lipide, worauf im Einzelnen nicht eingegangen werden kann. Um die Wirkweise der HMG-CoA-Reduktasehemmer zu verstehen, sind die folgenden Kenntnisse wichtig: das Prinzip der Cholesterinbiosynthese in der Leber (Abb. 1.32) und die Zusammenhänge zwischen Hemmung der De-novo-Biosynthese, Verminderung der LDL-Konzentration im Blut und einer Arterioskleroseprophylaxe. Im Einzelnen kann darauf nicht näher eingegangen werden. Auf Lehrbücher der Pharmakologie sei verwiesen.

Die „low density lipoproteins" (LDL) sind die biologische Nachschubquelle für Cholesterin (gleich Cholesterol), das die lebenswichtige Vorstufe zur Synthese von Plasmamembranen, von Gallensäuren und von Steroidhormonen ist. Zellen, die Cholesterin für Biosynthesen verwerten, bilden Oberflächenrezeptoren mit der Eigenschaft aus, die LDL-Proteine zu erkennen und sie dann rezeptorvermittelt durch Endozytose in die Zelle zu schleusen.

HMG-CoA-Reduktasehemmstoffe

Diese Pharmakagruppe wird auch als Cholesterinsynthesehemmstoffe, abgekürzt CSE-Hemmer, oder als Statine bezeichnet. Primärer Angriffspunkt ist die HMG-CoA-Reduktase (s. Abb. 1.32) und somit die Umwandlung von HMG-CoA in Mevalonsäure. Verminderte Cholesterinsynthese führt zur Kompensation – nach Art einer Rückkopplung –, indem vermehrt LDL-Rezeptoren gebildet werden. Die Zu-

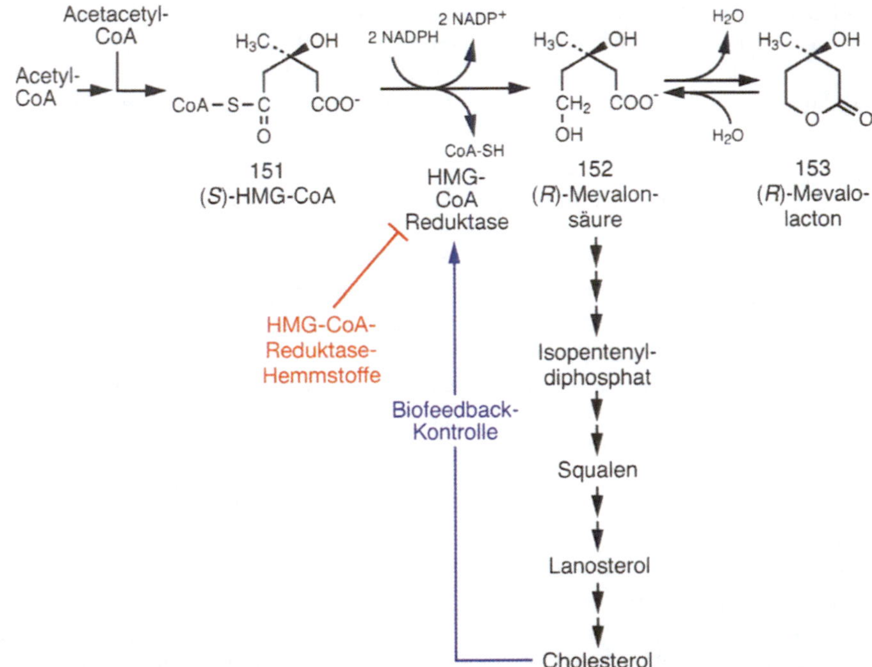

Abb. 1.32. Schematische Darstellung wesentlicher Schritte in der Biosynthese von Cholesterin (Cholesterol). 3-Hydroxy-3-methyl-glutaryl-Coenzym A (Abkürzung: HMG-CoA) wird durch die HMG-CoA-Reduktase in Mevalonat umgewandelt. Dieser nicht reversible Schritt ist durch Cholesterol hemmbar, d. h., das exogen mit der Nahrung zugeführte Cholesterol drosselt die endogene De-novo-Synthese von Cholesterol in der Leber. Die HMG-CoA-Reduktase ist Angriffspunkt der als Lipidsenker therapeutisch genutzten HMG-CoA-Reduktasehemmer (syn.: Cholesterinsynthesehemmstoffe, kurz CSE-Hemmer)

nahme der LDL-Rezeptorenzahl wiederum führt zu einer vermehrten Clearence von LDL, was gleichbedeutend mit einer Absenkung des LDL-Cholesterins im Blutplasma ist.

Lovastatin, der erste CSE-Hemmer, ein Naturstoff ▶ Im Jahre 1988 wurden als Inhaltsstoffe verschiedener Schlauchpilze (Klasse: Ascomycetes) die Monacoline entdeckt, die ihrem chemischen Aufbau nach substituierte Derivate des Mevalonsäurelaktons (genauer: seines Desmethylderivates) darstellen (s. Abb. 1.32). Sie hemmen in der offenkettigen Form als Hydroxycarbonsäure – Bildung bei der ersten Leberpassage – kompetitiv die 3-Hydroxy-3-methylglutaryl-CoA-Reduktase, das Schlüsselenzym der Cholesterolbiosynthese, und führen dadurch im Serum von Tier und Mensch zu einer Senkung des Cholesterolspiegels um bis zu 40 %.

Die erste klinisch eingesetzte Substanz war Lovastatin, was dem Monacolin L entspricht (s. Abb. 1.33). Lovastatin wurde zum Prototyp der HMG-CoA-Reduktasehemmer (HMG-CoA gleich β-Hydroxy-β-methyl-glutaryl-CoA). Monacolin K, ein dem Lovastatin eng verwandtes Monacolin, wurde als cholesterinsenkendes Prinzip im so genannten Roten Reis identifiziert.

Roter Reis (Ang-khak) ▶ Mit Hilfe bestimmter Stämme von *Monascus purpureus* wird in Ostasien aus Reis ein Produkt, Ang-khak oder Roter Reis, hergestellt. Polierter Reis wird gewaschen, eingeweicht, entwässert, gekocht, nach Abkühlung beimpft und bei 25–32 °C bebrütet. Nach etwa 3 Tagen beginnt sich der Reis rot zu färben und zu erwärmen. Etwa 3 Wochen später ist die Fermentation beendet. Nach dem Trocknen gelangt das Produkt in den Handel. Die hauptsächliche Verwendung ist die eines Lebensmittelfarbstoffes. Auf einen Gehalt von 0,4% CSE-Hemmer (hauptsächlich Monacolin K) standardisiert, wird „Red Yeast Rice" in den USA als Nahrungsergänzungsmittel zur Lipidsenkung angeboten, eingeschränkt allerdings auf Personen mit nur mäßig erhöhtem Cholesterinspiegel von 200–239 mg/100 mL. Die Dosis beträgt 2-mal täglich eine Kapsel à 600 mg.

Hinweis: Die Farbstoffe des Produkts (Monascorubin und Rubropunctatin) sind nicht identisch mit den cholesterolsenkenden Inhaltsstoffen, hauptsächlich Monacolin K (Abb. 1.33), die farblos sind.

Ballaststoffe und Kleie

Definitionen ▶ Man versteht unter Ballaststoffen für den Menschen unverdauliche Nahrungsbestandteile wie Zellulose, Hemizellulosen und Pentosane. Pentosane sind aus Pentosen aufgebaute Polysaccharide, die in Pflanzen als Bestandteile der Primärwand der Pflanzenzelle vorkommen. An Pentosanen reiche Ballaststoffe sind Getreide und Getreideprodukte. Man unterscheidet zwischen löslichen und unlöslichen Ballaststoffen. Lösliche Ballaststoffe sind beispielsweise Pektine, Pflanzenschleime und Pflanzengummen. Unlöslich sind Zellulose, Lignin und Hemizellulose.

Kleie ist eine Sammelbezeichnung für die beim Mahlprozess als Rückstand anfallenden, zerkleinerten Bestandteile des äußeren Getreidekorns (Frucht- und Samenschale).

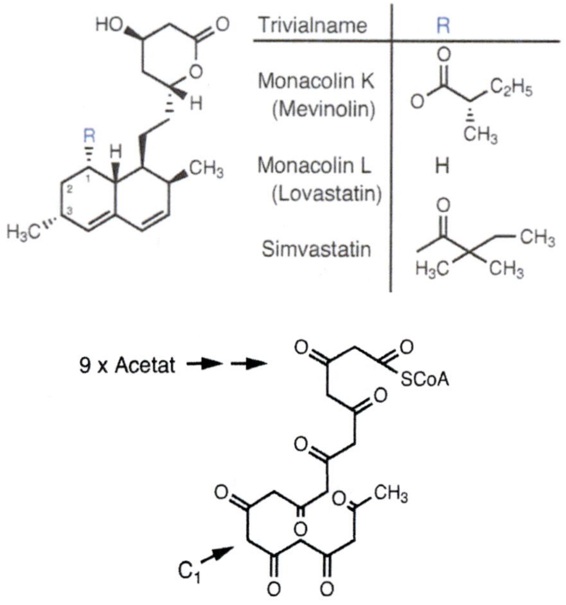

Abb. 1.33. *Oberer Teil:* Strukturen von natürlichen, in Ascomyceten (*Monascus ruber, Aspergillus terreus, Penicillium citrinum*) vorkommenden HMG-CoA-Reduktasehemmern. *Unterer Teil:* Ihrer Bildung liegt ein Biosyntheseweg aus 9 Acetateinheiten zugrunde

Cholesterinsenkende Wirkung ▶ Von zahlreichen Ballaststoffen konnte in validen klinischen Studien nachgewiesen werden, dass sie sowohl bei gesunden Versuchspersonen als auch bei Patienten mit Hypercholesterinämie die Serumcholesterinkonzentration senken.

Beispiel: Bei Patienten mit einer Typ-IIa-Hyperlipoproteinämie kam es unter Gabe von 60 g Haferkleie täglich nach 3 Wochen zu einer Abnahme der mittleren Gesamtcholesterinkonzentration im Serum um 9,7% (Bartram et al. 1992).

Ein cholesterinsenkender Effekt wurde außer für Haferkleie auch für Pektine, für Guar und für Ballaststoffe aus Leguminosen (z. B. für Bohnen) nachgewiesen. Nicht wirksam ist hingegen die Weizenkleie. Es sind in erster Linie wasserlösliche, von der Kolonflora leicht fermentierbare Ballaststoffe, die die Serumcholesterinkonzentration senken. Bei diesem Abbau entstehen kurzkettige Fettsäuren, überwiegend Essigsäure, Propionsäure und Buttersäure, die im Kolon resorbiert und mit dem Pfortaderblut zur Leber transportiert werden. Es gibt Hinweise dafür, dass sie die Cholesterolbiosynthese in der Leber hemmen.

Knoblauchpräparate

Knoblauch ist eine Kurzbezeichnung sowohl für die Knoblauchpflanze (*Allium sativum*; Familie: Alliaceae) als auch für die als Gewürz verwendete Knoblauchzwiebel. Knoblauch ist eine ausdauernde Pflanze, die sich u. a. dadurch auszeichnet, dass sie eine von derben weißen Häutchen umhüllte Zwiebel bildet, die jedoch morphologisch völlig anders als die bekannte Küchenzwiebel aufgebaut ist. Während die Küchenzwiebel aus ineinander ge-

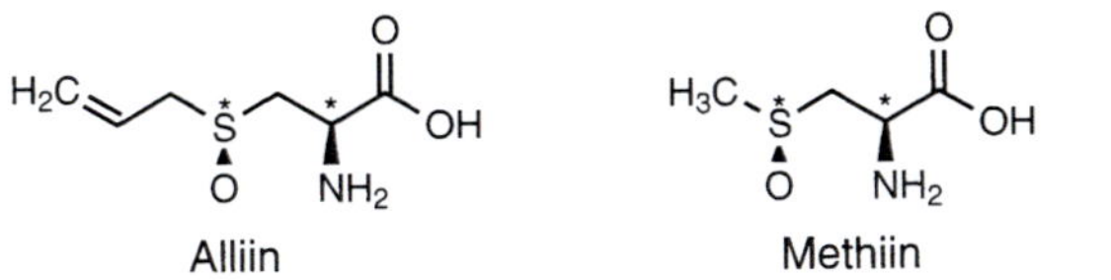

Alliin
S-Allyl-L-cysteinsulfoxid

Methiin
S-Methyl-L-cysteinsulfoxid

Abb. 1.34. Im Frischknoblauch kommt Alliin in einer Konzentration von 5–14 mg/g vor, begleitet von Methiin (0,5–2 mg/g). Alliin und Methiin sind Sulfoxide des Cysteins. Die Doppelbindung von Sulfoxiden ist keine „echte" Doppelbindung, vielmehr sind Sulfoxide pyramidal gebaut, sodass das *S*-Atom in Alliin und Methiin ein Asymmetriezentrum (*Stern*) bildet. Somit sind jeweils 4 diastereomere Formen existent, doch kommt im Knoblauch nur eine dieser 4 Formen vor, und zwar mit (*S*)-Konfiguration am Schwefelatom und (*R*)-Konfiguration am asymmetrischen *C*-Atom des L-Cysteins

schachtelten Blättern besteht – es handelt sich um eine Schalenzwiebel –, umschließt beim Knoblauch ein Hüllblatt jeweils eine ganze Gruppe von kleinen Zwiebeln; die kleine Einzelzwiebel, die sog. Knoblauchzehe, besteht aus einem einzigen röhrenförmigen, fleischig verdickten Blatt (botanisch-morphologisch ein Niederblatt), das am Grunde die hellgrüne Sprossknospe umschließt und von einem zähen trockenem Hüllblatt, der „Zwiebelhaut" umgeben ist.

Nach dem gegenwärtigen Stand des Wissens gilt das Alliin (Abb. 1.34) in Verbindung mit der Alliinase, einer Sulfenatlyase, als für Knoblauch wirksamkeitsbestimmend.

Der Alliingehalt im Frischknoblauch liegt im Bereich von 0,5–1 %. Auch der Gehalt an Alliinase erreicht Werte bis zu 1 %, eine für ein Enzym bemerkenswert hohe Konzentration.

Im Knoblauch liegen das Substrat Alliin (s. Abb. 1.34) und spaltendes Enzym Alliinase kompartimentiert in räumlich getrennten Zellen vor. Nach der Zerstörung der Zellstruktur bildet sich das instabile Allicin (Abb. 1.35), das seinerseits in unterschiedlicher Weise weiter reagiert (Abb. 1.36). Die enzymatische Umsetzung Alliin → Allicin erfolgt sehr rasch innerhalb von maximal 10 Sekunden.

Präparatetypen ▶ Für die arzneiliche Verwendung stehen die folgenden Präparatetypen zur Verfügung:

- Knoblauchpulver,
- Knoblauchölmazerate,
- Knoblauchpresssäfte und
- fermentierter Knoblauch.

Knoblauchtrockenpulver. Die frischen Knoblauchzwiebeln werden enthäutet, grob zerkleinert, um das Trocknen zu beschleunigen, bei 50–60 °C bis zu einer Restfeuchte von unter 5 % getrocknet und

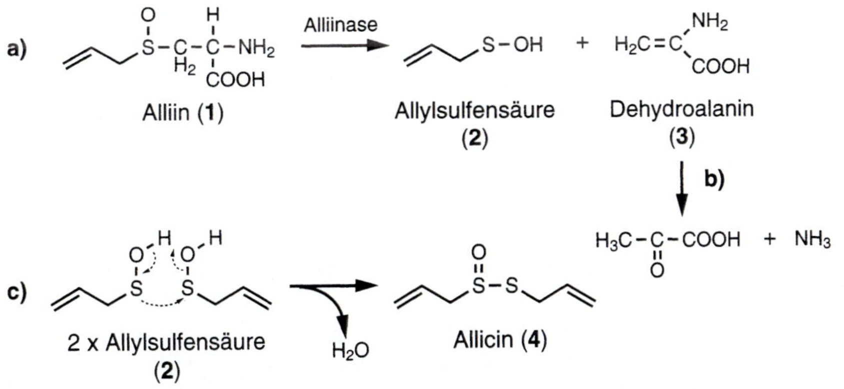

a) Alliin (**1**) —Alliinase→ Allylsulfensäure (**2**) + Dehydroalanin (**3**)

b) Dehydroalanin (**3**) → $H_3C-CO-COOH$ + NH_3

c) 2 x Allylsulfensäure (**2**) → Allicin (**4**) + H_2O

Abb. 1.35. Abbau von Alliin zu Allicin (analog verläuft der Abbau von Methiin zu Allylmethanthiosulfinat) beim Zerkleinern der Knoblauchzehe. Reaktionsschritte a und b: 3-(2-Propenylsulfinyl)-L-Alanin (Trivialname: Alliin, **1**) zerfällt unter der Einwirkung von Sulfenatlyasen (hier: der Alliinase) in Allylsulfensäure (**2**) und in das unbeständige Dehydroalanin (**3**), das spontan zu Ammoniak und Brenztraubensäure hydrolysiert. Reaktionsschritt c: 2 Mol Allylsulfensäure (**2**) kondensieren zu *S*-Allyl-2-propenylthiosulfinat (Trivialbezeichnung: Allicin, **4**)

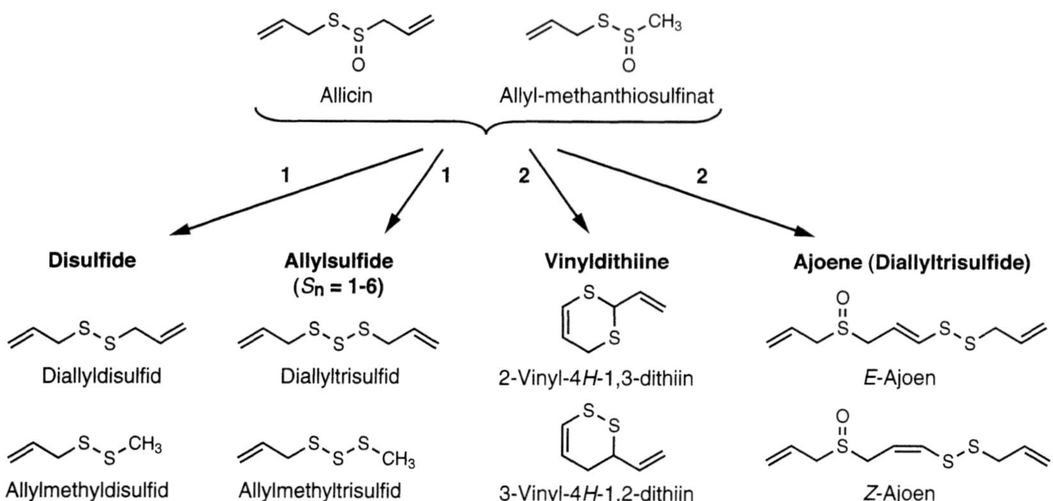

Abb. 1.36. Allicin und Allyl-Methanthiosulfinat sind labile Verbindungen, die sich – abhängig von den näheren Reaktionsbedingungen – weiter umsetzen. Langsam in wässrigem Milieu, sehr schnell während der Wasserdampfdestillation bilden sich vorzugsweise die Sulfide (*Wege* 1), beim Mazerieren in oder beim Extrahieren mit fetten Ölen oder organischen Lösungsmitteln vorzugsweise Vinyldithiine und Ajoene (*Wege* 2)

pulverisiert. Sofern das Verfahren optimiert ist, ist der Alliingehalt noch relativ hoch (6–14 mg/g). Trocknen bei hohen Temperaturen von bis zu 105 °C inaktiviert das Enzym Allinase, sodass während der Magen-Darm-Passage kein Allicin freigesetzt wird, dessen Folgeprodukte als wirksamkeitsbestimmend gelten. Wird der Knoblauch vor dem Trocknen mehr als unbedingt nötig zerkleinert, so sinkt der Alliingehalt des Fertigprodukts. Es bildet sich Allicin, das sich partiell spontan in Di- und Trisulfide umwandelt (s. Abb. 1.36), was am unangenehmen Geruch des Endprodukts (Tabelle 1.4) kenntlich ist. Gutes Knoblauchtrockenpulver enthält 1,0–1,5 % Alliin. Die Alliinase darf nicht inaktiviert sein: Sobald das Pulver mit Wasser in Kontakt kommt, muss Allicin freigesetzt werden.

Freisetzung von Allicin aus Knoblauchtrockenpulverpräparaten und Metabolisierung: Es gibt zwei Typen von Präparaten: Kapseln und Dragees mit und ohne magensaftresistente Überzüge. Diese Überzüge sollen sicherstellen, dass Allicin erst im Dünndarm freigesetzt wird. Vergleichende Daten zur Pharmakokinetik sind nicht publiziert. Wissenswert wäre, ob Alliinase im Magen inaktiviert wird, so wie es Modellversuche (Abb. 1.37) nahe legen. Allicin wird gut resorbiert und in Kontakt mit Blut zu Allylmercaptan abgebaut (Abb. 1.38). Etwa 10 % (bezogen auf Allicin) werden über die Lungen als Allylmethylsulfid ausgeschieden. Die restlichen 90 % werden zu stark polaren Metaboliten umgewandelt, die bisher nicht identifiziert sind. Vermutet wird eine Oxidation des Schwefels nach dem Muster der Bildung von Taurin und Cystein.

Knoblauchölmazerate. Frischer Knoblauch wird zerkleinert und mit einem fetten Öl – Sojabohnenöl, Weizenkeimöl, Rüböl – mazeriert oder unter gelindem Erwärmen digeriert. Der von den im Öl unlöslichen Bestandteilen befreite Oleosumextrakt wird meist in Weichgelatinekapseln abgefüllt, die sich erst im Dünndarm lösen.

Während der Zerkleinerungsprozedur bildet sich enzymatisch Allicin, das als lipophile Substanz zwar in die Ölphase übergeht, in Öl jedoch instabil ist und sich in Vinyldithiine (70 %), Sulfide (18 %) und Ajoene (12 %) umsetzt (s. Abb. 1.36).

Diese in Ölmazeraten auftretenden Allicinabbauprodukte sind gut resorbierbar. Aus In-vitro-Versuchen ist bekannt, dass sie – mit Ausnahme der Vinyldithiine – bei Kontakt mit menschlichem Blut zu Al-

Tabelle 1.4. Stoffeigenschaften wichtiger Inhaltsstoffe von Knoblauchprodukten

Verbindung	Eigenschaften
Ajoene	Farb- und geruchloses Öl
Alliin	Farblose, geruchlose, kristalline Substanz
Allicin	Gelbe Flüssigkeit, in Wasser gut löslich; bei Stehenlassen setzt sie sich als gelbes Öl ab, teilweise unter Zersetzung u. a. zu Sulfiden
Allylmercaptane (Allylthiole)	Hoch flüchtige und widerlich riechende Stoffe
Diallylsulfide	Gelbes, durchdringend nach Knoblauch riechendes Öl
Vinyldithiine	Bei Raumtemperatur gelbliche Flüssigkeit; knoblauchartig riechend, doch weniger durchdringend als Sulfide

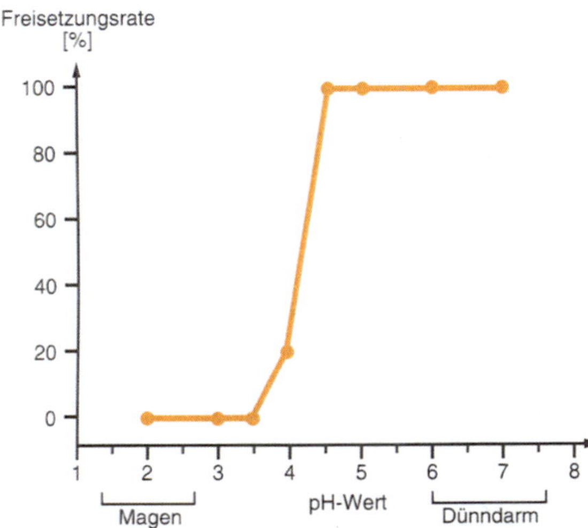

Abb. 1.37. pH-Abhängigkeit der Alliinase, bestimmt anhand der Allicinfreisetzung (nach Daten bei Lawson u. Hughes 1992). Das Enzym wird auch im sauren pH-Bereich des Magens irreversibel inaktiviert (Koch u. Lawson 1996). Fertigarzneimittel mit Knoblauchpulver sollten daher mit einem magensaftresistenten Überzug versehen werden

lylmercaptan abgebaut werden, dessen weiteres metabolisches Schicksal in Abb. 1.38 formelmäßig wiedergegeben wird. Im Hinblick auf den Allicinmetabolismus scheint somit kein grundsätzlicher Unterschied zwischen Präparaten mit Knoblauchölmazeraten und mit -trockenpulver vorzuliegen.

Knoblauchpresssäfte. Sie werden durch Zerkleinern, Wässern, Abpressen und Uperisieren hergestellt. Exakte Analysen fehlen. Allein schon der durchdringende Geruch der Präparate spricht für das Vorkommen von Sulfiden; identifiziert wurden Diallyltrisulfid als Hauptkomponente neben geringeren Anteilen von Diallyldisulfid, Methylallyltrisulfid und Ajoen.

Fermentierter (geruchloser) Knoblauch. Diese besonders in Ostasien beliebten Produkte werden typischerweise hergestellt, indem man die zerkleinerte Droge in verdünntem Ethanol (15–20%ig) 18–20 Monate lang sich selbst überlässt („Fermentation“), dann abfiltriert und einengt. Dabei werden die knoblauchtypischen Inhaltsstoffe zu einem großen Teil umgesetzt, die flüchtigen Verbindungen gehen teilweise durch Abdampfen verloren. Die entstehende Zubereitung unterscheidet sich in ihrer Zusammensetzung deutlich von der Ausgangsdroge und ist geruchlos.

Wirkungen ▶ Es liegen bisher über 100 experimentell-pharmakologische Studien zu Knoblauchzubereitungen und Knoblauchinhaltsstoffen vor. Ein klares Bild über das potentiell therapierelevante Wirkungsprofil kann dennoch nicht abgeleitet werden. Am ehesten von Interesse im Hinblick auf das beanspruchte Anwendungsgebiet Lipidsenkung/Arteriosklerosprävention sind Studien über die

- Erniedrigung des Triglyzerid- und/oder Cholesterinspiegels (entspricht hypolipidämischer Wirkung) und
- über antioxidative Eigenschaften.

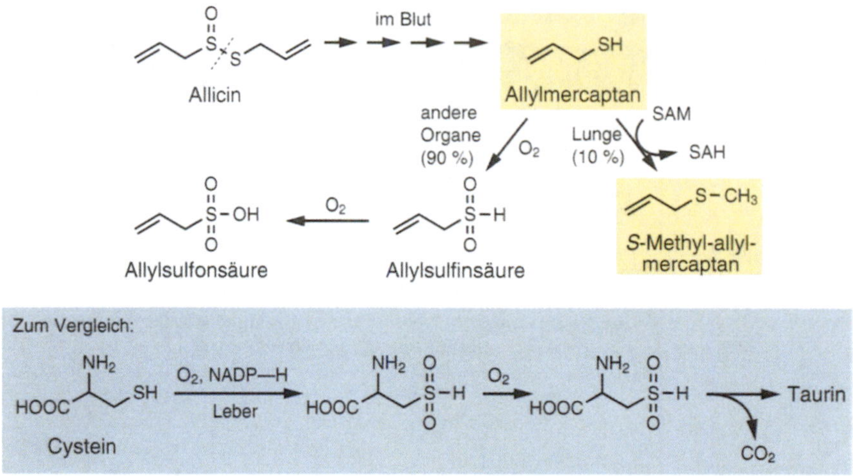

Abb. 1.38. Vorstellungen zur Metabolisierung von Allicin im Organismus. Gesichert ist die Bildung von Allylmercaptan, sobald Allicin mit Blut in Kontakt kommt. Gesichert ist weiterhin, dass Allylmercaptan in stark polare Folgeprodukte übergeht, deren Konstitution allerdings bisher nicht ermittelt werden konnte. Vermutet wird eine Oxidation in Analogie zur bekannten Oxidation von Cystein über die entsprechenden Sulfin- und Sulfonsäurederivate zum Taurin. Nachgewiesen werden konnte *S*-Methyl-Allylmercaptan als flüchtiges Biotransformationsprodukt in der Ausatmungsluft nach Aufnahme von Allicin oder Knoblauch

Hypolipidämische Wirkung. Das Prinzip der Methode besteht darin, Versuchstiere (Ratten) durch entsprechende Ernährung oder durch Gabe von bestimmten Stoffen, wie z. B. von Triton (Isooctylpolyoxyethylen) künstlich hyperlipidämisch zu machen. Nach Applikation der zu prüfenden Stoffe oder Extrakte werden die Konzentrationen der Blutlipide im Vergleich zu denen in der Plazebogruppe gemessen.

Beispiel: Ein Knoblauchextrakt aus 1 g Knoblauch (entsprechend 4 mg Rückstand eines Etherauszuges) erwies sich als wirkungsäquivalent mit 33 mg Clofibrat/kg KG (Versuchstier Ratte).

Antioxidative Wirkung. Nach neueren Erkenntnissen ist nicht die erhöhte LDL-Konzentration an sich der Risikofaktor für die Arteriosklerose, sondern oxidiertes LDL. Freie Sauerstoffradikale, die im normalen Stoffwechsel entstehen, aber vermehrt unter bestimmten Belastungen, oxidieren die aus ungesättigten Fettsäuren bestehende Lipidkomponente von LDL-Partikeln und verändern so deren Eigenschaften. Durch chemotaktische Faktoren werden Blutmonozyten angelockt, die oxidiertes LDL phagozytieren und zu so genannten Schaumzellen werden, die nicht mehr beweglich sind. Sie sterben schließlich ab und hinterlassen eine Cholesterinablagerung in der Arterienwand. Das Ausmaß der LDL-Oxidation hängt wesentlich von der Zufuhr von Antioxidanzien ab, insbesondere von den Vitaminen E und C (Ascorbinsäure) sowie von Carotinoiden.

Für Knoblauchpulver wurden in vitro antioxidative Wirkqualitäten nachgewiesen, und zwar an isolierten LDL-Partikeln und an isolierten Lebermikrosomen. Einige Autoren leiten daraus ab, dass die antioxidative Wirkung von Knoblauch zu dessen antiarteriosklerotischer Wirksamkeit beiträgt.

Anwendungsgebiete ▶ Knoblauchpräparate sind zur Vorbeugung altersbedingter Gefäßveränderungen zugelassen.

Therapeutischer Stellenwert ▶ Aus der Sicht der Phytotherapie sind Knoblauchpräparate, insbesondere standardisierte Knoblauchpulverpräparate und Ölmazerate, geeignet, die Progredienz der arteriellen Gefäßalterung zu verlangsamen. Begründet wird diese Ansicht mit ca. 40 Therapiestudien.

Tabelle 1.5 Bewertung der Serumlipidwerte

Konzentration mg/dL [Mol/L]	Bewertung
Bis 200 (bis 5,2)	Gesamtcholesterin: Normalwert
200–240 (5,2–6,2)	Grenzwertig hohes Cholesterin
Über 240 (über 6,2)	Erhöhtes Serumcholesterin
Unter 130 (unter 3,4)	Normalwert für LDL-Cholesterin
130–160 (3,4–4,1)	Grenzwertig hohes LDL
Über 160 (über 4,1)	Erhöhtes LDL
Über 45 (über 1,2)	Wünschenswertes HDL
150–200 (1,7–2,3)	Normalwerte für Triglyzeride

Die lipidsenkende Wirkung zeigte sich am deutlichsten bei Patienten mit initialen Cholesterinspiegeln zwischen 250 und 300 mg/dL (Normalwerte Tabelle 1.5). Im Mittel wurden das Gesamtcholesterin um 9%, die Triglyzeride um 13% gegenüber Plazebo gesenkt. Knoblauchpräparate werden sehr selten vom Arzt verordnet. Es handelt sich um typische „Arteriosklerosemittel" zur Selbstmedikation.

In der Pharmakotherapie der naturwissenschaftlich orientierten Medizin spielen Knoblauchpräparate keine Rolle. Es wird allerdings konzediert, dass Anhaltspunkte für eine günstige Wirkung von Knoblauch auf Risikofaktoren vorliegen, die mit der Arteriosklerose assoziiert sind. In vielen Fällen lassen sich Fettstoffwechselstörungen durch bloße Ernährungsumstellung beseitigen. In diesen Fällen mag ergänzend eine zusätzliche Verabreichung von Knoblauch sinnvoll sein. Allerdings stehen Untersuchungen zur Verminderung der Morbidität und Mortalität der Arteriosklerose durch Knoblauchpräparate noch aus.

Grundsätzlich sollte eine gründliche ärztliche Untersuchung einer präventiven Therapiemaßnahme vorausgehen. Bei bestimmten Konstellationen von Risikofaktoren ist eine Prophylaxe mit etablierten Lipidsenkern, speziell mit HMG-Reduktasehemmern (Statinen), unerlässlich. Knoblauchpräparate sind dafür kein Ersatz.

1.2.9 Phytopharmaka bei Erkältungskrankheiten

Grundlagen

Erkältungen sind gutartige, virusbedingte Erkrankungen, die sich durch entzündliche Symptome der oberen Luftwege als Rhinitis (Schnupfen), Pharyngitis (Rachenschleimhautentzündung) und/oder Laryngitis (Kehlkopfentzündung, Heiserkeit) bemerkbar machen können.

Erreger sind verschiedene Viren, am häufigsten beteiligt sind Rhinoviren (30–50%) und Koronaviren (10–25%). Die zu den Pikornaviren zählenden Rhinoviren sind (+)-RNA-haltige Viren; es sind über 110 Serotypen bekannt. Die Koronaviren sind ebenfalls einzelsträngige (+)-RNA-Viren; sie besitzen eine Hülle mit keulenartigen Ausstülpungen, die ihnen das Aussehen einer Sonnenkorona (lat.: corona [Krone]) verleihen.

Übertragung ▶ Sie erfolgt überwiegend indirekt durch virusverunreinigte Hände und Gegenstände (Türklinken, Tassen, Gläser) in Verbindung mit „Selbstinokulation" der Nasenschleimhaut via Finger und zu einem kleineren Teil durch Tröpfcheninfektion von Nase zu Nase via Niesen.

Pathogenese ▶ Rhino- und Koronaviren befallen nur die Epithelzellen des Nasen-Rachen-Raumes. Eine Teilursache dafür ist: Sie vermehren sich vorzugsweise bei 33–34 °C, der Temperatur der Nasengänge, und nicht bei der höheren Temperatur (37 °C) der tieferen Atemwege. Die Antwort des Organismus auf die lokale Infektion besteht in Symptomen einer lokalen Entzündung der Nasenschleimhaut. Sie wird ödematös, oftmals hyperämisch. Infolge der gesteigerten Gefäßdurchlässigkeit treten Albumin und andere Serumbestandteile in das Sekret über. Die Schleimhaut absondernden Drüsen der Submukosa sind hyperaktiv. Während der akuten Phase ist die Schleimhaut mit einer Schleimabsonderung überzogen. Die Nasenmuscheln sind verstopft, was zu einer Obstruktion der nahe gelegenen Öffnungen der Nebenhöhlen führen kann, d. h., dass nicht selten die Nebenhöhlen in die „Erkältung" einbezogen sind.

Immunität ▶ Ob es nach einer Infektion zu einer Erkrankung oder bloß zu einer inapparenten Auseinandersetzung kommt, hängt von unspezifischen und präexistierenden immunspezifischen Abwehrmechanismen ab: von der Beschaffenheit der Schleimhaut und ihrer Durchblutung, von der Dicke der die Schleimhaut bedeckenden Schleimschicht, die das Vordringen der Viren verzögert (vermutlich durch reversible Bindung von Muzinen an Proteine der Virushülle), ferner vom lokalen Gehalt an Interferon. Wie Studien mit Probanden zeigten, ist diese natürliche Abwehr jeweils nur kurzdauernd und vom Individuum her gesehen zeitlich variabel. Mit virushaltigem infektiösen Material lassen sich nur jeweils 30–50% der Probanden infizieren, doch können die beim ersten Versuch „resistenten" Probanden bei einer späteren Wiederholung des Versuches durchaus mit dem gleichen Virustypus infiziert werden.

Auch während der apparenten (lat.: apparere [zum Vorschein bringen]) Phase der Infektion spielt die unspezifische Abwehr die dominierende Rolle: Der Aufbau einer spezifischen Abwehr, die Synthese spezifischer sIgA- und IgG-Antikörper, erfordert einen Zeitraum von ca. 7 Tagen.

Zu diesem Zeitpunkt ist jedoch die Virusvermehrung bereits weitgehend abgeklungen. Die sehr kurze Inkubationszeit ist ein wesentlicher Faktor dafür, dass keine dauerhafte Immunität entsteht. Weitere Faktoren für die flüchtige Immunität sind geringe Antigenität der Rhino- und Koronaviren und – im Falle der Rhinoviren – die antigene Variabilität; es existieren über 110 Serotypen.

Die lokale Infektion durch die Erkältungsviren induziert aber nicht nur Mechanismen der körpereigenen Abwehr, die sich gegen die Viren richten, vielmehr werden – überschießend – Mechanismen in Gang gesetzt, die zu einer lokalen Entzündung führen und die in ihren Auswirkungen die bekannten Erkältungssymptome bilden: Schleimhautödem, Erhöhung des nasalen Sekretes mit vermehrten Lymphozyten, Neutrophilen und Phagozyten (Monozyten); die Gefäße sind weit gestellt (Schwellung). Mobilisiert werden insbesondere das Kininsystem (Kinine im Nasensekret steigen um das 10fache an), Komplement und Interferon. Die Reizung trigeminaler Nozizeptoren der Nasen- und Rachenschleimhaut bedingt den Niesreiz und evtl. leichte Schmerzen.

Die Symptome des banalen viralen Infekts sind somit weniger Folgen einer virusbedingten Zellschädigung, sie sind vielmehr in erster Linie durch körpereigene Abwehrvorgänge bedingt.

Warum kommt eine virale Erkältung auch ohne Maßnahmen zum Stillstand? ▶ Vermutet wird, dass vielerlei Faktoren daran beteiligt sind:

- Interferone (IFN) bilden ein wichtiges Teilelement der unspezifischen Abwehr: speziell IFN-α blockiert die Virusreplikation.
- Sekretorisches Immunglobulin A (sIgA) ist das vorherrschende Immunglobulin im Nasensekret. Es sitzt als ein schützender Überzug über der Schleimschicht und kann gegenüber Erkältungsviren partielle Immunität bewirken, dann nämlich, wenn der Körper zuvor in Kontakt mit Viren gewesen ist, die ein ähnliches Antigenmuster aufweisen (partielle Antigengemeinschaft).
- Selbstlimitierung mangels Substrat: Die meisten der ortsansässigen virusempfindlichen Zellen sind in einem „ersten Anlauf" – kurze Inkubationszeit, rasche Vermehrung – befallen und zerstört worden.
- Allmählicher Aufbau einer spezifischen humoralen Abwehr mittels sIgA und IgG. Nach 7 Tagen ist der Gehalt an diesen Antikörpern im Nasensekret deutlich erhöht. Ferner sind freiwillige Probanden nach Infektion mit einem bestimmten Serotyp des Rhinovirus etwa 6–12 Wochen lang sowohl gegen das homologe Virus als auch gegen ein heterologes resistent.

Mittel im Rahmen von Allgemeinmaßnahmen

Eine Infektion durch Viren, die den „banalen viralen Infekt", eine Erkältung verursachen, verläuft gewöhnlich mild und selbstlimitierend, sodass eine Behandlung durch einen Arzt unnötig ist. Eine kausale Therapie gibt es ohnehin nicht. Die Hausmittel zur Selbstmedikation bestehen in heißen Fußbädern oder im Gang in die Sauna sowie im Rat, möglichst viel zu trinken und für ausreichende Luftfeuchtigkeit zu sorgen, um die Schleimhäute im Pharynx- und Larynxraum vor dem Austrocknen zu schützen, was durch Mundatmung bei verstopfter Nase begünstigt wird.

Zwar kommt es im Wesentlichen auf die Flüssigkeitszufuhr an, doch werden traditionell Aufgüsse aus bestimmten Arzneidrogen empfohlen. Einige dieser „Erkältungstees" enthalten Drogen, denen man schweißtreibende Eigenschaften zuspricht (Weidenrinde, Holunderblüten, Lindenblüten). Sie sind Bestandteile von sog. Species diaphoreticae (schweißtreibenden Tees).

Weidenrinde (Salicis cortex) ▶ Sie besteht aus der im Frühjahr gesammelten und getrockneten Rinde junger Zweige verschiedener Salix-Arten, insbesondere von *Salix purpurea* (Purpurweide) und von *Salix daphnoides* (Reifweide) (daphnoides bedeutet „seidelbastähnlich"). Die Droge enthält mindestens 1,0% Gesamtsalicin, bestimmt nach der Methode DAB 1997 und berechnet als Salicin. Beim Kauen schmeckt die Droge stark bitter. Für Teezubereitungen wird die mittelfein geschnittene Droge verwendet.

Salicin ▶ Salicin ist dem chemischen Aufbau nach ein β-D-Glucosid des Salicylalkohols (*o*-Hydroxybenzylalkohol), das ist der der Salicylsäure (2-Hydroxybenzoesäure) korrespondierende Alkohol. Salicin bildet in reiner Form orthorhombische Kristalle, die sich sehr leicht in Wasser lösen (1 g in 23 mL bei Raumtemperatur) und die stark bitter schmecken.

Anhang: Historische Bedeutung der Weidenrinde. Das aus der Weidenrinde isolierte Salicin war das Modell für die synthetische Variante Aspirin. Um das Jahr 1757 kam der Pfarrer einer armen englischen Gemeinde, Reverend Edmund Stone auf die Idee, die bitter schmeckende Weidenrinde als billigen Ersatz für die teuere Chinarinde zu verwenden. Nach sechs Jahren gewissenhafter Versuche an Patienten berichtete er der Royal Society über seine Entwicklung. Ein halbes Jahrhundert später, als infolge der napoleonischen Kontinentalsperre das kontinentale Europa vom Chinarindenimport abgeschnitten war, besann man sich erneut auf die Weidenrinde. Im Jahr 1829 gelang es Johann Andreas Buchner, Professor für Pharmazie an der Universität München, erstmals kleine Mengen des wirksamen Inhaltsstoffes zu isolieren. 1833 gelang die Synthese der von Buchner Salicin genannten Substanz durch H.E. Merck. Aber weder Salicin noch dessen Aglykon Saligenin (Abb. 1.39) konnten sich als Arzneistoff durchsetzen. Das gelang erst der Salicylsäure, über die erstmals im Jahre 1876 Ärzte der Berliner Charité berichteten, dass sie zur Behandlung von akutem Gelenkrheuma geeignet ist. Allerdings erwiesen sich die schlechte Magenverträglichkeit und der unangenehme Geschmack als nachteilig, was zur Molekülvariation anspornte. Das Ergebnis war die Acetylsalicylsäure, bekannt unter dem Handelsnamen Aspirin (*A* von Acetyl und *spir* von Spirsäure, dem Trivialnamen der aus Spiraea-Arten isolierten Salicylsäure): Aspirin ist nahezu ein modernes Wundermittel. Es ist längst kein bloßes Analgetikum/Antiphlogistikum mehr; bedeutsamer ist heute seine Hemmwirkung auf die Plättchenfunktion mit den Anwendungsgebieten zur Prävention arterieller thromboembolischer Erkrankungen, insbesondere nach Myokardinfarkt und nach transitorischen zerebralen Ischämien.

Während in der naturwissenschaftlich orientierten Medizin die Entwicklung von der Weidenrinde zum Aspirin und

Abb. 1.39. Salicin kommt neben anderen Salicylalkoholderivaten in Weidenrinden vor. Der Naturstoff Salicin diente als Modell für Molekülvariationen, die schließlich zur Acetylsalicylsäure – dem Aspirin – führten

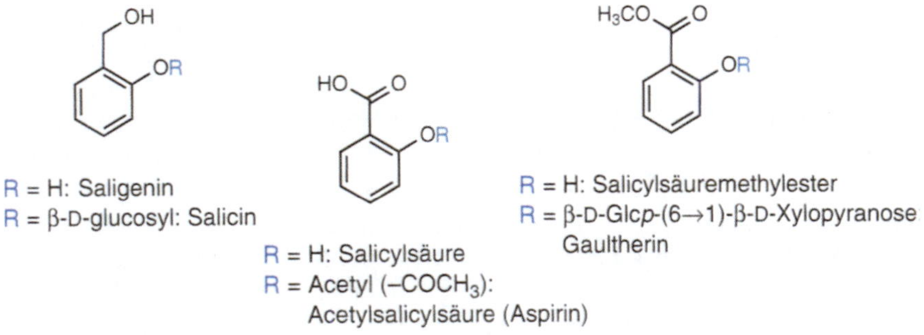

R = H: Saligenin
R = β-D-glucosyl: Salicin

R = H: Salicylsäure
R = Acetyl ($-COCH_3$): Acetylsalicylsäure (Aspirin)

R = H: Salicylsäuremethylester
R = β-D-Glc*p*-(6→1)-β-D-Xylopyranose: Gaultherin

dessen Erforschung führte, verläuft die Entwicklung in der Phytotherapie gegenläufig. Weidenrinde spielte bis vor wenigen Jahren auch in der Phytotherapie kaum noch eine Rolle. Seitdem 1984 eine positive Aufbereitungsmonographie verabschiedet wurde – Anwendungsgebiete: fieberhafte Erkrankungen, rheumatische Beschwerden, Kopfschmerzen – erlebt die Weidenrinde eine Renaissance. Es gibt wieder Fertigarzneimittel mit Weidenrindentrockenextrakt, die allerdings mit Einzeldosen von 60 mg Gesamtsalicylat (dagegen: Acetylsalicylsäure 500 mg) vergleichsweise niedrig dosiert sind.

Lindenblüten (Tiliae flos) ▶ Die Lindenblüten stammen von den beiden als Alleebäume in Europa heimischen Lindenbäumen, der Spätlinde (Winterlinde; *Tilia cordata*) und der durchschnittlich 2 Wochen früher blühenden Frühlinde (Sommerlinde; *Tilia platyphyllos*). Von beiden werden die ganzen voll entwickelten Blütenstände mit den Hochblättern (Brakteen) gesammelt und getrocknet.

Getrocknete Lindenblüten besitzen einen eigentümlichen, aber mit dem der frischen Blüten nicht mehr identischen, angenehmen Geruch. Sie schmecken leicht süß, schleimig, angenehm.

Der angenehme Geschmack beruht auf dem Zusammenspiel von adstringierenden Gerbstoffen mit Schleim- und Aromastoffen. Spezifisch diaphoretisch wirkende Inhaltsstoffe konnten bisher keine nachgewiesen werden. Die schweißtreibende Wirkung des Lindenblütentees – dasselbe gilt für den Holunderblütentee – beruht auf dem physikalischen Effekt der Wärmezufuhr (heiße Flüssigkeit) in Verbindung mit verminderter Wärmeabgabe (z. B. Schwitzpackung).

Die Droge enthält ca. 1% Flavonolglykoside, vor allem Quercetinglykoside (Rutosid, Quercetin, Isoquercetin-Hyperosid) und Kämpferolglykoside, insbesondere das Astragalin (Kämpferol-3-β-D-glucosid) und dessen 6′-*p*-Cumaroylester (Tilirosid). Die Schleimstoffe (ca. 10%) sind Arabinogalaktane mit hohem Uronsäureanteil.

Holunderblüten (Sambuci flos) ▶ Sie stammen von *Sambucus nigra*, einem Strauch, der über fast ganz Europa und Mittelasien verbreitet ist. Die Blütenstände (Trugdolden) werden gesammelt und samt den Stielen getrocknet und durch Absieben von Einzelblüten und Stielteilen getrennt. Neben dieser gerebelten Ware kommen auch die getrockneten und durch Schneiden zerkleinerten Blütenstände in den Handel (wegen der Stängelanteile eine Ware zweiter Qualität). Holunderblüten riechen schwach eigenartig; sie schmecken schleimig-süß, später kratzend. Diaphoretisch wirksame Prinzipien konnten bisher nicht nachgewiesen werden.

Die Droge enthält etwa 3% Flavonolglykoside, hauptsächlich Glykoside des Quercetins (3-Glucosid gleich Isoquercetin und 3-Rutinosid gleich Rutin) und des Isorhamnetins (3-*O*-Methylquercetin). Auffallend hoch (etwa 5%) ist der Gehalt an Phenolcarbonsäuren mit Chlorogensäure als Hauptkomponente.

Mädesüßblüten (Spiraeae flos) ▶ Mädesüßblüten bestehen aus den getrockneten Blüten von *Filipendula ulmaria* (Synonym: *Spiraea ulmaria*), einer im nördlichen Europa und Asien beheimateten Staude (Familie: Rosaceae). In der Droge überwiegen die bräunlich gelben Kronblätter; daneben finden sich zahlreiche noch geschlossene Blütenknospen. Gute Handelsware riecht schwach an Methylsalicylat erinnernd, sie schmeckt zusammenziehend bitter. Mädesüßblüten enthalten 0,5% Flavonolglykoside, hauptsächlich das Quercetin-4′-glucosid (Spiraeosid). Der zusammenziehende Geschmack beruht auf dem Vorkommen von Ellagitanninen; identifiziert wurden als Bestandteile der Tanninfraktion Hexahydroxydiphensäureester der Glukose. Die Fraktion der Duftstoffe – sehr geringe Menge „ätherisches Öl“ – besteht aus Salicylaldehyd, Phenylethylalkohol, Anisaldehyd und Methylsalicylat (Salicylsäuremethylester).

Echinaceapräparate

Im phytotherapeutischen Schrifttum gelten die Echinaceapräparate als Immunstimulanzien. Vorbeugend genommen sollen sie vor der Erkältung schützen, indem sie „die körpereigene Abwehr stärken“. Im Falle einer akuten Erkältung sollen bei einer Echinaceamedikation die Beschwerdesymptomatik gelindert und die Krankheitsdauer verkürzt werden.

In Lehrbüchern der inneren Medizin und Pharmakologie finden Echinaceapräparate keine Erwähnung. Ihre Wirksamkeit wird als nicht gesichert angesehen (Turner 2000).

Purpursonnenhutkraut (Echinaceae purpureae herba) ▶ Für die innerliche Einnahme werden vorzugsweise Presssäfte aus dem frischen Kraut (2,5:1) verwendet, die durch Zugabe von Ethanol auf einen Endgehalt von 22% haltbar gemacht werden. Die Zusammensetzung dieser Zubereitung ist nicht im Einzelnen bekannt. Es dürften vorzugsweise die polaren Polyosen im Presssaft enthalten sein, das sind die verzweigtkettigen, polysaccharidhaltigen Inhaltsstoffe der Ausgangsdroge, soweit sie wasserlöslich sind.

Die Echinacea-purpurea-Polyosen sind offenbar, wie einige andere Kohlenhydrate (z. B. Dextrane) auch, immunogen: Im Tierversuch (Kaninchen) bewirkt die i.v.-Gabe von Presssaft eine Leukozytose mit einer Verminderung der Lymphozyten und einem Anstieg der Granulozyten im peripheren Blut. Beim Menschen wurde nach parenteraler Gabe eine Phagozytosestimulation mit einem Wirkungsmaximum von 24–48 h nach der Applikation registriert. Es ist nicht zulässig, aus diesen experimentell erhobenen Daten auf eine mögliche Wirksamkeit bei Infektionen zu extrapolieren. In welcher Weise der immunogene Stimulus durch Echinaceazubereitungen die anlaufende Immunantwort des Körpers nach viraler Infektion modifiziert, wenn überhaupt, ist bisher nicht geklärt.

Zubereitungen aus der Wurzel von *Echinacea pallida* und *Echinacea angustifolia* – meist Tinkturen (1:5) – werden trotz ihres abweichenden Inhaltsstoffspektrums in gleicher Weise wie Echinacea-purpurea-Kraut zur unterstützenden Behandlung rezidivierender Infekte im Bereich der Atemwege (und der ableitenden Harnwege) verwendet. Eine Übersicht über weitere Echinaceapräparate bringt Tabelle 1.6.

Tabelle 1.6. Als Phytopharmaka werden Echinacea-Zubereitungen aus verschiedenen Echinacea-Arten, aus jeweils unterschiedlichen Pflanzenorganen sowie in unterschiedlicher Zubereitungsart angeboten. Über die innere Zusammensetzung der Fertigarzneimittel gibt es kaum zuverlässige Angaben

Echinacea-Spezies	Verwendetes Organ	Art der Zubereitung
E. angustifolia	Getrocknete Wurzel	Tinktur
E. angustifolia	Frischpflanze	Urtinktur
E. pallida	Getrocknete Wurzel	Trockenextrakt (ethanolisch)
E. pallida	Frische Wurzel	Aquosum-Fluidextrakt
E. pallida	Frischpflanze mit Wurzel	Urtinktur
E. purpurea	Frischpflanze ohne Wurzel	Frischpflanzenpresssaft, Aquosum-Trockenextrakt

Mittel bei Schnupfen

Das bei banalen viralen Erkältungskrankheiten am meisten störende Symptom ist die behindernde Nasenatmung, die durch starke Blutfüllung der Schleimhaut bedingt ist. Wirksam gegen die „verstopfte Nase" (Weitstellung der Gefäße) sind daher die α-Sympathomimetika. Was die Promptheit an Wirkung anbelangt, so hat die Phytotherapie dem nichts entgegenzusetzen. Erkauft wird die Wirkung der Sympathomimetika mit einem Rebound-Phänomen: 4–6 h nach der Applikation kommt es zu verstärkter Schleimhautschwellung, die eine erneute Anwendung notwendig macht.

Bei längerer Anwendung beeinträchtigt die Engstellung der Gefäße die physiologische Hauptfunktion der Schleimhaut: Die Schleimbildung wird vermindert, d. h., die Nasenschleimhaut trocknet aus.

Nasensekret besteht in der Hauptsache aus Wasser (95–97%), aus Muzin (2,5–3%), aus Elektrolyten und aus Proteinen, die teils aus dem Serum stammen, teils lokal in der Mukosa synthetisiert werden. Muzin bildet lange Fäden oder Fibrillen, die für die viskoelastischen Eigenschaften des Sekrets verantwortlich sind. Chemisch handelt es sich um Glykoproteine, die aus langen Polypeptidketten zusammengesetzt sind, an die Heterosaccharide gebunden sind. Die langen Glykoproteinmoleküle sind durch *S*-Brücken kreuzverknüpft und bilden ein lockeres Netzwerk. Elemente dieses Netzwerks sind zusätzlich miteinander verknüpft, außerdem über *H*-Brücken an Wassermoleküle, wodurch es zur Bildung einer halbfesten Gelstruktur kommt. Die Konsistenz des Sekrets wird im Wesentlichen durch den Wassergehalt bestimmt.

Weiterhin sind im Nasensekret Proteine enthalten. Ein Teil dieser Proteine stammt aus dem Serum. Welche der im Serum enthaltenen Proteine in das Lumen der Atemwege gelangen, hängt vom Molekulargewicht der Proteine ab sowie von der Durchlässigkeit der Blutgefäße und der der

Epithelschranke. Immer im Nasenkanal vorgefunden wird das vergleichsweise niedermolekulare Albumin (M = 25000). Immunglobulin G (IgG) kommt normalerweise in nur sehr geringen Mengen vor. Eine Entzündung erhöht jedoch die Permeabilität der Blutgefäße und des Epithels beträchtlich, sodass größere Mengen IgG die Oberfläche der Schleimhaut erreichen und mit Viren oder eventuell Bakterien reagieren können.

Weitere Proteinbestandteile sind Lysozym und Kallikrein. Es handelt sich durchweg um Proteine, die in Zellen des Respirationstraktes synthetisiert werden.

Traditionelle Schnupfenmittel – das Simileprinzip ▶ Die wissenschaftliche Medizin behandelt Schnupfen „allopathisch", d. h., das Symptom „verstopfte Nase", bedingt durch die Weitstellung der Gefäße, wird lokal mit einem Mittel behandelt, das, wie oben erwähnt, gefäßverengend wirkt. Seit Hippokrates (460–377 v. Chr.) kennt man daneben die Behandlung nach dem so genannten Simileprinzip, d. h. das Prinzip „Heilung durch Symptomenähnlichkeit". Die Krankheitssymptome werden als Ausdruck der Selbsthilfe des Organismus angesehen, die es durch geeignete Kunstgriffe zu unterstützen gilt. In der traditionellen Volksmedizin haben sich entsprechende Techniken der Schnupfenbehandlung bis heute gehalten, beispielsweise, wenn man abends einen Teller mit aufgeschnittenen Zwiebeln auf den Nachttisch stellt. Beim Aufschneiden der Zwiebel bildet sich das tränenreizende Propanthiol-*S*-oxid, eine flüchtige Substanz, die die Absonderung von Nasensekret verstärkt. Ein weiteres, früher sehr populäres Mittel bei Erkältung waren Schnupfpulver. Medizinische Schnupfpulver enthielten feinst pulverisierte Quillajarinde (Quillajae cortex, Seifenrinde). Aus den USA kommt der Rat, bei beginnender Erkältung möglichst scharf gewürzt zu essen: Speisen mit viel Knoblauch, mit Zwiebeln, Chili, Pfeffer, Meerrettich, Senf u. a. (Ziment 1976). Falls tatsächlich eine „hot spiced chicken soup" nützlich ist, ließe sich als Wirkungsmechanismus eine reflektorische Wechselwirkung postulieren: Scharfe Gewürze würden dann nicht nur die Sekretion von Speichel- und Tränendrüsen anregen, sondern auch die der Drüsen in der Bindegewebsschicht (die seromukösen Drüsen) und die der Becherzellen der Nasenschleimhaut.

Nach dem Simileprinzip könnten auch die ätherischen Öle ihre Wirkung entfalten, von denen bekannt ist, dass sie durchweg lokal irritierende Eigenschaften haben, von wenigen Ausnahmen wie dem Kamillenöl abgesehen. Tabelle 1.7 bringt eine Zusammenstellung der als Rhinologika verwendeten ätherischen Öle.

Zusammenfassung. Die lokale Entzündung, die zu Rhinorrhö führt, wird als Ausdruck einer natürlichen körpereigenen Abwehr angesehen, die dem Ziel dient, die Schleimhäute feucht zu halten. Schnupfenmittel sollen diesen natürlichen Vorgang verstärken, indem sie durch Reizung trigeminaler Nervenendigungen den Niesreflex auslösen oder zumindest die Rhinorrhö verstärken.

Anders als bei der Anwendung gefäßverengender Mittel vermag sich der Organismus ungestört mit den (harmlosen) Infektionserregern immunologisch auseinander zu setzen. Das immunologische Training führt zu erhöhter Widerstandsfähigkeit neuen Infektionen gegenüber. Dafür spricht die folgende Beobachtung: Die in abgeschlossenen Gruppen lebenden Menschen zeigen nach Einschleppen der Rhinoviren einen deutlich schwereren Schnupfen und auch eine höhere Erkrankungshäufigkeit als eine Bevölkerung, die gegenüber kleinen Virusdosen regelmäßig exponiert ist.

Nasensalben und Nasentropfen ▶ Menthol, Kampfer und ätherische Öle sind lipophile Arzneistoffe, die sich nur in lipophile Grundlagensysteme technologisch einarbeiten lassen. Verwendet werden weißes Vaselin (Vaselinum album) oder Wollwachsalkohole (Lanae alcoholes) für Nasensalben und fette pflanzliche Öle für Nasentropfen. Generell sollen rhinologische Präparate die physiologischen Schutzfunktionen der Nasenschleimhaut möglichst wenig behindern, da durch unangepasste Präparate die natürliche Ziliarbewegung total blockiert werden kann. Nekrotisch verändertes Epithel benötigt eine Woche zur Regeneration, abgestorbene Zilien werden erst nach drei Monaten durch neue ersetzt. Daher liegt das Schwergewicht der Rhinologika eindeutig bei den hydrophilen Arzneiformen, da nur sie ein ungestörtes Funktionieren der Ziliarbewegung gewährleisten. Rein fettige Präparate vermischen sich nicht mit dem Nasenschleim und geben daher keinen genügenden Kontakt mit der Mukosa, vor allem aber wird die Ziliarbewegung durch die hohe Viskosität der hydrophoben Grund-

Tabelle 1.7. Ätherische Öle, die in Schnupfenmitteln angewendet werden (Strukturformel einzelner Inhaltsstoffe: Abb. 1.41)

Bezeichnung	Herkunft: Art (Familie)	Charakteristische Bestandteile	Anmerkungen
Eukalyptusöl (Eucalypti aetheroleum)	*Eucalyptus globulus* und andere cineolreiche Eukalyptusarten (Myrtaceae)	Mindestens 70% Cineol, 3% *p*-Cymen	Im Geruch an Kampfer erinnernd, im Kühleffekt an Menthol
Fichtennadelöl (Piceae aetheroleum)	*Picea abies, Abies sibirica* und verwandte Arten (Pinaceae)	20–45% Bornylacetat, ca. 20% Camphen, 10–40% α- und β-Pinen	Innerlich und äußerlich angewendet
Kajeputöl (Cajeputi aetheroleum)	*Melaleuca leucadendra* und *Melaleuca quinquefolia* (Myrtaceae)	50–70% Cineol	Bestandteil von Nasentropfen, auch innerlich
Kiefernnadelöl (Pini aetheroleum)	*Pinus sylvestris* und andere Pinusarten (Pinaceae)	Sehr variabel, 15–60% β-Phellandren, 10 bis >50% β-Pinen	Innerlich; als Inhalat und als Einreibung
Minzöl (Menthae arvensis aetheroleum)	*Mentha arvensis* var. *piperascens* (Lamiaceae)	45–60% (–)-Menthol, 5–15% Menthylacetat, um 30% Menthon	Bedingt durch den Mentholgehalt hat das Öl einen erfrischenden Kühleffekt
Niauliöl (Niauli aetheroleum)	*Melaleuca viridiflora* (Myrtaceae)	35–60% Cineol	In Nasentropfen; auch innerlich
Pfefferminzöl (Menthae piperitae aetheroleum)	*Mentha* x *piperita* (Lamiaceae)	15–20% Menthon, 3–5% Menthylacetat	In Nasentropfen
Teebaumöl (Melaleucae aetheroleum)	*Melaleuca alternifolia* und nahe stehende M.-Arten	Ungefähr 40% Terpinen-4-ol (beide Enantiomeren: im Verhältnis 1:4)	–

lagen behindert. Im Fall der Wollwachsalkoholsalben kommt hinzu: Es wird in der kosmetischen Literatur immer wieder darauf aufmerksam gemacht, dass wollwachsalkoholhaltige Grundlagensysteme eine hohe Sensibilisierungsquote aufweisen. Es ergibt sich als Schlussfolgerung: Rhinologika mit Menthol, Kampfer und/oder ätherischen Ölen bauen auf lipophilen Nasenformulierungen auf; entsprechende Fertigarzneimittel könnten zur therapeutischen Anwendung allenfalls unter der Voraussetzung empfohlen werden, dass ihre Ziliarverträglichkeit im Einzelfall nachgewiesen wird.

Ätherische Öle und Bestandteile ätherischer Öle wie Menthol, Cineol und Kampfer wirken lokal schleimhautreizend und damit potentiell entzündungsverstärkend. Das bedeutet, dass sie die Verschwellung der Nase eher verstärken als abschwächen. Entsprechende Studien liegen bisher nur für Menthol, Cineol (Eucalyptol) und Kampfer vor. Sie bestätigen, dass die Substanzen gefäßerweiternd wirken und somit die Schwellungszustände verstärken können. Trotz Zunahme der Verschwellung geben aber alle Versuchspersonen an, ein angenehmes Gefühl der Befreiung und Kühle zu empfinden und dies, obwohl objektiv das Nasenvolumen enger geworden ist. Diese rein subjektive Besserung der Beschwerden bei Schnupfen durch Mentholeinwirkung beruht auf einer Affizierung der Temperaturrezeptoren. Ähnlich wirkt frische kühle Luft, wenn man mit verschnupfter Nase aus einem warmen Lokal ins Freie tritt (Fox 1977).

Ähnlich wie Menthol wirken auch Kampfer und Eukalyptusöl. Nach sehr eingehenden Untersuchungen (Burrow et al. 1983; Eccles u. Jones 1982; Eccles et al. 1987, 1988) stimulieren alle drei Arzneistoffe die Kälterezeptoren in der Nasenschleimhaut; sie führen zur subjektiven Besserung der Beschwerden, ohne aber objektiv die Verschwellung zu beeinflussen. Die fehlende Wirkung auf die Nasenkongestion ist aber als ein Vorteil anzusehen, denn die Entzündungsreaktion ist die natürliche Immunantwort des Organismus; unterdrückt man sie, kann dies den Genesungsprozess verzögern.

Inhalative Anwendung ▶ Die klassischen Arzneiformen, um Substanzen an den Wirkort Nasenschleimhaut zu bringen, sind Lösungen (Tropfen), Gele und Salben. Die ätherischen Öle sind Arzneistoffe, die leicht in Dampfform gebracht werden können, was eine Reihe weiterer Möglichkeiten eröffnet. Zufuhr

- durch trockene Inhalation mittels eines speziellen Inhaliergerätes oder einfacher durch Schnüffeln: man träufelt 2–3 Tropfen Öl auf ein Taschentuch und zieht die Dämpfe in die Nase ein;
- mittels Dampfinhalatoren. Das ätherische Öl oder das in Salben oder Gele inkorporierte ätherische Öl (Erkältungssalbe) wird mit kochendem Wasser in das Unterteil des Gerätes gefüllt. Das Oberteil ist so geformt, dass die aufsteigenden Dämpfe über die Nase eingeatmet werden können;
- durch Einatmen der aufsteigenden Dämpfe von Wasserdampf und verdunstendem ätherischen Öl in Form eines so genannten Kopfdampf- oder eines Ganzbades.

Hinweis: Beim Kopfdampfbad beugt sich der Kranke mit dem Gesicht über ein Gefäß mit dampfend heißem Wasser. Damit möglichst wenig Dampf entweicht, wird der Kopf zusammen mit dem Topf durch ein Tuch abgedeckt. Einfache Variationen dieses Prinzips: Beim Kopfdampfbad mit ätherischen Ölen gemischten Wasserdampf einatmen und das Ganzbad unter Zusatz von ätherischen Ölen.

Mittel gegen Sinusitis

Unter einer Sinusitis (lat.: sinus [Vertiefung]) versteht man die Entzündung der Nasennebenhöhlen, das sind Hohlräume innerhalb des Gesichtsschädels, die mit einer respiratorischen Flimmerepithelschicht (Schleimhaut) ausgekleidet sind und mit der Nase durch Kanäle in Verbindung stehen. Man unterscheidet je zwei Stirnhöhlen, Oberkieferhöhlen und Keilbeinhöhlen sowie die Siebbeinzellen. Eine Sinusitis tritt bei etwa 1–3% der viralen Infektionen der oberen Atemwege als Komplikation auf. Die „verschwollene Nase" (Schleimhautödem, Sekretstau) führt zu einem Verschluss der Sinusostien (lat.: ostium [Öffnung, Mündung]), die Nebenhöhlen werden nicht mehr durchlüftet, sodass sich eine bakterielle Entzündung einer oder mehrerer Nasennebenhöhlen entwickeln kann. Infektionen der Kieferhöhlen (Sinusitis maxillaris) sind am häufigsten, gefolgt von Infektionen der Siebbeinhöhlen, Stirnhöhlen und Keilbeinhöhlen.

Unterschieden wird die akute Nebenhöhlenentzündung von chronischen Formen. Für die Behandlung einer akuten Sinusitis ist die Abschwellung der Nasenschleimhaut eine zwar nur symptomatische, aber wichtige Maßnahme, um die Drainage des in den Nebenhöhlen gestauten Sekrets zu erleichtern. Bei eitrigen Absonderungen ist eine Antibiotikatherapie erforderlich. Die Beurteilung der Sinusitiden erfordert klinische Erfahrung: Selbstmedikation ist nicht zu empfehlen.

Phytotherapie ▶ Ein pflanzliches Kombinationspräparat aus fünf Drogen (Schlüsselblumenblüten, Eisenkraut, Enzianwurzel, Holunderblüten und Gartensauerampferkraut) ist in Deutschland zur Behandlung von „akuten und chronischen Entzündungen der Nasennebenhöhlen" zugelassen. Dieses Kombinationspräparat war das im Jahr 2001 am häufigsten ärztlich verordnete Phytopharmakon überhaupt.

Aus der Sicht der phytotherapeutischen Therapierichtung, speziell der Zulassungskommission E, ist die Wirksamkeit der fixen Kombination belegt, was daraus hervorgeht, dass das Präparat die Nachzulassung (1997) erhalten hat. Es liegen u. a. auch vier plazebokontrollierte klinische Studien vor. Die Erfolgsquoten lagen bei 14-tägiger Behandlung von Patienten mit akuter Sinusitis in der Plazebogruppe in der Größenordnung von 70% und die Erfolgsquoten beim Verum waren um etwa 20% höher.

Aus der Sicht der naturwissenschaftlich orientierten Medizin wären dringend weitere, gut geplante und durchgeführte Studien erforderlich, um die bisherigen klinischen Daten zu bestätigen und zu erhärten.

Aus phytopharmakologischer Sicht wäre es wünschenswert, eine pharmakologische Plausibilität zum Einsatz und zum Wirksamkeitsbeitrag von Drogen wie Sauerampfer oder Enzianwurzel zu erarbeiten. In der klassischen Materia medica ist Sauerampfer praktisch unbekannt, und Enzianwurzel wird bei völlig anderen Indikationen verwendet.

Mittel gegen Reizhusten (Sialagoga und Muzilaginosa)

Unter physiologischen Bedingungen reicht die Tätigkeit des Flimmerepithels aus, um die Luftwege von Sekret und Fremdmaterial frei zu halten. Husten entsteht, wenn die Reinigungskapazität des Flimmerepithels überfordert ist. Es handelt sich um ein uncharakteristisches Symptom, dem eine große Zahl möglicher Ursachen zugrunde liegen könnte. Die folgenden Ausführungen beschränken sich auf eine harmlose Form des Reizhustens, der als Begleitsymptom bei Erkältungskrankheiten auftreten kann und der auf einer Überempfindlichkeit der Schleimhäute des Rachenraumes beruht, sei es, dass sie von der Infektion mitbetroffen sind, sei es, dass die erzwungene Mundatmung die Schleimhäute austrocknet. Mechanische Reize wie Tabakrauch oder kalte Luft können Hustenreiz auslösen. In diesem Zusammenhang ist zu erwähnen, dass die hustenauslösenden Rezeptoren von Pharynx (Rachen), Larynx (Kehlkopf) und Trachea (Luftröhre) auf mechanische Reize ansprechen (Mechanorezeptoren), anders als die Chemorezeptoren der Bronchien, die auf chemische Reize ansprechen. Der Hustenreiz kann auch willkürlich ausgelöst werden; auch lässt er sich bis zu einem gewissen Grade unterdrücken. Etwa jeder zweite Patient reagiert beim Symptom Husten auf Plazebos.

Reizhusten, der vom Pharynxraum ausgelöst wird, lässt sich durch die folgenden Maßnahmen lindern:

- Für Speichelfluss sorgen. Sialagog (griech.: sialon [Speichel]; agein [treiben]) wirken süß schmeckende Produkte, insbesondere Saccharose in Form von Hustensäften, Hustentropfen oder Hustenbonbons, sowie Süßholzextrakt und Lakritzen.
- Reichlich trinken, insbesondere Teeaufgüsse mit reizmindernden Schleimdrogen, so genannten Muzilaginosa (s. Tabelle 1.9).

Süßholzextrakt und Lakritze ▶ Ausgangsmaterial für beide Produkte ist die Süßholzwurzel (Liquiritiae radix), die von *Glycyrrhiza glabra* (Familie: Fabaceae) stammt. Charakteristischer Inhaltsstoff von Süßholzextrakten und Lakritze ist die Glycyrrhizinsäure (griech.: glykys [süß]; rhiza [Wurzel]; Abb. 1.40).

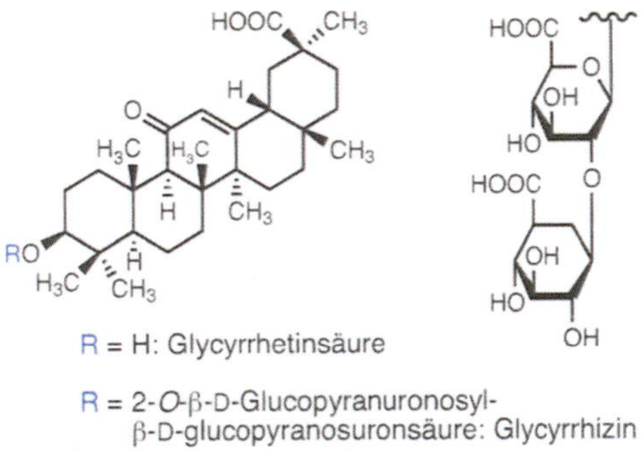

R = H: Glycyrrhetinsäure

R = 2-*O*-β-D-Glucopyranuronosyl-β-D-glucopyranosuronsäure: Glycyrrhizin

Abb. 1.40. Glycyrrhizin bildet farblose, sehr süß schmeckende Kristalle, die sich in heißem Wasser und in Ethanol lösen. Es kommt in der Droge in der Form von Kalium- und Kalziumsalzen vor. Die Zuckerkomponente setzt sich aus 2 Molekülen D-Glucuronsäure (in der Pyranoseform) zusammen, die miteinander β-glykosidisch (1 → 2′) verknüpft sind. Zur Aglykonkomponente liegt ebenfalls eine β-glykosidische Bindung vor

Entgegen den Angaben in der älteren Literatur sind Zubereitungen aus Süßholz keine Reflexexpektoranzien, vielmehr handelt es sich um sialagog wirkende Produkte, ähnlich wie Hustensäfte und Hustenbonbons. Glycyrrhizinsäure (Abkürzung: GZ) wirkt weder lokal irritierend wie Saponine noch wirkt sie hämolysierend.

Herstellung von Süßholzextrakten. Es lassen sich Süßholztrockenextrakte mit 9–12% GZ, dickflüssige Süßholzextrakte (Succus liquiritiae) mit ebenfalls 9–12% GZ und Süßholzfluidextrakte unterscheiden. Der Fluidextrakt (Liquiritiae extractum fluidum normatum DAB 1997), herstellbar durch Perkolation mit Ethanol 70%, ist normiert und enthält mindestens 2,0 und höchstens 4,0 GZ (bestimmt mittels HPLC). Trockenextrakte stellt man heute bevorzugt mittels Sprühtrocknung her.

Herstellung von Lakritze. Es handelt sich um Mischungen aus verkleistertem Mehl (30–45%),

Zucker (30–40%), Stärkesirup und eingedicktem Süßholzextrakt, die zu Stangen, Bändern, Figuren etc. geformt werden.

Hustenbonbons ▶ Hustenbonbons und Hustenpastillen sind wahrscheinlich die am häufigsten gegen Husten angewandte Arzneiform. Sie enthalten in der Regel ätherische Öle, allein oder in Kombination mit anderen Arzneistoffen (z. B. Menthol). Ätherische Öle, die als Bestandteile von Hustenbonbons verwendet werden, sind in Tabelle 1.8 zusammengestellt (zur Strukturformel einzelner Inhaltsstoffe s. Abb. 1.41). Man sollte sich von ihnen keine spezifischen antiviralen oder antibakteriellen Wirkungen erwarten. Die Funktion der ätherischen Öle besteht darin, beim Lutschen der Bonbons und Pastillen eine angenehme Geschmacksempfindung hervorzurufen und dadurch Speichelsekretion und Speichelbildung anzuregen. Der vermehrte Speichel löst den Schluckeffekt häufiger aus, willkürliches Schlucken aber kann einen sich anbahnenden Hustenstoß unterdrücken. Hustenbonbons, Hustenpastillen und Lutschtabletten erleichtern eine vom Patienten willensmäßig durchgeführte Hustendisziplin.

Dass Husten, ähnlich wie Schmerz, auch eine subjektive Komponente besitzt, zeigt sich daran, dass die Beurteilung von Antitussiva durch Patienten oft günstiger ausfällt als auf Grund objektiver Wirkungen erwartet werden kann.

Schleimdrogen ▶ Dass bei Reizhusten ein gut warmer Tee subjektiv lindernd wirkt, darf als Erfahrungstatsache gelten. Hustentees enthalten vorzugsweise Schleimdrogen (Tabelle 1.9). Als möglicher Wirkungsmechanismus wird postuliert, die Schleimstoffe würden „bloßliegende" Nervenendigungen „abdecken" und auf diese Weise die Reizschwelle für den Hustenreflex im trockenen, entzündlichen Pharynx herabsetzen. Allerdings liegen im Teeaufguss die Schleimstoffe stark verdünnt vor,

Tabelle 1.8. Die in Hustenbonbons, Hustenpastillen und Lutschtabletten häufig inkorporierten ätherischen Öle (Strukturformeln einzelner Verbindungen: s. Abb. 1.41)

Ätherisches Öl	Herkunft	Hauptbestandteile	Sensorische Eigenschaften
Anisöl (Anisi aetheroleum)	Reife Früchte von *Pimpinella anisum*	90% (*Z*-)Anethol	Würzig nach Anis riechend; Geschmack süßlich
Eukalyptusöl (Eucalypti aetheroleum)	Frische Zweigspitzen cineolhaltiger Eukalyptusarten	70% Cineol (gleich Eucalyptol)	Kampferartiger Geruch, brennender, dann kühlender Geschmack
Fenchelöl (Foeniculi aetheroleum)	Reife Früchte des bitteren Fenchels (*Foeniculum vulgare*, spp. *vulgare*, var. *vulgare*)	50–70% (*Z*-)Anethol; 12–24% Fenchon; 1–7% α-Pinen	Geruch anisartig; Geschmack zunächst süß, dann bitter und kampferartig schmeckend
Pfefferminzöl (Menthae piperitae aetheroleum)	Blühendes Kraut von *Mentha* x *piperita*	40–55% Menthol; 10% Ester des Menthols; 10–35% Menthon	Schwach gelbliche Flüssigkeit mit dem erfrischend angenehmen Geruch der Pfefferminzpflanze und zuerst brennendem, dann kühlendem Geschmack
Thymianöl (Thymi aetheroleum)	Frisches blühendes Kraut von *Thymus vulgaris*	30–70% Thymol; 3–15% Carvacrol; Begleitstoffe wie γ-Terpinen (5–10%), Thymolmethylether u. a.	Farblose, sich an der Luft rötlich verfärbende Flüssigkeit mit phenolischer („medizinischer") Geruchsnote und scharfem Geschmack
Tolubalsam (Balsamum tolutanum)	Nach Verletzen der Stämme von *Myroxylon balsamum* ausfließender Harzbalsam	Ester der Benzoe- und Zimtsäure (wenig gut analysiert)	Knetbare rotbraune Masse mit an Vanillin erinnernden Geruch; schmeckt säuerlich und etwas kratzend-bitter

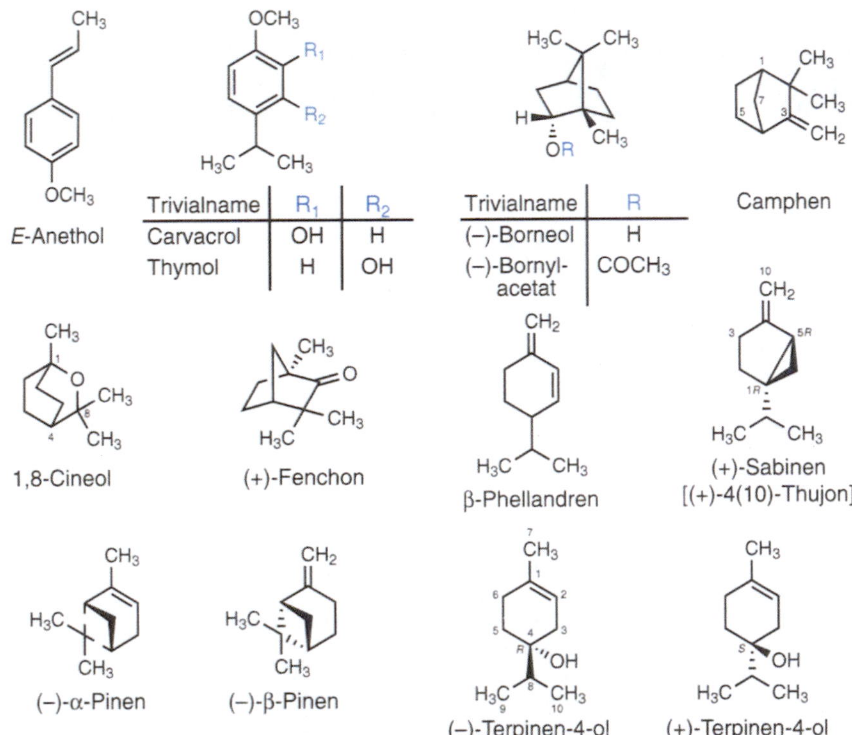

Abb. 1.41. Struktur- und Konformationsformeln einiger der in den Tabellen 1.7 und 1.8 genannten Inhaltsstoffe. *Biogenetische Einordnung:* Anethol: Phenylpropan-(C_6-C_3-)Körper; Carvacrol und Thymol: monozyklische Monoterpene, regulär gebaut; Borneol: bizyklisches Monoterpen, regulär; Camphen: wie Borneol; Cineol: monozyklisches (!) Monoterpen mit zyklischer Etherbrücke, regulär; Fenchon: bizyklisches Monoterpen, irregulär (also nicht der Isoprenregel folgend); Phellandren: wie Carvacrol; Sabinen: bizyklisches Monoterpen, regulär. *Eigenschaften* (fl.: bei Raumtemperatur flüssig; kr.: bei Raumtemperatur kristallin): Anethol (kr.) riecht nach Anis und schmeckt süß; Borneol (kr.) und Borneolacetat (kr.) mit Geruch nach Fichtennadeln; Carvacrol (fl.), geruchlich an Thymol erinnernd; Cineol (fl.), kampferähnlich riechend; Fenchon (fl.), kampferähnlich riechend und bitter schmeckend; Phellandren (fl.); Pinen (fl.), terpentinartig riechend, leicht entzündlich; Sabinen (fl.); Thymol (kr.) weist „medizinische" (phenolische) Geruchsnote auf

sodass ihre reizabdeckende Schutzwirkung fraglich ist. Experimentelle Untersuchungen zum postulierten Wirkungsmechanismus liegen keine vor.

Pflanzenschleime als Gelbildner ▶ Schleimstoffe lassen sich mit Wasser aus Drogenmaterial extrahieren und mittels Ethanol aus dem Auszug ausfällen. Diese gallertige Fällung besteht aus Gemischen von verzweigtkettigen Heteropolysacchariden, von den Pflanzengummen durch die fehlende Klebrigkeit unterschieden. Mit Wasser bilden die Schleime, abhängig von den Konzentrationsverhältnissen, Hydrogele oder Hydrosole (kolloidale Lösungen). Die Bezeichnung Gele ist von dem Namen für Gelatine (lat.: gelatum [Gefrorenes]) abgeleitet. Gele bestehen aus mindestens zwei Komponenten, einem festen, kolloid zerteilten Stoff mit langen und stark verzweigten Teilchen (hier Heteropolysacchariden) und einer Flüssigkeit (hier Wasser) als Dispersionsmittel, worauf die Kennzeichnung als Hydrogel hinweist. Die feste Komponente des Systems bindet Wasser und verhindert dessen Wegfließen; das Wasser wiederum verhindert, dass das kolloide Netzwerk zu einem Pulver zusammenbricht. Der Gelzustand ist auf diese Weise ein Materiezustand zwischen fest und flüssig.

Ob ein Heteropolysaccharid gelbildend wirkt, hängt von seiner Tertiärstruktur ab:

Tabelle 1.9. Drogen, die Pflanzenschleime führen und als Muzilaginosa verwendet werden

Bezeichnung	Herkunft: Art, Familie	Charakteristische Bestandteile	Anmerkungen
Eibischblätter (Althaeae folium) Eibischwurzel (Althaeae radix) Malvenblätter (Malvae folium) Malvenblüten (Malvae folium)	*Althaea officinalis* (Malvaceae) *Malva sylvestris* und *Malva neglecta* (Malvaceae)	Die Schleime der Malvaceae-Drogen bestehen aus einem Gemisch bisher nicht vollständig charakterisierter Heteropolysaccharide, im Wesentlichen aus verzweigten Galacturonorhamnanen mit einer Hauptkette von alternierend angeordneten 1,4-verknüpften Galacturonsäure- und 1,2-verknüpften Rhamnoseresten	Durch den starken Verzweigungsgrad langer Ketten mit nur kleinen Teilabschnitten periodisch wiederkehrender Sequenzen → geringe interchenare Wechselwirkung → geringer Vernetzungsgrad → geringe Neigung zur Gelbildung, aber Tendenz zur Bildung viskoser Lösungen
Isländisches Moos (Lichen islandicus)	*Cetraria islandica* (Strauchflechte aus der Ordnung der Lecanorales)	Bis zu 50% ein Gemisch aus Lichenan (Lichenin) und Isolichenan. Lichenan ist ein aus 60–200 D-Glucose-Einheiten in β-1,4- und β-1,3-Verknüpfung (etwa 7:3) aufgebautes lineares Glucan, wobei Cellobiose- und Cellotrioseeinheiten durch Laminaribiose getrennt sind. *Hinweis*: Cellotriose = Glc-β (1→4)-Glc-β(1→4)-Glc; Cellobiose: Glc-β(1→4)-Glc; Laminaribiose: Glc-β(1→3)-Glc	Eine in heißem Wasser hergestellte Lichenan-Lösung erstarrt beim Erkalten zu einer Gallerte
Lindenblüten (Tiliae flos)	*Tilia cordata* und/oder *Tilia platyphyllos* (Tiliaceae)	Vor allem im Hochblatt Schleim in speziellen Schleimzellen und in lysigen entstandenen Schleimräumen lokalisiert. Das Hauptpolysaccharid ist ein Arabinogalactan, bei dem die Hauptkette überwiegend aus (1,4)-verknüpften β-D-Galactoseeinheiten besteht; daneben enthält die Kette (1,3)-verknüpfte β-D-Galactosereste, an denen Seitenketten aus Arabinofuranose-Gruppen in (1,2)-, (1,3)- und (1,5)-Verknüpfung sitzen	Das Infus schmeckt angenehm durch das Zusammenspiel von adstringierend wirkenden Tanninen mit Schleim- und Aromastoffen
Spitzwegerichkraut (Plantaginis lanceolatae herba)	*Plantago lanceolata* (Plantaginaceae)	Schleimgehalt mit ca. 2% gering: Hauptpolysaccharid besteht aus einer Hauptkette aus Rhamnogalacturonan mit hohem Verzweigungsgrad durch Arabinogalactan-Seitenketten	Infolge des hohen Verzweigungsgrades nehmen die Polysaccharidmoleküle eine dicht gedrängte (nicht gestreckte) Form an: dies erklärt die geringe Viskosität des Plantagoschleimes

- Das Molekül muss ausreichend groß sein;
- die lineare Hauptkette darf nicht ausschließlich aus periodisch wiederkehrenden Sequenzen bestehen (andernfalls durch interchenare Wechselwirkung Neigung zur Bildung in Wasser schwer löslicher Aggregate);
- die periodischen Teilstrukturen der Hauptkette müssen durch Einschieben von aperiodischen Strukturelementen unterbrochen sein, sodass Abschnitte mit interchenarer Wechselwirkung und Abschnitte, die Wasser binden, abwechseln;
- die Störung der Hauptkette erfolgt bei den Schleimen sächlich durch Anheftung von Seitenketten unterschiedlicher Länge, beim Lichenan (s. Tabelle 1.9) durch unterschiedliche Verteilung von 1,4- und 1,3-Verknüpfungen von Glukosemolekülen.

Mittel bei Heiserkeit

Als Begleiterscheinung einer viralen Erkältung kann die Kehlkopfschleimhaut entzündet sein (Laryngitis), meist einschließlich der Stimmbänder. Eine einfache, aber effektive Maßnahme bei Heiserkeit besteht in der Zufuhr von Wasser in jeder Form; viel trinken, inhalieren, heiß duschen oder ins Dampfbad, gurgeln.

Um eine Gurgelflüssigkeit herzustellen, gibt es zwei Möglichkeiten:

- Herstellung eines Teeaufgusses; mit dem noch warmen Aufguss wird gegurgelt. In Frage kommen Aufgüsse aus Kamillenblüten, Salbeiblättern, Ratanhiawurzel und Tormentillwurzelstock (Tabelle 1.10; Abb. 1.42).
- Verwendung von Fertigarzneimitteln, von denen 2 Haupttypen angeboten werden. Der eine Typ besteht aus einer Lösung ätherischer Öle in Alkohol; er entspricht in der Zusammensetzung weitgehend dem typischen Mundwasser. Ein zweiter Typ besteht aus alkoholischen Drogenauszügen. Es liegt eine Tinktur zum Gurgeln vor, die der bloßen Lösung von ätherischen Ölen gegenüber den Vorzug hat, dass auch nichtflüchtige

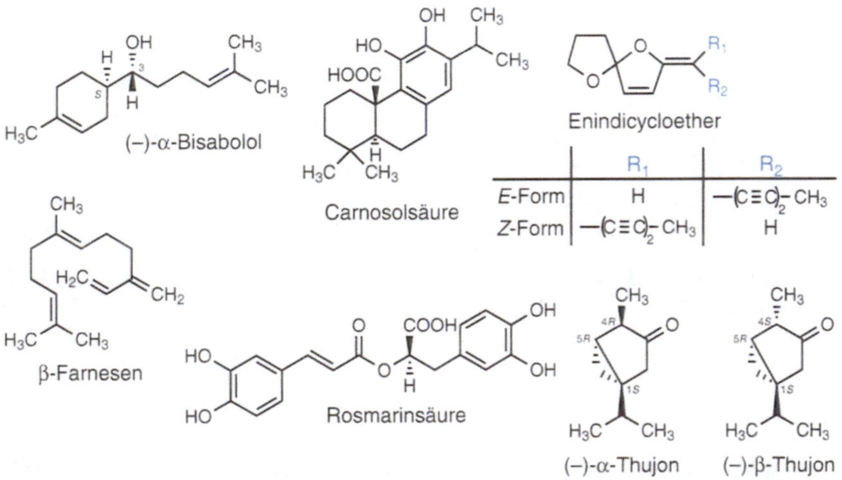

	R_1	R_2
E-Form	H	$-(C{\equiv}C)_2-CH_3$
Z-Form	$-(C{\equiv}C)_2-CH_3$	H

Abb. 1.42. Struktur- und Konfigurationsformeln einiger der in Tabelle 1.10 genannten Inhaltsstoffe. *Biogenetische Einordnung:* α-Bisabolol: monozyklisches, regulär gebautes Sesquiterpen; Carnosolsäure: trizyklisches Diterpen mit Abietanstruktur, irregulär; Enindicycloether: C_{13}-Polyin mit Spiroketalstruktur, entstanden aus Ölsäure (C_{18}) als Vorstufe durch oxidative Abspaltung von C_3 (1-mal α-Oxidation und 2-mal β-Oxidation); β-Farnesen: azyklischer Sesquiterpenkohlenwasserstoff, regulär/Rosmarinsäure: dimeres Phenylpropan (2-mal C_6-C_3 [Kaffeesäure]); Thujone (Thujan-3-one): bizyklische Monoterpene mit Thujanstruktur, regulär. *Eigenschaften* (fl.: bei Raumtemperatur flüssig; kr.: bei Raumtemperatur kristallin): α-Bisabolol (fl.), farbloses Öl, streng aromatisch riechend, bitter-aromatisch schmeckend; Carnosolsäure (kr.), stark bitter; Enindicycloether (fl.); β-Farnesen (fl.); Rosmarinsäure (kr.), geruchlos und ohne besonderen Geschmack; Thujone (fl.), mit mentholähnlichem Geruch

Tabelle 1.10. Pflanzliche Arzneidrogen, die als Bestandteile von Gurgelwässern und Gurgeltropfen geeignet sind (Strukturformeln einzelner Verbindungen: s. Abb. 1.41 und 1.42)

Droge	Stammpflanze (Familie)	Charakteristische Inhaltsstoffe	Anmerkungen
Kamillenblüten (Matricariae flos)	*Matricaria recutita* (Asteraceae)	0,3–1,5% ätherisches Öl mit 3 Hauptgruppen von Bestandteilen: Das Kamilleninfus schmeckt aromatisch und leicht bitter; wirkt mild entzündungshemmend 1. Monozyklische Sesquiterpene vom Bisabololtyp (s. Abb. 1.42), auf die etwa 33% der Ölbestandteile entfallen 2. Der Sesquiterpenkohlenwasserstoff (*E*)-β-Farnesen (bis 45% des Öles) 3. Polyine vom Typ der En-in-dicycloether (bis 15% des Öles) Bis 6% Flavone und Flavonole, vorwiegend Apigenin und Luteolin, frei und in glykosidischer Bindung, neben lipophilen (hoch methylierten) Flavonen. Ferner: Cumarine, Phenolcarbonsäuren, Polysaccharide (Fructane vom Inulintyp, pektinähnliche Rhamnogalacturonane)	
Salbeiblätter (Salviae folium)	*Salvia officinalis* (Lamiaceae)	Mindestens 1,5% ätherisches Öl mit Thujon, Cineol und Campher; Bitterstoffe vom Diterpentyp wie z. B. Carnosolsäure; Labiatengerbstoff mit Rosmarinsäure (einer dimeren C_6-C_3-Carbonsäure mit Catecholstruktur)	Aufguss (1:100) und Tinktur (40–50 Tropfen auf 1 Glas Wasser) zum Gurgeln
Dreilappiger Salbei (Salviae trilobae folium)	*Salvia triloba* (Lamiaceae)	Ähnlich wie *Salvia officinalis*; der Thujongehalt des ätherischen Öles ist vergleichsweise niedrig	Wie Salvia-officinalis-Blätter
Ratanhiawurzel (Ratanhiae radix)	*Krameria lappacea* (Krameriaceae)	Bis 15% Catechin-Gerbstoffe; lipophile Neolignane, darunter Ratanhiaphenole	Anwendung vorzugsweise als Ratanhiatinktur (1:5): mit Wasser verdünnt zum Gurgeln
Tormentillwurzelstock (Tormentillae rhizoma)	*Potentilla erecta* (Rosaceae)	15–20% Catechin-Gerbstoffe neben geringen Mengen Gallotanninen	Anwendung wie Ratanhiawurzel

Wirkstoffe wie die Gerbstoffe in die Gurgellösung gelangen. Man spricht anstelle von Tinktur auch von Gurgeltropfen.

Von diesen in Liquidaform angebotenen pflanzlichen Gurgelmitteln gießt man die angegebene Dosis, in der Regel 20–30 Tropfen, in ein Glas warmes Wasser.

Zubereitungen aus Ratanhiawurzel und Tormentillwurzelstock sind gerbstoffreich und weisen daher Adstringenswirkung auf. Gerbstoffe reagieren mit Proteinen; im Kontakt mit Schleimhäuten erzeugen sie eine oberflächliche Denaturierung von Zellproteinen und führen zu Schrumpfung und verminderter Durchlässigkeit der Zellmembran.

1.2.10 Expektoranzien

Von Thomas Sydenham (1624–1689), dem „englischen Hippokrates", ist eine Stellungnahme zur Verordnung von Expektoranzien (lat.: ex [heraus]; pectus, Gen. pectoris [Brust]) überliefert: „Was die expektorierenden Arzneien betrifft, weiß ich, dass sie dem Patienten Freude machen. Ich persönlich bin aber von ihrer Wirkungslosigkeit überzeugt" (zitiert bei Medici 1980). Die Situation heute ist ähnlich: Expektoranzien gehören zu den am häufigsten verordneten Arzneimitteln, was kaum denkbar wäre, würden sich viele Patienten dank der Verabreichung von Expektoranzien nicht besser fühlen. Demgegenüber zeigen streng objektive, reproduzierbare Untersuchungsmethoden keine eindeutigen Ergebnisse. Allein schon die Definition der klinischen Wirksamkeit ist uneinheitlich. Zur Effektivitätsbeurteilung werden vor allem die folgenden Erfolgsparameter herangezogen:

- Reduktion der Exazerbationen (z. B. bei chronischer Bronchitis das Akutwerden von Symptomen. Lat.: acerbus [heftig]);
- Verbesserung subjektiver Symptome wie Atemnot (bei Asthma bronchiale); erleichtertes Abhusten von Schleim;
- Abnahme der Schleimviskosität;
- Reduktion der Arbeitsunfähigkeitstage.

Anatomische Verhältnisse und Herkunft des Bronchialsekrets

Der Tracheobronchialbaum stellt eine verzweigte Struktur dar, die mit der Trachea beginnt, sich in den rechten und linken Hauptbronchus teilt, sich dann weitere 22-mal aufspaltet und schließlich in den Azini (lat.: acinus [Beere in einer Traube]) endet (Abb. 1.43). Im Bereich der Luftwege wird eine schützende Schleimschicht produziert, an der die folgenden anatomischen Strukturen beteiligt sind:

- die Becherzellen, intraepitheleal zwischen den Flimmerzellen angeordnet; sie produzieren einen mukösen (relativ zähen) Schleim;
- die submukösen Drüsen mit 2 Sekretzellformen; den mukösen Zellen, die ein dickflüssiges, und den serösen Zellen, die ein dünnflüssiges Sekret bilden. Da ca. 40-mal mehr submuköse Drüsen vorhanden sind als intraepitheliale Zellen, ist der Großteil der Sekretproduktion in den Atemwegen diesem Drüsentyp zuzuordnen.
- Clara-Zellen oder Nischenzellen sitzen in den zilienfreien Bronchialabschnitten und sondern ein seröses Sekret ab, das das Bronchiolenepithel schützend bedeckt.
- Typ-II-Pneumozyten in den Lungenalveolen sezernieren Surfactant (Kunstwort aus engl.: surface activating factor), das als grenzflächenaktive Substanz die Alveolaroberflächenspannung verringert und so das Zusammenfallen der Alveolen verhindert.

Der Auswurf bei einer Atemwegserkrankung besteht nicht nur aus den Sekreten von sezernierenden Zellen und Drüsen. Bei entzündlichen Erkrankungen sind beispielsweise die Kapillaren erweitert, sodass vermehrt Transsudat durch die Epithelschicht in das Lumen der Atemwege gelangt. Der Auswurf enthält dann Bestandteile des Serums. Wenn durch eine Läsion Blutgefäße erodieren, enthält der Auswurf Blut („Blutspucken").

Tracheobronchiale Clearance

Man versteht darunter die Reinigung (engl.: clearance [Klärung, Reinigung]) von Trachea und Bronchien von Fremdstoffen. Dazu stehen dem Organismus zwei Systeme zur Verfügung:

- der mukoziliäre Transport
- und der Hustenreflex.

Der mukoziliäre Transport ▶ Trachea und Bronchien bis hinab in die Bronchiolen sind innen von einem mit Zilien besetzten und mit Schleim überzogenen Epithel ausgekleidet. Das rasterelektronenoptische Bild dieser Flimmerepitheloberfläche vermittelt den Eindruck eines Langhaarteppichs, nur dass „die Haare" – die Zilien – koordinierte Bewegungen durchführen und den sie bedeckenden Schleimfilm in Richtung Kehlkopf transportieren. Man spricht von einem „ziliären Förderband" (Abb. 1.44).

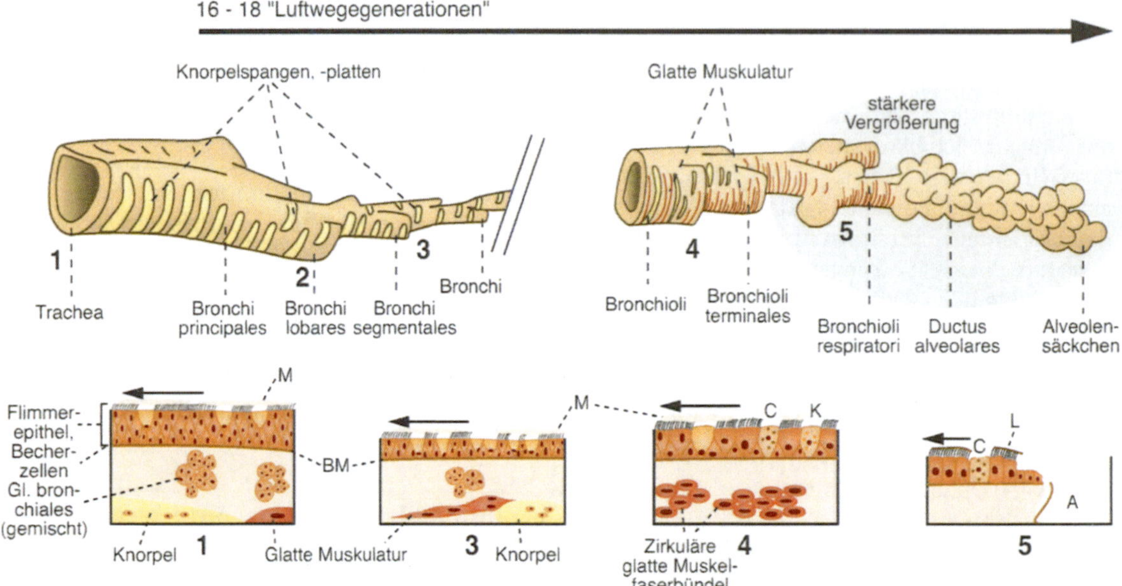

Abb. 1.43. Übersicht über die unteren Atemwege der menschlichen Lunge (adaptiert aus Cottier 1980). Die von der Trachea (Luftröhre) abzweigenden beiden großen Stammbronchien verzweigen sich in immer kleinere Gefäße. Die Bezeichnungen für die einzelnen Bereiche und deren Verzweigungsgrad (Abkürzung VG), auch als Generationen bezeichnet, sind die folgenden: **1** große Stammbronchien (VG =1), **2** Lappenbronchien (VG = 2), **3** große subsegmentale Bronchien (VG = 5), kleine Bronchien (VG = 5–9), **4** Bronchiolen (VG = 10–13), Terminalbronchien (VG = 14–15), **5** respiratorische Bronchiolen (VG = 15–16), Alveolarsäckchen (VG = 19–23). Man beachte, dass die innere Auskleidung mit Flimmerepithel, den verschiedenen Drüsenzellen, Surfactant usw. von Segment zu Segment unterschiedlich ist, beispielsweise wird in den respiratorischen Bronchiolen kein Schleim mehr produziert. *BM* Basalmembran; *C* Clara-Zellen (Inhalt ähnlich dem der serösen Drüsenzellen); *K* Kultschitzky-Zellen (enthalten neurosekretorische Granula); *L* lipidreicher Oberflächenfilm, darunter Surfactant; *M* Mukus (Schleim)

Der Schlag des einzelnen Flimmerhaares (Zilie) erinnert an die Armbewegungen beim Kraulschwimmen: eine rasche Vorwärtsbewegung und eine langsame Rückwärtsbewegung, im zeitlichen Verhältnis etwa 1:3 (Abb. 1.45). Die Schlagfrequenz beträgt ca. 1000 Schläge/min. Diese Bewegungen führen Zilien nur aus, solange sie in einem flüssigen Medium schlagen können. Nach Verdunsten des Flüssigkeitsfilmes stellen sie ihre Tätigkeit ein. Der Flüssigkeitsfilm, in dem die Zilien schlagen, befindet sich aus kolloidalchemischer Sicht im Solzustand und besteht aus dem Sekret sog. seröser Drüsenzellen und aus einem Transsudat (Gewebeflüssigkeit, die an die Epitheloberfläche transportiert wird). Auf dieser Solschicht schwimmen Schollen (Plaques) eines zähen adhäsiven Schleims wie Eisschollen auf Wasser. Dank ihrer Adhäsivität binden die Plaques kolloidchemisch ein Gel - Bakterien, Staubpartikel und andere Verunreinigungen, die nun quasi im Huckepack mit den Schleimplaques transportiert werden. Man stellt sich den Transport wie folgt vor: Die Zilien schlagen in der dünnflüssigen Solphase und berühren beim Vorwärtsschlag mit ihren Spitzen die Schleimplaques und treiben sie in Richtung Rachen, wo sie entweder verschluckt oder ausgehustet werden. Die Transportgeschwindigkeit ist unterschiedlich: sie beträgt im unteren Teil des Bronchialsystems 0,5 mm/min, im oberen Teil 1 mm/min und in der Trachea 14 mm/min. Ersichtlicherweise ist dieser Transport zielgerichtet, d. h., dass Tausende von Zilien wohl koordiniert rhythmisch schlagen müssen. Wie ein entsprechender Schrittmacher funktionieren könnte, dazu gibt es keine begründeten Vorstellungen.

Die Schlagkraft der Zilien reicht zusammen mit der Adhäsivität der mukösen Schleimplaques aus, um Partikel bis zur Größe von 0,5 mm Durchmesser zu transportieren. Bakterien haben - solange das muköse System intakt ist - keine Chancen, sich festzusetzen und das Epithel zu durchdringen. Hinderlich ist zunächst einmal die Transportgeschwindigkeit: innerhalb von einer Sekunde über 20 Zellen

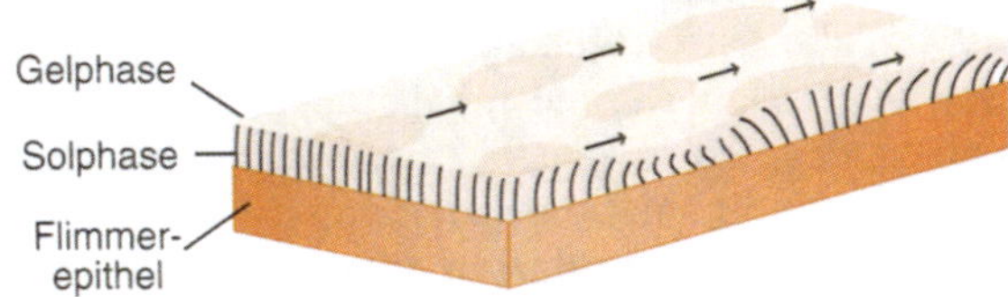

Abb. 1.44. Schematische Darstellung des Schleimtransportes durch die Zilien der Bronchialschleimhaut (Fink u. Riecken 1989, geändert). Die Gelphase gleitet in Form einzelner Plaques über die Solphase hinweg wie Schaumballen auf Wasser → Richtung Kehlkopf. Surfactant bewirkt durch seine Oberflächenspannung, dass die Plaques nicht miteinander verkleben

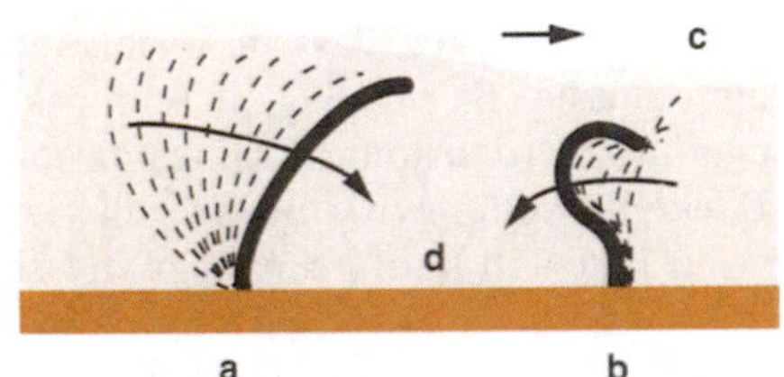

Abb. 1.45. Diagramm, das den Schlag von Zilien in zwei Stellungen *a* und *b* zeigt. Die in dünnflüssigem Schleim (Solphase; *d*) schlagenden Zilien berühren mit ihren Spitzen die Plaques (*c*) und treiben sie samt der darauf haftenden Bakterien oder Staubpartikel vorwärts → in Richtung Rachen

hinweg. Hinzu kommt: Im Flüssigkeitsfilm und in den Schleimplaques finden sich fast immer neutrophile Granulozyten und Makrophagen, die sich allein oder im Zusammenwirken mit Immunglobulinen, insbesondere IgA, sowie Komplement und Lysozym am Abtöten von Bakterien beteiligen. Auch gegen Viren stellt das mukoziliäre System eine wirkungsvolle Abwehr dar, die allerdings gegenüber solchen Viren versagt, die an Rezeptoren von Zilien andocken können.

Der Hustenreflex ▶ Neben dem mukoziliären System ist der Hustenreflex ein wichtiger Teil des Mechanismus, mit dessen Hilfe Sekret und darin enthaltenes Fremdmaterial aus dem Respirationstrakt entfernt werden. Die mukoziliäre Clearance arbeitet kontinuierlich, der Hustenreflex diskontinuierlich. Es handelt sich um einen komplexen Reflex, der durch vagale Nervenreizung ausgelöst wird. Das Bronchialepithel wird von sensorischen Nervenendigungen des Vagus, die bis zum Bronchiallumen reichen, durchzogen. Diese Nervenendigungen reagieren auf eine Fülle von Stimuli: auf chemische und mechanische Irritanzien, zelluläre Mediatoren (Histamin, Bradykinin), auf Entzündungsvorgänge und selbst auf schnelles Ein- und Ausatmen. Auch der Larynxbereich ist eine „tussive Zone".

Nach dem Auslösen eines Hustenreizes beginnt der Hustenvorgang mit tiefer Inspiration, gefolgt von einer forcierten Exspiration gegen die verschlossene Glottis (Stimmritzenkörper des Kehlkopfs), die dann plötzlich geöffnet wird. Durch das plötzliche Öffnen wird ein explosionsartiges Ausströmen der Luft mit Geschwindigkeiten bis zu 200 m/s (ca. 1000 km/h) ausgelöst.

Hinweis: Niesen ist eine ähnliche exspiratorische Leistung, jedoch bei offener Glottis (Stimmritze; griech.: glottís [Mundstück der Flöte]).

Störungen der tracheobronchialen Clearance ▶ Husten und „Verschleimung" sind Symptome zahlreicher Erkrankungen der Atemwege. Die Effektivität der Klärfunktion hängt einerseits von der Intaktheit der Funktion der Flimmerepithelien ab, andererseits von der Menge und der Zusammensetzung des Bronchialsekretes. Je nach Art der Erkrankung stehen im Vordergrund:

- Störungen des mukoziliären Transports. Bei chronisch entzündlichen Prozessen sistiert der ziliäre Transport aufgrund einer Degeneration des Flimmerepithels (z. B. bei der chronischen Bronchitis). Auch chronisch einwirkende Noxen wie Tabakrauch führen zu einem zunehmenden Verlust der Zilien: Husten ist dann der letzte noch verbleibende Reinigungsmechanismus (Raucherhusten);
- qualitative und/oder quantitative Veränderungen der Mukusproduktion.

Beispiele: Bei der akuten Bronchitis kommt es zu einer vermehrten Bildung von mukösem (dicken) Schleim. Da jedoch gleichzeitig seröses Exsudat aus den erweiterten Kapillaren austritt, wird die mukoziliäre Clearance nur wenig beeinträchtigt.

Bei der chronischen Bronchitis kommt es zu einer Vermehrung von schleimproduzierenden Zellen, einer Zunahme der Größe und Anzahl von submukösen schleimproduzierenden Drüsen, Infiltration der Bronchialwand durch Lymphozyten, mononukleäre Phagozyten und Neutrophile sowie zu einer Zunahme der gesamten Wanddicke. Das Ergebnis ist eine chronische Überproduktion von Schleim und eine Verengung des Lumens.

Bei Asthma bronchiale wird in der Regel ein hochvisköses Sputum produziert, glasige bis weißliche, schleimige Massen, die sich nur schwer expektorieren lassen.

Wann versagt der Husten als körpereigenes Expektorans? ▶ Weiter oben wurde bereits betont, dass der Hustenreflex ein wichtiger Mechanismus ist, um Sekrete und darin enthaltenes Fremdmaterial aus dem Respirationstrakt zu entfernen. Husten ist insofern das beste Expektorans. Produktiv ist Husten aber nicht in allen Fällen: Das abzuhustende Sekret muss eine ganz bestimmte Konsistenz aufweisen, um sich beim Hustenstoß von der Schleimhaut abzulösen. Ist der Mukus zu zäh, zu adhäsiv, so lässt er sich ebenso wenig abhusten, wie wenn er zu wässrig ist.

Therapieziel bei der Anwendung von Expektoranzien

Expektoranzien sollen die Beschaffenheit und/oder Bildung des Bronchialsekrets beeinflussen, sodass die Mukuselimination – das Abhusten – verbessert wird.

Nach den gängigen Vorstellungen zur Wirkweise von Expektoranzien lässt sich das Wirkprinzip „Schleimbeschaffenheit ändern" in folgender Weise erreichen:

- Die **Mukolytika** verändern Viskosität und/oder Zusammensetzung des bereits in den Bronchien festsitzenden Schleimes;
- die **Sekretolytika** induzieren die Neubildung eines dünnen, wenig viskosen Schleimes, wobei zwei Mechanismen diskutiert werden: Ausnutzung des gastropulmonalen Reflexes und die direkte Reizung der Bronchialschleimhaut.

Wasser als Mukolytikum ▶ Dass Wasser auf die Verschleimung von Einfluss ist, dafür sprechen alltägliche Beobachtungen. Bei längerem Aufenthalt in geheizten Räumen kommt es beim Bronchitiker infolge der trockenen Luft zu einem Aufflackern des Reizhustens und zur Eintrocknung des Sekrets. Ähnlich produzieren Kranke, wenn sie viel schwitzen und/oder wenig trinken, einen zähen Schleim. Viel trinken, zusätzlich Schwitz- oder Dampfbäder, das sind alte Hausmittel, um eine Schleimverflüssigung zu erzielen. Die per inhalationem zugeführte Wassermenge ist vergleichsweise sehr gering. Bei der üblichen Inhalationsdauer von 3- bis 4-mal 20 min pro Tag beeinflussen Wasseraerosole vermutlich die mukoziliäre Clearance nur in geringem Maße; besser sollte die Hydratation des Sekretes mit Änderung von dessen rheologischen Eigenschaften durch Zufuhr von viel Flüssigkeit gelingen. Da bei der Inhalationstherapie mit Wasser über 90% der inhalierten Menge verschluckt werden, geht auch eine eventuelle Wirkung dieser Behandlung auf die perorale Flüssigkeitszufuhr zurück. Die Bedeutung vieler „Bronchialtees" beruht nicht zuletzt darauf, dass in Teeform 2 oder mehr Liter Flüssigkeit pro Tag in schmackhafter Form zugeführt werden können, ohne pharmakologische Effekte – Koffeinwirkung im Falle koffeinhaltiger Getränke – in Kauf nehmen zu müssen.

Hinweis: Das Inhalieren von zerstäubtem Wasser kann bei Bronchitikern die Schleimhäute reizen. Man lässt sie daher besser eine leicht hypertone Sole inhalieren.

Reflexexpektoranzien ▶ Die tradierte Lehrmeinung zur Wirkweise dieser Gruppe von Expektoranzien lautet wie folgt: Eine Reizung der Magen- und Rachenschleimhaut führt reflektorisch zu einer Vaguserregung, die ihrerseits eine Vermehrung des Bronchialsekrets bewirkt und damit die Viskosität des Sputums herabsetzt. Dass reflektorische Beziehungen zwischen Magenreizung und Bronchialsekretion bestehen, dafür spricht eine geläufige klinische Beobachtung: Bei Patienten, denen eine Magensonde gelegt wurde, kommt es infolge der dauernden mechanischen Irritation der Magenschleimhaut zu einer in diesem Fall unerwünschten Hypersekretion der Bronchialschleimhaut.

Zu den Reflexexpektoranzien zählt man die Brechwurzel und die Saponindrogen (Tabelle 1.11; Abb. 1.46). Es kann als gesichert gelten, dass diese Drogen auf die Magenschleimhaut irritierend wirken, auch dass sie in höheren Dosen brecherregend wirken. Es liegen aber keine Untersuchungen darüber vor, ob der postulierte Reflex Magen → Brechzentrum → Bronchialdrüsen tatsächlich aus-

Tabelle 1.11. Saponinführende Drogen, die als Expektoranzien verwendet werden. Zum chemischen Aufbau der Saponine s. Abb. 1.46

Droge	Stammpflanze (Familie)	Saponin-Typ	Anmerkungen
Efeublätter (Hederae folium)	*Hedera helix* (Araliaceae)	3–4% vorwiegend bisdesmosidische Triterpensaponine mit Oleanolsäure und Hederagenin als Aglyka. Die monodesmosidischen Hederine (s. Abb. 1.46) dürften weitgehend Artefakte sein.	-
Gypsophila-saponin	Saponinfraktion aus weißen Seifenwurzeln, das sind Wurzeln von *Gypsophila paniculata* und anderen hochwüchsigen Gypsophila-Arten (Caryophyllaceae)	Noch nicht vollständig aufgeschlüsseltes Saponingemisch aus hauptsächlich bisdesmosidischen Triterpensaponinen mit Gypsogenin als Aglykon.	Gypsophilasaponin dürfte mit dem älteren Saponinum album gleichzusetzen sein. Dient als Standard für DC- und andere Untersuchungen
Primelwurzel (Primulae radix)	*Primula veris* und/oder *Primula elatior* (Primulaceae)	5–10 monodesmosidische Triterpensaponine mit Protoprimulagenin (*P. elatior)* bzw. dem 22-OH-Derivat Priverogenin B (bei *P. veris)* als Aglykon. Die Aglyka sind durch eine Etherbrücke zwischen dem 13β-OH und dem 28-OH (13,28-Oxidgruppe) ausgezeichnet	P.-elatior-Wurzel ist geruchlos oder sie riecht schwach nach Methylsalicylat; P.-veris-Wurzel riecht schwach anisartig. Beide Drogen schmecken stark kratzend
Seifenrinde (Quillajae cortex)	*Quillaja saponaria* (Rosaceae)	Bis zu 10% Bisdesmoside mit Quillajasäure (16α-Hydroxy-23-oxo-Oleanolsäure) als Aglykon. Eine Trisaccharidkette ist über Glucuron-Säure an das 3-OH geknüpft; die Acylkohlenhydratkette an das 28-Carboxyl ist komplex und enthält u. a. β-D-Fucose, β-D-Xylose und β-D-Apiose.	Außer als Expektorans verwendet man Quillajasaponine als Zusatz zu Vakzinen, insbesondere gegen Maul- und Klauenseuche, um deren Immunogenität zu erhöhen
Senega-Wurzel (Polygalae radix)	*Polygala senega* (Polygalaceae)	6–12% Bisdesmoside, die Presenegenin (s. Abb. 1.46) als Aglykon enthalten: an 3-OH ist eine β-D-Glucose, an das 28-Carboxyl eine lineare Oligosaccharidkette geknüpft u. a. mit β-D-Fucose, die mit 4-Methoxyzimtsäure verestert ist	Die Wurzeln ostasiatischer Polygala-Arten, z. B. von *P. tenuifolia*, gelten als gleichwertig

gelöst wird, speziell bei den Dosen, die man üblicherweise anwendet. Ob sich Volumen und/oder Viskosität des Bronchialsekretes unter der Behandlung mit Saponindrogen ändern, dazu gibt es kein experimentell gesichertes Wissen. Die Anwendung basiert vornehmlich auf Tradition und Erfahrung.

Ätherische Öle als Sekretolytika ▶ Tabelle 1.12 enthält ätherische Öle aufgelistet, die als Einzelstoffe oder als Bestandteile von fixen Kombinationen zur Sekretolyse angewendet werden. Die Mehrzahl des Angebotes an Fertigarzneimitteln entfällt auf Externa, die epikutan anzuwenden sind und die als Einreibungen, Balsame, Salben und Cremes deklariert sind; Badezusätze zählen ebenfalls zu den Externa. Zur inhalativen Anwendung bestimmte Präparate werden als Inhalationsflüssigkeit, als Tropfen oder als Spray angeboten. Zur systemischen Anwendung bestimmte Arzneiformen mit ätherischen Ölen werden als Tropfen und Sirup, als

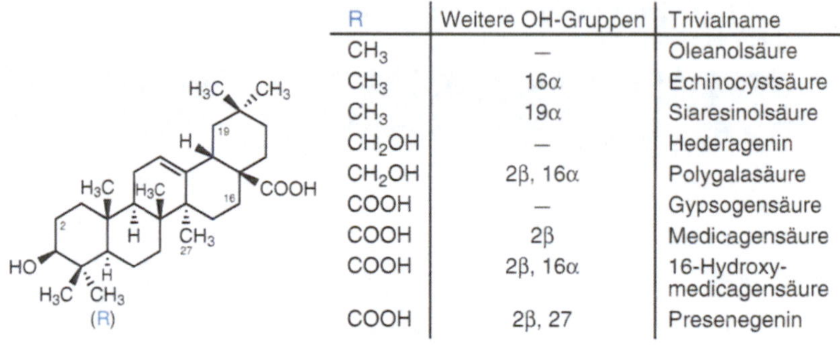

R	Weitere OH-Gruppen	Trivialname
CH_3	–	Oleanolsäure
CH_3	16α	Echinocystsäure
CH_3	19α	Siaresinolsäure
CH_2OH	–	Hederagenin
CH_2OH	2β, 16α	Polygalasäure
COOH	–	Gypsogensäure
COOH	2β	Medicagensäure
COOH	2β, 16α	16-Hydroxy-medicagensäure
COOH	2β, 27	Presenegenin

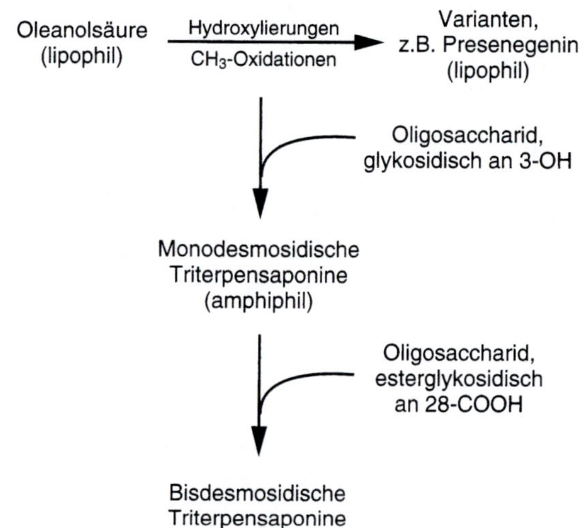

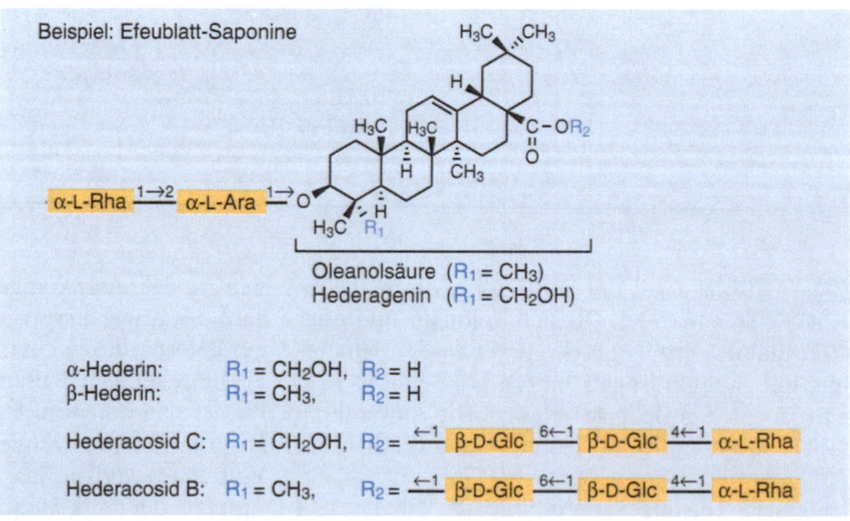

Abb. 1.46. Chemischer Aufbau der in Tabelle 1.11 genannten Triterpensaponine. Grundkörper der Reihe ist die Oleanolsäure, eine pentazyklische Triterpensäure, biogenetisch entstanden durch symmetrische Kondensation von 2 C_{15}-Einheiten. Weitere Aglykonvarianten der Triterpensaponine entstehen aus der Oleanolsäure durch oxidative Veränderungen. Durch Anheftung von polaren Oligosaccharidketten an die lipophilen Triterpene entstehen die amphiphilen Triterpensaponine. Die monodesmosidischen Triterpensaponine der Drogen können entweder nativen Ursprungs sein, also auch im lebenden Pflanzenorgan vorkommen, oder es kann sich um Artefakte handeln, die durch Abspaltung aus den Bisdesmosiden bei der Drogenaufbereitung gebildet werden: Die Acylglykosidbindung ist besonders leicht hydrolysierbar. Ara Arabinose (Pyranoseform), Glc Glucopyranose, Rha Rhamnopyranose

Tabelle 1.12. Ätherische Öle, die als Expektoranzien in Inhalaten, Erkältungssalben oder, zur innerlichen Einnahme bestimmt, als Kapseln verwendet werden. Konstitutionsformeln einzelner Inhaltsstoffe finden sich in Abb. 1.41

Ätherisches Öl	Stammpflanze	Hauptbestandteile	Anmerkungen
Eukalyptusöl (Eucalypti aetheroleum)	Zweigspitzen cineolhaltiger Eukalyptusarten, z. B. *Eucalyptus globulus* und *E. fruticetorum* (Myrtaceae)	Mindestens 70% 1,8-Cineol (Eucalyptol) neben geringen Mengen (ca. 3%) *p*-Cymen, α-Pinen u. a.	Kampferartig riechend, mit brennendem, dann kühlendem Geschmack
Fichtennadelöl (Piceae aetheroleum)	*Pinus abies* sowie Abies-Arten, insbesondere *Abies sibirica, Abies alba und Abies sacchalinensis*	20–45% Bornylacetat, 1–8% Borneol neben Monoterpenkohlenwasserstoffen wie Camphen (um 20%), β-Phellandren (18–32%, α- und β-Pinen (10–40%), Myrcen (bis 9%) u. a.	Das Öl ist vergleichsweise oxidationsempfindlich, hauptsächlich bedingt durch Sesquiterpen-Begleitstoffe
Kajeputöl (Cajeputi aetheroleum rectificatum)	Blätter von *Melaleuca leucadendra und M. quinquenervia* (Myrtaceae)	50–70% Cineol (1,8-Cineol) neben α-Pinen, α-Terpineol u. a.	Sensorische Eigenschaften ähnlich wie Eukalyptusöl
Kiefernnadelöl (Pini aetheroleum)	Aus frischen Ästen mit Nadeln und Zweigspitzen von *Pinus sylvestris* und anderen Pinus-Arten	Sehr variabel zusammengesetzt: ca. 80% Monoterpenkohlenwasser stoffe, darunter α- und β-Pinen, β-Phellandren, 3-Caren und Camphen	Das Öl riecht terpenartig, angenehm aromatisch
Myrtol	Botanische Herkunft nicht bekannt, jedenfalls nicht *Myrtus communis*	Standardisiert auf 25% Cineol, 25% Limonen, 6,7% (+)-α-Pinen	Ausschließlich als Fertigarzneimittel verwendet (innerlich, als Kapsel)
Niauliöl (Niauli aetheroleum)	Melaleuca-Arten wie unter Kajeputöl angegeben, auch *M. viridiflora* (auf Neukaledonien)	Wie Kajeputöl, Hauptbestandteil (50–65%) ist Cineol	Geschmack aromatisch-bitter, etwas brennend und hinterher kühlend (wie Kajeputöl)
Gereinigtes Terpentinöl (Terebinthinae aetheroleum rectificatum)	Pinus-Arten, insbesondere *Pinus palustris* und *Pinus pinaster* (Pinaceae)	73–85% α-Pinen; 13–22% β-Pinen; der Gehalt keiner weiteren Substanz wie Bornylacetat, Limonen und Terpinolen darf 5% übersteigen; 3-Caren darf höchstens zu 0,5% vorliegen	Neigt zur Peroxidbildung und zur Autoxidation
Zitronellöl (Citronellae aetheroleum)	*Cymbopogon winterianus* (altes Citronellgras; Poaceae)	Um 35% (+)-Citronellal; um 22% Geraniol	Wird als indisches Melissenöl gehandelt; weist einen zitronenähnlichen Geruch auf

Kapseln, auch als dünndarmlösliche Kapseln verwendet.

Vorstellungen zur Wirkweise. In einer älteren tierexperimentellen Studie kam es nach i.v.-Applikation eines ätherischen Öles zu einer Funktionssteigerung der serösen Drüsenzellen, während die mukösen Drüsenzellen in der Ruhephase verharrten. Das bedeutet Neubildung eines wenig viskösen Schleims sowie Volumenvermehrung des Bronchialsekretes, somit einen sekretolytischen Wirkungsmechanismus. Es ist aber keineswegs sicher, ob die selektive Stimulation seröser Drüsen für alle der in Tabelle 1.12 aufgeführten ätherischen Öle zutrifft.

Gemeinsam ist allen ätherischen Ölen eine lokale Reizwirkung auf die Schleimhäute, sodass eine direkte Reizung der Bronchialschleimhaut als Ursache eines sekretolytischen Effektes plausibel ist.

Anwendungsgebiete. Die Anwendung ätherischer Öle als Expektoranzien beruht weitgehend auf Tradition und praktischer Erfahrung. Als Anwendungsgebiete werden genannt:

- akute und chronische Bronchitis und Sinusitis, auch
- Erkältungskrankheiten der Atemwege mit zähflüssigem Sekret.

Anmerkung. Befremdlich an diesen Angaben ist: Identische Wirkstoffe sollen gleichermaßen bei akut entzündlichen als auch bei chronisch entzündlichen Prozessen wirksam sein, obwohl sich Zusammensetzung und Viskosität der Bronchialsekrete in beiden Situationen grundlegend voneinander unterscheiden. Akute Entzündungen gehen in der Regel mit hoher Schleimproduktion einher, während chronische Entzündungen der Bronchialschleimhaut durch eine ausgetrocknete Schleimhaut und durch die Ansammlung eines relativ zähen Sekrets gekennzeichnet sind.

Wirksamkeit. Die Ansichten gehen denkbar weit auseinander. Sicher zu sein scheint, dass bei der Behandlung mit ätherischen Ölen im Befinden vieler Patienten eine Erleichterung eintritt. Andererseits sind bisher keine klinischen Studien zum Nachweis der Wirksamkeit nach den heute geltenden Maßstäben publiziert worden.

Eine neuere Studie mit einem Monopräparat in dünndarmlöslichen Kapseln bei 215 Patienten mit chronischer Bronchitis, durchgeführt in 19 Praxen von Lungenfachärzten, Internisten und Allgemeinärzten, kommt im Vergleich zu Plazebo zu einer positiven Bewertung hinsichtlich der Reduzierung von Exazerbationen. Allerdings waren die Ergebnisse davon abhängig, welche Ärztegruppe die Vorbehandlung durchführte, was auf methodische Mängel hindeutet (Schwabe u. Paffrath 2000).

Hinweise zur Pharmakokinetik. Nach oraler Gabe werden ätherische Öle im Magen-Darm-Trakt rasch resorbiert. Ein Teil gelangt über den Blutweg in das Bronchialsystem, wird durch die Alveolen abgeatmet und gelangt in Kontakt mit der Bronchialschleimhaut. Nur dieser Anteil, der pulmonal eliminiert wird, erreicht den Wirkort.

Die epikutane Applikation ätherischer Öle kann zum Teil als eine trockene Inhalation aufgefasst werden, wenn es beim Einreiben auf die Haut unter der Körperwärme zur Verdunstung der Öle kommt. Ein Teil der aufgetragenen Öle wird transdermal resorbiert. Für Monoterpenkohlenwasserstoffe stellt die menschliche Haut nahezu keine Diffusionsbarriere dar: Bereits 5 min nach der Applikation werden maximale Plasmaspiegel erreicht. Der nachfolgende rasche Abfall des Plasmaspiegels (Halbwertszeit etwa 0,5 h) ist wesentlich durch eine rasche Verteilung in periphere Gewebekompartimente bedingt. Für hochlipophile Monoterpene (α-Pinen, β-Pinen, Campher, 3-Caren, Limonen) errechnen sich Verteilungsvolumina von etwa 120 L/kg KG. Der Anteil, der mit der Ausatmenluft ausgeschieden wird, ist zahlenmäßig nicht bekannt; er ist vermutlich gering.

1.2.11 Mittel bei dyspeptischen Beschwerden

Dyspeptische Beschwerden bestehen in abnormalen, unangenehmen Empfindungen, die die Verdauung im oberen Verdauungstrakt begleiten. Nicht selten sind die Beschwerden von der Qualität und Quantität der Kost abhängig. Bei der Dyspepsie (griech.: dys [miss-, fehlerhaft, gestört]; pepsis [Kochen, Verdauung]) erweisen sich einige oder alle Phasen der Verdauung wie folgt gestört:

- In der präprandialen Phase anstelle von Appetit und Hunger: Appetitlosigkeit.
- Während der Nahrungsaufnahme: frühzeitiges Sattsein, oft Widerwillen, das Essen fortzusetzen.
- In der postprandialen Phase: anstelle des angenehmen Sättigungsgefühles eine unangenehme Übersättigung, ein Druck im Oberbauch, das physiologische Aufstoßen der Luft gelingt nicht oder bringt keine Erleichterung.
- Zwischen den Mahlzeiten: Die Beschwerden lassen 1–2 h nach Beendigung der Mahlzeit nach, doch kann ein unangenehmes Gefühl im Mund, oft von übel riechendem Atem begleitet, zurückbleiben.

Dyspeptische Beschwerden können auf organische Veränderungen wie gastroduodenale Ulzera, Gastritis, Neoplasmen, entzündliche Veränderungen oder Konkremente im Bereich der Gallenwege und des Pankreas hinweisen. Dyspepsie im engeren und eigentlichen Sinne bedeutet aber das Vorhandensein von Beschwerden ohne organisches Korrelat. Man spricht in diesen Fällen – sie betreffen etwa zwei Drittel aller Patienten mit dyspeptischen Beschwerden – von funktionellen Magen-Darm-Störungen oder von einem „Reizmagen" (engl.: non-ulcer dyspepsia). Über die Ursache der funktionellen Magen-Darm-Störungen herrscht kein Konsens. Seitdem es entsprechende Messverfahren gibt, bringt man die dyspeptischen Beschwerden mit Störungen der Magenmotilität in Zusammenhang.

Folgerichtig spielen in der medikamentösen Behandlung dyspeptischer Beschwerden prokinetische Mittel vom Typus Domperidon und Cisaprid eine wichtige Rolle. In der psychosomatischen Medizin spricht man an Stelle von dyspeptischen Beschwerden von „funktionellen Oberbauchbeschwerden". Deren Ursache sieht man im sozialen Umfeld des Patienten. Die körperliche Symptomatik zeige an, dass sich der Patient derzeit oder bereits über längere Zeit hin in einer Konfliktsituation befindet, aus der er sich nicht lösen kann. Auch Ängste und Überbelastungen können demnach als „Magenbeschwerden" in die äußere Erscheinung treten. Da die Primärursache in den besonderen Lebensumständen liegt, würde dem Patienten wesentlich dadurch geholfen, dass ihm von Seiten des Arztes hinreichend Aufmerksamkeit und von Seiten der ihm nahe stehenden Personen Mitgefühl und Verständnis entgegengebracht würden. Wichtig seien Änderungen in der Lebensweise. Die Anwendung von Arzneimitteln sei in der Regel unnötig.

Pharmakotherapie der naturwissenschaftlich orientierten Medizin ▶ Auch hier gilt: Priorität vor dem Verschreiben eines Medikaments haben Aufklärung über die Ungefährlichkeit des Leidens sowie eine adäquate Lebensweise. Adjuvant kommen Psychopharmaka oder Prokinetika in Frage.

Phytotherapie ▶ Bei funktionellen Magenbeschwerden (Reizmagen) werden zwei Gruppen von Arzneidrogen angewendet: Bittermittel und Karminativa. Von Bittermitteln erwartet man sich Appetitanregung und Förderung der Verdauung, von den Karminativa eine Verminderung der Blähbeschwerden.

Bittermittel (Amara)

Bittermittel sind Zubereitungen aus bestimmten Drogen, die einen bitteren Geschmack aufweisen und in dem verwendeten Konzentrationsbereich toxikologisch unbedenklich sind (Tabelle 1.13). Durch diese Definition sind die Bittermittel von der großen Zahl an bitter schmeckenden Pflanzen abgetrennt, die in der Regel giftig sind.

Die hohe Empfindlichkeit für Bitterreize dient tierischen Allesfressern und dem Menschen als Warnsignal, um zu verhindern, dass potentiell giftige Stoffe den Magen erreichen. Stärkere Bitterreize lösen Brech- und Würgereflexe aus. Bitterreize wirken somit in der Regel appetithemmend. Bittermittel hingegen werden zur Appetitanregung eingenommen. Ihre Existenz belegt die psychologische Regel, dass durch Lernprozesse ursprünglich aversive Reaktionen in Akzeptanz und sogar in Vorlieben umschlagen können. Man denke nur an die unter Biertrinkern zunehmende Vorliebe für bittere Pilsbiere statt für milde Biere: Hopfen wurde ursprünglich nur in Maßen zugesetzt, um die Haltbarkeit des Bieres sicherzustellen. Bitter ist somit nicht gleich bitter. Bei den therapeutisch genutzten Bittermitteln sind die geschmacklichen Qualitäten überdies oft durch Begleitstoffe so modifiziert, dass die Mittel eine angenehme Geschmacksempfindung hervorrufen.

Abhängig von den Begleitstoffen ist es üblich, die Bittermittel zu unterteilen:

- Amara pura, reine Bittermittel wie Benediktenkraut, Enzianwurzel, Fieberklee oder Tausendgüldenkraut enthalten außer Bitterstoffen keine weiteren sensorisch aktiven Stoffe;
- Amara aromatia enthalten neben Bitterstoffen ätherische Öle. Beispiele: Angelikawurzel, Hopfenzapfen, Pomeranzenschale oder Wermutkraut;
- Amara adstringentia enthalten Bitter- und Gerbstoffe oder bitter schmeckende Tannine (Chinarinde, Kondurangorinde);

Tabelle 1.13. Übersicht über die gebräuchlichen Bitterstoffdrogen

Droge	Stammpflanze (Familie)	Bitterstofftyp	Anmerkungen
Andornkraut (Marrubii herba)	*Marrubium vulgare* (Lamiaceae)	Bizyklische Diterpenlactone mit einem Furanring als Substituent	–
Artischockenblätter (Cynarae folium)	*Cynara scolymus* (Asteraceae)	Sesquiterpenlaktone, vor allem das Guianolid Cynaropikrin	Den begleitenden Caffeoylchinasäuren werden cholagoge und lipidsenkende Wirkungen nachgesagt
Benediktenkraut (Cnici benedicti herba)	*Cnicus benedictus* (Asteraceae)	Sesquiterpenlaktone, insbesondere Cnicin, ein Germacranolid	Ruft in seltenen Fällen Kontaktallergien hervor
Bitterkleeblätter (Trifolii fibrini folium)	*Menyanthes trifoliata* (Menyanthaceae)	Secoiridoidglykoside, darunter Dihydrofoliamenthin, Swerosid und Loganin	In der Volksmedizin bei rheumatischen Erkrankungen verwendet
Condurango-Rinde (Condurango cortex)	*Marsdenia condurango* (Asclepiadaceae)	Hydroxylierte Pregnane, glykosidisch an lineare Tri-, Tetra- oder Pentasaccharide gebunden, teilweise mit Essig-, Zimt- und Nikotinsäure verestert	Nur mäßig bitter schmeckend; kratzender Beigeschmack; kam im 19. Jahrhundert als „Krebsmittel" nach Europa
Chinarinde (Cinchonae cortex)	*Cinchona pubescens* (Rubiaceae)	5–10% Chinolinalkaloide, darunter Chinin, Chinidin, Cinchonin und Cinchonidin; Chinovasäure	Intensiv bitter; adstringierend durch Gehalt an Catechin-Gerbstoffen
Enzianwurzel (Gentianae radix)	*Gentiana lutea* (Gentianaceae)	Secoiridoidglykoside mit dem intensivst bitter schmeckenden Amarogentin	–
Hopfenzapfen (Lupuli strobulus, Lupuli flos)	*Humulus lupulus* (Cannabaceae)	15–30% Harz mit zersetzlichen Humulonen (α-Säuren) und Lupulonen (β-Säuren), prenylsubstituierte Phloroglucinderivate	0,05–1,7% ätherisches Öl mit Sesquiterpenkohlenwasserstoffen (α- und β-Caryophyllen, Farnesen, Myrcen u. a.)
Iberis-amara-Kraut	*Iberis amara* (Brassicaceae)	Etwa 0,2 g Cucurbitacine E und I pro 1 g Frischgewicht	Daten zur chronischen Toxizität fehlen
Löwenzahn (Taraxaci radix cum herba)	*Taraxacum officinale* (Asteraceae)	Sesquiterpenlaktone vom Germacranolid und Eudesmanolidtyp	Bitterstoffe ziemlich zersetzlich, besonders Taraxacinsäureglucosid, ein monozyklisches Sesquiterpenlakton
Pomeranzenschalen (Aurantii pericarpium)	*Citrus aurantium* ssp. *aurantium* (Rutaceae)	Neohesperidin, ein Flavanonbiosid (7-*O*-Neohesperidosylhesperetin); Hesperidose: 2-*O*-α-Rhamnosyl-β-D-glucose	Mindestens 2,5% ätherisches Öl mit (+)-Limonen als Hauptbestandteil
Quassia-Holz (Quassiae lignum)	*Quassia amara* oder *Picrasma excelsa* (Simarubaceae)	Quassinoide, das sind partiell hydrierte Phenanthrene mit zahlreichen *O*-Funktionen (Carboxyl, Methoxyl, Lakton) besetzt; biosynthetisch: zu C_{20}-Körpern abgebaute pentazyklische Triterpene (C_{30})	Als Bitterextrakte im Lebensmittelbereich Trinkbranntweinen zugesetzt

Tabelle 1.13 (Fortsetzung)

Droge	Stammpflanze (Familie)	Bitterstofftyp	Anmerkungen
Schafgarbenkraut (Millefolii herba)	*Achillea millefolium* s. l. (Asteraceae)	Sesquiterpenlaktone vom Guianolid- und Germacranolid-Typ, darunter Azulenbildner wie z. B. 8-Acetoxyartabsin	Zahlreiche Kleinarten, die sich in der Stoffführung unterscheiden. Eine nur leicht bitter schmeckende Droge
Tausengüldenkraut (Centaurii herba)	*Centaurium minus* (Gentianaceae)	Secoiridoidglykoside, darunter Gentiopikrosid und Amarogentin	Vor allem die Blütenteile sind bitterstoffreich
Teufelskrallenkraut (Harpagophyti radix)	*Harpagophytum procumbens* (Pedaliaceae)	Iridoidglykoside, darunter Harpagosid	Zuerst in der Volksmedizin Namibias bei rheumatischen Erkrankungen innerlich angewendet
Wermutkraut (Absinthii herba)	*Artemisia absinthium* (Asteraceae)	Sesquiterpenlaktone, insbesondere Artabsin (ein Germacranolid) und Absinthin (ein dimeres Guianolid)	Ein Amarum-Aromatikum enthält mindestens 0,2 % ätherisches Öl mit meist Thujon als Hauptkomponente

- Amara acria enthalten neben Bitterstoffen zusätzlich scharf schmeckende Prinzipien (Galgant, Ingwer);
- Amara mucilaginosa enthalten neben bitter schmeckenden auch noch reizmildernde Schleimstoffe (Isländisch Moos).

Wirkungen ▶ Bittermittel regen die Geschmacksnerven an und lösen über die angenehme Geschmacksempfindung reflektorisch die erste, sog. kephale Phase der Magensekretion aus. Die Bittermittel können nur dann wirksam werden, wenn der komplizierte Mechanismus der kephalen Phase voll funktionsfähig ist: Sie stoßen lediglich eine präformierte physiologische Reaktionsfolge an und sind nicht imstande, eine pathologisch gestörte Verdauungsfunktion zu beeinflussen. Auf physiologische Weise wird die kephale Phase durch den Anblick, den Geruch und schließlich den Geschmack der Speise ausgelöst; auch die bloße Vorstellung eines guten Essens reicht aus, das Reflexgeschehen in Gang zu setzen. Das auch Appetitsaft genannte Sekret enthält Salzsäure, Pepsin und Gastrin, ist somit ein echter Verdauungssaft. Über das im Appetitsaft enthaltene Gastrin werden Darmmotorik und Sekretion des Pankreas angeregt. Diese zweite, sog. gastrische Phase der Sekretion wird nicht mehr auf reflektorischem, sondern auf humoralem Wege (Gastrin) ausgelöst und unterhalten. Auf chemischem Wege lässt sich die gastrale Phase mittels Kaffee (insbesondere durch das Koffein, daneben durch bestimmte Röststoffe) und Ethanol (Aperitiveffekt) stimulieren. Bittermittel regen die gastrale Sekretionsphase nur indirekt über das im Appetitsaft enthaltene Gastrin an.

Karminativa: Mittel gegen Blähungen

Die Etymologie des pharmazeutischen Fachausdrucks Karminativum ist unklar. Meist wird der Terminus mit lateinisch „carmen“ im Sinne von Zauberspruch („besprechen“) in Zusammenhang gebracht.

Karminativa sind ursprünglich mit der Nahrung zugeführte Produkte (z. B. Kümmel zu blähendem Sauerkraut), die bei der Einnahme ein Wärmegefühl hervorrufen und die postprandial das Aufstoßen und/oder den Abgang des Flatus (lat: flatus [Blasen, auch Wind]) auslösen. Zu den Karminativa zählen Gewürze mit ätherischen Ölen (Tabelle 1.14) und bestimmte ätherische Öle selbst; insbesondere Anisöl, Fenchelöl, Kümmelöl und Pfefferminzöl. Karminativa werden auch äußerlich angewendet.

Blähbauchbeschwerden, besonders der Kleinkinder, werden in der Volksmedizin gerne mit Einreibungen, mit so genannten Windsalben behandelt.

Tabelle 1.14. Drogen, die karminativ wirken sollen

Droge	Stammpflanze (Familie)	Charakteristische Inhaltsstoffe	Anmerkungen
Angelikawurzel (Angelicae radix)	*Angelica archangelica* (Apiaceae)	0,3–1 % ätherisches Öl mit überwiegend Monoterpenen und makrozyklischen Laktonen als Geruchsträgern; >20 Furanocumarine, darunter Angelicin	Die Furanocumarine erhöhen die Lichtempfindlichkeit der Haut: daher Sonnenexposition vermeiden
Anis (Anisi fructus)	*Pimpinella anisum* (Apiaceae)	2–5 % ätherisches Öl mit (*E*)-Anethol als Geschmacks- und Geruchsträger	Auch bei Katarrhen der Luftwege angewendet
Fenchel (Foeniculi fructus)	*Foeniculum vulgare* (Apiaceae)	4–6 % ätherisches Öl mit (*E*)-Anethol (50–70 %) und (+)-Fenchon (12–33 %)	Fenchelöl gilt auch als expektorierend
Kamillenblüten (Matricariae flos)	*Matricaria recutita* (Asteraceae)	0,3–1,5 % ätherisches Öl mit (−)-α-Bisabolol und verwandten Sesquiterpenalkoholen (Bisabololoxid A und B) als Hauptbestandteile	Wirksam auch äußerlich bei Haut- und Schleimhautentzündungen; beliebtes Desodorans in der Wundbehandlung
Kamille, römische (Chamomillae romanae flos)	*Chamaemelum nobile* (Asteraceae)	Mind. 0,7 % ätherisches Öl, vorwiegend mit Estern der Angelika-, Tiglin- und Isobuttersäure mit kurzkettigen (C_4 bis C_6) aliphatischen Alkoholen; ca. 0,5 % Bitterstoffe (Sesquiterpenlaktone vom Germacranolidtyp)	Außer als Karminativum (gegen Dyspepsie, Aufstoßen und Darmträgheit) auch äußerlich zu Spülungen
Kreuzkümmel (Cumini fructus)	*Cuminum cyminum* (Apiaceae)	2–3 % ätherisches Öl mit *p*-Cymen (1-Methyl-4-isopropylbenzol) und dessen Oxidationsprodukt ($CH_3 \rightarrow CHO$) Cuminaldehyd	Sensorisch durch seine phenolische Note mehr an Thymian als an Kümmel erinnernd
Kümmel (Carvi fructus)	*Carum carvi* (Apiaceae)	3–4 % ätherisches Öl mit (+)-(*S*)-Carvon als Hauptbestandteil	Im Lebensmittelbereich als Gewürz und zu Spirituosen verwendet
Majoran(kraut) (Majoranae herba: von den Stängeln abgestreifte Blätter und Blüten)	*Origanum majoranae* (Lamiaceae)	1–3 % ätherisches Öl, je nach Sorte mit wechselnder Zusammensetzung mit *cis*-Sabinen (10 %) als Geruchsträger neben *cis*-Sabinenhydrat (40–50 %); Arbutin und freies Hydrochinon, gelegentlich bis zu 0,8 %	Hydrochinon ist im Tierversuch kanzerogen; Droge nicht zum längerfristigen Gebrauch geeignet
Pfefferminzblätter (Menthae piperitae folium)	*Mentha piperita* (Lamiaceae)	0,5–4 % ätherisches Öl mit Menthol und verwandten Stoffen wie Menthylacetat, Menthon, Isomenthon u. a. als Hauptbestandteil; Rosmarinsäure; Flavonglykoside; polysubstituierte Flavone wie z. B. 5,4-Dihydroxy-6,7,8-trimethoxyflavon (gleich Xanthomicrol)	Außer als Karminativum auch bei Gallenbeschwerden angewendet; ferner bei Übelkeit mit leichtem Brechreiz

Entsprechende Produkte, die heute meist Kümmelöl enthalten, werden auf die Bauchhaut aufgetragen und leicht einmassiert.

Gas im Gastrointestinaltrakt ▶ Unter physiologischen Bedingungen enthält der Gastrointestinaltrakt etwa 150 mL Gase, von denen etwa 50 mL im Magen und etwa 100 mL im Darm gefunden werden. Magengas besteht fast ausschließlich aus N_2 und O_2, da es durch Luftschlucken aufgenommen wird. Darmgase werden von den Darmbakterien aus unverdauten Ballaststoffen produziert und bestehen aus H_2, CO_2, Methan - alle geruchlos - und Spuren geruchsaktiver Gase, flüchtiger Schwefelverbindungen, die aus dem bakteriellen Eiweißabbau stammen. Eliminiert werden die Gase des Gastrointestinaltrakts

- durch Aufstoßen (Eruktation, lat.: eructare [rülpsen]),
- durch Diffusion in das Blut und Abatmung über die Lungen und
- peranal als Flatus.

Unter **Flatulenz** versteht man den vermehrten Abgang von Darmgasen. **Meteorismus** (griech.: meteoros [in die Höhe gehoben]) sind mit Schmerzempfindungen verbundene Gasansammlungen im Magen-Darm-Trakt, bedingt durch erhöhte Gasbildung oder verminderte Gaselimination. Die Ursache von Meteorismus, die auf einer Wegsamkeitsstörung beruht (Subileus, Ileus), ist durch das Fehlen der Winde charakterisiert, ansonsten ist Meteorismus mit Flatulenz verknüpft (z. B. bei vermehrter Aktivität der Darmflora nach Aufnahme blähender Nahrungsmittel), sodass beide Begriffe synonym gebraucht werden. Die für Meteorismus typischen Schmerzempfindungen können auch auftreten, ohne dass Menge und Zusammensetzung der Darmgase von der Norm abweichen: In diesen Fällen ist die Wahrnehmungsschwelle für Gase erniedrigt (Abb. 1.47). Statt von Meteorismus spricht man in diesen Fällen besser von Blähbeschwerden oder funktionellen Blähbeschwerden.

Vorstellungen zur Wirkweise der Karminativa ▶ Zunächst sei noch einmal daran erinnert, welche Wirkungen man sich von Karminativa erwartet: Sie sollen bei Gasansammlungen sowohl im Magen als auch im Darmbereich die Blähungen beseitigen.

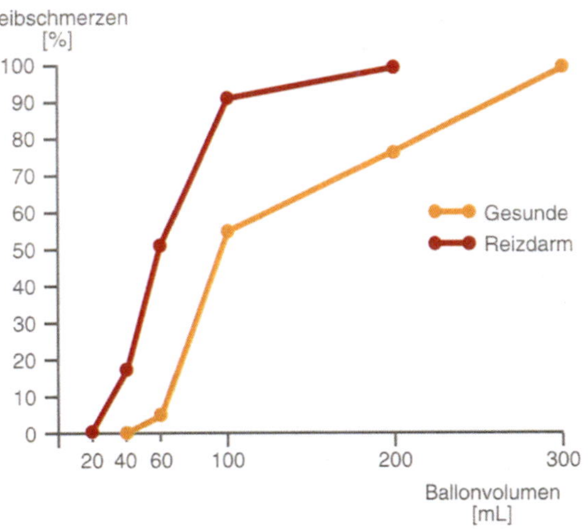

Abb. 1.47. Schmerzempfindung durch dosiertes Aufblasen eines Ballons im Colon sigmoideum (der dem Rektum benachbarte Abschnitt des Grimmdarmes) bei Gesunden und bei Patienten mit Reizdarmsymptomatik. Bei den Patienten führten geringere Gasvolumina zu Beschwerden. (Aus Hansen 1987, nach Ritchie 1973)

Bei der Dyspepsie kann man nach dem Essen oft nicht aufstoßen, was zu einem Gefühl der Völle, des Drucks und vorzeitigem Sattseins führt. Ein Karminativum müsste imstande sein, Tonus und Motilität des Magens zu erhöhen, wodurch das Aufstoßen von Luft aus dem Magen erleichtert wird. Dass Karminativa tonuserhöhend wirken, dafür gibt es keine experimentellen Belege, im Gegenteil: Bei tierexperimentellen Untersuchungen an Hunden kam es nach Zufuhr kleiner Mengen ätherischer Öle (Einzeldosen von ca. 25 mg) nicht zu einer Zunahme von Tonus und Motilität, vielmehr wurde eine ausgesprochene Relaxation des Magentonus für die Dauer von 5–20 min registriert. Auch beim Menschen führt Pfefferminzöl (15 Tropfen in 30 mL H_2O suspendiert) zu einer Relaxation des unteren Ösophagussphinkters. Die Behandlung von Eruktationsschwierigkeiten mit Karminativa hat offenbar keine rationale Basis. Die Ursachen des Meteorismus werden hauptsächlich in Aerophagie und in vermehrter Aktivität der Darmflora - Fehlbesiedlung, Malabsorption oder blähende Nahrungsmittel – gesehen. Es gibt keine Hinweise dafür, dass Karminativa imstande wären, in diese pathologischen Prozesse einzugreifen. Eine kausale Maßnahme besteht darin, das Substratangebot für die Darmflora zu reduzieren, was in einfacher Weise durch diätetische Maßnahmen (Verknappung des Angebotes an unverdaulichen Kohlenhydraten) erfolgt.

Einer anderen Vorstellung nach wirken Karminativa im Kolonbereich spasmolytisch und lösen beim „spastischen Kolon" die Drucksteigerung in den Segmenten stark kontrahierter Kolonabschnitte. Dieser Wirkmechanismus setzt voraus, dass wirksame Konzentrationen des Karminativums bis in den Grimmdarmbereich (Kolon) gelangen können, was allerdings sehr unwahrscheinlich ist (s. dazu auch Pfefferminzöl S. 93).

Ätherische Öle bei Reizdarm

Reizdarm: Definition und Symptomatik ▶ Unter Reizdarm (Colon irritabile) versteht man eine funktionelle Darmstörung, die mit Reizmagen (s. S. 87) vergesellschaftet auftreten kann. Zur Diagnose gehört, dass organische Ursachen für die Beschwerden ausgeschlossen werden müssen: Man bezeichnet das Verfahren als „Ausschlussdiagnostik". Leitsymptome des Reizdarms sind abdominale Schmerzen und Stuhlunregelmäßigkeiten (Obstipation oder Diarrhö, auch abwechselnd). Darüber hinaus haben Patienten mit Reizdarm oft Beschwerden, die außerhalb des Gastrointestinaltrakts liegen: Sie leiden an Ermüdbarkeit, Schlafstörungen und Muskelverspannungen.

Die Ursachen des Colon irritabile sind unklar. Daher kann keine kausale medikamentöse Therapie existieren. Es kann lediglich versucht werden, zeitweise Symptome des Colon irritabile zu verbessern. Das Arzneimittelangebot ist entsprechend heterogen: Antazida, Verdauungsenzyme, oberflächenaktive Pharmaka (Typus Dimeticon), Anticholinergika, Spasmolytika (Typus Mebeverin) und Ballaststoffe. Der Therapieerfolg ist nur schwer messbar, da die Plazebotherapie eine Erfolgsquote um 50 % zeigt.

In den Bereich der Phytotherapie fallen spasmolytisch wirkende ätherische Öle und die stuhlformenden Laxanzien (diätetische Ballaststoffe). Auf die Ballaststoffpräparate wird im Abschnitt 1.2.13 (S. 104) eingegangen werden.

Pfefferminzöl in Retardarzneiformen ▶ Über die Zusammensetzung des Pfefferminzöls informiert Abb. 1.48. Die Bestandteile des Öls sind durchweg lipophile Substanzen, die in den oberen Darmabschnitten gut resorbiert werden und die hauptsäch-

a

CH3 CH3 CH3

OR O O

H3C CH3 H3C CH3 H3C CH3

R = H: (–)-Menthol (–)-Menthon (+)-Isomenthon
R = Acetyl: (–)-Menthylacetat

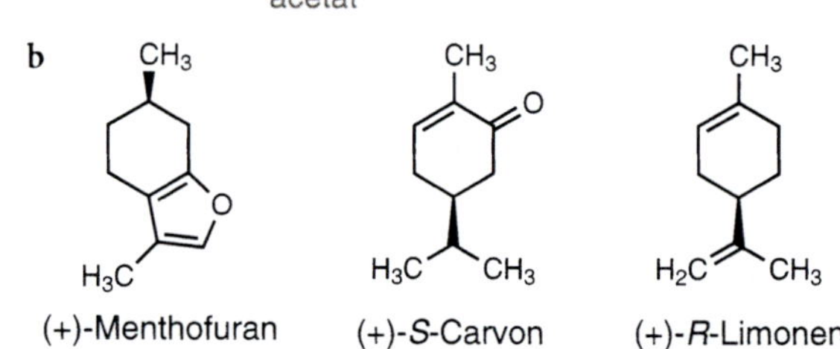

Abb. 1.48 a, b. a Die Hauptbestandteile des Pfefferminzöles. (–)-Menthol bildet farblose Kristalle (glänzende Prismen oder nadelförmige Kristalle) mit niedrigem Schmelzpunkt (43 °C), die charakteristisch frisch riechen. Von den insgesamt 8 möglichen Stereoisomeren des Menthols zeigt das natürlich auftretende (–)-Menthol den angenehm kühlenden Schleimhauteffekt am ausgeprägtesten. (–)-Menthylacetat, eine farblose Flüssigkeit, riecht ähnlich wie Menthol, jedoch mit einer fruchtigen Beinote. (+)-Isomenthon und (–)-Menthon sind beide bei Raumtemperatur flüssig, beide riechen minzartig, das (–)-Isomenthon mit einer leicht muffigen Beinote. Menthofuran weist einen unangenehmen, scharfen Geruch auf; daher sollte der Gehalt möglichst unter 1 % bleiben. Welchem der Einzelstoffe die Spasmolysewirkung des Pfefferminzöles zukommt, ist nicht näher untersucht. **b** Die beiden Hauptbestandteile des Kümmelöles. Das rechtsdrehende (4*S*)-Carvon, eine farblose bis hellgelbe Flüssigkeit, prägt dem Kümmelöl den charakteristischen Geruch auf („impact compound"). Neben 50–60 % (4*S*)-Carvon enthält das Öl 30–45 % (4*R*)-Limonen, eine nach Zitrone duftende Flüssigkeit. Modifiziert wird der das Kümmelöl prägende Geruch des (+)-(4*S*)-Carvons durch Begleitstoffe, die in Mengen bis zu maximal 3 % auftreten: durch *cis*- und *trans*-Carveol, durch Dihydrocarveol und durch *cis*- und *trans*-Carvon

lich renal ausgeschieden werden. Um bei Reizkolon spasmolytisch wirken zu können, muss zumindest eine Teilmenge des zugeführten Pfefferminzöls an den Wirkort im Dickdarmbereich gelangen. Deshalb wird das Pfefferminzöl in einer besonderen Retardform - an einen festen Trägerstoff adsorbiert - eingesetzt. Das Adsorbat wird in magensaftresistenten Kapseln angeboten.

Wirkungen. An isolierten Ileumsegmenten (Kaninchen oder Katze) wirkt Pfefferminzöl ab einer Verdünnung 1:20000 spasmolytisch: Zahl und Amplitude der Spontankontraktionen nehmen ab bis zur völligen Lähmung, die aber reversibel ist. Die spasmogene Wirkung von Bariumchlorid, Acetylcholin, Pilocarpin oder Physostigmin wird antagonisiert.

Am Ileumlängsmuskelpräparat wirkt Pfefferminzöl erschlaffend. Im Vergleich der halbmaximalen Wirkkonzentrationen (EC_{50} etwa 1:10) erreicht das Pfefferminzöl jedoch nicht die Wirkstärke des Papaverins. Pfefferminzöl wirkt kompetitiv zu Nifedipin; es blockiert Ca^{2+}-erregende Stimuli. Die Spasmolyse beruht somit auf Eigenschaften, wie sie die Ca^{2+}-Antagonisten auszeichnet.

Wirksamkeit. Bei Patienten mit Reizdarm soll Pfefferminzöl in Retardform den langanhaltenden Dauerschmerz beeinflussen, der durch die vermehrte motorische Aktivität der Kolonmuskulatur verursacht wird. Somit wird ein ähnlicher, auf muskulotroper Spasmolysewirkung beruhender Wirkungsmechanismus postuliert, wie er für das synthetische, neurotrop-muskulotrop spasmolytisch wirkende Mebeverin wahrscheinlich ist. Ein günstiger Einfluss auf die Krankheitssymptome ist auch in kontrollierten klinischen Studien belegt worden. Allerdings konnte ausgerechnet die bisher einzige Studie, die international anerkannte Diagnosekriterien anwendete, die Wirksamkeit von Pfefferminzöl in Retardform nicht bestätigen (Ernst u. Pittler 2000).

Kümmelöl (Carvi aetheroleum) ▶ Kümmelöl wird aus den reifen Früchten der Kümmelpflanze (*Carum carvi*; Familie: Apiaceae) durch Wasserdampfdestillation gewonnen. Das farblose bis gelbe Kümmelöl weist den typischen Geruch und mildwürzigen Geschmack des Gewürzes - Carvi fructus (s. Tabelle 1.14) - auf. Hauptbestandteil sind (+)-Carvon (50–60%) und (+)-Limonen (30–45 %; s. Abb. 1.48). Das Kümmelaroma wird weitgehend vom (+)-Carvon geprägt, die daher die „impact compound" des Kümmelöls darstellt, wenn auch weitere Verbindungen das Aroma modifizieren. In der Phytotherapie gilt das Öl als ein gut wirksames Karminativum bei leichten krampfartigen Beschwerden im Magen-Darm-Bereich, bei Blähungen und Völlegefühl. Kontrollierte Studien zur Wirksamkeit liegen nicht vor.

Asant (Asa foetida) ▶ Unter Asa foetida versteht man im pharmazeutischen Schrifttum die Droge, im medizinischen Schrifttum die daraus hergestellten Zubereitungen, insbesondere die Asanttinktur (1:5; mit Ethanol 90%). Asant ist das knoblauchartig riechende, bitter und scharf schmeckende Gummiharz zentralasiatischer Ferula-Arten, namentlich von *Ferula alliacea* und *Ferula assa-foetida*. Das Gummiharz ist der an der Luft erhärtete Milchsaft, der durch Verletzen (Einschneiden) der Wurzeln und Rhizome gewonnen wird. Die Droge enthält 4–9% ätherisches Öl, das gut in Ethanol löslich ist und somit auch Inhaltsbestandteil der Asanttinktur ist. Charakteristische Komponenten des ätherischen Öls sind schwefelhaltige Verbindungen, zumeist Di- und Polysulfide; sie bedingen den charakteristischen knoblauchartigen Geruch von Droge und Tinktur. Asanttinktur gehört zu den wenigen Karminativa, deren Wirksamkeit in einer kontrollierten Studie geprüft wurde. Das Prüfpräparat bestand aus einer verdünnten Tinktur (entsprechend 0,1% Asant in Ethanol). Die Ergebnisse zeigten einen Trend zugunsten des Verums (numerisch mehr Responder in der Verumgruppe 27/40).

1.2.12 Pflanzliche Antidiarrhoika

Antidiarrhoika (syn.: Obstipantia) sind Pharmaka zur Behandlung von Diarrhöen (griech.: diarhoia [Durchfluss, Durchfall]). Die klinische Bedeutung des Durchfalls darf nicht unterschätzt werden. Durch die flüssigen Stühle gehen große Mengen Natrium, Kalium und Wasser aus Dünn- und Dickdarm verloren, sodass Dehydration und Hypovolämie (Verminderung der Gesamtblutmenge unter Schocksymptomen) auftreten können. Bei chronischen Durchfällen kann es selbst bei Flüssigkeitsersatz zu schwerer Hypokaliämie kommen. Antidiarrhoika haben einen nur eingeschränkten Stellenwert, und zwar zur Behandlung unspezifischer akuter Durchfallerkrankungen.

Unspezifische akute Durchfallerkrankungen ▶ Was in diesem Zusammenhang unter „unspezifisch" zu verstehen ist, lässt sich schwer positiv definieren. Es dürfte sich um akute Diarrhöen handeln, die keiner spezifischen Therapie bedürfen; die spezifische Therapie wiederum setzt voraus, dass die auslösende Ursache bekannt ist. Die häufigsten Ursachen sind parasitäre, bakterielle oder virale Infektionen, Nahrungsmittelvergiftungen und allergische Reaktionen. Auch Medikamente, beispielsweise Antibiotika, kommen als Auslöser akuter oder auch rezidivierender Diarrhöen in Frage. Ätiologisch analog kommen auch bei der Reisediarrhö Parasiten, bakterielle oder virale Infektionserreger in Frage. Der Häufigkeit nach stehen bei Reisenden in tropische Länder enterotoxische Escherichia-coli-Keime als Auslöser an der Spitze, gefolgt von Staphylokokken, Salmonellen, Shigellen und dem Norwalk-Virus.

Die meisten akuten Diarrhöen sind dadurch gekennzeichnet, dass sie ohne systemische Beteiligung (Fieber, Bettlägerigkeit) verlaufen und dass ihr Verlauf selbstlimitierend ist. Im praktischen Alltag ist diese Form der unkomplizierten, selbstlimitierenden Diarrhö mit der unspezifischen akuten Durchfallerkrankung gleichzusetzen. Es geht bei dieser Form der Diarrhö lediglich darum, die mit dem häufigen Stuhldrang verbundenen subjektiven Beschwerden symptomatisch zu behandeln.

Tanninführende Drogen ▶ Sie sind in Tabelle 1.15 zusammengefasst. Tannine (Gerbstoffe) haben eiweißfällende Eigenschaften. Auf die Schleimhäute

Tabelle 1.15. Gerbstoffführende Drogen, die bei unspezifischen akuten Durchfallerkrankungen angewendet werden (Gehaltsangaben bestimmt nach der Hautpulvermethode)

Droge	Stammpflanze (Familie)	Gerbstofftyp
Brombeerblätter (Rubi fruticosi folium)	*Rubus fruticosus* (Rosaceae)	Hydrolysierbare Gerbstoffe
Eichenrinde (Quercus cortex)	*Quercus petraea* oder *Quercus pubescens* (Fagaceae)	Oligomere Proanthocyanidine (Hauptteil) neben Ellagitanninen
Erdbeerblätter (Fragariae folium)	*Fragaria vesca* oder *Fragaria moschata*	Oligomere Proanthocyanidine und Ellagitannine
Frauenmantelkraut (Alchemillae herba)	*Alchemilla vulgaris* oder *Alchemilla xanthochlora* (Rosaceae)	5–8 % Gerbstoffe, hauptsächlich Ellagitannine, darunter Agrimoniin (3,5 %), ein dimeres Ellagitannin
Gänsefingerkraut (Anserinae herba)	*Potentilla anserina* (Rosaceae)	5–10 % Gerbstoffe, hauptsächlich Ellagitannine
Hamamelisblätter (Hamamelidis folium)	*Hamamelis virginiana* (Hamamelidaceae)	Bis 8 % Gerbstoffe, hauptsächlich Gallotannine
Heidelbeeren (Myrtilli fructus)	*Vaccinium myrtillus* (Ericaceae)	5–12 % Gerbstoffe, wohl hauptsächlich vom Catechin-Typ (Proanthocyanidine); daneben Pektine
Odermennigkraut (Agrimoniae herba)	*Agrimonia eupatoria* und/ oder *Agrimonia procera* (Rosaceae)	4–10 % Gerbstoffe vom Catechin-Typ; Detailanalysen fehlen
Syzigiumrinde (Syzigii cuminii cortex)	*Syzigium cuminum* (Myrtaceae)	Gallo- und Ellagitannine; Detailanalysen fehlen
Tormentillwurzelstock (Tormentillae rhizoma)	*Potentilla erecta* (Rosaceae)	17–22 % Gerbstoffe, hauptsächlich Catechin-Gerbstoffe neben ca. 3,5 % Gallo- und Ellagitannine, darunter das dimere Ellagitannin Agrimoniin

gebracht, kommt es an der Epitheloberfläche zu einer Ausfällung von Eiweiß, wobei das Präzipitat eine feste zusammenhängende Membran bildet. Speziell im Intestinaltrakt würde sich entlang des Darmlumens eine Art von Schutzfilm bilden und auf diese Weise die Resorption von Toxinen erschweren, das Wirksamwerden lokal reizender Stoffe abmildern und die übererregte Peristaltik normalisieren. Diese alte Hypothese zum Wirkmechanismus von Tanninen wurde bisher nicht verifiziert. Darüber hinaus fehlen im Grunde auch verlässliche Angaben zur Wirksamkeit in der therapeutischen Situation.

Ballaststoffe als Antidiarrhoika ▶ Es hängt von der Zusammensetzung der Ballaststoffe ab, ob sie vorzugsweise als Laxanzien verwendet werden (s. S. 104), oder als Antidiarrhoika. Zu den vorzugsweise antidiarrhoisch wirkenden Ballaststoffen zählen Pektine und Pflanzenschleime, die dadurch gekennzeichnet sind, dass sie von der anaeroben Darmflora des Menschen weitgehend abgebaut werden können. Wichtigste Endprodukte dieser Fermentation sind kurzkettige Fettsäuren und die Gase Methan, Kohlenstoffdioxid und Wasserstoff (s. auch S. 91). Die Resorption der kurzkettigen Fettsäuren ist mit der Na^+-Resorption und damit mit der Wasserresorption gekoppelt. Das bedeutet: Die Fermentation führt dazu, dass der Wassergehalt des Stuhls vermindert wird. Ballaststoffe vom Typus der Pektine und wasserlöslicher Schleime (Salepknollenschleim, Leinsamenschleim) wirken als Antidiarrhoika.

Pektine ▶ Pektine (griech.: pektos [geronnen]) verwendet man in zweierlei Form: pharmazeutisch als gereinigtes Pektin und diätetisch in Form von Obst und Gemüse. Unter Pektinen im pharmazeutischen Sinne versteht man die gereinigte Kohlenhydratfraktion, die man aus der Albedoschicht (die weißen Teile der Fruchtschale) von Zitrusfrüchten oder aus Apfeltrestern durch Extraktion mit verdünnten Säuren gewinnt. Gereinigte Pektine stellen gelblich-weiße Pulver dar, die praktisch geruchlos sind und die schleimig schmecken. Sie verhalten sich wie typische Hydrokolloide, indem sie mit Wasser viskose, opaleszierende kolloidale Lösungen bilden. Dem chemischen Aufbau nach handelt es sich um fadenförmig aufgebaute Polygalakturonoide, in denen die einzelnen D-Galakturonsäuren 1,4-β-glykosidisch miteinander verknüpft sind. Etwa die Hälfte der die Kette aufbauenden Galakturonsäuren sind mit Methanol verestert.

Pektin wird gegen akute Diarrhö eingesetzt. Die einfachste Form, dem Organismus Pektine zuzuführen, ist die Moro-Apfeldiät: 1–1,5 kg rohe, geriebene Äpfel über den Tag verteilt essen. Zur Verhütung der Bräunung kann Zitronensaft zugesetzt werden.

Opium als Obstipans ▶
Herkunft. Opium ist der aus angeschnittenen, unreifen Früchten von *Papaver somniferum* (Familie: Papaveraceae, Mohngewächse) an der Luft getrocknete Milchsaft.

Die Gewinnung geschieht in der Weise, dass nach dem Abfallen der Blumenblätter die unreifen Kapseln durch mehrere Schnitte mit besonderen Messern vorsichtig quergeritzt werden, wobei jedoch die Schnitte nicht bis in das Innere der Kapsel reichen dürfen. Der aus den Ritzwunden austretende, zunächst weiße Milchsaft verfärbt sich rasch dunkel (enzymatische Oxidation phenolischer Inhaltsstoffe) und trocknet über Nacht zu einer braunen, klebrigen Masse ein. Die Masse wird abgeschabt, gesammelt und in Sammelstellen zu Kugeln, Würfeln oder Ziegeln geformt. Da eine einzelne Kapsel nur etwa 20 mg Opium liefert, ist zur Gewinnung von 1 kg Opium ein Arbeitsaufwand von 300 h errechnet worden.

Eigenschaften. Opium weist einen eigenartigen Geruch und einen bitteren, etwas scharfen Geschmack auf.

Inhaltsstoffe. Opium enthält 20–25% Alkaloide, darunter das Morphin (7–20%), das Noscapin (2–12%), das Papaverin (0,8–1,2%), das Codein (0,3–3%), das Narcein (etwa 0,2%) und zahlreiche andere Alkaloide.

Opium für arzneiliche Zwecke muss bezüglich der Alkaloidführung bestimmten Bedingungen entsprechen. Opium crudum (Ph. Eur. 1997) ist ausgewähltes Handelsopium aus Ländern, denen nach UNO-Konvention die Produktion von Opium erlaubt ist. Es muss mindestens 10% Morphin und

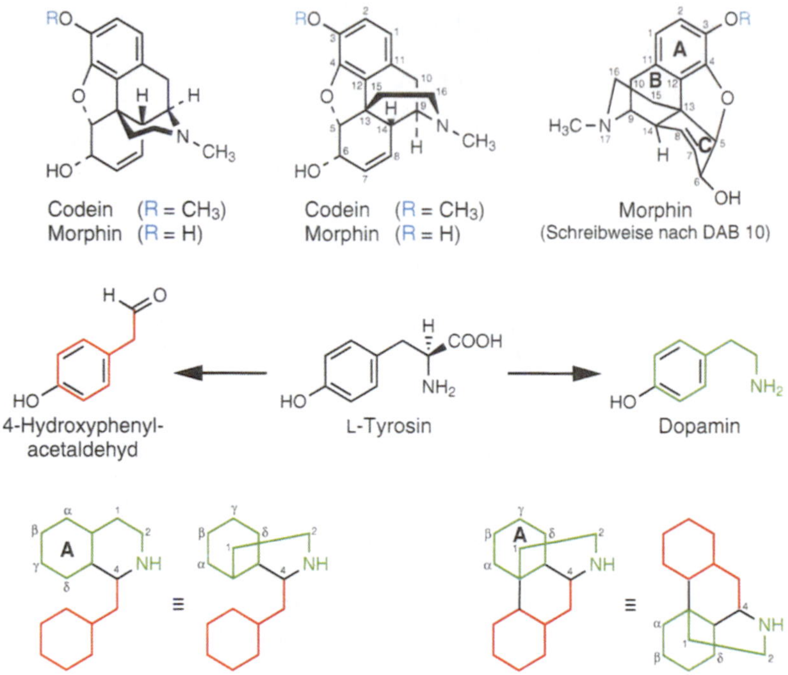

Abb. 1.49. *Obere Reihe:* Drei unterschiedliche, in der Literatur nebeneinander benutzte Schreibweisen für Morphin bzw. Codein. Die Schreibweise nach IUPAC gibt den räumlichen Bau des Moleküls, wie er aus Röntgenstrukturanalysen ermittelt werden konnte, am besten wieder. Der Piperidinring ist mit dem in der Wannenform vorliegenden Ring *trans*-verknüpft. Zu diesen beiden Ringen ist der aus A und B bestehende Tetralinring senkrecht angeordnet. Die Absolutkonfiguration ist bekannt: C-5(*R*)/C-6(*S*)/C-9(*R*)/C-13(*S*)/C-14(*R*). *Unterer Teil:* Formaler biogenetischer Aufbau des Morphins aus 2 Mol Tyrosin über 4-Hydroxyphenyl-acetaldehyd und Dopamin

mindestens 2% Codein enthalten (Strukturformeln siehe Abb. 1.49). Opium crudum dient als Ausgangsmaterial zur Herstellung von „eingestelltem Opium" und der „eingestellten Opiumtinktur".

Die Alkaloide liegen im Opium als Salze anorganischer und organischer Säuren (an Schwefelsäure, an Mekonsäure, Milchsäure und Fumarsäure) gebunden vor. Weitere Inhaltsstoffe des Opiums sind Proteine, darunter Enzyme (insbesondere Phenoloxidasen), Kautschuk, Schleimstoffe und Lipide.

Wirkweise. Die stopfende Wirkung des Opiums beruht wesentlich auf seinem Morphingehalt. Die Segmentationstätigkeit (Abb. 1.50), also die nichtpropulsive Aktivität, wird durch Morphin verstärkt und die propulsive peristaltische Wellentätigkeit vermindert oder aufgehoben. Hinzu kommt als zentraler Effekt die Abschwächung der normalen sensorischen Stimuli für den Defäkationsreflex.

Anwendungsgebiete. Diarrhöen infolge Motilitätsstörungen (Beispiel: bestimmte Formen von Reizkolon). Als Folge der Entwicklung von Loperamid,

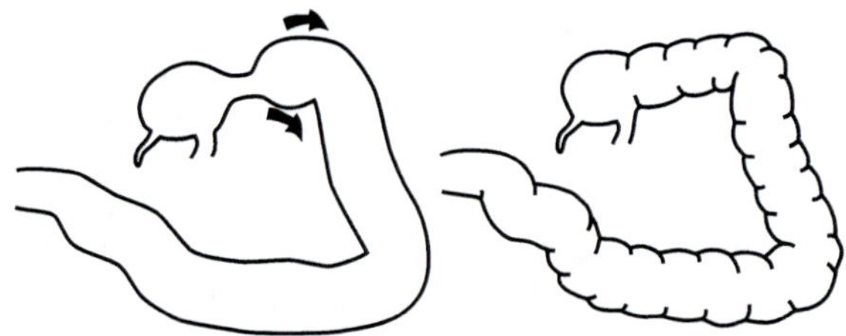

Abb. 1.50. Diagramm zur Kolonmotilität (Read 1988). Für die notwendig lange Verweildauer des Darminhaltes im Kolonbereich sorgen die Segmentationen, das sind ringförmige Muskelkontraktionen nichtpropulsiver Natur. Die Segmentationen bleiben längere Zeit an derselben Stelle stehen, so dass sich der Eindruck ergibt, es handele sich um präformierte Strukturen (*rechte Hälfte*). Verminderte Segmentationstätigkeit (*linke Hälfte*) ist mit verminderter Aufenthaltsdauer (gleich verkürzter Transitzeit) des Darminhaltes verbunden, sodass der Stuhl wässrig bleibt. Pathologisch herabgesetzte Segmentation kommt bei bestimmten Formen des Reizkolons (Colon irritabile) vor. Diarrhö resultiert, sobald die Transitzeit unter 30 h sinkt. Stoffe, die die Segmentation verstärken, beispielsweise Morphin oder Opium, wirken obstipierend

das frei von zentralen Nebenwirkungen ist, wird Opium nur noch sehr selten verordnet.

Lebende Trockenhefe ▶
Geschichtliches. Der französische Mykologe Boulard beobachtete in Indochina (heute VR Vietnam), dass die einheimische Bevölkerung die Schale von tropischen Früchten als Antidiarrhoikum verwendete. Von der Oberfläche dieser Früchte isolierte Boulard eine Hefe, die der Entdecker *Saccharomyces boulardii* benannte. Das Centralbureau voor Schimmelcultures (Netherlands) klassifiziert diese tropische Wildhefe als *Saccharomyces cerevisiae* HANSEN CBS 5926.

Eigenschaften, Gewinnung. Saccharomyces boulardii besteht aus elipsoiden Zellen mit einem länglichen Durchmesser von 8–12 µm und einem Querdurchmesser von 4–6 µm. Die optimale Entwicklungstemperatur liegt bei über 30 °C, also einer Temperatur, wie sie auch im Darm anzutreffen ist. Unter bestimmten Bedingungen kann die Hefe Ascosporen ausbilden. Die großtechnisch gewonnenen Hefezellen werden gefriergetrocknet (Lyophilisation). Durch diese schonende Trocknung bleiben im Gegensatz zur Hitzetrocknung die Lebensfähigkeit, Vermehrungsfähigkeit und Enzymaktivität der Zellen erhalten.

Pharmakokinetik. Saccharomyces boulardii ist in ausgeprägtem Maße säureresistent, sodass ein Großteil der Zellen die Magenpassage lebensfähig übersteht. Im Dünndarm, wo normalerweise Bakterienfreiheit besteht, entfalten die Hefezellen ihre Stoffwechselaktivitäten. Im Kolon werden die Hefezellen zum größten Teil durch die Bakterienflora aufgeschlossen oder unterliegen in Gegenwart von Bacteroides der Autolyse. Aus dem Stuhl lassen sich, je nach eingesetzter Menge, geringe Prozentsätze noch lebender Hefezellen anzüchten. Da keine Ersatzflora aufgebaut wird, sind 6 Tage nach Absetzen der Gabe von *Saccharonyces boulardii* keine Hefezellen mehr im Stuhl nachweisbar.

Wirkungen. Lebende Trockenhefe zeigt in vitro antimikrobielle Eigenschaften gegenüber enteropathogenen Keimen (*E. coli*, Salmonellen) und bindet aufgrund von Mannosestrukturen auf der Zelloberfläche fimbrientragende Keime an seine Oberfläche (ca. 100 Bakterien pro Hefezelle).

Anwendung. Zugelassen sind Trockenhefepräparate zur Behandlung von Durchfallerkrankungen sowie zur Vorbeugung von Reisediarrhöen. Die klinischen Studien ergaben für diese Indikationen statistisch signifikante Unterschiede zwischen Verum und Plazebo: Kritisch vermerkt wird jedoch, dass diese Unterschiede klinisch wenig relevant sind. Beispielsweise wurde nach 2–7-tägiger Therapie die Stuhlfrequenz bei akuter Diarrhö am 2. Tag von 3,0 (Plazebo) auf 2,4 (Verum) Stühle pro Tag gesenkt. Ähnlich marginal waren Studienergebnisse zur Prävention bei Reisediarrhö: Die Durchfallquote bei 3000 Fernreisenden sank von 39 auf 34 %.

Empfohlen werden Trockenhefepräparate zur Prophylaxe und Behandlung von Durchfällen, die als Folge einer Antibiotikabehandlung auftreten.

1.2.13 Pflanzliche Laxanzien

Laxanzien (Abführmittel) gehören zu den in der Selbstmedikation am häufigsten verwendeten Arzneimitteln. Sie werden nicht immer indikationsgerecht angewendet; auch ist unnötiger Langzeitgebrauch. d. h. Abusus häufig.

Definitionen ▶ Laxanzien werden zur Behandlung von Obstipation angewendet und/oder zur Erleichterung der Defäkation. Unter dem Symptom Obstipation versteht man vereinbarungsgemäß eine Stuhlfrequenz von weniger als 3 Darmentleerungen pro Woche. Hält dieser Zustand über einen langen Zeitraum hin an, so spricht man von chronischer oder habitueller Obstipation. Häufig ist Obstipation von Störungen des Befindens (abdominalen Beschwerden, vegetativen Störungen) begleitet, die im Wechsel mit Diarrhö die Symptome des irritablen Kolons (Reizkolon, Colon irritabile) bilden.

Viele Patienten, die Laxanzien ohne ärztliche Verordnung einnehmen, leiden weniger unter zu seltenen Darmentleerungen, sondern unter subjektiven Beschwerden. Stuhlmodi, die aus subjektiver Warte eine Laxanzieneinnahme erforderlich machen, sind:

- Frequenz zu selten: weniger als 1 Stuhlentleerung pro Tag;
- Entleerungsstörungen: „zu schwer", d. h. starkes Pressen bei der Defäkation;
- Konsistenz zu hart, z. B. „Schafskotstuhl";
- Stuhlmenge „zu wenig", Stuhlvolumen unter 50 g;
- ein Gefühl der Völle und unvollständigen Entleerung nach dem Stuhlgang.

Ursachen und Formen der Obstipation ▶ Unterschieden wird zwischen akuter und chronischer Obstipation. Akute Verstopfung kann eine banale Ursache haben, z. B. Änderungen der Lebensgewohnheiten wie Kostwechsel, Nahrungskarenz, Bewegungsarmut, eine Reise oder auch Alltagsstress. Für die Beratungstätigkeit des Apothekers ist es wissenswert, dass nicht selten Arzneimittel Ursache einer Obstipation sein können. Zu den zu Obstipation führenden Pharmaka gehören u. a. Arzneimittel mit anticholinergen Eigenschaften wie bestimmte Antidepressiva, Neuroleptika und Antiparkinsonmittel, Codein und andere Analgetika vom Morphintyp, Kalziumantagonisten, einige Antazida (Kalziumcarbonat, Aluminiumhydroxid) und Eisenpräparate. Akute Obstipation kann schließlich Begleitsymptom ernster Erkrankungen sein (z. B. stenosierende Prozesse des Darmes, analrektale Prozesse, Störungen des Wasser- und Elektrolythaushaltes).

Die Ursachen der chronischen Obstipation, die sich durch langjährigen Verlauf auszeichnet und oft schon in der Kindheit oder während der Pubertät beginnt, sind nur selten organischen Ursprungs (etwa 10–20 %); Häufige Ursachen sind:

- falsche Lebensweise (Bewegungsmangel) und falsche Essgewohnheiten (ballaststoffarm, hastiges und/oder unregelmäßiges Essen);
- psychische Faktoren, z. B. Missachtung des Defäkationsreflexes infolge psychischer Belastung oder übertriebener Reinlichkeitserziehung;
- Laxanzienabusus, meist fremdinduziert durch Werbung und veraltetes medizinisches Gedankengut („Blutreinigung", „Entschlackung", „Darmpflege", „Schlankheitsmittel"). Der Darm wird entwöhnt, sich richtig zu füllen und zu physiologischen Entleerungsreflexen über den Dehnungsreiz zu kommen.

Einteilung der Laxanzien und Stellung der pflanzlichen Laxanzien ▶ Man unterscheidet vier Gruppen von Laxanzien:

- Die *stimulierenden Laxanzien* stimulieren die intestinale Motilität und fördern die Ansammlung von Elektrolyten und Wasser im Darmlumen. In diese Gruppe gehören die Anthranoiddrogen und das Rizinusöl (s. S. 104).
- *Ballaststoffpräparate* regen durch die vermehrte Darmfüllung die Peristaltik an, wirken somit wie schlackenreiche Kost. Man kann sie als medikamentöse Hilfen im Rahmen einer Diätumstellung ansehen. Diese Gruppe wird großenteils durch Mittel pflanzlicher Herkunft vertreten (s. S. 104).
- *Osmotische Laxanzien* binden Wasser im Darmlumen, vergrößern den Darminhalt und regen die Peristaltik an. Als Vertreter pflanzlicher Herkunft ließe sich allenfalls das Mannit enthaltende Manna, ein Exsudat von *Fraxinus ornus* (Familie: Oleaceae) nennen, das aber heute als obsolet gilt.
- *Surfactant-Laxanzien* wirken hauptsächlich stuhlanfeuchtend und stuhlweichmachend, indem sie eine Vermengung von Wasser, Fetten und Fäzes ermöglichen. In dieser Gruppe dominieren synthetische Mittel. Ein führendes Lehrbuch der Pharmakologie (Dominiak et al. 1998) ordnet auch das Rizinusöl in diese Gruppe mit ein.

Stimulierend wirkende Laxanzien

Wirkweise ▶ Diese Gruppe von Laxanzien stimuliert neuronal-vermittelt die Kolonmotilität und fördert die Ansammlung von Flüssigkeit und Elektrolyten im Darmlumen. Die Stimulation der Kolonmotilität führt zu vermehrtem Auftreten von propagativen Kontraktionen und zu einer verminderten segmentierenden Tätigkeit des Sigmoids (eigentlich Colon sigmoideum; Bezeichnung für den letzten Kolonabschnitt vor dem Rektum).

Die Ansammlung von Flüssigkeit im Kolon kommt zustande durch einen antiabsorptiven und/oder einen sekretagogen Effekt. Über den molekularen Mechanismus dieser Effekte informiert der nachfolgende Abschnitt. Nützlich für das bessere Verständnis könnte es sein, in einem Lehrbuch der Physiologie über Aufbau und Funktion von Epithelien und über Transportmechanismen nachzulesen. Wichtig: In Epithelien findet nicht nur ein transzellulärer Transport (mittels Kanälen, Carriern und Pumpen) statt, sondern spezifisch für Epithelien zusätzlich ein parazellulärer Transport über die Schlussleisten.

Resorption und Sekretion von Elektrolyten und Wasser ▶ Das Kolon (in der anatomischen Literatur meist Colon geschrieben), der längste Teil des Dickdarms, ist sowohl zur aktiven Resorption (Insorption) als auch zur aktiven Sekretion (Exsorption) von Elektrolyten und Wasser eingerichtet. Die Sekretion ist eine Funktion der Enterozyten entlang der Kryptenoberfläche, die Insorption erfolgt durch die Enterozyten des Kolonoberflächenepithels. Der Fluss von Elektrolyten und damit von Wasser erfolgt somit in zwei einander entgegengesetzten Richtungen (Abb. 1.51). Die Resorption von Wasser im Dickdarm folgt aktiver und passiver Natriumionenresorption. Na^+ gelangt einerseits durch Kanäle in der luminalen (apikalen) Membran in die Dickdarmepithelzellen und wird auf der basolateralen Seite durch die Na^+/K^+-ATPase über die basolaterale Membran hinaus gepumpt (Abb. 1.52). Die Sekretion von Wasser folgt passiv der Chloridsekretion. CI kann von den Epithelzellen über einen elektrogenen Mechanismus (ATP → cAMP) sezerniert werden, wobei passiv Na^+-Ionen durch die Schlussleisten („tight junctions") folgen (Abb. 1.53).

Das Nettoergebnis von Resorption (Insorption) und Sekretion (Exsorption) liegt physiologisch auf der Seite der Resorption. Dieser physiologische Mechanismus kann in verschiedener Weise zugunsten der Sekretion verschoben werden: Willentlich durch die Gabe bestimmter Laxanzien (Anthranoiddrogen, Rizinusöl, diphenolische Laxanzien), unbeabsichtigt als unerwünschte Nebenwirkung einer Reihe von Arzneimitteln (Beispiel: herzwirksame Glykoside vom Typus des vergleichsweise lipoidlöslichen Proscillaridins). Es kommen für diesen Effekt mehrere Mechanismen in Frage:

- Hemmwirkung an Chloridkanälen (wird als wesentlich für die Wirkung der Anthranoide diskutiert);

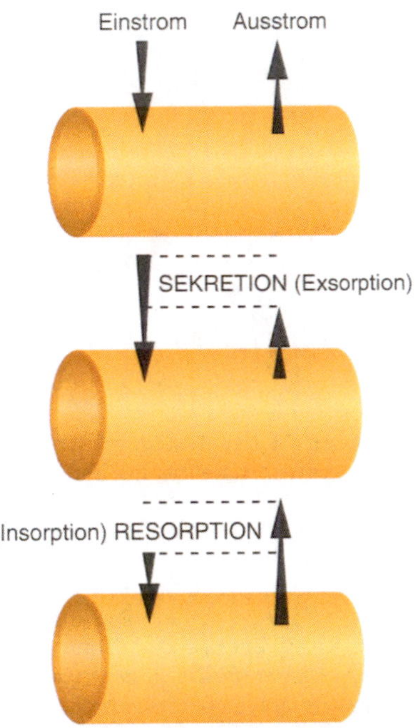

Abb. 1.51. Schema zur Erläuterung der Begriffe Sekretion und Resorption (engl.: absorption) im Zusammenhang mit Laxanzienwirkungen (Ewe 1983). Laxanzien können den Einstrom von H_2O, Natrium-, Chlorid- und Kalziumionen ins Darmlumen fördern (sekretagoge Wirkung) und/oder die Resorption von Natriumionen und von H_2O hemmen (antiresorptive Wirkung). Beide Effekte sind Folgen von Eingriffen in die transepithelialen Transportmechanismen und damit in die Barrierefunktion des Kolonepithels. Anstelle von Resorption wird in diesem Zusammenhang in der neueren Literatur auch der Terminus *Insorption* und für Sekretion der Begriff *Exsorption* verwendet.

- Hemmung des Na^+/K^+-ATPase vermittelten Na^+-Transportes (Mechanismus der durch herzwirksame Glykoside induzierten Flüssigkeitsnettosekretion);
- eine erhöhte Permeabilität der Schlussleisten (erhöhte Durchlässigkeit der „tight junctions"), in deren Folge Flüssigkeit ins Darmlumen gedrückt wird.

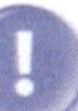

Hinweis: Die Schlussleisten bilden im Epithelgewebe des Kolons (aber auch anderer Organe wie z. B. der Leber oder dem Gehirn) die Haftstruktur zwischen den Zellen, im Lichtmikroskop eine scheinbar homogene Membranverdickung, im

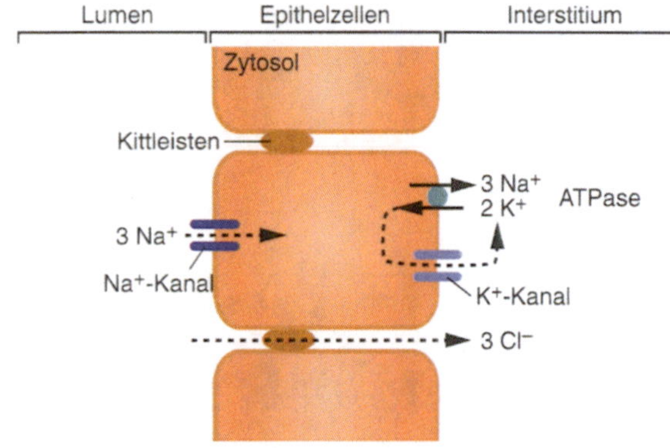

Abb. 1.52. Beispiel für die Resorption (Insorption) von NaCl aus dem Lumen des Kolons ins Blut. Na^+-Ionen gelangen durch Na^+-Kanäle in der luminalen (apikalen) Membranseite in die Epithelzellen und werden durch die Na^+/K^+-ATPase auf der basolateralen Seite herausgepumpt. K^+-Ionen, die durch den Na^+/K^+-ATPase-Mechanismus ins Zytosol gelangen, werden über die K^+-Kanäle in der basolateralen Zellmembran wieder ausgeschleust („recycled"). Der transepitheliale Ionenstrom vom Lumen ins Interstitium wird durch einen parazellulären Efflux von Cl^--Ionen ausgeglichen. Hemmstoffe der Na^+/K^+-ATPase, sofern sie ins Kolon gelangen, hemmen die Resorption von Na^+ und damit auch die von Cl^--Ionen. Damit verbleibt aus osmotischen Gründen auch Wasser im Kolonlumen. Über diesen antiresorptiven Mechanismus wirken Inhibitoren der Na^+/K^+-ATPase, beispielsweise Ouabain und andere lipophile gallengängige Cardenolide (Proscillaridin), laxierend – eine unerwünschte Nebenwirkung bei der Anwendung in der Therapie der Herzinsuffizienz. Diskutiert wird eine Hemmung der ATPase auch durch Anthranoide

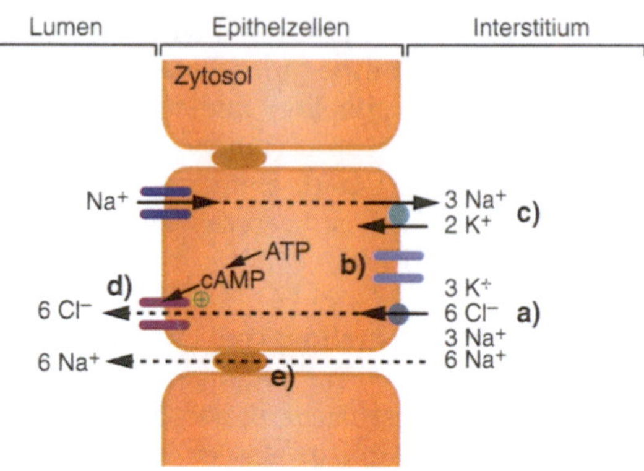

Abb. 1.53. Modell zur aktiven Sekretion von Chloridionen aus den Krypten der Dickdarmvilli in das Darmlumen. Der Mechanismus ist das Zusammenspiel eines $Na^+/K^+/2Cl^-$-Kotransporters (**a**) in der basolateralen Zellmembran, einem K^+-Kanal (**b**) und einer Na^+/K^+-ATPase (**c**), deren Energie die Cl^--Konzentration im Zytosol über dem elektrochemischen Gleichgewicht hält. Cl^--Ionen fließen entlang diesem Gradienten durch Chloridkanäle in der luminalen Membran ins Darmlumen. Der Cl^--Strom wird durch einen gleichgerichteten parazellulären Na^+-Strom auskompensiert, der durch kationenselektive interzelluläre Schlussleisten (**e**) hindurch abfließt (Conigrave u. Young 1996). Die Chloridkanäle (**d**) werden durch cAMP aktiviert. Die Anthranoide führen über einen nicht näher bekannten Mechanismus zur Steigerung der cAMP-Konzentration und damit indirekt zu einer Sekretionssteigerung (Clauss et al. 1988). Dieses Modell der Anthranoidwirkung hat eine partielle Entsprechung in der bekannten Chloridsekretion bei Cholera mit ihrer Diarrhö vom sekretorischen Typ

Elektronenmikroskop als aus mehreren unterschiedlichen Zonen zusammengesetzt erkennbar. In der *Zona occludens* („tight junctions") kommt es zu einem Verschluss des Interzellularspaltes, indem die äußeren Schichten des Plasmalemmas benachbarter Epithelzellen miteinander verschmelzen. In der *Zona adhaerens* ist der Interzellularspalt nicht verschmolzen; es bleibt ein 2–4 nm breiter Spalt („gap junctions").

Anthranoidlaxanzien

Unter Anthranoiden versteht man natürlich vorkommende, dem chemischen Aufbau nach vom Anthracen sich ableitende Verbindungen. Eine Teilmenge von Anthranoiden – und zwar Anthranoide mit 1,8-Dihydroxy-9-keto-Struktur – zeichnet sich durch eine laxierende Wirkung aus. Es handelt sich um die wirksamkeitsbestimmenden Inhaltsstoffe (Abb. 1.54) der in Tabelle 1.16 aufgeführten Arzneidrogen. Die folgenden Strukturvarianten kommen vor:

- Unterschiedlicher Oxidationsgrad am C-10 in der Folge: Anthronstufe → 10,10′-Bianthronstufe (nicht korrekt auch als Dianthronstufe bezeichnet) → Anthrachinonstufe (Abb. 1.55);
- unterschiedlicher Oxidationsgrad des Substituenten am C-3: Methyl → Hydroxymethyl → Carboxy → Decarboxy (Abb. 1.56);
- weitere Substituenten am Ringsystem, vorzugsweise OH oder OCH_3 (s. Abb. 1.56);

Abb. 1.54. In Anthranoiddrogen vorkommende wirksamkeitsbestimmende Inhaltsstoffe. Näheres s. Text. Api Apiose; Glc = Glc*p* Glucopyranose; Rha*p* Rhamnopyranose

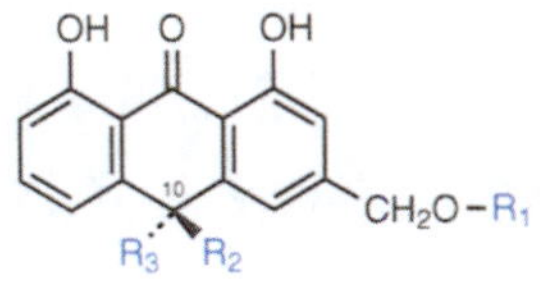

Glykosid	R_1	R_2	R_3
Aloin A	H	β-D-Glc	H
Aloin B	H	H	β-D-Glc
Aloinosid A	α-L-Rha	H	β-D-Glc
Aloinosid B	α-L-Rha	β-D-Glc	H

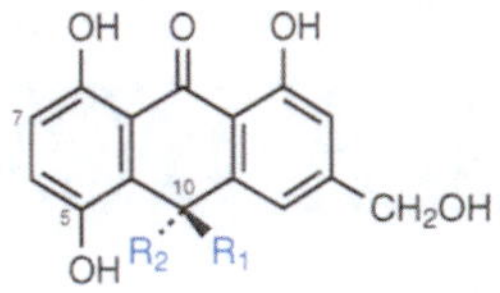

Glykosid	R_1	R_2
5-Hydroxyaloin A	β-D-Glc	H
5-Hydroxyaloin B	H	β-D-Glc

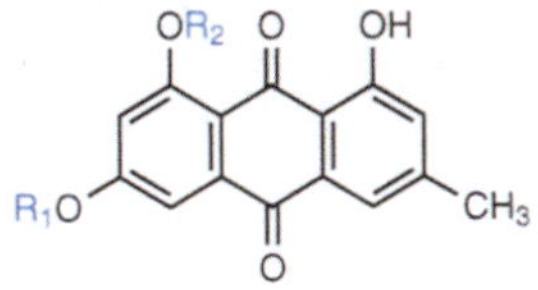

Glykosid	R_1	R_2
Glucofrangulin A	α-L-Rha *p*	β-D-Glc *p*
Frangulin A	α-L-Rha *p*	H
Glucofrangulin B	D-Api	β-D-Glc *p*
Frangulin B	D-Api	H
Emodingentiobiosid	β-D-Glc *p*	β-D-Glc *p*
Emodinmonoglucosid	β-D-Glc *p*	H
Emodin (Frangulaemodin)	H	H

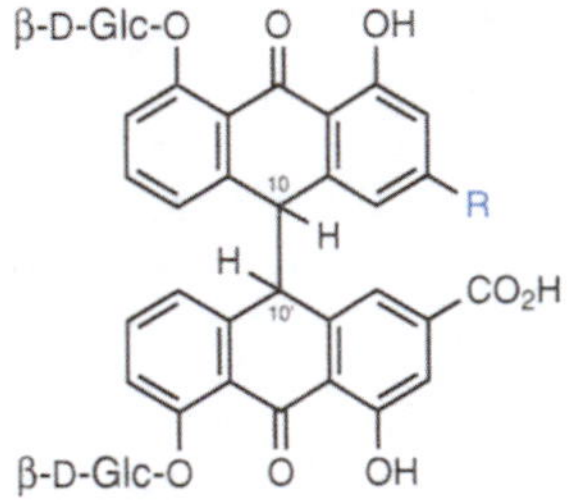

Glykosid	R	Konfiguration C-10	C-10'
Sennosid A	CO_2H	*R*	*R*
Sennosid B	CO_2H	*R*	*S*
Sennosid C	CH_2OH	*R*	*R*
Sennosid D	CH_2OH	*R*	*S*

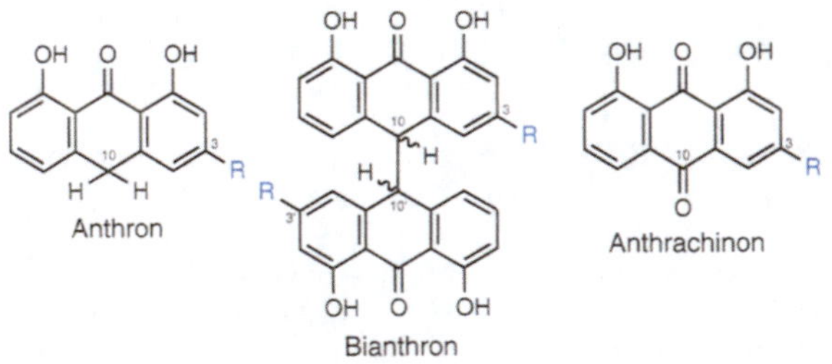

Anthron

Bianthron

Anthrachinon

Abb. 1.55. In laxativ wirkenden Anthranoiden vorkommende Oxidationsstufen hinsichtlich des Zentrums C-10. Eine weitere Variation betrifft den Substituenten an C-3: R = CH_3 oder CH_2OH oder COOH oder H (s. auch Abb. 1.56)

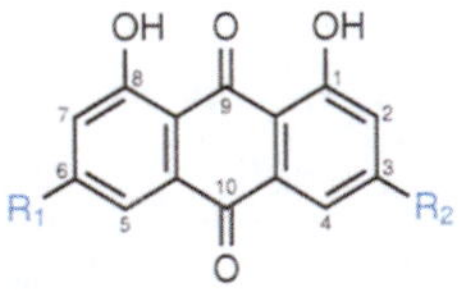

Trivialname	R_1	R_2
Chrysophanol	H	CH_3
Aloe-Emodin	H	CH_2OH
Rhein	H	CO_2H
Emodin (= Rheumemodin = Frangulaemodin	OH	CH_3
Physcion	OCH_3	CH_3

Abb. 1.56. Variation des Substitutionsmusters am C-3 und am C-6, dargestellt für Anthranoide der Anthrachinonoxidationsstufe. Die Variation gilt entsprechend für Anthronglykoside und Bianthronglykoside („Dianthrone")

Tabelle 1.16. Übersicht über die gebräuchlichen Anthranoiddrogen

Droge	Stammpflanze (Familie)	Wirksamkeitsbestimmende Inhaltsstoffe	Anmerkungen
Curacao-Aloe	*Aloe barbadensis* (Asphodelaceae)	25–40% Aloin A und B sowie deren 6′-*O*-*p*-Cumarsäureester; 7-Hydroxyaloin A und B sowie deren 6′-*O*-*p*-Cumarsäureester; 8-*O*-Methyl-7-Hydroxyaloin A und B sowie deren 6′-Zimtsäureester	7′-Hydroxyaloine und Derivate sind herkunftsspezifisch
Kap-Aloe	*Aloe ferox* und Hybriden (Asphodelaceae)	Mindestens 18% Anthranoide, hauptsächlich die beiden stereoisomeren Aloine A und B sowie deren *C*-10-Glucosylderivate Aloinosid A und B (Abb. 1.54)	–
Eingestellter Aloetrockenextrakt (Aloes extractum siccum normatum)	Aloeextrakt ist die gereinigte Form der Curacao oder Kap-Aloe (s. dort)	19–21% Anthranoide, berechnet als Aloin	Die Reinigung besteht in der Extraktion mit heißem Wasser, Filtration, Verdampfen des Extraktionsmittels und Einstellen durch Zusetzen von Saccharose
Cascara-Rinde (Rhamni purshiani cortex)	*Rhamnus purshianus* (Rhamnaceae)	8–10% Anthranoide, von denen mindestens 60% auf die Cascarosidfraktion entfallen müssen. Die Nichtcascarosidfraktion wird gebildet von *O*-Glykosiden des Aloeemodins und des Frangulaemodins, von 10-Glucosylen vom Alointyp mit Aloin A und B, 10-Hydroxyaloinen und 11-Hydroxyaloinen (Chrysaloinen) als Aglykon	–
Faulbaumrinde (Frangulae cortex)	*Rhamnus frangula* (Rhamnaceae)	Bis 8% Anthranoide, hauptsächlich Glucofrangulin A und B sowie Frangulaemodinglykoside neben wenig freien Aglykonen und unveränderten Glucofrangulinanthronen	In der frischen Droge liegen die Glucofranguline hauptsächlich in der reduzierten Anthron- und Bianthronform vor
Kreuzdornbeeren (Rhamni cathartici fructus)	*Rhamnus catharticus* Rhamnaceae)	4–6% Anthranoide mit Glucofrangulin als Hauptkomponente	–
Rhabarberwurzel (Rhei radix)	*Rheum palmatum*, *Rheum officinale* sowie die Hybriden beider Arten (Polygonaceae)	Sehr variabler Gehalt (3–12%) an Anthranoiden (mindestens 2,2% bezogen auf Rhein), hauptsächlich Mono- und Diglykoside des Aloeemodins, Chrysophanols, Emodins und Rheins; daneben die von diesen Glykosiden sich ableitenden Anthrone und Bianthrone, darunter die Sennoside A und B	Weitere Inhaltsstoffe sind Gerbstoffe, vorwiegend Gallotannine (z. B. Galloylglucose) neben mit Gallussäure veresterten Procyanidinen (z. B. das 3,3′-Di-*O*-Gallat des Procyanidins B2. Rhaponticin dient als Leitstoff zur Prüfung auf Rheum-rhaponticum-Anteile

Tabelle 1.16 (Fortsetzung)

Droge	Stammpflanze (Familie)	Wirksamkeitsbestimmende Inhaltsstoffe	Anmerkungen
Sennesblätter	*Cassia senna* oder *Cassia angustifolia* oder Mischungen beider Arten (Caesalpiniaceae)	Mindestens 2,5% Anthranoide, hauptsächlich Bianthronoide vom Typus der Sennoside (A bis F)	Zur analytischen Unterscheidung der Herkunft sind die Naphthalinglykoside geeignet; Alexandriner Senna (von *C. senna*) führt 6-Hydroxymusicinglukosid, Tinnevelly-Sennesblätter Tinnevellinglukosid
Alexandriner Sennesfrüchte (Sennae fructus acutifolieae)	*Cassia senna* (Syn.: *C. acutifolia*; Caesalpiniaceae)	4–5% Bianthronglykoside	Die innere Zusammensetzung der Anthranoidfraktion entspricht etwa der der Sennesblätter
Tinnevelly-Sennesfrüchte (Sennae fructus angustifoliae)	*Cassia angustifolia* (Caesalpiniaceae)	Etwa 3% Bianthronglykoside	Anthranoidspektrum vergleichbar dem der Sennesblätter

- frei auftretend oder an Zucker glykosidisch oder als Glykosyl gebunden.

Pharmakokinetische Untersuchungen liegen lediglich für die Sennoside des Sennesblätterextraktes vor. Die folgende Beschreibung stützt sich wesentlich auf diese Untersuchungen. Erstaunlicherweise fehlen Daten zu Aloe und zu Cascara sagrada, die seit Jahrzehnten außerordentlich viel verwendet werden (Abb. 1.57). Anthranoidlaxanzien sind im Prinzip „pro-drugs". Nach oraler Applikation werden sie im Dünndarm, sofern sie als polare Glykoside vorliegen, nicht oder in nur geringem Maße resorbiert. Erst im Kolon bilden sich unter bakterieller Einwirkung – Abspaltung der Zucker und Reduktion – die pharmakologisch aktiven Anthrone. Ein nicht exakt bekannter Anteil der Anthrone wird resorbiert, in der Leber metabolisiert (Bindung an Glukuronsäure, Sulfatierung, Reoxidation) und über die Galle ausgeschieden. Der vermutlich kleinere Anteil unterliegt nicht dem enterohepatischen Kreislauf; jedenfalls werden bestimmte Anteile mit dem Urin, mit dem Speichel oder über die Muttermilch ausgeschieden.

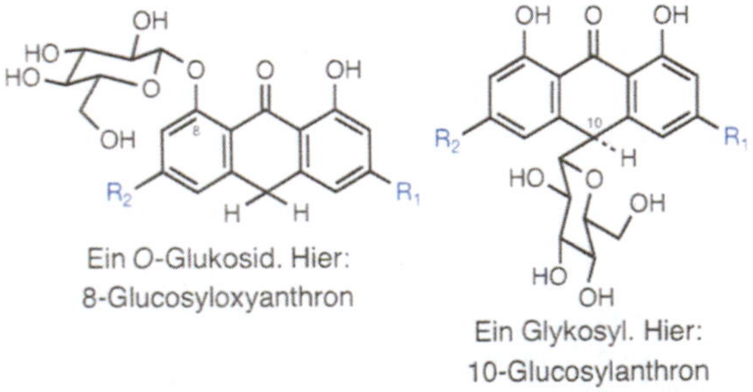

Ein O-Glukosid. Hier: 8-Glucosyloxyanthron

Ein Glykosyl. Hier: 10-Glucosylanthron

Abb. 1.57. Anthranoide vom Anthrontyp (Inhaltsstoffe von Aloe und Cascara sagrada) treten sowohl als Glykoside als auch als Glykosyle („C-Glykoside") auf. Nur die azetalische Glykosidbindung ist durch bakterielle β-Glykosidasen spaltbar. Über den Spaltungsmechanismus der *C-C*-Glykosylbindung liegen keine Untersuchungen vor

Die einzelnen Anthranoide unterscheiden sich stark in ihrem Hydrophiliegrad, bedingt durch eine unterschiedliche Anzahl an Zuckermolekülen pro Anthranoideinheit sowie durch die wechselnde Anzahl an Hydroxyl- oder Methoxylgruppen. Von Einfluss ist sodann die Art der Zuckerbindung. Je lipophiler das Anthranoidderivat, umso größer ist die Gefahr, dass Teilmengen bereits in den oberen Darmabschnitten resorbiert werden. Die Situation ist grundsätzlich vergleichbar dem Laxanzienpaar Natriumpicosulfat (entspricht den stark polaren Anthranoiden) und Bisacodyl (entspricht den lipophilen Anthranoiden), freilich mit dem Unterschied, dass die Anthranoide eher Mischformen zwischen den beiden Extremen darstellen.

Rizinusöl

Herkunft ▶ Rizinusöl ist das aus den Samen von *Ricinus communis* (Familie: Euphorbiaceae) durch Pressen ohne Wärmezufuhr erhältliche fette Öl. Die Herstellung durch Kaltpressung stellt sicher, dass das hochgiftige Rizin quantitativ im Presskuchen zurückbleibt. 30 mg des Presskuchens können die für den Menschen oral tödliche Dosis an Rizin enthalten. Rizin, ein aus 2 Untereinheiten aufgebautes Polypeptid, wirkt erythrozytenagglutinierend und hämolysierend. Es hemmt die Proteinbiosynthese bei Eukaryoten.

Eigenschaften ▶ Rizinusöl weist einen sehr schwachen, aber charakteristischen Geruch auf; es schmeckt zunächst mild, später kratzend.

Zusammensetzung ▶ Zum Unterschied von den der Ernährung dienenden Ölen, die sich aus gemischtsäurigen Triglyzeriden zusammensetzen, besteht das Rizinusöl zu 77 % aus dem einheitlichen Triricinolein, das bei der Verseifung in Glyzerol (Glyzerin) und Rizinolsäure (12-Hydroxyölsäure) zerfällt. Der Rest des Öles besteht aus gemischtsäurigen Triglyzeriden, an deren Aufbau neben Rizinolsäure auch Öl-, Linol-, Stearin- und Dihydroxystearinsäure beteiligt sind.

Wirkweise ▶ Rizinusöl unterliegt wie alle Fette im Dünndarm der Spaltung durch Lipasen. Die freigesetzte Rizinolsäure bzw. deren Natriumsalz stellt das eigentlich wirksame Agens dar. Zwar kann die Rizinolsäure wie andere Fettsäuren auch resorbiert und verstoffwechselt werden, aufgrund der größeren Polarität gelangen höhere Anteile aber unresorbiert in tiefere Darmabschnitte. Die Wirkung erstreckt sich daher auf den Dünndarm und auch auf den Dickdarm. Ihrem Wirkungsmechanismus nach gehört die Rizinolsäure in die Gruppe der antiresorptiv und sekretagog wirkenden Abführmittel: Sie hemmt die Nettorückresorption von Elektrolyten und Wasser (s. Abb. 1.52), wobei der primäre Angriffspunkt auf molekularer Ebene noch nicht geklärt ist. Diskutiert wird eine Steigerung der Prostaglandin-E_2-Synthese. Falls dieser Wirkungsmechanismus zutrifft, wäre das eine Erklärung für die seit langem bekannte Wirkung höherer Dosen (>15 mL) von Rizinusöl auf den schwangeren Uterus. Zusammen mit Chinin verwendeten Hebammen Rizinusöl früher zur Geburtseinleitung, um die Wehentätigkeit zu verstärken.

Ballaststoffpräparate

Herkunft und Einteilung ▶ Ballaststoffpräparate enthalten pflanzliche Materialien, die während der Magen-Darm-Passage durch körpereigene Enzyme nicht abgebaut und nicht resorbiert werden. Beispiele sind Zubereitungen aus Weizen-, Hafer- oder Sojakleie, Agar, Bassorin (aus Tragant), Karaya-Gummi, Flohsamen, Leinsamen, Albedoschicht von Zitrusfrüchten oder Guarkernmehl. Die chemische Zusammensetzung von Ballaststoffen ist höchst unterschiedlich. Die quantitativ wichtigsten Bestandteile sind Zellulose, Hemizellulosen, Pektine und Lignine.

Was ihre Herkunft anbelangt, so kann es sich bei den therapeutisch genutzten Ballaststoffen handeln um:

- Bestandteile von Pflanzenzellwänden (Zellulose, Hemizellulosen, Lignine),
- pflanzliche Hydrokolloide (Gummen, Schleime, Pektine) oder
- Speicherpolysaccharide (z. B. Guarkernmehl).

Nach physiologischen Gesichtspunkten lassen sich unterscheiden: durch die symbiontische Bakterienflora nicht abbaubare Ballaststoffe (Zellulose, Hemizellulosen, Lignine) und Ballaststoffe, die schnell durch die anaerobe Darmflora abbaubar sind (z. B. Pektine, Pflanzenschleime und Gummen).

Anmerkungen über Stuhltrockenmasse und Transitzeit ▶ Zwischen Stuhlgewicht, intestinaler Transitzeit und Art der unverdaulichen Bestandteile gibt es Zusammenhänge, die für das Verständnis der Wirkweise von Ballaststoffen wissenswert sind. Man versteht unter Transitzeit die Zeit, die zwischen Nahrungsaufnahme und der Ausscheidung der in ihr enthaltenen unverdaulichen Bestandteile als Fäzes verstreicht. Beeinflusst wird die Transitzeit, abgesehen von körperlicher Aktivität und Hormonstatus, vor allem durch den Gehalt an unverdaulichen Nahrungsbestandteilen. Dabei beeinflussen die Ballaststoffe weniger die Passagezeit im Dünndarmbereich, vielmehr die im Kolonbereich.

Zunächst gilt die allgemeine Regel: Je höher das Stuhlgewicht, umso kürzer die Transitzeit. Doch kommt es nicht nur auf die absolute Menge an unverdaulichen Stoffen an, sondern auch auf deren Zusammensetzung. Überraschenderweise ist nicht die Volumenzunahme durch Bindung von Wasser der ausschlaggebende Parameter, sondern der Gehalt an Pentosanen. Beispielsweise erhöhen 20 g Weizenkleie das Stuhlgewicht um 127%, die gleiche Menge Guar dagegen, das sich durch besonders gutes Wasserbindungsvermögen auszeichnet, lediglich um 20%. Allem Anschein nach ist die durch Volumenzunahme angeregte Darmmotilität nicht der ausschlaggebende Faktor.

Umstimmung der Darmflora ▶ Im Kolon leben über 400 verschiedene Bakterienarten. Die nähere Zusammensetzung dieser Bakterienflora richtet sich nach dem Substratangebot. Indem man der Bakterienflora in Form von Ballaststoffen Substrat für ihre Vermehrung anbietet, vergrößert man die Zahl an Bakterien, was maßgeblich für das Stuhlgewicht ist, bestehen doch bis über 50% der Fäzes aus Bakterienmasse, die ihrerseits 80% Wasser in sich birgt.

Da die Bakterien jeweils auf bestimmte Substrate spezialisiert sind, muss man bei Kostumstellung oder einer Therapie mit Ballaststoffpräparaten mit einer Latenzperiode von 4–6 Wochen rechnen, ehe sich eine geeignete Darmflora herausbilden kann. Versuche mit gesunden Probanden ergaben, dass sich Transitzeit und Stuhlgewicht während der Gabe von Ballaststoffpräparaten nach Ablauf von 3 Wochen zu ändern beginnen.

Anwendungsgebiete ▶ Füll- und Quellstoffe verwendet man als milde Laxanzien zur Behandlung der chronischen Obstipation. Sie können aber auch infolge ihrer wasserbindenden Wirkung zur symptomatischen Behandlung von Diarrhö verwendet werden. Ferner sind sie allgemein anerkannt zur Dauertherapie bei Reizkolon (Colon irritabile). Auch bei der chronischen Divertikulitis gilt die Einnahme von Ballaststoffen als eine geeignete therapeutische Maßnahme.

Unerwünschte Wirkungen ▶ Bei ungenügender Flüssigkeitszufuhr kann es zu Obstruktionen in der Speiseröhre oder im Darm durch Bildung von pfropfartigen Knoten kommen.

Hinweise für die Beratungstätigkeit ▶ Dem Patienten sollte geraten werden, das Präparat mit reichlich Flüssigkeit einzunehmen. Auch sollte das Präparat nicht unmittelbar vor dem Zubettgehen und nicht im Liegen eingenommen werden. Ballaststoffpräparate vom Typus der Weizenkleie oder der Leinsamen, deren Bestandteile durch die Darmflora abbaubar sind, können zu Beginn der Therapie die Beschwerden verstärken. Neben kurzkettigen Fettsäuren entstehen beim mikrobiellen Abbau auch gasförmige Produkte wie Methan, Kohlenstoffdioxid und Wasserstoff: Dadurch wird vor allem die Neigung zu Flatulenz verstärkt, was nicht selten zum Absetzen des Arzneimittels führt.

Der Apotheker kann die Compliance fördern, wenn er auf die Gründe der scheinbaren Unverträglichkeit hinweist. In der Regel stellt sich nach Umstimmung der Darmflora spontane Besserung innerhalb der ersten beiden Wochen ein. Es kann dennoch im Einzelfall nützlich sein, die Anfangsdosis herabzusetzen. In anderen Fällen wird es notwendig werden, das Präparat zu wechseln.

Agar (auch Agar-Agar) ▶ Agar ist ein Polysaccharid, das aus unterschiedlichen Rotalgen durch Heißwasserextraktion gewonnen werden kann. Gereinigt und aufkonzentriert wird das Rohprodukt im Wesentlichen durch Gefrierenlassen; dabei kristallisiert das Hydratationswasser aus dem Gel aus. Agar kommt entweder als trockene Streifen oder als Pulver in den Handel. Das Produkt ist farb- und geschmacklos.

Agar besteht zu etwa 70% aus der gelierenden Agarose und zu etwa 30% aus dem nicht gelierenden Agaropektin. Agarose ist im Wesentlichen ein lineares Galaktan mit alternierend angeordneten β-D-Galactose- und Anhydro-α-L-Galactoseeinheiten, die alternierend über 1- → 4- und 1- → 3-Bindung verknüpft sind (Agarobiose). Unterbrochen wird die reguläre Folge von ca. 10 Agarobiosen durch eine modifizierte Agarobiose, in der Galaktose durch Galactose-6-sulfat ersetzt ist. Galactose-6-sulfat bildet Störstellen der Helixstruktur (s. dazu weiter unten unter Gelbildung). Als Agaropektin bezeichnet man das heterogene Gemisch der restlichen sauren Polysaccharide des Agar, im Wesentlichen lineare Galaktane, die zum Unterschied zur Agarose stark sulfatiert sind; ferner liegt eine Teilmenge der linear β-1,3-verknüpften D-Galactosemoleküle ketalisch an Brenztraubensäure gebunden vor.

Agar wird von der Darmflora kaum abgebaut, womit seine vergleichsweise das Stuhlgewicht nur gering erhöhende Wirkung zusammenhängt. Agar gehört somit zu den Ballaststoffen, die vornehmlich auf Grund von Wasserbindung und Volumenzunahme wirken. Man verwendet es als „Füllperistaltikum“ oft in Kombination mit stimulierend wirkenden Laxanzien.

Anmerkung über Gelbildung ▶ Gele sind disperse Systeme aus mindestens 2 Komponenten, in denen das disperse System im Dispersionsmittel ein kohärentes Netzwerk bildet. Im Falle der Agarose und anderer gelbildender Pflanzenschleime bildet Wasser das Dispersionsmittel, d. h., es liegen Hydrogele vor. Gele stehen zwischen Lösungen auf der einen Seite, bei denen die Kräfte zwischen den Molekülen der dispersen Phase überwiegen, und den Präzipitaten auf der anderen Seite, bei denen die repulsiven Kräfte zwischen den Molekülen die Oberhand haben. Bei den pflanzlichen Hydrogelen bilden Heteropolysaccharide die disperse Phase. Strukturelle Voraussetzung zur Gelbildung ist neben einem ausreichend hohen Molekulargewicht des Polysaccharids:

- Die Hauptkette enthält Abschnitte, die eine periodische Abfolge von monomeren Bausteinen aufweisen, das sind Abschnitte mit „geordneten Strukturen“ (Helices, Doppelhelices, bandförmige Strukturen) und somit der Möglichkeit zur Vernetzung mit anderen Ketten durch interchenare Wechselwirkung);
- die Hauptkette muss durch irreguläre Abschnitte („random coiled“) unterbrochen sein; Störstellen, an denen keine Bindungsmöglichkeit an Nachbarketten möglich ist, jedoch mit Bindungsmöglichkeit an Wasser. Im Endergebnis baut sich ein dreidimensionales Netzwerk mit Hohlräumen auf, in denen Wasser immobilisiert vorliegt.

Die Unterbrechung der regulären Sequenzen kann durch Einschieben von Zuckerresten mit anderer Bindungsgeometrie (Algine, Carrageenane), durch geeignete Verteilung von freien und veresterten Carboxylgruppen (Agar) oder durch Seitenketten (gelbildende Plantagohydrokolloide) geschehen.

Flohsamen, Flohsamenschalen ▶ Flohsamen, Psyllii semen, sind die reifen Samen von *Plantago afra* (Synonym: *Plantago psyllium)* und/oder von *Plantago arenaria* (Synonym: *Plantago indica).*

Indische Flohsamen (Plantaginis ovatae semen) stammen von *Plantago ovata (Synonym: Plantago ispaghulla).* Bei dieser Plantagoart lässt sich die schleimhaltige Samenschale relativ leicht vom Rest des Samens trennen (mittels Gebläse nach Zerkleinerung der Samen). Es resultieren die wirkstoffreicheren Flohsamenschalen (Plantaginis ovatae testa). Anatomisch gesehen bestehen sie überwiegend aus der Schleimepidermis und den angrenzenden kollabierten Schichten der Samenschale. Plantago-Arten gehören zur Familie der Plantaginaceae.

Die Schleimstoffe der Plantaginaceen (Plantagohydrokolloide) sind Gelbildner. Die nichtsubstituierten β-1,4-verknüpften Xylanabschnitte ähneln konformativ Zellulosemolekülen und bilden den Teil des Gelgerüstes, der interchenare Wechselwirkungen ermöglicht. Die in anderen Kettenabschnitten vorhandenen Seitenketten aus α-L-Arabinose, aus β-D-Xylose oder aus α-D-Galacturonyl-α-L-Rhamnose binden Wasser.

Die ganzen Samen oder die Samenschalen lässt man vor der Einnahme mehrere Stunden in Wasser quellen und nimmt sie dann mit viel Flüssigkeit ein.

Der Schleim hält während der Magen-Darm-Passage Feuchtigkeit fest, so dass nach einer Transitzeit von 6–12 h ein weichgeformter Stuhl ausgeschieden wird. Plantagoschleime können bakteriell abgebaut werden, sodass zusätzlich die Umstimmung der Darmflora (s. oben S. 105) die Wirkung mitbedingt. Diskutiert wird auch, ob nicht eine rein mechanische Reizung über eine reflektorischen Anregung der Peristaltik zum Gesamteffekt beiträgt.

Karaya (indischer Tragant) ▶ Karaya-Gummi oder indischer Tragant ist ein Produkt, das aus Baumstämmen von *Sterculia urens* und verwandten Sterculia-Arten nach deren Verletzung austritt. Das Handelsprodukt besteht aus graubraunen, gelblichen oder rötlichen Stücken, die nach dem Pulverisieren deutlich nach Essigsäure riechen. Karaya zeichnet sich durch großes Quellvermögen aus, insbesondere im alkalischen Milieu, sodass mit einem Nachquellen beim Übertritt vom Magen in den Dünndarm gerechnet werden kann.

Dem chemischen Aufbau nach handelt es sich um quervernetzte Rhamnogalakturonane (Abb. 1.58).

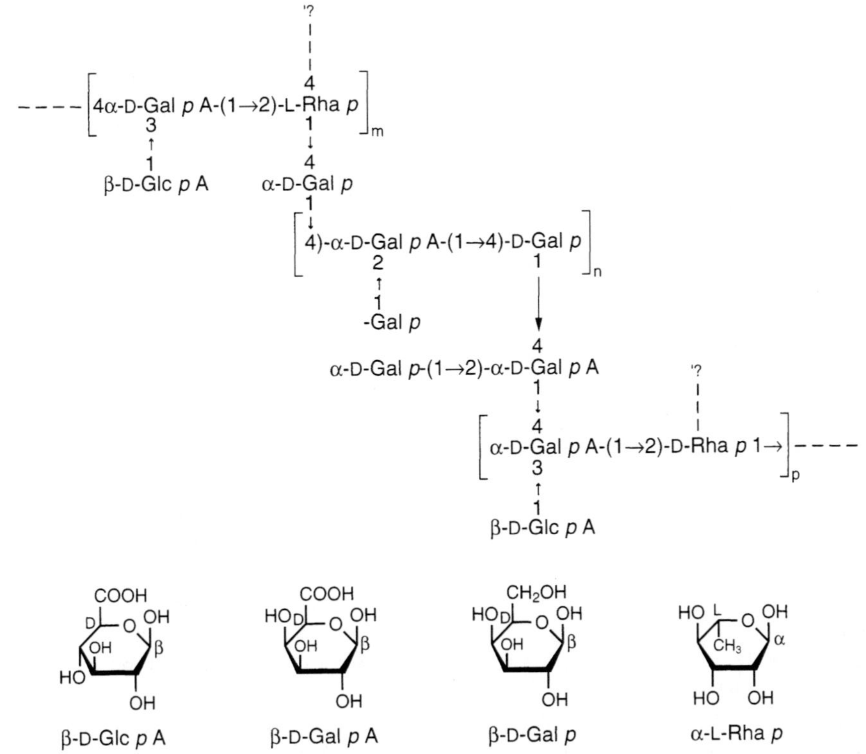

Abb. 1.58. Teilausschnitt aus einem Molekül des Karaya-Gummis. Das Molekül ist aus 3 Hauptsträngen aufgebaut, die Polymere aus jeweils unterschiedlichen Disacchariden sind. Die Hauptketten tragen Seitenketten und sind auch über Seitenketten kovalent miteinander verknüpft. Es ergibt sich ein stark dreidimensional vernetztes Molekül, woraus einige Eigenschaften erklärbar werden: Unlöslichkeit in Wasser, hoher Hydratationsgrad und damit Quellfähigkeit, Resistenz gegen Enzyme und Mikroorganismen. Eine Teilmenge der freien OH-Gruppen der Zuckermoleküle sind azetyliert (ca. 37 %; im Formelbild nicht berücksichtigt). D-*GalpA* D-Galacturonsäure (Pyranoseform); L-*Rhap* L-Rhamnopyranose (gleich 6-Desoxymannose); D-*Galp* D-Galactopyranose; D-*GlcpA* D-Glucuronsäure

Monomere Bausteine sind D-Galactose, L-Rhamnose, D-Galacturonsäure und D-Glucuronsäure. Die Zucker sind teilweise azetyliert. Ein typisches Molekül besteht aus 3 Hauptketten, die Seitenketten tragen; über eine Teilmenge der Seitenketten sind die Hauptketten kovalent miteinander verbunden. Wegen dieser starken Vernetzung ist Karaya in Wasser unlöslich und resistent gegenüber dem mikrobiellen Abbau im Dickdarm. In Form von Granulatpräparaten wird es als Ballaststoffpräparat verwendet. Es ist mit viel Wasser – mindestens 150 mL – einzunehmen, um das Nachquellen von im Rachenraum oder in der Speiseröhre verbliebenen Drogenresten zu vermeiden.

Leinsamen (Lini semen) ▶ Leinsamen besteht aus den getrockneten Samen des Leins (*Linum usitatissimum*, Familie: Linaceae), einer sehr variablen Spezies, von der Unterarten und mehrere Konvarietäten beschrieben sind. Eine Konvarietät ist eine taxonomische Einheit von Kulturpflanzen unterhalb der Unterart, die eine Gruppe von Sorten umfasst, die gemeinsame Merkmale besitzen. Als Drogenlieferant schreiben die Pharmakopöen keine bestimmte Konvarietät oder Sippe vor: Die Droge muss lediglich der Arzneibuchbeschreibung entsprechen.

Reife Leinsamen sind geruchlos und nehmen beim Kauen langsam einen schleimigen Geschmack an. Die zerkleinerte Droge riecht eigenartig; sie schmeckt ölig und schleimig.

Leinsamen enthalten Schleim (7–12%), fettes Öl (etwa 40%), Eiweiß (etwa 23%), Zellulose und Hemizellulosen (sog. Rohfaser; 6–9%) und zyanogene Glykoside (0,1–1,5%). Leinsamen quellen mit Wasser auf fast das Dreifache ihres Volumens auf. Selbst im sauren Milieu des Magens wird die Kolloidstruktur des Leinsamenschleimes nicht zerstört; im schwach alkalischen Milieu des Dünndarms gewinnt er seine volle Quellfähigkeit zurück. Die Schleimpolysaccharide sind als sekundäre Verdickungsschicht den äußeren und seitlichen Wänden der Samenepidermiszellen aufgelagert. Für die Anwendung als Schleimstoffdroge braucht man daher die Samen nicht schroten oder gar pulverisieren. Es ist im Gegenteil vorteilhaft, die Samen in toto oder allenfalls zerquetscht einzunehmen, um möglichst wenig vom fetten Öl aufzuschließen, d. h. resorbierbar zu machen. Es entsprechen 100 g Leinsamen, wenn aufgeschlossen, 1970 kJ (470 kcal).

Die Primärstrukturen der Leinsamenschleime sind bekannt (neutrale Arabinoxalane, und saure Schleimfraktionen, bedingt durch den Einbau von Galakturonsäure). Da über Tertiärstrukturen keine Informationen vorliegen, wird auf eine Detailwiedergabe der chemischen Zusammensetzung verzichtet.

Die Schleimstoffe der Leinsamen gehören zu den durch die Darmflora abbaubaren Ballaststoffen, sodass die weiter oben (S. 105) als Umstimmung bezeichnete Wirkkomponente zum Tragen kommt. Zur Volumenvergrößerung des Darminhalts tragen außer den Schleimstoffen auch die Rohfaseranteile (Zellulose, Hemizellulosen) bei.

Risiko durch zyanogene Glykoside? Leinsamen enthalten die zyanogenen, d. h. blausäureliefernden Diglykoside Linustatin und Neolinustatin. Dass zyanogene Glykoside akut toxisch wirken können, zeigen die Fälle von nahrungsassoziierten Vergiftungen durch bittere Mandeln. Im Gegensatz dazu erbrachten weder Einmaldosen von 100 g Leinsamen noch Langzeitgaben von täglich 50 g Leinsamen über einen Zeitraum von 4–6 Wochen beim Menschen Hinweise zu irgendwelchen Intoxikationserscheinungen. Die niedrige Toxizität von Leinsamen wird wie folgt erklärt:

- Bei Einnahme ganzer oder wenig zerkleinerter Samen werden Glykoside und Enzym (Linamarase) nur sehr langsam und nur zum Teil herausgelöst.
- Das pH-Optimum der abbauenden Enzyme (Linamarase) liegt im Bereich von *pH 4–6*, sodass beim *pH* des sauren Magensafts deren Aktivität sehr gering ist.
- Im sauren Magensaft kann frei werdende Blausäure mit Salzsäure bereits zu der wesentlich weniger toxischen Ameisensäure und zu Ammoniumchlorid abgebaut werden.
- Resorbierte Anteile von HCN werden durch das Enzym Rhodanase, das in den Mitochondrien aller Körperzellen enthalten ist, zum ungefährlichen Thiocyanat umgesetzt.

Die Kapazität des Rhodanase-Entgiftungssystem ist zwar limitiert, bei plötzlichem Anfluten größerer Mengen von Blausäure kommt es rasch zur Vergiftung, doch wird im Falle der Leinsamen diese Schwelle nicht überschritten. Bis zum heutigen Tag sind keine Intoxikationen durch Leinsamen bekannt.

Weizenkleie ▶ Weizenkleie (Diätkleie, Speisekleie) ist ein Nebenprodukt bei der Herstellung von Weizenmehl. Sie besteht vorwiegend aus den äußeren Schichten des Weizenkorns einschließlich der Aleuronschicht, somit aus der Fruchtschale, der Samenschale und dem Keimling. Zwischen dem stärkehaltigen Endosperm und der Kleie besteht keine natürliche Trennschicht, sodass die Zusammensetzung der Kleie, abhängig vom Ausmahlungsgrad, etwas unterschiedlich ist.

An eine Diätkleie, die ja über lange Zeit hin eingenommen wird, müssen besondere Anforderungen gestellt werden. In erster Linie muss Diätkleie den Vorschriften des Lebensmittelgesetzes entsprechen, vor allem hinsichtlich des Gehaltes an Pflanzenschutzmitteln; sie darf nicht mit Strahlenpilzen oder anderen Bakterien kontaminiert sein. Ferner sollte die Größe der Kleiepartikel definiert und standardisiert sein; auch ist zu fordern, zur Herstellung von Speisekleie Weizen mit möglichst niedrigem Schwermetallgehalt, insbesondere einem geringen Kadmiumgehalt zu verwenden. Schließlich sind Kleieprodukte nur dann als einwandfrei zu bewerten, wenn die in nativer Kleie vorhandenen Trypsininhibitoren inaktiviert sind.

Zusammensetzung. Weizenkleie enthält ca. 55% Kohlenhydrate, davon 22% Hemizellulosen, 21% Zellulose und 12% Stärke, ferner 8% Lignin, 15% Proteine und ca. 7% Mineralstoffe. Schließlich ist das Phytin (Inositolhexaphosphat; ca. 7%) zu erwähnen, das mit Kalzium einen schwer löslichen und schwer resorbierbaren Komplex bildet. Phytin vermindert die Ausnutzung des mit der Nahrung aufgenommenen Kalziums, aber auch die von Magnesium, Eisen und Zink. Es gibt jedoch bisher keine Bedenken, dass es während einer Diät mit Weizenkleie zu einer Beeinträchtigung der Bedarfsdeckung mit Kalzium und anderen Mineralstoffen kommen könnte, zumindest nicht, solange dies im Rahmen einer optimal zusammengesetzten Mischkost geschieht.

Pharmakokinetik. Ein Teil der Kleiebestandteile ist verdaulich. Der Rest gelangt unverändert in den Dickdarm, wo insbesondere die Pentosane und Hemizellulosen ein Substrat für den mikrobiellen Abbau abgeben.

Wirkungen. Die Verkürzung der intestinalen Transitzeit bei einer Einnahme von Weizenkleie ist in erster Linie, aber nicht ausschließlich Folge des hohen Stuhlvolumens. Auch verschiedene beim bakteriellen Abbau von Ballaststoffen im Kolon entstehende Substanzen (s. dazu auch S. 95) wirken beschleunigend auf die Intestinalpassage.

In Frage kommen pH-Änderungen als Folge einer Entstehung niedermolekularer organischer Säuren und von Änderungen des osmotischen Drucks im Darmlumen als Folge der Aufspaltung hochmolekularer Substanzen in niedrigmolekulare.

Dosierung. Die Menge, die zur Normalisierung der Darmentleerung gebraucht wird, ist recht unterschiedlich und sollte vom Patienten selbst ermittelt werden. Als Richtdosen gelten Mengen zwischen 15 und 40 g Weizenkleie pro Tag.

1.2.14 Pflanzliche Lebertherapeutika

Lebertherapeutika, auch als Hepatika bezeichnet, sollen einen morphologisch oder biochemisch fassbaren Leberschaden rascher beseitigen, als dies durch die natürliche Regeneration des Organs geschehen könnte, oder sie sollen den Effekt hepatotoxischer Umweltgifte prophylaktisch antagonisieren. In Deutschland angebotene Hepatika enthalten Laktulose, Ornithinaspartat oder Silymarin. Nur das zuletzt genannte Produkt ist pflanzlicher Herkunft.

Leberschädigung durch Lebertoxine

Über 500 Arzneistoffe synthetischer und natürlicher Herkunft sind als potentielle Lebertoxine bekannt, aber nur ein sehr geringer Prozentsatz gehört zur Gruppe der obligaten Lebertoxine. Diese Differenzierung in obligat und fakultativ ist wichtig:

- Obligate Lebertoxine sind Stoffe, die bei allen Individuen in dosisabhängiger Weise Leberschädigungen hervorrufen. Dabei zeigt sich ein recht konstantes Schädigungsmuster, das auch im Tierversuch reproduzierbar ist. Zu obligaten Lebergiften gehören Substanzen wie die Aflatoxine, Ethanol, die Gifte des Knollenblätterpilzes (Abb. 1.59), Tetrachlorkohlenstoff u. a.
- Fakultative Lebertoxine führen nur bei einem bestimmten, meist sehr kleinen Prozentsatz der Patienten zu Leberschädigungen. Fakultative Toxine zeigen kein bei allen betroffenen Personen gleich bleibendes Schädigungsmuster. Die beim Menschen beobachteten Schädigungen sind im Tierversuch nicht oder nur unvollkommen reproduzierbar.

Den Schädigungen durch fakultative Lebertoxine können zweierlei Ursachen zugrunde liegen: es kann sich um eine Sensibilisierung im Sinne eines allergischen Geschehens handeln oder es können genetisch bedingte Defekte des Arzneimittelstoffwechsels vorliegen, sei es, dass es zu einer pathologisch vermehrten Bildung von toxischen Metaboliten kommt, sei es, dass der Entgiftungsmechanismus versagt. Allergische Reaktionen auf Xenobiotika äußern sich in der Regel an Organen außerhalb der Leber. Gründe für die besondere Lokalisation der Giftwirkung in der Leber sind bei immunologisch vermittelten Leberschädigungen vermutlich darin zu suchen, dass das betreffende Allergen oder Hapten in den Leberparenchymzellen angereichert wird.

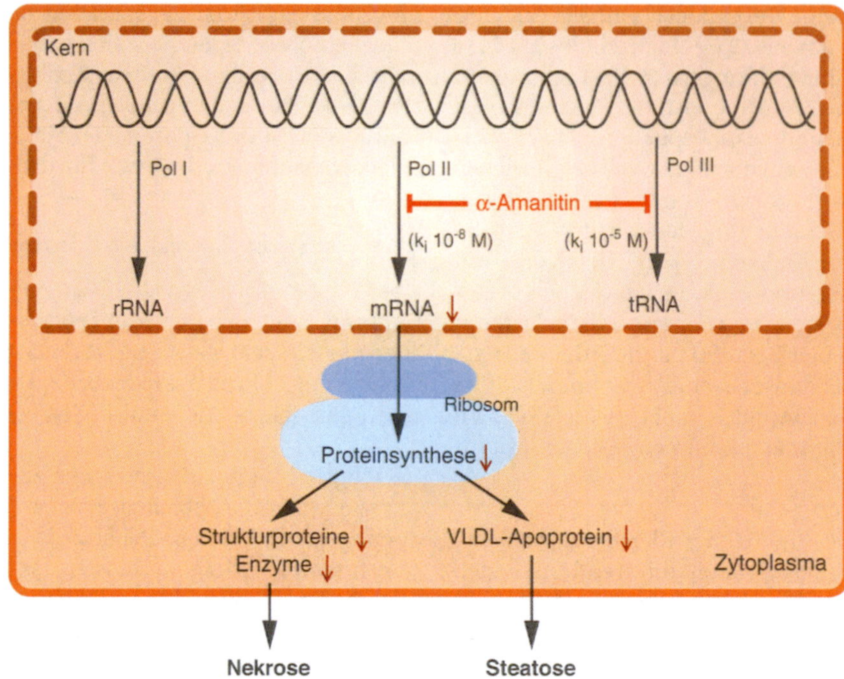

Abb. 1.59. Hepatotoxischer Wirkungsmechanismus von α-Amanitin (Kahl 1994). α-Amanitin, ein zyklisches Octapeptid des grünen Knollenblätterpilzes (*Amanita phalloides*), blockiert schon in Konzentrationen von 10^{-8} M hochspezifisch die RNA-Polymerase eukaryotischer Zellen und unterdrückt damit die Bildung der mRNA. In der Folge führt Mangel an spezifischen Enzymproteinen und an Strukturproteinen zur Lebernekrose, das Fehlen des Apoproteins der VLDL („very low density lipoproteins") führt zur Sekretionsstörung für Lipoproteine und zu Steatose (griech.: stear, Gen. steatos [Fett, Talg]), einer abnormen Fettspeicherung in Hepatozyten. In hohen Konzentrationen wird auch die tRNA durch α-Amanitin gehemmt

Hinsichtlich der histologischen Klassifizierung toxischer Leberschäden sind drei Zielrichtungen des Giftes zu unterscheiden: die zytotoxische Wirkung auf die Hepatozyten, die Beeinträchtigung der Galleproduktion und Galleausscheidung (intrahepatische Cholestase) und - seltener - der Angriff am Gefäßsystem.

- *Akute zytotoxische Leberschäden* sind entweder durch Zelluntergang (Nekrose) oder durch abnorme Speicherung, meist von Fett (Steatose), gekennzeichnet. Leberzellnekrosen können in eine Leberzirrhose übergehen. Als Beispiel für eine akut zytotoxisch wirkende Substanz sei das α-Amanitin (Abb. 1.59) angeführt, ein Toxin des Knollenblätterpilzes *Amanita phalloides.*
- *Durch Toxine ausgelöste intrahepatische Cholestase:* Es handelt sich um Störungen der biochemischen Vorgänge bei der Galleproduktion in der Leber, nicht hingegen um mechanische Abflussstörungen in den extrahepatischen Gallenwegen. Beispielsweise kann das Toxin mit Gallensäuren unlösliche Komplexe bilden und rein mechanisch das Lumen der Gallengänge verlegen oder es können Transport-ATPasen gehemmt werden, die bei der Gallesekretion eine Rolle spielen. Die Cholestatische Hepatitis ist vorwiegend für Arzneimittel vom Typ der fakultativen Lebergifte beschrieben.
- *Vaskuläre Leberschäden:* Angriffspunkte der hierher gehörenden Toxine sind die Venen im Läppchenzentrum. Die Pyrrolizidinalkaloide (Abb. 1.60) können als Prototyp von Lebergiften gelten, die zum Krankheitsbild der Venenverschlusskrankheit (Endophlebitis obliterans) führen.

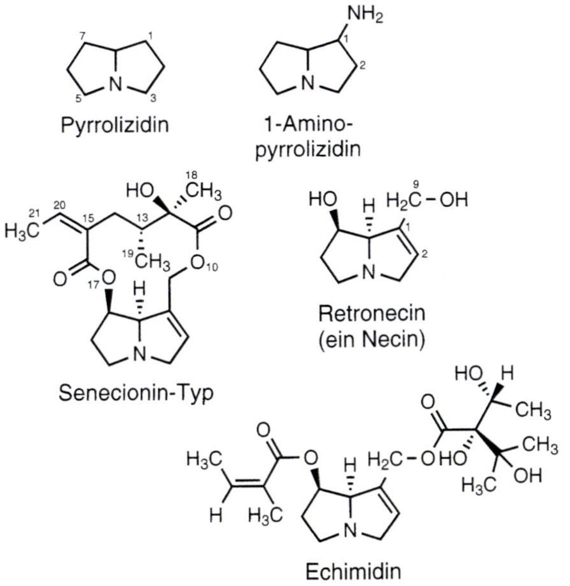

Pyrrolizidin

1-Amino-pyrrolizidin

Senecionin-Typ

Retronecin (ein Necin)

Echimidin

Abb. 1.60. Pyrrolizidinalkaloide (abgekürzt PA) sind in über 100 Pflanzenspezies gefunden worden, darunter auch in arzneilich genutzten Pflanzenarten. Eine Teilmenge der Alkaloide wirken in vivo alkylierend, stellen somit potentiell krebserregende Xenobiotika dar. Von der chronischen Toxizität zu unterscheiden ist die akute Toxizität der PA bei Zufuhr entsprechend hoher Dosen. Das akute Krankheitsbild wird als Endophlebitis obliterans (Venenverschlusskrankheit) bezeichnet. Ob und gegebenenfalls in welcher Weise die Okklusion der Zentralvenen der Leber mit den alkylierenden Eigenschaften der PA zusammenhängt, ist nicht bekannt. Dem chemischen Aufbau nach sind die PA Esteralkaloide aus Derivaten des Aminoalkohols 1-Hydroxymethylpyrrolizidin (Necinkomponente der PA) und meist aliphatischen Mono- oder Dicarbonsäuren (Necinsäuren). Echimidin ist ein Beispiel für einen offenkettigen Diester, bei dem zum Unterschied vom Senecionin der Makrozyklus noch nicht geschlossen ist

Ob und wie der Verschluss der Zentralvenen mechanistisch mit der bekannten alkylierenden Wirkung der Pyrrolizidinalkaloide zusammenhängt, ist nicht bekannt. Die Alkaloide sind in Arzneipflanzen u. a. der Gattungen Crotolaria, Heliotropium und Senecio enthalten.

Pharmakologische Prüfung auf antihepatotoxische Eigenschaften

Das Prinzip der verschiedenen Prüfmethoden besteht darin: Labortieren, meist kleinen Nagern, werden lebertoxische Substanzen verabreicht. Als antihepatotoxisch wirksam wird eine Substanz dann bezeichnet, wenn sie den Leberschaden verhindert oder beseitigt. Zur Beurteilung der Relevanz dieser Tests ist der Zeitpunkt der Antidotgabe wesentlich: ob sie vor, ob gleichzeitig mit oder ob sie nach Gabe des schädigenden Agens erfolgt (Abb. 1.61). Die Wirkung der bisher bekannten antihepatotoxisch wirksamen Stoffe ist protektiver, nicht jedoch wiederherstellender (therapeutischer) Natur. Häufig verwendete In-vivo-Modelle sind:

- die bei Ratten durch Gabe von Allylalkohol induzierte Lebernekrose. Die Fläche nekrotischer Herde wird postmortal mit dem Okularmikrometer ausgemessen und als Nekroseindex angegeben;
- die bei der Ratte durch Kohlenstofftetrachlorid induzierte Leberfibrose. Die Tiere erhalten 2-mal wöchentlich über einen Zeitraum von 8 Wochen hin mit der Nahrung 1 mg CCl_4/kg KG. Nach Tötung der Tiere wird die Bildung von Bindegewebe mittels histologischer Untersuchungsmethodik ausgewertet;
- die bei der Ratte durch Galaktosamin- oder Ethanolgaben induzierte Leberverfettung. Messparameter ist der Triglyzeridgehalt der Leber; ergänzende Beurteilungskriterien sind elektronenoptische Untersuchungen auf pathologische Veränderungen in der Zellstruktur.

Um den Wirkungsmechanismus hepatoprotektiver Stoffe zu untersuchen, eignen sich Zellkulturen von Hepatozyten: Geprüft wird auf antioxidative und membranstabilisierende Eigenschaften sowie auf die Fähigkeit, den Zellstoffwechsel, insbesondere die Proteinbiosynthese, zu beschleunigen. Auf die zuletzt genannten Wirkungsqualitäten wird beim Silybin eingegangen werden.

Bei einer Vielzahl von Schädigungen durch hepatotoxische Substanzen spielen freie Radikale eine wichtige Rolle (Abb. 1.62); z. B. bei der Initiierung und Fortpflanzung der Lipidperoxidation. Antioxidative Stoffe vom Typus der Radikalfänger reagieren mit den biologisch aggressiven Radikalen unter Bildung von Radikalen geringerer Reaktivität durch Stabilisierung in unterschiedlicher Weise (Abb. 1.63), beispielsweise durch Elektronenpaarung (s. Abb. 1.63, Gleichung Nr. II und Abb. 1.64).

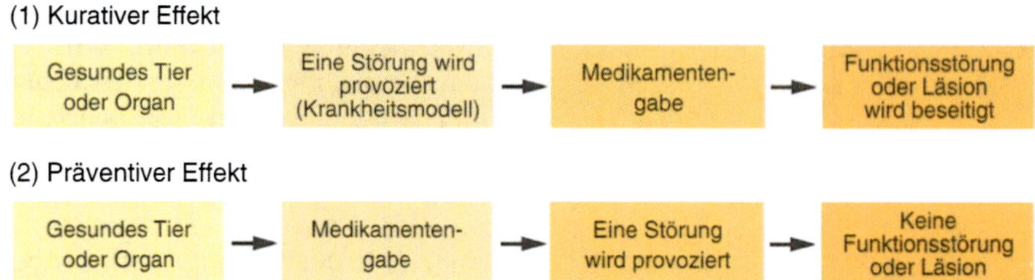

Abb. 1.61. Schema zur Untersuchung von präventiven und kurativen Arzneimittelwirkungen. Die tierexperimentelle Testung von Leberschutzstoffen entspricht der präventiven Situation: Die Prüfsubstanz wird zeitlich vor der Hepatotoxingabe verabreicht, allenfalls gleichzeitig mit dem Toxin. Daher ist es unzulässig, aus diesen Versuchsergebnissen auf eine potentielle Wirksamkeit in der kurativen (therapeutischen) Situation am Menschen zu extrapolieren (s. auch Abb. 1.69)

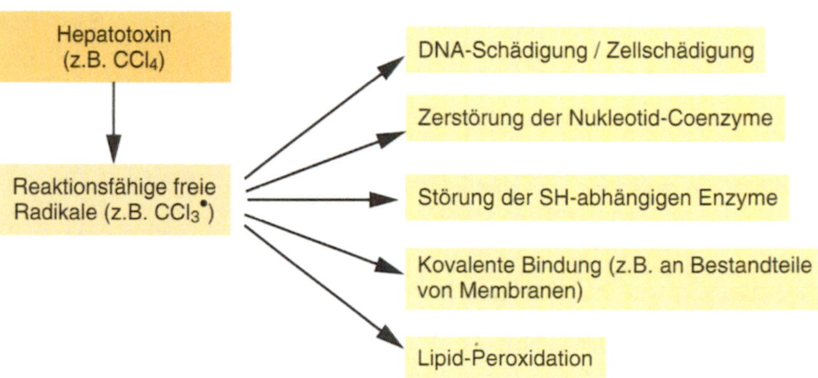

Abb. 1.62. Ursache primärer Zellläsionen ist häufig die Bildung freier Radikaler. Das Schema zeigt verschiedene, die Zelle schädigende Angriffspunkte radikalischer Reaktionen. SH: Sulfhydrdylgruppen

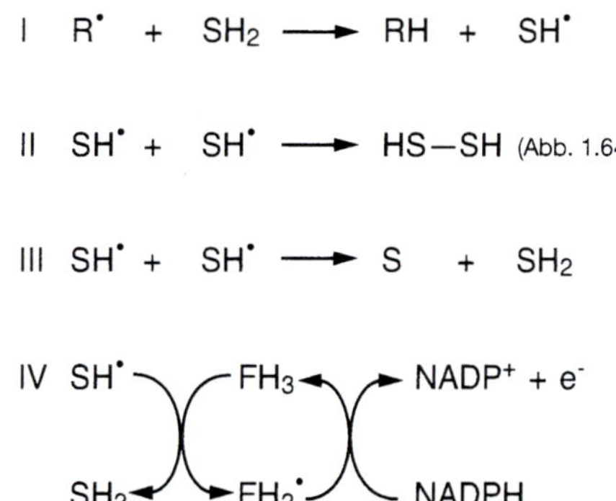

Abb. 1.63. Toxische freie Radikale R• können durch Arzneistoffe mit Radikalfängereigenschaften (SH_2) entgiftet werden. *I*: Wechselwirkung des Radikals R• mit Wasserstoff (H_2) enthaltendem Substrat SH_2). *II bis IV*: Umwandlung des Radikals SH• in nichtradikalische Substanzen: *II* durch Dimerisierung, *III* durch Disproportionierung und *IV* durch Hydridübernahme von Flavinenzymen. S: Substrat; SH_2: Dihydrosubstrat

Trockenextrakt aus Mariendistelfrüchten

Es handelt sich im typischen Fall um den mit Ethylacetat als Extraktionsmittel aus den Früchten von *Silybum marianum* (Familie: Asteraceae) hergestellten Extrakt (36–44: 1) mit einem Silymaringehalt von 74–81 %, berechnet als Silibinin. Silymarin ist ein Gemisch mehrerer als Flavonolignane (Abb. 1.65) bezeichneten Derivate des Taxifolins (2*R*, 3*R*)-Dihydro-Quercetin (s. Abb. 1.66). Die Bestandteile des Silymarins werden in der Literatur unterschiedlich bezeichnet:

- Silybin gleich Silibinin (INN)[1]
- Silychristin gleich Silicristin (INN) und
- Silidionin (mit 2 Carbonylguppen im Nichtflavonteil) gleich Silidianin (INN).

---

[1] Hinweis: INN: International non-proprietary name, so viel wie Freiname,

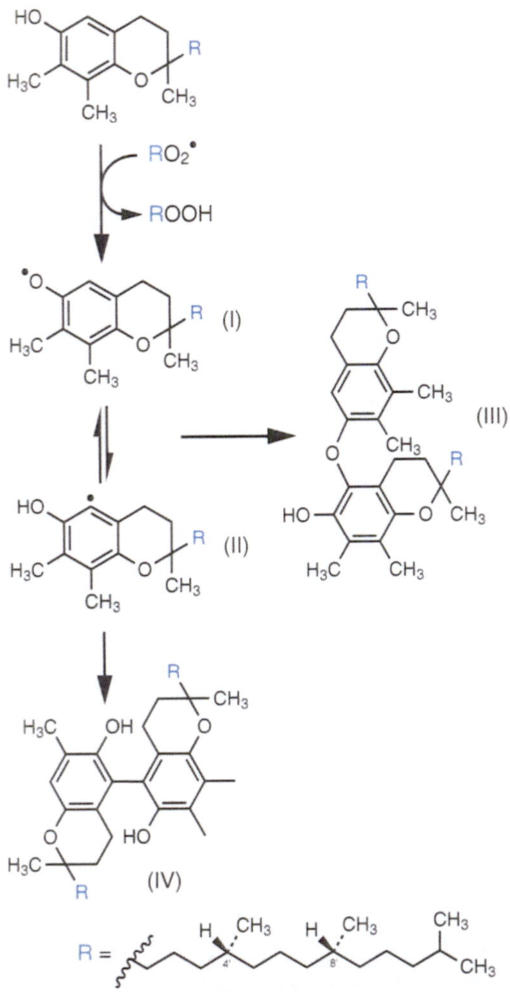

Abb. 1.64. γ-Tocopherol, eine Vitamin-E-Komponente, als Radikalfänger und als ein natürliches Antioxidans. Ein beispielsweise im Intermediärstoffwechsel entstehendes Peroxyradikal abstrahiert vom γ-Tocopherol ein H-Atom: Es entsteht ein Chromanoxylradikal (I), das in das Chromanylradikal II übergehen kann. Durch Kombination von I und II wird das dimere Diphenyldimer III, durch Kombination von zwei Radikalen II das dimere Biphenylderivat IV gebildet

Silymarin, ein leicht gelb gefärbtes Pulver, löst sich leicht in Aceton, Ethylacetat und Ethanol (96%ig), sehr schwer hingegen in Wasser. Diese geringe Löslichkeit (und Lösungsgeschwindigkeit) in Wasser ist der limitierende Faktor für die Resorption der Substanz während der Magen-Darm-Passage. Die Art der galenischen Verarbeitung - es muss die Bildung von Mikrokristallen verhindert werden - ist für die Bioverfügbarkeit entscheidend. Es ist durchaus nicht sicher, dass alle auf dem Markt befindlichen Mariendistelpräparate resorbierbares Silymarin enthalten.

Wirkungen ▶ Drei Hauptwirkungen sind bekannt:

- Silibinin und Silicristin, nicht aber Silidionin und andere Flavone, steigern die Aktivität der DNA-abhängigen RNA-Polymerase I in den Nukleoli von Leberzellkernen und stimulieren damit die Synthese von rRNA. Die Folge ist eine erhöhte Proteinsyntheserate (Abb. 1.67), was einer gesteigerten Regenerationsfähigkeit der geschädigten Leberzelle gleichgesetzt werden kann.
- Silymarin fängt Radikale ab und verhindert dadurch die Lipidperoxidation mit Bildung von Malondialdehyd und dem Verbrauch von Glutathion, das für die Entgiftungsprozesse in der Leber benötigt wird.
- Silymarin wirkt membranstabilisierend, d. h., die Aufnahme von toxischen Substanzen in Rattenhepatozyten wird kompetitiv gehemmt. Von besonderem Interesse dabei ist die kompetitive Hemmung der Aufnahme von α-Amanitin und von Phalloidin in die Leberzelle in Gegenwart von 10^{-5} M (entsprechend 5 μg/mL) Silymarin.

Aus therapeutischer Sicht ist von den drei Hauptwirkungen des Silymarins bzw. Silibinins vor allem der die Proteinsynthese fördernde Effekt bedeutsam, da dieser Effekt in Konzentrationen von 10^{-7} M auslösbar ist; das sind Konzentrationen, die im Blutserum des Menschen bei oraler Applikation von Mariendistelpräparaten erzielbar sind. Zur Minderung der Membrandurchlässigkeit von Hepatozyten für Toxine werden 10- bis 20fach höhere Konzentrationen benötigt, die in der therapeutischen Situation nur durch intravenöse Zufuhr erreicht werden können. Für antioxidative Wirkungen sind ähnlich hohe Blutspiegel erforderlich, die vermutlich durch orale Gaben nicht erreicht werden können.

Abb. 1.65. Die drei Hauptbestandteile des Silymarins. Nur Silibin und Silicristin stimulieren die Proteinsynthese in den Hepatozyten, nicht aber das Silidi*o*nin (syn.: Silidi*a*nin)

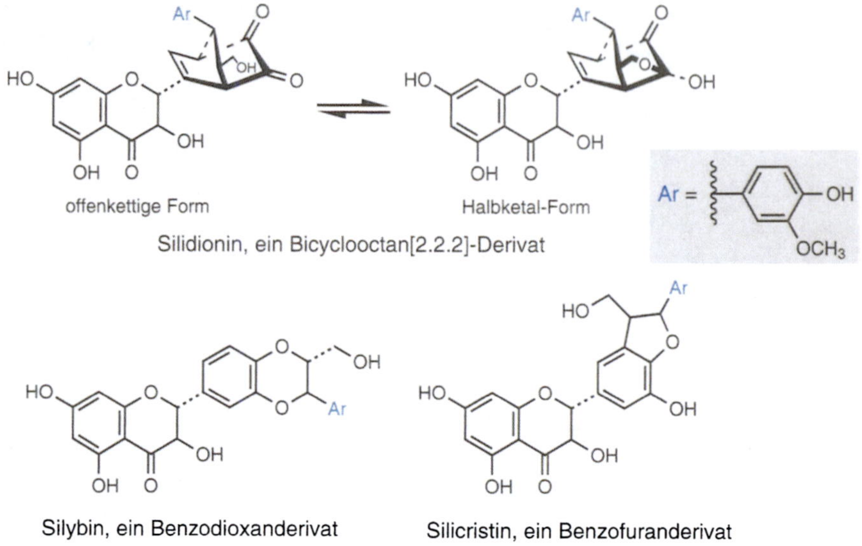

offenkettige Form

Halbketal-Form

Silidionin, ein Bicyclooctan[2.2.2]-Derivat

Silybin, ein Benzodioxanderivat

Silicristin, ein Benzofuranderivat

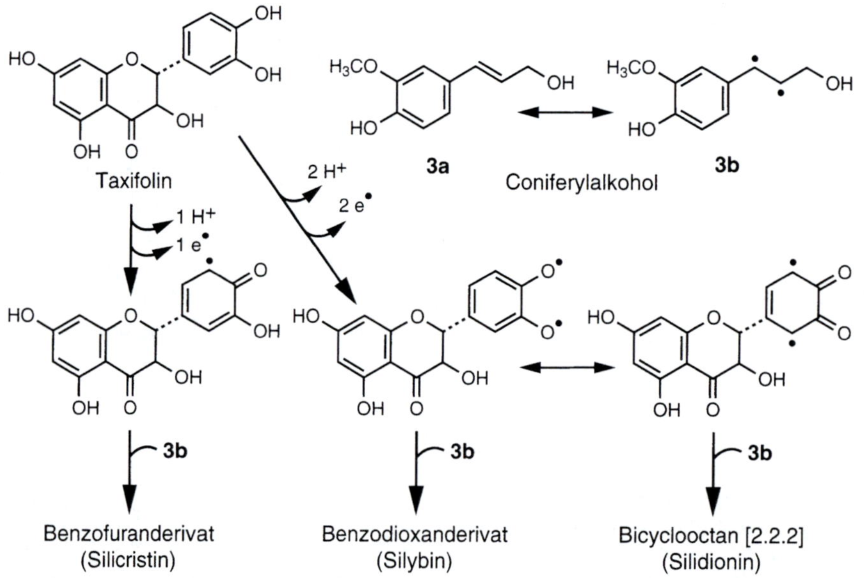

Taxifolin

Coniferylalkohol

Benzofuranderivat (Silicristin)

Benzodioxanderivat (Silybin)

Bicyclooctan [2.2.2] (Silidionin)

Abb. 1.66. Die in den Früchten von *Silybum marianum* vorkommenden Flavone der Silymaringruppe kann man sich durch oxidative Kupplung eines 3-Hydroxyflavanons, des Taxifolins, mit dem Coniferylalkohol entstanden denken. Da es sich offenbar um einen Reaktionstyp handelt vergleichbar dem, der zu den Lignanen führt, wurde für die ganze Gruppe die Bezeichnung Flavonolignane vorgeschlagen. Die beiden Bauelemente sind jeweils unterschiedlich miteinander verknüpft. Die beiden Bauelemente kommen noch in anderer Form in der Droge vor: das Taxifolin in freier Form, Coniferylalkohol als dimeres Dehydrodiconiferylalkohol

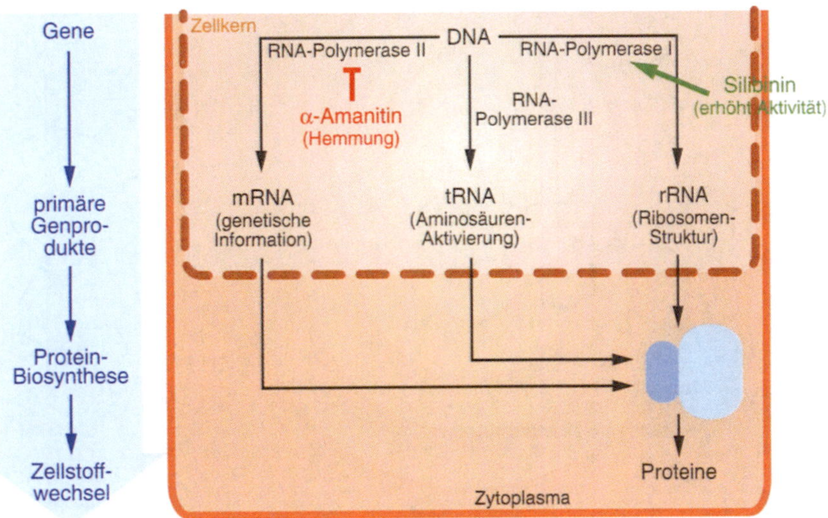

Abb. 1.67. Die Zellkerne der Hepatozyten als Wirkort von Silibinin. In der niedrigen Konzentration von 20 mg/L erhöht Silibinin die Aktivität der DNA-abhängigen RNA-Polymerase I, die die Gene für die rRNA transkribiert. Daraus resultiert eine Stimulation aller zellulären Proteine (Sonnenbichler et al. 1987). *Hinweis:* α-Amanitin hemmt die RNA-Polymerase II, wohingegen die RNA-Polymerase I gegenüber dem Gift unempfindlich ist

Therapiestudien ▶ Zur Wirksamkeit von Silybum-marianum-Trockenextrakt sind kontrollierte Studien bei Patienten mit akuter Virushepatitis, bei Patienten mit leichten Formen von alkoholinduzierten Leberveränderungen und bei Patienten mit Leberzirrhose durchgeführt worden. Die folgenden Therapieziele wurden angestrebt:

- Beeinflussung von subjektiven Symptomen wie Appetitlosigkeit, Übelkeit, Brechreiz, Druckgefühl und/oder Schmerzen im Oberbauch, Meteorismus und Juckreiz;
- Rückbildung klinischer Symptome einschließlich klinisch-chemischer Messgrößen (Laborbefunde) und
- Verminderung der Zahl tödlicher Abläufe.

Studien mit positivem Ausgang stehen Studien gegenüber, die keinen Hinweis auf eine günstige Beeinflussung des objektiven Krankheitsverlaufes oder der Überlebensrate der Patienten erbrachten. Die Beurteilung des Krankheitsverlaufes ist dadurch erheblich erschwert, dass der Spontanverlauf von Lebererkrankungen außerordentlich stark variiert.

Beurteilung der Therapie mit Silybum-marianum-Trockenextrakt ▶ *Aus phytotherapeutischer Sicht:* Die klinischen Studien in Verbindung mit der molekularbiochemischen Eigenschaft einer regenerationsfördernden Wirkung (s. Abb. 1.67) lassen es wahrscheinlich erscheinen, dass die Progredienz toxischer Lebererkrankungen – in Verbindung mit Allgemeinmaßnahmen – verlangsamt werden kann.

Aus Sicht der naturwissenschaftlich orientierten Medizin: Krankheiten der Leber sind durch keine bisher bekannte Arzneitherapie in ihrem Verlauf entscheidend zu beeinflussen.

Anwendung bei Knollenblätterpilzvergiftungen ▶ Bei dieser seltenen, aber gravierenden Intoxikation ist ein Nutzen der allerdings parenteralen Silymarin-Therapie unstrittig.

Für die akute Komponente der Vergiftung durch den Grünen und Weißen Knollenblätterpilz *(Amanita phalloides* und *Amanita verna)* sind die Amanitine (Amatoxine) verantwortlich; für die chronische Langzeitwirkung sind zusätzlich auch die Phalloidine bedeutsam. Bei den Amanitinen handelt es sich um zyklische Oktapeptide, die eine Sulfoxidbrücke im Molekül enthalten. Die Phallotoxine sind bizyklische Heptapeptide, bei denen ebenfalls Schwefel den Ring überbrückt, allerdings mit *S* in der Sulfidform (Abb. 1.68).

Vergiftungsverlauf. Klinisch werden drei Vergiftungsphasen unterschieden: Nach einer Latenzzeit von bis zu 24 h gastrointestinale Phase mit folgen-

a

α-Amanitin: Sekundärstruktur

b

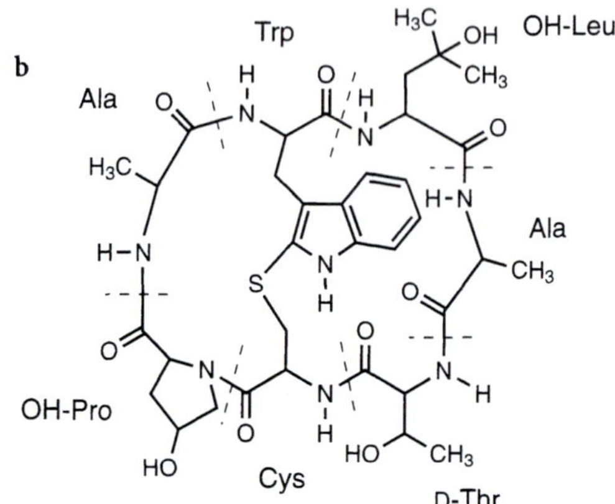

Phalloidin: Sekundärstruktur
(Stereochemie nicht berücksichtigt!)

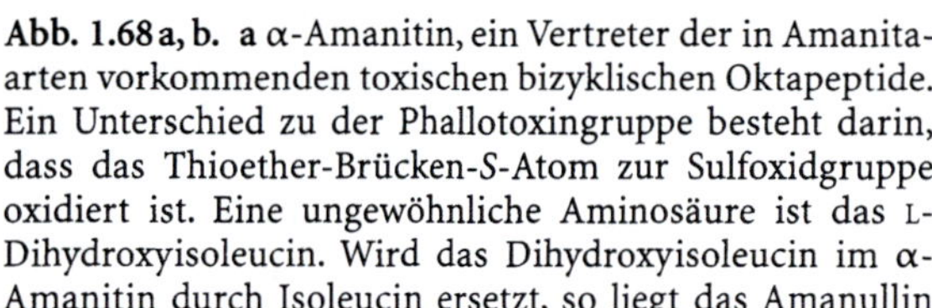

α-Amanitin: Kurzschreibweise

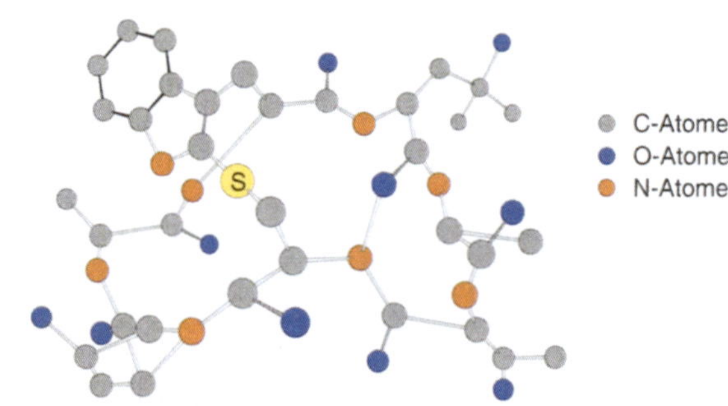

Phalloidin: Konformationsformel

Abb. 1.68 a, b. **a** α-Amanitin, ein Vertreter der in Amanitaarten vorkommenden toxischen bizyklischen Oktapeptide. Ein Unterschied zu der Phallotoxingruppe besteht darin, dass das Thioether-Brücken-*S*-Atom zur Sulfoxidgruppe oxidiert ist. Eine ungewöhnliche Aminosäure ist das L-Dihydroxyisoleucin. Wird das Dihydroxyisoleucin im α-Amanitin durch Isoleucin ersetzt, so liegt das Amanullin vor, eine völlig ungiftige Substanz. **b** Oben Strukturformel und unten perspektivische Konformationsformel nach Wieland (1981). Phalloidin ist ein heterodet-bizyklisches Heptapeptid, das zwischen den Aminosäuren Zystein und Tryptophan durch eine Thioetherbindung überbrückt ist. Die toxische Wirkung ist wesentlich an das γ-hydroxylierte Leuzin geknüpft

der Symptomatik: starke gastrointestinale Beschwerden, Bauchschmerzen, auch Koliken, starke Diarrhöen sowie Erbrechen als Folgen eines gestörten Wasser- und Elektrolythaushalts; nach kurzzeitiger Besserung Eintritt in die hepatorenale Phase der Vergiftung ca. 48 h postprandial mit der Symptomatik: Blutungen im Magen-Darm-Trakt, Ikterus (griech.: ikteros [Gelbsucht]), Lebervergrößerung, Auftreten der Nierenschädigung, Oligurie, Anurie; schließlich Übergang in *Coma hepaticum* (griech.: koma [tiefer Schlaf]); eventuell letaler Ausgang nach ca. 7 Tagen.

Silybininhemisuccinat. Wegen fehlender Löslichkeit in Wasser lässt sich Silybin nicht parenteral anwenden. Durch Bildung von Halbestern mit Bernsteinsäure erhält man, dank zweier freier Carboxylgruppen, eine intravenös applizierbare Abwandlung des Moleküls. Frühzeitige Infusion als Dinatriumsalz beeinflusst den Verlauf einer akuten Le-

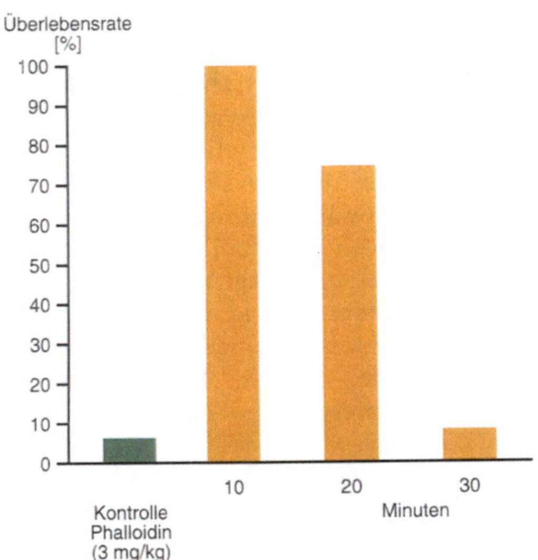

Abb. 1.69. Modellversuch zur Zeitabhängigkeit der Silybinantidotwirkung. Die Applikation von 100 mg Silybin/kg KG (i.v.) schützt sämtliche Versuchstiere (Mäuse) vor der Phalloidinvergiftung, wenn zwischen Gift- und Gegengiftgabe ein Zeitraum von maximal 10 min liegt. Bereits nach einem 30-minütigem Intervall bietet Silybin keinen Schutz mehr. *Hinweis:* Die Angaben gelten nur für Maus und Ratte als Versuchstier. Beim Hund – das Analoge gilt für den Menschen – lassen sich wegen des lang anhaltenden enterohepatischen Kreislaufs, vor allem der Amatoxine, noch 5–24 h nach einer Knollenblätterpilzvergiftung Hunde retten

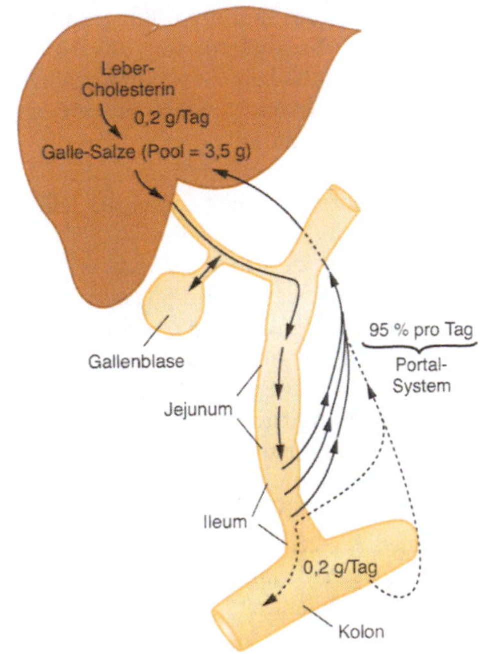

Abb. 1.70. Enterohepatischer Kreislauf der Gallensäuren. *Ausgezogene Linien:* aus der Leber stammende Gallensäuren. *Gestrichelte Linien:* Gallensäuren, die durch Bakterieneinwirkung entstehen. Der gesamte Pool rezirkuliert durchschnittlich 2-mal pro Mahlzeit und etwa 6- bis 8-mal pro Tag (Ganong 1979)

berschädigung durch Knollenblätterpilze günstig und verbessert die Überlebensrate. Die Therapie muss unverzüglich bei jedem Verdacht auf Knollenblätterpilzvergiftung begonnen werden. Tierversuche zeigen, wie wichtig der frühe Zeitpunkt der Antidotgabe ist (Abb. 1.69).

1.2.15 Pflanzliche Cholagoga

Der Ausdruck Cholagoga (griech.: chole [Galle]; agein [treiben]) wird als Oberbegriff für Cholekinetika (griech.: kinein [bewegen]) und Choleretika gebraucht. Cholekinetika fördern die Entleerung der in der Gallenblase gespeicherten Galle, wohingegen Choleretika (das Wort ist dem „Diuretikum“ nachgebildet) die Produktion von Galle in der Leber erhöhen.

Physiologische Grundlagen ▶ Die Galle wird in der Leber gebildet und in der Gallenblase eingedickt und gespeichert. Die Galle enthält u. a. Gallensäuren, die die Spaltung und Resorption der Fette unterstützen. Die Gallensäuren unterliegen einem enterohepatischen Kreislauf (Abb. 1.70).

Die Entleerung der Gallenblase durch Kontraktion ihrer glatten Muskulatur bei gleichzeitiger Öffnung der Sphinkteren wird im Wesentlichen auf humoralem Wege ausgelöst, sobald der Mageninhalt das Duodenum erreicht. Das die Entleerung der Gallenblase auslösende Hormon ist das in der Darmschleimhaut gebildete Cholezystokinin (Abkürzung: CCK), ein Polypeptid. Als stärkste Reize für die CCK-Ausschüttung und die Gallenblasenentleerung haben sich Olivenöl und Eigelb erwiesen, ferner Eiweißspaltprodukte, wohingegen die verschiedenen Kohlenhydrate ohne Einfluss sind.

Modifiziert wird dieser humorale Entleerungsmechanismus nerval: Durch Steigerung des Parasympathikustonus kommt es zu einer Zunahme des Tonus der Gallenblase, durch Sympathikusreizung zu einer Abnahme des Tonus.

Ein dritter Mechanismus ist für die Gallenblasenbewegung von Bedeutung: die psychische Gallenabsonderung, die nach dem Mechanismus der bedingten Konditionierung auslösbar ist. Bereits ein Gespräch über das Essen kann beim Menschen heftige Gallenblasenbewegungen auslösen (Abb. 1.71). In Tierversuchen (Hund) wurde gezeigt, dass es nicht bei der Gallenblasenbewegung bleibt: Bei entsprechender Füllung kommt es während der Fütterung des Tieres nach einer kurzen Latenzzeit von 1–2 min zur Gallenblasenentleerung in den Dünndarm. Die psychische Regulation der Gallenabsonderung gleich zu Beginn einer Mahlzeit, in der Vorphase der eigentlichen Verdauung, ist wahrscheinlich nicht bedeutungslos, wenngleich konkrete Studien dazu fehlen.

Möglicher Wirkungsmechanismus der pflanzlichen Cholekinetika ▶ Experimentelle Studien zum Wirkungsmechanismus der pflanzlichen Cholekinetika liegen bisher keine vor. Wahrscheinlich liegt ihnen ein reflektorischer Mechanismus zugrunde, was kurz begründet werden soll. Es handelt sich bei den pflanzlichen Cholekinetika durchweg um Zubereitungen aus Drogen, die auf die chemischen Sinne (Geruch und Geschmack) wirken, die zudem in vergleichsweise niedriger Dosierung zur Anwendung gelangen. Somit liegt die Vermutung nahe, dass sie wie Gewürze fungieren, das heißt reflektorisch die Sekretion mehr oder weniger sämtlicher Verdauungssäfte – Speichel, Magensaft und Gallenflüssigkeit – anregen. Die Bedeutung der psychischen Komponente der Sekretion wird aus Einzelbeobachtungen ersichtlich: Aus Notzeiten ist bekannt, dass der Widerwille gegen ein monotones, geschmackloses (ungewürztes) Essen stärker werden kann als der Hunger und dass dann selbst dem Verhungern nahe Personen die weitere Nahrungsaufnahme verweigern können (Glatzel 1968).

Choleretika ▶ Sie bewirken eine Volumenzunahme der in der Leber gebildeten Lebergalle und damit

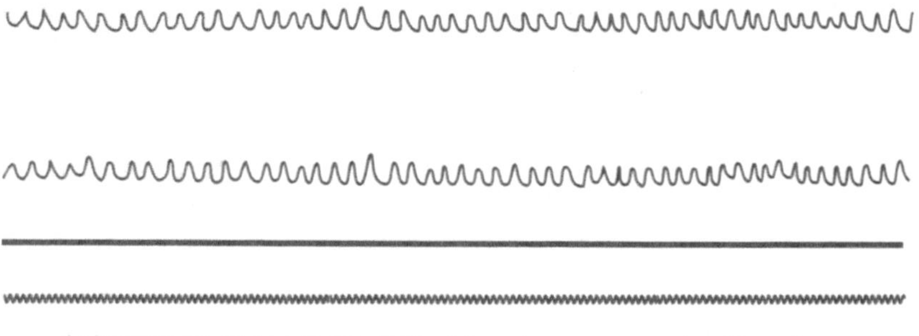

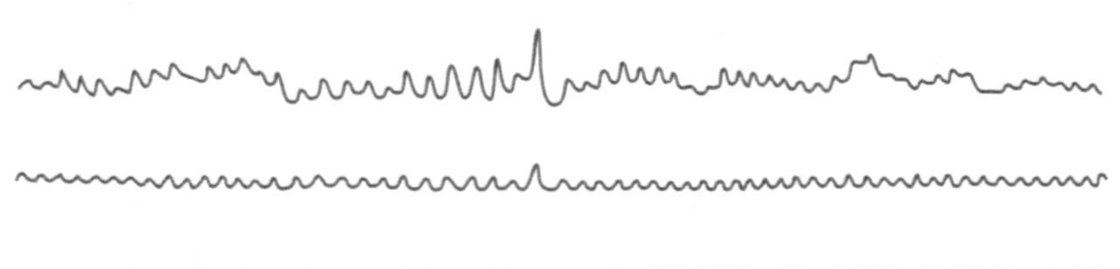

Abb. 1.71. Nachweis verstärkter Gallenblasenbewegungen nach dem Mechanismus einer bedingt reflektorischen Reaktion (Bykow 1953). Die Kontraktionen sind mittels eines Rußkymographen aufgezeichnet, eine sich mit konstanter Geschwindigkeit drehende Zylindertrommel, auf deren Mantelfläche berußtes Papier gespannt ist

einen erhöhten Gallenfluss. Als pharmakologisches Modell zur Messung choleretischer Effekte dient das Anlegen einer Kanüle in der Gallengang der Ratte. In Intervallen (30 min über 2 h lang) wird das sezernierte Gallevolumen gemessen. Die Mittelwerte vor und nach Gabe der Prüfsubstanz werden miteinander verglichen. Die Ratte unterscheidet sich von anderen Laborsäugern dadurch, dass ihr die Gallenblase fehlt, sie somit ausschließlich Lebergalle produziert.

Die wirksamsten Choleretika sind die sekundären Gallensäuren, insbesondere die Chenodesoxy- und die Ursodesoxycholsäure. Unter sekundären Gallensäuren werden diejenigen Gallensäuren verstanden, die beim enterohepatischen Kreislauf der Gallensäuren (s. Abb. 1.70) resorbiert werden, Sie werden aus dem Pfortaderblut über einen Na^+-abhängigen Kotransporter, der durch einen Ionengradienten angetrieben wird, der seinerseits durch die Aktivität einer Na^+K^+-ATPase aufrecht erhalten wird, in die Hepatozyten aufgenommen. Je höher nun die Gallensäurekonzentration im Pfortaderblut ist, desto intensiver werden die Gallensäuren in die Hepatozyten aufgenommen und anschließend in die Gallenkanälchen sezerniert. Eben diese Mehrsekretion ist es, die als Cholerese bezeichnet wird.

Choleretisch wirksam sind sodann alle gallenwegsgängigen Xenobiotika (griech.: xénos [fremd]). Durch die erhöhte Ausscheidung dieser Stoffe mit der Galle wird gleichzeitig das Volumen der Galle und damit auch der Gallefluss erhöht. Messbar sind naturgemäß entsprechende Effekte nur dann, wenn beim Menschen Einzeldosen ab 100 mg (z. B. Febuprol) eingenommen werden. Die Dosierung pflanzlicher Choleretika bleibt weit darunter.

Übersicht über die pflanzlichen Cholagoga ▶ Die Abgrenzung gegenüber den Mitteln bei dyspeptischen Beschwerden (Kap. 1.2.11, S. 86) ist unscharf, sodass sich Doppelnennungen nicht vermeiden lassen. Es lassen sich hinsichtlich markanter Inhaltsstoffe drei Gruppen bilden: Drogen mit Bitterstoffen (s. Tabelle 1.13), Drogen mit ätherischen Ölen (s. Tabelle 1.14) und sonstige Drogen. Im Folgenden werden die Drogen der zuletzt genannten Gruppe, d. h. die in den früheren Abschnitten noch nicht berücksichtigten Drogen besprochen.

Boldoblätter (Boldo folium). Boldoblätter sind die getrockneten Blätter von *Peumus boldus*, einem immergünen, in Chile beheimateten Strauch (Familie: Monimiaceae). Inhaltsstoffe: 0,2–0,5 % Aporphinalkaloide, insbesondere Boldin, und etwa 2 % ätherisches Öl mit dem in höherer Dosierung toxischen Ascaridol.

Curcuma-Wurzelstock (Curcumae longae rhizoma). Er besteht aus den gebrühten und anschließend getrockneten Wurzelstöcken der auch als „Gelbwurzel" bezeichneten *Curcuma domestica* (Familie: Zingiberaceae). Die Droge führt 2–5 % ätherisches Öl, überwiegend mit Sesquiterpenen (geruchsprägend sind die Turmerone), und 3–4 % gelbe Farbstoffe, so genannte Curcuminoide (Abb. 1.72).

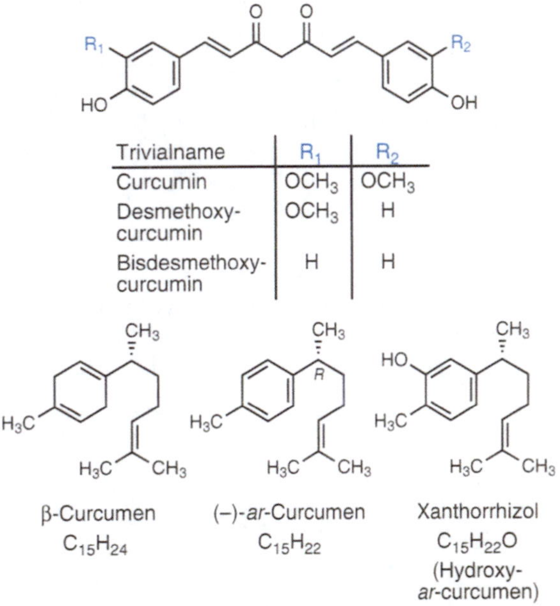

Trivialname	R_1	R_2
Curcumin	OCH_3	OCH_3
Desmethoxy-curcumin	OCH_3	H
Bisdesmethoxy-curcumin	H	H

β-Curcumen $C_{15}H_{24}$ — (−)-*ar*-Curcumen $C_{15}H_{22}$ — Xanthorrhizol $C_{15}H_{22}O$ (Hydroxy-*ar*-curcumen)

Abb. 1.72. *Obere Hälfte:* Curcumin und Derivate (Curcuminoide) bedingen die auffallend gelbe Färbung des Curcuma-Wurzelstockes und der javanischen Gelbwurz. Ihrem biosynthetischen Aufbau nach bestehen die Curcuminoide aus zwei C_6-C_3-Einheiten *p*-Cumar-, Ferula- oder 3,4-Dimethoxyzimtsäure und einer C_1-Einheit, die sich aus Malonyl-CoA nach Decarboxylierung herleitet. Die Curcuminoide stellen Varianten der Diarylheptanoide dar (s. Abb. 1.74). *Untere Hälfte:* Monozyklische Sesquiterpene sind charakteristische Inhaltsstoffe des ätherischen Öles von Curcuma-Arten. Im Vorkommen von Xanthorrhizol unterscheidet sich das Curcuma-domstica-Öl vom Curcuma-xanthorrhiza-Öl

Javanische Gelbwurz (Curcumae xanthorrhizae rhizoma). Javanische Gelbwurz, von *Curcuma zanthorrhiza* (Zingiberaceae) stammend, gelangt meist als in Scheiben geschnittene Rhizomstücke in den Handel. Die Zusammensetzung ähnelt sehr der von *Curcuma domestica* stammenden Droge. Zur analytischen Differenzierung von Zubereitungen dienen die folgenden Merkmale: Im ätherischen Öl der Curcuma-domestica-Droge fehlt *ar*-Turmeron, in dem der Curcuma-longa-Droge hingegen Xanthorhizol (s. Abb. 1.72, die Curcuminoidfraktion des Curcuma-domestica-Rhizoms enthält zusätzlich Di-*p*-cumaroylmethan).

Berberitzenrinde (Berberidis radicis cortex). Sie besteht aus der Wurzelrinde und nicht selten auch aus ganzen Wurzelteilen von *Berberis vulgaris* (Familie: Berberidaceae). Die Droge enthält bis zu 8% Alkaloide, darunter als Hauptalkaloid (>50%) das gelb gefärbte Berberin (s. Abb. 1.73). Trotz ihres hohen Alkaloidgehaltes verträgt ein Erwachsener Berberitzenrinde in Einzelgaben bis zu etwa 0,5 g bzw. von entsprechenden Zubereitungen. Bei höherer Dosierung machen sich Intoxikationserscheinungen bemerkbar: Übelkeit, Erbrechen, Durchfall und Nierenreizung.

Berberin ist eine pharmakologisch aktive Substanz. Experimentell nachgewiesen wurden u. a. Atmungsstimulierung, Blutdrucksenkung, Hemmung der Cholinesterase, der Tyrosindecarboxylase und der Tryptophanase; weiterhin zeigt Berberin antibakterielle und antifungale Eigenschaften sowie zytotoxische und antineoplastische Aktivität. Die pharmakologischen Wirkungen lassen keinen Zusammenhang mit der Anwendung als Gallenmittel erkennen.

Weder Berberin selbst noch Drogenzubereitungen sind auf Langzeittoxizität hin geprüft worden. Die Risiken einer längeren Anwendung lassen sich daher nicht abschätzen. In Anbetracht des geringen therapeutischen Nutzens ist eine Anwendung der Berberitzenwurzelrinde und ihrer Zubereitungen als Cholagogum nicht vertretbar.

Erdrauchkraut (Fumariae herba). Erdrauchkraut besteht aus den zur Blütezeit gesammelten oberirdischen Teilen von *Fumaria officinalis* (Familie: Fumariaceae [Nachbarfamilie der Papaveraceae]). Die Droge enthält 0,3–1% Alkaloide, darunter Alkaloide vom Protoberberin- und Spirobenzylisochinolintyp (Abb. 1.73). In der Literatur gilt der Erdrauch als eine Giftpflanze, wohl eine Extrapolation aufgrund des Alkaloidvorkommens. Im Tierversuch (Maus, Ratte) zeigten Zubereitungen bis zu einer Dosis von 1,5 g Extrakt (10:1) pro kg Körpergewicht keine Hinweise auf akute Toxizität. Auch sind bei der therapeutischen Anwendung „gegen krampfartige Beschwerden im Bereich der Gallenblase und der Gallenwege" bisher keine unerwünschten Wirkungen beobachtet worden.

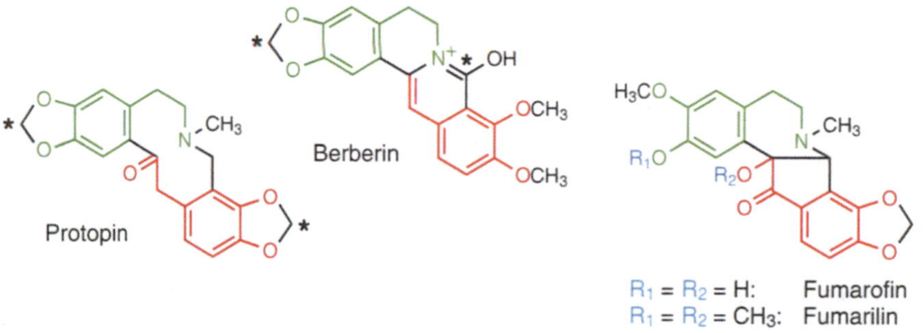

Abb. 1.73. Auch bitter schmeckende Alkaloide werden, als sensorisch aktiv, als Cholagoga verwendet. Zum biosynthetischen Aufbau: Alle drei formelmäßig wiedergegebenen Alkaloide zeigen den gleichen biosynthetischen Aufbau aus Dopamin (*grün*), Dihydroxyphenylacetaldehyd (*rot*; aus DOPA durch oxidative Desaminierung und CO_2-Abspaltung entstanden) und mehreren C_1-Äquivalenten (Methyl, Formyl; *schwarz*). Berberin ist ein Alkaloid vom Protoberberin-Typ, das formal einen Chinolin- und einen Chinolizidinring enthält. Im Protopin ist der Chinolizidinring zum 10-gliedrigen Azecinring geöffnet. Eine andere Variante des Protopins bilden die Fumariaalkaloide Fumarilin und Fumarofin, die einen Indenobenzazepinring im Molekül enthalten

Ingwerwurzelstock (Zingiberis rhizoma). Ingwerwurzelstock besteht aus den geschälten oder ungeschälten Rhizomen der Ingwerpflanze *Zingiber officinale* (Familie: Zingiberaceae), einer in vielen tropischen Gebieten der Erde kultivierten Staude.

Charakteristische Inhaltsstoffe sind:

- Ätherische Öle (1–2 %) mit über 200 identifizierten Bestandteilen, darunter mengenmäßig vorherrschend Sesquiterpenkohlenwasserstoffe (z. B. Zingiberen) neben Citral und Citronellylacetat, die für die Zitrusnote des Ingweröles verantwortlich sind. Das durch Wasserdampfdestillation gewonnene ätherische Ingweröl ist eine gelbliche Flüssigkeit mit aromatisch ingwertypischem Geruch, jedoch ohne scharfen Geschmack;
- Scharfstoffe vom Typus substituierter Alkylphenole, insbesondere die Gingerole, Shogaole und Diarylheptanoide (Abb. 1.74). Der scharfe Geschmack dieser Phenole ist an das 3-Methoxy-4-hydroxy-Substitutionsmuster dieser Phenoltypen geknüpft.

Wie mehr oder weniger alle Produkte mit Wirkungen auf die chemischen Sinne Geruch und Geschmack induzieren Ingwerzubereitungen reflektorisch die Sekretion von Verdauungssäften. In der Phytotherapie werden sie in beschränktem Umfange bei dyspeptischen Beschwerden angewendet. *Anhang:* Ingwerpulver soll in einer Dosierung von 2 g präventiv gegen Reisekrankheit (Fahrkrankheit) wirksam sein.

Rettich (Raphani sativi radix). Rettich besteht aus der rübenförmigen Wurzel des Speiserettichs (*Raphanus sativus* var. *niger*, Familie: Brassicaceae), der in zahlreichen Spielarten kultiviert wird. Verwendet wird Rettich bei Gallenbeschwerden frisch oder als Frischpflanzenpresssaft.

Die Scharfstoffe des Rettichs sind Isothiocyanate, die sich aus den Glukosinolaten nach Zerstörung der Zellstruktur unter dem Einfluss einer Thioglucosidase (Myrosinase) bilden (Abb. 1.75).

Schöllkraut (Chelidonii herba). Schöllkraut besteht aus den zur Blütezeit gesammelten und getrockne-

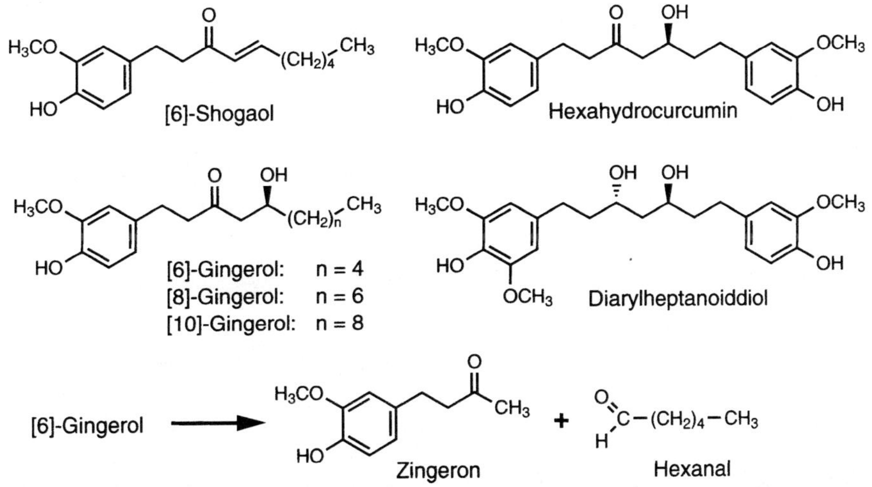

Abb. 1.74. Die Scharfstoffe des Ingwers. Mengenmäßig dominieren die Gingerole, insbesondere das [6]-Gingerol. Bei der Trocknung, Verarbeitung und Lagerung von Ingwer dehydratisieren die Gingerole leicht zu den Shogaolen. Die Schärfe des Ingwers nimmt bei diesem dehydratisierenden Abbau zu. Nicht erwünscht hingegen ist der weitere Abbau unter Bildung von süß-würzigem Zingeron und von Hexanal, das ab einer bestimmten Konzentration bei Ingwerzubereitungen einen so genannten Aromafehler verursacht. Mitbeteiligt am scharfen Geschmack sind hydrierte Curcuminoide, die auch als Diarylheptanoide bezeichnet werden. *Biosynthetische Einordnung:* Die Gingerole entstehen aus Ferulasäure durch Kettenverlängerung mit Malonyl-CoA (liefert den C_1-Baustein) und Hexanoyl-CoA bzw. Octanoyl-CoA usw.

Abb. 1.75. Die scharfschmeckenden Prinzipien des Rettichs sind Isothiocyanate, die sich beim Zerkleinern aus den entsprechenden Glucosinolaten bilden

$$R{-}C(S{-}Glc){=}N{-}OSO_3^- \xrightarrow[-\,Glc]{H_2O} R{-}C(S^-){=}N{-}OSO_3^- \longrightarrow R{-}N{=}C{=}S + HSO_4^-$$

Glucosinolat → Isothiocyanat

R	Glucosinolat	Isothiocyanat
$H_3C{-}S{-}CH{=}CH{-}CH_2{-}CH_2{-}$	—	4-Methyl-E-butenyl-
$H_3C{-}S({=}O){-}CH_2{-}CH_2{-}CH_2{-}CH_2{-}$	Glucoraphanin	4-Methylsulfinyl-butyl
	Glucobrassicin	3-Indolylmethyl

ten oberirdischen Teilen von *Chelidonium majus* (Familie: Papaveraceae). Die Droge enthält stark schwankende Mengen (0,01– ca. 1 %) Alkaloide, die sich auf über 20 unterschiedliche Alkaloidstrukturen verteilen. Mengenmäßig vorherrschend sind Chelidonin, Chelerythrin und Sanguinarin (Abb. 1.76). Für Zubereitungen aus Chelidonium-majus-Kraut sind weder tierexperimentell noch klinisch galletreibende Effekte sicher nachgewiesen. Für Chelidonin ist experimentell eine dem Papaverin vergleichbare spasmolytische Wirkung nachgewiesen worden. Gestützt auf diesen Effekt wird versucht, die Anwendung von Schöllkrautzubereitungen bei „krampfartigen Beschwerden im Bereich der Gallenwege und des Magen-Darm-Traktes" (Kommission E am ehemaligen BGA) zu begründen. Kontrollierte klinische Studien zur Effektivität von Schöllkrautpräparaten bei Gallenwegserkrankungen liegen bisher keine vor. In letzter Zeit sind mehrere Hepatitisfälle beschrieben worden, die mit der Einnahme von Schöllkrautpräparaten in kausalen Zusammenhang gebracht werden (s. auch S. 16). Allerdings ist nicht sicher, ob der postulierte Kausalzuammenhang tatsächlich besteht.

Stellenwert der Cholagoga in der Therapie. In der Phytotherapie werden Cholagoga bei funktionellen Krankheitsbildern eingesetzt, insbesondere bei Gallenwegsdyskinesien (griech.: dys [un-, miss-]; kinesis [Bewegung]) und dem Postcholezystektomiesyndrom, das sind Beschwerden nach chirurgischer Entfernung (griech.: ektomein [herausschneiden]) der Gallenblase ohne weiteren organischen Befund. Es ist somit im Wesentlichen die gestörte Befindlichkeit, die das Anwendungsgebiet für pflanzliche Cholagoga darstellt.

Die naturwissenschaftlich orientierte Medizin kennt keine begründete Indikation für Cholagoga.

1.2.16 Pflanzliche Mittel bei benigner Prostatahyperplasie (BPH)

Pathophysiologische Vorbemerkungen

Die Prostata (griech.: prostrátes [Vorsteher]) oder Vorsteherdrüse ist ein walnussgroßes Organ des männlichen Körpers, das den Anfangsteil der Harnröhre nahe dem Blasenausgang, den pars prostatica, umgibt. Den Namen erhielt die Drüse, weil sie beim operativen Zugang vom Damm her „vor der Harnblase steht". Sie sondert ein proteinarmes Sekret aus, das der Verdünnung des Spermas dient und die Beweglichkeit der Samenzellen fördert.

Die Prostata wiegt bei der Geburt nur wenige Gramm. Während der Pubertät setzt das androgeninduzierte Wachstum ein und im Alter von 20 Jahren ist das Erwachsenengewicht von 20 g erreicht.

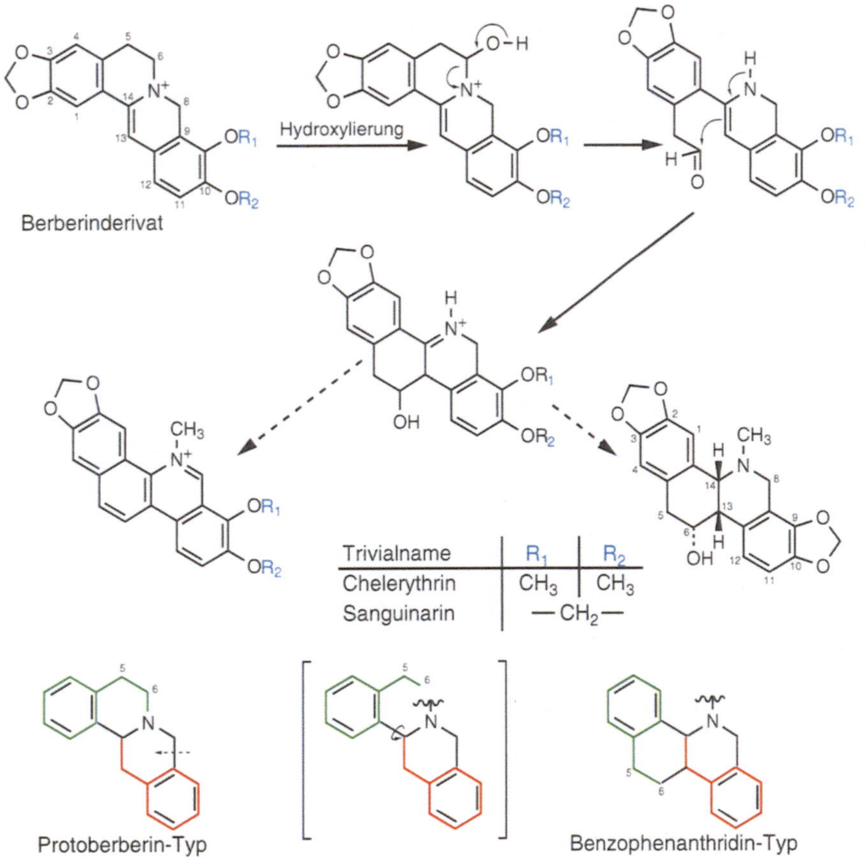

Abb. 1.76. Auch die in Chelidonium-majus-Kraut und -Wurzel vorkommenden Alkaloide sind aus biosynthetischer Sicht bloße Varianten der Berberinalkaloide (*untere Zeile*). Chemisch liegt ihnen das Benzophenanthridin-Gerüst zugrunde. Chelidonin ist farblos, ebenso Chelerythrin und Sanguinarin als freie Basen, nicht jedoch deren quarternäre Salze, die gelb gefärbt sind

Berberinderivat

Hydroxylierung

Trivialname	R_1	R_2
Chelerythrin	CH_3	CH_3
Sanguinarin	$-CH_2-$	

Protoberberin-Typ

Benzophenanthridin-Typ

Beim alternden Mann setzt ein zweiter Wachstumsschub ein, der unterschiedliche Ausmaße erreicht. Anders als beim pubertären Wachstum, bei dem die Drüse insgesamt („diffus") betroffen ist, stellt das Wachstum des Alters eine lokale Gewebeneubildung in Form von nodulären (knotigen) Gebilden dar. Für diese im Alter auftretende Vergrößerung der Vorsteherdrüse hat sich im neueren Schrifttum die Bezeichnung benigne (gutartige) Prostatahyperplasie (Abkürzung: BPH) eingebürgert. Im älteren Schrifttum finden sich daneben Bezeichnungen wie benigne Prostatahypertrophie und Prostataadenom. Über die Unterschiede zwischen Hyperplasie und Hypertrophie informiert Abb. 1.77. Beide Wachstumsformen – Hypertrophie und Hyperplasie – sind an der Vergrößerung des fibromuskulären Stromas der Prostata beteiligt. Keine Volumenzunahme hingegen erfährt das eigentliche Drüsengewebe, sodass die Bezeichnung Adenom (griech.: aden [Drüse]) nicht zutreffend ist. Das hyperplastische und hypertrophe Wachstum führt in der Regel zur Kompression der Harnröhre und/oder des Blasenausgangs.

Harnwegskomplikationen

Das klinische Hauptmerkmal der BPH ist eine Funktionsstörung der harnableitenden Organe im Sinne einer mehr oder weniger ausgeprägten Abflussbehinderung (s. auch Tabelle 1.19, S. 127). Im Frühstadium (gleich Reizstadium) ist in der Regel der Miktionsbeginn (lat.: mingere, Partizip mictum [harnen]) verzögert, der Harnstrahl etwas dünner und schwächer als normal und die Miktionshäufigkeit tagsüber und nachts vermehrt. Wenn der Blasenausgang stärker eingeengt wird und wenn zur

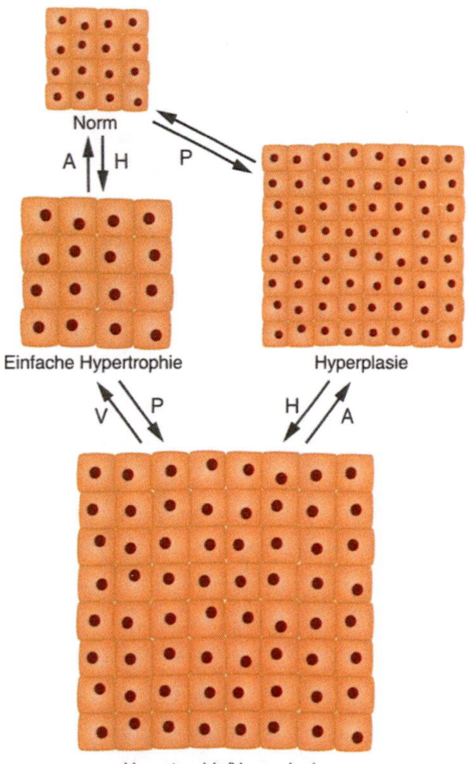

Abb. 1.77. Schema zur Erläuterung der Begriffe Hyperplasie und Hypertrophie. Die mit einem *Punkt* (Zellkerne symbolisierend) versehenen Quadrate sollen Parenchymzellen darstellen, deren Volumen und Zahl die Organgröße bestimmen. *A* Atrophie der Einzelzellen; *H* Hypertrophie der Einzelzellen; *P* Proliferation unter Beibehaltung des Differenzierungsgrades der Endzellen; *V* Verlust an Zellen

Entleerung der Blase zunehmend mehr Druck erforderlich wird, kann sich kompensatorisch eine Belastungshypertrophie der Blasenwand entwickeln. Ist auch diese Anpassungsmöglichkeit erschöpft, tritt Dekompensation ein: Die Blase verliert ihren Tonus, wird schlaff und verliert ihre Austreibungskraft.

Die schwerwiegendste Komplikation der BPH ist die Obstruktion der oberen Harnwege. Sie kann zur Harnstauungsniere und zur Niereninsuffizienz führen.

Diesem Schema der zunehmenden Harnwegskomplikationen folgend wird die BPH in drei Stadien eingeteilt (Tabelle 1.17).

Tabelle 1.17. Stadieneinteilung der BPH. (Nach Alken 1955)

Stadien	Kennzeichnung
I. Reizstadium	Obstruktive und irritative Symptome (zu dieser Differenzierung s. Tabelle 1.19)
II. Restharnstadium	Beginn der Dekompensation des Entleerungsmechanismus, Restharn 100–150 ml; Pollakisurie
III. Rückstaustadium	Dekompensation der Blase; chronische komplette Harnverhaltung oder Überlaufblase. Nierenfunktionseinschränkung, Endzustand Urämie

Arzneitherapie der naturwissenschaftlich orientierten Medizin

Die Diagnose einer BPH ist für sich genommen noch keine Therapieindikation. Viele Patienten zeigen über viele Jahre hinweg keine Progression des Leidens: Lediglich jährliche Kontrolluntersuchungen sind angezeigt, um bei Verschlechterung des Leidens den Zeitpunkt eines chirurgischen Eingriffs nicht zu versäumen. Für Patienten mit fortgeschrittener Symptomatik stehen auch Arzneimittel zur Verfügung:

- Steroid-5α-Reduktasehemmer (Abb. 1.78) reduzieren bei einem Teil der Patienten das Prostatavolumen, ein Effekt, der oft erst nach monatelanger Medikationsdauer einsetzt;
- α_1-selektive Adrenozeptorenantagonisten (gleich α-Rezeptorenblocker) wirken bei der BPH durch die Relaxation der glatten Muskulatur im Harnblasenhals der Prostatakapsel und der prostatischen Harnröhre. Es kommt bei einem Teil der Patienten rasch zur Verbesserung des Harnflusses (Soforteffekt). α_1-Adrenozeptoren im Trigonum vesicae (lat.: trigonum [Dreieck; hier das dreieckige Feld am Blasengrund zwischen den Einmündungen der Harnleiter und dem Abgang der Harnröhre]) und in der Harnröhre tragen bei einer Teilmenge von Patienten zur prostatischen Obstruktion bei.

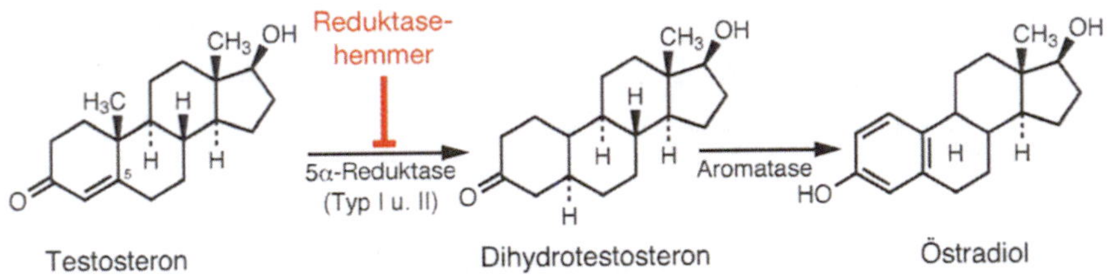

Reduktase-hemmer

5α-Reduktase (Typ I u. II)

Aromatase

Testosteron

Dihydrotestosteron

Östradiol

Abb. 1.78. Im höheren Alter speichert die Prostata über die Norm Dihydrotestosteron und Östrogen, die beide das Wachstum der Drüse fördern. Finasterid, ein Azasteroid, der Prototyp eines Steroid-5α-Reduktasehemmers, ist ein kompetitiver Antagonist, der bevorzugt das Isoenzym 2 inhibiert. Bei Männern mit BPH bewirken Steroid-5α-Reduktasehemmer einen konstanten Rückgang der Prostatagröße. *Hinweis:* Im menschlichen Genom existieren zwei Gene (verteilt auf die Chromosomen 2 und 3) für die 5α-Reductasen, die für zwei Enzyme kodieren

Photopharmaka bei BPH

Drogen: Übersicht ▶ Zur symptomatischen Therapie der BPH werden, vor allem in Deutschland, die in Tabelle 1.18 aufgeführten Arzneidrogen verwendet. Mit Zubereitungen aus diesen Drogen, vorzugsweise mit lipophilen Extrakten, wurden experimentell-pharmakologische Studien und auch Therapiestudien durchgeführt.

Experimentell-pharmakologische Studien. Einschränkend muss vorab bemerkt werden, dass keines der üblicherweise zur Verwendung kommenden Labortiere eine dem Menschen vergleichbare Prostata besitzt. Das heißt, es gibt keine tierexperimentellen Modelle zur direkten Prüfung von bei BPH wirksamen Arzneistoffen. Nachgewiesen wurden antiödematöse und antiphlogistische Ef-

Tabelle 1. 18. Übersicht über die bei BPH verwendeten miktionsbeeinflussenden pflanzlichen Arzneidrogen

Droge	Stammpflanze (Familie)	Inhaltsstoffe	Zubereitungen
Brennnesselwurzel (Urticae radix)	*Urtica dioica* und/oder *Urtica urens* (Urticaceae)	Δ5-Sterole, Lektine	Alkoholisch-wässrige Trockenextrakte in Kapseln und Dragees
Hypoxis-rooperi-Wurzel	*Hypoxis rooperi* (Hypoxidaceae)	Phytosterolgemisch, darunter β-Sitosterol und β-Sitosterolglucosid	Isolierte Sterolfraktion in Hartgelatinekapseln
Kürbissamen (Cucurbitae peponis semen)	*Cucurbita pepo* (Cucurbitaceae), vor allem Kulturformen des Gemeinen Ölkürbisses	Fettes Öl mit bis zu 65% Linolsäure; Δ5- und Δ7-Phytosterole/fettes Öl mit bis zu 64% Linolensäure	Ganze oder zerkleinerte Samen; auch das ausgepresste fette Öl
Pygeumrinde	*Prunus africana* (Rosaceae)	Phytosterole, pentazyklische Triterpene, darunter Ursolsäure; Ferulasäureester von Fettsäuren	Mit Lipoidlösungsmitteln hergestellte Trockenextrakte
Roggenpollenextrakt (Pollinis siccum extractum)	*Secale cereale* (Poaceae)	Bis zu 20% α-Aminosäuren; bis zu 1% Phytosterole	Gesamtextrakt in Tabletten form
Zwergpalmenfrüchte (Serenoae repentis fructus; Syn.: Sabalis fructus)	*Serenoa repens*; Syn.: *Sabal serrulatum* (Palmae)	Δ5- und Δ7-Sterole in freier und glykosidisch gebundener Form; fettes Öl	Ethanolische oder mit Hexan als Extraktionsmenstruum hergestellte Trockenextrakte; meist in Kapseln oder Dragees inkorporiert

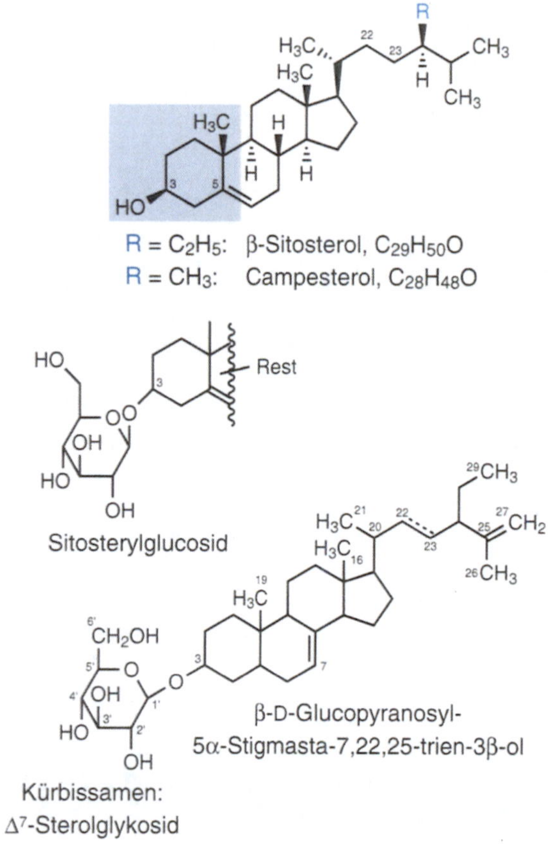

R = C_2H_5: β-Sitosterol, $C_{29}H_{50}O$
R = CH_3: Campesterol, $C_{28}H_{48}O$

Sitosterylglucosid

β-D-Glucopyranosyl-5α-Stigmasta-7,22,25-trien-3β-ol

Kürbissamen:
Δ^7-Sterolglykosid

Abb. 1.79. Strukturformeln des β-Sitosterols, des im Pflanzenreich am häufigsten auftretenden Phytosterols. Tritt oft vergesellschaftet mit γ-Sitosterol (24*S*- anstelle von 24*R*-Konfiguration) und Stigmasterol (eine weitere Doppelbindung in Position Δ22) auf. Wenn von Sitosterol gesprochen wird, so ist meist γ-Sitosterol mit wechselnden Mengen an Begleitsitosterolen gemeint. Sitosterol und Sitosterolglucosid sind Bestandteile pflanzlicher Zellmembranen: Sie lassen sich mit Lipoidlösungsmitteln aus pflanzlichem Material extrahieren. In größeren Mengen (ca. 1 %) bilden Phytosterole den unverseifbaren Anteil von pflanzlichen Ölen und Fetten. In reiner Form bildet Sitosterol weiße Schuppen mit unangenehmem Geschmack

fekte sowie eine Reduktion der gesteigerten Kapillarpermeabilität, wobei der Bezug zu einer potentiellen BPH-Wirksamkeit unklar ist.

Für Sabalextrakt wurde eine dosisabhängige Hemmung der Steroid-5α-Reduktase nachgewiesen. Somit würden diesem pflanzlichen Prostatamittel Wirkeigenschaften zukommen, wie sie die synthetischen Reduktasehemmer vom Typus des Finasterids aufweisen (s. Abb. 1.78). Kritisch bleibt anzumerken:

- Die EC_{50}-Werte verhalten sich wie ca. 1:10000, d. h., die Wirkung ist nur schwach ausgeprägt.
- Da für Sabalextraktpräparate pharmakokinetische Daten fehlen, ist es unsicher, ob die pharmakologischen Befunde klinisch relevant sind.

Auch für die in den Kürbiskernen enthaltenen Δ7-Sterole (Abb. 1.79) wird ein Wirkmechanismus als Reduktionshemmer postuliert.

Sitosterolhypothese. Die mit Lipoidlösungsmitteln hergestellten Extrakte der in Tabelle 1.18 aufgeführten Drogen enthalten u. a. Phytosterole, darunter hauptsächlich Sitosterol (s. Abb. 1.79). Auf eine Reihe von Experimenten gestützt wird die Ansicht vertreten, Sitosterol sei für die Wirksamkeit verantwortlich. Sitosterol tritt mit dem sexualhormonbindenden Globulin (Abkürzung: SHBG) in Wechselwirkung und könnte dadurch zu einer Senkung an bindungsfähigem SHBG im Serum führen. Weiterhin soll Sitosterol die Bindungsstelle für Androgene besetzen und die Synthese von neuem SHBG verhindern. Das wiederum würde eine Erhöhung an freiem Androgen zur Folge haben, die Kongestion des Prostatagewebes vermindern und damit die Obstruktion der Harnröhre öffnen.

Zu diesem weitgehend spekulativen Wirkungsmechanismus ist anzumerken: Sitosterol ist ein natürlicher Inhaltsstoff vieler Lebensmittel pflanzlichen Ursprungs, insbesondere fetter Öle, von denen der Mensch bei einer ausgeglichenen Ernährung Mengen von 175–300 mg pro Tag zu sich nimmt, Dass ein Bruchteil dieser mit der Nahrung zugeführten Dosis, nunmehr als Arzneimittel zugeführt, BPH-Symptome lindern kann, ist nicht einzusehen. Hinzu kommt, dass Sitosterol mit einer Resorptionsquote von ca. 5 % schlecht resorbiert wird.

Therapiestudien

Vorbemerkungen. Die BHP ist gekennzeichnet durch ein vermehrtes Wachstum des fibromuskulären Bindegewebes (Stroma) der Prostata mit einer hohen Dichte von α_1-Adrenozeptoren auch im Blasenboden (Detrusormuskel) und in der oberen Urethra. Die

Tabelle 1.19. Internationaler Prostata-Symptom-Score (I-PSS). Jeweils 5 Antwortmöglichkeiten gemäß Schweregrad (0 bis 5 Punkte) → 0 bis 35 Punkte

Obstruktion	Irritation
1. Wie oft hatten Sie das Gefühl, dass Ihre Blase nach dem Wasserlassen nicht ganz entleert war?	2. Wie oft mussten Sie innerhalb von 2 Stunden ein zweites Mal Wasser lassen?
3. Wie oft mussten Sie beim Wasserlassen mehrmals aufhören und wieder neu beginnen (Harnstottern)?	4. Wie oft hatten Sie Schwierigkeiten, das Wasserlassen hinauszuzögern?
5. Wie oft hatten Sie einen schwachen Strahl beim Wasserlassen?	
6. Wie oft mussten Sie pressen oder sich anstrengen, um mit dem Wasserlassen zu beginnen?	7. Wie oft sind Sie im Durchschnitt nachts aufgestanden, um Wasser zu lassen?

Hinweis: Alle Angaben beziehen sich auf die letzten 4 Wochen. Bewertung des Summen-Scores nach WHO: 0 bis 7 Punkte: milde Symptomatik; 8 bis 19 Punkte: mäßig ausgeprägte Symptomatik; 20 bis 35 Punkte: ausgeprägte Symptomatik.

Volumenzunahme (*statische Komponente*) und der erhöhte, miktionshemmende α-adrenerge Tonus (*funktionelle Komponente*) sind verantwortlich für die Symptome und Beschwerden der BPH, wie verzögerter Miktionsbeginn, verminderte Urinflussgeschwindigkeit, erhöhter Restharn, häufiger und nächtlicher Harndrang sowie Dranginkontinenz. Bei Therapiestudien mit den in der Tabelle 1.18 angeführten pflanzlichen Mitteln wurde vorzugsweise auf eine Beeinflussung der funktionellen Komponente im soeben definierten Sinne geprüft. Zielparameter waren in der Regel:

- die Symptome Dysurie (schmerzhafter Harndrang mit Erschwerung des Wasserlassens) und Pollakisurie (griech.: pollakis [häufig]) und
- die Messparameter Urinflus (in mL/s) und Restharn (Volumen in mL).

Zum Teil wurde zur Erfassung der Symptomatik von BPH-Patienten und von Änderungen während der Therapie der Internationale Prostata-Symptom-Score (I-PSS) herangezogen. Ein Score (engl.: Punktliste, Punktzahl) ist eine anhand eines Punktekatalogs aus mehreren Einzelwerten rechnerisch ermittelte Bewertungsziffer. Der I-PSS enthält Fragen zum Vorliegen obstruktiver und irritativer Symptome (Tabelle 1.19) und Fragen zur Lebensqualität (Tabelle 1.20).

Als repräsentativ für den Wirksamkeitsnachweis pflanzlicher BPH-Mittel kann das in Tabelle 1.21 zusammengefasste Ergebnis einer Studie gelten. Die Studie vermittelt den Eindruck einer Gleichwertigkeit des Phytopharmakons mit dem synthetischen 5α-Steroidreduktasehemmer. Hinsichtlich der geprüften Parameter trifft das zu. Allerdings wurde ein wesentlicher Parameter nicht vergleichend geprüft: die Abnahme des Prostatavolumens. Unter der Behandlung mit dem 5α-Reduktasehemmer nimmt das Prostatavolumen kontinuierlich ab, nach 5-monatiger Behandlung um ca. 30 %.

Tabelle 1.20. Fragen zur Lebensqualität bei BPH (Quelle: Zweite Konferenz des Internationalen Konsensuskomitees über benigne Prostatahyperplasie unter der Schirmherrschaft der WHO)

Wie würden Sie sich fühlen, wenn sich Ihre jetzigen Symptome beim Wasserlassen künftig nicht mehr ändern würden?	
Antworten	Bewertungen
Ausgezeichnet	0
Zufrieden	1
Überwiegend zufrieden	2
Gemischt, teils zufrieden, teils unzufrieden	3
Überwiegend unzufrieden	4
Unglücklich	5
Sehr schlecht	6

Therapeutischer Stellenwert der pflanzlichen BPH-Mittel ▶ *Aus phytotherapeutischer Sicht* sind Phytopharmaka die Mittel der Wahl in der medikamentösen Therapie der BPH bei Patienten mit leichten bis mittleren BPH-bedingten Miktionsbeschwerden. Die klinische Wirksamkeit (Linderung

Tabelle 1.21. Ergebnisse einer randomisierten Doppelblindstudie zur Bewertung der Wirksamkeit von 320 mg Sabal-Extrakt im Vergleich mit 5 mg Finasterid bei 1098 Patienten mit BPH. Die Zahlen sind bei I-PSS, Lebensqualität und Sexualfunktion im Sinne von Score-Werten, beim Urinfluss im Sinne von mL/s zu verstehen. Bei den 3 Score-Werten ist die Reduktion der Zahlenwerte gleichbedeutend mit einer Besserung (nach Carraro et al. 1996)

Parameter	Bei Beginn	Nach 26 Wochen	Änderung [%]	Gruppenvergleich
I-PSS				
Sabal-Extrakt	15,7	9,9[a]	-37	n. s.
Finasterid	15,7	9,5[a]	-39	
Lebensqualität				
Sabal-Extrakt	3,63	2,25[a]	-38	n. s
Finasterid	3,66	2,15[a]	-41	
Sexualfunktion				
Sabal-Extrakt	8,4	7,9 n. s.	-6	p < 0,001
Finasterid	8,6	9,3[b]	+9	
Maximaler Urinfluss				
Sabal-Extrakt	10,6	13,3[a]	+25	p < 0,05
Finasterid	10,8	14,0[a]	+30	
Mittlerer Urinfluss				
Sabal-Extrakt	5,4	6,6[a]	+15	n. s.
Finasterid	5,5	6,6[a]	+20	

I-PSS Internationaler Prostata-Symptom-Score, *n. s.* nicht signifikant. [a] $p < 0,05$; [b] $p < 0,01$.

der Symptome) ist derjenigen des Finasterids vergleichbar. Aufgrund der guten Verträglichkeit sind pflanzliche Mittel vor allem für die längerfristige Therapie geeignet. Ihre Tageskosten liegen unter denen der chemisch definierten Arzneimittel.

Aus der Sicht der naturwissenschaftlich orientierten Medizin ist die Wirksamkeit strittig. Für keinen Pflanzenextrakt liegt eine kontrollierte Langzeitbeobachtung mit ausreichender Patientenzahl vor. Auch wird die Relevanz der Studienergebnisse in Frage gestellt. Beispielsweise stellt sich die Frage, inwieweit die Patienten von einer Verbesserung des Urinflusses um wenige mL/s wirklich profitieren.

Hinweis: In der medizinischen Literatur wird häufig auf die statistische Signifikanz von Therapiestudien hingewiesen, nicht selten in der Erwartung, dass der Leser Signifikanz mit klinischer Bedeutsamkeit gleichsetzt. Statistische Signifikanz ist eine Aussage über eine Wahrscheinlichkeit – über die Wahrscheinlichkeit, die Nullhypothese abzulehnen (zur Nullhypothese s. S. 5) – sie inkludiert keine Aussage über die Größe eines gemessenen Unterschieds. Mit anderen Worten: Das Ergebnis einer klinischen Studie kann hoch signifikant sein, obzwar der Behandlungseffekt geringfügig ist und möglicherweise keine praktische Bedeutung hat.

1.2.17 Durchspülungstherapeutika. Nieren- und Blasentees

Die in diesem Abschnitt zu besprechenden Drogen sind in Deutschland für die folgenden Anwendungsgebiete zugelassen: „Zur Durchspülung bei bakteriellen und entzündlichen Erkrankungen der ableitenden Harnwege und bei Nierengrieß". Durchspülung bedeutet im vorliegenden Zusammenhang, dass in bestimmten therapeutischen Situationen der Patient reichlich Flüssigkeit zu sich nehmen soll. Ob die Flüssigkeitszufuhr in Form von Mineralwasser, in Form von verdünntem Schwarztee (Theae nigrae folium) oder besser in Form von Nieren- und Blasentees erfolgen soll, darüber besteht kein Konsens.

Beispiele für Situationen, in denen erhöhte Flüssigkeitszufuhr in der Regel erwünscht ist

Harnwegsinfektionen (Zystitis und Pyelonephritis) ▶ Es handelt sich um erregerbedingte entzündliche Erkrankungen der Nieren und ableitenden Harnwege. Unterschieden wird zwischen komplizierten und unkomplizierten Harnwegsinfektionen. Die ärztliche Entscheidung für eine Antibiotikatherapie hängt von mehreren Kriterien ab, worauf nicht näher eingegangen werden kann. Aber unabhängig davon, ob es sich um eine symptomatische oder asymptomatische Harnwegsinfektion handelt, ob Antibiotika indiziert sind oder nicht, zu den therapeutischen Maßnahmen gehört in jedem Falle eine erhöhte Flüssigkeitszufuhr zur Erhöhung der Harnmenge. Pro Tag sollten 1,5 L Harn ausgeschieden werden, was einer Mindestzufuhr von 2 L Flüssigkeit entspricht. Das Prinzip, bei Harnwegsinfektionen die Trinkmenge zu erhöhen, scheint in der Urologie allgemein akzeptiert zu sein. Allerdings: Für die im Terminus „Durchspülungstherapie" steckende Assoziation, die Infektionserreger wegzuspülen, für diesen Wirkungsmechanismus gibt es keine experimentellen Belege. Zu bedenken ist: Die Bakterien verfügen über zu den Virulenzfaktoren zählende Adhäsine, d. h., sie adhärieren an den Schleimhäuten, siedeln sich an und dürften durch Flüssigkeit nicht in einfacher Weise fortzuspülen sein. Begünstigt wird das Aufsteigen der mit Fimbrien oder Geiseln ausgestatteten Erreger (Infektionsursprung ist die Umgebung der Harnröhrenöffnung) und ihre Ausbreitung, wenn der Urinabfluss gestört ist (z. B. durch intraluminale Steine, eine hypertrophierte Prostata oder bei Restharn).

Nephrolithiasis (Nierensteinleiden; griech.: nefrós [Niere]; lithos [Stein]) ▶ Unabhängig von der chemischen Zusammensetzung der Steine und ihrer Größe muss bei Nierensteinkranken die Flüssigkeitszufuhr so bemessen sein, dass mindestens 1,5–2 L, wenn möglich 2,5 L Harn täglich ausgeschieden werden. Auf diese Weise wird eine Verdünnung der steinbildenden Substanzen im Harn erreicht. Außerdem erhöht das reichliche Trinken die Chance, dass kleinere Steine abgehen.

Aquarese

Für die in der Phytotherapie zur Durchspülung verwendeten Drogen ist anstelle der älteren Bezeichnung „pflanzliche Diuretika" die Bezeichnung „Aquaretika" vorgeschlagen worden (Schilcher 1992). Um zu beurteilen, ob dieser neue Begriff aussagekräftig ist, muss geklärt werden, was in der Physiologie unter Aquarese verstanden wird.

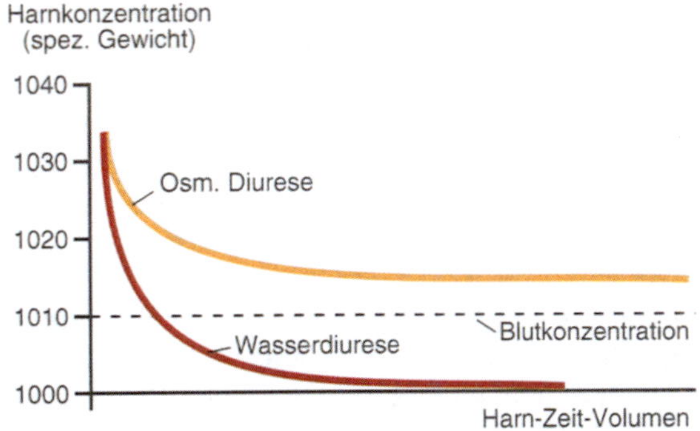

Abb. 1.80. Wasserdiurese im Unterschied zur osmotischen Diurese. Der typische Urin der Wasserdiurese ist verdünnt, sein osmotischer Druck liegt unter dem des Blutes. Je höher der durch Wasserbelastung ausgelöste Harnfluss, je mehr nähert sich das spezifische Gewicht des Harns dem des reinen Wassers. Die Verminderung der Wasserrückresorption geht somit nicht mit einer entsprechenden Verminderung der Rückresorption der gelösten Harnbestandteile einher. Zum Mechanismus: Wasser hemmt die Vasopressin-ADH-Sekretion (ADH: antidiuretisches Hormon). Bei osmotischer Diurese ist der vermehrte Harnfluss durch die verminderte Rückresorption von Wasser in den proximalen Tubuli bedingt. Bei Steigerung der Belastung des Filtrates mit osmotisch aktiven gelösten Stoffen nähert sich die Harnkonzentration, trotz maximaler Vasopressinsekretion, der des Plasmas

Je nach Hydratationszustand des Körpers kann die Niere nicht nur den Harn konzentrieren, sondern auch einen Harn ausscheiden, dessen osmotischer Druck gegenüber dem Blutplasma – u. U. bis auf ein Sechstel – herabgesetzt ist (Abb. 1.80). Wird beispielsweise 1 L Wasser rasch und „auf einmal" getrunken, so bleibt der Urin für 15–20 min unverändert; so lange dauert es, bis das im Blut kreisende antidiuretische Hormon (Abkürzung: ADH) zerstört ist. Sodann setzt eine Harnflut ein, die nach etwa 40 min ihr Maximum erreicht und etwa 3–4 h andauert. Dabei wird häufig etwas mehr Flüssigkeit ausgeschieden, als zusätzlich aufgenommen wurde, gelegentlich auch weniger, je nach dem Ausgangshydratationszustand. Xenobiotika können die ADH-Ausschüttung beeinflussen. Beispielsweise führt Nikotin zu verstärkter ADH-Ausschüttung und hemmt somit die Diurese; Alkohol umgekehrt hemmt die ADH-Abgabe und bewirkt dadurch erhöhten Flüssigkeitsverlust. Stoffe, die kompetitiv die Wirkung des antidiuretischen Hormons am

Sammelrohr der Nieren hemmen und keine Elektrolyte, sondern Wasser ausscheiden, ließen sich durchaus sinnvoll als Aquaretika bezeichnen. Von den in Tabelle 1.22 aufgelisteten Drogen sind jedoch keine aquaretischen Effekte im definierten Sinn bekannt, sodass die Kennzeichnung dieser Drogen als Aquaretika unzutreffend ist.

Nachweis der diuretischen Wirkung. Zur orientierenden Prüfung dient die Methode nach Lipschitz. Ratten setzt man in einen Käfig mit einem für Flüssigkeit durchlässigen Boden, der wie ein Trichter einem Auffanggefäß aufsitzt, das graduiert ist und das Ausscheidungsvolumen abzulesen ermöglicht. Der Urin darf nicht mit Kot in Kontakt kommen. Die Ausscheidungsvolumina werden mit denen von Ratten verglichen, die Harnstoff als Diuretikum erhalten. Die Ergebnisse werden durch die Verhältniszahl von Urinmenge (in mL) der mit der Prüfsubstanz gefütterten Tieren zur Urinmenge (mL) der Tiere, die Harnstoff (oral) erhalten haben, ausgedrückt.

Für die Bewertung der saluretischen Wirkung eines Stoffes genügt im Allgemeinen die serienmäßige Bestimmung der Natrium-, Kalium- und Chloridionenausscheidung im Vergleich mit Werten nach Gabe eines Standardsaluretikums.

Die Versuchsergebnisse mit der Ratte als Versuchstier sind für sich allein wenig aussagekräftig. Meist zieht man den Hund als weiteres Prüftier hinzu. Die besonderen Schwierigkeiten bei der Prüfung von Pflanzenextrakten liegen darin, dass die mit dem Extrakt zugeführten Ionen in der Bilanz berücksichtigt werden müssen, was hohe Anforderungen an die Analysentechnik sowie an die statistische Auswertung stellt. Andernfalls läuft man Gefahr, falsch-positive Ergebnisse zu produzieren.

Zur Durchspülung verwendete Drogen

Wirkungen ▶ Um die Anwendung der pflanzlichen „Aquaretika“ wissenschaftlich zu rechtfertigen, wird im phytotherapeutischen Schrifttum darauf hingewiesen, dass diese Drogen Wirkstoffe enthalten, die mild diuretisch, mild antibakteriell, mild spasmolytisch und/oder mild antiphlogistisch wirken. Stoffgruppen, denen entsprechende Wirkungen zugeschrieben werden, sollen nachfolgend vorgestellt werden.

Inhaltsstoffe ▶
Kaliumsalze. Alle pflanzlichen Produkte enthalten Kaliumsalze, wobei die Gehalte höchst unterschiedlich sein können. Relativ kaliumreich sind unter den Drogen die Orthosiphonblätter, unter den Lebensmitteln Bananen und Kartoffeln. Kaliumionen wirken per os aufgenommen diuretisch, da sie unmittelbar nach ihrer Resorption in die Gewebe deponiert und anschließend über die Nieren ausgeschieden werden, ohne dass intermediär der Plasmagehalt erhöht wird. Da in den Tubuli K^+-Ionen kaum rückresorbiert werden, setzt osmotisch bedingt eine vermehrte Harnausscheidung ein. In der Ära vor der Entwicklung der modernen Saluretika wurde daher *Kalium aceticum* in Dosen von 10–30 g per os als Diuretikum verwendet. Die mit den pflanzlichen Drogen (s. Tab. 1.22) zuführbaren Kaliumkonzentrationen sind demgegenüber sehr gering, selbst im Vergleich zum täglichen Bedarf von etwa 3 g, der mit der Nahrung zugeführt werden muss.

Flavonole. Ältere Arbeiten berichten über eine Zunahme der Harnmenge am Hund nach Gabe von Hyperosid, Kämpferol, Robinin und Rutosid in Form von Reinsubstanzen. Auch wird über saluretische Effekte von Flavonen und Flavonolen berichtet. Diese Angaben bedürfen einer kritischen Überprüfung, unter Berücksichtigung insbesondere der pharmakokinetischen Eigenschaften von Flavonolen und Flavonen, die, soweit sie resorbiert werden, in der Leber einem weitgehenden Abbau unterliegen. Reichlich Flavonolglykoside enthalten die Birkenblätter und Goldrutenkraut.

Saponine. Zum chemischen Aufbau der Saponine siehe Abb. 1.46. Saponine wirken lokal gewebsirritierend, sodass eine Diuresewirkung über eine Zunahme der renalen Blutdurchströmung postuliert wird. Allerdings ist fraglich, ob Saponine hinreichend resorbierbar sind und ob sie in Form amphiboler und damit lokal irritierender Stoffe über die Nieren ausgeschieden werden.

Ätherische Öle. Auch ätherische Öle wirken lokal reizend; es wird der analoge Wirkmechanismus – Zunahme der renalen Blutdurchströmung – als Begründung dafür herangezogen, dass eine Reihe ätherisches Öl führender Drogen zu Präparaten für die Durchspülungstherapie verwendet wird. Als lipophil werden ätherische Öle vermutlich gut resorbiert und wahrscheinlich auch über die Nieren aus-

Tabelle 1.22. Die zur Durchspülung als adjuvante Therapie bei Harnwegsinfektionen sowie zur Vorbeugung gegen rezidivierende Harnsteinbildung verwendeten Drogen

Drogenbezeichnung	Stammpflanze (Familie)	Inhaltsstoffe	Darreichungsform
Birkenblätter (Betulae folium)	*Betula pendula* und/oder *Betula pubescens* (Betulaceae)	2–3% Flavonolglykoside, hauptsächlich Glykoside des Quercetins, darunter Hyperosid; Triterpenester vom Dammaran-Typ mit hämolytischer Wirkung („Saponine" der älteren Literatur); Phenolcarbonsäuren, darunter Kaffee- und Chlorogensäure; mineralische Bestandteile, darunter Kaliumtartrat	E, kT, TP, FbT
Brennnesselkraut (Urticae folium)	*Urtica dioica* und/oder *Urtica urens* (Urticaceae)	Mineralstoffe: Kaliumsalze, Kieselsäure	S, E
Goldrutenkraut (Solidaginis herba)	*Solidago canadensis* und *Solidago gigantea* (Asteraceae)	>1% Flavonolglykoside mit Quercetin, Kämpferol und Isorhamnetin als Aglyka; ca. 1% ätherisches Öl; Diterpensäuren vom *trans*-Clerodantyp (bei S. *canadensis)* bzw. *Diterpenbutenolide* vom *cis*-Clerodantyp (bei *S. gigantea*); bis zu 3% bisdesmosidische Triterpensaponine mit hauptsächlich Bayogenin als Sapogeninkomponente	E, kT, TAP
Echtes Goldrutenkraut (Virgaureae herba)	*Solidago virgaurea* (Asteraceae)	Etwa 1,4% Flavonole sowohl frei (Quercetin, Kämpferol, Isorhamnetin) als auch glykosidisch gebunden mit Rutin (Rutosid) als Hauptkomponente; bis 0,5% ätherisches Öl; ca. 2,5% Saponine mit bisdesmosidischen Estersaponinen der Polygalasäure als Hauptkomponenten; Phenolcarbonsäuren, darunter Chlorogensäure und Isochlorogensäure; 10–15% Catechin-Gerbstoffe	E, kT, TAP
Hauhechelwurzel (Ononidis radix)	*Ononis spinosa* (Fabaceae)	Wenig (maximal 0,1%) ätherisches Öl mit *trans*-Anethol als Hauptkomponente; Isoflavonglykoside wie Ononin und Trifolirhizin; Phytosterole, hauptsächlich Sitosterole	E, kT
Liebstöckelwurzel (Levistici radix)	*Levisticum officinale* (Apiaceae)	Etwa 1% ätherisches Öl mit 3-alkylsubstituierten Phthaliden als charakteristischen Geruchsträgern („Maggi-Geruch"); 0,1% Cumarine (Cumarin, Umbelliferon) und Furanocumarine (Bergapten und Psoralen)	kT
Löwenzahnwurzel mit Kraut (Taraxaci radix cum herba)	*Taraxacum offcinale* (Asteraceae)	Sesquiterpenlaktone (Germacranolide und Eudesmanolide), darunter das instabile Esterglukosid Taraxinsäure-β-D-glucosid; Triterpene in der unterschiedlichsten Ausgestaltung (pentazyklische Triterpenalkohole, tetrazyklische Triterpene vom Cycloartenoltyp, Phytosterole); Flavonglykoside (7-Glykoside des Apigenins und Luteolins); Schleim und Inulin (in der Wurzel)	E, TAP, S

Tabelle 1.22 (Fortsetzung)

Drogenbezeichnung	Stammpflanze (Familie)	Inhaltsstoffe	Darreichungsform
Orthosiphonblätter (Orthosiphonis folium)	*Orthosiphon aristatus* (Lamiaceae)	Geringe Mengen (<0,1%) ätherisches Öl; 0,2% lipophile Flavone, darunter Sinensetin (3′,4′,5, 6, 7-Pentamethoxyflavon); um die 10% mineralische Bestandteile mit hohen Anteilen an Kaliumsalzen	E, kT
Queckenwurzelstock (Graminis rhizoma	*Agropyron repens* (Poaceae)	Bis zu 18% Triticin, ein dem Inulin chemisch nahe stehendes wasserlösliches Polysaccharid; ca. 10% Schleimstoffe; 2–3% Zuckeralkohole; Mineralsalze mit hohen Kaliumgehalten	kT
Schachtelhalmkraut (Equiseti herba)	*Equisetum arvense* (Equisetaceae)	15–18% mineralische Bestandteile, insbesondere Kieselsäure und Kaliumchlorid; Saponine (chemische Zusammensetzung unbekannt); Flavonolglykoside, darunter Quercetin- und Kämpferolglykoside; Flavone mit dem seltenen 6-Chlorapigenin; zahlreiche weitere Stoffe in jeweils sehr geringen Konzentrationen wie Nikotinsäure, Nikotin, Dimethylsulfon	E, kT
Schwarze Johannisbeerblätter (Ribis nigri folium)	*Ribes nigrum* (Grossulariaceae)	Flüchtige Bestandteile („ätherisches Öl") in Spuren; ca. 0,5% Flavonolglykoside mit den Aglyka Isorhamnetin, Myricetin und Quercetin, darunter Isoquercitrin und Rutosid; ca. 0,4% Proanthocyanidine, darunter dimere Prodelphinidine	kT
Wacholderbeeren (Juniperi fructus)	*Juniperus communis* (Cupressaceae)	0,5–2,0% ätherisches Öl hauptsächlich mit Monoterpenen, darunter (–)-α-Pinen (ca. 30–40%), Sabinen (13–29%) und Terpinen-4-ol (ca. 5%); Flavone (Quercetin); Proanthocyanidine; ca. 30% Invertzucker	

E verwendet als Trockenextrakt zur Herstellung von festen Arzneiformen; *kT* als Bestandteil konventioneller Tees aus concis geschnittenen Drogen; *TAP* als Teeaufgusspulver; *FbT* als Tee in Filterbeuteln; *S* als Frucht- oder als Pflanzensaft.

geschieden. Fraglich hingegen ist, ob die geringen Konzentrationen an ätherischem Öl, die mit Drogenzubereitungen zugeführt werden, für einen diuretischen Effekt ausreichen. Beweise für Wirkung und Wirksamkeit stehen aus.

Nieren- und Harntees ▶ Mehr als 200 pflanzliche Arzneidrogen, denen eine diuretische Wirkung nachgesagt wird, sind in der Literatur beschrieben. In Frankreich beispielsweise sind offiziell die folgenden Arzneidrogen als „traditionell verwendet zur Förderung der Diurese" zugelassen:

Anethum-graveolens-Früchte (Dillfrüchte), Betulae folium (Birkenblätter), Callunae vulgaris herba (Heidekraut), Cichorii radix (Wegwartenwurzel), Cynara-scolymus-Blätter (Artischockenblätter), Equiseti herba (Schachtelhalmkraut), Filipendula-ulmaria-Kraut (Mädesüßkraut), Graminis rhizoma (Agropyrum-repens-Wurzelstock gleich Queckenwurzelstock), Juniperi fructus (Wacholderbeeren), Lamii albi herba (Taubnesselkraut), Mate folium (Mateblätter gleich Ilex-paraguarenis-Blätter), Orthosiphonis folium (Orthosiphonblätter), Ribes-nigrum-Blätter (Schwarze Johannisbeerblätter), Sambuci flos (Holunderblüten), Sambuci nigri cortex (Holunderrinde), Taraxacum-officinale-Blätter (Löwenzahnblätter), Taraxaci radix (Löwenzahnwurzel), Theae nigri folium (Schwarzer Tee),

Theae viridis folium (Grüner Tee), Tilia-cordata-und/oder Tilia-platyphyllos-Rinde (Lindenrinde) und Stigmata maydis (Zea-mays-Griffel).

In Deutschland werden die in Tabelle 1.22 aufgeführten Drogen am häufigsten verwendet.

Kriterien zur Auswahl eines Nieren- und Harntees (Blasentees). Wesentliche Kriterien sind akzeptabler Geruch und Geschmack, um dem Patienten eine Langzeitanwendung zu erleichtern. Sodann sollte ein Nieren- und Harntee keine Drogenbestandteile enthalten, die toxikologisch bedenklich sind: Beispielsweise eignen sich Bärentraubenblätter wegen ihres Gehaltes an Arbutin, einem Prohydrochinon, nicht zur Langzeitanwendung. Nicht empfehlenswert sind sodann industriell hergestellte Granulattees, die bis zu 97% Saccharose enthalten können.

Zitierte Literatur

Alken CE (1955) Leitfaden der Urologie, Thieme, Stuttgart, zitiert in: Goepel M, Schulze H, Sökeland J (2000) Die benigne Prostatahyperplasie. Deutsches Ärztebl 97: A-1677–1681

Bartram P, Gerlach S, Scheppach W, Keller F, Kasper H (1992) Effect of a single oat bran cereal breakfast on serum cholesterol lipoproteins, and apolipoproteins in patients with hyperlipoproteinemia type IIa. J Parent Enter Nutr 16: 533–537

Birbaumer N, Schmidt RF (1995) Allgemeine Physiologie der Großhirnrinde. In: Schmidt RF, Thewes G (Hrsg) Physiologie des Menschen. Springer, Berlin Heidelberg New York Tokyo, S 128–153

Burrow A, Eccles R, Jones AS (1983) The effects of camphor, eucalyptus and menthol vapour on nasal resistance to airflow and nasal sensation. Acta otolaryngol (Stockholm) 96: 157–161

Bykow KM (1953) Großhirnrinde und innere Organe. VEB Verlag Volk und Gesundheit, Berlin, S 75

Carraro JC, Raynaud JP, Koch G, Chisholm GD et al. (1996) Comparison of Phytotherapy (Permixon®) with finasteride in the treatment of benigne prostate hyperplasia: a randomized international study with 1,098 patients. The Prostate 29:231–240

Charriaut-Marlangue C, Pollard H, Heron A, Ben-Ari Y (1994) Is ischaemic cell death of apoptotic type? In: Krieglstein J, Oberpichler-Schwenk H (eds) Pharmcology of cerebral ischemia. Medpharm, Stuttgart, pp 447–453

Cottier H (1980) Pathogenese. Ein Handbuch für ärztliche Fortbildung, Bd1. Springer, Berlin Heidelberg New York, S 622

De Feudis FV (1991) Ginkgo biloba extract. Pharmacological activities and clinical applications. Elsevier, Paris Amsterdam London

Dominiak P, Harder S, Paul M, Unger Th (Hrsg) (1998) Goodman & Gilman Pharmakologische Grundlagen der Arzneimitteltherapie, dt. Ausg. McGraw-Hill, Frankfurt am Main, S 951

Eccles R, Jones AS (1982) The effects of menthol on nasal resistance to airflow. J Laryng Otol 97:705–709

Eccles R, Lancashire B, Tolly NS (1987) Experimental studies on nasal sensation of airflow. Acta Otolaryngol (Stockholm) 103:303–306

Eccles R, Morris S. Tolley NS (1988) The effects of nasal anaesthesia upon nasal sensation of airflow. Acta Otolaryngol (Stockholm) 106:152–155

Elbert Th, Rockstroh B (1990) Psychopharmakologie. Anwendung und Wirkungsweise von Psychopharmaka und Drogen. Springer, Berlin Wien Heidelberg

Ernst E, Pittler MH (2000) Phytotherapie des Colon irritabile: ein systematischer Review. In: Rietbrock N (Hrsg) Phytopharmaka VI. Steinkopff, Darmstadt, S 229–234

Faust V, Hole G, Wolfersdorf M (1995) Depressionen. In: Faust V (Hrsg) Psychiatrie. Ein Lehrbuch für Klinik und Praxis. Fischer, Stuttgart Jena New York, S. 111–142

Felix W (1986) Spektrum Venenmittel. Aesopus-Verlag, Zürich

Fink E, Riecken M (1989) Die Inhalationsfibel. Plantorgan Werk, Bad Zwischenahn, S 19

Förster A, Förster K, Bühring M, Wolfstädter HD (1994) Crataegus bei mäßig reduzierter linksventrikulärer Auswurffraktion. Münch Med Wschr 136 (Suppl 1): S21–S26

Ganong WF (1979) Lehrbuch der Medizinischen Physiologie. Übersetzt, bearbeitet und ergänzt von Auerswald W. Springer, Berlin Heidelberg New York, S 460

Gauler TC, Weihrauch TR (1997) Placebo. Ein wirksames und ungefährliches Medikament? Urban & Schwarzenberg, München Wien Baltimore

Glatzel H (1968) Die Gewürze. Nicolaische Verlagsbuchhandlung. Herford, S 58

Gleitz J, Beile A, Peters T (1995) Kavain inhibits veratridine-activated voltage-dependant Na+-channels in synaptosomes prepared from rat cerebral cortex. Neuropharmacology 34:1133–1138

Gleitz J, Tosch C, Beile A, Peters TH (1996) The protective action of tetrodotoxin and kavain on anaerobic glycolysis, ATP content and intracellular Na^+- and Ca^{2+} of anoxic brain vesicles. Neuropharmacol 35:1743–1752

Haan D, Kreuzer H (1973) Klinische Methoden. In: Greef K, Benthe HF, Kreuzer H (Hrsg) Probleme der klinischen Prüfung herzwirksamer Glykoside. Steinkopff, Darmstadt, S 164–203

Habermann E (1994) Wissenschaft, Glaube und Magie in der Arzneitherapie; Manifestationen, Theorie, Bedarf. Skeptiker 1:4–15

Habermann E (1996) Wappen schlägt Zahl. Die biologische Grundlage des Placebo und Nocebo. Futura 3:179–188

Holm E, Stead U, Heep J, Kortsik C, Behne F, Kaske A, Mennike I (1991) Untersuchungen zum Wirkungsprofil von Kavain. Zerebrale Angriffsorte und Schlaf-Wach-Rhythmus im Tierexperiment. Arzneimittelforsch 41: 673–683

Jaspers K (1965) Allgemeine Psychopathologie. 8. Aufl. Springer, Berlin Heidelberg New York, S 315

Kallmann S (1987) Beiträge zur pharmazeutischen Qualitätssicherung häufig verwendeter Arzneidrogen. Dissertationsschrift, Freie Universität Berlin

Koch HP, Lawson LD (1996) Garlic: The science and therapeutic applications of allium sativum, 2nd edn. Williams & Wilkins, Baltimore, USA

Kraft D (1989) Allergische Erkrankungen. In: Wick G, Schwar S, Förster O, Peterlik M (Hrsg) Funktionelle Pathologie. Fischer, Stuttgart New York, S 362–377

Lange S (1995) Gutachten zum Stand des Nachweises von Weißdornextrakten. In: Bühring M, Kmeper FH (Hrsg) Loseblattwerk Naturheilverfahren, Abteilung 08.15, Springer, Berlin Heidelberg New York Tokyo

Lawson LD, Hughes BG (1992) Characterization of the formation of allicin and other thiosulfinates from garlic. Planta Medi 58:345–350

Loew D (1996) Phytopharmaka. In: Rietbrock N, Staib AH, Loew D (Hrsg) Klinische Pharmakologie. Ein Leitfaden für die Praxis. 3. Aufl., Steinkopff, Darmstadt, S 988–1001

Medici TC (1980) Expektoranzien: sinnvoll oder sinnlos? Pharma-Kritik 2:21–24

Müller AH (1952) Über eine Vergiftung mit Besenginster. Dtsch Med Wschr 76:1027, zitiert in: Wirth W, Gloxhuber Ch (1981) Toxikologie. Für Ärzte, Naturwissenschaftler und Apotheker. Thieme, Stuttgart New York, S 273

Müller B (1997) Untersuchungen zur Wirkung von Pflanzenextrakten und Pflanzeninhaltsstoffen auf das kardiovaskuläre System durch Kontraktionskraftmessung an isolierten Aortenringen und Papillarmuskeln. Dissertationsschrift, Ludwig-Maximilians-Universität München

Müller-Jahncke W-D, Reichling J (Hrsg) (1996) Arzneimittel der besonderen Therapierichtungen Haug, Heidelberg

Paykel ES, Hollyman JA, Freeling P, Sedgwick P (1988) Predictors of therapeutic benefit from amitryptiline in mild depression: a general practice placebo-controlled trial. J Affective Disord 14: 83-95, zitiert in: Bech P, Coppen A (eds)(1990) The Hamilton Scales; Psychopharmacology Series 9; Springer, Berlin Heidelberg New York Tokyo, S 46

Rote Liste (2000) Arzneimittelverzeichnis für Deutschland. Edition Cantor, Aulendorf

Schaefer H (1985) Was heißt heilen? – Die Bedeutung der spezifischen und der unspezifischen Therapie. In: Oepen I (Hrsg) An den Grenzen der Schulmedizin. Deutscher Ärzte-Verlag, Köln, S 363–375

Schilcher H (1992) Phytotherapie in der Urologie. Hippokrates, Stuttgart, S 11

Schwabe U, Paffrath D (Hrsg) (2000) Arzneiverordnungs-Report 2000. Springer, Berlin Heidelberg New York Tokyo, S 422–425, 597

Turner RB (2000) Ineffectiveness of echinacea for prevention of experimental rhinovirus colds. Antimicrob Agents Chemother 44:1708–1709

Williams JW jr., Mulrow CD, Chiquette E et al. (2000) Clinical Guideline, Part 2. A systematic review of newer pharmacotherapie fo depression in adults: Evidence Report Summary. Ann Intern Med 132:743–756

Ziment I (1976) What to expect from expectorants? JAMA 236: 193–194

Weiterführende Literatur

Birbaumer N, Schmidt RF (1991) Biologische Psychologie. 2. Aufl., Springer, Berlin Heidelberg New York Tokyo, S 591–607

Clauss W, Domokos G, Leng-Peschlow E (1988) Effect of rhein on electrogenic chloride secretion. Pharmacology 36 (Suppl. 1):104–110

Conigrave AD, Young JA (1996) Function of the intestine. In: Greger R, Windhorst (eds) Comprehensive human physiology, vol 2. Springer, Berlin Heidelberg New York, Tokyo, pp 1259–1287

Daniel KWO (1935) Johanniskraut bei psychischen Störungen. Hippokrates 6: 919–932

Ewe K (1988) Intestinal transport in constipation and diarrhoea. Pharmacology 36 (Suppl I):73–84

Ewe K (1988) Schwer therapierbare Formen der Obstipation. Verhandl Dtsch Ges Inn Med 94:473–480

Fox N (1977) Effect of camphor, eucalyptol and menthol on the vascular state of the mucous membrane. Arch Otolaryngol 6:112–122

Gillissen A, Tasci S, Ewig S, Schäfer H, Zielen S (2001) Sinn und Unsinn von Antitussiva. Internist 42:134–142

Glatzel H (1968) Die Gewürze. Ihre Wirkungen auf den gesunden und kranken Menschen. Nicolai, Herford, S 58

Hansen WE (1987) Gas im Gastrointestinaltrakt. In: Hotz J, Rösch W (Hrsg) Funktionelle Störungen des Verdauungstraktes. Springer, Berlin Heidelberg New York Tokyo, S 58–62

Hildebrandt G (1986) Chronobiologische Grundlagen der Ordnungstherapie. In: Brüggemann W (Hrsg) Kneipptherapie. 2. Aufl., Springer, Berlin Heidelberg New York Tokyo, S 170–221

Kahl R (1994) Leber. In: Lehrbuch der Toxikologie, Bd I. Wissenschaftsverlag, Mannheim Leipzig Wien Zürich, S 178–197

Paykel ES (1990) Use of the Hamilton depression scale in general practice. In: Bech P, Coppen A (eds) The Hamilton Scales (Psychopharmacology Series 9). Springer, Berlin Heidelberg New York New York, S 40–47

Read NW (1988) Colon: Relationship between epithelial transport and motility. Pharmacology 36 (Suppl I): 120–125

Ritchie J (1972) Pain from distension of the pelvic colon by inflating a balloon in the irritable bowl syndrome. Gut 14:125–132

Schwabe U (1999) Arzneimittel der besonderen Therapierichtungen (Naturheilmittel). In: Schwabe U, Paffrath D (Hrsg) Arzneiverordnungs-Report 1999. Springer, Berlin Heidelberg New York Tokyo, S 248–250; 621–656

Sonnenbichler J, Sonnenbichler I, Scalera F (1998) Influence of the flavonolignan Silibinin of milk thistle on hepatocytes and kidney cells. In: Lawson LD, Bauer R (eds) Phytomedicines of Europe ACS Symposium Series 691, American Chemical Society, Washingron DC, pp 263–277

Sonnenbichler J, Zetl I (1987) Stimulating influence of a flavonolignan derivative on proliferation; RNA-synthesis and protein synthesis in liver cells. In: Okalycsányi L, Csomós G, Crepaldi G (eds) Assessment and management of hepatobiliary diesease. Springer, Berlin Heidelberg New York Tokyo, pp 265–272

Weiser H-G (1968) Psychopharmaka. Einführung. In: Ehrhart G, Ruschig G (Hrsg) Arzneimittel. Verlag Chemie, Weinheim/Bergstr, S 413–429

Weiss RF, Fintelmann V (1997) Lehrbuch der Phytotherapie. Hippokrates, Stuttgart

Wieland Th (1981 Amatoxins and phallotoxins – structure and toxicity. In: Voelter W, Weitzel G (eds) Structure and activity of natural peptides. Proceedings of the Fall Meeting Ges Bil Chem Sept 1979. De Gruyter, Berlin New York, pp 23–40

Nichtpflanzliche biogene Wirkstoffe
(unter Berücksichtigung von Konzeption und Herstellung)

2

Theodor Dingermann

EINLEITUNG

Der zweite Teil dieses Lehrbuches befasst sich mit den Charakteristika nichtpflanzlicher biogener Wirkstoffe. Zu dieser Wirkstoffklasse gehören beispielsweise die Antibiotika. Hierzu gehören aber vor allem Makromoleküle wie die Antikörper und wie die zwischenzeitlich in beachtlicher Zahl in unserem Arzneimittelschatz vorhandenen rekombinanten Wirkstoffe. Vielfach wird dieser Teil als die „moderne pharmazeutische Biologie" apostrophiert. Aus unserer Sicht ist dieser Ausdruck aber grundlegend falsch. Molekularbiologie, Biotechnik und Gentechnik haben sich ganz konsequent aus der Biochemie und der Physiologie entwickelt, und diese Fächer gehörten immer schon zum Lehrkanon der pharmazeutischen Biologie. Allerdings wurden die Inhalte dieser Teilfächer der pharmazeutischen Biologie bisher in ihrem Schwerpunkt im Grundstudium gelehrt und erlernt. Dies hat sich in den letzten Jahren allmählich geändert, und dieser Trend wird sich beschleunigen. Dem hat jetzt auch der Gesetzgeber im Rahmen der novellierten Approbationsordnung Rechnung getragen, in der „Biotechnologie" erstmals als Lehrfach explizit genannt ist.

Der Grund, dass dieser Teil der biologischen Wissenschaften plötzlich einen immer stärkeren Raum auch im Hauptstudium gewinnt, liegt nicht etwa darin, dass man bemüht wäre, dem Pharmaziestudium einen „moderneren" Anstrich zu verleihen. Vielmehr ist dieser Wandel darin begründet, dass durch Gentechnik und Biotechnik, die als angewandte „Ableger" der Molekularbiologie zu sehen sind, seit Mitte der 80er Jahre der Arzneimittelschatz erheblich ergänzt und bereichert wird. Zwischenzeitlich sind mehr als 60 verschiedene Wirkstoffe als Medikamente zugelassen, die gentechnisch hergestellt werden. Deren typische Charakteristika, deren Konzeption und Herstellung und deren therapeutischen Wert zu vermitteln, ist eine neue Herausforderung auch an die pharmazeutische Teildisziplin „pharmazeutische Biologie". Denn eben die Charakteristika, die Konzeption und Herstellung und der therapeutische Wert der neuen rekombinanten Wirkstoffe unterscheiden sich teilweise grundlegend von den klassischen Naturstoffen, wie sie im ersten Teil dieses Lehrbuchs beschrieben wurden.

2.1 Gemeinsamkeiten und Unterschiede zwischen pflanzlichen und rekombinanten Wirkstoffen

2.1.1 Gemeinsamkeiten

Eine der wichtigsten Gemeinsamkeiten der beiden Wirkstoffklassen besteht darin, dass es sich – zumindest in erster Näherung – in beiden Fällen um Naturstoffe handelt. Die Einschränkung „zumindest in erster Näherung" ist deshalb erforderlich, da es zwischenzeitlich eine große Gruppe rekombinanter Wirkstoffe gibt, deren Vertreter nicht mehr identisch mit den natürlichen Vorbildern sind. Die Zahl dieser Wirkstoffe steigt stetig. Das gilt in zunehmendem Maße im Übrigen auch für einzelne Klassen der Antibiotika, die heute durch Biosyntheseapparate gebildet werden können, die ihrerseits mit Hilfe gentechnischer Methoden künstlich geschaffen wurden. Man kann nämlich „Biosynthesemodule" für Antibiotika aus unterschiedlichen Organismen isolieren und mit gentechnischer Methodik zu neuartigen Multienzymkomplexen kombinieren. Als Resultat entstehen so genannte „unnatural natural compounds", also Moleküle, die zwar biologisch („natural") in einer Zelle hergestellt werden, allerdings von einem Syntheseapparat, der natürlicherweise nicht vorkommt („unnatural"; Rodriguez u. McDaniel 2001; McDaniel et al. 1999).

Gemeinsam ist den pflanzlichen und rekombinanten Wirkstoffklassen auch, dass sie ausnahmslos Produkte aus biologischen Prozessen darstellen und damit echte Naturstoffe sind, auch wenn die Moleküle vielleicht so natürlicherweise in der Natur gar nicht vorkommen.

2.1.2 Unterschiede

Bemerkenswerter als die Gemeinsamkeiten sind jedoch die Unterschiede der beiden biologischen Wirkstoffklassen. Diese bestehen beispielsweise darin, dass die rekombinanten Wirkstoffe grundsätzlich Proteine sind, wohingegen die Arzneipflanzen- und

Arzneidrogenextrakte fast immer proteinfrei sind. Die wirksamen Komponenten der Arzneipflanzen- und Arzneidrogenextrakte sind niedermolekulare Biomoleküle, die meist chemisch stabil und oral verfügbar sind (Hänsel et al. 1999). Dagegen besitzen die rekombinanten Wirkstoffe hohe Molekulargewichte, sie sind chemisch sehr labil und erfordern fast ausnahmslos eine parenterale Applikation (Dingermann u. Zündorf 1999). Zur chemischen Labilität rekombinanter Wirkstoffe gesellt sich auch eine bemerkenswerte physikalische Labilität. Das ist weithin nicht bekannt bzw. wird oft nicht realisiert. Die Konsequenzen sind aber gewaltig. Denn proteinogene Wirkstoffe, die chemisch völlig identisch sind, können wegen ihrer physikalischen Labilität einmal voll wirksam, ein anderes Mal aber völlig unwirksam sein. Denn eine „native" dreidimensionale Struktur, die durch schwache Wechselwirkungen und nicht etwa durch kovalente chemische Bindungen ausgebildet wird, ist ganz maßgeblich für die biologische Aktivität mitverantwortlich. Wird diese dreidimensionale Struktur gestört, „denaturiert" der Wirkstoff, d. h., er verliert komplett seine biologische Aktivität. Dies hat dramatische Konsequenzen für die „Reinheitskriterien". So charakterisiert die spezifische Aktivität eines proteinogenen Wirkstoffs die Fraktion in einer Mischung chemisch gleicher Moleküle, die nativ und damit biologisch aktiv ist. Dies ist nicht nur eine Frage der „Wirkqualität" eines Wirkstoffs, sondern auch eine Frage der Verträglichkeit, denn es ist nicht ausgeschlossen, dass denaturierte Proteinanteile unerwünschte Wirkungen wie beispielsweise die Bildung von Antikörpern provozieren.

Proteinogene Wirkstoffe entfalten nur dann ihre biologische Wirksamkeit, wenn neben der chemischen Integrität auch die physikalische Integrität gewährleistet ist. Man bezeichnet die physikalische Integrität als den „nativen" Zustand. Geht die physikalische Integrität verloren, ist das Protein „denaturiert". Da sich die physikalische Integrität auf der Basis schwacher Wechselwirkungen manifestiert, sind proteinogene Wirkstoffe in hohem Maße hitzelabil.

Wirkkomponenten in Pflanzenextrakten und biotechnisch hergestellte Wirkstoffe unterscheiden sich auch darin, dass „klassische" biologische Wirkstoffe auf komplexen enzymatischen Synthesewegen gebildet werden (DeLuca u. Laflamme 2001). Dagegen sind rekombinante Wirkstoffe direkte Produkte der Ausprägung (Transkription und Translation) einzelner Gene. Auch viele Antibiotika werden an großen Enzymkomplexen synthetisiert, die Ähnlichkeiten mit Ribosomen dahingehend besitzen, dass an einem einzigen „Apparat" in konsekutiver Reaktionsfolge ein Produkt fertig gestellt wird.

Ein weiterer signifikanter Unterschied zwischen den klassischen Wirkstoffen aus Arzneipflanzen und den meisten rekombinanten Wirkstoffen besteht darin, dass Letztere zu einem großen Teil nicht als Interventionstherapeutika, sondern als Substitutionstherapeutika eingesetzt werden. Viele rekombinante Wirkstoffe fungieren somit als Ersatz von Biomolekülen, die nicht oder nicht mehr in ausreichendem Maße vom Organismus produzierbar sind. Da aber die fehlenden Biomoleküle nicht in ausreichender Menge oder in ausreichender Reinheit aus den natürlichen Quellen isoliert werden können, werden sie mit Hilfe gentechnischer Methoden biosynthetisiert. Somit besitzt dieser Bereich der biogenen Wirkstoffe zusätzlich zur analytischen auch eine stark synthetische – wenn auch letztlich eine biosynthetische – Komponente.

Schließlich werden die hier beschriebenen Wirkstoffe, anders als die im ersten Teil des Buches besprochenen pflanzlichen Arzneistoffe, in aller Regel als Reinsubstanzen und nicht als Extrakte oder Konzentrate eingesetzt. Das war nicht immer so. Früher war man darauf angewiesen, auch diese Wirkstoffe in Form von Konzentraten zu verwenden, da sie häufig natürlicherweise in so kleinen Konzentrationen vorkommen, dass eine Aufreinigung zur Homogenität nicht möglich war. Dies war teilweise mit erheblichen Risiken assoziiert.

Beispielsweise erinnert man sich mit Schrecken an die Zeiten, zu denen Patienten, die an der Hämophilie A litten, mit Plasmakonzentraten substituiert werden mussten, in denen der fehlende Gerinnungsfaktor VIII ankonzentriert vorlag. Praktisch alle Patienten, die mit diesen Präparaten behandelt wurden, infizierten sich im Laufe der Therapie mit dem humanen Immundefizienzvirus (HIV) und/oder mit Hepatitis-C-Virus (HCV). Bekanntlich war der Grund für diese Katastrophe, dass diese Präparate aus heterogenen Spenderpools hergestellt wurden, in die auch Spenderseren eingeflossen waren, die mit den gefährlichen Viren kontaminiert waren.

Ein anderes Beispiel: In den 50er Jahren erkrankten Kinder, die mit menschlichen Wachstumshormonkonzentraten behandelt worden waren, überproportional häufig an der Creutzfeldt-Jakob-Krankheit. Normalerweise tritt diese Krankheit nur bei älteren Menschen, praktisch nie jedoch bei Kindern auf. Auch hier war die Ursache das Medikament, das als Konzentrat aus den Hypophysen Verstorbener gewonnen wurde. Anders als andere Hormone, wie etwa das Insulin, kann nämlich das Wachstumshormon für den Einsatz am Menschen nicht aus tierischen Quellen gewonnen werden. Nur humanes Wachstumshormon wirkt beim Menschen. Die Hypophysen, die zur Gewinnung des Hormons erforderlich waren, mussten Verstorbenen entnommen werden. Offensichtlich wurden auch hier Kontaminationen, ähnlich wie bei den Faktor-VIII-Konzentraten, mit ankonzentriert, die Auslöser der unheilbaren Krankheit waren. Allerdings handelte es sich in diesem Fall nicht um Viren, sondern um Prionen, von denen man zwischenzeitlich weiß, dass sie die Creutzfeldt-Jakob-Krankheit verursachen.

Diese Problematik einer tödlichen Kontamination ist jedoch keineswegs ausschließlich auf Wirkstoffe biogenen Ursprungs beschränkt, die hohe Molekulargewichte aufweisen. Ein bekanntes Beispiel für einen „kontaminierten Wirkstoff" mit kleinem Molekulargewicht ist die einfache Aminosäure Tryptophan. Auch diese wird, wie fast alle anderen Aminosäuren auch, aus einer biogenen Matrix, einem bakteriellen Hochleistungsstamm, gewonnen. Hier passierte Ende 1989 Folgendes:

Die Forschungsabteilung der japanischen Firma Showa Denko hatte einen neuen Bakterienstamm (*Bacillus amyloliquefaciens V*) entwickelt, der deutlich mehr Tryptophan produzierte als der bis dato verwendete Produktionsstamm. Als man diesen Stamm dann in den Produktionsprozess einführte, änderte man gleichzeitig auch das Herstellungsverfahren. Zum einen wurde die Menge an Aktivkohle halbiert, die an einer bestimmten Stelle im Herstellungsprozess eingesetzt wurde, zum anderen wurde bei einem Teil der Fermentationschargen auf einen Filtrationsschritt an einer reversosmotischen Membran (ROM) verzichtet, bei dem Moleküle mit Molekulargewichten >1000 Da abgereichert wurden. Diese Kombination an Modifikationen im Herstellungsprozess der Aminosäure Tryptophan führte, wie man heute weiß, zu Kontamination mit dem Tryptophanderivat 1,1′-Ethyliden-bis-L-Tryptophan (EBT oder „peak E"), das für die schwerwiegende Komplikation des Eosinophilie-Myalgie-Syndroms verantwortlich gemacht wird (Daniels et al. 1995). In Deutschland wurden ca. 120 solcher Fälle gemeldet, an denen aber glücklicherweise kein einziger Patient verstarb. In den USA hingegen erkrankten ca. 1500 Patienten und 38 starben an dieser Komplikation.

Dieser schwere Zwischenfall zeigt die Problematik der komplexen Matrix „Zelle". Wird aus ihr eine Substanz angereichert oder gewonnen, so muss man ins Kalkül ziehen, dass eine andere Substanz vielleicht unerkannt mit angereichert wird. Aus diesem Grund werden an biogene Reinsubstanzen außerordentlich hohe Anforderungen gestellt, was den sicheren Einsatz dieser Substanzen am Menschen betrifft.

2.1.3 Konsequenzen

Wegen der vielen Unterschiede zu den klassischen pflanzlichen Wirkstoffen sollen zusätzlich zu den eigentlichen nichtpflanzlichen Wirkstoffen auch die Grundlagen zur Technologie ihrer Herstellung besprochen werden. Darüber hinaus werden auch ausgewählte neue Zielstrukturen aufgezeigt, die dank molekularbiologischer Verfahren in zunehmendem Maße entdeckt werden.

2.2 Grundlagen der Molekularbiologie

2.2.1 Nukleinsäuren als Informationsspeicher

Als universeller Informationsspeicher in der belebten Natur fungiert die Desoxyribonukleinsäure (DNS oder engl. DNA). Sie besteht aus den Nukleobasen Adenin, Guanin, Thymin und Cytosin (Abb. 2.1). Werden die Nukleobasen N-glykosidisch mit einer Desoxyribose verknüpft, erhält man die Nukleoside Adenosin, Guanosin, Thymidin und Cytidin. Als biologisch aktive Substrate fungieren die Nukleosidtriphosphate, die so aufgebaut sind, dass zunächst eine Phosphorsäure mit der 5′-OH-Gruppe der Nukleoside verestert wird. Dabei entstehen die Nukleotide AMP, CMP, GMP und TMP. In einer weiteren Reaktion werden dann zwei weitere Phosphorsäurereste in Form von Anhydridbindungen an die Monophosphate ankondensiert (Abb. 2.2). Diese Triphosphate werden durch DNA-Polymerasen über Phosphodiesterbindungen, die sich von der 3′-Position des einen Nukleotids zur 5′-Position des nächsten Nukleotids erstrecken, miteinander zu einem DNA-Strang verknüpft (Abb. 2.3). Ein DNA-Strang besteht also aus einer Abfolge von Nukleobasen, die

Purinbasen

Adenin **A** Guanin **G**

Pyrimidinbasen

Cytosin **C** Thymin **T** Uracil **U**

Phosphat Zucker (Desoxyribose) Nukleosid (Desoxycytidin) Nukleotid (Desoxycytidin-5'-phosphat)

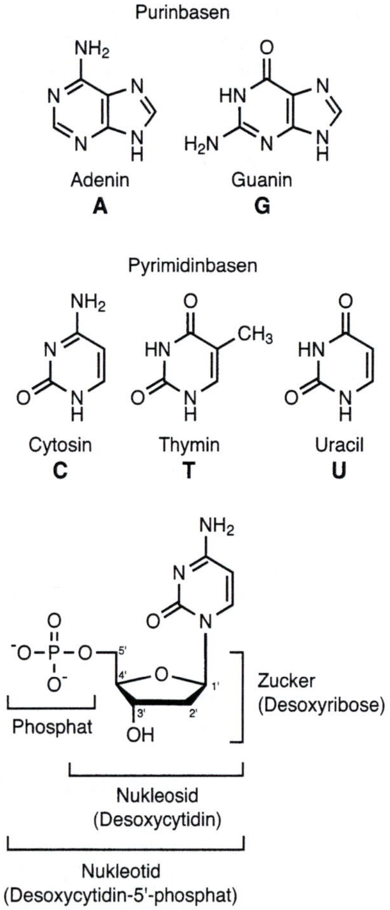

Abb. 2.1. Nukleobasen, Nukleoside, Nukleotide

über ein Desoxyribose-Phosphat-Rückgrat miteinander verknüpft sind. Diese Abfolge bezeichnet man als Sequenz. Wie gesagt: Dieses Strukturprinzip als biologischer Informationsspeicher gilt universell für alle Lebewesen.

In der Sequenz der Basenabfolge sind zwei wichtige Prinzipien gespeichert.

- **Zum einen bestimmt die Sequenz der Basenabfolge den Sinn eines genetischen Wortes – eines Gens.**
- **Zum anderen ist auch die Kontrolle des Abrufens der genetischen Information in der Basenabfolge eines mehr oder weniger kurzen DNA-Bereiches gespeichert.**

Die Universalität des genetischen Codes ▶ Die Kodierung biologischer Information erfolgt in der gesamten Natur nach den gleichen Regeln, d. h., der genetische Code ist universell. Dies ist eine der entscheidenden Grundlagen der Gentechnik. Erst diese Universalität ermöglicht den praktisch beliebigen Transfer genetischer Information zwischen beliebigen Organismen, ohne dass der Sinn der genetischen Information verloren geht oder modifiziert wird.

Bekanntlich werden einzelne Aminosäuren durch eine bestimmte Abfolge von jeweils drei Nukleobasen codiert (Abb. 2.4). Diese elementare Erkenntnis wurde erstmals 1961 von Marshall Warren Nierenberg (geb. 1927) bewiesen, der als ersten Buchstaben des genetischen Codes das Triplett UUU für die Aminosäure Phenylalanin identifizierte. 1968 war schließlich der komplette genetische Code entschlüsselt.

Abb. 2.2. Desoxynukleotidmonophosphate werden zu Desoxynukleotidtriphosphaten, den Substraten der DNA-Polymerasen aufgebaut

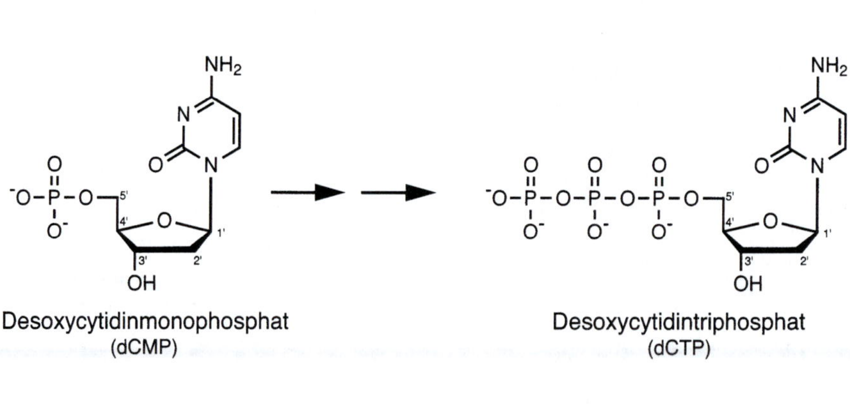

Desoxycytidinmonophosphat (dCMP) Desoxycytidintriphosphat (dCTP)

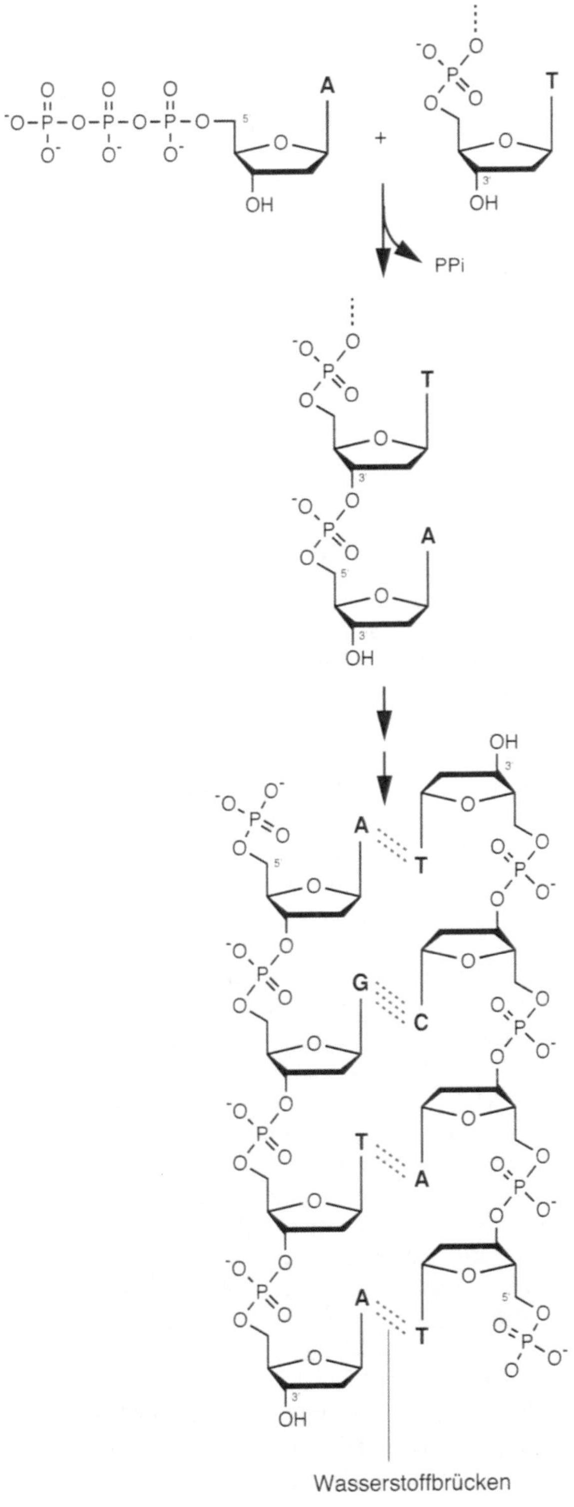

Der genetische Code ist also ein Dreiercode. Dies musste man bei 20 Aminosäuren auch fordern, denn ein Zweiercode hätte nur eine Kodierungskapazität von 16 Aminosäuren zugelassen. Überraschend war aber, dass in dem geforderten Dreiercode tatsächlich 61 von 64 Möglichkeiten genutzt wurden – und auch dies wieder praktisch für alle Lebewesen in identischer Weise.

Nur drei Kodons beinhalten kein Kodierungspotential für eine Aminosäure, wenngleich auch sie eine wichtige Aufgabe erfüllen. Es sind die Kodons UAG, UGA und UAA. Diese drei Kodons markieren prinzipiell gleichberechtigt jeweils das Ende eines Kodierungsbereichs. Das bedeutet: Wenn ein Ribosom auf eines dieser Kodons stößt, ist damit das Ende der neu zu bildenden Proteinkette erreicht und der Einbau weiterer Aminosäuren wird „gestoppt". Man bezeichnet diese drei Kodons daher auch als „Stoppkodons".

Der Grund, dass ausgerechnet diese drei Kodons und keine anderen den Proteinbiosyntheseprozess terminieren, liegt darin, dass es für sie keine Transfer-RNA (tRNA) gibt, die ein zu diesen Kodons komplementäres Antikodon besitzen. Anders ausgedrückt: Für alle anderen Kodons existieren in allen Zellen der belebten Natur tRNAs mit entsprechenden komplementären Antikodons (Abb. 2.5).

Eine große Überraschung war es, als klar wurde, dass in der gesamten belebten Natur die tRNAs so beschaffen sind, dass ein bestimmtes Antikodon ausnahmslos mit einer ganz bestimmten Aminosäure korreliert. Diese Aminosäure wird an das 3'-Ende der tRNA ankondensiert.

Noch überraschender war die Beobachtung, dass zum Teil bis zu sechs verschiedene Kodons eine ein-

Abb. 2.3. Ein DNA-Strang bildet sich durch sukzessive Kondensation von Desoxynukleotidtriphosphaten unter Abspaltung von PPi, wobei eine Phosphatdiesterbrücke die 3'-OH-Gruppe des einen Desoxynukleotids mit der 5'-OH-Guppe des folgenden Desoxynukleotids verbindet. Man hat sich darauf geeinigt, das 5'-Ende eines DNA-Strangs als „Anfang" und das 3'-Ende als „Ende" zu bezeichnen. Über Watson/Crick-Basenpaare lagern sich zwei komplementäre DNA-Stränge zu einem DNA-Doppelstrang zusammen, der dann aufgrund physikochemischer Vorgaben die berühmte DNA-Doppelhelix bildet. Die beiden Stränge sind zueinander antiparallel angeordnet

Aminosäure	Kodon	Aminosäure	Kodon	Aminosäure	Kodon	Aminosäure	Kodon
Phenylalanin (F) Leucin (L)	UUU UUC UUA UUG	Serin (S)	UCU UCC UCA UCG	Tyrosin (Y) Stopp Stopp	UAU UAC UAA UAG	Cystein (C) Stopp Tryptophan (W)	UGU UGC UGA UGG
Leucin (L)	CUU CUC CUA CUG	Prolin (P)	CCU CCC CCA CCG	Histidin (H) Glutamin (Q)	CAU CAC CAA CAG	Arginin (R)	CGU CGC CGA CGG
Isoleucin (I) Methionin (M)	AUU AUC AUA AUG	Threonin (T)	ACU ACC ACA ACG	Asparagin (N) Lysin (K)	AAU AAC AAA AAG	Serin (S) Arginin (R)	AGU AGC AGA AGG
Valin (V)	GUU GUC GUA GUG	Alanin (A)	GCU GCC GCA GCG	Asparaginsäure (D) Glutaminsäure (E)	GAU GAC GAA GAG	Glycin (G)	GGU GGC GGA GGG

Abb. 2.4. Der genetische Code. Je drei Basen kodieren den Einbau einer definierten Aminosäure in eine wachsende Proteinkette. Drei Kodons (UAG, UGA, UAA) fungieren als Stoppsignale, da sie keine Aminosäure kodieren. Der genetische Code ist „degeneriert", da in aller Regel mehrere Kodons für eine Aminosäure kodieren. Ausnahmen bilden nur die Kodons für Methionin und Tryptophan. Aus diesem Grund lässt sich zwar aus einer DNA oder RNA eine eindeutige Proteinsequenz ableiten, wohingegen die Ableitung einer eindeutigen DNA- oder RNA-Sequenz aus einer Proteinsequenz nur bedingt möglich ist

zelne Aminosäure kodieren konnten, dass aber nicht zwangsläufig für jedes dieser sechs Kodons auch jeweils sechs verschiedene tRNAs in einer Zelle vorliegen mussten. Diesen Widerspruch erklärte Francis Crick mit der so genannten Wobble-Hypothese (Crick 1966; Abb. 2.6).

Die Wobble-Hypothese besagt, dass sich eine Basenpaarung zwischen der Nukleobase in der 3. Position des Kodons und der Nukleobase in der 1. Position des Antikodons abweichend von den Watson-Crick-Komplementaritätsregeln ausbilden kann.

Dennoch bleibt festzuhalten, dass eine strenge Korrelation zwischen einem bestimmten Antikodon und einer bestimmten Aminosäure besteht. Diese Korrelation gilt trotz der Tatsache, dass in unterschiedlichen Organismen die Primärstrukturen der tRNA für die entsprechenden Antikodon/Aminosäurespezifitäten durchaus verschieden sein können und teilweise auch erheblich verschieden sind.

Die Tatsache, dass sowohl die Kodierung biologischer Information als auch die Mechanismen der Realisierung der biologischen Information praktisch in allen Lebewesen nach den gleichen Prinzipien ablaufen, ist eine fundamentale Erkenntnis (Abb. 2.7). Sie ist die Basis der Evolution. Und sie ist eine elementare Voraussetzung für das Konzept „Gentechnik", das nicht nur darin besteht, genetische Information zu isolieren und zu analysieren. Das Prinzip „Gentechnik" besteht ganz wesentlich auch darin, diese genetische Information über Artengrenzen hinweg zur Funktion zu bringen. Erst die Tatsache, dass genetische Information als Konsequenz der Universalität des genetischen Codes universell eindeutig verständlich ist, ermöglicht den funktionellen Transfer jeder beliebigen genetischen Information in einen beliebigen genetischen Hintergrund. Dabei ist sichergestellt, dass der Sinn der transferierten Information exakt der gleiche bleibt wie in dem Quellenorganismus, aus dem die Information ursprünglich stammt.

Eine Komplikation muss an dieser Stelle erwähnt werden: Während bei Prokaryoten die Information innerhalb eines Gens ungestört von vorne nach

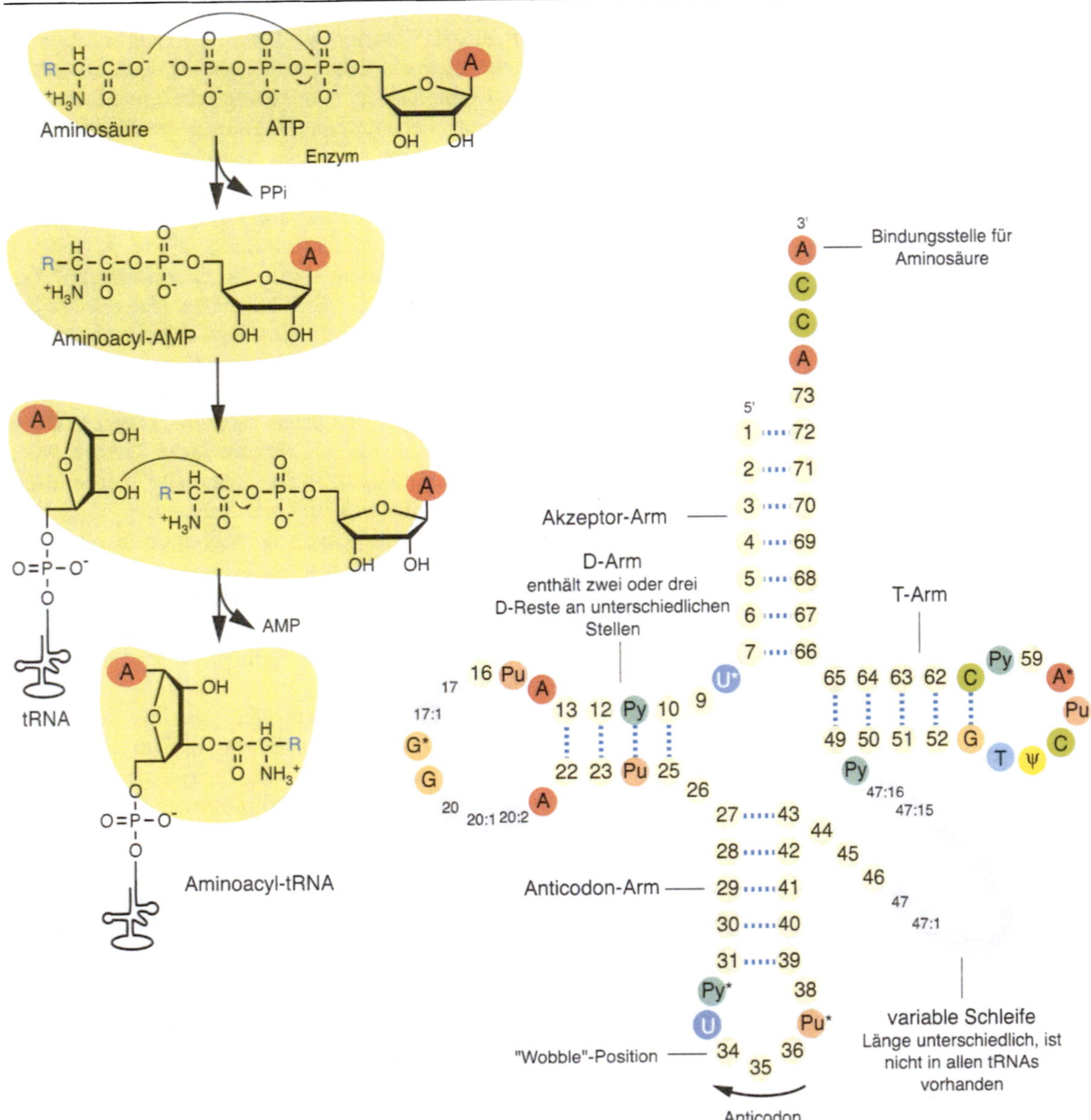

Abb. 2.5. Die Bifunktionalität der Transfer-RNAs (tRNAs). tRNAs besitzen eine typische „Kleeblattstruktur". An ihrem 3′-Ende wird entweder an die 2′- oder 3′-OH-Gruppe der Ribose mit hoher Spezifität eine ganz bestimmte Aminosäure verestert. Die Spezifität wird durch die „Antikodonsequenz" bestimmt, die sich zentral in der „Antikodonschleife" befindet. Diese drei Basen sind komplementär zu einem bestimmten Kodon und bilden gewissermaßen die Kupplung, um die in der mRNA zwischengespeicherten Information in ein Protein zu übersetzen. Obwohl es für jede Aminosäure mindestens eine spezifische tRNA gibt, ist die „Basistruktur" bei Pro- und Eukaryoten hoch konserviert. Dies äußerst sich einmal in der „Kleeblattstruktur". Darüber hinaus kommen bestimmte Nukleotide an bestimmten Positionen in allen tRNAs hochkonserviert vor. Schließlich enthalten tRNAs eine Vielzahl modifizierter Basen, z. B. Thymidin (T) das normalerweise nur in DNA vorkommt, Pseudouridin (Ψ) oder Dihydrouridin (D)

1. Base im Antikodon	3. Base im Kodon
C	G
A	U
U	A oder G
G	U oder C
I	U, C oder A

	Position	1 2 3
Kodon:		5'–ACG–3'
Antikodon:		3'–UGC–5'
	Position	3 2 1

Abb. 2.6. Erlaubte Basenpaarungen zwischen der 3. Position im Kodon und der ersten Position in Antikodon der tRNAs nach der Wobble-Hypothese

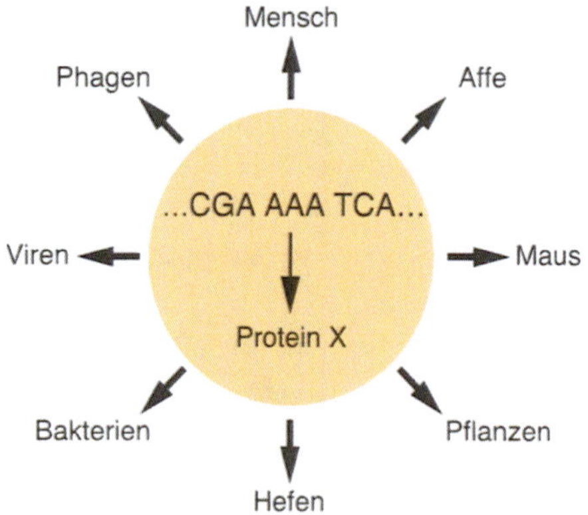

Abb. 2.7. Die Kodierung genetischer Information ist in der ganzen belebten Natur eindeutig und wird in allen lebenden Zellen verstanden. Aus diesem Grund kann genetische Information von einem Genom in ein anderes Genom übertragen werden und wird im Kontext des neuen Genoms korrekt abgelesen

hinten durch das Dreierraster ablesbar ist, ist dies bei Eukaryoten eher die Ausnahme. Eukaryotische Gene sind meistens von einer unterschiedlichen Anzahl nichtkodierender Abschnitte unterbrochen (Abb. 2.8).

Nichtkodierende Abschnitte in Genen von Eukaryoten bezeichnet man als Introns, wohingegen man die kodierenden Abschnitte als Exons bezeichnet. Ein Intron kann so positioniert sein, dass es sogar ein Triplett „trennt".

Mit dieser Situation wird kein Translationsapparat fertig. Es muss daher sichergestellt sein, dass eine mRNA an das Ribosom gelangt, die keine Intronsequenzen mehr enthält. In Eukaryoten ist dies kein Problem, denn nachdem das Gen mit all seinen Exons und Introns in RNA überschrieben wurde, werden noch im Zellkern die Introns entfernt. Dies besorgen Ribonukleoproteinkomplexe – ähnlich wie die Ribosomen –, die als „Spleißosomen" bezeichnet werden (Abb. 2.9). Den Prozess selbst nennt man „Spleißen" (Hastings u. Krainer 2001).

Wird allerdings ein eukaryotisches Gen in einem Bakterium exprimiert, werden Introns zum unlösbaren Problem. Bakterien besitzen nämlich keine Spleißosomen, da sie Introns nicht kennen. Will man daher eukaryotische genetische Information in Prokaryoten exprimieren, muss man der bakteriellen Zelle die genetische Information ohne Intronbereiche präsentieren. Dies gelingt zwischenzeitlich sehr einfach, indem man im Reagenzglas eine so genannte cDNA („complementary DNA") synthetisiert und diese dann in die Bakterienzelle einschleust.

In der Natur kommen cDNAs bei den Retroviren vor. Diese Viren transportieren ihr Genom in Form von RNA, persistieren in der infizierten Zelle aber in Form von DNA im Genom dieser Zelle. Nach einer Infektion stehen die Viren vor dem Problem, ihr RNA-Genom in ein DNA-Genom umzuschreiben. Dies schaffen sie mit Hilfe eines Enzyms, das jedes Retrovirus zusammen mit dem RNA-Genom transportiert (Abb. 2.10). Es ist die Reverse Transkriptase (Baltimore 1970; Temin u. Mizutani 1970).

Die Reverse Transkriptase der Retroviren ist eine RNA-abhängige DNA-Polymerase. Dieses Enzym benutzt RNA als Matrize und kopiert sie in eine „komplementäre" DNA (cDNA).

Dieses Enzym kann man nun in der Gentechnologie nutzen, um mit dem „Intronproblem" fertig zu werden. Man isoliert mRNA, die bekanntlich frei von Introns ist, und kopiert diese mit der retroviralen Reversen Transkriptase in eine cDNA. Diese cDNA kann nun ohne Schwierigkeiten in Bakterien eingebracht werden, wo sie wegen der Universalität des genetischen Codes in das gleiche Proteinpro-

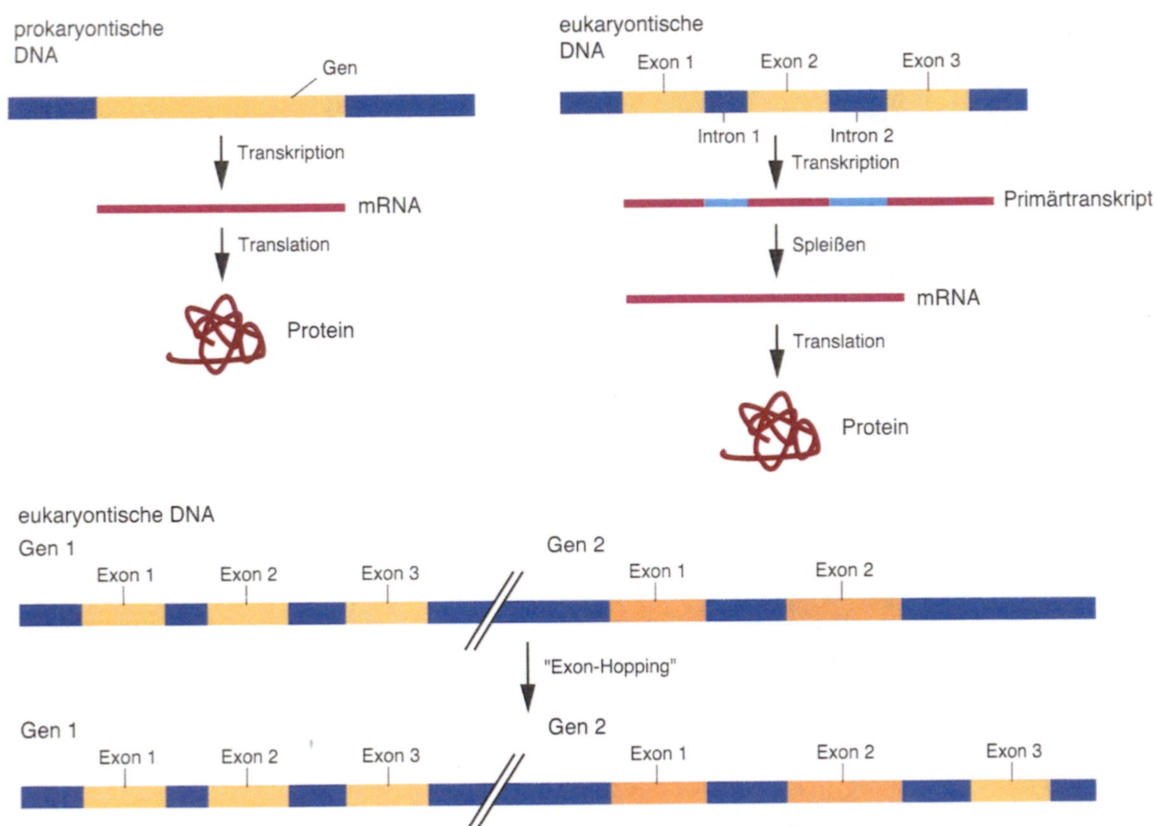

Abb. 2.8. Organisation prokaryotischer vs. eukaryotischer Gene. Im Gegensatz zu prokaryotischen Genen sind eukaryotische Gene in ihrem Informationsfluss häufig durch so genannte Introns unterbrochen. Diese Introns werden im Rahmen der „mRNA-Reifung" durch „Spleißen" entfernt. Oft markieren Introns Funktionsdomänen in der kodierenden DNA. Wahrscheinlich hat die „Erfindung" von Introns beim Übergang von Prokaryoten nach Eukaryoten die Evolution stark beschleunigt, da durch so genanntes „Exon-Hopping" Funktionsdomänen aus unterschiedlichen Genen zu neuen Genen kombiniert werden konnten

dukt überschrieben wird wie in dem Organismus, aus dem die genetische Information stammt.

Die hohe Spezifität der genetischen Kontrolle ▶ Wenn die Kodierung der genetischen Information für alle Lebewesen eindeutig und damit universell verständlich ist, kann man dann schlussfolgern, dass dies auch für die Kontrolle der „Realisierung" der genetischen Information der Fall ist? Sicherlich nicht! Im Gegenteil: Die Kontrollmechanismen, die darüber entscheiden, wann und wo genetische Information abgerufen wird, sind extrem spezifisch.

Hinweis: Die in der DNA kodierte Information für Proteine und RNA wird in allen Organismen verstanden. Die Basis dafür bildet die Universalität des genetischen Codes.

Das Abrufen der genetischen Information ist hingegen extrem spezifisch, sodass „fremde" genetische Information in einer Zelle in aller Regel nicht exprimiert werden kann.

Zwar liegt der Schlüssel für die Kontrolle der genetischen Information bei allen Lebewesen auch auf der DNA. Wie dieser Schlüssel allerdings zu bedienen ist, „weiß" nur die jeweilige Zelle, in der die Information natürlicherweise realisiert wird.

Es ist das Zusammenspiel bestimmter Proteine mit bestimmten Sequenzabschnitten auf der DNA, das die Kontrolle der genetischen Information determiniert. Es werden nur die Gene in einer Zelle exprimiert, die von solchen DNA-Sequenzen kontrolliert werden, für die geeignete Kontrollproteine in der Zelle vorhanden sind.

Zu den Proteinen, die an der Kontrolle des Abrufens genetischer Information beteiligt sind, gehören neben RNA-Polymerasen vor allem die Transkriptionsfaktoren. Die Sequenzabschnitte auf der DNA, mit denen die Kontrollproteine „wechselwirken“, werden als Kontrollelemente bezeichnet. Beispiele solcher Kontrollelemente sind Promotoren, Response-Elemente, Enhancer und Silencer (Abb. 2.11).

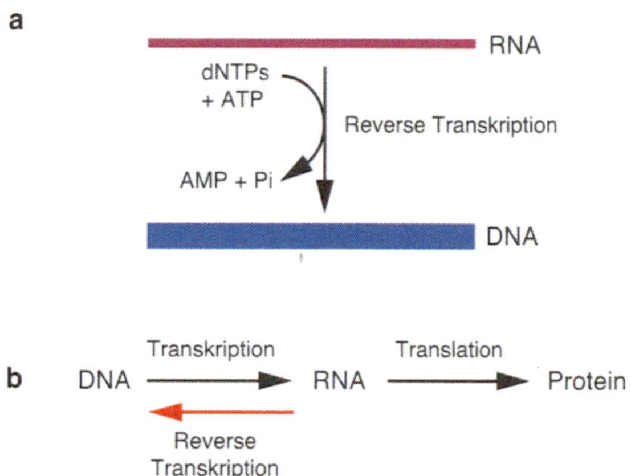

Abb. 2.10 a, b. Das retrovirale Enzym „Reverse Transkriptase“ schreibt RNA in DNA um. Somit ist dieses Enzym eine RNA-abhängige DNA-Polymerase. Die Entdeckung dieses für die Gentechnik so wichtigen Enzyms führte zur Korrektur des Dogmas, dass genetische Information ausschließlich von der DNA über die RNA hin zum Protein transportiert würde

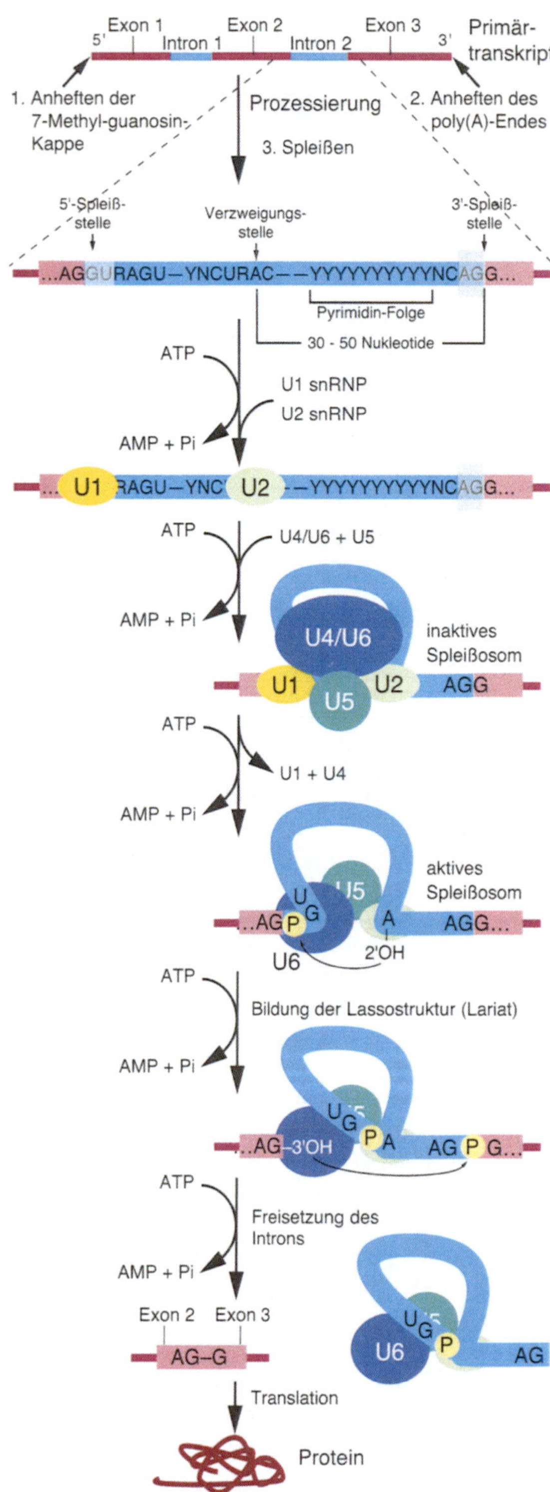

Abb. 2.9. Das „Spleißosom“ ist eine komplex zusammengesetzte Struktur aus Proteinen und RNA, die Introns aus pre-mRNA eliminiert. Der Komplex erkennt eine 5'-Spleißstelle, eine 3'-Spleißstelle, sowie eine „Verzweigungsstelle“. Zunächst wird die pre-mRNA an der 5'-Spleißstelle geöffnet, und es wird eine Bindung mit der Verzweigungsstelle geknüpft (Lassostruktur). Dann wird die pre-mRNA an der 3'-Spleißstelle geöffnet, und es wird eine kovalente Bindung zwischen der 5'-Spleißstelle und der 3'-Spleißstelle hergestellt

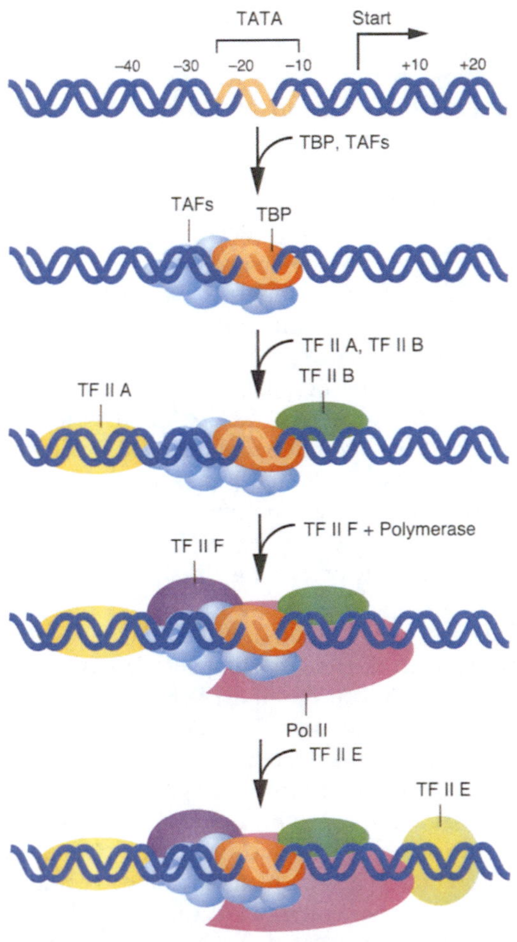

TATA = TA-reiche Sequenz
TBP = TATA-Sequenz-Bindeprotein
TAF = TBP-assoziierter Faktor
TF II A = Transkriptionsfaktor II A
TF II B = Transkriptionsfaktor II B
TF II E = Transkriptionsfaktor II E
TF II F = Transkriptionsfaktor II F
Pol II = Polymerase II

Abb. 2.11. Schematischer Aufbau eines eukaryotischen Transkriptionskomplexes. Ein Vielzahl unterschiedlicher Proteine können an der Ausbildung eines eukaryotischen Transkriptionskomplexes beteiligt sein. Dazu gehören neben der RNA-Polymerase verschiedene Transkriptionsfaktoren, die in der Regel in dem Bereich vor dem eigentlichen Gen binden. Verstärker- oder Abschwächungsfaktoren (*Enhancer* bzw. *Silencer*) können aber auch in Intronbereichen oder unterhalb des Gens binden. Gemeinsam legen alle diese Faktoren das zeitliche und räumliche Transkriptionsprogramm für das entsprechende Gen fest

Die Kontrolle des Abrufens der genetischen Information ist bei Prokaryoten und bei Eukaryoten fundamental verschieden. Aus diesem Grund werden die wichtigsten Mechanismen auch in zwei verschiedenen Unterkapiteln besprochen. Die Kenntnis dieser Mechanismen ist für die Gentechnik deshalb so wichtig, weil ein prinzipieller Ansatz der pharmazierelevanten Gentechnik darin besteht, eine bestimmte, in der gesamten belebten Natur eindeutig verständliche genetische Informationskassette in einer „falschen Zelle" bzw. in einem „falschen Organismus" zu exprimieren. Die Aufgabe besteht also im Wesentlichen darin, zunächst die Kontrolleinheit der betroffenen genetischen Informationskassette zu entfernen und durch eine neue Kontrolleinheit zu ersetzen, die eine effiziente Expression in der Zielzelle bzw. im Zielorganismus erlaubt.

Die Kontrolle der genetischen Information in Prokaryoten ▶ Bei Prokaryoten erkennt die RNA-Polymerase direkt die Promotorsequenz auf der DNA. Die RNA-Polymerase der Prokaryoten ist also ein DNA-Bindeprotein. In *Escherichia coli*, dem wichtigsten prokaryotischen Organismus für die Gentechnik, bestehen die Promotoren aus zwei Sequenzblöcken, die sich durch Konsensussequenzen beschreiben lassen.

Eine Konsensus-DNA-Sequenz ist eine „Durchschnittssequenz" von DNA-Bereichen, die äquivalente Funktionen determinieren.

Die beiden Konsensussequenzen der *E.-coli*-Promotoren liegen ziemlich genau 10 bzw. 35 Nukleobasen vor der Startstelle der Transkription. Man bezeichnet die Sequenzblöcke daher auch als -10- bzw. als -35-Region, da die erste transkribierte Base als +1 und die davor liegende, letzte nichttranskribierte Base als −1 bezeichnet wird. Die -10-Region wird aufgrund ihrer typischen Konsensussequenz auch als TATA-Box bezeichnet (Abb. 2.12).

Man kann solche Kontrollelemente durch Deletionsanalysen und durch Punktmutationen identifizieren. Dazu fusioniert man den Promotor an ein so genanntes Reportergen. Reportergene kodieren für Proteine, die man sehr leicht nachweisen kann.

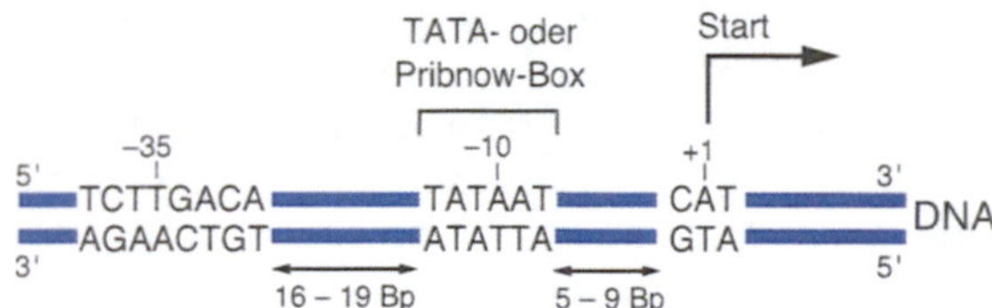

Abb. 2.12. Konsensussequenz eines prokaryotischen Promotors

Ein häufig verwendetes Reportergen ist beispielsweise das Gen für die bakterielle β-Galaktosidase. Dieses Enzym hydrolysiert die β-galaktosidische Bindung der Laktose zu Galaktose und Glukose. Das Enzym hydrolysiert aber auch artifizielle Substrate, vorausgesetzt, sie enthalten eine β-galaktosidische Bindung. Ein solches Substrat ist X-gal (5-Bromo-4-chloro-3-indolyl-β-*D*-galactopyranosid), das durch Hydrolyse mit Hilfe der β-Galaktosidase in den blauen Farbstoff 5,5′-Dibromo-4,4′-dichloroindigo umgewandelt wird (Abb. 2.13).

Wird ein β-Galaktosidase-Reportergen von einem intakten Promotor kontrolliert, so färben sich die Bakterienzellen blau, in denen das Reporterprotein synthetisiert wird – unter der Voraussetzung, dass sie auf einem Nähragar wachsen, der mit X-gal imprägniert ist.

Deletiert man die -35-Region aus der Promotorregion, wird keine β-Galaktosidase synthetisiert, und die Zellen bleiben farblos. Das gleiche Ergebnis erhält man, wenn man die -10-Region deletiert. Auch der Abstand zwischen -10- und -35-Region darf nicht verändert werden. Man kann allerdings die Nukleobasen in diesem Abstandsbereich fast beliebig austauschen, ohne dass sich das auf die Bildung der β-Galaktosidase auswirkt. Dies gilt natürlich nicht für die Nukleobasen innerhalb der beiden Kontrollregionen. Zwar können auch diese zum Teil durch andere Basen ersetzt werden. Allerdings sind in diesen Bereichen die Substitutionsmöglichkeiten deutlich eingeschränkt. Misst man dann auch noch die Effektivität der β-Galaktosidase-Synthese, stellt man für verschiedene Basensubstitutionen zum Teil erhebliche Unterschiede fest. Dies erkennt man an der Tiefe der Blaufärbung oder – etwas genauer – an der durch den Indikator verursachten Absorption bei einer photometrischen Messung. Man kann also durch eine geeignete Wahl von Nukleobasen innerhalb der -10- und -35-Regionen die Promotorstärke variieren. Starke Promotoren sorgen für eine effiziente Transkription, wohingegen schwache Promotoren nur eine mäßig effiziente Transkription des nachgeschalteten Gens erlauben.

Will man einen Proteinwirkstoff – beispielsweise Humaninsulin – in *E. coli* exprimieren, dann möchte man das in aller Regel sehr effizient tun. Eine wichtige Voraussetzung ist daher die Verwendung eines starken Promotors. Das müssen nicht immer natürliche Promotoren sein. Beispielsweise ist ein besonders starker Promotor der so genannte tac-Promotor. Hierbei handelt es sich um eine Kombination aus der -35-Region des Tryptophan-Promotors (*trp*-Promotor) und der -10-Region des β-Galaktosidase-Promotors (*lac*-Promotor). Andere starke Promotoren kommen beispielsweise in Phagen vor. Auch diese werden für die gentechnische Herstellung von Proteinwirkstoffen genutzt.

Induzierbare Expression in Prokaryoten ▶ In Prokaryoten wird die Realisierung der genetischen Information nicht nur durch die jeweilige Promotorstärke moduliert. Große Teile der genetischen Information werden auch reguliert.

Regulation des Abrufens der genetischen Information ist für die gentechnische Produktion von Proteinwirkstoffen eine wichtige Option. Denn vielfach sind die Organismen, in die fremde genetische Information eingebracht wurde, in ihrer Physiologie stark beeinträchtigt, da das produzierte Fremdprotein entweder für den Organismus toxisch ist oder dieses Protein in solch großen Mengen produziert wird, dass wichtige physiologische Prozesse zu stark in den Hintergrund gedrängt werden. Als Konsequenz stellen die transgenen Zellen sehr schnell ihr Wachstum ein, sodass zwar in den wenigen Zellen der Wirkstoff sehr effektiv produziert wird, es aber an Biomasse fehlt, um lohnende Proteinausbeuten zu erzielen. Somit sind die Kenntnis und die gezielte Nutzung von Regulationsmechanismen bei Prokaryoten für die gentechnische Wirkstoffproduktion essentiell.

Prokaryoten regulieren die Expression der genetischen Information positiv und negativ. Positive Regulation bedeutet, dass ein Mechanismus existiert, der die Expression aktiv über ein basales Niveau ankurbelt. Hier sind also Aktivatoren an der

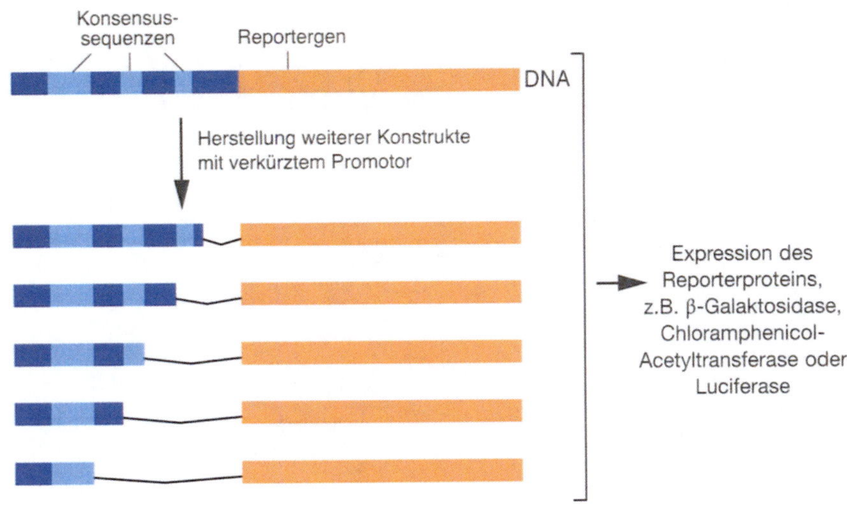

Abb. 2.13. Der Reportergentestversuch. In einem Reportergentestversuch wird das mit einem zu testenden Promotor assoziierte Gen durch ein so genanntes Reportergen ersetzt. Als Reportergen verwendet man Gene, deren Produkte leicht zu analysieren sind. Bekannte Kandidaten sind das bakterielle β-Galaktosidasegen, das Gen für die Chloramphenicol-Acetyltransferase oder das Luciferasegen aus dem Leuchtkäfer. Durch sukzessives Verkürzen des Promotorbereichs können essentielle Elemente innerhalb dieser Sequenz erkannt und definiert werden

Regulation beteiligt. Negative Regulation hingegen bedeutet, dass die Effektivität der Expression durch Repressoren aktiv reduziert wird. Beide Mechanismen - positive wie negative Regulation - sind bei der Regulation des lac-Operons realisiert.

Das lac-Operon aus E. coli (Kercker et al. 1997; Müller-Hill 1998). Diese Funktionseinheit kodiert für drei Gene, die für die effiziente Verwertung von Laktose als Kohlenstoffquelle erforderlich sind (Abb. 2.14). Normalerweise nutzt *E. coli* Glukose als Kohlenstoffquelle. Nur in Ausnahmefällen greift *E. coli* auf andere Kohlenstoffquellen zu. So ist es plausibel, dass die Gene, deren Produkte für die Verwertung von Laktose erforderlich sind, normalerweise nicht abgelesen werden. Sie befinden sich in einem reprimierten Zustand, d. h., sie werden primär negativ reguliert. Diese Regulation besorgt ein Repressor, ein Protein, das mit hoher Spezifität und mit hoher Affinität eine DNA-Sequenz bindet, die mit dem *lac*-Promotor überlappt. Der *lac*-Repressor hindert also die RNA-Polymerase daran, an den *lac*-Promotor zu binden und die Expression der drei Gene zu katalysieren. Für den Fall, dass *E.-coli*-Zellen statt Glukose Laktose angeboten bekommen, muss jedoch sichergestellt sein, dass der Expressionsblock aufgehoben werden kann, um die jetzt notwendigen Enzyme zu synthetisieren. Dies ge-

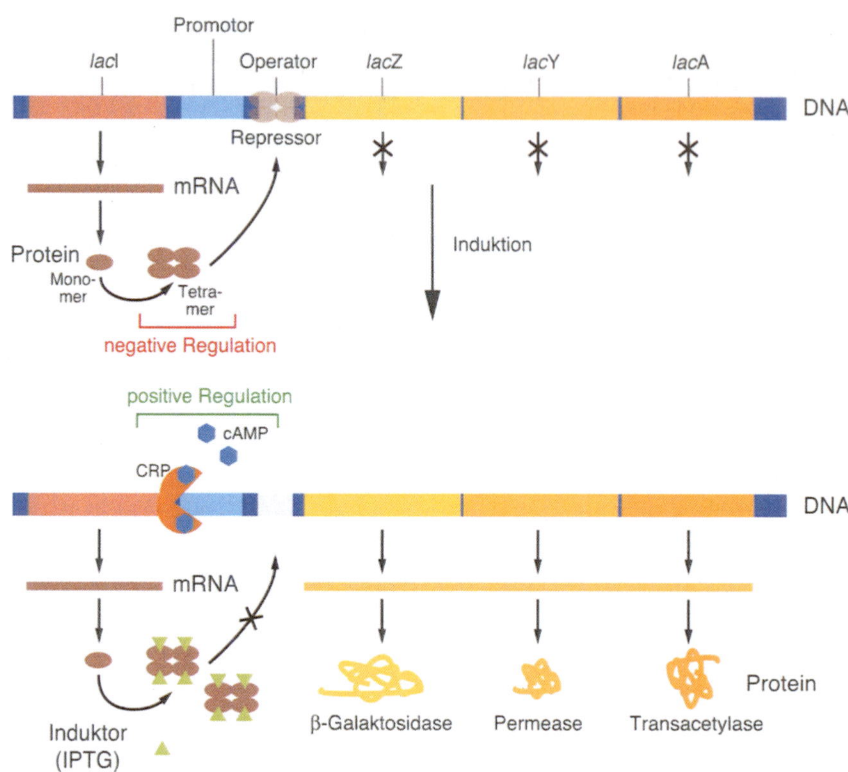

Abb. 2.14. Das *lac*-Operon. Das *lac*-Operon wird zunächst negativ reguliert, indem ein konstitutiv exprimierter *lac*-Repressor an den *lac*-Operator bindet und so der RNA-Polymerase den Weg versperrt. Bindet ein Induktor an das Repressorprotein, kann die Transkription prinzipiell beginnen. Allerdings ist für eine effiziente Transkription ein weiteres Protein erforderlich, das dann gebildet wird, wenn der Zelle die Glukosequelle versiegt. Dadurch entsteht cAMP, das die „positive Kontrolle" der Expression des *lac*-Operons induziert

lingt dadurch, dass Laktose und verwandte Moleküle an das Repressorprotein binden, wodurch sich die Konformation des Repressors derart ändert, dass die Affinität zur DNA-Region in der Nachbarschaft zum *lac*-Promotor verloren geht. Laktose oder das experimentell häufiger verwendete, nicht verstoffwechselbare Analogon Isopropyl-β-*D*-Thiogalactosid (IPTG) bezeichnet man als Induktor. Induktoren sind also in der Lage, eine negative Regulation aufzuheben. Nun ist es aber denkbar, dass *E.-coli*-Zellen sowohl Glukose als auch Laktose angeboten bekommen. Auch in diesem Fall würden die Zellen auf die Glukose als Kohlenstoffquelle zugreifen. Die Synthese der Proteine für den Laktoseabbau wäre gewissermaßen eine Verschwendung von Energie und von Synthesebausteinen. Aus diesem Grund läuft die Expression des *lac*-Operons sehr ineffektiv, wenn gleichzeitig Glukose vorhanden ist. Anders ausgedrückt, für eine effiziente Transkription des *lac*-Operons reicht es nicht aus, die Repression durch einen Induktor aufzuheben. Ein zweiter Mechanismus muss greifen. Dies ist ein positiver Regulationsmechanismus, der durch ein Aktivatorprotein induziert wird. Dieses Aktivatorprotein heißt CAP (cAMP-bindendes Protein) oder CRP („cAMP response protein"), und auch für dieses Protein existiert eine Bindungsstelle in der Nähe des *lac*-Promotors. Zusammen mit cAMP bindet CAP/CRP an diese Stelle und verleiht damit der RNA-Polymerase ein ganz besonders hohe Aktivität, sodass nun das *lac*-Operon sehr effizient abgelesen werden kann. Wichtig zu wissen ist, dass cAMP immer in Hungersituationen auftritt, also auch gerade dann, wenn es an Glukose mangelt.

Umsetzen dieser Mechanismen für die Biotechnologie. Dieses Wissen kann man nun für gentechnisch/biotechnische Probleme nutzen, denn die Kontrollelemente des *lac*-Operons – der so genannte Operator – funktionieren vor jedem beliebigen Gen, nicht nur vor den Genen für die Pro-

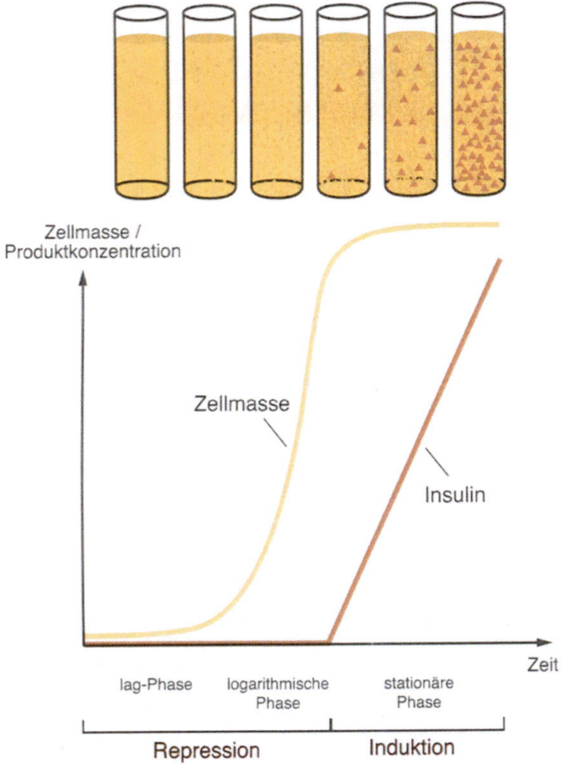

Abb. 2.15. Wachstumskurve und Expressionskurve eines *E.-coli*-Stammes, der ein regulierbares Insulingen trägt. Erst nach Zugabe des Induktors zu einem Zeitpunkt, zu dem der Glukosevorrat praktisch verbraucht ist, beginnen die Zellen mit einer effizienten Insulinproduktion

dukte zur Laktoseverwertung. Man kann also beispielsweise den *lac*-Operator mit einem Insulingen kombinieren, das in *E. coli* exprimiert werden soll. In diesem Fall werden die Zellen so lange kein Insulin produzieren, solange noch Glukose im Medium vorhanden ist. Erst wenn die ganze Glukose verbraucht ist und man dem Fermenter einen Induktor (IPTG) zugefügt hat, beginnen die Zellen, mit hoher Effizienz Insulin zu synthetisieren (Abb. 2.15).

Das trp-Operon aus E. coli. Ein ähnliches, viel genutztes Kontrollsystem ist der so genannte *trp*-Operator. Auch das *trp*-Operon, auf dem die Enzyme zur Biosynthese der Aminosäure Tryptophan kodiert sind, wird durch einen Repressor negativ reguliert. Dieser Repressor bindet nur an den Operator, wenn überschüssiges Tryptophan in der Zelle akkumuliert. Tryptophan fungiert also als Korepressor. Durch Zugabe eines Induktors (beispielsweise Indolacrylsäure oder Indolpropionsäure) wird Tryptophan aus seiner Bindestelle am *trp*-Repressor verdrängt und der Repressor verliert seine Affinität zum Operator (Abb. 2.16). Dieses System ist somit etwas leichter handhabbar als das *lac*-Operator/Repressorsystem, da hier nur die An- bzw. Abwesenheit des Induktors über den Aktivitätszustand der Expression des Folgegens entscheidet. Beim *lac*-Operator muss ebenfalls ein Induktor vorhanden sein. Zusätzlich muss aber auch noch sichergestellt sein, dass keine Glukose mehr vorhanden ist. Erst dann wird das Folgegen effizient exprimiert.

In Prokaryoten wird die Realisierung genetischer Information komplex reguliert. Dabei werden aktivierende Prinzipien (positive Regulation) ebenso genutzt wie reprimierende Prinzipien (negative Regulation). Für die biotechnologische Herstellung pharmazeutisch interessanter Wirkstoffe in Prokaryoten können alle diese Systeme genutzt werden. Ein beliebiges Gen, das mit einem dieser vielen Regulationssysteme kombiniert wird, wird durch die Vorgaben des Regulationssystems kontrolliert exprimiert.

Die Kontrolle der genetischen Information in Eukaryoten ▶ Anders als die Prokaryoten kontrollieren Eukaryoten die Expression der chromosomalen DNA nicht nur mit Hilfe einer einzigen RNA-Polymerase, sondern mit Hilfe von drei RNA-Polymerasen (Abb. 2.17):

- Die RNA-Polymerase I kontrolliert die Expression der großen ribosomalen RNAs (rRNAs).
- Die RNA-Polymerase II kontrolliert die Expression aller Messenger-RNAs (mRNAs).
- Die RNA-Polymerase III kontrolliert die Expression der Transfer-RNAs (tRNAs und die Expression der 5-S-rRNA).

Diese drei eukaryotischen RNA-Polymerasen unterscheiden sich von der RNA-Polymerase der Bakte-

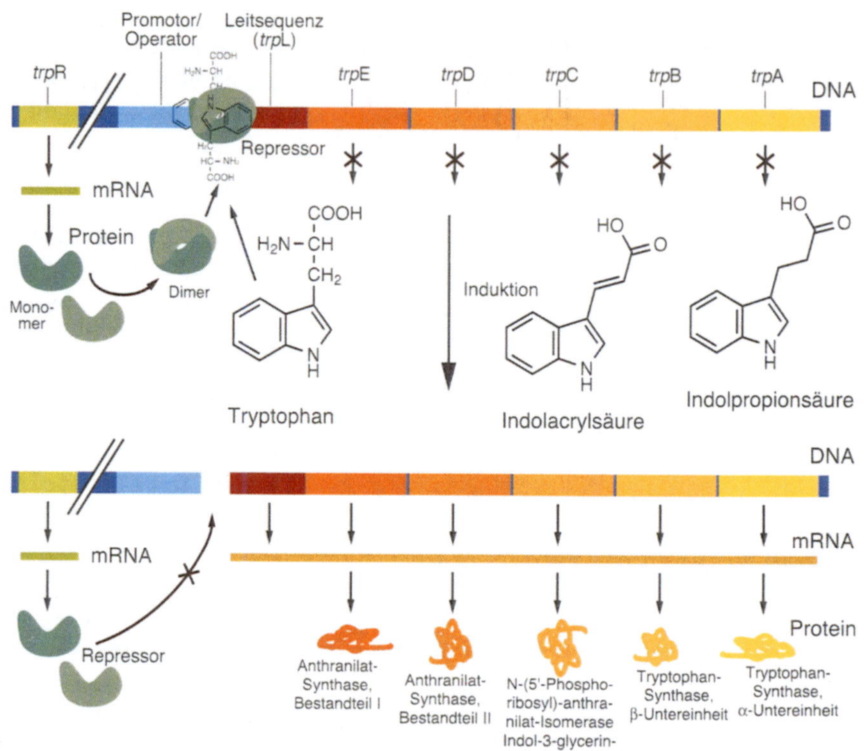

Abb. 2.16. Die Regulation des *trp*-Promotors. In diesem Fall bindet der Repressor, wenn ein Überschuss an Tryptophan (Korepressor)in der Zelle vorliegt. Durch geeignete Kompetitoren (Induktoren wie Indolacrylsäure oder Indolpropionsäure) kann man den Repressor vom Operator ablösen und dadurch die Expression induzieren

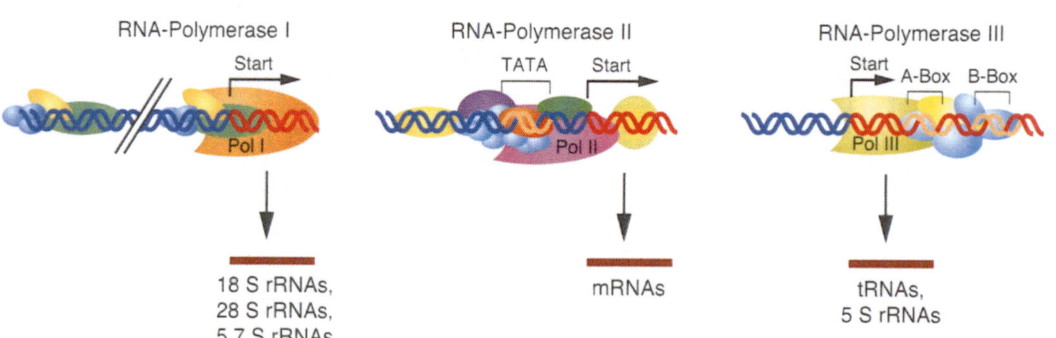

Abb. 2.17. Die RNA-Polymerasen der Eukaryoten. Dies sind keine DNA-Bindungsproteine, sondern die eukaryotischen RNA-Polymerasen erkennen Proteinkomplexe, die sich als Transkriptionsinitiationskomplexe an den jeweiligen Promotoren assembliert haben. Die RNA-Polymerasen I und II erkennen Transkriptionsinitiationskomplexe, die sich vor den entsprechenden Genen befinden, wohingegen die RNA-Polymerase III einen Transkriptionskomplex erkennt, der sich inmitten des Gens befindet

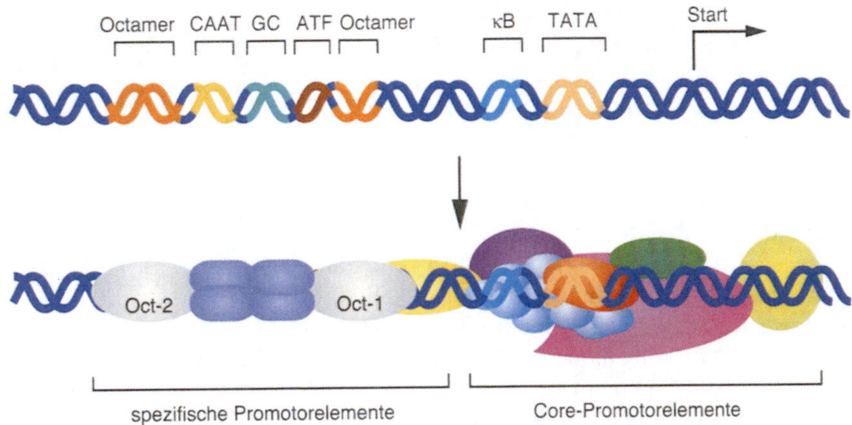

Abb. 2.18. Typischer Aufbau eines komplexen eukaryotischen Promotors mit *Core*-Promotorelementen und spezifischen Elementen

rien zusätzlich dadurch, dass sie nicht unmittelbar Promotoren auf der DNA erkennen. Zwar binden auch eukaryotische RNA-Polymerasen an DNA. Allerdings ist diese Bindung nicht spezifisch, d. h., eukaryotische RNA-Polymerasen können keine Promotoren erkennen.

Diese Aufgabe übernehmen eine Vielzahl von Transkriptionsfaktoren (s. Abb. 2.17), die sich zu einem Präinitiationskomplex assemblieren, der dann von einer RNA-Polymerase erkannt wird. Man unterscheidet **konstitutive** und **spezifische Transkriptionsfaktoren** (Ranish u. Hahn 1996).

Konstitutive Transkriptionsfaktoren. Die konstitutiven Transkriptionsfaktoren binden an die so genannten *Core*-Promotorelemente (Abb. 2.18). Ein solches *Core*-Promotorelement ist beispielsweise, ähnlich wie bei den Prokaryoten, eine Art TATA-Box, die allerdings etwas weiter oberhalb der Transkriptionsinitiationsstelle liegt als die TATA-Box prokaryotischer Promotoren. Generell sind die Anforderungen an die exakte Lage der Kontrollelemente bei Eukaryoten nicht so strikt wie bei Prokaryoten. Zu den konstitutiven Elementen eukaryotischer Promotoren gehören ferner eine CCAAT-Box und eine GGCG-Box, die auch als „GC-Box" bezeichnet wird. Praktische jede Zelle enthält Transkriptionsfaktoren, die an diese *Core*-Elemente binden.

Spezifische Transkriptionsfaktoren. Neben den Elementen der *Core*-Promotoren gibt es aber bei Eukaryoten auch noch eine Vielzahl sehr spezifischer Elemente und entsprechender, spezifischer Transkriptionsfaktoren. Die Elemente heißen z. B. Octamer (ATTTGCAT), κB (GGGACTTTCC) oder ATF (GTGACGT). Und die korrespondierenden Transkriptionsfaktoren nennt man Oct-1, NFκB und ATF. Promotoren, die derartige Elemente besitzen, sind nur aktiv, wenn auch die entsprechenden Transkriptionsfaktoren in der Zelle vorhanden sind und an das *Response*-Element gebunden haben.

Zelltypspezifische Regulation der eukaryotischen Genexpression erfolgt also zum Beispiel dadurch, dass nur in bestimmten Zellen ein kompletter Satz bestimmter Transkriptionsfaktoren vorhanden ist, der erforderlich ist, um einen funktionsfähigen Präinitiationskomplex auszubilden.

Induzierbare Expression in Eukaryoten ▶ Natürlich gibt es aber auch bei Eukaryoten die Möglichkeit, die Expression bestimmter Gene gezielt zu induzieren. Dazu müssen Response-Elemente in der Promotorregion vorhanden sein, die von **„konditionalen" Transkriptionsfaktoren** angesteuert werden. „Konditionale" Transkriptionsfaktoren sind beispielsweise Glukokortikoidrezeptoren. Bekanntlich befinden sich diese nicht auf der Zellmembran, sondern sie kommen gelöst im Zytoplasma der Zellen vor. Die hydrophoben Liganden dieser Rezeptoren dringen durch die Plasmamembran ins Zytoplasma ein und binden an die korrespondierenden Rezeptoren. In dieser komplexierten Form wandeln sich die Glukokortikoidrezeptoren zu Transkriptionsfaktoren und wandern in den Zellkern. Dort binden sie an spezifische Response-Elemente vor ganz bestimmten Genen. Erst dadurch entsteht ein für dieses Gen aktiver Promotor, sodass die RNA-Polymerase II die Transkription des Gens katalysieren kann.

Weitere Beispiele für induzierbare Promotoren in Eukaryoten sind der Promotor der sauren Phosphatase (PHO5) in Hefe, der nur in einem phosphatfreien Medium aktiv ist, oder der Metallothioninpromotor aus der Maus, der durch die Anwesenheit von Schwermetallionen aktiviert wird. Hier bietet die Natur eine enorme Vielfalt, aus der sich der Gentechnologe beliebig bedienen kann, um ein maßgeschneidertes Ergebnis zu produzieren.

Verstärkung bzw. Abschwächung der Expression in Eukaryoten ▶ Weitere Elemente, die typischerweise an der Kontrolle der eukaryotischen Genexpression beteiligt sind, sind so genannte **Enhancer** und **Silencer** (Hertel et al. 1997). Wie die Namen andeuten, verstärken Enhancer die Expression, wohingegen Silencer die Effizienz der Expression herabsetzen. Eine Besonderheit dieser Elemente besteht darin, dass diese Elemente nicht zwangsläufig im aktuellen Promotorbereich liegen müssen. Im Gegenteil: Sie können weit vor, hinter oder sogar innerhalb des Gens in einem Intron liegen. Handelt es sich um einen Enhancer, so kann man die expressionsfördernde Eigenschaft für die Herstellung eines Wirkstoffs nutzen. Zwar ist dies die Ausnahme, denn meist werden cDNA als „Genäquivalente" benutzt. Im Falle des im Präparat Saizen® als Wirkstoff enthaltenen humanen Wachstumsfaktors nutzt man jedoch das Vorhandensein eines Enhancers im ersten Intron des menschlichen Gens für das Wachstumshormon (hGH-Gen). Natürlich muss dieses Gen in einer eukaryotischen Zelle exprimiert werden, da das Intron durch Spleißen aus dem primären Transkriptionsprodukt entfernt werden muss, bevor die Translation beginnen kann.

Auch in Eukaryoten kann fremde genetische Information gesteuert (kontrolliert) exprimiert werden. Für die praktische Biotechnologie ist dies jedoch bei weitem nicht so wichtig wie die kontrollierte Expression in Prokaryoten. Der Grund liegt darin, dass bei eukaryotischer Synthese eines Wirkstoffs das Produkt in aller Regel sezerniert und nicht in der Produktionszelle akkumuliert wird. Daher werden eukaryotische Produktionszellen viel weniger durch die fremde genetische Information „gestört" als prokaryotische Produktionszellen, die im Falle einer unkontrollierten Expression mehr und mehr mit dem Fremdprotein „volllaufen" und als Folge davon absterben würden.

Das Umschreiben von RNA in Protein ▶ Natürlich ist der Schritt des Umschreibens von RNA in Protein aus gentechnischer Sicht ein ausgesprochen wichtiger Schritt (Abb. 2.19). Denn in den allermeisten Fällen, in denen Gentechnik zur Herstellung eines pharmazierelevanten Wirkstoffs eingesetzt wird, ist das Produkt ein Protein und nicht etwa eine DNA oder RNA. Aus diesem Grund muss man wissen, was für eine effiziente Translation zu beachten ist.

Zunächst einmal hat man zur Kenntnis zu nehmen, dass – von ganz wenigen Ausnahmen abgesehen – die Proteinsynthese am Kodon AUG, d. h. mit der Aminosäure Methionin beginnt. Das ist aus gentechnischer Sicht ein Problem, denn die meisten Proteine, die derzeit als Wirkstoffe eingesetzt werden, tragen an ihren N-Termini *kein* Methionin. Hier müssen also Vorkehrungen getroffen werden, um dieses Handicap zu überwinden. Die Tatsache, dass die Proteinbiosynthese mit Methionin beginnt, ist biologisch vorgegeben und somit kaum zu umgehen.

Prinzipiell sind die Anforderungen, die der Translationsapparat stellt, bei Prokaryoten erstaunlicherweise höher als bei Eukaryoten. Wiederum muss ein genauer Abstand eingehalten werden, ganz ähnlich wie dies auch für die -10- und -35-Box bei prokaryotischen Promotoren der Fall ist. Das Translationselement, von dem hier die Rede ist, heißt *Shine-Dalgarno-Sequenz*. Dabei handelt es sich um einen Bereich, der aus 6–8 purinreichen Nukleotiden besteht. Diese Nukleotide sind zu einer Sequenz am 3′-Ende der ribosomalen 16-S-rRNA komplementär. Die *Shine-Dalgarno-Sequenz* muss möglichst exakt 8 Nukleotide oberhalb des ATG-Translations-Initiationskodons liegen. Sie ist quasi der „Auffädler" der mRNA in den ribosomalen Translationsapparat und deshalb so wichtig.

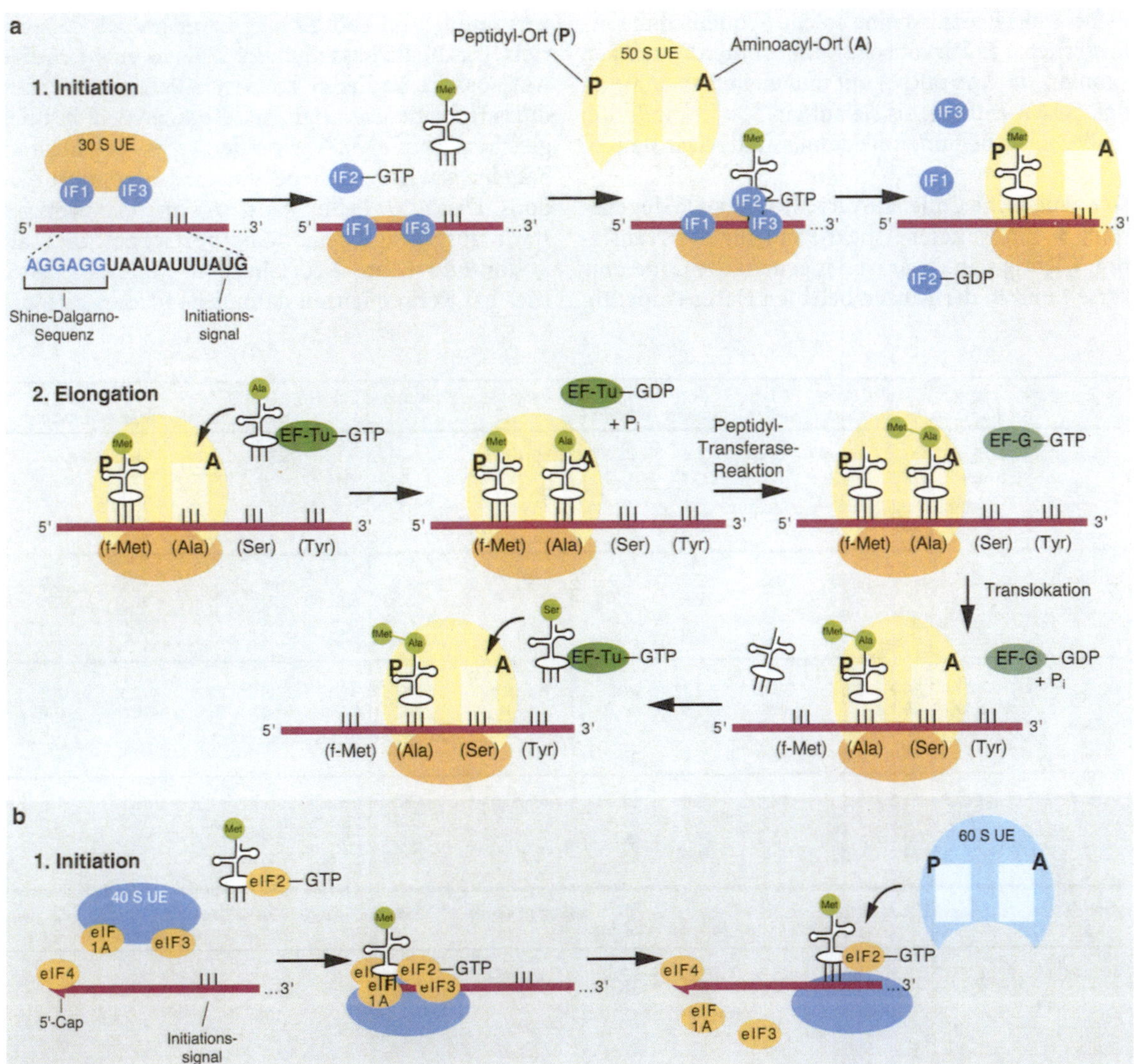

Abb. 2.19a, b. Proteinbiosynthese. **a** Bei den Prokaryoten leitet die so genannte Shine-Dalgarno-Sequenz die 30S-Untereinheit (30 S UE) an die richtige Position auf der mRNA. Nachdem die tRNA^{fMet} an das AUG-Initiationskodon gebunden hat, komplettiert die 50S-Untereinheit (50 S UE) den Initiationskomplex. Die Elongation beginnt mit der Bindung der 2. beladenen tRNA in die ribosomale A-Stelle (Akzeptorstelle). Dazu ist die Mitwirkung des Translationsfaktors EF-Tu erforderlich, der die notwendige „Konformationsenergie" durch GTP-Spaltung bereitstellt. Die Ausbildung der Peptidbindung zwischen den beiden im Ribosom fixierten Aminosäuren katalysiert die Peptidyltransferase. Die nun deacylierte tRNA in der P-Stelle (Peptidylstelle) dissoziiert von Ribosom ab, und das Ribosom bewegt sich um ein Kodon nach rechts, sodass die mit dem Dipeptid beladene tRNA nun die P-Stelle besetzt und die A-Stelle für den Eintritt der nächsten tRNA frei wird. Für diesen Translokationsprozess ist in diesem Fall die Mitwirkung des Translationsfaktors EF-G erforderlich. Wie EF-Tu ist auch EF-G ein G-Protein, das GTP bindet und dieses durch eine intrinsische GTPase zu GDP hydrolysiert. **b** Im Wesentlichen läuft die Initiationskomplexbildung bei den Eukaryoten ähnlich ab wie bei den Prokaryoten. Eukaryotische mRNAs besitzen jedoch keine Shine-Dalgarno-Sequenz. Daher gleitet der primäre Initiationskomplex aus mRNA, 40S-Untereinheit, tRNA^{Met} und verschiedenen eukaryotischen Initiationsfaktoren an der mRNA entlang, bis er auf ein AUG-Kodon stößt. Dort wird dann das Ribosom mit der 60S-Untereinheit komplettiert, und die Translation kann beginnen

Bei Eukaryoten ist eine solche Sequenz nicht erforderlich. Eukaryotische Ribosomen springen spontan auf eine mRNA auf und gleiten so lange an der mRNA entlang, bis sie auf ein Methioninkodon stoßen. Dort beginnen sie dann mit der Translation.

Der genetische Code: universell, aber auch degeneriert ▶ Ein weiterer Aspekt kann für die Translation wichtig sein. Zwar ist der genetische Code universell und in der ganzen belebten Natur eindeutig verständlich (s. Abb. 2.4). Er ist aber auch degeneriert. Das heißt, dass mehrere Kodons eine einzelne Aminosäure kodieren können. Allerdings werden die verschiedenen möglichen Kodons nicht mit der gleichen Häufigkeit verwendet. Jeder Organismus hat eine gewisse „Vorliebe" für ganz bestimmte Kodons. Diese „Vorliebe" kann stärker oder weniger stark ausgeprägt sein. Man bezeichnet dies als Kodon-*bias* (Abb. 2.20; Sharp u. Maniatis 1994). Dies hat Konsequenzen dahingehend, dass sich die

Aminosäure	Kodon	*E. coli*	*S. cerevisiae*	*P. falciparum*	*H. sapiens*	*C. albicans*	Aminosäure	Kodon	*E. coli*	*S. cerevisiae*	*P. falciparum*	*H. sapiens*	*C. albicans*
Phenylalanin (F)	UUU	22,3	26,0	34,3	16,9	28,4	Serin (S)	UCU	8,5	23,6	15,3	14,6	23,0
	UUC	16,6	18,2	7,3	20,4	15,7		UCC	8,6	14,2	5,3	17,4	10,3
Leucin (L)	UUA	13,9	26,4	49,2	7,2	33,5		UCA	7,2	18,8	18,2	11,7	24,2
	UUG	13,7	27,1	10,1	12,5	36,3		UCG	8,9	8,6	2,8	4,5	6,7
Leucin (L)	CUU	11,0	12,2	8,7	12,7	9,7	Prolin (P)	CCU	7,0	13,6	9,1	17,3	13,0
	CUC	11,1	5,4	1,7	19,4	2,5		CCC	5,5	6,8	2,5	20,0	3,7
	CUA	3,9	13,4	5,4	6,9	3,9		CCA	8,4	18,2	13,1	16,7	26,5
	CUG	52,6	10,4	1,3	40,3	3,1		CCG	23,2	5,3	0,9	7,0	2,5
Isoleucin (I)	AUU	30,3	30,2	34,0	15,7	39,7	Threonin (T)	ACU	9,0	20,2	12,8	12,8	30,3
	AUC	25,1	17,1	5,9	21,5	14,2		ACC	23,4	12,6	5,5	19,2	13,7
	AUA	4,4	17,8	44,7	7,1	12,4		ACA	7,1	17,7	22,8	14,8	17,3
Methionin (M)	AUG	27,9	20,9	20,9	22,3	18,4		ACG	14,4	8,0	3,8	6,2	3,7
Valin (V)	GUU	18,3	22,0	18,1	10,9	32,9	Alanin (A)	GCU	15,3	21,1	12,5	18,6	31,0
	GUC	15,3	11,6	2,6	14,6	10,4		GCC	25,5	12,6	3,2	28,6	13,1
	GUA	10,9	11,8	18,2	7,0	8,1		GCA	20,1	16,2	12,6	15,9	15,7
	GUG	26,4	10,7	4,9	29,0	10,2		GCG	33,6	6,1	1,1	7,6	2,2

Aminosäure	Kodon	*E. coli*	*S. cerevisiae*	*P. falciparum*	*H. sapiens*	*C. albicans*	Aminosäure	Kodon	*E. coli*	*S. cerevisiae*	*P. falciparum*	*H. sapiens*	*C. albicans*
Tyrosin (Y)	UAU	16,2	18,8	45,6	12,0	23,5	Cystein (C)	UGU	5,2	8,0	15,3	9,9	9,8
	UAC	12,2	14,7	5,5	15,6	11,7		UGC	6,5	4,7	2,4	12,2	1,8
Stopp	UAA	2,0	1,0	1,0	0,7	1,0	Stopp	UGA	0,9	0,6	0,2	1,3	0,3
Stopp	UAG	0,2	0,5	0,2	0,5	0,5	Tryptophan (W)	UGG	15,2	10,3	5,2	12,8	10,9
Histidin (H)	CAU	12,9	13,7	19,5	10,4	14,1	Arginin (R)	CGU	20,9	6,5	3,3	4,7	5,9
	CAC	9,7	7,8	3,9	14,9	5,9		CGC	22,0	2,6	0,5	10,9	0,8
Glutamin (Q)	CAA	15,3	27,5	25,1	11,8	35,1		CGA	3,6	3,0	2,4	6,4	3,5
	CAG	28,8	12,2	3,3	34,7	6,9		CGG	5,4	1,7	0,2	11,9	0,8
Asparagin (N)	AAU	17,7	36,0	105,5	16,7	38,0	Serin (S)	AGU	8,8	14,2	21,6	11,9	16,0
	AAC	21,7	24,9	18,5	19,5	18,6		AGC	16,1	9,7	3,8	19,3	4,5
Lysin (K)	AAA	33,6	42,1	90,5	23,9	48,7	Arginin (R)	AGA	2,1	21,3	16,9	11,4	23,3
	AAG	10,3	30,8	19,2	32,9	19,8		AGG	1,2	9,3	3,9	11,4	2,8
Asparaginsäure (D)	GAU	32,1	37,8	55,5	22,3	43,5	Glycin (G)	GGU	24,7	23,9	16,6	10,8	33,1
	GAC	19,1	20,3	8,6	26,1	14,8		GGC	29,6	9,7	1,6	22,8	4,7
Glutaminsäure (E)	GAA	39,4	45,9	65,8	29,1	49,9		GGA	8,0	10,9	16,7	16,3	13,7
	GAG	17,8	19,1	10,1	40,8	11,9		GGG	11,1	6,0	2,9	16,4	7,9

Abb. 2.20. Beispiele für den Kodon-*bias* verschiedener Organismen. Angegeben ist die prozentuale Häufigkeit der Nutzung eines bestimmten Kodons innerhalb einer Kodonfamilie

Größe der tRNA-Populationen in einem Organismus daran angepasst hat, mit welcher Häufigkeit bestimmte Kodons verwendet werden. Seltener verwendete werden von einer entsprechend kleineren tRNA-Population bedient als die bevorzugten Kodons. Man kann sich nun vorstellen, dass für die Expression eines Gens, das aus einem Organismus isoliert wurde, der eine ganz andere Kodon-*bias* nutzt als der Organismus, in dem dieses Gen exprimiert werden soll, der „Mangel" an ganz bestimmten tRNAs die Effizienz der Translation drücken kann. Aus diesem Grund geht man häufig den Weg, nicht etwas das „Originalgen" zu benutzen, sondern ein Gen komplett zu synthetisieren. Dann kann man genau die Kodons einbauen, die auch der Zielorganismus präferiert. So werden beispielsweise alle rekombinanten Insuline von derartigen „Kunstgenen" kodiert.

Intrazelluläre Akkumulation oder Sekretion biotechnologisch hergestellter Produkte ▶ Ein letztes Problem sollte an dieser Stelle bedacht werden. Der Ort, an dem die Proteinbiosynthese stattfindet, entscheidet darüber, wo das Protein einmal „landen" wird. Zwei Möglichkeiten sind in diesem Zusammenhang bedeutsam:

- Entweder das Protein verbleibt in der Zelle oder
- es wird ins Medium sezerniert.

Dies hängt letztlich davon ab, ob die Proteine an den im Zytoplasma frei diffundierbaren Ribosomen oder an den membrangebundenen Ribosomen, dem so genannten rauen endoplasmatischen Retikulum (ER) bei Eukaryoten bzw. der Zytoplasmamembran bei Prokaryoten, hergestellt werden. Proteine, die am ER bzw. an der Zytoplasmamembran synthetisiert werden, werden noch während ihrer Entstehung durch die Membran geschoben und gelangen so irgendwann in den periplasmatischen Raum (bei Prokaryoten) oder ins Medium (bei Eukaryoten; Abb. 2.21). Proteine, die an den diffundierbaren Ribosomen synthetisiert werden, verbleiben in der Zelle. Die Entscheidung, wo die Translation stattfindet, wird abhängig vom Charakter des 5′-Bereichs der mRNA getroffen. Kodiert dieser Bereich einen Proteinabschnitt, der eine Mischung aus hydrophilen und hydrophoben Aminosäuren enthält, wird das Protein in der Zelle verbleiben. Kodiert dieser Bereich einen Proteinabschnitt, der in der deutlichen Mehrzahl hydrophobe Aminosäuren enthält, wird die Proteinbiosynthese am ER stattfinden und das Protein wird sezerniert. Man bezeichnet eine solche Sequenz als **Leader-Sequenz.** Der Leader wird beim Durchtritt des Proteins durch die Membran durch membranständige Proteasen exakt abhydrolysiert. Dies erklärt auch, weshalb so viele therapeutisch eingesetzte Proteine an ihren N-Terminus kein Methionin tragen. Von ganz wenigen Ausnahmen abgesehen sind nämlich fast alle diese Proteine natürlicherweise extrazelluläre Proteine.

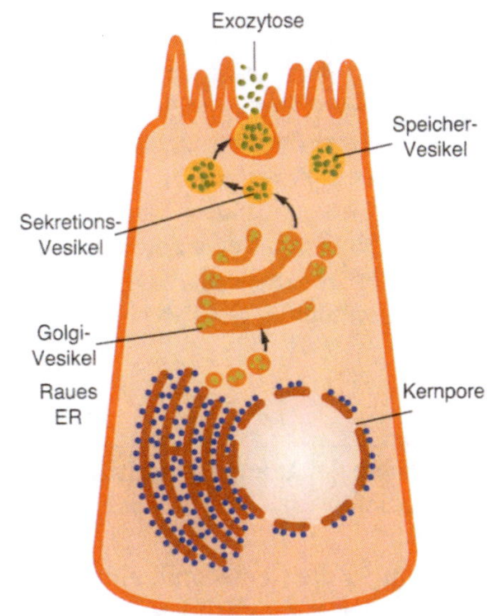

Abb. 2.21. Biosynthese sekretierter Proteine. Diese findet am rauen endoplasmatischen Retikulum statt, das aus der Kernmembran hervorgeht. Die synthetisierten Proteine werden dann ins Lumen der Golgi-Vesikel sezerniert und gelangen durch Exozytose in die Zellumgebung

Die Sezernierung eines rekombinanten Proteins hat gewisse Vorteile gegenüber der intrazellulären Akkumulation des Produktes:

- **Intrazellulär akkumulierende Produkte fallen nämlich häufig in Form von „Einschlusskörperchen" („inclusion bodies") an. In dieser Form sind die Proteine nicht nur unlöslich, sondern auch inaktiv, da sie stark denaturiert vorliegen.**

Solche „inclusion bodies" müssen in aufwendigen biotechnischen Verfahren in die funktionsfähige Form überführt werden. Demgegenüber fallen sezernierte Proteine in der Regel als lösliche und aktive Moleküle an.
- **Sezernierte Proteine sind viel weniger mit Bestandteilen der Produktionszellen verunreinigt als intrazellulär akkumulierte Proteine. Dies kann die Aufreinigung erleichtern.**

2.2.2 Grundlagen der Analyse genetischer Information

Ganz allgemein ist die Gentechnik eine Methodensammlung, mit der es möglich ist, DNA *in vitro* zu modifizieren. In aller Regel beinhaltet ein gentechnisches „Projekt" folgende Schritte (Abb. 2.22):

- Zunächst wird DNA aus einem Quellorganismus isoliert.
- Die isolierte DNA wird mit Hilfe gentechnischer Methoden umfassend analysiert.
- Anschließend wird die charakterisierte DNA gezielt gentechnisch modifiziert und in ein geeignetes Plasmid integriert.
- Die Plasmid-DNA wird in aller Regel nach *E. coli* transformiert, um sie dort klonal zu amplifizieren.
- Aus individuellen Klonen wird die Plasmid-DNA isoliert und gentechnisch charakterisiert.
- Die korrekt neukombinierte DNA wird dann in den endgültigen Zielorganismus transformiert (im Falle von Prokaryoten) oder transfiziert (im Falle von Eukaryoten).
- Schließlich werden die transgenen Organismen charakterisiert und gegebenenfalls das rekombinante Protein isoliert.

Natürlich beschränkt sich die Gentechnik nicht darauf, rekombinante Proteine herzustellen und aus transgenen Organismen zu isolieren. Man kann durch gentechnische Methoden einem Organismus oder einer Zelle auch neue Eigenschaften verleihen. Beispielsweise kann einer Pflanze ein rekombiniertes Resistenzgen aus einem Bakterium eingesetzt werden. Dadurch erwirbt die Pflanze eine neue Syntheseleistung, die sie natürlicherweise in dieser Art wohl nicht erworben hätte. Auch in der Medizin wird dieser gentechnische Ansatz, Zellen mit neuen Eigenschaften auszustatten, immer relevanter. Auf diese Art lassen sich auch genetisch defekte Zellen „reparieren". Dies sind typische Anwendungen im Rahmen einer Gentherapie, die zwar noch nicht routinemäßig in der Therapie eingesetzt werden, deren konsequente Entwicklung aber auch nicht mehr aufzuhalten ist (Abb. 2.23).

Nukleinsäurestoffwechsel im Reagenzglas ▶ Um die riesigen DNA-Moleküle modifizieren zu können, bedient man sich in der Gentechnik einer konsequenten Kombination biochemischer sowie genetischer Methoden.

Bei den biochemischen Methoden wird der Nukleinsäurestoffwechsel im Reagenzglas nachvollzogen. Hierzu werden hauptsächlich folgende Enzyme verwendet:

- **Restriktionsendonukleasen:** Diese hydrolysieren doppelsträngige DNA sequenz- und positionsspezifisch.
- **DNA-Polymerasen:** Sie katalysieren die Neusynthese von DNA.
- **DNA-Ligasen:** Sie knüpfen kovalente Bindungen zwischen DNA-Fragmenten.
- **Reverse Transkriptase:** Dieses Enzym katalysiert die Synthese von DNA, wobei nicht DNA, sondern eine RNA als Matrize verwendet wird.

Restriktionsendonukleasen. Das sind DNA-Hydrolasen, die als Substrat doppelsträngige DNA erkennen und diese sequenz- und positionsspezifisch an der Phosphatesterbindung hydrolysieren (Abb. 2.24). Restriktionsendonukleasen sind Teil des Modifikations-/Restriktionssystems verschiedener Mikroorganismen, durch das sich diese Organismen vor fremdem, infektiösem genetischem Material schützen. Dies ist nur möglich, wenn die DNA-Hydrolasen bestimmte Sequenzen erkennen, die in der eigenen DNA nicht oder modifiziert vorkommen.

Das erste Restriktionsenzym der Klasse, deren Vertreter heute in der Gentechnik verwendet werden, wurde 1970 von Hamilton Smith entdeckt, nachdem er beobachtet hatte, dass das Bakterium

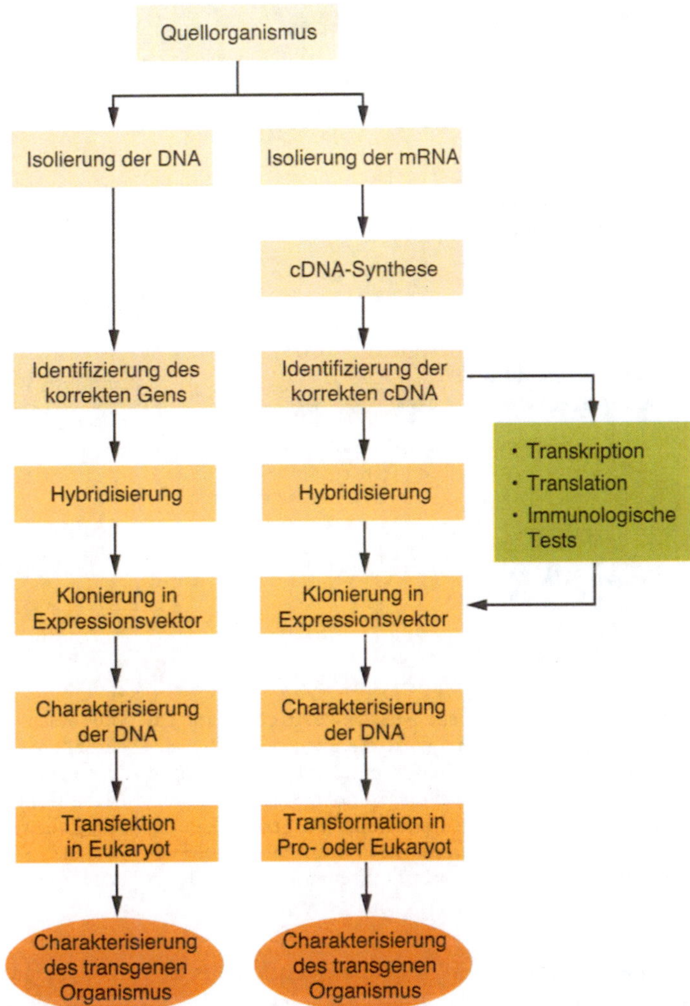

Abb. 2.22. Fließschema zur Herstellung eines transgenen Organismus

Haemophilus influenzae Phagen-DNA schnell abbaut. Nach biochemischer Aufreinigung dieser Enzymaktivität stellte Smith fest, dass das Enzym auch *E.-coli*-DNA, nicht jedoch *H.-influenzae*-DNA hydrolysieren konnte. Alle DNA-Fragmente, die nach Inkubation mit dem Enzym entstanden waren, begannen mit der Sequenz 5′-Pu-A-C und endeten mit der Sequenz G-T-Py-3′ (Pu = A oder G; Py = C oder T). Smith nannte diese erste Restriktionsendonuklease *Hind II*. Das Enzym erkennt die Sequenz 5′-G-T-Py-Pu-A-C-3′ und hydrolysiert diese Erkennungssequenz positionsspezifisch exakt in der Mitte.

In der Zwischenzeit sind mehr als 300 Restriktionsendonukleasen aus den unterschiedlichen Mikroorganismen isoliert worden (http://www.internalmed.wustl.edu/divisions/enzymes/INDEX.HTM). Diese Enzyme erkennen über 150 verschiedene, spezifische DNA-Sequenzen, die in der Regel aus 4–8 Basenpaaren bestehen. In den allermeisten Fällen sind diese Erkennungssequenzen als Palindrome angeordnet, d. h., vom 5′-Ende zum 3′-Ende hin gelesen sind die Sequenzen auf beiden DNA-Strängen gleich. Dabei schneiden die Enzyme die Erkennungssequenz nicht immer symmetrisch, wohl aber positionsspezifisch. Dies führt zu DNA-

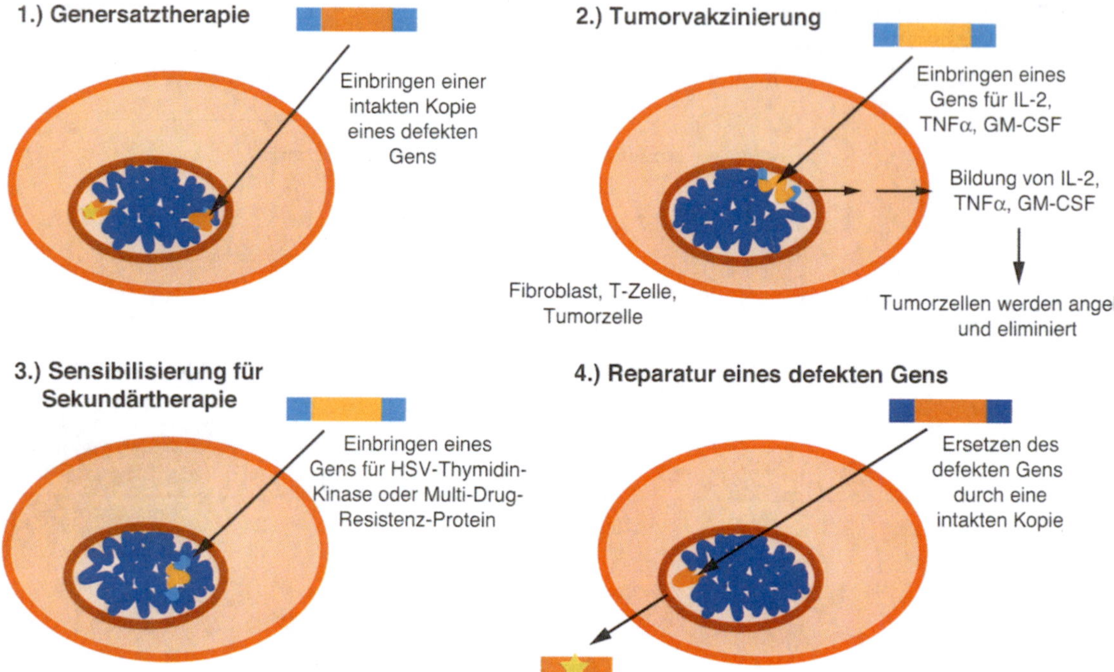

Abb. 2.23. Vier verschiedene Ansätze zur Gentherapie: 1. Bei der Genersatztherapie, wird die Funktion eines defekten Gens durch Einschleusen eines intakten analogen Gens komplementiert. 2. Bei der Tumorvakzinierung werden unterschiedliche Zellen mit Genen ausgestattet, deren Produkte am immunologischen Kommunikationsnetzwerk teilnehmen und somit Immunzellen anlocken. 3. Bei der Sensibilisierung von Zellen für eine Sekundärtherapie erhalten die Zellen ein Gen, dessen Produkt beispielsweise ein Prodrug „giftet" (HSV-Thymidin-Kinase, die das Prodrug Ganciclovir aktiviert) oder ein Gen, dessen Produkt die Zelle vor einer Chemotherapie schützt (Multi-drug-Resistenz). 4. Schließlich versucht man, defekte Gene direkt zu reparieren

Fragmenten mit glatten Enden, mit Enden, bei denen das 5′-Ende vorragt, oder mit solchen, bei denen das 3′-Ende vorragt. So bilden die Enden von DNA-Fragmenten, die durch Hydrolyse mit Restriktionsendonukleasen erzeugt wurden, gewissermaßen Kupplungen, die miteinander verbunden werden können, wenn die Enden mit der gleichen Restriktionsendonuklease erzeugt wurden. DNA-Enden, die mit unterschiedlichen Restriktionsendonukleasen erzeugt wurden, bilden keine passenden Kupplungen und können nur nach weiteren Modifikationen miteinander verknüpft werden.

Die Nomenklatur dieser Enzyme geht auf einen Vorschlag von Smith u. Nathans (1973) zurück. Danach werden die Enzyme durch 3 Buchstaben abgekürzt, die sich aus den ersten 3 Buchstaben der Genusbeschreibung ableiten, z. B. *Escherichia coli* = *Eco*, *Serratia marcescens* = *Sma*. Gelegentlich ist es notwendig, den Serotyp zu kennzeichnen, beispielsweise *Haemophilus influenzae* Serotyp f = *Hin f*. Sind aus einem Stamm mehrere Restriktionsendonukleasen isoliert, so wird dies durch eine römische Ziffer gekennzeichnet, etwa *Haemophilus aegypticus* = *HaeII*.

DNA-Polymerasen. DNA-Polymerasen katalysieren die Neusynthese von DNA. Dabei gelten zwei Prinzipien (Abb. 2.25):

- Das Substrat der DNA-Polymerase ist immer ein doppelsträngiger DNA-Bereich. Anders als beispielsweise RNA kann DNA also immer nur verlängert werden.
- Die Neusynthese der DNA erfolgt immer matri-

Bezeichnung	Herkunft	Erkennungssequenz	resultierende DNA-Enden	
glattes Ende:				
Alu I	*Arthrobacter luteus*	5'-AG|CT-3' 3'-TC|GA-5'	5'-AG-3' 3'-TC-5'	5'-CT-3' 3'-GA-5'
Hae III	*Haemophilus aegyptius*	5'-GG|CC-3' 3'-CC|GG-5'	5'-GG-3' 3'-CC-5'	5'-CC-3' 3'-GG-5'
Pvu II	*Proteus vulgaris*	5'-CAG|CTG-3' 3'-GTC|GAC-5'	5'-CAG-3' 3'-GTC-5'	5'-CTG-3' 3'-GAC-5'
Sma I	*Serratia marcescens*	5'-CCC|GGG-3' 3'-GGG|CCC-5'	5'-CCC-3' 3'-GGG-5'	5'-GGG-3' 3'-CCC-5'
5'-Überhang:				
Ava I	*Anabaena variabilis*	5'-C|PyCGPuG-3' 3'-GPuGCPy|C-5'	5'-C-3' 3'-GPuGCPy-5'	5'-PyCGPuG-3' 3'-C-5'
BamH I	*Bacillus amyloliquefaciens*	5'-G|GATCC-3' 3'-CCTAG|G-5'	5'-G-3' 3'-CCTAG-5'	5'-GATCC-3' 3'-G-5'
Bcl I	*Bacillus caldolyticus*	5'-T|GATCA-3' 3'-ACTAG|T-5'	5'-T-3' 3'-ACTAG-5'	5'-GATCA-3' 3'-T-5'
Bgl II	*Bacillus globigii*	5'-A|GATCT-3' 3'-TCTAG|A-5'	5'-A-3' 3'-TCTAG-5'	5'-GATCT-3' 3'-A-5'
EcoR I	*Escherichia coli*	5'-G|AATTC-3' 3'-CTTAA|G-5'	5'-G-3' 3'-CTTAA-5'	5'-AATTC-3' 3'-G-5'
3'-Überhang:				
Kpn I	*Klebsiella pneumoniae*	5'-GGTAC|C-3' 3'-C|CATGG-5'	5'-GGTAC-3' 3'-C-5'	5'-C-3' 3'-CATGG-5'
Pvu I	*Proteus vulgaris*	5'-CGAT|CG-3' 3'-GC|TAGC-5'	5'-CGAT-3' 3'-GC-5'	5'-CG-3' 3'-TAGC-5'

Pu, ein Purin: A oder G
Py, ein Pyrimidin: C oder T

Abb. 2.24. Beispiele für Restriktionsendonukleasen. Die senkrechten Striche innerhalb der Erkennungssequenzen markieren die Position, an der die DNA hydrolysiert wird. Symmetrische Hydrolyse erzeugt stumpfe DNA-Enden, d.h., 5'-Ende und 3'-Ende der komplementären Stränge des DNA-Fragments sind gleich lang. Asymmetrische Hydrolyse erzeugt überhängende Enden. Befindet sich die Hydrolysestelle links von der Mitte, werden DNA-Fragmente erzeugt, bei denen das 5'-Ende über das 3'-Ende hinausragt. Umgekehrt ist es, wenn sich die Hydrolysestelle rechts von der Mitte befindet. Dadurch werden gewissermaßen Kupplungen geschaffen, in die DNA-Fragmente, die durch die gleiche Restriktionsendonuklease erzeugt wurden, einrasten können

zenabhängig vom 5'- zum 3'-Ende. Wegen der antiparallelen Paarung der DNA-Stränge wird folglich die Matrize vom 3'- zum 5'-Ende abgelesen.

Zwar ist die Hauptaktivität der DNA-Polymerase die Katalyse der DNA-Synthese. Diese steht immer dann im Vordergrund, wenn das Enzym optimal mit Substraten – also neben doppelsträngiger DNA auch noch mit den vier Desoxynukleotidtriphosphaten – versorgt ist. Daneben besitzen viele DNA-Polymerasen aber noch zwei weitere Aktivitäten. In der gleichen Richtung, wie die DNA synthetisiert wird, kann das Enzym auch Nukleotide wieder entfernen. Diese wichtige 5'- → 3'-Exonukleaseaktivität spielt beim Korrekturlesen im Zuge der Replikation eine ganz wichtige Rolle.

Für die Gentechnik bemerkenswerter ist jedoch die dritte enzymatische Aktivität, die DNA-Polymerasen generell besitzen. Hierbei handelt es sich um eine 3'- → 5'-Exonukleaseaktivität, die die Rückreaktion der Polymeraseaktivtät darstellt.

In der Gentechnik nutzt man Hin- und Rückreaktion der DNA-Synthese durch DNA-Polymerasen unter anderem, um DNA-Enden zu korrigieren. Man verwendet dazu meist nicht etwa die eigentliche, bakterielle DNA-Polymerase-I, sondern ein Peptidfragment, das durch proteolytische Hydrolyse der DNA-Polymerase-I erhalten wird. Diesem sog. Klenow-Fragment fehlt die 5' → 3'-Exonukleaseak-

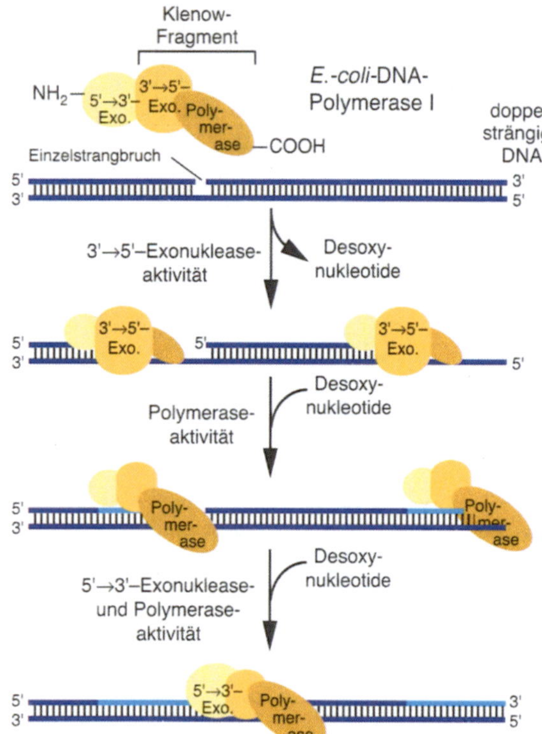

Abb. 2.25. DNA-Polymerase-I aus *E. coli*. Dieses Enzym besitzt drei Aktivitäten, die alle drei in der Gentechnologie genutzt werden. Die eigentliche Polymeraseaktivität synthetisiert DNA in 5′ → 3′-Richtung entsprechend der Sequenz des Matrizenstranges, der demnach von 3′ → 5′ gelesen wird. Neben dieser Polymeraseaktivität besitzt das Enzym zwei Exonukleaseaktivitäten, die DNA vom Ende her entweder in 5′ → 3′-Richtung oder in 3′ → 5′-Richtung abbauen. Die 5′ → 3′-Exonukleaseaktivität ist wichtig für das Korrekturlesen bei der Replikation und bei der Reparatur beschädigter DNA in der Zelle. Die 3′ → 5′-Exonukleaseaktivität katalysiert die Rückreaktion der DNA-Synthese und kommt dann zum Tragen, wenn keine Substrate (Desoxynukleotidtriphosphate) für die DNA-Synthese zur Verfügung stehen

tivität, wohingegen Polymerase- und 3′- → 5′-Exonukleaseaktivität voll erhalten sind. Durch den Einsatz dieses Enzyms ist man in der Lage, auch DNA-Fragmente miteinander zu kombinieren, die nicht mit der gleichen Restriktionsendonuklease erzeugt wurden. So können 5′-überhängende Enden durch DNA-Synthese am zurückragenden DNA-Strang aufgefüllt oder 3′-überhängende Enden durch die 3′- → 5′-Exonukleaseaktivität der DNA-Polymerase abhydrolysiert werden. In beiden Fällen erhält man DNA-Fragmente mit glatten Enden, die beliebig miteinander kombinierbar sind.

DNA-Ligasen. DNA-Ligasen sind Enzyme, die die Enden von DNA-Fragmenten unter ATP-Verbrauch kovalent miteinander verknüpfen (Abb. 2.26). Voraussetzung ist, dass die 5′-Enden der DNA-Fragmente an der Desoxyribose phosphoryliert sind, während die 3′-Enden eine freie OH-Gruppe tragen müssen.

Die Ligation von DNA-Fragmenten ist effizienter, wenn DNA-Fragmente mit versetzten Enden miteinander verknüpft werden sollen, da sich die DNA-Fragmente vor der Ligation über Basenpaarung an den komplementären Enden stabilisieren können. Prinzipiell ist aber auch die kovalente Verknüpfung glatter DNA-Enden möglich.

Reverse Transkriptase. Die Reverse Transkriptase ist eine Sonderform der DNA-Polymerasen (s. Abb. 2.10). Anders als klassische DNA-Polymerasen benutzt die Reverse Transkriptase eine RNA als Matrize, um sie in DNA umzuschreiben. Mit der Entdeckung der Reversen Transkriptase wurde ein lange gehegtes Dogma durchbrochen, das besagte, dass der Informationsfluss ausschließlich von DNA über RNA zu den Proteinen verläuft.

Reverse Transkriptase ist das wichtigste Enzym der Retroviren, die bekanntlich RNA und nicht DNA als chemische Speicherform ihrer genetischen Information benutzen (Baltimore 1970; Temin u. Mizutani 1970). Da aber auch Retroviren – ähnlich wie Phagen oder DNA-Viren – noch keine Lebewesen sind und deswegen zur Amplifikation und Realisierung ihrer genetischen Information auf die Biosyntheseleistung einer Wirtszelle angewiesen sind, muss zunächst die RNA in DNA umgeschrieben werden.

Mit Hilfe der Reversen Transkriptase ist es möglich, eine cDNA an einer gespleißten RNA als Matrize zu synthetisieren (s. oben). Als DNA-Polymerase benötigt auch die Reverse Transkriptase ein doppelsträngiges Substrat. Da die gespleißten mRNAs der Eukaryoten an ihrem Ende immer ein Homopolymer aus Adeninresten tragen, kann man dem Reaktionsansatz zur In-vitro-Synthese von cDNA kurze Homopolymere aus Thymidinresten zusetzen. Diese

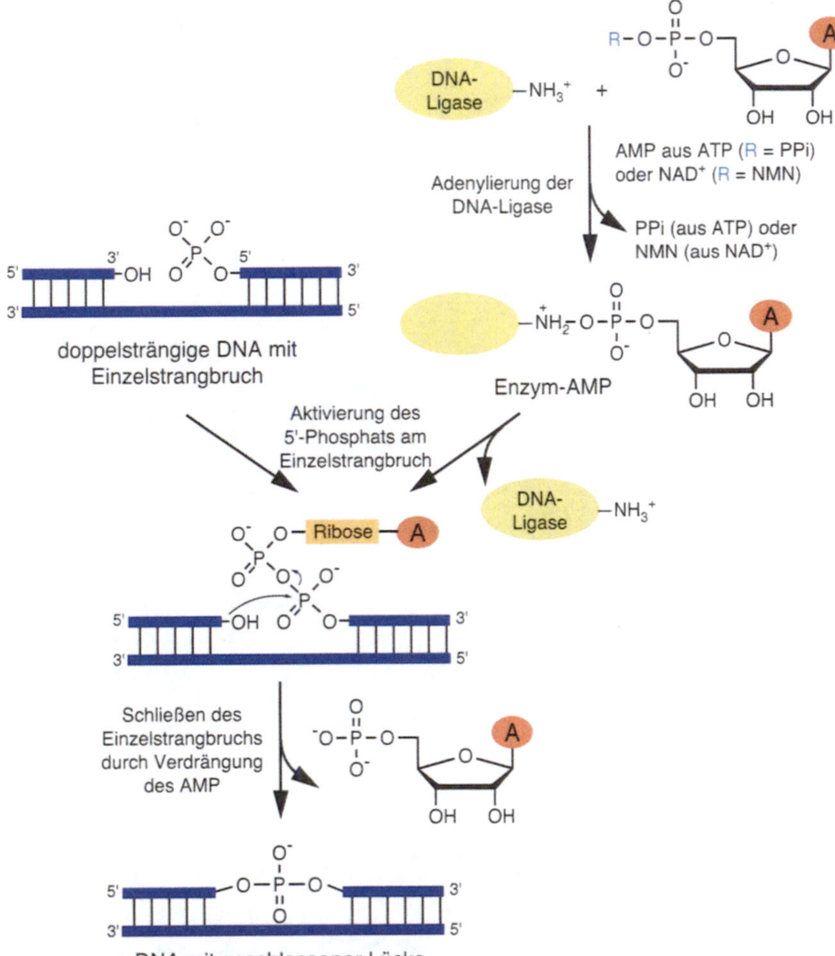

Abb. 2.26. DNA-Ligase verknüpft DNA-Fragmente miteinander unter Verbrauch von ATP. Dabei ist es wichtig, dass das 5'-Ende des einen Fragmentes phosphoryliert ist und das 3'-Ende des anderen Fragments eine freie OH-Gruppe besitzt

binden an die mRNA-Enden, sodass von diesen doppelsträngigen Bereichen aus die DNA-Synthese durch die Reverse Transkriptase erfolgen kann.

Aus pharmazeutischer Sicht sind die cDNAs auch deshalb wichtig, da das Arzneibuch für rekombinationstechnisch hergestellte Produkte fordert, dass die klonierten Sequenzen möglichst klein gehalten werden. Die cDNAs sind die kleinstmöglichen Varianten eukaryotischer Gene, die durch das häufige Vorhandensein z. T. sehr vieler Introns teilweise extrem viel größer sind.

Nukleinsäureanalytik ▶ Zur Analyse von DNA-Molekülen steht eine Vielzahl von Methoden zur Verfügung. Da die verwendeten Substanzmengen extrem klein sind, wird der Nachweis der Moleküle in der Regel mit Hilfe radioaktiver Isotope wie ^{3}H, ^{14}C, ^{32}P und ^{35}S geführt. In letzter Zeit werden allerdings vermehrt immunologische Detektionsverfahren eingesetzt. Folgende Verfahren sind von besonderer Bedeutung:

- Physikalische Kartierung von DNA-Fragmenten durch Hydrolyse mit Restriktionsendonukleasen,
- Hybridisierung von DNA mit spezifischen DNA- oder RNA-Sonden und
- Sequenzanalyse der DNA.

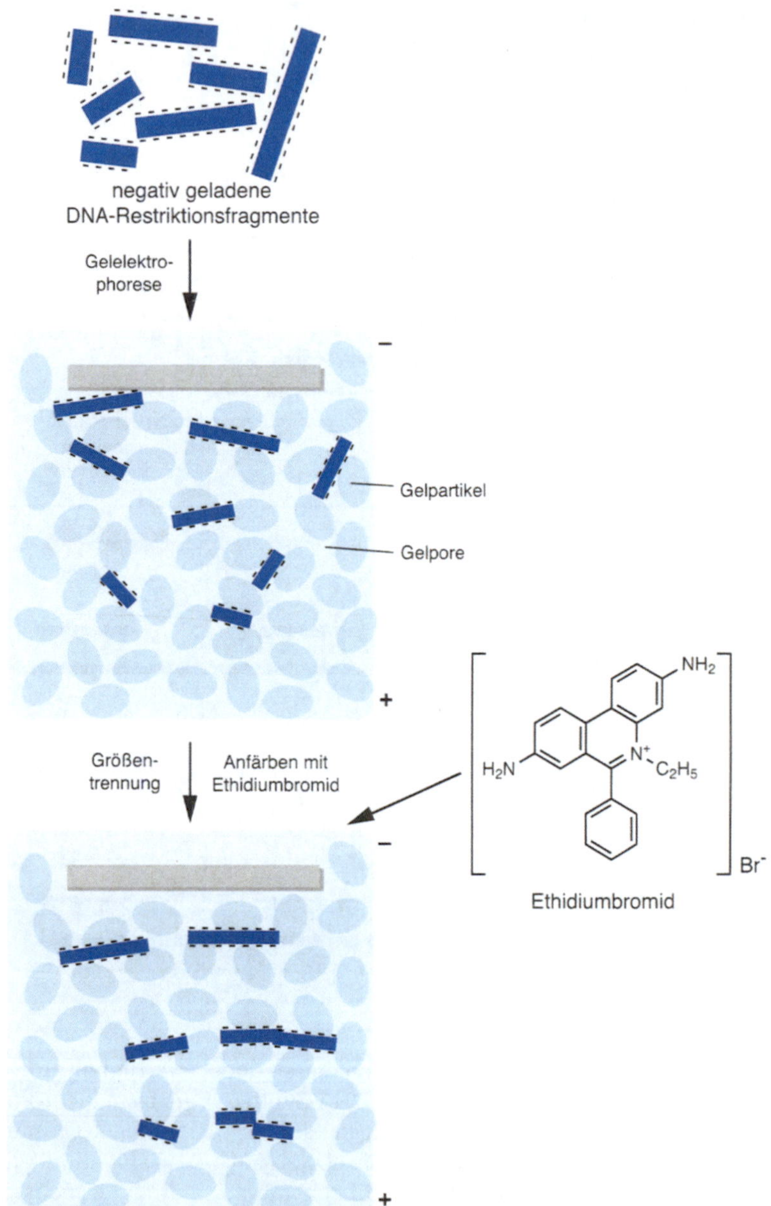

Abb. 2.27. Schematische Darstellung einer gelelektrophoretischen Trennung von DNA-Fragmenten

Physikalische Kartierung mit Hilfe von Restriktionsendonukleasen. DNA kann charakterisiert werden, indem man analysiert, wie oft die DNA von einer oder mehreren Restriktionsendonukleasen hydrolysiert wird, wie groß die Fragmente sind, die durch die Hydrolyse entstehen und wo sich die Sequenzen befinden, die von Restriktionsendonukleasen erkannt werden. Man bezeichnet dies als „physikalisches Kartieren" von DNA.

Die bei der Restriktionshydrolyse entstandenen DNA-Fragmente werden in Gelmatrizes elektrophoretisch nach Größe getrennt. Je nach Größe der DNA-Fragmente verwendet man entweder eine Agarosematrix oder eine Polyacrylamidgelmatrix.

Vielfach kann man die DNA-Fragmente durch Inkubation des Gels in einer Ethidiumbromidlösung sichtbar machen. Die DNA-Ehtidiumbromid-Komplexe fluoreszieren nach Anregung mit ultraviolettem Licht orangerot. Anhand eines mitgeführten Längenstandards können die Fragmentgrößen abgeschätzt werden, denn innerhalb bestimmter Molmassenbereiche ist die Mobilität eines DNA-Fragmentes in einem elektrischen Feld proportional zum Logarithmus seiner Molmasse.

Hybridisierung. Basis der Hybridisierung sind die Regeln der Nukleinsäure-Nukleinsäure-Wechselwirkungen, die von Watson und Crick erarbeitet wurden (Crick u. Watson 1954; Watson u. Crick 1953). Danach bilden komplementäre Sequenzen miteinander Hybride (Abb. 2.28). Komplementarität ist dann gegeben, wenn in zwei antiparallel zueinander angeordneten Nukleinsäuresträngen ein A einem U oder T und ein C einem G gegenübersteht. Es können sich Hybride zwischen zwei DNA-Strängen, zwischen einem DNA- und einem RNA-Strang und zwischen zwei RNA-Strängen ausbilden.

Die Stabilität der Hybride ist umso größer, je ausgedehnter die komplementären Bereiche zwischen zwei Nukleinsäuresträngen sind. Durch Erhöhung der Temperatur und durch Verringerung der Salzkonzentration wird die Stabilität von Hybriden geschwächt. Damit können Bedingungen eingestellt werden, die eine Hybridbildung auch dann gestatten, wenn die Komplementarität zwischen zwei Nukleinsäuresträngen nicht 100%ig übereinstimmt. Dies kann beispielsweise genutzt werden, wenn man ein Gen aufspüren will, das für ein Protein kodiert, dessen Teilsequenz bereits bekannt ist. Im Prinzip lässt sich ja aus einer bekannten Aminosäuresequenz eine Nukleinsäuresequenz ableiten und ein entsprechendes DNA-Stück synthetisieren. Allerdings ist die Information aus der Proteinsequenz wegen des degenerierten genetischen Codes nicht eindeutig.

Beispielsweise kann ein Leucin von den sechs Kodons UUA, UUG, CUU, CUC, CUA und CUG kodiert werden (Abb. 2.29). Auch die Aminosäuren Serin und Arginin werden durch sechs Kodons verschlüsselt. Jeweils vier Kodons stehen für Valin, Prolin, Threonin, Alanin und Glycin zur Verfügung. Für Isoleucin werden drei Kodons bereitgestellt, und die Aminosäuren Histidin, Glutamin, Asparagin, Lysin, Asparaginsäure, Glutaminsäure und Cystein werden durch jeweils zwei Tripletts kodiert. Die einzigen Aminosäuren, die von nur einem Kodon kodiert werden, sind Methionin (AUG) und Tryptophan (UGG).

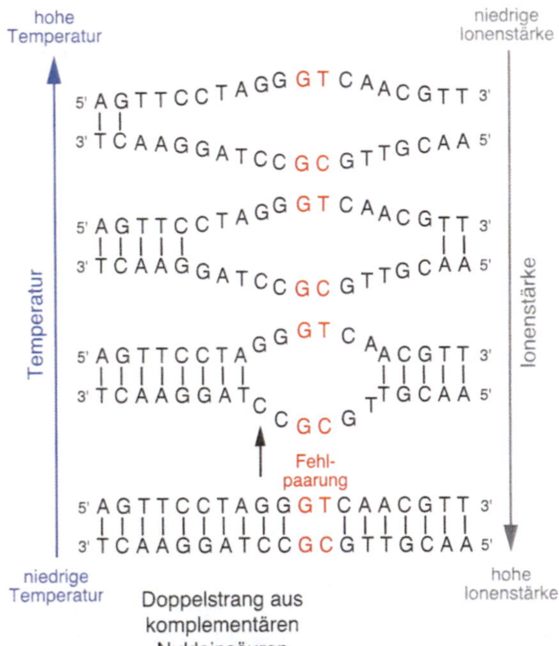

Abb. 2.28. Prinzip der Hybridisierung. Komplementäre Nukleinsäurestränge lagern sich gemäß den Regeln von Watson und Crick antiparallel aneinander. Dies kann genutzt werden, um DNA oder RNA durch Hybridisierung nachzuweisen. Dabei wird ein Nukleinsäurestrang radioaktiv markiert und das Hybrid über Autoradiographie sichtbar gemacht. Durch Erhöhung der Temperatur oder durch Erniedrigung der Ionenstärke werden die schwachen Wechselwirkungen zwischen den Nukleinsäuresträngen gestört. So können Bedingungen eingestellt werden, die auch die Ausbildung von Hybriden gestatten, bei denen durch Fehlpaarung keine exakte Komplementarität vorliegt

Um mit Nukleinsäuresonden, die von einer Proteinsequenz abgeleitet wurden, ein Gen durch Hybridisierung zu finden, müssen daher die Bedingungen so gewählt werden, dass die Sonde auch dann mit dem Gen ein Hybrid bildet, wenn die Komplementarität nicht perfekt gegeben ist.

Die Sonden werden meist radioaktiv markiert. Folglich werden die gebildeten Hybride durch

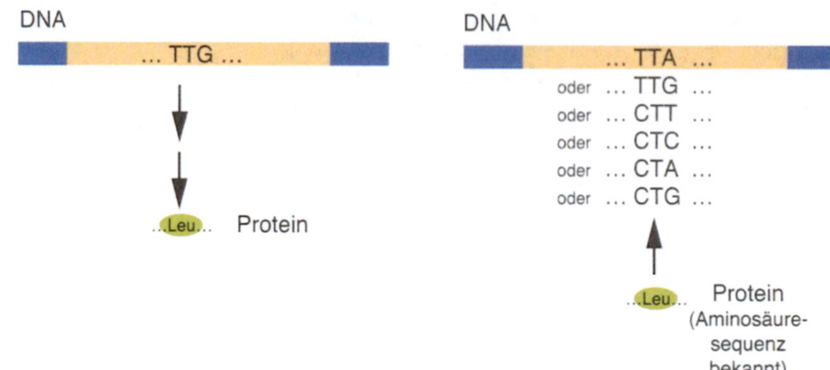

Abb. 2.29. Die Information von der DNA zum Protein ist eindeutig, wohingegen der umgekehrte Informationsweg ist wegen des degenerierten genetischen Codes nicht eindeutig ist

Schwärzen eines Röntgenfilms (Autoradiographie) detektiert. Alternativ lassen sich aber auch modifizierte Nukleotide, wie an Position 5 mit Biotin oder Digitonin substituiertes Uridin, in die Sonden einbauen. Die gebildeten Hybride können dann beispielsweise mit Hilfe von Antikörpern und ohne Einsatz radioaktiver Isotope nachgewiesen werden.

Sequenzanalyse von DNA. Die genaueste Information erhält man, wenn man die klonierte DNA sequenziert. Zwei prinzipiell unterschiedliche Verfahren werden heute praktisch ausnahmslos angewendet.

Das erste Verfahren (Abb. 2.30) beruht auf einer basenspezifischen chemischen Spaltung am Ende radioaktiv markierter DNA-Fragmente (Maxam u. Gilbert 1977, 1980). In vier verschiedenen Reaktionsansätzen werden die DNA-Fragmente an den vier Basen partiell basenspezifisch modifiziert. Danach wird die modifizierte Base von der Desoxyribose entfernt und die Phosphordiesterbindung an dieser Stelle im DNA-Rückgrat hydrolysiert. Die entstandenen Fragmente werden dann auf sehr dünnen Polyacrylamidgelen im elektrischen Feld nach Größe getrennt. Nach Autoradiographie sind nur die Fragmente sichtbar, die noch ein intaktes Ende besitzen, da die DNA nur dort radioaktiv markiert wurde.

Das zweite Verfahren (Abb. 2.31) basiert auf der enzymatischen Neusynthese der zu sequenzierenden DNA in Gegenwart nukleotidspezifischer Inhibitoren (Sanger et al. 1977, Smith 1980). Ausgehend von einem kurzen Oligonukleotid (Primer) wird in vier getrennten Ansätzen an der zu sequenzierenden DNA ein DNA-Strang neu synthetisiert. Gleichzeitig wird die neusynthetisierte DNA unter Einbau von [^{32}P]dATP radioaktiv markiert. Jedem Ansatz wird jedoch neben den für die DNA-Synthese notwendigen Substraten (dNTPs) ein nukleotidspezifischer Inhibitor zugesetzt. Hierbei handelt es sich um Didesoxynukleotidtriphosphate (ddNTPs), denen nicht nur die 2′-OH-Gruppe, sondern auch die 3′-OH-Gruppe an der Ribose fehlt. Didesoxynukleotidtriphosphate werden ebenso wie Desoxynukleotidtriphosphate von der DNA-Polymerase als Substrate verwendet. Werden sie jedoch statt eines Desoxynukleotidtriphosphats statistisch in die DNA eingebaut, so kann an dieser Stelle die DNA-Kette nicht mehr verlängert werden, da ja die 3′-OH-Gruppe fehlt. In jedem der vier Reaktionsansätze befindet sich also eine Population von DNA-Molekülen, die wie folgt charakterisiert sind:

- Alle diese DNA-Fragmente sind radioaktiv markiert;
- alle DNA-Fragmente besitzen in Form des Primers ein identisches 5′-Ende;
- jedoch unterscheiden sich die DNA-Fragmente in der Länge, je nachdem, an welcher Stelle in der wachsenden DNA-Kette der basenspezifische Inhibitor eingebaut wurde.

Diese Fragmente werden, wie im Fall der Maxam-Gilbert-Sequenzierung, auf dünnen Polyacrylamidgelen im elektrischen Feld nach Größe getrennt und durch Autoradiographie dargestellt.

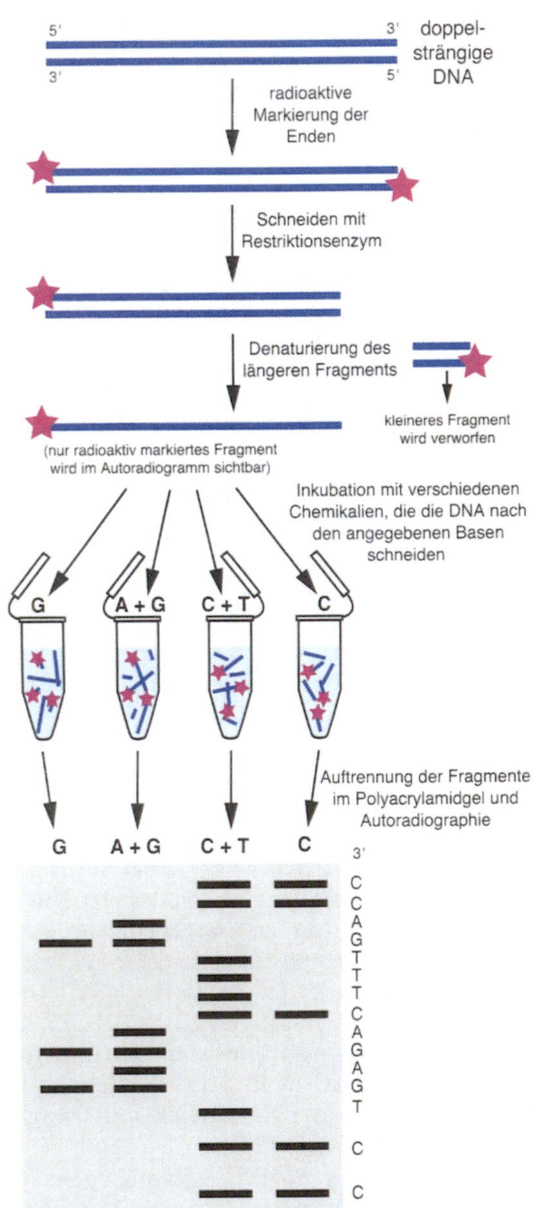

Abb. 2.30. DNA-Sequenziermethode nach Maxam und Gilbert. Ein am Ende markiertes DNA-Fragment wird mit speziellen Chemikalien entweder nach einem G-Nukleotid, nach A- und G-Nukleotiden, nach C- und T-Nukleotiden oder nach C-Nukleotiden gespalten. Die Reaktionsbedingungen sind so eingestellt, dass es pro DNA-Fragment nur zu einer Spaltung kommt. Anschließend werden die Fragmente auf dünnen, denaturierenden Polyacrylamidgelen nach Größe getrennt

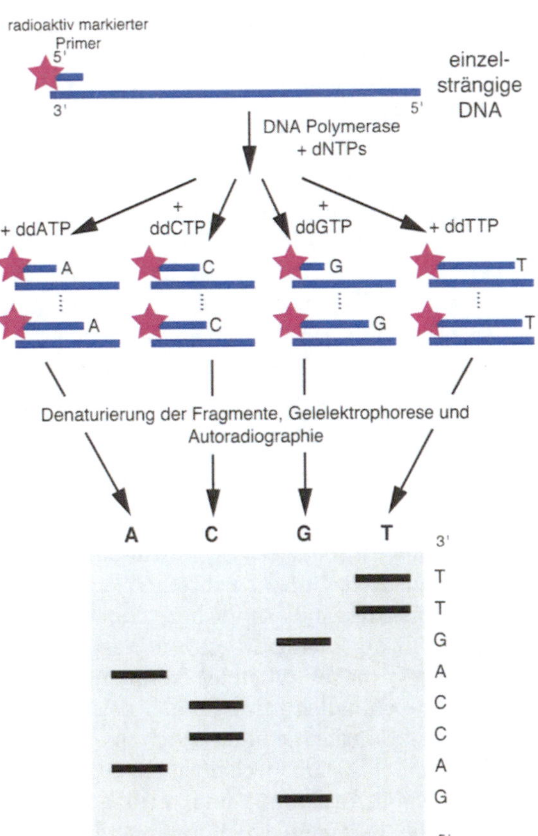

Abb. 2.31. DNA-Sequenzierung nach Sanger. In vier Reaktionsansätzen wird das zu sequenzierende DNA-Fragment durch DNA-Neusynthese kopiert. Dabei enthalten die vier verschiedenen Ansätze vier verschiedene Kettenverlängerungsterminatoren. Dies sind Didesoxynukleotide, die weder an der 3′-Position noch an der 2′-Position der Ribose eine OH-Gruppe tragen. Anschließend werden die Fragmente auf dünnen, denaturierenden Polyacrylamidgelen nach Größe getrennt

2.2.3 Neukombination genetischer Information

Neukombination von DNA findet praktisch immer im Kontext eines Klonierungsvektors statt. Dies liegt daran, dass mit so wenig DNA gearbeitet wird und die Verfahren zur Neukombination so „ineffektiv" sind, dass eine Analyse des Ergebnisses erst nach einer Amplifikationsrunde in *E. coli* möglich ist. Dies wiederum ist nur durchführbar, wenn ein geeignetes Plasmid verwendet wird, das dafür sorgt, dass fremde DNA in *E. coli* persistieren kann.

Die Neukombination von DNA-Fragmenten hängt entscheidend davon ab, in welchen Organismus die neukombinierte DNA letztlich transferiert werden soll. Entsprechend müssen die Kontrollelemente ausgewählt und gegebenenfalls möglichst exakt positioniert werden. Ferner muss entschieden werden, ob eine cDNA verwendet werden muss oder ob eventuell sogar das Gen neu synthetisiert werden sollte, um eine optimale Kodonauswahl treffen zu können. Auch die Plasmide, Phagen- oder viralen Vektoren müssen so beschaffen sein, dass sie sich nicht nur zur Persistenz in *E. coli*, sondern auch in der Zielzelle eignen.

Vom Plasmid zum Klonierungsvektor ▶ Neben den unhandlichen, da viel zu großen Chromosomen enthalten viele Organismen sehr viel kleinere DNA-Moleküle, die als Plasmide bezeichnet werden (Abb. 2.32). In der Medizin besitzen Plasmide ein eher negatives Image. Auf ihnen können nämlich Resistenzgene enthalten sein. Werden solche Plasmide auf Infektionskeime übertragen, so erwerben diese spontan Resistenzmechanismen gegen eine ganze Reihe von Antibiotika und verursachen daher erhebliche therapeutische Komplikationen.

Plasmide können extrachromosomal persistieren, da auf ihnen eine Sequenz enthalten ist, die von der zellulären DNA-Polymerase erkannt wird und als Ausgangspunkt für die Replikation des Plasmids dient. Folglich wird diese Sequenz auch als *ori* („origin of replication") bezeichnet. Da Plasmide unabhängig von der chromosomalen DNA repliziert werden, gleichzeitig aber wesentlich kleiner als diese sind, werden sie pro Zeiteinheit sehr viel öfter repliziert als die große chromosomale DNA. Aus diesem Grund kommen Plasmide meist in mehreren Kopien pro Zelle vor. Dies ist für die Amplifikation rekombinierter DNA von großem Vorteil.

Um Plasmide als Klonierungsvektoren verwenden zu können, müssen mindestens zwei weitere Voraussetzungen erfüllt sein:

- Sie müssen eine Eigenschaft besitzen, mit deren Hilfe man erkennen kann, dass eine Zelle ein Plasmid enthält.
- Sie sollten möglichst viele Erkennungssequenzen für unterschiedliche Restriktionsendonukleasen besitzen, wobei jedoch diese Erkennungssequenzen jeweils nur einmal auf dem Plasmid vorkommen sollten.

Neben klassischen Plasmiden, die aufgrund einer *ori*-Sequenz in einer Zelle persistieren können, kann man auch Vektoren verwenden, die sich von infektiösen Partikeln wie Phagen oder Viren ableiten. Derartige Vektoren besitzen oft den Vorteil, dass sie wesentlich effizienter von einer permissiven Zelle aufgenommen werden als Plasmide. Ferner lassen sich in solche Vektoren oft wesentlich größere DNA-Fragmente integrieren. Vektoren dieser Art leiten sich beispielsweise ab von den koligenen Phagen Lambda und M13 oder von den Viren SV40 („simian virus 40"), BPV („bovine papilloma virus"), Adenovirus usw.

Gezielte Neukombination von DNA-Fragmenten ▶ DNA-Fragmente lassen sich durch Hydrolyse mit Restriktionsendonukleasen erzeugen. Je nach eingesetzter Restriktionsendonuklease entstehen ganz typische Fragmentenden. Diese sind entweder glatt oder einer der beiden DNA-Stränge ragt über den anderen hinaus.

Generell kann man DNA-Fragmente miteinander verbinden, die mit der gleichen Restriktionsendonuklease erzeugt wurden. Darüber hinaus kann man alle DNA-Fragmente miteinander verknüpfen, die glatte Enden besitzen. Es lassen sich ferner überhängende DNA-Enden in glatte DNA-Enden umwandeln, indem man entweder den überhängenden DNA-Bereich hydrolytisch entfernt oder den zurückstehenden DNA-Bereich mit komplementären Nukleotiden auffüllt.

Nicht immer ist es möglich, auf vorhandene Restriktionserkennungssequenzen zugreifen zu können. Einer der Gründe hierfür könnte sein, dass man durch den Einsatz einer prinzipiell geeigneten Restriktionsendonuklease das DNA-Fragment nicht nur an der gewünschten, sondern auch an mehreren anderen Stellen hydrolysieren würde. Es kann aber auch sein, dass an der Stelle, wo zwei DNA-Fragmente miteinander verknüpft werden müssen, keine Erkennungsstelle für eine geeignete Restriktionsendonuklease vorhanden ist. In diesen

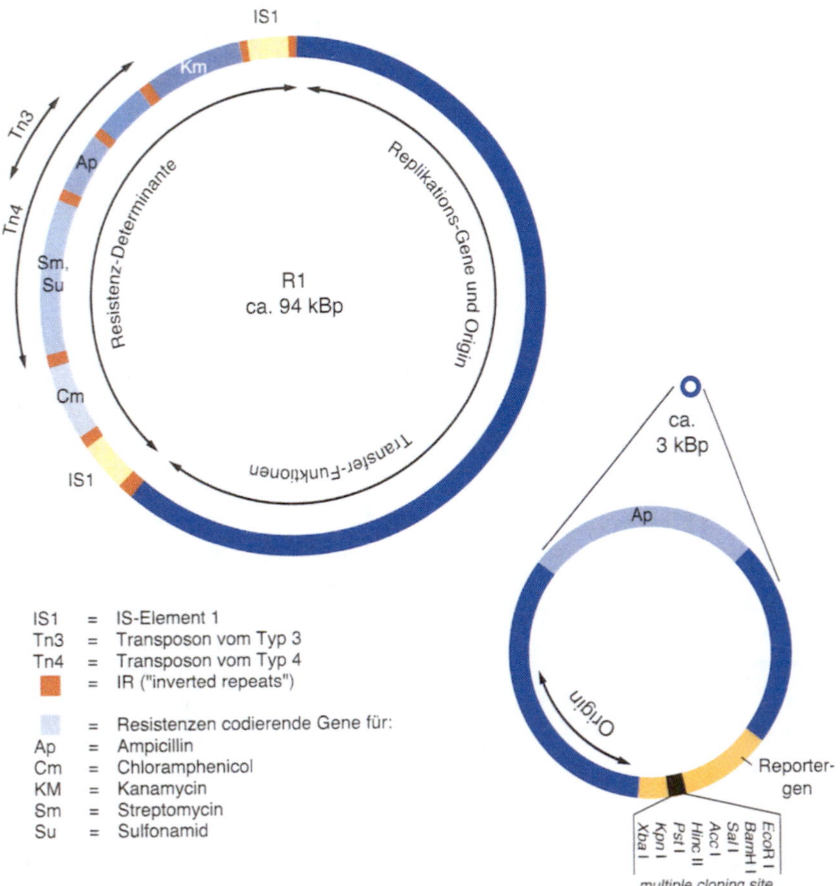

Abb. 2.32. Resistenzplasmid vs. Klonierungsvektor. Resistenzplasmide sind pathologische Determinanten vieler Bakterien. Sie tragen ein bis viele Resistenzgene, die häufig so angeordnet sind, dass sie sich wie Transposons verhalten, d. h., dass sie als so genannte „springende Gene" fungieren und somit sehr leicht von einer DNA auf eine andere DNA übertragen werden können. Klonierungsvektoren sind demgegenüber stark modifizierte Plasmide. Ein wichtiges gemeinsames Charakteristikum von Resistenzplasmid und Klonierungsvektor ist ein so genannter „origin of replication" (ori). Dies ist die Erkennungsstelle für eine DNA-Polymerase, die diese Plasmide unabhängig vom Chromosom repliziert. Auch Klonierungsvektoren enthalten Resistenzgene, jedoch in der Regel nur ein bis zwei, die sich darüber hinaus auch stabil verhalten und nicht „springen". Eine „multiple clonig site" ist ein kleiner Bereich synthetischer DNA, die eine Vielzahl von Erkennungsstellen für unterschiedliche Restriktionsendonuklease besitzt, die man zur Integration von Fremd-DNA nutzen kann. Dies ist nur möglich, indem entsprechende Erkennungsstellen im Klonierungsvektor durch zielgerichtete Mutation entfernt wurden. Ferner können Klonierungsvektoren andere Komponenten wie Reportergene, Affinitätsmarker, vorgeformte Schnittstellen für Proteasen usw. enthalten, die die Isolierung und Reinigung des zu exprimierenden Proteins erleichtern

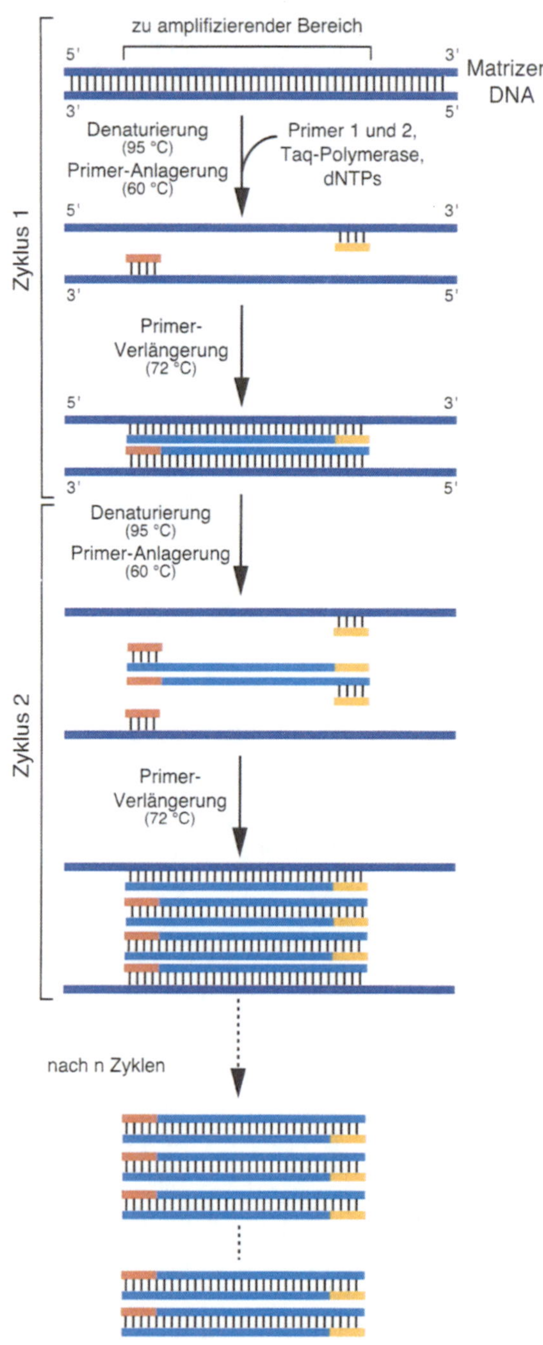

Fällen kann mit Hilfe der Polymerasekettenreaktion (PCR) ein geeignetes Fragmentende erzeugt werden.

Die Polymerasekettenreaktion (PCR) ▶ Die Polymerasekettenreaktion (PCR: „polymerase chain reaction") ist eine Sonderform der DNA-Synthese (Abb. 2.33; Mullis u. Faloona 1998; Mullis 1990). Hierbei werden mehrfach wiederholt beide komplementäre DNA-Stränge simultan kopiert, wobei der synthetisierte DNA-Bereich durch zwei Primer begrenzt wird. Die Folge dieser Strategie ist eine DNA-Amplifikation, d. h., mit jeder DNA-Synthese-runde (Zyklus) wird der Gehalt an *in vitro* synthetisierter DNA verdoppelt. Man verwendet hierzu heute spezielle DNA-Polymerasen, die sich alle dadurch auszeichnen, dass sie thermostabil sind und somit auch bei Temperaturen von >90 °C nicht wesentlich denaturieren.

Eine der besonderen Stärken der PCR-Technologie besteht darin, dass man die Enden der *in vitro* synthetisierten DNA-Fragmente genau definieren kann. Sie werden schließlich durch die Sequenz der verwendeten Primer bestimmt. Man kann daher Primer synthetisieren, die eine Erkennungsstelle für eine geeignete Restriktionsendonuklease an der Position beinhalten, die für die Neukombination mit einem zweiten DNA-Fragment benötigt wird. Das zweite DNA-Fragment wird in gleicher Weise

Abb. 2.33. Schematische Darstellung der Polymerasekettenreaktion. Das Prinzip der Polymerasekettenreaktion (PCR) besteht darin, dass zwei gegenläufige DNA-Synthesen über einen gemeinsamen DNA-Bereich ausgeführt werden. Hierzu verwendet man zwei kurze synthetische Oligonukleotide (Primer), von denen das eine an den einen, das andere an den komplementären DNA-Strang bindet. In der Regel liegen die Bindungsstellen für diese Oligonukleotide 100–300 Nukleotide voneinander entfernt. Mit speziellen Testeinstellungen ist es aber heute auch möglich, Reaktionen erfolgreich durchzuführen, bei denen die Primer deutlich weiter als 1000 Nukleotide voneinander entfernt binden. Die Primer liegen in deutlichem Überschuss im Vergleich zur Substrat-DNA im Reaktionsansatz vor. Durch zyklisches Denaturieren doppelsträngiger DNA-Bereiche, Anlagerung der Primer und DNA-Synthese erreicht man ein exponentielles Anwachsen der Konzentration an DNA-Fragmenten, die von den beiden Primer-Bindungsstellen begrenzt werden

ebenfalls mit entsprechend ausgesuchten Primern synthetisiert. Nach Hydrolyse mit der geeigneten Restriktionsendonuklease lassen sich die beiden Fragmente punktgenau ligieren.

Die Polymerasekettenreaktion lässt sich in vielfältiger Weise einsetzen und sie ist heute bei komplexen Klonierungsstrategien unverzichtbar. Mit dieser Methode können Punktmutationen eingeführt werden. Es können exakte Deletionen erzeugt oder bestimmte zusätzliche Sequenzen inseriert werden. Selbst Sequenzanalysen lassen sich mit der PCR-Technologie so effizient und simpel durchführen, dass bei automatischen Sequenzierverfahren das so genannte „cycle sequencing" Standard ist.

2.2.4 Transformation und Transfektion (Abb. 2.34)

Das Einbringen rekombinierter DNA in eine Bakterien- oder Pflanzenzelle bezeichnet man als Transformation. Bei Säugerzellen hat sich allerdings der Terminus Transfektion eingebürgert. Dies rührt daher, dass man unter Tranformation von Säugerzellen eine durch bestimmte genetische Veränderungen erworbene Unsterblichkeit der sonst endlich lebenden Zellen versteht.

Bakterielle Transformation ▶ Bei der gebräuchlichsten Methode für die bakterielle Transformation werden die Bakterien zunächst bis zu 24 h in einer eiskalten $CaCl_2$-Lösung inkubiert. Dadurch werden die Zellen für die Aufnahme von DNA „kompetent". Die zugefügte DNA mit ihren vielen Phosphatgruppen im Rückgrat präzipitiert dann auf der Oberfläche der kompetenten Bakterien und wird durch kurzzeitige Erhöhung der Temperatur auf 42 °C in die Zelle aufgenommen. Bei diesem Standardverfahren der Kalziumphosphatkopräzipitation kann man Transformationseffizienzen von ca. 10^6 Transformanden pro Mikrogramm DNA erhalten.

Transfektion von Säugerzellen ▶ Säugerzellen, die man ebenfalls durch modifizierte Kalziumphosphatkopräzipitationsverfahren transfizieren kann, nehmen allerdings die DNA sehr viel ineffizienter auf. Als Alternativmethode lässt sich hier – wie auch bei Bakterienzellen – die Elektroporation einsetzen. Dabei setzt man die Mischung aus Zellen und DNA einem kurzen elektrischen Impuls aus, der offensichtlich die Membran kurzzeitig für DNA durchgängig macht. Für höhere Zellen erreicht man Transfektionseffizienzen von ca. 100 Transfektanden pro Mikrogramm DNA. Bei der Elektroporation von Bakterien werden Transformationseffizienzen von mehr als 10^8 Transformanden pro Mikrogramm DNA erhalten.

Eine andere, bei Säugerzellen angewandte Methode ist die Mikroinjektion. Mit Hilfe eines heute meist computergesteuerten Mikromanipulators wird DNA durch eine dünne Glaskapillare direkt in den Zellkern injiziert. Der relativ große apparative Aufwand ist durch eine fast quantitative Transfektionsfrequenz in Spezialfällen sehr wohl gerechtfertigt.

DNA-Transfer durch Infektion ▶ Effizienter als alle bekannten Transformations- oder Transfektionsverfahren ist eine Infektion. In diesem Fall wird DNA aktiv über spezifische Wechselwirkungen mit einem Rezeptormolekül in die Zelle aufgenommen. Die spezifische Interaktion wird durch ein infektiöses Agens – einen Phagen oder ein Virus – vermittelt.

Die am häufigsten genutzte Methode ist die Infektion von *E.-coli*-Zellen mit λ-Phagen. Die Phagen werden über den Maltosetransporter der *E.-coli*-Zelle aufgenommen und können dann entweder in das Bakteriengenom integrieren (lysogene Infektion) oder sich extrachromosomal so stark vermehren, dass die Bakterienzelle platzt (lytische Infektion).

λ-DNA ist im Vergleich zu gängigen Plasmiden mit ca. 50.000 Basenpaaren sehr groß, wodurch das Klonieren nicht gerade vereinfacht wird. Allerdings ist die Infektionsrate so hoch, dass λ-Vektoren immer dann gewählt werden, wenn die Klonierungsstrategie so ausgelegt ist, dass möglichst viele unterschiedliche Klone erhalten werden sollen. Dies ist immer dann der Fall, wenn Genbänke angelegt werden. Diese repräsentieren in klonierter Form oft ganze Genome oder die mRNA-Ausstattung eines bestimmten Zelltyps.

Um die Vorteile der hohen Infektionsraten auch tatsächlich ausnutzen zu können, muss zusätzlich zum eigentlichen Klonieren die rekombinierte DNA *in vitro* in Phagenhüllen verpackt werden. Hierzu verwendet man Extrakte von zwei unterschiedlichen *E.-coli*-Zellen, die jeweils nur Teilbereiche von

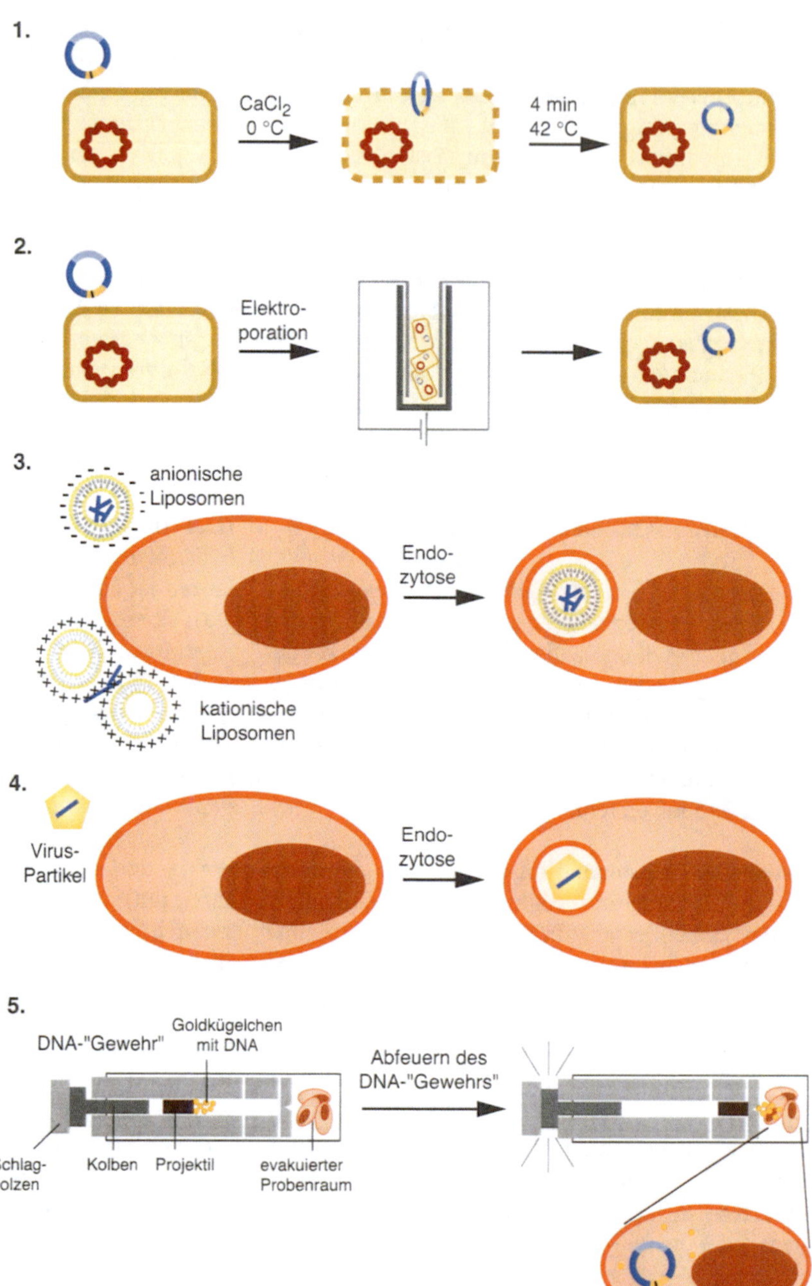

Abb. 2.34. Verschiedene Möglichkeiten, DNA in eine Zelle einzuschleusen. 1. Bei der Kalziumphosphatkopräzipitation wird DNA auf Zellen ausgefällt, die zuvor mit $CaCl_2$ behandelt wurden. Durch einen extremen Temperaturshift gelangt die DNA in die Zelle. 2. Durch Elektroporation, d. h. durch Entladung eines hochaufgeladenen Kondensators durch die Zelle, wird DNA in die Zelle gezogen. 3. Mit Hilfe von Liposomen (anionische oder kationische) kann DNA in Zellen eingeschleust werden. 4. Durch Infektion mit Phagen oder Viren kann DNA biologisch und damit sehr effizient in die Zelle aufgenommen werden. 5. Bei biolistischen Verfahren werden Zellen mit Goldkügelchen beschossen, die mit DNA imprägniert sind. Beim Durchtritt der Kügelchen durch die Zelle wird die DNA gewissermaßen „abgestreift“

λ-Phagen enthalten und daher von dem Phagen nicht lysiert werden können. In der einen Zelle werden nur Phagenköpfe, in der anderen nur Phagenschwänze produziert. Mischt man Extrakte dieser beiden Zellen zusammen mit der rekombinierten DNA, so sind im Reagenzglas alle Komponenten für den Zusammenbau infektiöser Phagen enthalten.

Man erkennt lytisch infizierte *E.-coli*-Zellen daran, dass sie geplatzt sind und daher auf einer Agarplatte als klare Bereiche innerhalb eines konfluenten Bakterienrasens erscheinen. Solche Bereiche nennt man Plaques, im Gegensatz zu sog. Kolonien, die als kleine Bakterienhaufen auf einer Petrischale auftreten, wenn plasmidtransformierte Bakterien unter Antibiotikaselektion gewachsen sind.

Infektionssysteme wurden auch für den DNA-Transfer eukaryotischer Zellen entwickelt. Denn eine effiziente Transfektion ist für manche Strategien unerlässlich. Dies trifft zum Beispiel für den DNA-Transfer im Rahmen einer Gentherapie zu. Im Gegensatz zu bakteriellen Systemen, bei denen man praktisch Zellen in unbegrenzter Zahl einsetzen kann, ist die Zellmenge bei Eukaryoten oft begrenzt. Aus diesem Grunde wurden verschiedene virale bzw. retrovirale Transfektionssysteme entwickelt. Retrovirale Transfektionssysteme zeichnen sich nicht nur durch eine hohe Transfektionseffizienz aus. Sie sind zusätzlich in der Lage, die DNA auch sehr effizient in das Genom der infizierten Zelle zu dirigieren. Allerdings erfordern derartige Transfersysteme einen hohen Sicherheitsaufwand, um auszuschließen, dass sich die Vektorsysteme nicht als Pathogene „verselbstständigen".

Selektionsmechanismen ▶ Um Plasmide in einer Zelle aufspüren zu können, sind verschiedene Selektionsmechanismen denkbar (Abb. 2.35). Viele Plasmide tragen ein Antibiotikaresistenzgen, dessen Produkt der Zelle die Eigenschaft verleiht, in Gegenwart des entsprechenden Antibiotikums wachsen zu können. Bei bakteriellen Plasmiden sind dies beispielsweise Resistenzen gegen Ampicillin, Tetracyclin oder Kanamycin. Plasmide, die fremdes genetisches Material in Nager- oder Säugerzellen einschleusen sollen, enthalten meist ein Neomycin-Phosphotransferase-Gen, das dem Selektionsmedium beigefügtes Neomycin durch Phosphorylierung inaktiviert.

Eine anderes Selektionsprinzip beruht auf der funktionellen Komplementation eines Wirtszellendefektes durch den Klonierungsvektor. Dieses Prin-

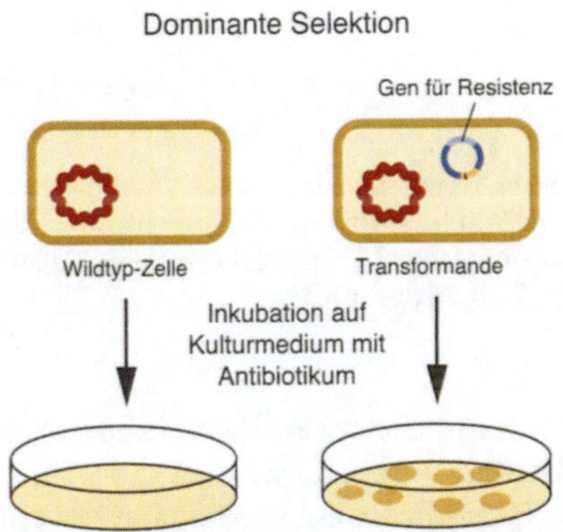

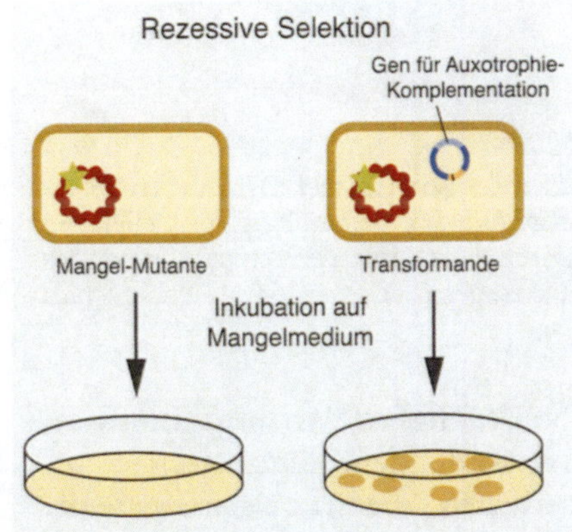

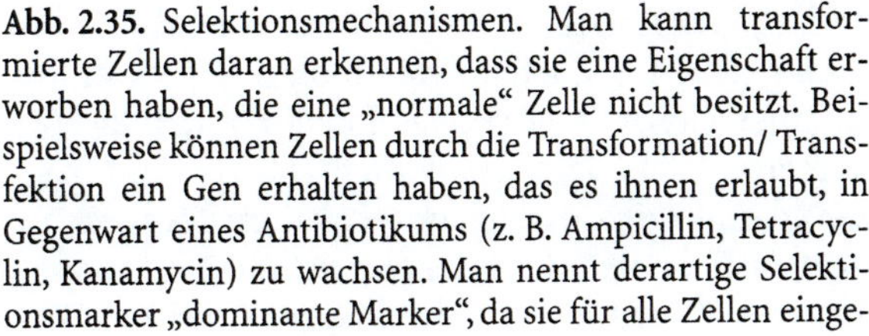

Abb. 2.35. Selektionsmechanismen. Man kann transformierte Zellen daran erkennen, dass sie eine Eigenschaft erworben haben, die eine „normale" Zelle nicht besitzt. Beispielsweise können Zellen durch die Transformation/ Transfektion ein Gen erhalten haben, das es ihnen erlaubt, in Gegenwart eines Antibiotikums (z. B. Ampicillin, Tetracyclin, Kanamycin) zu wachsen. Man nennt derartige Selektionsmarker „dominante Marker", da sie für alle Zellen eingesetzt werden können. Alternativ kann man transformierte/ transfizierte Zellen auch dadurch selektioniert werden, dass sie durch die Transformation/Transfektion ein Gen erhalten haben, das einen Defekt in der Zelle komplementieren (beispielsweise eine Uracil-, Leucin- oder Histidindefizienz). Da man dieses verfahren nur bei Zellen anwenden kann, die einen geeigneten Defekt besitzen, nennt man entsprechende Selektionsmarker „rezessive Marker"

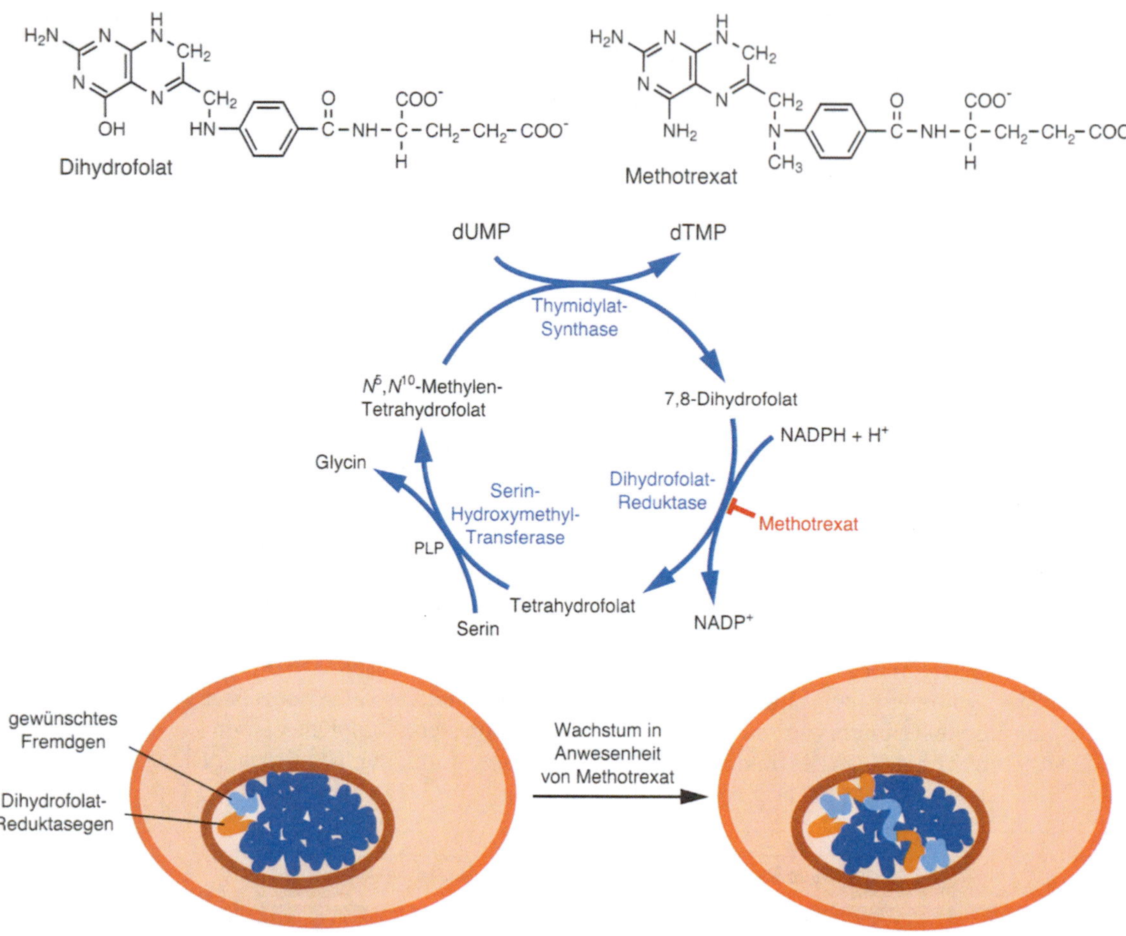

Abb. 2.36. Amplifikation genomischer DNA durch Selektion mit Methotrexat. Auf eine Behandlung von Zellen mit Methotrexat reagieren diese mit der Amplifikation des Dihydrofolat-Reduktasegens. Liegt in der Nachbarschaft dieses Gens ein anderes Gen, so wird auch dieses zweite Gen mitamplifiziert. Aus diesem Grund enthalten viele Plasmide für die Transfektion von Säugerzellen ein Dihydrofolat-Reduktasegen

zip wird häufig bei der Hefe als Wirtsorganismus angewandt. Man verwendet dann Mutanten, die aufgrund eines genetischen Defektes beispielsweise die Aminosäure Leucin oder das Nukleotid Uridin nicht mehr synthetisieren können. Da jedoch der Klonierungsvektor eine intakte Kopie des Gens trägt, das in der Zielzelle defekt ist, können plasmidtragende Zellen ohne Zusatz von Leucin oder Uridin wachsen.

Selektion und Amplifikation. Ein interessantes „Werkzeug“ zur Selektion von Transfektanden ist das Funktionspaar Dihydrofolatreduktasegen/Methotrexat (Abb. 2.36).

Die Dihydrofolatreduktase ist ein Schlüsselenzym im C_1-Stoffwechsel. Denn dieses Enzym sorgt für die Bereitstellung des Kosubstrats Tetrahydrofolat, das neben S-Adenosyl-Methionin (SAM) einen unentbehrlichen C_1-Gruppendonator darstellt. Tetrahydrofolatabhängige Syntheseschritte kommen sowohl im Purin- als auch im Pyrimidinstoffwechsel vor. Das bedeutet, dass Zellen, die kein funktionstüchtiges Dihydrofolatreduktasegen (*dhfr*$^-$) besitzen, nicht ohne Zusatz von Adenin und Thymin im Medium wachsen können.

Dies kann man als Selektionsprinzip nutzen, denn transfiziert man derartige Mutantenzellen mit einem Vektor, der ein aktives *dhfr*-Gen trägt, können erfolgreich transfizierte Zellen auch in Medien ohne Zusatz der genannten Nukleobasen wachsen.

Das Genprodukt des *dhfr*-Gens, die Dihydrofolatreduktase (DHFR), wird durch das Dihydrofolatanaloge Methotrexat kompetitiv gehemmt. Diesem Block können viele Zellen relativ leicht dadurch begegnen, dass sie die Gendosis für die Dihydrofolatreduktase amplifizieren. Mit anderen Worten, man kann einen Genombereich um das *dhfr*-Gen amplifizieren, indem man die Zellen langsam an steigende Dosen von Methotrexat adaptiert. Liegt in der Nähe des *dhfr*-Gens ein Gen für einen potentiellen Wirkstoff, wird dieses Gen mitamplifiziert. Die Konsequenz ist eine nachvollziehbare, oft deutliche Steigerung der Produktionsleistung der transgenen Zelle.

Indirekte Nachweismethoden klonierter DNA ▶ Eine ganz wichtige Detektionsmethode korrekt klonierter DNA ist der indirekte Nachweis der DNA über das Produkt. Dies ist natürlich nur dann möglich, wenn man zuvor durch die Klonierungsstrategie sichergestellt hat, dass die klonierte DNA in der Wirtszelle auch exprimiert wird. Eine solche Klonierungsstrategie bezeichnet man als Expressionsklonierung und einen hierzu geeigneten Vektor als Expressionsvektor. Dabei verfährt man so, dass in der Regel eine cDNA mit einem Teil eines stark exprimierten Gens der Wirtszelle fusioniert wird.

Beispielsweise hat man zur Expression von humanem Proinsulin die entsprechende cDNA an einen Teil des Gens für die bakterielle β-Galaktosidase anfusioniert. In *E. coli* wird somit durch den recht effizienten *lac*-Promotor die Synthese eines Fusionsproteins kontrolliert, das im N-terminalen Bereich aus Teilen der β-Galaktosidase, im C-terminalen Bereich jedoch aus dem Proinsulin besteht. Durch spezifische Antikörper gegen Insulin kann das Fusionsprotein über den Proinsulinanteil nachgewiesen und damit indirekt die Neukombination der entsprechenden DNA-Abschnitte überprüft werden (Abb. 2.37).

Enzyme, die als Fusionsproteine exprimiert wurden, behalten oft ihre biochemische Aktivität, wenn der Proteinanteil des Wirtes im Fusionsprotein nicht zu groß ist. Somit lässt sich der Nachweis der klonierten DNA in einem solchen Fall auch direkt über diese Aktivität führen.

In Einzelfällen kann man zudem direkt auf das gewünschte Rekombinationsprodukt selektionieren. Dies ist dann möglich, wenn das exprimierte Produkt einen Defekt in der verwendeten Wirtszelle funktionell komplementiert. Auf diese Weise werden heute Gene isoliert, deren Produkte nur in äußerst geringen Konzentrationen in der Zelle vorkommen und daher klassisch biochemisch nur schwer fassbar sind.

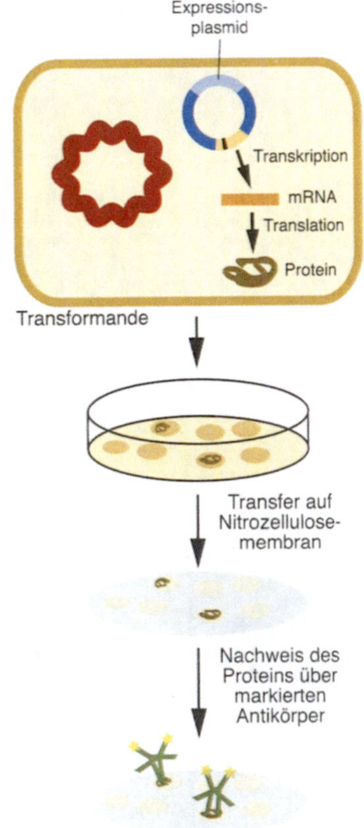

Abb. 2.37. Expressionsklonierung. Kloniert man die Fremd-DNA (cDNA) in ein Expressionsplasmid, wird die Fremd-DNA nicht nur transkribiert, sondern es wird die mRNA auch in Protein translatiert. Die gebildeten Makromoleküle kann man auf ein Nitrozellulosefilter übertragen und anschließend das gebildete Protein durch einen spezifischen Antikörper nachweisen

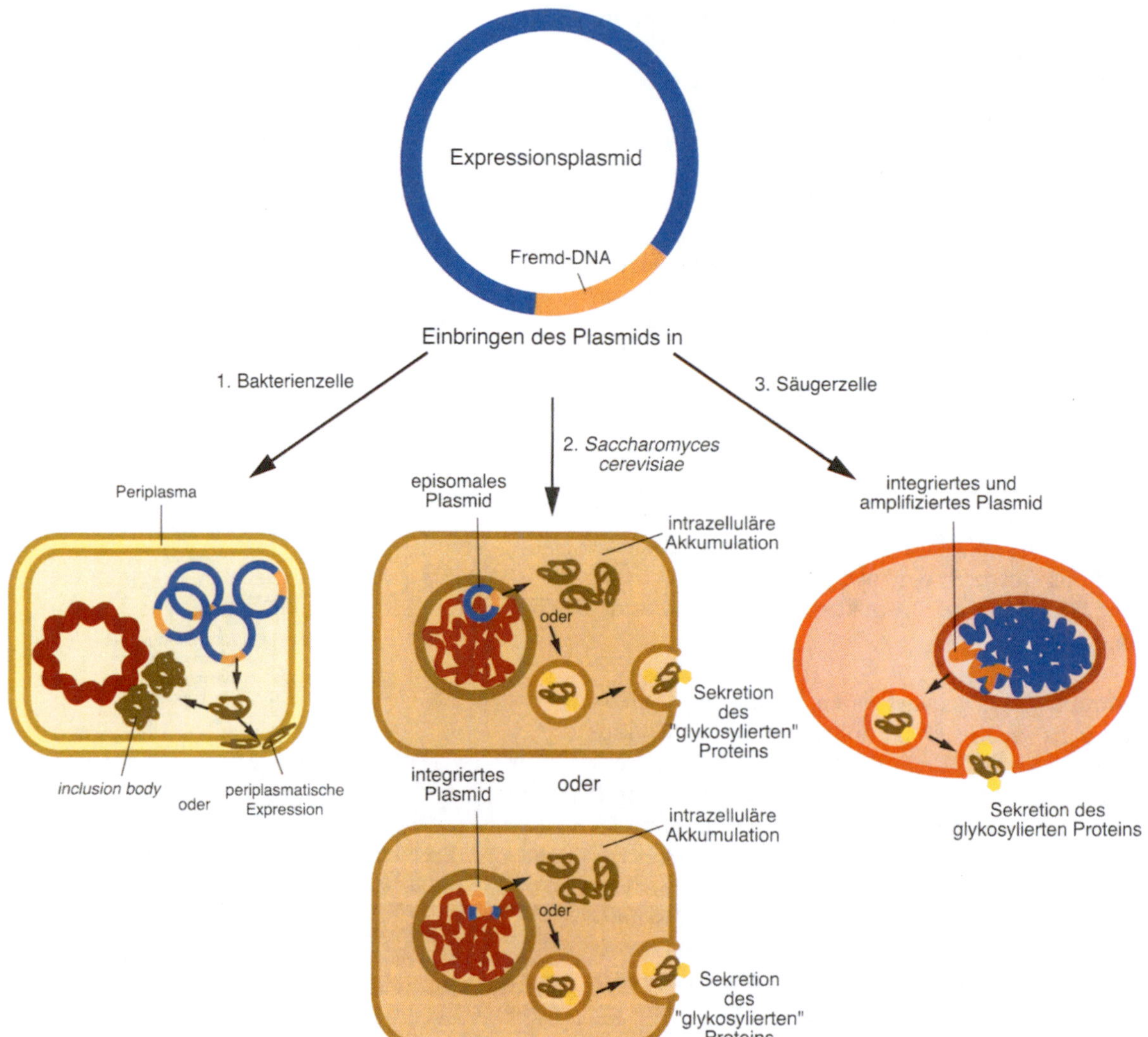

Abb. 2.38. Charakteristika verschiedener Typen transgener Zellen. 1. Verwendet man *E. coli* als Produktionsstamm, liegt die Fremd-DNA (cDNA) episomal in Form von Plasmiden vor. Die Plasmide sind in der Zelle in der Regel in großer Kopienzahl vorhanden. Das Protein fällt meist in Form von „inclusion bodies“ aus und muss nach der Aufreinigung in komplexen biotechnologischen Prozessen renaturiert werden. Einige Proteine werden auch ins Periplasma der *E.-coli*-Zellen sezerniert. In diesem Fall erhält man u.U. natives Protein. Die Proteine sind nie glykosyliert. 2. Verwendet man *Saccharomyces cerevisiae* als Produktionsstamm, liegt die Fremd-DNA (cDNA) entweder episomal in Form von Plasmiden vor oder sie wurde ins Genom der Hefe integriert. Die Proteine fallen in aller Regel intrazellulär an. Man kann aber auch Elemente in das Expressionsplasmid integrieren, die für eine Sekretion des Proteins verantwortlich sind. Die Proteine können glykosyliert sein. Allerdings entspricht der Glykosylierungstyp in der Regel nicht dem humaner Proteine. Die Proteine werden in nativer Form gebildet. 3. Verwendet man Säugerzellen als Expressionssystem, liegt die Fremd-DNA (cDNA oder genomische DNA) fast immer integriert ins Genom der Zelle vor. Oft ist der Bereich, in dem sich die Fremd-DNA befindet stark amplifiziert. Die Proteine werden in nativer Form gebildet, sind gegebenenfalls korrekt glykosyliert und werden in aller Regel ins Medium sezerniert

Zielorganismen für neukombinierte genetische Informationseinheiten ▶ Neukombinierte Plasmide oder virale Vektoren werden praktisch ausnahmslos zunächst nach *E. coli* transformiert. Liegt dann ein charakterisiertes Plasmid vor, kann es in *den* Organismus integriert werden, für den die Funktionseinheiten konzipiert wurden. Theoretisch kann dies praktisch jeder beliebige Organismus sein. Dies trifft aber nicht ganz die Realität, da für sehr viele Organismen noch keine Transfer- und Vektorsysteme etabliert wurden. Allerdings ist die Auswahl an „funktionierenden" Systemen bereits sehr groß. Die Palette reicht von verschiedenen bakteriellen Systemen über Hefen und Pflanzen bis hin zu Fischen und großen Säugetieren.

Für die Produktion rekombinationstechnisch hergestellter Wirkstoffe verwendet man heute allerdings praktisch ausnahmslos nur drei verschiedene Wirtsorganismen (Abb. 2.38):

- Eine apathogene Variante von *E. coli*,
- verschiedene Varianten der Bäckerhefe *Saccharomyces cerevisiae und*
- zwei Zelllinien, die sich vom Hamster ableiten.

Die heute verwendeten *E.-coli*-Stämme sind so genannte K12-Stämme. Diese stellen biologische Sicherheitsmaßnahmen dar, d. h., von ihnen geht kein biologisches Risiko mehr aus. Durch komplexe Genetik wurden bei diesem Stamm die Gene entfernt, die die Pathogenität von Kolibakterien determinieren. Durch entsprechende Versuche ist bewiesen worden, dass *E. coli* K12 den menschlichen und tierischen Darm nicht besiedelt. Nur unter experimentellen Bedingungen können nach oraler Einnahme großer Dosen, unter gleichzeitiger Neutralisierung der Magensäure, für maximal drei bis vier Wochen *E.-coli*-K12-Zellen im Darm nachgewiesen werden.

Bäckerhefe ist ein niederer Eukaryot, der immer noch recht preisgünstig zu kultivieren ist und für Eukaryoten eine sehr kurze Generationszeit besitzt. Sie zeichnet sich gegenüber prokaryotischen Wirtssystemen dadurch aus, dass sie in der Lage ist, einige der erforderlichen posttranslationalen Proteinmodifikationen einzuführen. Ferner können die Gene so konstruiert werden, dass die Produkte aus den Zellen ausgeschleust werden. Schließlich ist auch das zur Lebensmittelproduktion eingesetzte *S. cerevisiae* als GRAS („generally recognized as safe") -Organismus anerkannt.

Sollen oder müssen Gene in höheren Organismen exprimiert werden, so verwendet man als Wirt in der Regel nicht komplexe Organismen, sondern von bestimmten Organen dieser Organismen abgeleitete Zelllinien. Diese zeichnen sich dadurch aus, dass sie – beispielsweise nach Infektion mit einem Virus – unsterblich geworden sind und sich bei ausreichender Nahrungszufuhr beliebig lange in Kultur halten lassen. Sind für die biologische Aktivität von Proteinen bestimmte posttranslationale Modifikationen unabdingbar, so gibt es für die Expression in Zelllinien praktisch kaum Alternativen.

2.2.5 Charakterisierung der transgenen Organismen, des Herstellungsprozesses und des rekombinanten Proteins

Für die Beurteilung eines rekombinanten Wirkstoffs spielt der transgene Organismus eine ebenso wichtige Rolle wie das Aufreinigungsverfahren und das Wirkstoffmolekül selbst. Denn generell gilt heute für biotechnisch hergestellte Wirkstoffe der Grundsatz: „The process is the product".

Die transgene Produktionszelle ▶ Das Europäische Arzneibuch legt fest, dass die molekularbiologische Herstellung eines Wirkstoffs auf der Basis eines validierten und von der zuständigen Behörde genehmigten Saatgutsystems („seedlot system") beruht. Darunter versteht man eine stabile Kombination einer Wirtszelle mit einem Vektor, der die genetische Information für den Wirkstoff in einer Form trägt, die das Ablesen dieser Information in der Wirtszelle gestattet.

Das Saatgutsystem verwendet eine Master-Zellbank und eine Arbeitszellbank, die vom Master-Saatgut abgeleitet wurden. Die Master-Zellbank ist eine homogene Suspension einer Wirt-Vektor-Kombination, die zur Lagerung zu gleichen Volumina in einzelne Behältnisse aufgeteilt ist. Die Arbeitszellbank ist eine homogene Suspension des Zellmaterials, das von der Master-Zellbank durch endliche Passagierung stammt und zur Lagerung zu gleichen Volumina in einzelne Behältnisse aufgeteilt ist. Geht das Saatgutsystem verloren oder ist sein Vorrat erschöpft, muss ein neues erstellt, validiert und genehmigt werden. Aus diesem Grund sind validierte und zugelassene Saatgutsysteme von erheblichem Wert.

Die Eignung eines Wirt-Vektor-Systems muss durch die Charakterisierung der Einzelkomponenten belegt sein.

- Dies umfasst die Charakterisierung der Wirtszelle einschließlich phänotypischer und genotypischer Merkmale sowie die Beschreibung des Mediums, in dem die Wirtszelle kultiviert wird.
- Ferner sind die Strategie zur Herstellung des rekombinierten Vektors und der rekombinierte Vektor selbst detailliert zu beschreiben.
- Schließlich müssen das Wirt-Vektor-System einschließlich des Mechanismus der Vektorübertragung in die Wirtszelle, die Anzahl und der physikalische Zustand sowie die Stabilität der Vektormoleküle innerhalb der Wirtszelle und die Maßnahmen zur Induktion und Kontrolle der Expression dokumentiert sein.

Die Validierung des Saatgutsystems umfasst Nachweise

- der Stabilität durch Messung der Lebensrate und der Vektorretention,
- der Identität der Zellen,
- der Kontaminationsfreiheit von potentiell onkogenen oder infektiösen Erregern (Viren, Bakterien, Pilze, Mykoplasmen),
- der Erarbeitung von Einzelheiten über das tumorerzeugende Potential, vor allem, wenn es sich bei den Wirtszellen um Säugetierzellen handelt.

Der Herstellungsprozess ▶ Die Validierung des Herstellungsprozesses beinhaltet (Abb. 2.39):

- Extraktion und Reinigung,
- Charakterisierung des Bulk-Produkts,
- Gleichförmigkeit der Produktion.

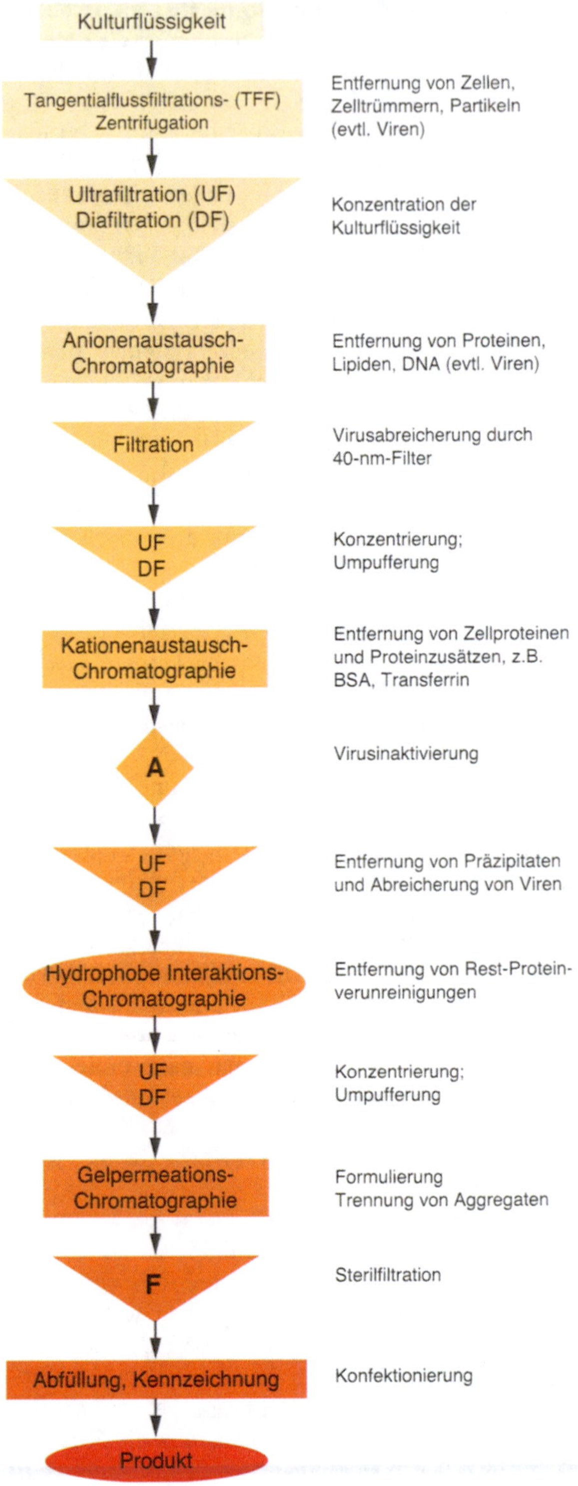

Kulturflüssigkeit
Tangentialflussfiltrations- (TFF) Zentrifugation — Entfernung von Zellen, Zelltrümmern, Partikeln (evtl. Viren)
Ultrafiltration (UF) Diafiltration (DF) — Konzentration der Kulturflüssigkeit
Anionenaustausch-Chromatographie — Entfernung von Proteinen, Lipiden, DNA (evtl. Viren)
Filtration — Virusabreicherung durch 40-nm-Filter
UF DF — Konzentrierung; Umpufferung
Kationenaustausch-Chromatographie — Entfernung von Zellproteinen und Proteinzusätzen, z.B. BSA, Transferrin
A — Virusinaktivierung
UF DF — Entfernung von Präzipitaten und Abreicherung von Viren
Hydrophobe Interaktions-Chromatographie — Entfernung von Rest-Protein-verunreinigungen
UF DF — Konzentrierung; Umpufferung
Gelpermeations-Chromatographie — Formulierung Trennung von Aggregaten
F — Sterilfiltration
Abfüllung, Kennzeichnung — Konfektionierung
Produkt

Abb. 2.39. Beispiel eines Fließschemas zur Herstellung eines rekombinanten Proteins aus einer Säugerzelle

Kontamination/ Verunreinigung	Anionenaustausch-Chromatographie	Kationenaustausch-Chromatographie	Immunaffinitäts-Chromatographie	Gesamt-abreicherung
Virus X	4	3	6	13
Zellprotein	1	1	5	7
DNA	2	1	5	8

Abb. 2.40. Beispiel für die Abreicherung von Viren, Zellprotein und Zell-DNA durch drei Chromatographieschritte und die daraus resultierende Gesamtabreicherung. Die Werte werden für einen definierten Prozess experimentell durch „spiking", d. h. durch Zumischen einer bestimmten Menge der jeweiligen Kontamination/Verunreinigung ermittelt

Bei den Extraktions- und Reinigungsverfahren ist sicherzustellen, dass verunreinigende Substanzen, die entweder von der Wirtszelle oder aus dem Kulturmedium stammen, sicher entfernt oder inaktiviert werden. Die Verfahren müssen so eingestellt sein, dass auch Kontaminationen entfernt oder inaktiviert werden, die unter Umständen unerkannt bleiben oder unbekannt sind. Hierzu werden für besonders kritische Kontaminationen wie von Wirtszellen stammende Proteine, aus der Wirtszelle oder vom Vektor stammende DNA und mögliche virale oder bakterielle Kontaminationen Abreicherungs- bzw. Inaktivierungsfaktoren für alle wichtigen Reinigungsschritte bestimmt.

Unter einem Abreicherungsfaktor (Reduktionsvermögen) versteht man den negativen Logarithmus des Faktors, um den bei einem gegebenen Reinigungsschritt ein bestimmtes Molekül (Nukleinsäuren, Proteine oder Zusätze wie beispielsweise Antibiotika) oder ein Erreger (Bakterien, Pilze oder Viren) entfernt werden. Analog ist der Inaktivierungsfaktor zu definieren.

Beispiel: Ein Abreicherungsfaktor von 2 bedeutet, dass sich die Menge an verunreinigendem Molekül oder Erreger in der Probe um den Faktor 10^2 (10^{-2} im Vergleich zur Ausgangsmenge) verringert hat. Bei mehreren aufeinander folgenden Reinigungsschritten addieren sich die Abreicherungsfaktoren. Wurden z. B. in drei aufeinander folgenden Aufreinigungsschritten eines Produktes Abreicherungsfaktoren von 4, 3 und 6 erzielt, so ist der kulminative Abreicherungsfaktor für den Gesamtprozess 13. Das bedeutet, dass in dem Produkt 10^{13}-mal weniger Bestandteile einer theoretischen Kontamination enthalten sind als im Rohprodukt vor der Aufreinigung.

Die Abreicherungsfaktoren werden durch „spiking" ermittelt. Dazu setzt man das entsprechende Molekül oder den Erreger in bekannter Menge dem Reinigungsansatz zu und bestimmt dann den noch vorhandenen bzw. noch aktiven Anteil nach dem Reinigungsschritt. Dadurch soll gewährleistet werden, dass eben auch unbekannte oder nicht entdeckte Kontaminationen oder aktivierte endogene Viren keine Chance haben, mit dem Produkt angereichert zu werden. Da es unmöglich ist, eine solche Kontamination im Verlauf des Herstellungsprozesses sicher zu identifizieren, muss durch Validierung eine Abreicherung garantiert werden.

Das Produkt ▶ Zur Bestimmung der Identität eines Produktes aus einem validierten Produktionsprozess dienen die Aminosäureanalyse, die Sequenzanalyse des N-Terminus und des C-Terminus sowie eine Peptidkartierung nach chemischer oder enzymatischer Spaltung des Proteins.

Falls erforderlich, müssen posttranslationale Modifikationen im Proteinprodukt analysiert werden. Man kann unter geeigneten Bedingungen aus der Peptidkartierung ablesen, ob eventuelle Disulfidbrücken in den Proteinen korrekt geknüpft sind (Abb. 2.41). Komplexer gestaltet sich der Nachweis einer Proteinglykosylierung, die mit Hilfe verschiedener Enzyme und zuckerchemischer Analytik überprüft werden kann. Diese Daten erlauben es nicht nur, Aussagen über die Identität und damit eventuell auch über Funktion und Stabilität des Produktes zu treffen, sondern sie können auch zur Abschätzung des immunologischen Potentials des

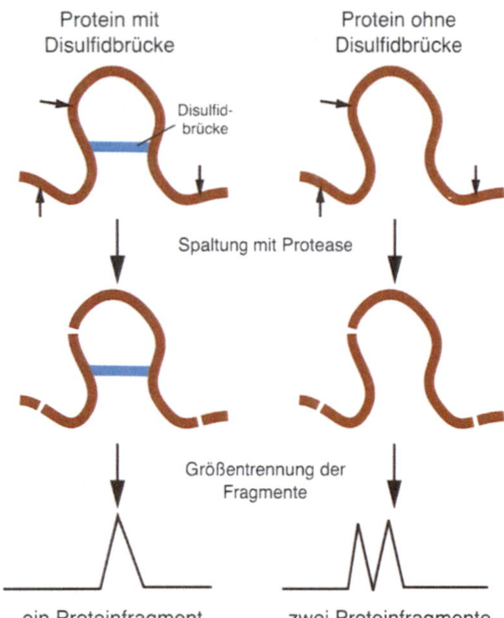

Abb. 2.41. Identifizierung einer Disulfidbrücke durch Proteinkartierung. Das Protein wird mit spezifischen Proteasen gespalten, dann werden die Fragmente chromatographisch getrennt. Enthält das Protein Disulfidbrücken, beobachtet man weniger Fragmente als man aufgrund der Proteinsequenz vorhersagen würde, da die Disulfidbrücken Proteinfragmente miteinander verbinden

Produktes von Bedeutung sein. Optische Methoden wie Circulardichroismus (CD) oder immunologische Methoden mit Hilfe spezieller monoklonaler Antikörper runden das Analysebild zur Produktidentität ab.

Die Bestimmung der Reinheit DNA-rekombinationstechnisch hergestellter Produkte gestaltet sich weitaus komplexer als bei traditionell hergestellten Biologika oder niedermolekularen Substanzen. Bei den traditionell hergestellten Biologika handelt es sich nicht selten um komplexe Gemische, in denen der eigentliche Wirkstoff nur einen Bruchteil der applizierten Substanz ausmacht. Von gentechnisch hergestellten Produkten verlangt man hingegen, dass sie rein isoliert werden und gegebenenfalls durch definierte Zusätze stabilisiert werden.

Neben der chemischen Reinheit der Produkte wird auf Verunreinigungen und auf Kontaminationen geprüft.

Zum immunologischen Nachweis einer Verunreinigung mit Wirtszellproteinen wird ein Antiserum verwendet, das gegen einen Gesamtproteinextrakt eines analogen Wirt-Vektor-Systems erzeugt wurde, dem allerdings die genetische Information für das Produkt fehlt. Dabei sollte der zur Immunisierung eingesetzte Proteinextrakt aus Zellen gewonnen werden, die unter den gleichen Bedingungen kultiviert wurden wie die Zellen, aus denen das Produkt isoliert wird (Abb. 2.42).

Der Nachweis der Nukleinsäurefreiheit wird durch Hybridisiermethoden oder mit Hilfe der Polymerasekettenreaktion (PCR) erbracht.

In allen Fällen sind ausreichende Mengen an Standards zu präparieren, die in die Validierung des Nachweisverfahrens mit einbezogen werden.

Zur Bestimmung von Gehalt und Wirksamkeit werden bevorzugt biochemische Testsysteme verwendet. Diese Methoden sind vergleichsweise schnell, einfach, präzise und gut reproduzierbar. Bezogen werden die ermittelten Parameter in der Regel auf eine bestimmte Proteinmenge. Somit kommt der Proteinbestimmung eine prominente Bedeutung zu. Da die meisten gängigen Proteinbestimmungen stark mit der Aminosäurezusammensetzung des Proteins variieren und durch weitläufig verwendete Puffersubstanzen gestört werden, sollten vorzugsweise Absolutmethoden wie die Aminosäureanalyse oder die Stickstoffbestimmung nach Kjeldahl durchgeführt werden.

2.2.6 Kultivierung von Produktionszellen

Eines der Schlüsselprobleme der Biotechnik besteht in der sicheren und effizienten Kultivierung der Produktionszellen. Bei diesen Zellen kann es sich um Pro- oder um Eukaryoten handeln. Beide Zelltypen stellen ganz unterschiedliche Anforderungen. Ferner hängen die Kulturbedingungen entscheidend davon ab, welche Aufgaben die Zellen zu erfüllen haben. Man kann Zellen einsetzen, die ein bestimmtes Produkt produzieren. Man kann aber auch Zellen einsetzen, die aufgrund spezifischer Leistungen eine dem Medium zugefügte Vorstufe gezielt modifizieren.

Leider lassen sich Erfahrungen, die man mit einem bestimmten Zelltyp im Labormaßstab ge-

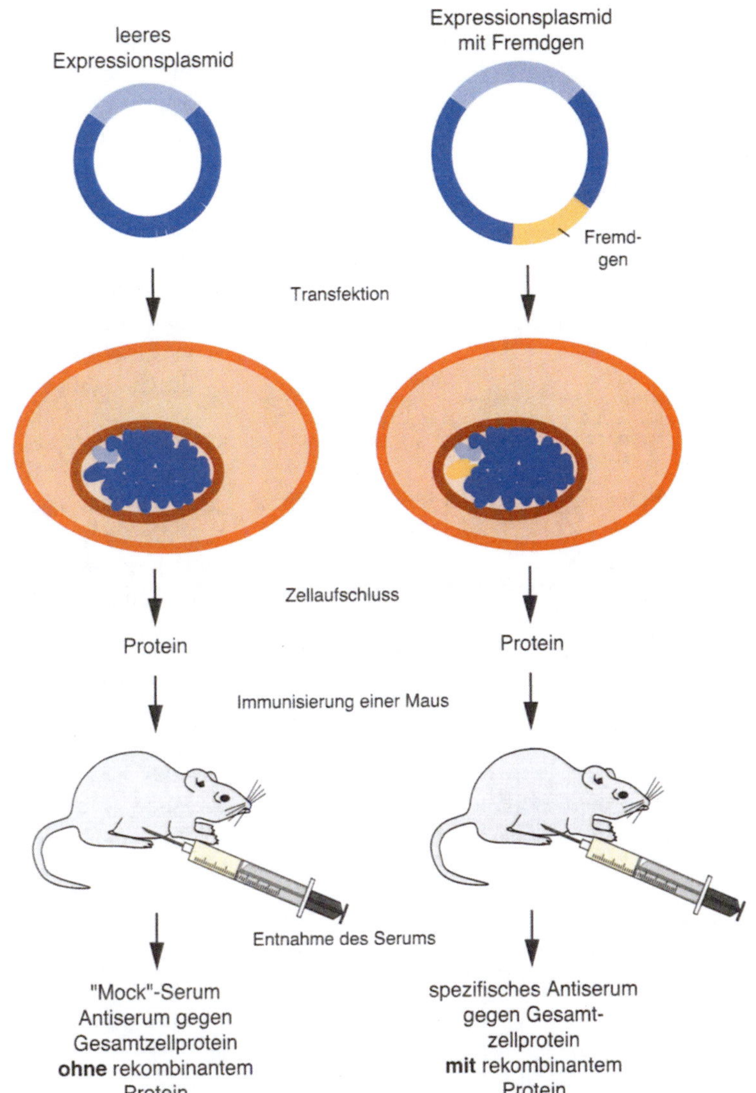

Abb. 2.42. Herstellung eines immunologischen Reagenzes zum spezifischen Nachweis für Wirtszellprotein. Es werden zwei transgene Zellen hergestellt: Die eine Zelle wird mit einem „leeren" Vektor transfiziert (Mock-Transfektion). Dieser Vektor ist prinzipiell identisch mit dem Expressionsplasmid. Ihm fehlt nur das Gen für das eigentliche rekombinante Produkt. Die zweite Zelle wird mit dem kompletten Expressionsplasmid transfiziert. Aus beiden Zellpopulationen wird das Protein isoliert, mit dem dann jeweils ein Antiserum in einem Tier hergestellt wird. Das Mock-Serum zeigt mögliche unspezifische Signale an, wohingegen das zweite Serum nach Abzug der Mock-Signale spezifisch für das transgene Protein ist

macht hat, nicht linear auf einen Produktionsmaßstab übertragen. Zellen, die in Kulturflaschen hervorragend wachsen und gleichzeitig ein Produkt effizient produzieren oder modifizieren, müssen diese wichtigen Eigenschaften nicht zwingend beibehalten, wenn sie in große Produktionsfermenter umgesetzt werden. Ein erfolgreiches „up-scaling" erfordert in aller Regel eine ausgeklügelte Prozesstechnologie, die individuell erarbeitet werden muss.

Kultivierung mikrobieller Organismen ▶ Einige mikrobielle Organismen sind in der Biotechnik sehr populär, da man sie leicht und sicher kultivieren kann. Hierzu gehören bakterielle Spezies wie *Clostridium actebutyricum*, *Corynebacterium sp.*, *Xanthomonas sp.*, *Bacillus sp.*, *Lactobacillus sp.* Dazu gehören aber auch Pilze wie *Saccharomyces cerevisiae*, *Penicillium sp.* und *Aspergillus sp.*

Generell können diese Mikroorganismen auf Petrischalen wachsen, die ein mit Kulturmedium

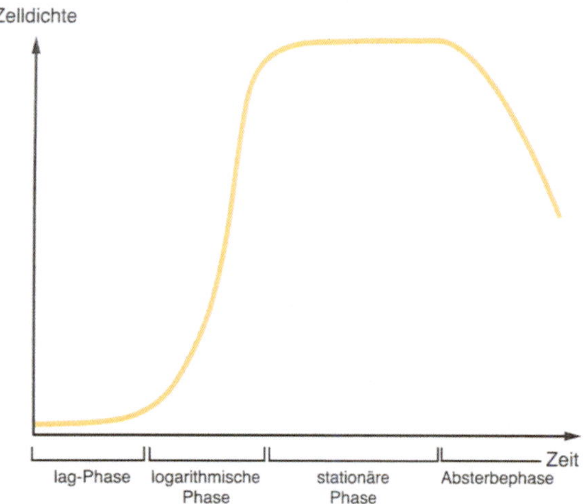

Abb. 2.43. Wachstumskurve einer mikrobiellen Zellkultur

hergestelltes Agargel enthalten. Sie können ferner in flüssigen Medien entweder in Kulturflaschen oder in Fermentern kultiviert werden. Das Wachstumsverhalten in derartigen, nicht weiter modifizierten Kulturen ändert sich mehrfach mit der Zeit (Abb. 2.43).

- Zunächst wachsen die Zellen sehr langsam. Diese Periode wird als *lag*-Phase bezeichnet.
- Danach verdoppelt sich die Zellmasse proportional mit der Zeit. Diese Phase bezeichnet man als die exponentielle Wachstumsphase oder als *log*-Phase.
- Allmählich verlangsamt sich die Wachstumsgeschwindigkeit wieder und die Kultur geht in eine stationäre Phase über. In dieser Phase sterben ebenso viele Zellen wie neue Zellen durch Teilung hinzukommen.
- Ließe man die Kultur weiter „wachsen", würde man ein Abnehmen der Zellzahl registrieren, da in dieser Phase mehr Zellen absterben als Zellen durch Teilung neu hinzukommen.

Gründe für dieses diskontinuierliche Wachstumsverhalten sind Adaptationsphänomene einerseits und Unterschiede in der Nahrungsversorgung sowie die langsame Akkumulation wachstumsinhibierender Metaboliten andererseits. Diesen Phänomenen kann man durch verschiedene Maßnahmen begegnen:

- Um das langsame Anwachsen einer Kultur weitgehend zu vermeiden, sollte man die neue Kultur mit einer möglichst hohen Zellzahl animpfen (Abb. 2.44). Das bedeutet, dass man das Kulturvolumen langsam erhöhen sollte, wenn man lange *lag*-Phasen vermeiden will. Dies gelingt

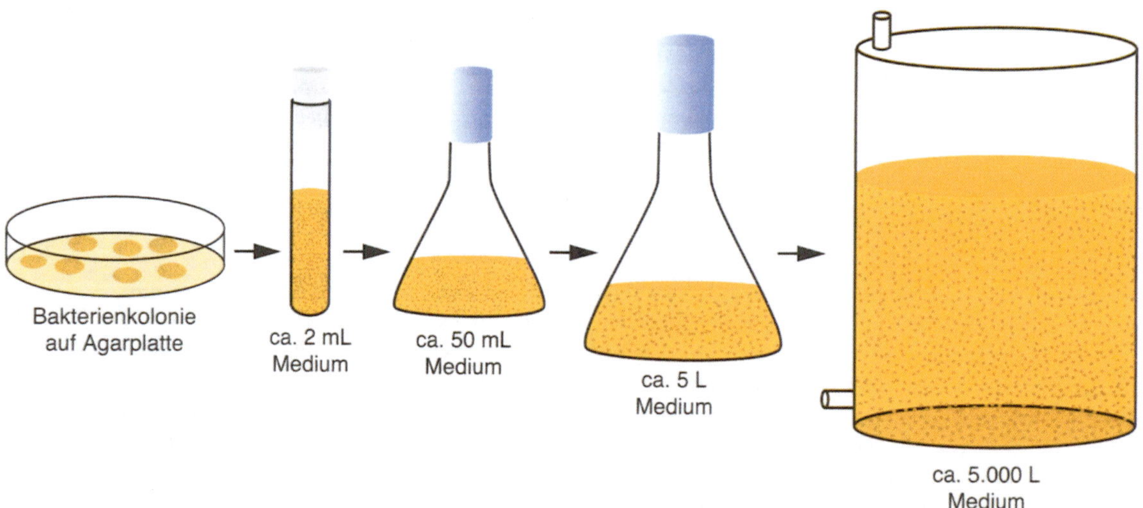

Abb. 2.44. Durch Anlegen geeigneter Vorkulturen umgeht man die Probleme, die sich ergeben, wenn die Zellzahl in einem Kulturgefäß zu niedrig ist. Man verkürzt letztlich die *lag*-Phase während des Fermentationsprozesses

durch Vorkulturen unterschiedlicher Dimension, die sich schrittweise dem Volumen des Produktionsfermenters annähern.

- Um im Fermenter das Angebot mit Nährstoffen annähernd konstant und die Konzentration wachstumshemmender Metaboliten möglichst gering zu halten, kann man kontinuierlich Medium und Zellen abziehen und frisches Medium zuleiten. In einem derartigen, gut eingestellten Fermentationsprozess bleibt die Wachstumsrate annähernd konstant.

Man bezeichnet eine derart „eingestellte" Fermentation auch als „kontinuierliche Kultur" im Unterschied zu einer „Batch-Kultur", bei der die Kulturbedingungen nicht modifiziert werden (Abb. 2.45). Ein Ansatz, der zwischen der kontinuierlichen Kultur und der Batch-Kultur liegt, ist das so genannte „Fed-batch-Verfahren", bei dem zwar frisches Medium zugepumpt, „verbrauchtes Medium" und Zellen aber nicht abgepumpt werden. Auf diese Weise zögert man den Beginn der stationären Phase hinaus, wobei allerdings das Kulturvolumen permanent zunimmt.

Die Vorteile einer kontinuierlichen Kultur oder einer Fed-batch-Kultur gegenüber einer Batch-Kultur liegen darin, dass die Biosyntheseleistung der Produktionszelle beim Fermentationsprozess konstanter und damit besser kalkulierbar ist. Es leuchtet ein, dass die Biosyntheseleistung in einer Batch-Kultur ähnlichen Variationen unterworfen ist wie die Wachstumsraten.

Allerdings ist es keineswegs so, dass sich die Phasen „optimalen Wachstums" immer mit Phasen „optimaler Produktionsleistung" überlappen. Beispielsweise beginnen bestimmte Zellen erst dann höchst effizient mit der Produktion eines bestimmten Sekundärstoffs, wenn das Wachstum längst nicht mehr optimal ist. Andererseits werden Produkte des Primärstoffwechsels meist effizienter in Phasen schnellen Wachstums synthetisiert.

Um eine Kultur optimal einzustellen, reicht es keineswegs aus, die Kultur „nur" mit ausreichend frischem Medium zu versorgen. Ähnlich wichtig für optimales Wachstum sind ein konstanter pH, ein ausreichender Sauerstoffpartialdruck und eine optimale Temperatur. Alle diese Faktoren müssen engmaschig kontrolliert und gegebenenfalls während der Fermentation korrigiert werden.

Schließlich ist dafür zu sorgen, dass eine Kontamination der Kultur mit Fremdkeimen ausgeschlossen ist. Dies würde nicht nur zu Einbußen bei der Produktausbeute führen. Eine Produktisolierung aus einer kontaminierten Kultur verbietet sich, wenn das Produkt für pharmazeutische Zwecke verwendet werden soll. Aus diesem Grund ist bei der Kultivierung von Mikroorganismen auf Sterilität aller Kulturbestandteile und größtmögliche Reinheit im Arbeitsbereich zu achten.

Kultivierung von Säugerzellen ▶ Säugerzellen lassen sich aus einem Zellverband durch vorsichtige Behandlung mit Proteasen wie beispielsweise Trypsin herauslösen. Bringt man derartig vereinzelte Zellen in ein Kulturgefäß, beobachtet man, dass die Zellen nach kurzer Zeit einen innigen Kontakt mit der Gefäßwand oder mit dem Boden der Kulturschale eingegangen sind. Dennoch beginnen sich die Zellen zu teilen, wenn man sie mit dem richtigen Medium versorgt. Man bezeichnet ein derartiges Wachstumsverhalten als „adhärentes Wachstum" und eine entsprechende Kultur als „adhärent wachsende Zellkultur".

Eine zweite, sehr nachteilige Eigenschaft besitzen derartige Kulturen: Sie sterben nach einiger Zeit komplett ab. Dies liegt daran, dass es sich bei derart isolierten Zellen um so genannte „primäre" Zellen handelt.

Völlig anders verhalten sich Zellen, die man auf ganz analoge Weise aus Tumorgewebe isoliert. Diese Zellen können zwar auch adhärent wachsen, allerdings ist dies nicht zwingend der Fall. Auffälliger ist jedoch, dass diese Zellen nicht mehr sterben, sondern sich so verhalten wie die oben beschriebenen mikrobiellen Zellen, die – falls optimal mit Medium versorgt – praktisch unendlich teilungsfähig sind. Derartige Tumorzellen sind immortal, eine Eigenschaft, die diese Zellen aufgrund ganz bestimmter Mutationen in ihrem Genom erworben haben. Einige Säugerzelltypen lassen sich auch durch virale Transformation immortalisieren. Dies gelingt beispielsweise mit B-Zellen, wenn man diese mit dem Epstein-Barr-Virus infiziert. Somit lassen sich auch im Falle von Säugerzellen kontinuierliche Zellsysteme etablieren.

Will man diese Zellen für die biotechnische Produktion von Biopharmazeutika verwenden, müssen

1. Batch-Verfahren

Zugabe von Zellen und Nährstoffen

Kulturflüssigkeit

Biomasse

Ernte der Suspension

Zeit

2. Fed-Batch-Verfahren

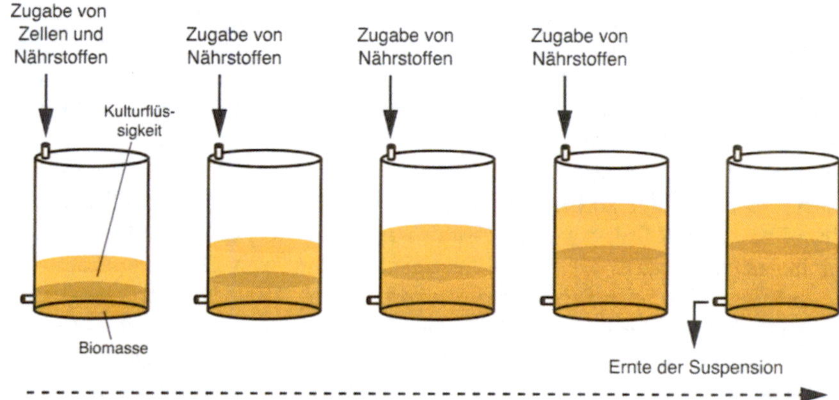

3. Perfusionsverfahren

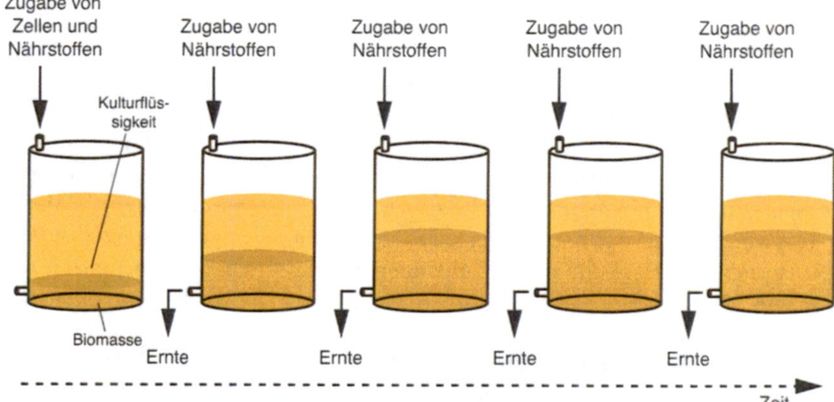

Abb. 2.45. Verschiedene Fermentationsverfahren. 1. Beim Batch-Verfahren arbeitet man in einem geschlossenen System mit dem Zellinokulum und allen Substraten und Nährstoffen. Wenn die gewünschte Zelldichte erreicht ist, wird der komplette Fermenter entleert und das Produkt wird gereinigt. 2. Beim Fed-Batch-Verfahren (Zulaufverfahren) werden Substrate und Nährstoffe portionsweise zugemischt, so wie die Zelldichte ansteigt. 3. Beim Perfusionsverfahren hält man die Zellzahl über einen langen Zeitraum konstant, indem man stetig frisches Medium zupumpt und verbrauchtes Medium sowie Zellen abzieht. Dadurch verharren die Zellen immer in der gleichen Wachstumsphase

umfangreiche Sicherheitsstudien durchgeführt werden, um eine Kontamination des Wirkstoffs mit einer onkogenen oder infektiösen Eigenschaft auszuschließen. Dies ist der Grund dafür, dass derzeit nur eine sehr limitierte Zahl unterschiedlicher Säugerzelltypen in der pharmazierelevanten Biotechnik eingesetzt wird.

Einige Säugerzelltypen können nur adhärent, d.h. auf einer festen Unterlage, wachsen, andere hingegen teilen sich auch in Suspension. Um für adhärent wachsende Zellen die Haftungsfläche zu vergrößern, verwendet man kleine Kügelchen, die ihrerseits im Bioreaktor durch Rühren in Suspension gehalten werden können (Abb. 2.46).

Säugerzellen erfordern in jedem Fall ein wesentlich komplexeres Kulturmedium als Mikroorganismen. Man muss den Zellen nicht nur ausreichend Nährstoffe anbieten, sondern darüber hinaus oft auch einen ganzen „Cocktail“ unterschiedlicher Hormone und Wachstumsfaktoren. Diese kann man in Form von fötalem Kälberserum anbieten. Unter dem Eindruck der BSE-Epidemie wird dies jedoch als nicht risikolos eingeschätzt. Besser verwendet man daher definierte Einzelstoffe, die bevorzugt auch als rekombinante Moleküle hergestellt werden. Dies minimiert die Gefahr einer unerkannten Kontamination, die man nie ausschließen kann, wenn man komplexe natürliche Gemische wie beispielsweise Kälberserum verwendet. Ferner stellen Säugerzellen hohe Ansprüche an einen konstanten pH und an eine möglichst physiologische Osmolalität, da diese Zellen – im Unterschied zu den meisten mikrobiellen Systemen – nicht von einer Zellwand umgeben sind.

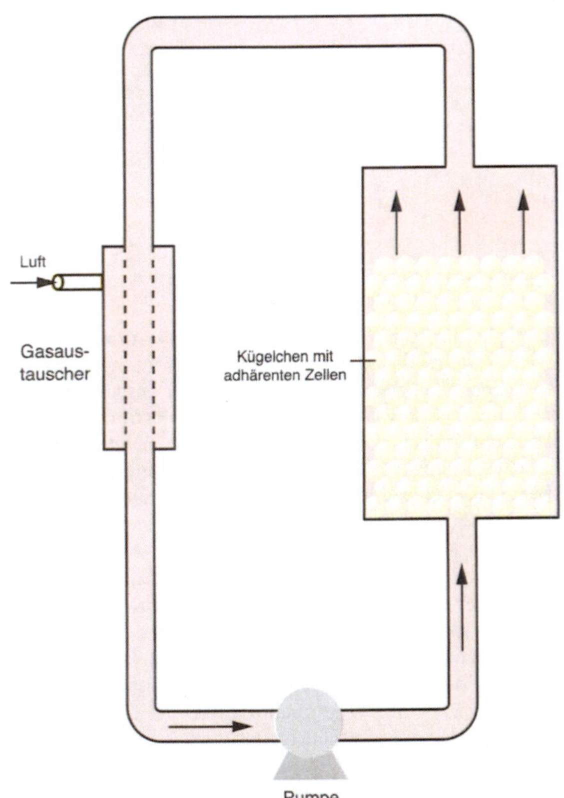

Abb. 2.46. Schematische Darstellung eines Festbettreaktors. Die Zellen wachsen auf der Oberfläche kleiner Kügelchen, die permanent von Medium umspült werden

Pflanzenzellkulturen ▶ Natürlich sind auch Pflanzen nach wie vor wichtige Lieferanten unterschiedlicher Biomoleküle. Die große Zahl der Sekundärstoffe ist eine schier unendliche Quelle originellster Moleküle. Ein riesiger Nachteil unter dem Aspekt Biotechnik ist die Tatsache, dass Pflanzen in dieser immensen biologischen Vielfalt vorkommen. Biotechnische Lösungen müssen für jeden einzelnen Organismus erarbeitet werden und lassen sich nur selten auf andere Systeme übertragen.

Eine weitere Schwierigkeit besteht darin, dass die Produktion vieler Sekundärstoffe oft von einem ganz bestimmten Differenzierungsstadium abhängt. Kulturzellen sind aber in aller Regel Zellen, die einem niedrig-differenzierten, embryonalen Stadium viel näher stehen als einem hochdifferenzierten Stadium. Zwar ist es zwischenzeitlich gelungen, durch Zumischen bestimmter Pflanzenhormone so genannte Organkulturen zu etablieren. Der große Durchbruch ist aber dadurch nicht geglückt. Aus diesem Grund spielen Pflanzenzellkultursysteme bei der Gewinnung pharmazeutisch relevanter Wirkstoffe noch kaum eine Rolle.

Nach wie vor ist man auf die ganze Pflanze angewiesen, die allerdings auch nicht unbedingt eine schlechte Alternative darstellt. So denkt man heute darüber nach, auch proteinogene Wirkstoffe durch Pflanzen produzieren zu lassen. Dies ist im Allgemeinen eine Möglichkeit, die keine komplexen Technologien erfordert. Aus diesem Grund bietet sich diese Technologie auch für Länder an, die noch nicht den technologischen Standard aufweisen, um Zellkultursysteme effizient betreiben zu können. Verschiedene transgene Pflanzen wurden bereits konstruiert, die fremde Proteine in durchaus lohnenden Konzentrationen synthetisieren.

Eine interessante Anwendung ist die Produktion bestimmter Antigene wie etwa apathogene Varianten des Choleratoxins durch transgene Pflanzen, z. B. Bananen. Dies bietet die Möglichkeit einer „Schluckimpfung" durch den Verzehr derartiger Pflanzen.

Derzeit spielt die Pflanzenbiotechnologie für die Wirkstoffproduktion praktisch keine Rolle. Doch das muss nicht so bleiben. Es gibt viele Denkansätze, die den Einsatz von Pflanzen als Bioreaktoren durchaus attraktiv erscheinen lassen.

2.3 Rekombinante Wirkstoffe

In Deutschland sind gegenwärtig mehr als 60 verschiedene gentechnisch hergestellte Proteine als Wirkstoffe zugelassen. Sie sind Bestandteile von rund 80 Medikamenten. Darunter befinden sich ein rekombinanter Impfstoff in mehreren Kombinationen und acht gentechnisch modifizierte Mausantikörper. Ständig werden von der europäischen Zulassungsbehörde, der European Agency for the Evaluation of Medicinal Products (EMEA), neue rekombinante Arzneimittel zugelassen. Ferner werden die Zulassungen für rekombinante Wirkstoffe auch häufig überarbeitet, da nicht selten die Indikationen auf der Basis neuer klinischer Studien erweitert werden können.

2.3.1 Produktionszelllinien

Für die gentechnische Herstellung der Arzneimittel werden im Wesentlichen nur vier verschiedene Zelltypen verwendet:

- der Prokaryot *Escherichia coli*,
- der niedere Eukaryot *Saccharomyces cerevisiae*,
- die Säugerzelllinie CHO („Chinese hamster ovary")-Zellen und
- die Säugerzelllinie BHK („baby hamster kidney")-Zellen.

E. coli und *S. cerevisiae* können recht preiswert in Massenkultur gehalten werden und liefern zum Teil sehr große Mengen rekombinanten Proteins. Allerdings können *E. coli* keine und die Bäckerhefe *S. cerevisiae* nur sehr bedingt posttranslationale Modifikationen wie Glykosylierungen, Sulfatierung oder

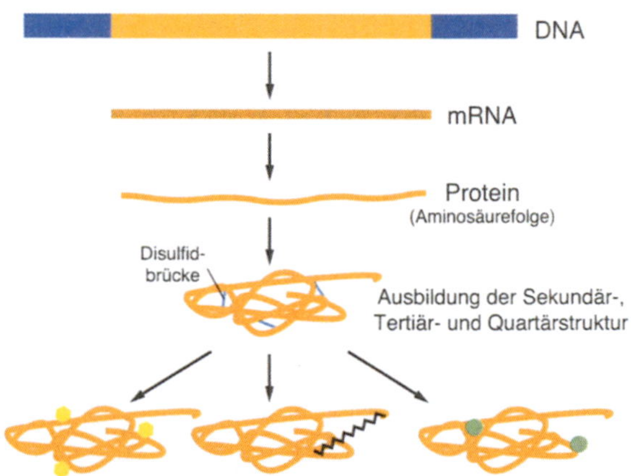

Abb. 2.47. „Einfache" Proteine vs. posttranslational modifizierte Proteine. Praktisch alle Proteine werden nach der Translation noch modifiziert. Dies betrifft zum einen die Ausbildung von kovalenten Bindungen in Form von Disulfidbrücken zwischen zwei Cysteinen. Ferner ist die korrekte dreidimensionale Anordnung aller Atome im Protein in Form von Sekundär-, Tertiär- und gegebenenfalls Quartärstruktur für die jeweilige Proteinfunktion essentiell. Bei Eukaryoten können an den Grad posttranslationaler Modifikationen noch deutlich höhere Ansprüche gestellt werden. Diese Proteine können mit komplexen Zuckerstrukturen, mit unterschiedlichen Lipidmolekülen, mit Sulfat- oder Phosphatresten und mit Adenosineinheiten modifiziert sein. Charakter und Ausmaß der Proteinmodifikation sind in der DNA nur prinzipiell kodiert. Die Realisierung der verschiedenen Modifikationen hängt essentiell mit der enzymatischen Ausstattung der Zellen zusammen, in denen die Proteine natürlicherweise exprimiert sind. Werden Proteine in einer „falschen" Zelle synthetisiert, wird mit großer Wahrscheinlichkeit das Modifikationsmuster des Proteins von dem authentischen Modifikationsmuster abweichen

Amidierungen der Proteine vornehmen. Daher sind nur nichtmodifizierte Humanproteine authentisch in *E. coli* oder *S. cerevisiae* herstellbar. Viele der rekombinanten Proteine sind jedoch natürlicherweise glykosyliert. Allerdings ist die Glykosylierung nicht immer für die Funktion der Wirkstoffe essentiell. Kritisch sollte allerdings nachgefragt werden, welche Konsequenzen sich für die Verträglichkeit durch das Abweichen von der „Originalstruktur" ergeben (Abb. 2.47).

Ist eine posttranslationale Modifikation für die Funktion des Wirkstoffs unerlässlich, stellen die in der Kultur aufwendigeren CHO- und BHK-Zellen eine Alternative dar. Teilweise werden die Wirkstoffe aber auch nach ihrer Isolierung durch anschließende biotechnologische/biochemische Verfahren in eine aktive Form überführt.

Das molekularbiologische Methodenrepertoire hält viel effizientere Expressionssysteme bereit, als sie in der überwiegenden Mehrzahl für die Gewinnung rekombinanter Wirkstoffe eingesetzt werden. Beispielsweise ist das Baculo-Virussystem viel effektiver als BHK- oder CHO-Zellen. Auch posttranslationale Modifikationen werden von den Sf-9-Zellen, in denen die viralen Vektoren vermehrt werden, relativ korrekt eingeführt. Dennoch konnte sich dieses und auch andere effiziente Expressionssysteme nicht durchsetzen. Der Grund liegt darin, dass sehr aufwendige Sicherheitsstudien aufzulegen sind, die die Unbedenklichkeit der eingesetzten Komponenten belegen. Hiervor scheinen die Firmen noch zurückzuschrecken.

Ein Wechsel hin zu neuen Expressionssystemen deutet sich jedoch langsam an. Dies belegen einige rekombinante Antikörper, die teilweise in „neuen" Zellsystemen produziert werden.

2.3.2 Welche Proteine sind auf dem Markt?

Die zugelassenen, gentechnisch hergestellten Medikamenten lassen sich einteilen in

- Hormone,
- Enzyme,
- Gerinnungsmodulatoren,
- Zytokine,
- Impfstoff(e) und
- Antikörper.

Gemäß Definition des Arzneibuchs sind alle diese Wirkstoffe Proteine.

DNA-rekombinationstechnisch hergestellte Produkte („producta ab ADN recombinante").

Definition: DNA-rekombinationstechnisch hergestellte Produkte werden durch genetische Modifikation hergestellt, bei der die kodierende DNA für das benötigte Produkt gewöhnlich mit Hilfe eines Plasmids oder eines viralen Vektors in einen geeigneten Mikroorganismus oder eine geeignete Zelllinie eingeführt wird, in denen diese DNA exprimiert und in Protein translatiert wird. Das gewünschte Produkt wird dann durch Extraktion und Reinigung gewonnen.

Aus diesem Grund ist die überwiegende Zahl der Wirkstoffe als Parenteralia formuliert. Zwar wird intensiv daran gearbeitet, auch andere Applikationsformen für Proteine zu entwickeln. Derzeit liest man von Fortschritten in dieser Richtung nur in der wissenschaftlichen Originalliteratur. Von der Markteinführung sind solche Entwicklungen noch weit entfernt. Es gibt allerdings auch Ausnahmen. Schon jetzt ist eine rekombinante DNase zugelassen, die als Dosieraerosol formuliert ist, und man kann damit rechnen, dass in absehbarer Zeit auch ein inhalativ applizierbares Insulin zugelassen wird. Ob und für welche konkrete Indikation sich ein solches Insulin bewähren wird, muss die Phase IV des Präparates zeigen.

2.3.3 Hormone

Insuline ▶ Insulin (Abb. 2.48) ist ein Peptidhormon, das im Zusammenspiel mit Glukagon und Adrenalin ganz entscheidend den Zuckerstoffwechsel reguliert (Dingermann u. Mutschler 2001). Beim Gesunden wird Insulin in sehr kleinen Mengen von den B-Zellen des Pankreas in den Blutstrom sezerniert. Die Basalkonzentration liegt bei $3{,}5-8{,}0\times10^{-9}$ M. Steigt der Blutzuckerspiegel an, so reagieren die B-Zellen innerhalb kurzer Zeit mit einer verstärkten Insulinsekretion. *In vivo* werden die höchsten Konzentrationen bereits eine Stunde nach einer Mahlzeit gemessen. Danach werden innerhalb weniger Stunden wieder Basalwerte erreicht.

Als Peptidhormon kann Insulin die Plasmamembran nicht überwinden. Aus diesem Grund bedarf es eines spezifischen Rezeptors, um das ankommende Signal an die Zelle weiterzuvermitteln. Der Insulinrezeptor ist ein transmembranäres Gly-

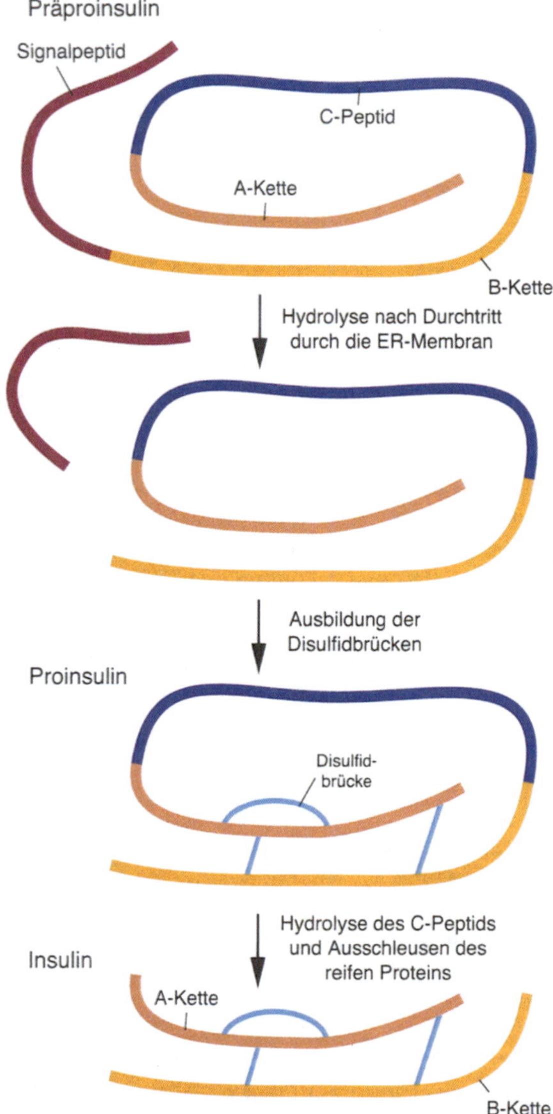

Abb. 2.48. Schematische Darstellung des Insulins. Insulin besteht aus zwei Ketten, die posttranslational durch verschiedene Hydrolyseschritte gebildet werden. Zunächst wird ein Signalpeptid beim Durchtritt der wachsenden Proteinkette durch die Membran des endoplasmatischen Retikulums abgespalten. Danach wird im Laufe des Reifungsprozesses das C-Peptid durch Hydrolyse eliminiert. Dieses C-Peptid verbindet die beiden Proteinketten (A-Kette und B-Kette) im reifen, aktiven Insulin. Bevor das C-Peptid eliminiert wird, werden noch drei Disulfidbrücken geknüpft – eine innerhalb der A-Kette und zwei zwischen der A- und der B-Kette

koprotein von ca. 400 kDa, das aus zwei α-Untereinheiten und zwei β-Untereinheiten aufgebaut ist (Abb. 2.49). Bindet Insulin, werden zunächst die β-Untereinheiten an verschiedenen Positionen phosphoryliert. Dies geschieht autokatalytisch durch eine intrinsische Tyrosinkinase. Der Insulinrezeptor gehört demnach zur großen Gruppe der Rezeptortyrosinkinasen. Als direktes Substrat des autokatalytisch phosphorylierten und nun aktivierten Insulinrezeptors fungieren beispielsweise zwei intrazelluläre Proteine, die als IRS 1 und IRS 2 (Insulinrezeptorsubstrat) bezeichnet werden. Diese werden ebenfalls phosphoryliert und können daraufhin eine Vielzahl spezifischer Proteine binden und das Insulinsignal weiterleiten. Aber auch andere Signalwege können angestoßen werden. Der Effekt kann zwar durchaus als pleiotrop, muss aber dennoch als spezifisch bezeichnet werden: Der Glukosetransport in die Zelle wird aktiviert, die Glykogensynthese induziert, die DNA-Synthese angeschaltet, die Proteinsynthese stimuliert und vieles mehr.

Das durch einen Mangel an Insulin geprägte Krankheitsbild ist der Diabetes mellitus. Zwei große Varianten dieser Krankheit werden unterschieden: Der Typ-I-Diabetes und der Typ-II-Diabetes.

Typ-I-Diabetes. Der Typ-I-Diabetes (jugendlicher Diabetes) wird heute als eine Autoimmunkrankheit gesehen, bei der Komponenten des eigenen Immunsystems die B-Zellen des Pankreas attackieren und zerstören. Damit fällt die Insulinproduktion komplett aus und der Patient muss obligat mit Insulin substituiert werden. Man spricht daher auch vom insulinabhängigen Diabetes mellitus. Der Anteil an Typ-I-Diabetikern beläuft sich auf ca. 10% der Fälle.

Typ-II-Diabetes. 90% aller Diabetiker leiden am Typ-II-Diabetes (insulinunabhängiger oder Altersdiabetes). Dies ist eine heterogene Erkrankung, die mit multiplen Defekten an den B-Zellen des endokrinen Pankreas, des Glukosemetabolismus in der Leber sowie des Stoffwechsels von Fettgewebe und Skelettmuskulatur einhergeht. Die pathogenetisch entscheidenden Faktoren für die Manifestation eines Typ-II-Diabetes sind eine gestörte Insulinsekre-

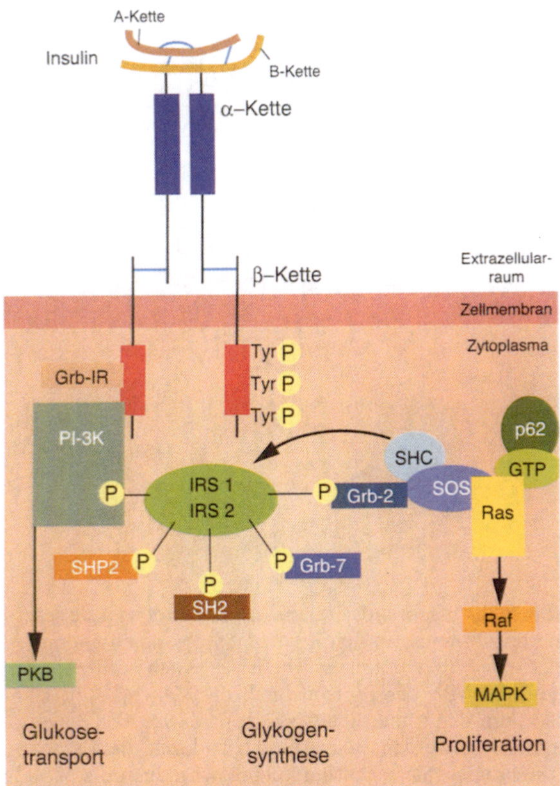

Abb. 2.49. Schematische Darstellung des Insulinrezeptors. Bindet Insulin an seinen Rezeptor, wird eine Vielzahl spezifischer biochemischer Reaktionen initiiert. Eine der wichtigsten Reaktionen ist die Autophosphorylierung an verschiedenen Tyrosinresten in den intrazellulären Domänen der beiden β-Ketten des Rezeptors selbst. Danach reagiert der Rezeptor mit so genannten Insulinrezeptorsubstraten (IRS 1 und IRS 2), die ebenfalls in der phosphorylierten Variante mit Adaptermolekülen interagieren, um so das Signal weiterzuleiten. Terminal werden durch die Bindung des Insulins an den Rezeptor der Glukosetransport, die Glykogensynthese und bei manchen Zellen auch deren Proliferation induziert. Abkürzungen: *GRB* „growth factor receptor binding protein"; *PI-3-K* Phosphatidylinositol-3-Kinase; *PKB* Proteinkinase B; *SHP2* Proteintyrosinphosphatase 2; *SHC* „SrC-homology and collagen", ein Adapterprotein, das Homologie zum Kollagen aufweist; *SOS* „son of sevenless", ein Guaninnukleotidaustauschfaktor, der den Austausch von GDP und GTP in Ras bewirkt; *Ras* Mitglied der Familie „kleiner G-Proteine"; *Raf* Serinkinase, die durch Ras aktiviert wird; *MAPK* „mitogen activated protein kinase"

tion, eine gesteigerte hepatische Glukoseproduktion und insbesondere eine verminderte insulinvermittelte Glukoseaufnahme vor allem der Skelettmuskulatur, aber auch des Fettgewebes. Die periphere und hepatische Insulinresistenz sind auffällig mit der Pathogenese von Volkskrankheiten wie Adipositas und essentieller Hypertonie assoziiert.

Den therapeutischen Wert des Insulins erkannten im Jahre 1921 der Kanadier Frederick G. Banting und sein Assistent Charles H. Best. Sie injizierten diabetischen Hunden einen pankreatischen Extrakt aus dem Kaninchen und demonstrierten, dass sich die Blutglukosespiegel der Hunde normalisierten. Zwei Jahre später wurde Insulin durch die Firma Eli Lilly & Co. erstmals kommerziell verfügbar. Wegen der kurzen Halbwertszeit des Proteinhormons begann man sehr bald, protrahierte Insulinarzneiformen zu entwickeln. Bereits 1930 gelang dies D.A. Scott und A. Fischer in Form von Protamin-Zink-Insulin-Komplexen (PZI). 1946 wurde von Novo Nordisk das NPH-Insulin („neutral protamine Hagedorn") entwickelt, das deutlich geringere Zinkkonzentrationen (ca. 10%) enthält als PZI. Der Verzicht auf Fischprotamin führte zu den Lente-Insulinen (Insulin-Zink-Suspensionen), die 1950 durch Novo Nordisk eingeführt wurden. 1960 lösten nach und nach chromatographische Reinigungsverfahren die bis dato üblichen Rekristallisationsverfahren ab. Dadurch gelang die quantitative Entfernung von Proinsulin. In den 70er-Jahren waren diese Verfahren so weit entwickelt, dass so genannte Single-peak-Insuline durch Gelfiltrationschromatographie hergestellt werden konnten. Schließlich führte Lilly im Jahr 1986 erstmals HPLC-gereinigtes Insulin ein.

Lange Zeit war man auf tierisches Insulin im Rahmen einer Insulinsubstitutionstherapie angewiesen. Schweine-, Rinder- und Pferdeinsuline wurden am häufigsten verwendet (Abb. 2.50). Diese unterscheiden sich nur an ganz wenigen Positionen in den beiden Proteinketten. Erst die Gentechnik machte es möglich, humanes Insulin in den Mengen herzustellen, die eine therapeutische Nutzung erfordert.

Der Bedarf an Insulin ist gigantisch. Nach WHO-Schätzungen benötigen die weltweit ca. 120 Millionen Diabetiker 5–6 Tonnen dieses Hormons jährlich. Durch konventionelle Isolierungsverfahren ist dieser Bedarf nicht mehr zu decken.

Seit 1983 steht gentechnisch hergestelltes Insulin zur Verfügung. In unterschiedlichen Verfahren werden drei rekombinante Insuline produziert, die molekular absolut identisch sind.

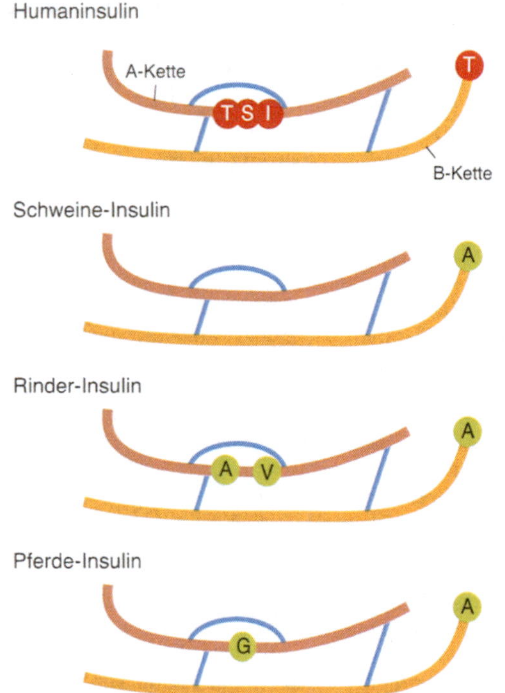

Abb. 2.50. Aminosäurevariationen in Insulinen unterschiedlicher Tierspezies. Die *rot markierten* Aminosäurepositionen im Humaninsulin sind bei den Insulinen der verschiedenen Tierspezies durch die *grün markierten* Aminosäuren ausgetauscht

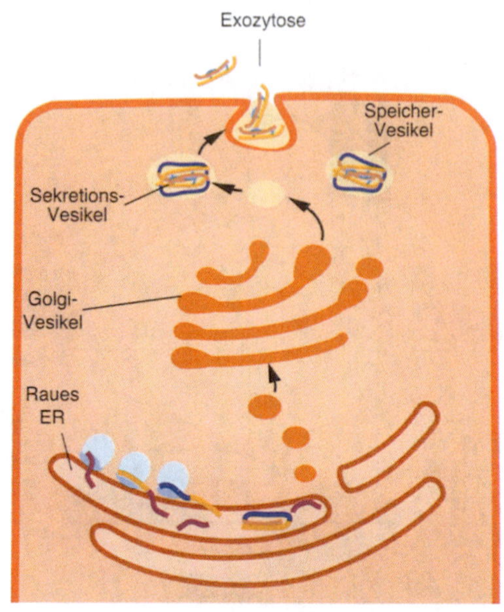

Abb. 2.51. Insulinbiosynthese. Insulin wird, wie alle sezernierten Proteine, an den Ribosomen des rauen endoplasmatischen Retikulums synthetisiert. Noch während der Synthese wird das Protein durch die Membran „geschoben“, um dann über den Golgi-Apparat von der Zelle sezerniert zu werden. Beim Durchtritt durch die Membran des endoplasmatischen Retikulums wird auch die Signalsequenz von spezifischen Proteasen abhydrolysiert. Auf dem Weg nach außen werden zunächst die Disulfidbrücken geknüpft. Danach wird das C-Peptid entfernt, sodass aktives Insulin in den Kreislauf gelangt

Bis vor kurzem wurde bei Aventis (Hoechst) ein Humaninsulin biotechnisch aus Schweineinsulin hergestellt. Dabei wurde die einzige Aminosäure (Alanin B_{30}), durch die sich Schweineinsulin von humanem Insulin unterscheidet, in einem intelligenten biotechnischen Verfahren auf Proteinebene in Threonin B_{30} ausgetauscht. Seitdem nach jahrelangem Rechtsstreit Aventis auch rekombinantes Insulin produzieren darf, wurde das Verfahren zur Umwandlung von Schweine- in Humaninsulin eingestellt.

Neben den humanidentischen Insulinen sind derzeit drei **Insulinmuteine** zugelassen (DiMarchi u. Trautmann 1996; Schmauß u Landgraf 1996; Setter et al. 2000; Berti et al. 1998). Diese enthalten gezielt eingeführte Mutationen, die den Hormonvarianten interessante neue pharmakokinetische Eigenschaften verleihen.

Biosynthese von Humaninsulin. Insulin wird als Präproinsulin in den B-Zellen der Langerhans-Inseln des Pankreas gebildet. Dieses Präproinsulin besteht aus einem Signalpeptid, der B-Kette, dem C-Peptid und der A-Kette. Das Signalpeptid aus 24 N-terminalen Aminosäuren sorgt für die Sekretion des Insulins in die Zisternen des endoplasmatischen Retikulums und wird bei diesem Sekretionsprozess abgespalten. Das resultierende Proinsulin wird in den Golgi-Apparat aufgenommen und dort gespeichert. Hier erfolgt dann das Herausschneiden des C-Peptids durch membranständige Proteasen, und reifes Insulin wird aus den Vesikeln durch Exozytose freigesetzt (Abb. 2.51).

Insulinstruktur und Konsequenzen für die biotechnologische Produktion. Reifes Insulin besteht aus einer A-Kette von 21 Aminosäuren und einer B-Kette von 30 Aminosäuren (s. Abb. 2.48). Beide Ketten sind über zwei Disulfidbrücken miteinander verknüpft. Zusätzlich ist noch eine intramolekulare Disulfidbrücke in der A-Kette vorhanden. Da reifes Insulin nicht posttranslational durch die Anheftung komplexer Zuckerstrukturen modifiziert wird, sollte sich eine Produktion in *Escherichia coli* oder *Saccharomyces cerevisiae* gewissermaßen anbieten. Tatsächlich werden auch alle rekombinanten Insuline in den beiden genannten Organismen produziert. Dennoch sind die Herstellungsverfahren keineswegs trivial. Das Ausschneiden des C-Peptids und die korrekte Knüpfung der drei Disulfidbrücken ist ein komplizierter Prozess, der weder von *E. coli* noch von *S. cerevisiae* ohne weiteres geleistet werden kann. Daher liefern alle drei Verfahren zur gentechnischen Herstellung von Humaninsulin und auch die Verfahren zur Herstellung der drei Insulinmuteine zunächst jeweils nur Prohormone, die noch eine C-Peptid-Sequenz enthalten. Zur korrekten Darstellung aktiven Insulins schließen sich noch in allen Fällen komplexe biotechnische Verfahren an. Es ist in der Tat erstaunlich, dass gerade dieses strukturell „schwierige" Protein Insulin erstmals den Weg der rekombinanten Wirkstoffe aufzeigte.

Insulinmuteine. Natives, authentisches Humaninsulin assoziiert bei hohen lokalen Konzentrationen zu Dimeren und Hexameren (Abb. 2.52). Dadurch werden frühestens nach 90 Minuten maximale Insulinkonzentrationen im Plasma erreicht. Eine Konsequenz ist häufig eine postprandiale Hyperglykämie und eine spätere Hypoglykämie bei Diabetikern.

Für die Assoziation der Insulinmonomere spielt die Aminosäure Prolin an Position 28 der B-Kette eine herausragende Rolle. Verschiedene Modifikationen der Aminosäuresequenz in diesem Bereich setzen die Assoziationsneigung des Insulins herab (Abb. 2.53). Im Wirkstoff *Insulin lispro* (*Humalog®*) sind die beiden Aminosäuren Prolin und Lysin an Position 28 und 29 der B-Kette in ihrer Reihenfolge nach Lysin-Prolin vertauscht (daher der Name „lispro"). Durch diese winzige Modifikation geht die Fähigkeit, Assoziate zu bilden, fast komplett verloren. Es resultieren ein schnellerer Wirkungsbeginn und eine kürzere Wirkdauer. Bei Verwendung von Insulin lispro muss der Diabetiker seine Mahlzeiten nicht mehr konsequent im Voraus planen und kann weitgehend auf Zwischenmahlzeiten verzichten.

Ein ähnliches, schnellwirksames Präparat, das *Insulin aspart* der Firma Novo Nordisk (*NovoRapid®*), kam 1999 auf den Markt. Bei diesem Wirkstoff wurde das Problem um die Position 28 in der B-Kette dadurch gelöst, dass das Prolin durch die saure Aminosäure Asparaginsäure ersetzt wurde (deswegen „aspart"). In diesem Fall wird also eine Assoziation der Proteinketten durch die negative

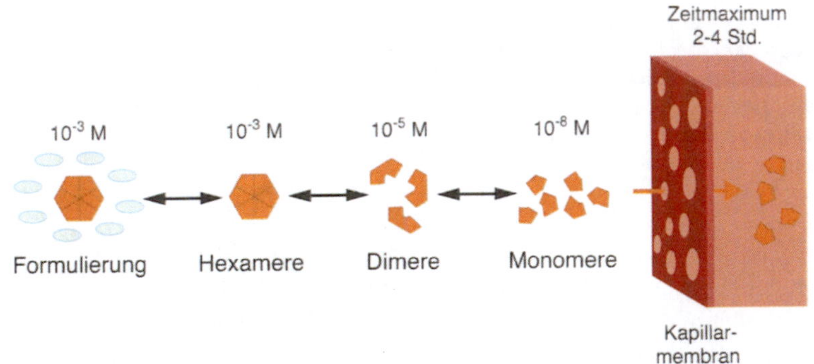

Abb. 2.52. Insulinaggregate. Insulin tendiert natürlicherweise zur Aggregation. Es bilden sich Hexamere und Dimere. Aktiv sind jedoch nur die Monomere. Klassische Insulinformulierungen enthalten zum überwiegenden Teil Hexamere. Daher tritt eine Insulinwirkung erst nach einer gewissen Zeit ein. Die schnell wirksamen Insulinderivate lispro und aspart sind gentechnisch derart modifiziert, dass sich Aggregate nicht mehr bilden können (s. Abb. 2.53)

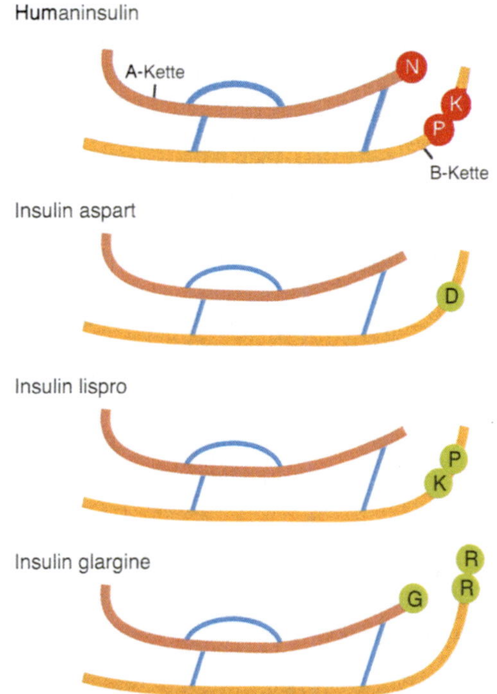

Abb. 2.53. Struktur der drei derzeit verfügbaren Insulinmuteine. Bei den beiden schnell-wirksamen Insulinmuteinen aspart und lispro wurde der C-terminale Bereich der B-Kette durch Austausch der markierten Aminosäuren so modifiziert, dass sich keine Insulinaggregate mehr bilden können. Dadurch kann die Wirkung unmittelbar nach Applikation des Hormons einsetzen. Beim Langzeitinsulin glargine wurden im Vergleich zu authentischem Humaninsulin drei Aminosäurepositionen modifiziert. Neben einem Aminosäureaustausch am C-terminalen Ende der A-Kette wurde die B-Kette um zwei zusätzliche Argininreste verlängert. Dadurch wird der isoelektrische Punkt der Insulinvariante in den neutralen Bereich verschoben. Wird das leicht sauer formulierte - und damit gelöste - Insulinglargine appliziert, fällt es an der Injektionsstelle aus und bildet ein Depot, aus dem der Wirkstoff über 24 Stunden sehr konstant freigesetzt wird

Ladung der neu eingeführten Aminosäure verhindert.

Die exakt entgegengesetzte Strategie, nämlich die Herstellung eines Insulindepotpräparates durch Modifikation des Wirkstoffs, wurde mit der Entwicklung von Hoe 901, dem *Insulin glargine*, eingeschlagen. Insulin glargine unterscheidet sich von authentischem Humaninsulin an drei Positionen: Die C-terminale Aminosäure Asparagin der A-Kette wurde durch ein Glycin ersetzt und in der B-Kette wurden an den C-Terminus zwei zusätzliche Arginine angeheftet. Aus diesen drei Modifikationen im Molekül leitet sich auch der INN-Name „glargine" ab (*Gl*ycin und zwei *Arg*in*ine*). Vor allem durch die beiden zusätzlichen basischen Arginine wird der isoelektrische Punkt des Derivats derart verändert, dass das Molekül bei saurem pH-Wert zwar löslich ist, bei physiologischem pH-Wert dagegen ausfällt. Daraus ergibt sich ein bemerkenswerter Vorteil dieses Wirkstoffs, der als *Lantus®* zugelassen ist. Der Vorteil besteht darin, dass Insulin glargine schwach sauer formuliert als Lösung appliziert werden kann, dann aber an der Einstichstelle durch Präzipitation ein Depot bildet, aus dem Insulin langsam freigesetzt wird. Dies ist ein Fortschritt, denn die bis dahin eingesetzten Retardinsuline lagen als Suspensionen vor, die besonders von älteren Patienten nur unzureichend korrekt gehandhabt werden konnten. Insulin glargine wird über 24 Stunden mit einer sehr konstanten Rate aus dem Depot freigesetzt, sodass es ein ideales Basisinsulin ist. Zuckerspitzen werden dann mit einem der beiden schnellwirkenden Insulinvarianten kontrolliert.

Man kann resümieren, dass durch die Entwicklung in der Insulinforschung auf der Basis gentechnischer Verfahren die Behandlungsoptionen eines insulinpflichtigen Diabetes deutlich gestiegen sind. Akzeptiert der Patient im Rahmen einer intensivierten Insulintherapie die dadurch gegebenen Möglichkeiten, können die gefürchteten Spätfolgen eines schlecht eingestellten Diabetes fast völlig vermieden werden.

Glukagon ▶ Auch der natürliche Gegenspieler des Insulins, das Glukagon, ist seit 1992 als gentechnisch hergestellter Wirkstoff auf dem Markt. Glukagon wird - ähnlich wie Insulin - als Prä-Pro-Peptid mit 180 Aminosäuren im Pankreas synthetisiert. Allerdings erfolgt die Synthese nicht in den B-Zellen, sondern in den A-Zellen (α-Zellen) der Langerhans-Inseln (Abb. 2.54). In der reifen Form besteht Glukagon nur noch aus einer Peptidkette von 29 Aminosäuren. Das Hormon ist nicht glykosyliert und bemerkenswerterweise besitzen humanes-,

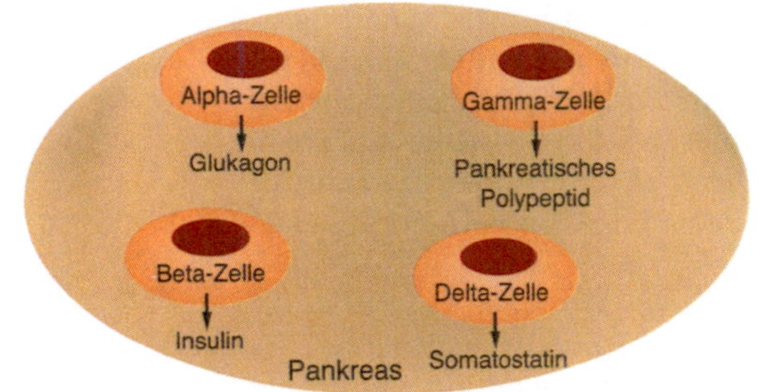

Abb. 2.54. Die Hormone des Pankreas: Der Pankreas enthält unterschiedliche, hochspezialisierte Zellen, die unterschiedliche Peptidhormone synthetisieren. Die Alpha-Zellen synthetisieren Glukagon, Beta-Zellen sezernieren bekanntlich Insulin, die Gamma-Zellen bilden das so genannte pankreatische Polypetid, dessen Funktion noch nicht verstanden ist, und die Delta-Zellen sezernieren Somatostatin, ein Peptidhormon mit vorwiegend inhibierenden Eigenschaften

Hormon	Größe	Funktion
Glukagon	29 AS	• stimuliert die Umwandlung von Glykogen in Glukose
Insulin	22 AS (A-Kette) 30 AS (B-Kette)	• stimuliert die Aufnahme von Glukose aus dem Blut in die Zellen und die Polymerisation der Glukose zu Glykogen • stimuliert Muskelfasern zur Proteinbiosynthese und zur Glykogensynthese • stimuliert Fettzellen zur Synthese von TAGs
Pankreatisches Polypeptid	36 AS	unbekannt
Somatostatin	14 AS (A-Kette) 28 AS (B-Kette)	• verschiedene Funktionen, die darauf abzielen, die Aufnahme von Nährstoffen zu reduzieren • inhibiert die Freisetzung von Gastrin in den Magen • inhibiert die Freisetzung von Secretin und Cholecystokinin aus dem Duodenum • inhibiert die Freisetzung von Glukagon aus dem Pankreas

Rinder- und Schweineglukagon die exakt identische Sequenz. Dennoch wurde das aus Rinderpankreas isolierte Glukagon vom Markt genommen, als das rekombinante Produkt verfügbar war. Es ist einfach sicherer, einen gentechnisch hergestellten Wirkstoff zu verwenden, als ein Präparat, das aus einem Organhomogenat ankonzentriert wurde. Dies gilt umso mehr, als die Bedeutung der BSE-Erkrankung für die menschliche Gesundheit nach wie vor nur schwer abzuschätzen ist.

Neben seiner Eigenschaft, den Glykogenabbau in der Leber zu induzieren, wirkt Glukagon auch relaxierend auf den glatten Muskel. So wird Glukagon nicht nur bei hypoglykämischen Krisen, sondern auch im Rahmen bestimmter diagnostischer Verfahren als Muskelrelaxans eingesetzt.

Bereits 1960 erhielt Lilly eine Zulassung für ein Schweineglukagon. 1998 brachte Lilly dann einen rekombinanten Wirkstoff (*Glukagon, rDNA/Lilly; Glucagon Emergency Kit for Low Bood Sugar*) in den Handel, der in *E. coli* hergestellt wird. Ebenfalls 1998 erhielt auch Novo Nordisk die Zulassung für *GlucaGen*®. Der in diesem Präparat enthaltene Wirkstoff (*Glukagon, rDNA/Novo*) wird in der Bäckerhefe *S. cerevisiae* hergestellt.

Glukagon ist indiziert bei hypoglykämischen Zuständen bei insulinpflichtigen Diabetikern. Es kann darüber hinaus zur Motilitätshemmung bei Untersuchungen des Gastrointestinaltraktes, bei der Computertomographie, der Magnetresonanztomographie sowie bei der digitalen Subtraktionsangiographie eingesetzt werden.

Rekombinantes Glukagon wird als Therapeutikum und als Muskelrelaxans im Rahmen bestimmter diagnostischer Verfahren eingesetzt.

Calcitonin ▶ In den Kalziumhaushalt greift Calcitonin ein, das als synthetisches Peptid schon seit geraumer Zeit auf dem Markt ist. Seit Januar 1999 ist nun auch das gentechnisch hergestellte Calcitonin als *Forcaltonin®* zur Behandlung der Osteoporose, der Hyperkalzämie und der Paget-Krankheit zugelassen.

Calcitonin wird beim Menschen in den so genannten C-Zellen der Schilddrüse gebildet. Das Peptidhormon hemmt zum einen die Freisetzung von Kalziumionen und Phosphat aus den Knochen und fördert gleichzeitig den Einbau dieser Ionen in die Knochen. Somit führt das Hormon zu einer schnellen Senkung der Kalziumionenkonzentration im Blut. Es ist der biologische Gegenspieler des in der Nebenschilddrüse gebildeten Parathormons.

Die Calcitonine verschiedener Spezies sind hinsichtlich ihrer Aminosäuresequenz nur mäßig konserviert. Allerdings sind sie in ihrer Aktivität nicht speziesselektiv, sodass in der Therapie auch das länger und stärker wirksame Lachs-Calcitonin eingesetzt werden kann. Aus diesem Grund gibt es bereits seit langem neben dem synthetischen humanen Calcitonin auch das synthetisch hergestellte Lachs-Calcitonin. Bei längerer Applikation des Letzteren kann es jedoch zur Bildung neutralisierender Antikörper kommen.

Humanes Calcitonin besteht aus 32 Aminosäuren, wobei die beiden Cysteine an Position 1 und 7 eine intramolekulare Disulfidbrücke ausbilden. Wichtig für die Funktion des Hormons ist eine Teilstruktur, die als **amphipathische Helix** bezeichnet wird (Abb. 2.55). Solche Strukturen zeichnen sich dadurch aus, dass die eine Flanke des helikalen Zylinders nur aus hydrophilen, die gegenüberliegende Flanke nur aus hydrophoben Aminosäuren besteht. Somit kann eine solche amphipathische Helix als „Kupplung“ zwischen hydrophilen und hydrophoben Kontaktstellen fungieren. Ferner besitzt Calcitonin am Carboxyterminus einen Prolinamidrest. Wegen dieser posttranslationalen Modifikation schied zunächst eine gentechnische Herstellung des Calcitonins in Prokaryoten aus. Andererseits erschien eine Herstellung in Eukaryoten, wo der Einbau der wichtigen posttranslationalen Modifikation möglich gewesen wäre, nicht ausreichend rentabel, um mit dem synthetisch hergestellten Calcitonin konkurrieren zu können.

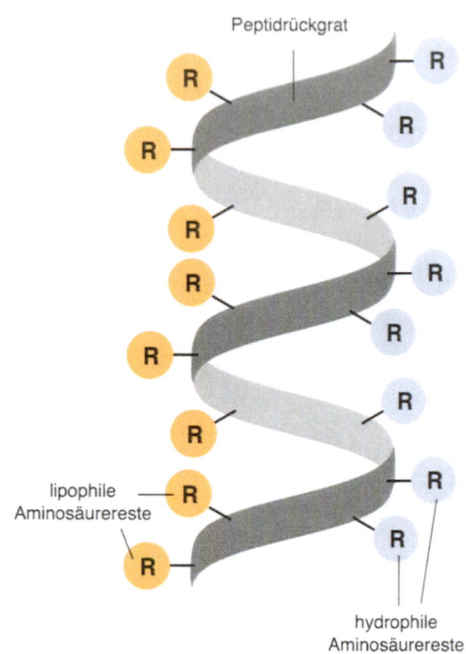

Abb. 2.55. Das Prinzip der amphipathen Helix. Diese Struktur zeichnet sich dadurch aus, dass in der räumlichen Anordnung die eine Flanke der Helix mit hydrophilen Aminosäuren, die andere Flanke mit hydrophoben Aminosäuren besetzt ist

Einen alternativen Weg schlug dann die Firma Unigene ein, die das Calcitonin als Vorläuferprotein in *E. coli* herstellte. Das rekombinante Calcitonin ist um ein Glycin am Carboxyterminus verlängert und es wird von den *E.-coli*-Zellen sezerniert. Aus dem Kulturmedium wird das Peptid über Affinitätschromatographie gereinigt. Anschließend wird es in einem biotechnischen Verfahren enzymatisch modifiziert. Hierzu verwendet man das Enzym Peptidylglycin-α-amidierende-Monooxygenase, das ebenfalls gentechnisch – allerdings in CHO-Zellen – hergestellt wurde. Dieses Enzym überführt das bakteriell hergestellte Calcitonin in die funktionsfähige Form mit dem ausgefallenen C-Terminus.

Gonadotropine ▶ Seitdem die assistierte Fertilisation gesellschaftlich akzeptiert ist und auch Ehepaaren beim Kinderwunsch geholfen werden kann, die ohne eine solche Hilfe keine Kinder bekommen könnten, haben drei Hormone an Bedeutung ge-

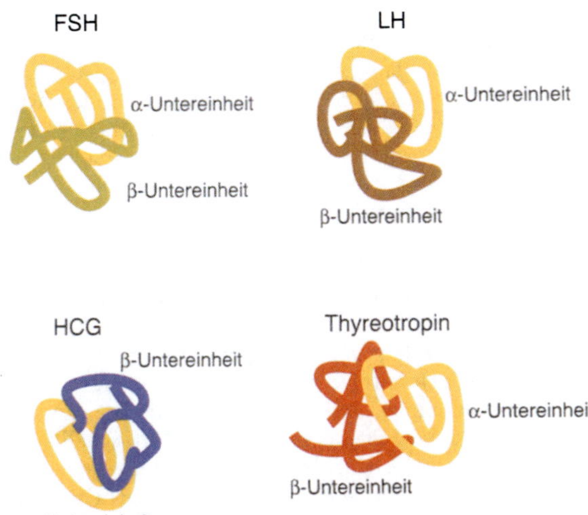

Abb. 2.56. Spezifität der Gonadotropine und des Thyreotropin. Die Gonadotropine FSH, LH und HCG und das Thyreotropin sind heterodimere Hormone, die alle vier die identische α-Untereinheit besitzen. Die Spezifität dieser Hormone wird durch die jeweils typische β-Untereinheit definiert

wonnen, die hierfür benötigt werden. Dies sind das **follikelstimulierende Hormon FSH**, das **luteinisierende Hormon LH** und das **choriogonadotrope Hormon HCG**. Alle drei Hormone stehen heute als rekombinante Wirkstoffe zur Verfügung (Abb. 2.56).

Die Gonadotropine sind Glykoproteine mit Molekulargewichten zwischen 20 und 50 kDa (Garcia-Campayp u. Boime 2001). Sie steuern beim Mann und bei der Frau die Funktion der Sexualorgane. Die α-Untereinheit ist in allen drei Gonadotropinen gleich. Für die Hormonspezifität ist jeweils eine eigene β-Untereinheit verantwortlich.

Das *follikelstimulierende Hormon FSH* induziert bei der Frau die Follikelreifung und die Östrogenbiosynthese. Beim Mann regt es die Spermatogenese an.

Das *luteinisierende Hormon LH* löst bei der Frau eine Ovulation und die Gelbkörperbildung aus. Bei beiden Geschlechtern wird durch LH die Androgensynthese angeregt. Bei der Frau werden die Androgene überwiegend zu Östrogenen umgewandelt, wohingegen beim Mann die Androgene in Form des Testosterons aus den Leydig-Zwischenzellen in die Blutbahn abgegeben werden. Daher bezeichnet man das luteinisierende Hormon auch als Interstitialzellen-stimulierendes Hormon.

Das *choriogonadotrope Hormon HCG* schließlich wird während der Schwangerschaft in den Chorionzotten der Plazenta gebildet. In seinen physiologischen Funktionen hat es große Ähnlichkeit mit LH.

Das *follikelstimulierende Hormon* (*Follitropin, FSH*) ist ein heterodimeres Protein, das aus einer α-Untereinheit mit 92 Aminosäuren und einer β-Untereinheit mit 111 Aminosäuren besteht. Beide Proteine werden von den endokrinen Zellen des Hypophysenvorderlappens in Form eines Vorläufers synthetisiert und ins Blut sezerniert. Sowohl die α- als auch die β-Kette sind glykosyliert, weshalb beide derzeit auf dem Markt befindlichen rekombinanten FSH-Produkte (Gonal F® und Puregon®) in CHO-Zellen produziert werden.

Das erste genehmigte Anwendungsgebiet war die Behandlung der Sterilität bei Frauen im Rahmen der Vorbereitung einer assistierten Konzeption wie IVF (In-vitro-Fertilisation), GIFT (intratubarer Gametentransfer) oder ZIFT (intratubarer Zygotentransfer). Nachdem die Indikation zunächst auf die Behandlung von Frauen erweitert wurde, bei denen der Eisprung ausbleibt, wurde im Februar 1999 Gonal F® auch für die Stimulation der Spermatogenese bei Männern mit angeborenem oder erworbenem hypogonadotropen Hypogonadismus zugelassen.

Aus den natürlichen Quellen, dem Urin postmenopausaler Frauen, wäre der steigende Bedarf nicht mehr zu decken gewesen. Darüber hinaus ist die Aufreinigung des rekombinanten Produktes einfacher und letztlich auch die Qualität besser. Denn der aus Urin aufgereinigte Wirkstoff ist nie ganz frei von LH. Eine solche Verunreinigung ist bei dem gentechnisch hergestellten Wirkstoff garantiert nicht vorhanden.

Seit Dezember 2000 ist neben den rekombinanten FSH-Präparaten auch ein *rekombinantes luteotropes Hormon* (*LH*) zugelassen. Lutropin alpha (Luveris®) wird aus gentechnisch modifizierter Hefe (*S. cerevisiae*) gewonnen. Es ist das erste LH-Präparat, das wirklich nur luteotropes Hormon enthält. Weil dieses Hormon praktisch nicht zur Verfügung stand, wurde stattdessen bisher fast immer HCG („human chorionic gonadotropin") verwendet. Die Batch-to-batch-Qualität dieser Präparate war allerdings nicht zuverlässig gegeben. Mit dem rekombinanten LH-Präparat Luveris® ist dieses Problem gelöst, und die Dosen können viel besser den Bedürfnissen angepasst werden, wodurch wohl auch zuverlässige therapeutische Erfolge erzielt werden.

Die Indikation für den Einsatz von Lutropin alpha lautet: „Zur ovariellen Induktion der finalen Follikelreifung und Luteinisierung, nachdem das Follikelwachstum bereits stimuliert wurde." Lutropin steigert die Östradiolsekretion der Follikel und wird zusammen mit FSH täglich subkutan appliziert.

Ein *rekombinantes Choriogonadotropin* (*HCG*) ist in Form von r-Choriogonadotropin alpha (Ovitrelle®) als rekombinanter Wirkstoff zugelassen. Das Glykoprotein wird in CHO-Zellen hergestellt. Neben der allen Gonadotropinen gemeinsamen α-Untereinheit von 92 Aminosäuren besitzt HCG eine spezifische β-Untereinheit vom 145 Aminosäuren. Beide Untereinheiten sind mehrfach glykosyliert (α-Untereinheit: Asn_{13}, Asn_{78}; β-Untereinheit: Asn_{13}, Asn_{30}, Ser_{121}, Ser_{127}, Ser_{132}, Ser_{138}). Zwar ist das Glykosylierungsmuster dem authentischen, aus dem Urin schwangerer Frauen isolierten HCG sehr ähnlich. Es ist jedoch mit diesem nicht absolut identisch. Vor allem bezüglich der komplexen Verzweigungen und bezüglich des Gehalts an Sialinsäure treten Unterschiede auf. Dennoch sind beide HCG-Varianten klinisch äquivalent.

Rekombinantes Choriogonadotropin alpha ist indiziert bei Frauen, die sich einer Superovulation zur Vorbereitung auf eine In-vitro-Fertilisation unterziehen oder bei anovulatorischen oder oligoovulatorischen Frauen, um die abschließende Follikelreifung und Luteinisierung nach Stimulation des Follikelwachstums auszulösen. Beim Mann fördert HCG die Testosteronsekretion und initiiert und erhält – zusammen mit FSH – die Spermatogenese aufrecht. HCG ist auch zur Behandlung des Kryptorchismus indiziert, falls dieser nicht mechanisch bedingt ist.

In-vitro-Fertilisation (Abb. 2.57) ▶ Etwa acht bis zehn Tage nach der Monatsblutung wird mit der Therapie begonnen. Stimuliert wird mit FSH und LH, die das Follikelwachstum im natürlichen Zyklus steuern.

Durch Ultraschall- und Hormonuntersuchungen wird das Wachstum der Eibläschen (Follikel) verfolgt. Je nach Stand der Eireifung sind kurzfristige Dosisanpassungen erforderlich. Diese Untersuchungen finden nach einem ganz bestimmten Plan und in definierten Zeitabständen statt. Wenn bei der Ultraschalluntersuchung die Eibläschen eine ausreichende Größe von etwa 16 bis 20 Millimeter aufweisen und die Hormonwerte eine genügende Follikelreifung anzeigen, wird der Eisprung durch eine intramuskuläre Injektion von HCG ausgelöst. Der Eisprung würde dann nach etwa 40 Stunden stattfinden, weshalb man die Punktion der Follikel und die Gewinnung der Eizelle etwa 36 Stunden nach der Injektion unter ambulanten Bedingungen vornimmt.

Die Punktion erfolgt meist morgens. Der Eingriff wird typischerweise mit Ultraschall überwacht und durch die Scheide vorgenommen. Dabei wird eine Punktionsnadel, die auf dem in die Scheide eingeführten Ultraschallkopf befestigt ist, durch die Scheidenwand zum entsprechenden Eierstock geführt. Dort wird dann ein Eibläschen nach dem anderen angestochen, die Flüssigkeit abgesaugt und der Follikel gespült. Er wird mit Flüssigkeit umgeben, die dann abgesaugt werden kann und in der in den meisten Fällen eine oder mehrere Eizellen gefunden werden können. In sehr seltenen Fällen, wenn überhaupt keine Eizelle vorgefunden wird, ist dies entweder ein Zeichen für eine hochgradige Eireifungsstörung oder für eine deutliche Abweichung von der zeitlichen Norm.

Bis zu acht Eizellen werden mit den Samenzellen in einer Nährlösung zusammengeführt und dort bis zu 15 Stunden aufbewahrt. Dann wird überprüft, ob in der Eizelle zwei Vorkerne sichtbar sind. Der Nachweis von zwei Vorkernen bedeutet, dass eine Samenzelle in die Eizelle eingedrungen ist. Noch gilt die Eizelle allerdings im juristischen Sinn als nicht befruchtet. Erst nach Verschmelzung der Kerne mit Entstehung eines neuen Zellkerns und neu geordnetem Erbmaterial ist die Befruchtung abgeschlossen.

Bei Funktionseinschränkung des Samens ist dieser weder im Eileiter noch im Reagenzglas in der Lage, in die Eizelle einzudringen und sie zu befruchten. Dieses Handicap der Samenfäden wird durch Direkteinspritzung in die Eizelle mit dem ICSI-Verfahren überwunden.

Am Tag nach der Befruchtung muss das Kinderwunschpaar entscheiden, wie es mit den weiteren Eizellen verfahren will. Der Gesetzgeber hat im Embryonenschutzgesetz festgelegt, dass die Befruchtung von beliebig vielen Eizellen, der Transfer aber pro Versuch von maximal drei Eizellen durchgeführt werden darf. Darüber hinaus muss das Paar entscheiden, ob die anderen befruchteten Eizellen vernichtet oder für eine eventuelle Wiederholung des Behandlungszyklus vorübergehend gefrierkonserviert werden sollen. Maximal drei der befruchteten Eizellen werden in einem speziellen, für die Brutpflege geeigneten Medium weiter gepflegt, und können nach 48 bis 72 Stunden (meist nach entsprechender hormoneller Stimulation der Gebärmutterschleimhaut) in die Gebärmutter eingesetzt werden. Um eine Einnistung der Eizellen zu erleichtern, kann heute

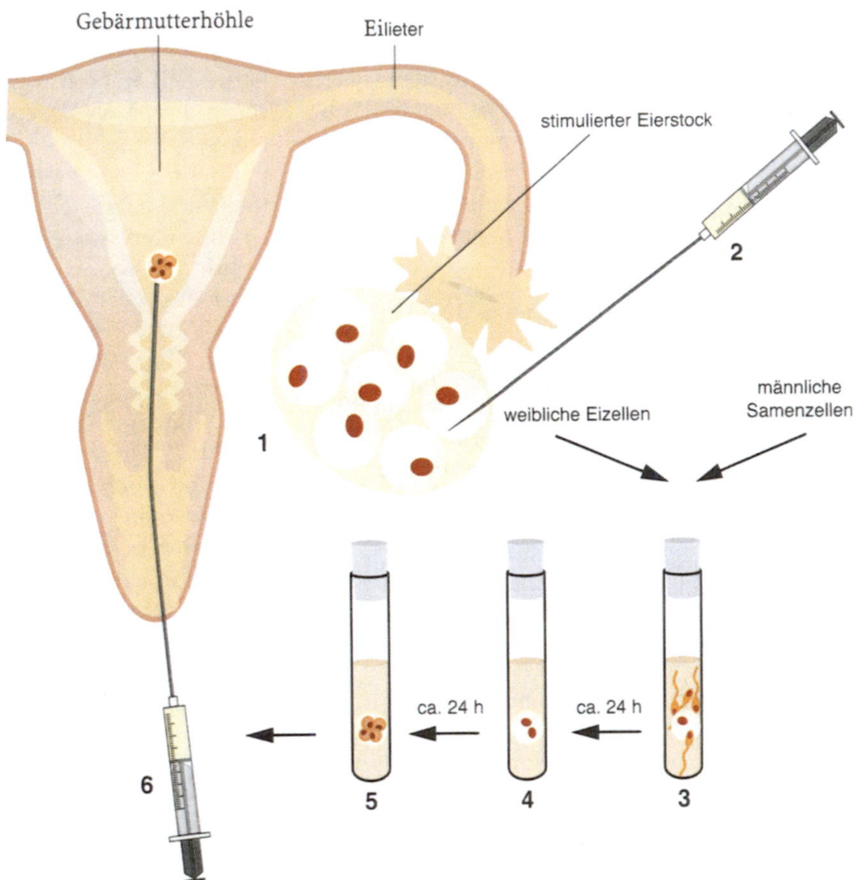

Abb. 2.57. Schritte bei der In-vitro-Fertilisation. 1. Durch Hormoninjektionen wird im Eierstock das Heranreifen mehrerer Eibläschen stimuliert. 2. In Kurznarkose werden von der Scheide aus durch Punktion (Absaugen) reife Eibläschen entnommen. 3. Eizelle und Samenzellen werden gemeinsam in Reaktionsgefäß gegeben. 4. Die Eizelle wird befruchtet und es bildet sich eine Zygote. 5. Am übernächsten Tag befindet sich der Embryo im Vierzellstadium. 6. Jetzt erfolgt der Transfer des Embryos in die Gebärmutterhöhle

auch auf das Verfahren des so genannten Assisted Hatching zurückgegriffen werden.

Wird nach einer In-vitro-Fertilisation der Embryo in den Eileiter statt in die Gebärmutter implantiert, nennt man dieses Verfahren Tubal Embryo Stage Transfer (TEST).

12 bis14 Tage nach dem Embryotransfer zeigt der HCG-Bluttest, ob eine Schwangerschaft eingetreten ist. Nach dem Transfer von drei Embryonen bei Patientinnen bis zu einem Alter von 31 Jahren (bei IVF und IVF/ICSI) kann eine Schwangerschaftswahrscheinlichkeit von etwa 40% pro Behandlungszyklus erwartet werden. Mit zunehmendem Alter nimmt die Konzeptionschance kontinuierlich ab und sinkt auf etwa 20% bei einem Alter von 36 Jahren. Die Abortrate nach IVF ist erhöht und liegt bei ca. 20–25%. In ca. 5% der Fälle kommt es zu Eileiterschwangerschaften.

Die Methode, Eizelle und Samenzelle außerhalb des Körpers zur Befruchtung zusammenzubringen, ist so erfolgreich geworden, dass weltweit jährlich mehr als 100 000 IV-Befruchtungen durchgeführt werden.

Thyrotropin alpha ▶ Thyrotropin alpha (Thyrogen®) ist ein heterodimeres Glykoprotein (MG 28 kDa) mit einer α- und einer β-Untereinheit, die nicht kovalent miteinander verbunden sind. Wieder ist die α-Untereinheit die gleiche wie bei den drei Gonadotropinen. Wegen der komplexen Glykosylierung wird auch Thyrotropin alpha in CHO-Zellen produziert.

Die Ausschüttung von thyreotropem Hormon (TSH) richtet sich nach der Schilddrüsenhormonkonzentration im Blut. Bei hohem Schilddrüsenhormonspiegel wird die TSH-Ausschüttung gedrosselt, bei niedrigem gesteigert. Die Plasmahalbwertszeit beträgt etwa 50– 60 min.

Thyrogen® ist nicht als Therapeutikum, sondern als ein gentechnisch hergestelltes Diagnostikum zugelassen. Das genehmigte Anwendungsgebiet ist die „Radiojodgesamtkörperszintigraphie in Kombination mit einem Serumthyreoglobulintest, um Schilddrüsenreste und einen gut differenzierten Schilddrüsenkrebs bei solchen Patienten festzustellen, die nach einer Thyreoidektomie mittels Schilddrüsenhormonsuppressionstherapie (ThST) behandelt werden." In einem Abstand von 24 h werden 2-mal 0,9 mg intramuskulär appliziert.

Die Gonadotropine FSH, LH und HCG und das Thyreotropin sind heterodimere Hormone, die alle vier die identische α-Untereinheit besitzen. Die Spezifität dieser Hormone wird durch die jeweils typische β-Untereinheit definiert. Die beiden Untereinheiten sind nicht kovalent miteinander verknüpft, wie das beispielsweise beim Insulin der Fall ist. Bei der gentechnischen Herstellung dieser Wirkstoffe werden beide Untereinheiten von der gleichen Produktionszelle synthetisiert.

Humanes Wachstumshormon ▶ Das humane Wachstumshormon zur Behandlung des Minderwuchses bei Kindern wurde 1985 fast „über Nacht" zugelassen, als beobachtet wurde, dass nach Behandlung mit natürlichem Somatropin gehäuft die Creutzfeldt-Jakob-Krankheit auftrat. Offensichtlich wurden bei der Gewinnung des Hormons aus natürlichen Quellen, nämlich der Hirnanhangdrüse (Hypophyse) Verstorbener, krankheitsverursachende Prionen mitisoliert (Owen 1997). Bei diesen „natürlichen" Präparaten handelte es sich nicht etwa um reine Wirkstoffe, sondern um „Konzentrate". Zu gering sind die Konzentrationen, um das Wachstumshormon aus Hypophysen wirklich rein darzustellen (eine normale Hypophyse enthält ca. 3–7 mg Somatropin). Es war auch nicht möglich, auf Wachstumshormone von Säugern auszuweichen, wie das lange im Falle des Insulins praktiziert wurde. Denn beim Menschen wirkt nur humanes Wachstumshormon. So war es ein echter Fortschritt, als man diesen Wirkstoff gentechnisch herstellen konnte.

Das menschliche Wachstumshormon ist ein 22 kDa großes Peptidhormon, das nach Abspaltung des Signalpeptids als matures Protein aus 191 Aminosäuren besteht. Es weist zwei intramolekulare Disulfidbrücken, aber keine Glykosylierung auf. Wegen des Fehlens von Zuckerseitenketten kann humanes Wachstumshormon authentisch in *E. coli* hergestellt werden. Von den derzeit fünf zugelassenen Präparaten werden vier in *E. coli* (Genotropin®, Humatrope®, Norditropin®, Zomacton®) und eines in einer speziellen Mäusezelllinie (Saizen®) hergestellt.

Eine interessante technologische Neuerung (Nutropin® Depot) wurde zunächst in den USA auf den Markt gebracht. Bei Nutropin® Depot handelt es sich um ein rekombinantes Wachstumshormon, das in Mikrosphären verkapselt vorliegt. Bei diesen Mikrosphären handelt es sich um biokompatible, biodegradierbare Polymilchsäurekoglykolide (PLG). Diese Controlled-release-Formulierung muss nur noch ein- bis zweimal pro Monat appliziert werden. Das ist ein gewaltiger Fortschritt auch unter dem Aspekt, dass ja die meisten Patienten, die mit Wachstumshormonen behandelt werden, Kinder sind. Klassische Formulierungen müssen mehrmals wöchentlich bis täglich appliziert werden.

Neben der Behandlung des Minderwuchses bei Kindern ist das menschliche Wachstumshormon auch bei chronischer Niereninsuffizienz und beim Turner-Syndrom zugelassen. Von dieser Krankheit, die sich dadurch manifestiert, dass nur ein intaktes X-Chromosom vorhanden ist, sind ausschließlich Mädchen betroffen. Man schätzt, dass eines von 2500 Mädchen mit einem Turner-Syndrom geboren wird.

Nachträglich wurde in Europa die Zulassung zur Behandlung des Wachstumshormonmangels bei Erwachsenen erteilt. Man schätzt die Zahl der Erwachsenen mit einem hGH-Mangel für die USA auf ca. 70 000, für Europa auf 50 000.

Man kann zwei Populationen von Erwachsenen unterscheiden, die für die Indikation in Frage kommen. Dies sind zum einen Patienten, die bereits als Kind wegen Wachstumshormonmangels auf eine Substitutionstherapie angewiesen waren. Bei der anderen Gruppe setzt der Wachstumshormonmangel erst im Alter ein. Meist ist die Funktion der Hypophyse beispielsweise durch einen Tumor, durch eine Radiotherapie, durch eine Operation oder durch eine Kopfverletzung zerstört.

Wachstumshormonmangel bei Erwachsenen ist mit einer eingeschränkten Lebenserwartung und mit einer Einschränkung der Lebensqualität verbunden. Typische Symptome sind:

- ein unnormales Muskel-/Fett-Verhältnis,
- eine verringerte Knochendichte mit einem deutlich höheren Bruchrisiko,
- reduzierte Belastbarkeit und Vitalität,
- ein erhöhtes kardiovaskuläres Risiko,
- ein beeinträchtigtes psychisches Wohlbefinden, das mit Depressionen, sozialer Isolierung und Angst einhergeht.

In negative Schlagzeilen ist das Wachstumshormon als mögliches Dopingmittel geraten (Sonksen 2001).

Der Nachweis von Wachstumshormon bei Dopingverdacht ist schwierig, denn das humane wie auch das gentechnisch hergestellt hGH sind in ihrer Aminosäuresequenz absolut identisch. Im Gegensatz zum EPO besitzt hGH auch keine Kohlenhydratanteile, bei denen Unterschiede theoretisch möglich wären. Zurzeit werden Nachweisverfahren für hGH entwickelt, wobei nach Änderungen verschiedener hGH-abhängiger Blutparameter gesucht wird. So kommt es nach hGH-Anwendung zu einer Erhöhung des insulinähnlichen Wachstumsfaktors 1 (IGF-1) sowie des Knochenwachstumsfaktors (Präkollagen III). Alternativ kann man auch das Konzentrationsverhältnis zwischen dem 22-kD-Wachstumshormon und einer 20-kD- oder einer 17-kD-Wachstumshormonvariante bestimmen. Da das gentechnische hGH ein Molekulargewicht von 22 kD aufweist, erhöht sich nach hGH-Applikation nur der 22-KD-Anteil, während der 20-kD- und 17-kD-Anteil relativ konstant bleiben soll.

Erythropoetine ▶ Erythropoetin ist das hämatopoetische Wachstumshormon, das die Entwicklung der hämatopoetischen Vorläuferzellen in Richtung Erythropoese lenkt. Beim Gesunden und unter normalen physiologischen Bedingungen liegen die Plasmakonzentrationen zwischen 0,01 und 0,03 IE/mL. Diese steigen jedoch während Hypoxie oder während einer Anämie sprunghaft auf das 100- bis 1000fache.

Erythropoetin ist ein saures Glykoprotein mit 165 Aminosäuren und einem Molekulargewicht von ca. 34 kDa. Natürlicherweise kommt es als α-, β- und asilano-Erythropoetin vor. A- und β-Erythropoetin unterscheiden sich geringfügig in ihrem Glykosylierungsmuster. Dem asilano-Erythropoetin fehlen die sonst endständigen Neuraminsäurereste.

Als Hormon des blutbildenden Systems ist Erythropoetin vor allem wichtig für Patienten mit chronischer Niereninsuffizienz. Diese Patienten entwickeln mit dem Fortschreiten der Krankheit eine Anämie, die durch eine ungenügende Bildung von Erythropoetin in der Niere verursacht wird. Dialysepatienten und auch Patienten im Prädialysestadium sind nicht in der Lage, die vermehrten Blutverluste und die gesteigerte Hämolyseneigung mit einer verstärkten Neubildung von Erythrozyten zu kompensieren, sodass sie auf die Substitution mit Erythropoetin angewiesen sind (Abb. 2.58).

Als extrazelluläres Protein wird Erythropoetin in Form eines Vorläufermoleküls synthetisiert. Es konnte gezeigt werden, dass die Glykosylierung essentiell für die Aktivität des Proteins in vivo ist, obwohl für In-vitro-Aktivitätsbestimmungen eine Glykosylierung nicht erforderlich zu sein scheint. Der Grund liegt darin, dass nicht glykosyliertes Erythropoetin zu schnell abgebaut wird, sodass sich keine ausreichenden Plasmakonzentrationen aufbauen können. Daher muss ein rekombinanter Wirkstoff in CHO- oder BHK-Zellen hergestellt werden.

Drei Präparate sind derzeit verfügbar:

- Erypo® (Epoetin alfa),
- Recormon® (Epoetin beta) und
- Aranesp® (Darbepoetin alfa).

Alle drei rekombinanten Erythropoetine werden in CHO-Zellen hergestellt. Normalerweise wird

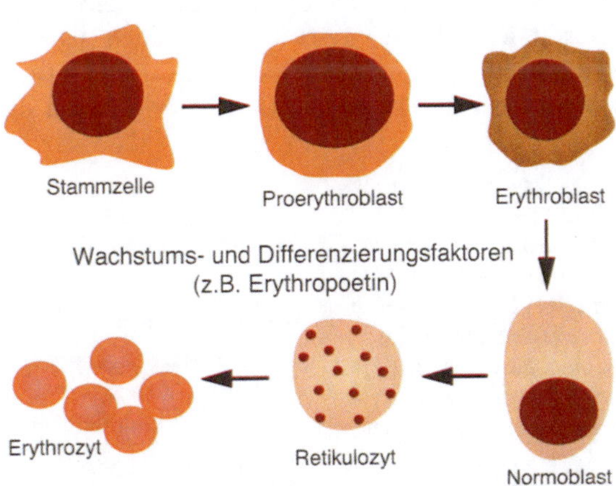

Abb. 2.58. Hämatopoetische Kaskade. Ausgehend von der pluripotenten Stammzelle werden unter Vermittlung unterschiedlicher Wachstums- und Differenzierungsfaktoren über verschiedene Zellstadien Erythrozyten gebildet

Erythropoetin dreimal wöchentlich appliziert. Innerhalb der folgenden 10 Tage steigt die Zahl der Retikulozyten deutlich an. Nach 2–6 Wochen sind auch die Erythrozytenzahl, der Hämoglobingehalt und der Hämatokritwert deutlich gestiegen.

Darbepoetin alfa (Aranesp®) ist ein Mutein, das durch gentechnische Modifikation an fünf Aminosäurepositionen verändert wurde. Dadurch wird das Protein mit zwei weiteren komplexen Zuckerketten synthetisiert, wodurch der Kohlenhydratanteil im Molekül von 40 auf 52% ansteigt und das Molekulargewicht sich von 30,4 auf ca. 38,5 kDa erhöht. Diese als „novel erythropoiesis stimulating protein“ (NESP) bezeichnete Erythropoetinvariante wird wegen des höheren Glykosylierungsgrads langsamer abgebaut; ihre Halbwertszeit beträgt etwa 25 h im Vergleich zu 8,5 h bei den beiden anderen Wirkstoffen. Somit müssen Patienten NESP seltener injizieren; einmal wöchentlich oder gar nur alle 14 Tage statt zwei- bis dreimal wöchentlich bei den älteren Präparate (Abb. 2.59).

Ähnlich wie Somatropin wurde auch Erythropoetin „erfolgreich“ als Dopingmittel verwendet. Aranesp® eignet sich jedoch als Dopingmittel sicherlich nicht, da es sich als Mutein von authentischem Erythropoetin unterscheidet und somit relativ leicht nachweisbar ist. Dies ist als Fortschritt zu werten, da Dopingmittel nicht nur verboten sind, sondern auch gefährlich sein können.

In nächster Zeit ist wohl mit einem weiteren Erythropoetin zu rechnen, das bei Aventis entwickelt wird. Dieser Wirkstoff, der auch als Erythropoetin-Dynepo oder Gene Activated Erythropoietin (GA-EPO) bezeichnet wird, wird dann das erste wirklich authentische humane Erythropoetin sein. Es wird nämlich in der humanen Zelllinie R223 hergestellt. Dies gelingt dadurch, dass man aufgrund gentechnischer Modifikationen die endogene Erythropoetinsynthese in einem Ausmaß stimulieren konnte, die eine Isolierung des Wirkstoffs lohnend macht. Es wird sogar spekuliert, dass die Herstellung deutlich günstiger ist als die Herstellung der anderen, in CHO-Zellen produzierten Erythropoetine (Abb. 2.60).

Gegen eine schnelle Markteinführung sprechen allerdings zwei Punkte:

- Zum einen wurden von der FDA zusätzliche Unterlagen eingefordert, da Aventis die Fermentation der Produktionszellen in Bioreaktoren von 2000- auf 5000-Liter-Bioreaktoren umgestellt hat. Dies dürfte das kleinere Problem darstellen.
- Relevanter scheint ein derzeit noch andauernder Rechtsstreit mit Amgen zu sein. In den bisher ausgefochtenen Instanzen fielen die Entscheidungen sämtlich zugunsten von Amgen, das im Besitz sehr breit ausgelegter Patente ist. Wegen der enormen Marktbedeutung von Erythropoetin wird der Rechtsstreit aber sicherlich bis zur letzten Instanz (dem Supreme Court) ausgefochten.

2.3.4 Enzyme

DNase I ▶ Humane DNase I ist ein Glykoprotein aus 260 Aminosäuren, das als Vorläuferprotein synthetisiert wird und ein Molekulargewicht zwischen 30 und 40 kDa hat. Dieser relativ große Molekulargewichtsbereich ist durch ein stark variierendes

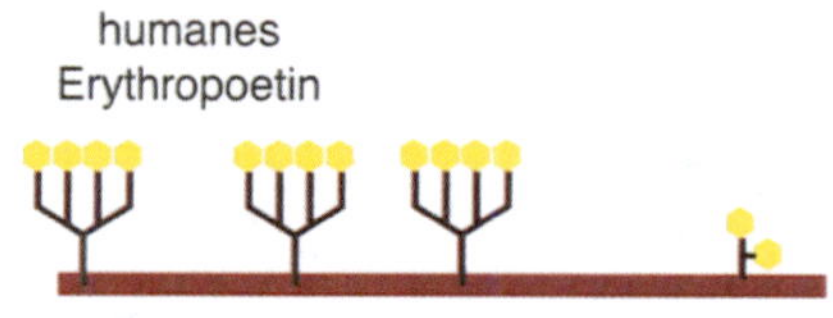

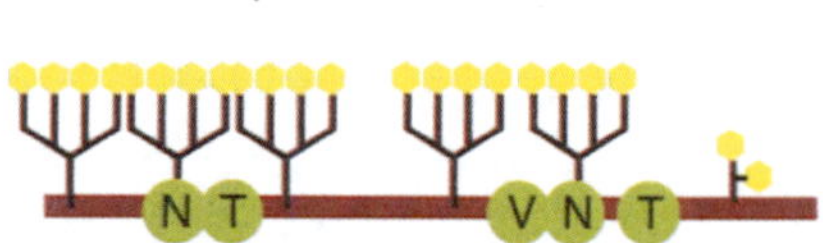

Abb. 2.59. Chemische Strukturunterschiede zwischen natürlichem EPO und dem Mutein Aranesp®. Bei Aranesp wurde die Aminosäuresequenz derart modifiziert, dass das Protein nun zwei zusätzliche N-Glykosylierungsstellen enthält. Dadurch wird das Molekulargewicht deutlich erhöht, was zu einer Verlängerung der biologischen Halbwertszeit führt

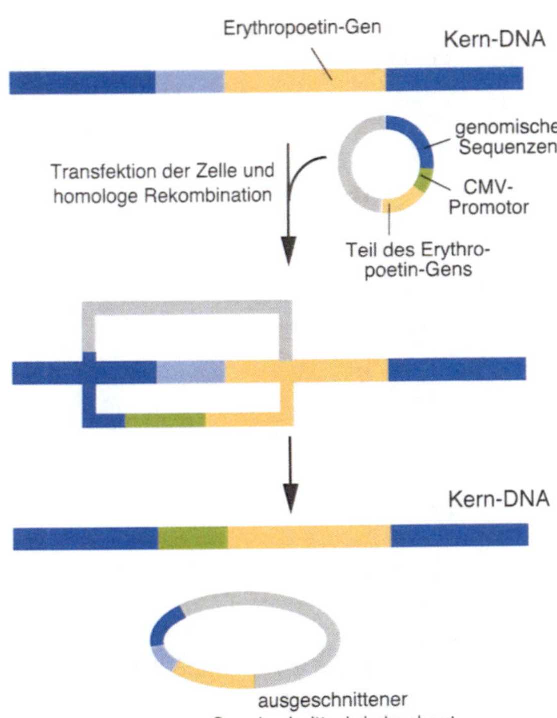

Abb. 2.60. Austausch der spezifischen Kontrollregion für humanes Erythropoetin durch eine konstitutiv aktive Kontrollregion. Durch Austausch der natürlichen Kontrollregion für das humane Erythropoetin-Gen durch den konstitutiv aktiven Promotor des humanen Zytomegalievirus (hCMV) gelingt es, Erythropoetin aus einer humanen Zelllinie zu isolieren. Der DNA-Austausch erfolgt durch homologe Rekombination, d.h., ein auf dem Plasmid vorhandener DNA-Bereich ersetzt einen DNA-Bereich im Genom. Dabei bleibt der kodierende Bereich unverändert

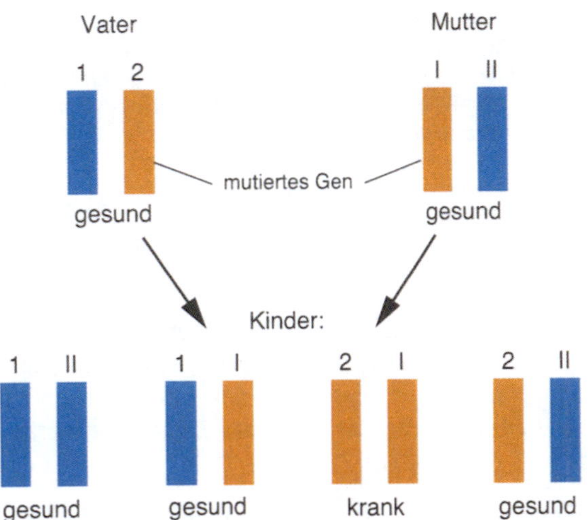

Abb. 2.61. Rezessiver, autosomaler Erbgang. Bei einem rezessiven, autosomalen Erbgang kommt es in der nächsten Generation nur zur Manifestation einer Krankheit, wenn beide Eltern Träger der Mutation sind. Statistisch sind 25% der Kinder krank, 50% der Kinder erhalten eine Kopie des mutierten Gens (braunes Chromosom) und sind daher gesund, und 25% der Kinder besitzen auf beiden Chromosomen eine intakte Genkopie

Glykosylierungsmuster der einzelnen Moleküle bedingt.

DNase I (Pulmozyme®) wird lokal – appliziert in Form eines Aerosols – bei der zystischen Fibrose eingesetzt. Die zystische Fibrose (CF; syn.: Mukoviszidose) beruht primär auf einer ausgedehnten Funktionsstörung der exokrinen Drüsen, die zu einer breiten Palette von Symptomen und Komplikationen führt. Aber mehr als 90% der CF-Patienten sterben an respiratorischen Komplikationen bzw. an den Folgen pathologischer Lungenveränderungen. Der Grund hierfür sind Ansammlungen dicker, eitriger Sekrete, wiederholte Infektionen der Atemwege sowie eine fortschreitende Veränderung der Lungenfunktion. Wegen der dauernden Besiedlung der Atemwege mit Bakterien sammeln sich Leukozyten – vorwiegend Neutrophile – an. Diese Neutrophilen gehen mit der Zeit zugrunde, wodurch die DNA dieser Zellen freigesetzt und die Viskosität des Schleims nochmals deutlich erhöht wird. Über die lokale Behandlung mit DNase I wird die extrazelluläre DNA enzymatisch hydrolysiert und damit die Viskosität des Schleims deutlich verringert. Dadurch wird das Abhusten des sich ständig neu bildenden Schleims stark erleichtert.

Die Mukoviszidose ist die häufigste rezessiv-autosomale Erbkrankheit (Abb. 2.61). Sie tritt fast nur unter der kaukasischen Bevölkerung, also nicht unter Farbigen oder Asiaten auf. In Deutschland leben 6000–8000 an Mukoviszidose Erkrankte, davon sind rund 30% älter als 18 Jahre. In den USA leben ca. 30000 an dieser Krankheit leidende Menschen.

Rund 5% der weißen Amerikaner und Europäer sind Träger eines defekten Cystic-Fibrosis-Transmembrane-Conductance-Regulator-Gens (CFTR-Gen), das auf Chromosom 7 liegt. Die Wahrscheinlichkeit, an Mukoviszidose zu erkranken, beträgt in Europa und den USA etwa 1:2500. Das heißt, dass auf etwa 2500 Geburten weißer Eltern ein an Mukoviszidose erkranktes Kind kommt. Damit ist diese Erkrankung bei der weißen Bevölkerung die häufigste autosomal-rezessive Erbkrankheit.

Die Mukoviszidose führt in der Regel zu nachteiligen Veränderungen jeglicher Sekretion an der Lunge, der Bauchspeicheldrüse, der Leber, dem Dünndarm, der Haut sowie den Geschlechtsorganen. Heutzutage sterben ca. 90% der Erkrankten an Komplikationen der Lunge.

Pulmozyme® wurde 1993 nach einem beschleunigten Verfahren (Orphan-Drug-Kriterien) zugelassen. Nur eine doppelblinde, plazebokontrollierte Studie bildete die Basis für das Zulassungsverfahren.

Glukocerebrosidase ▶ Die humane β-Glukocerebrosidase (β-*D*-glycosyl-N-Acylsphingosin-Glykohydrolase; E.C. 3.2.1.45) ist ein monomeres Glykoprotein mit 497 Aminosäuren. Das Molekulargewicht beträgt fast 70 kDa. Ca. 12% davon werden durch Zuckerseitenketten repräsentiert. Das Enzym ist in den Lysosomen der Makrophagen und anderer phagozytierender Zellen lokalisiert und sorgt dort für den Abbau des im Stoffwechsel anfallenden Glukocerebrosids. Fehlt dieses Enzym, leiden die Patienten an **Morbus Gaucher Typ I**. Dabei kommt es zur intrazellulären Akkumulation von Glukocerebrosiden, vor allem in den Zellen des retikuloendothelialen Systems. Besonders Gewebemakrophagen, die sich typischerweise in der Leber, in der Milz, im Knochenmark und gelegentlich auch in der Lunge, Niere und im Verdauungstrakt finden, reichern Cerebroside in starkem Maße an, was dann schließlich zu Gewebeschädigungen führen kann.

Die intrazelluläre Lokalisation des Enzyms wurde zur echten Herausforderung für die Substitutionstherapie. In der Tat ist die Glukocerebrosidase das derzeit einzige rekombinante Protein, das seine Wirkung intrazellulär entfaltet. Erste Versuche einer Substitutionstherapie scheiterten dann auch daran, dass das Enzym vorwiegend in die Leberzellen, nicht jedoch in die eigentlichen Zielzellen, die phagozytierenden Zellen, aufgenommen wurde. Wegen dieser „Fehlleitung" des Wirkstoffs wurde kaum eine Besserung der klinischen Symptomatik erreicht (Abb. 2.62).

Der Durchbruch gelang erst, als man konsequent die Entdeckung umsetzte, dass Makrophagen auf ihrer Oberfläche mannosespezifische Rezeptoren tragen. Mannosebausteine sind auch in den Zuckerseitenketten der β-Glukozerebrosidase enthalten, allerdings stehen diese nicht endständig. Daher musste das in CHO-Zellen hergestellte Enzym mit Hilfe dreier verschiedener zuckerspaltender Enzyme behandelt werden. Durch diese partielle Deglykosylierung des rekombinanten Enzyms erhielt man schließlich den Wirkstoff Imiglucerase (Cerezyme®). Dieser trägt nun modifizierte Zuckerketten, die an ihren Enden Mannosereste tragen.

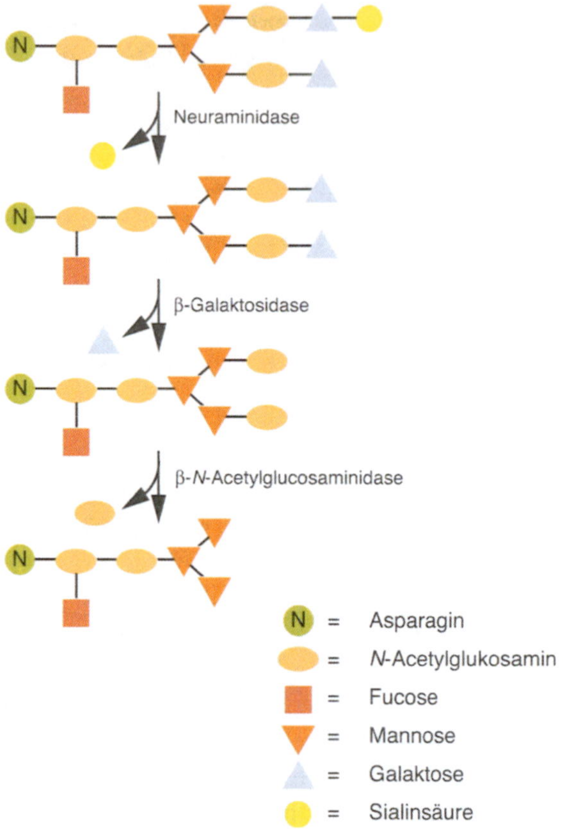

Abb. 2.62. Sequenzielle Entfernung terminaler Zuckerreste am Glukocerebrosidaseenzym. Erst nachdem Teile der komplexen Zuckerstruktur auf dem Glukocerebrosidaseenzym entfernt wurden, zeigte der Wirkstoff, der in die Zelle aufgenommen werden muss, biologische Aktivität. Aus diesem Grund werden die Zuckerreste des Glykoproteins durch Behandlung mit den Enzymen Neuraminidase, β-Galaktosidase und β-N-Acetylglukosaminidase sequenziell bis zu dann endständigen Mannoseresten abgebaut

Sie werden von speziellen Rezeptoren auf den Makrophagen erkannt, über die das rekombinante Enzym endozytotisch in die Makrophagen gelangt und dort den genetischen Defekt symptomatisch komplementiert. Zusätzlich zu den modifizierten Zuckerketten unterscheidet sich die Imiglucerase von der authentischen β-Glukocerebrosidase durch einen Aminosäureaustausch an Position 495. Dort steht anstelle von Arginin die Aminosäure Histidin.

Morbus Gaucher Typ I gehört zu einer Gruppe von ca. 30 verschiedenen Erbkrankheiten, die als lysosomale Speicherkrankheiten subsummiert werden. Der M. Gaucher gilt als eine der schwersten Krankheiten dieser Gruppe und wird autosomal-rezessiv vererbt. Das klinische Bild ist geprägt von Anämie und Thrombozytopenie, verursacht durch den Austausch von Milz- und Knochenmarkzellen durch so genannte *Gaucher-Zellen*. Dies sind Gewebemakrophagen, die durch die akkumulierten Glykolipide regelrecht „aufgebläht" und in ihrer Funktion massiv kompromittiert sind. Solche Gaucher-Zellen akkumulieren auch in der Leber und häufig ebenfalls in der Lunge, den Nieren und dem Verdauungssystem. Daneben leiden die Patienten besonders stark an Knochen- und Gelenkschmerzen. Weltweit sind ca. 20000 Patienten an M. Gaucher Typ I erkrankt. Die meisten dieser Patienten sind osteuropäische Juden (Aschkenase-Juden). In dieser ethnischen Gruppe tritt die Krankheit mit einer Inzidenz von 1:450 auf, wohingegen die weltweite Inzidenz bei 1:40000 bis 1:60000 liegt. In ihrer Ausprägung ist die Krankheit extrem variabel. Diese Variabilität – selbst bei identischem Genotyp – reicht von symptomfrei bis lebensbedrohend. Die Symptome können in fast jedem Alter auftreten. Meist werden die ersten Anzeichen während der Pubertät bemerkt. Die Behandlungskosten für einen Patienten belaufen sich derzeit in einer Größenordnung von fast 200000 Euro pro Jahr.

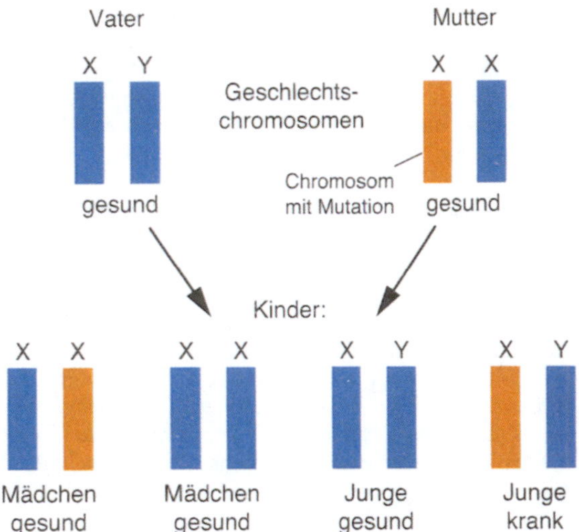

Abb. 2.63. X-chromosomal-rezessiver Erbgang. Bei einem X-chromosomal-rezessiven Erbgang kommt es in der nächsten Generation dann zur Manifestation einer Krankheit, wenn das X-Chromosom mit dem Gendefekt neben einem Y-Chromosom vorliegt. Somit erkranken statistisch 25% der Kinder bzw. 50% der Söhne. Es sind nur Söhne, nicht jedoch Töchter betroffen

Agalsidase ▶ Das Fehlen einer aktiven Agalsidase ist die molekulare Ursache für das **Fabry-Syndrom**. Dies ist eine X-chromosomal-rezessiv erbliche Speicherkrankheit (Abb. 2.63), bei der der Mangel an Ceramidtrihexosidase zur unnormalen Anhäufung und zur Gewebeablagerung von Ceramidtrihexosid (CTH) in Gefäßwänden, glatter Muskulatur und in inneren Organen (vor allem Niere, Herz, Nervensystem) führt. Weltweit sind von dieser Krankheit 2000–4000 Patienten betroffen. Diese haben eine durchschnittliche Lebenserwartung von nur 40 Jahren und sterben meist an Urämie.

Im März 2001 wurden von der EMEA zwei Agalsidasepräparate (*Replagal®* gleich *Agalsidase alfa* und *Fabrazyme®* gleich *Agalsidase beta*) zugelassen (Eng et al. 2001). Dabei ergab sich folgende Besonderheit: Eigentlich waren für eine „normale Zulassung" nicht genügend Daten verfügbar. Das lag aber daran, dass das Patientengut im Vergleich zu anderen Krankheiten extrem klein ist. Die EMEA erteilte dennoch die Zulassung, allerdings mit der Auflage, das Nutzen-Risiko-Profil jährlich neu zu überprüfen und die Daten der Behörde vorzulegen. In klinischen Studien konnte gezeigt werden, dass durch die Substitution der Agalsidase die neuropathischen Schmerzen verringert, die Nierenfunktion zunächst stabilisiert und bei längerer Anwendung verbessert und die Herzmasse reduziert werden.

In den USA wurde noch keine Zulassung erteilt. Im Abstand von einer Woche haben die beiden Firmen Transkaryotic Therapies/Aventin (Agalsidase alpha) und Genzyme (Agalsidase beta) die Zulassung beantragt. Da die Wirkstoffe nach den Regularien des Orphan-Drug-Verfahrens zugelassen werden, ist es von herausragender Bedeutung, welcher der beiden Wirkstoffe als Erster eine Zulassung bekommt. Dieser kann dann für sieben Jahre exklusiv vermarktet werden.

In Europa ist ein Gesetz zu Arzneimitteln für seltene Krankheiten („Orphan Drugs") seit April 2000 in Kraft. Es regelt die Zulassung und Überwachung von Arzneimitteln, die zur Behandlung von Krankheiten eingesetzt werden, die so selten auftreten, dass Sponsoren nicht bereit sind, sie unter normalen Marktbedingungen zu entwickeln. Diese Arzneimittel sind zur Behandlung von Patienten mit lebensbedrohlichen oder sehr schweren Krankheiten bestimmt, für die es heute entweder gar keine Behandlung oder keine zufrieden stellenden Behandlungsmöglichkeiten gibt. Eine große Zahl dieser Krankheiten tritt bei Kindern und Neugeborenen auf.

Unter den bei der EMEA bereits eingereichten oder erwarteten Anträgen für Orphan Drugs befinden sich Wirkstoffe für

- genetische Krankheiten, bei denen ein Enzymmangel Stoffwechselstörungen wie die Akkumulation toxischer Stoffe in Gehirn, Nerven oder Leber hervorruft, die allmählich zu multiplen chronischen und schmerzhaften Behinderungen und schließlich zu einem frühen Tod führen,
- Krankheiten, bei denen eine Transplantation heute die einzige Möglichkeit darstellt und die durch eine Enzymsubstitution behandelt oder weitgehend verbessert würden,
- Patienten mit unbeeinflussbaren Darmstörungen und Lungenfunktionsstörungen (z. B. CF/Mukoviszidose),
- seltene Krebskrankheiten wie Hirntumoren, insbesondere bei Kindern und Jugendlichen; Krebserkrankungen, für die es keine therapeutische Möglichkeit gibt, wenn alle üblichen verfügbaren Therapien erfolglos bleiben, wie bei bestimmten Blutkrebskrankheiten (Leukämien),
- neurologische Störungen, die zu Lähmung und allmählich zum Tod führen,
- Produkte, die zu erfolgreicher Knochenmarktransplantation beitragen.

Obwohl jetzt auch die europäische Gesetzgebung einen Alleinvermarktungsanspruch wie in den USA vorsieht, wurden zwei Agalsidasewirkstoffe durch die EMEA zugelassen.

Rasburicase ▶ Rasburicase (Fasturtec®) ist eine Uratoxidase, die aus vier identischen Untereinheiten von etwa 34 kDa besteht. Der Mensch besitzt dieses Enzym nicht. Die genetische Information für die Uratoxidase wurde vielmehr aus *Aspergillus flavus* isoliert, der Wirkstoff wird aus einem rekombinanten *Saccharomyces-cerevisiae*-Stamm gewonnen (Abb. 2.64).

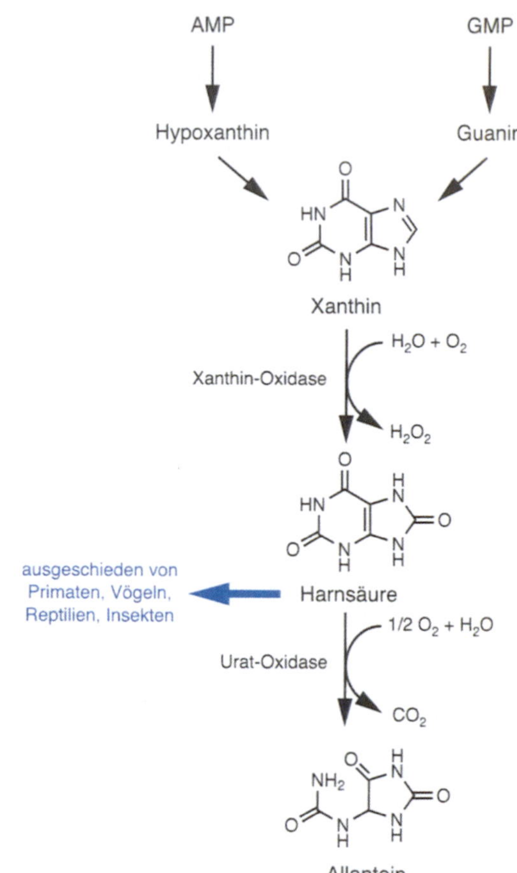

Abb. 2.64. Funktion der Uratoxidase. Uratoxidase wandelt Harnsäure in das leicht wasserlösliche Allantoin um. Das Enzym Uratoxidase kommt beim Menschen nicht vor. Das rekombinante Produkt Rasburicase wird von einem Gen kodiert, das aus *Aspergillus flavus* stammt

Beim Menschen ist das Endprodukt beim Abbau der Purine die Harnsäure. Die meisten anderen Säuger können hingegen die Harnsäure weiter zu Allantoin metabolisieren. Das erforderliche Enzym, die Uratoxidase, besitzt der Mensch jedoch nicht.

Normale Harnsäurekonzentrationen stellen kein Problem dar. Ganz anders ist dies jedoch, wenn diese Konzentration stark ansteigt. Dann fällt die relativ schwach wasserlösliche Harnsäure aus und die Kristalle verstopfen die Nierentubuli, sodass es zu akutem Nierenversagen kommen kann. Ein akuter Anstieg des Harnsäurespiegels im Plasma ist eine gefürchtete Komplikation nach dem Absterben großer Zellmengen, die bei bösartigen Erkrankungen und im Verlauf zytoreduktiver Chemotherapien vorkommen kann. Hier hilft die Rasburicase, die als sehr stark wirksames Urikolytikum Harnsäure enzymatisch zu Allantoin oxidiert. Allantoin ist wesentlich besser wasserlöslich und wird leicht über die Nieren ausgeschieden.

Das Enzym ist indiziert zur Behandlung und zur Prophylaxe einer akuten Hyperurikämie, zur Verhinderung eines akuten Nierenversagens bei Patienten mit hämatologischen Malignomen mit einer hohen Tumorlast und dem Risiko einer raschen Tumorlyse oder -reduktion nach Beginn einer aggressiven Chemo- oder Immuntherapie.

Die enzymatische Oxidation von Harnsäure führt stöchiometrisch zur Bildung von Wasserstoffperoxid. Der Überschuss von Wasserstoffperoxid über normale Spiegel hinaus kann durch endogene Antioxidanzien abgebaut werden. Um einer möglichen, durch H_2O_2 hervorgerufenen hämolytischen Anämie vorzubeugen, ist Rasburicase beispielsweise bei Patienten mit einem angeborenen Glucose-6-Phosphatdehydrogenasemangel kontraindiziert.

Rasburicase gehört zu den zurzeit noch sehr wenigen rekombinanten Wirkstoffen, die als Biomoleküle nicht beim Menschen vorkommen. Das Gen für die Rasburicase wurde aus *Aspergillus flavus* isoliert.
Weitere Beispiele für nichthumane rekombinante Humantherapeutika sind die beiden Hirudinderivate Lepirudin und Desirudin (das Gen stammt aus *Hirudo medicinalis*).

2.3.5 Gerinnungsmodulatoren

Antikoagulanzien

Hirudinderivate ▶ Zur Verhinderung von Thromben sind zwei verschiedene rekombinante Hirudinpräparate zugelassen (*Refludan®* und *Revasc®*).

Hirudin ist eigentlich ein Gemisch aus mindestens 20 sehr ähnlichen Isopolypeptiden des Speichelsekrets des Blutegels (*Hirudo medicinalis*). Alle diese Polypeptide enthalten 64–66 Aminosäuren und Molekulargewichte von ca. 7 kDa. Die Proteine besitzen eine bemerkenswerte thermische Stabilität. Dies mag daher rühren, dass innerhalb von nur 65 Aminosäuren drei Disulfidbrücken ausgebildet werden.

Der rekombinante Wirkstoff *Lepirudin* (*Refludan®*) ist eine Variante (Mutein) eines dieser Proteine. Er enthält 65 Aminosäuren, wobei am N-Terminus des in *S. cerevisiae* hergestellten rekombinanten Peptids nicht, wie im Original, ein Isoleucin, sondern ein Leucin steht. Ferner ist das rekombinante Protein an $Tyrosin_{63}$ nicht sulfatiert.

Der rekombinante Wirkstoff *Desirudin* (*Revasc®*) ist ebenfalls ein Mutein. Allerdings stimmt die Aminosäuresequenz dieses Proteins mit einem der authentischen Hirudoproteine überein. Der Unterschied zum „Original" ergibt sich bei Desirudin dadurch, dass auch hier die Sulfatierung am $Tyrosin_{63}$ fehlt.

Hirudin entfaltet seine Wirkung deshalb, weil es eine besondere Affinität zu Thrombin besitzt und mit Thrombin einen stöchiometrischen 1:1-Komplex bildet, der in vivo praktisch nicht dissoziierbar ist. Dadurch kann Thrombin Fibrinogen nicht mehr in Fibrin umwandeln, sodass die Bildung von Blutgerinnseln unterbleibt ($K_iApp = 10^{-11}$ bis 10^{-14} M).

Im Gegensatz zu Heparin kann Hirudin Thrombin direkt inhibieren und benötigt kein Antithrombin III. In verschiedenen In-vitro-Modellen hat sich Hirudin im Vergleich zum Heparin-Antithrombin-III-Komplex als wirksamer erwiesen, die Aktivität von fibringebundenem Thrombin zu inhibieren. Diese Eigenschaft ist besonders wichtig, da auch das an Fibrin gebundene Thrombin noch Plättchen aktivieren und Fibrin erzeugen kann. Ferner besitzt Hirudin keinen direkten proaggregatorischen Effekt auf Plättchen und wird nicht durch „Antiheparinproteine" inaktiviert.

Fibrinolytika

Gewebeplasminogenaktivatoren ▶ Plasminogenaktivatoren spielen eine wichtige Rolle in der Fibrinolyse, also bei der Auflösung von Fibringerinnseln nach einem Gefäßverschluss. Ein zentraler Wirkstoff ist hier der *Gewebeplasminogenaktivator* („tissue plasminogen activator"; tPA), der als Vorläufermolekül vermutlich vorwiegend im Endothel synthetisiert wird (Noble u. Matavish 1996; Wooster u. Luzier 1999; The National Institute of Neurological Disorders and Stroke 1995; Gulba et al. 1996; Gulba 1996). Höhere Konzentrationen des Proteins finden sich auch im Uterus und in der Lunge. Der Gewebeplasminogenaktivator hat nach Abspaltung des Signalpeptids eine Länge von 527 Aminosäuren und ist entweder an zwei oder an drei Stellen glykosyliert. Um möglichst authentisches Protein zu erhalten, wird der rekombinante Gewebeplasminogenaktivator *Alteplase (Actilyse®)* deshalb in CHO-Zellen hergestellt.

Der Gewebeplasminogenaktivator weist verschiedene Funktionsdomänen auf: Eine Fibronectin-Typ-1-ähnliche Domäne, eine dem „epidermal growth factor" (EGF) ähnliche Domäne, zwei so genannte Kringel-Domänen und eine Serinproteasedomäne. Für die Wirksamkeit des Gewebeplasminogenaktivators muss sich ein Komplex aus Fibrin, Plasminogen und Plasminogenaktivator ausbilden. Durch Plasmin katalysiert wird der Gewebeplasminogenaktivator durch limitierte Proteolyse zwischen den Aminosäuren Arginin_{275} und Isoleucin_{276} in zwei Ketten gespalten. Sowohl die einkettige als auch die zweikettige Form sind fibrinolytisch aktiv. Allerdings sind die pharmakokinetischen Eigenschaften unterschiedlich. Das *Einketten-tPA* (Typ-I-tPA) besitzt eine schnellere Clearence als das *Zweiketten-tPA* (Typ-II-tPA). Actilyse® enthält heute nur noch Einketten-tPA.

Eine Weiterentwicklung des rekombinanten Gewebeplasminogenaktivators ist die Deletionsmutante *Reteplase* (*Rapilysin®*), bei der die Aminosäuren 4–175 entfernt wurden, sodass von den ursprünglich 527 nur noch 355 Aminosäuren vorhanden sind. Dieses Protein wird außerdem in *E. coli* hergestellt, die Zuckerseitenketten in dieser Proteinvariante fehlen demgemäß.

Die Konsequenz dieser Modifikationen besteht darin, dass das Mutein wesentlich langsamer aus dem Blutkreislauf eliminiert wird, was gleichzeitig die lytische Aktivität im Vergleich zu Alteplase steigern soll. Dadurch ist eine geringere Substanzmenge nötig, um therapeutische Konzentrationen zu erreichen, und der Wirkstoff kann als intravenöse Doppelbolusgabe im Abstand von 30 min appliziert werden. Durch die fehlende Fingerdomäne ist die Fibrinbindung von Reteplase herabgesetzt. Allerdings ist das Protein dennoch durch Fibrin stimulierbar. Andererseits könnte die geringere Affinität von Reteplase zu Fibrin ein besseres Durchdringen des Thrombus bewirken und somit die Thrombusauflösung beschleunigen.

Durch die gezielte Veränderung des Gewebeplasminogenaktivators wurde also – ähnlich wie bei den beiden Insulinmuteinen – ein Wirkstoff kreiert, dessen Wirkprofil gegenüber dem Mutterprotein modifiziert ist. Allerdings gelang es bisher nicht, mit Reteplase gegenüber Alteplase eine Verbesserung der Mortalität nach akutem Myokardinfarkt zu zeigen (Abb. 2.65).

Eine dritte tPA-Variante ist mit *Metalyse®* zugelassen (Toombs 2001). Der darin enthaltene Wirkstoff *Tenecteplase* ist ein tPA-Mutein, das an drei Positionen des humanen Proteins z. T. signifikant verändert wurde.

- Ein Threoninrest an Position 103 wurde gegen die Aminosäure Asparagin ausgetauscht. Dadurch wurde eine neue N-Glykosylierungsstelle eingeführt und gleichzeitig die Fibrinspezifität erhöht. Diese ist für Tenecteplase 14fach größer als für den authentischen humanen Gewebeplasminogenaktivator.
- Das Asparagin_{117} wurde in ein Glutamin umgewandelt. Dadurch wurde eine, im Original enthaltene N-Glykosylierungsstelle eliminiert.
- Die Aminosäureabfolge Lys-His-Arg-Arg von Position 296–299 wurde durch die Aminosäureabfolge Ala-Ala-Ala-Ala ersetzt, wodurch die Inaktivierbarkeit durch den Plasminogenaktivatorinhibitor-I (PAI-I) aufgehoben wird.

Bedingt durch die Strukturveränderungen und durch die Fermentationsbedingungen weist Tenecteplase auch eine veränderte Kohlenhydratseitenkette auf. In diesem Molekül kommen keine Kohlenhydratseitenketten vom High-Mannose-Typ vor.

Tenecteplase zeigte sich in einer klinischen Studie bezogen auf den harten Endpunkt „Reduktion der Mortalität" therapeutisch äquivalent zu Alteplase. Es besitzt aber eine ca. 5fach verlängerte Verweildauer im Plasma, da die Bindung an Leberrezeptoren deutlich verringert ist. Man kann Tenecteplase als Bolus von 100 Einheiten pro kg KG intravenös innerhalb von ca. 10 s applizieren.

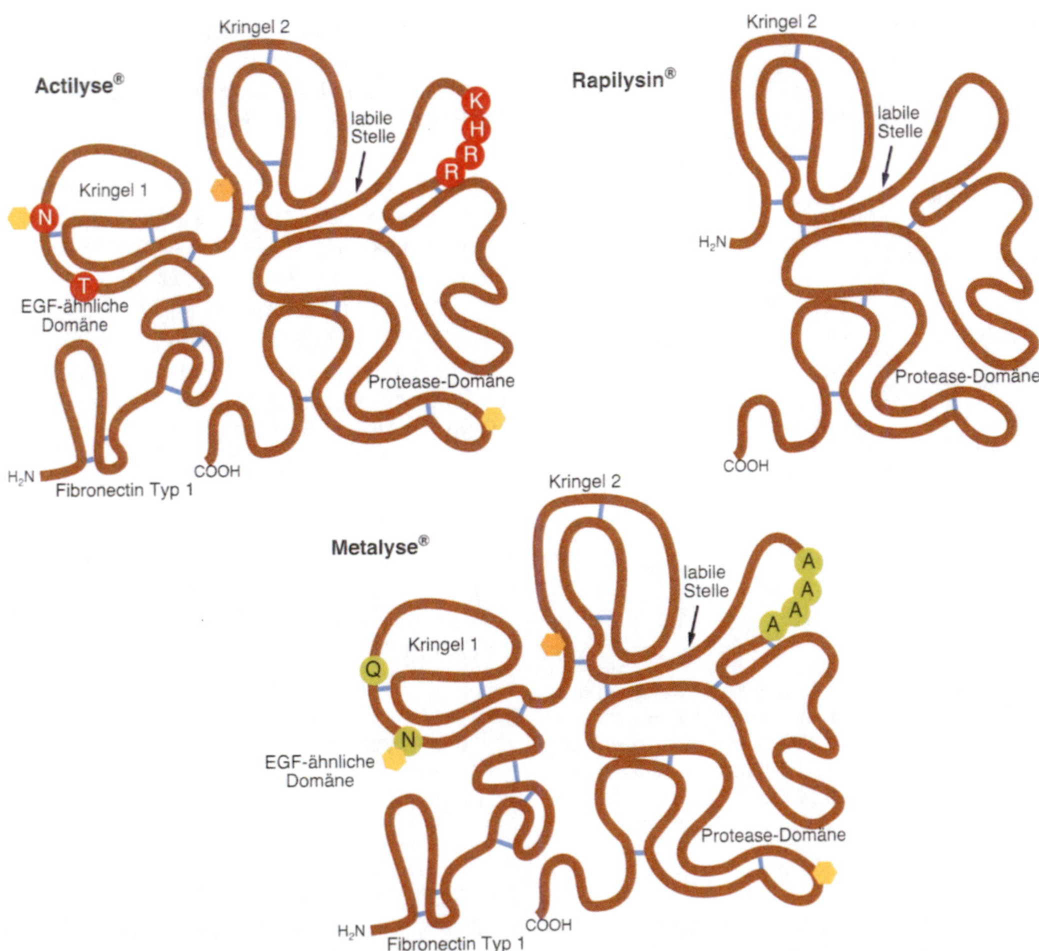

Abb. 2.65. Schematischer Vergleich der drei Fibrinolytika Actilyse®, Rapilysin® und Metalyse®. Das Produkt, das dem natürlichen gewebespezifischen Plasminogenaktivator am nächsten kommt, ist die Alteplase (Actilyse®). Rapilysin® enthält ein Mutein (Reteplase), das N-terminal stark verkürzt ist und das zudem keine Zuckermodifikationen enthält, da es in *E. coli* hergestellt wird. Metalyse® enthält einen Wirkstoff (Tenecteplase), bei dem mehrere Aminosäureaustausche vorgenommen wurden (*grün markierte* Aminosäurepositionen). Unter anderem wurde auch eine N-Glykosylierungsstelle entfernt, dafür aber auch eine neue N-Glykosylierungsstelle kreiert. Durch die Mutationen erhöht sich die biologische Halbwertszeit deutlich

Blutgerinnungsfaktoren

Die Hämophilie A hat durch die Kontamination der Blutprodukte, die früher zur Substitutionstherapie eingesetzt wurden, mit HI- und Hepatitisviren traurige Berühmtheit erlangt. Umso wichtiger war es, Faktor VIII gentechnisch herzustellen, um dieses Infektionsrisiko zu eliminieren (Abb 2.66).

Der **Blutgerinnungsfaktor VIII** ist ein sehr großes Protein mit 2351 Aminosäuren. Die ersten 19 davon dienen als Signalpeptid für die Ausschleusung des Proteins ins Plasma. Das kalkulierte Molekulargewicht des Faktor-VIII-Proteins beträgt ca. 127 kDa. An 25 möglichen Glykosylierungsstellen sind Kohlenhydratseitenketten an das Molekül angeheftet, weshalb eine Herstellung des Proteins in *E.*

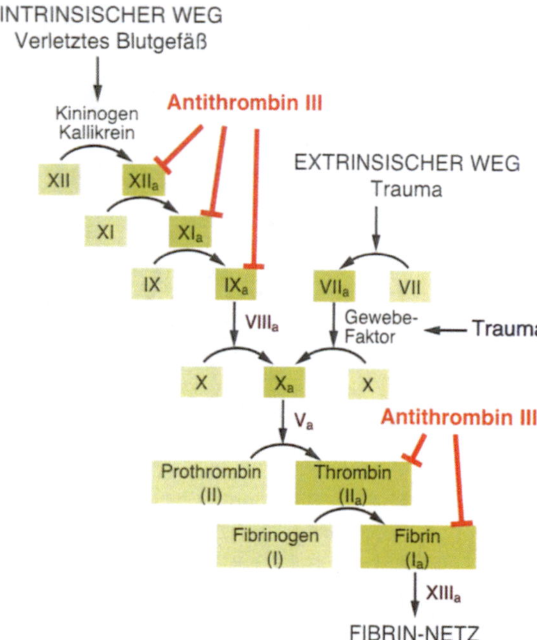

Abb. 2.66. Die Gerinnungskaskade. Bei der Blutgerinnung unterscheidet man einen intrinsischen und einen extrinsischen Weg. Das Prinzip der Aktivierung der Blutgerinnung beruht auf einer konsekutiven Überführung inaktiver Vorstufen in aktive Proteasen. Antithrombin inhibiert die Kaskade an verschiedenen Stellen

coli oder *S. cerevisiae* ausschied. Einschließlich dieser Kohlenhydratreste beträgt das relative Molekulargewicht des nativen Proteins ca. 300 kDa.

Das Faktor-VIII-Molekül besteht aus drei verschiedenen Domänen, die aufgrund von Homologien in der Aminosäuresequenz definiert werden. Diese Domänen sind in der Reihenfolge A1-A2-B-A3-C1-C2 angeordnet. Im Plasma liegt Faktor VIII hauptsächlich in Form zweier Polypeptidketten vor, die über Ca^{2+}-Ionen komplexiert sind. Die beiden Ketten entstehen durch proteolytische Spaltung des Primärpeptids. Dabei bildet sich eine N-terminale schwere Kette mit den Domänen A1, A2 und B mit einem Molekulargewicht von 90–200 kDa und eine C-terminale leichte Kette mit der dritten A-Domäne und den beiden C-Domänen und einem Molekulargewicht von 80 kDa. Erst nach Abspaltung der B-Domäne und weiterer hydrolytischer Schritte an den Peptidketten liegt die maximale Aktivität von Faktor VIII vor (Abb. 2.67).

Neben den verschiedenen humanen rekombinanten Faktor-VIII-Präparaten (*Recombinante®*, *Kogenate®*, *Bioclate®* und *Helixate®*), die seit längerem zugelassen sind, kam 1999 mit *Moroctocog alfa* (*Refacto®*) ein Mutein auf den Markt. Moroctocog alfa ist eine Deletionsmutante, bei der im Gen der Bereich der B-Domäne fehlt. Trotz des Fehlens dieses Proteinteils wird das Vorläuferprotein korrekt prozessiert. Allerdings weist der Wirkstoff kleinere Abweichungen von der Struktur des authentischen Gerinnungsfaktors VIII auf. Dies beeinträchtigt nicht die Funktion, wohl aber offensichtlich die Stabilität. Denn erstaunlicherweise ist der Wirkstoff durch die Modifikationen stabiler und benötigt kein Serumalbumin als Stabilisator.

Vier- bis achtmal seltener als Hämophilie A ist die Hämophilie B oder „Christmas-Krankheit“, bei der der **Blutgerinnungsfaktor IX** fehlt oder nicht in ausreichenden Mengen gebildet wird. Auch dieser Faktor steht als rekombinanter Wirkstoff in Form von *Nonacog alfa* (*Benefix®*) zur Verfügung.

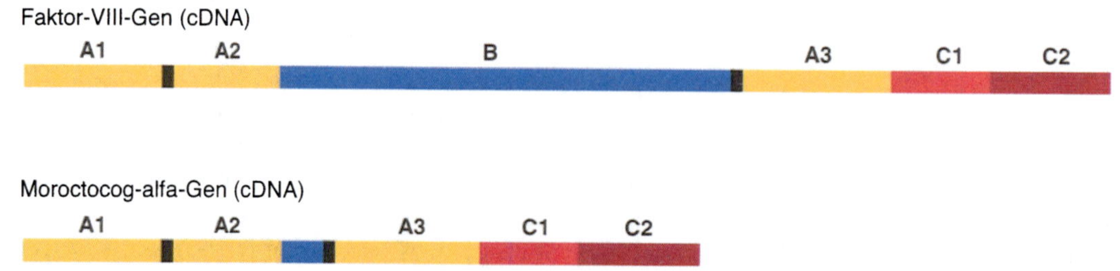

Abb. 2.67. Schematischer Vergleich des natürlichen Faktor-VIII-Gens und des Gens, das das Mutein Moroctocog alfa kodiert. Bei Moroctocog alfa wurde der Teil des Gens, der die B-Domäne kodiert, deletiert, da dieser Teil des Proteins nicht zur Aktivität des Gerinnungsfaktors beiträgt

Der rekombinante Faktor IX ist ein Glykoprotein von 415 Aminosäuren und entspricht der „$Alanin_{148}$-Allelversion" des humanen Gerinnungsfaktors IX. Auch in diesem Fall ist eine Herstellung in Säugerzelllinien (CHO) unerlässlich.

Einige Hämophilie-A- oder -B-Patienten entwickeln inhibierende Antikörper gegen die substituierten Gerinnungsfaktoren VIII bzw. IX. Für diese Fälle steht ein gentechnisch hergestellter aktivierter **Blutgerinnungsfaktor VII** (*Faktor VIIa*; *Eptacog®* alfa; *Novoseven®*) zur Verfügung, um die Blutgerinnung aufrechtzuerhalten.

Der Blutgerinnungsfaktor VII wird als Vorläuferprotein synthetisiert und liegt im Plasma als Glykoprotein mit 406 Aminosäuren vor. Bei der Aktivierung (hauptsächlich durch Faktor Xa) wird das Molekül an der Peptidbindung Arg_{152}/Ile_{153} in eine N-terminale leichte Kette und eine C-terminale schwere Kette gespalten. Allerdings bleiben die beiden Ketten über die Disulfidbrücke zwischen Cys_{135} und Cys_{262} kovalent miteinander verbunden. Ähnlich wie andere Gerinnungsfaktoren wird auch der Faktor VII Vitamin-K-abhängig an verschiedenen Glutaminsäureresten γ-carboxyliert. Die Herstellung des Wirkstoffs erfolgt in BHK-Zellen.

Immer wieder beobachtet man, dass Patienten gegen Substitutionstherapeutika neutralisierende Antikörper bilden. Dies ist auch relativ häufig bei Faktor-VIII-Präparaten der Fall, obwohl diese Präparate sehr „authentische" Gerinnungsfaktoren enthalten. Der Grund liegt darin, dass viele Hämophilie-A-Patienten nicht etwa einen inaktiven, sondern gar keinen Gerinnungsfaktor VIII bilden. Die Mutation, die die Krankheit verursacht, führt dazu, dass im Gen ein Stoppkodon entsteht, sodass die Translation viel zu früh abbricht. Da sie keinen Gerinnungsfaktor VIII bilden, ist für diese Patienten auch ein substituierter humanauthentischer Faktor VIII ein „Fremdprotein", das eine Antikörperreaktion provozieren kann. In Notfällen und bei geplanten Operationen werden solchen Patienten zusätzliche Dosen von rekombinantem Faktor VII appliziert.

2.3.6 Zytokine

Große Hoffnungen wurden in die Zytokine im Rahmen verschiedener Tumortherapieschemata gesetzt (Mire-Sluis 1999). Allerdings entfalten Zytokine ihre Wirkung in den allermeisten Fällen autokrin (auf die produzierende Zelle zurück) oder parakrin (auf benachbarte Zellen), ganz selten nur wirken sie physiologischerweise endokrin (auf weiter entfernt liegende Zellen). Hieraus ergeben sich therapeutisch große Probleme, da rekombinante Zytokine oft in unphysiologisch hohen Dosen appliziert werden müssen, damit ausreichend hohe Dosen den eigentlichen Wirkort erreichen. Durch die erforderliche Überdosierung dominieren dann oft unangenehme Nebenwirkungen, die äußerst vielfältig sein können und die zum Teil eine Anwendung der Zytokine bei bestimmten Patienten verbieten (Abb. 2.68, Tabelle 2.1).

Interleukin-2 (IL-2) ▶ Interleukin-2 ist ein Zytokin, das in der Hierarchie der immunologischen Signalvermittlung ganz oben steht. Nach Abspaltung des Signalpeptids (20 Aminosäuren) besitzt die reife Form des IL-2 133 Aminosäuren. Ferner enthält IL-2 eine essentielle Disulfidbrücke und eine einzelne (nicht essentielle) Zuckerkette, die O-glykosidisch an $Threonin_3$ gebunden ist.

Das mature Protein bindet an spezifische Rezeptoren, die aus drei Untereinheiten, einer α-, einer β- und einer γ-Untereinheit, bestehen. Diese befinden sich primär auf T-Zellen, wobei β- und γ-Untereinheit dort immer (konstitutiv) vorhanden sind. Die α-Untereinheit gesellt sich erst dazu, wenn die T-Zellen durch ein Antigen aktiviert werden. Erst in dieser heterotrimeren Form besitzt IL-2 eine hohe Affinität zu seinem Rezeptor und reguliert dann über eine komplexe Kaskade die Immunantwort. So werden die Proliferation und die Differenzierung von B-Zellen und besonders von verschiedenen T-Zell-Subpopulationen induziert, und es wird die Bildung verschiedener Interleukine, Interferone und Tumor-Nekrose-Faktoren angeregt. Eine antitumorale Wirkung entfaltet IL-2 beispielsweise über seinen Einfluss auf zytotoxische T-Zellen (T_C-Zellen), natürliche Killerzellen (NK-Zellen), lymphokinaktivierte Killerzellen (LAK-Zellen) und tu-

Abb. 2.68. Charakteristika verschiedener Interleukine

Interleukin	M_W [kDa]	Ursprungszelle	Funktion
IL-1a/IL-1b	17	Makrophagen, NK-Zellen, B-Zellen	Entzündung
IL-2	15,5	T-Zellen	T-Zell-Aktivierung
IL-3	28	T-Zellen	hämatopoetischer Wachstumsfaktor
IL-4	20	T-Zellen	B-Zell-Wachstum
IL-5	50 – 60	T-Zellen	Wachstum von eosinophilen Zellen
IL-6	25	T-Zellen, Fibroblasten	Entzündung
IL-7	25	Stromazellen	B- und T-Zell-Wachstum
IL-8	8	Makrophagen	Chemokin für neutrophile Zellen
IL-9	30 – 40	aktivierte T-Zellen	Wachstum von T- und Erythroiden Zellen
IL-10	18	B-Zellen, T-Zellen	B-Zell-Wachstum, Inhibition der Zytokin-Synthese der T-Zellen
IL-11	23	Knochenmark-Stroma-Zellen	hämatopoetischer Co-Faktor
IL-12	70	Makrophagen, B-Zellen	Induktion der Zell-vermittelten Immunität
IL-13	10	T-Zellen	B-Zell-Wachstum
IL-14	–	–	–
IL-15	14	Epithelzellen	T- und NK-Zell-Wachstum
IL-16	17	$CD8^+$-T-Zellen	T-Zell-Chemokin
IL-17	–	$CD4^+$-T-Zellen	Fibroblastenstimulation

Tabelle 2.1. Zytokine und Wachstumsfaktoren als (potentielle) Wirkstoffe (*Z* zugelassen; *P* Prüfung)

Zytokin/Wachstumsfaktor Interferone		Indikation
Interferone		
IFN-α	Z	*Maligne Erkrankungen:* Haarzellleukämie, angioimmunoblastisches Lymphom (AILD), chronische myeloische Leukämie (CML), essentielle Thrombozytämie, Melanom, kutanes T-Zelllymphom, Kaposi-Sarkom, Plasmozytom, metastasierendes Nierenzellkarzinom, Karzinoidsyndrom, oberflächliche Harnblasentumore, Basaliom *Nichtmaligne Erkrankungen:* chronische Hepatitis B, C, D, Condylomata acuminata, Larynxpapillomatose, Hämangiome, therapieresistente idiopathische Thrombozytopenie
IFN-β	Z	Multiple Sklerose, Haarzellleukämie, chronisch-myeloische Leukämie
IFN-γ	Z	Chronische Granulomatose, metastasierendes Nierenzellkarzinom
Interleukine		
IL-1	P	Solide Tumore
IL-1-Rezeptorantagonist	P	Rheumatoide Arthritis
IL-2	Z	Metastasierendes Nierenzellkarzinom, Kombinationsbehandlung bei Melanom, Inhalationstherapie bei Lungenmetastasen
IL-3	P	Prostatakarzinom, follik. Lymphome
IL-4	P	Kolonkarzinom, Mammakarzinom, Melanom

Tabelle 2.1 (Fortsetzung)

Zytokin/Wachstumsfaktor Interferone		Indikation
IL-4-Antagonist	P	Entzündliche, allergische, maligne Erkrankungen
IL-6-Antagonist	P	Entzündliche, allergische, maligne Erkrankungen
IL-10	P	Rheumatoide Arthritis
IL-11	Z	Morbus Crohn, Prostatakarzinom
IL-12	P	Kolonkarzinom, Sarkome, Mammakarzinom, Melanom, chronisch virale Hepatitis
IL-2 + TFN-Rezeptor	P	Nierenzellkarzinom, Melanom
Wachstumsfaktoren		
Erythropoetin (EPO)	Z	Renale Anämie, Tumoranämie, Eigenblutvorsorge
Granulozyte-colony stimulating factor (G-CSF)	Z	Neutropenien, Stammzellmobilisierung
Granulozyte-macrophage colony stimulating factor (GM-CSF)	Z	Stimulierung der myeloischen Blutbildung
Megakaryocyte growth and differentiation factor (MGDF)	P, Z	Vom Hersteller derzeit zurückgezogen
Stem cell factor (SCF)	P	Stammzellmobilisierung
Thrombopoetin (TPO)	Z	Stimulierung des Thrombozytenwachstums
Andere Wachstumsfaktoren		
Brain-derived neurotropic factor (BDNF)	P	Amyotrophe Lateralsklerose
Bone morphogenic protein (BMP)	Z	Knochenwachstum
Ciliary neurotropic factor (CNF)	P	Diabetes, Fettsucht
Glia derived nerve growth factor (GDNF)	P	Stimulierung des Nervenzellwachstums
Keratinocyte growth factor (KGF)	P	Schutz des Epithels im GI-Trakt (Chemo-, Radiotherapie)
Leptin	P	Fettsucht
Neurotrophin-3 (NT-3)	P	Enter. Neuropathien, Obstipationen
Osteoprotegerin (OPG)	P	Knochenmetastasen, Plasmozytom
Transforming growth factor-β (TGF-β)	P	Rheumatoide Arthritis
Tumor necrosis factor-α (TNF-α)	Z	Weichteilsarkom
Tumor necrosis factor-α receptor antagonist (TNF-R-Antagonist)	Z	Rheumatoide Arthritis
Vascular endothelial cell growth factor (VEGF)	P	Angiogenese

morinfiltrierende Lymphozyten (TIL-Zellen), die ebenfalls IL-2-Rezeptoren exprimieren.

Rekombinantes IL-2 (*Aldesleukin*; *Proleukin®*) wird in *E. coli* produziert und ist demzufolge eine nicht glykosylierte Variante von humanem IL-2. Dem Wirkstoff fehlt das N-terminale Alanin und er trägt eine Aminosäuresubstitution ($Cys_{125}Ser$) an Position 125 (*des-alanyl-1, serin-125 interleukin-2*). Aldesleukin ist zugelassen zur Behandlung des metastasierenden Nierenkarzinoms ausschließlich durch erfahrene Onkologen in onkologischen Abteilungen von Kliniken mit Möglichkeiten der intensivmedizinischen Überwachung.

Alpha-Interferone ▶ Alpha-Interferone versetzen die Zelle in einen „antiviralen Zustand", d. h., viele Zellfunktionen werden so umfunktioniert, dass eine Virusreplikation nicht mehr oder nicht mehr effizient möglich ist. Diese Eigenschaft erklärt den Einsatz von Alpha-Interferon-Präparaten bei bestimmten viralen Erkrankungen wie Hepatitiden oder Genitalwarzen, die durch Papillomaviren verursacht werden. Darüber hinaus wirken Alpha-Interferone aber auch immunstimulierend, weshalb sie beispielsweise beim aidsassoziierten Kaposi-Sarkom, bei Blasen-, Zervix- oder Nierenkarzinomen oder beim Non-Hodgkin-Lymphom, beim malignen Melanom bzw. beim multiplen Myelom experimentell eingesetzt werden. Derzeit sind drei rekombinante Interferon-alpha-Präparate zugelassen:

- Interferon alpha-2a (Roferon A®),
- Interferon alpha-2b (Intron A®) und
- Interferon alphacon-1 (Inferax®).

Alle drei Wirkstoffe werden in *E. coli* hergestellt und sind somit nicht glykosyliert.

Das humane Interferon alpha-2a ist ein Glykoprotein mit einem Molekulargewicht von ca. 19,6 kDa. Das natürliche Protein besteht aus 165 Aminosäuren und enthält zwei Disulfidbrücken zwischen den Aminosäuren in Position 1 und 98 sowie 29 und 138. Die Interferone alpha-2a und alpha-2b unterscheiden sich nur an der *Position 23*, wo im *Interferon alpha-2a ein Lysin* und im *Interferon alpha-2b ein Arginin* steht. Aus klonierungstechnischen Gründen enthalten beide rekombinanten Interferone alpha-2a und alpha-2b vor dem Cys_1 noch die Aminosäure Methionin und sind somit um eine Aminosäure länger – das heißt, sie besitzen insgesamt 166 Aminosäuren – als die natürlichen Vorbilder.

Roferon A® ist zugelassen:

- zur Behandlung der Haarzellleukämie,
- zur Behandlung von Patienten über 18 Jahren mit chronisch-aktiver Hepatitis B,
- zur Behandlung der Philadelphia-Chromosom-positiven chronisch-myeloischen Leukämie (CML) in der chronischen Phase,
- zur Behandlung des kutanen T-Zell-Lymphoms,
- zur Behandlung von Patienten mit einem fortgeschrittenen follikulären Non-Hodgkin-Lymphom als Begleittherapie zur CHOP-Chemotherapie,
- zur Behandlung des Kaposi-Sarkoms bei Aidspatienten ohne vorangegangene oder bestehende opportunistische Infektion,
- zur Behandlung von Patienten über 18 Jahren mit chronischer Hepatitis C, bei denen HCV-Antikörper und erhöhte Serumspiegel der SGPT ohne Leberdekompensation vorliegen.

Intron A® wird angewendet bei:

- Haarzellleukämie,
- chronischer Hepatitis B erwachsener Patienten,
- zur kurzfristigen Verringerung der Krankheitsaktivität bei erwachsenen Patienten mit chronischer aktiver Hepatitis C und erhöhten Leberenzymwerten bei kompensierter Lebererkrankung,
- zur Behandlung des Kaposi-Sarkoms bei Patienten mit erworbener Immunschwäche (Aids) ohne vorangegangener oder bestehender opportunistische Infektion,
- zur remissionserhaltenden Therapie von Patienten mit follikulären bzw. zentroplastisch-zentrozystischen Non-Hodgkin-Lymphomen hoher Tumormasse in Verbindung mit geeigneten, CHOP-ähnlichen Kombinationschemotherapien.

Alpha-Interferone bilden beim Menschen eine komplexe Familie von mehr als 20 sehr ähnlichen Proteinen. Neben den beiden zugelassenen Alpha-

Interferonen alpha-2a und alpha-2b gibt es also noch eine Vielzahl weiterer natürlicher Varianten. Auf Basis dieser Proteinfamilie hat man sich 1981 entschlossen, ein so genanntes „Konsensus-Interferon" zu entwickeln. Das Gen, das dieses Konsensus-Interferon kodiert, ist ein „Kunstgen", das es beim Menschen so nicht gibt. Man kann es als ein *„repräsentatives" Interferongen* bezeichnen, das die „typischen" Eigenschaften der ganzen Genfamilie aufweist. *Interferon alphacon-1* ist seit 1999 als *Inferax®* zugelassen. Ähnlich wie die beiden anderen rekombinanten Interferon-alpha-Präparate wird auch Interferon alphacon-1 in *E. coli* hergestellt und ist mit 166 Aminosäuren um ein N-terminales Methionin länger als die Mehrzahl der natürlichen Alpha-Interferone, die 165 Aminosäuren besitzen. Erstaunlicherweise zeigte Interferon alphacon-1 eine bessere In-vitro-Aktivität bezüglich der antiviralen, antiproliferativen, NK-Zell-aktivierenden, zytokininduzierenden und genaktivierenden Effekte als die natürlich vorkommenden Alpha-Interferone. Diese Beobachtung wird auf die Eigenschaft zurückgeführt, dass Interferon alphacon-1 an mehrere verschiedene Typ-1-Interferonrezeptoren binden kann. Zugelassen ist das synthetische Interferon alphacon-1 zur Behandlung der chronischen Hepatitis C und hat damit eine klarer definierte Indikation als die beiden anderen rekombinanten Interferone (Abb. 2.69).

Eine interessante Weiterentwicklung stellen die beiden Folgepräparate *Peginterferon alpha-2a* (*Pegasys®*) und *Peginterferon alpha-2b* (*PEG-Intron®*) dar. Hier wurden Polyethylenketten an die Interferon-alpha-Moleküle ansynthetisiert. Im Falle von Peginterferon alpha-2a handelt es sich um eine verzweigte Polyethylenglykolkette von 40 kDa. Peginterferon alpha-2b wurde mit einer linearen Polyethylenglykolkette von 12 kDa modifiziert. Durch diese Modifikationen werden die Moleküle signifikant vor Abbau geschützt, wodurch sich die In-vivo-Halbwertszeit deutlich erhöht. Gleichzeitig scheint auch die Immunogenität herabgesetzt zu sein. Klinische Studien haben zeigen können, dass die pegylierten Alpha-Interferone den nicht modifizierten Wirkstoffen klar überlegen sind. Diese Wirkstoffe werden heute zur Behandlung einer chronischen Hepatitis C mit dem Virustatikum Ribavirin kombiniert.

Vergleich der Aminosäuresequenz verschiedener Proteine einer Proteinfamilie:

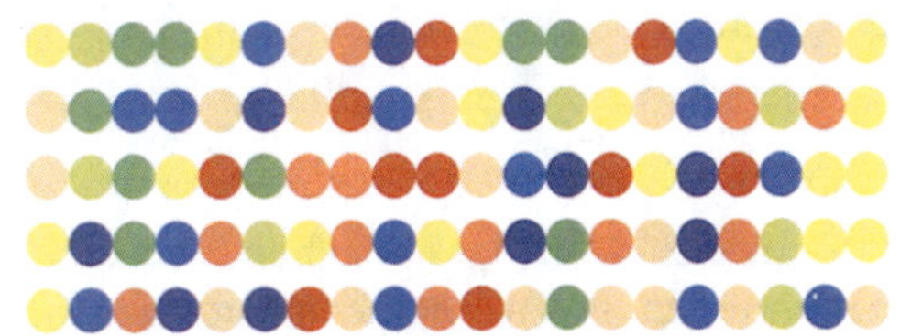

Abgeleitete Konsensus-Sequenz:

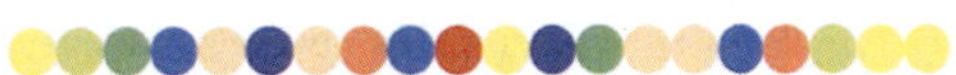

Abb. 2.69. Prinzip der Ableitung einer Konsensussequenz. Bei der Ableitung einer Konsensussequenz wird für jede Position in einem Protein die Aminosäure ermittelt, die bei Vertretern der Proteinfamilie an dieser Stelle am häufigsten vorkommt. So ist man auch bei der Konzeption der Sequenz für das Konsensus-alfa-Interferon Interferon-alfacon-1 vorgegangen. Von der Konsensussequenz wurde dann die Gensequenz abgeleitet. Das Gen wird in *E. coli* exprimiert

Beta-Interferone ▶ Humanes Interferon beta besitzt 166 Aminosäuren, zwei Disulfidbrücken und eine Zuckerseitenkette. Insgesamt gibt es derzeit drei rekombinante Interferon-Beta-Präparate auf dem Markt:

Interferon beta-1b (*Betaferon®*) wird in *E. coli* hergestellt und ist demzufolge auch nicht glykosyliert. Außerdem wurde die Gensequenz so modifiziert, dass anders als beim natürlichen Interferon beta an der Aminosäureposition 17 nicht Cystein, sondern Serin steht. Es ist zugelassen zur Behandlung der schubförmig verlaufenden und – seit April 1999 – auch zur Behandlung der sekundär progredienten multiplen Sklerose.

Demgegenüber sind die beiden *Interferon-beta-1a-Wirkstoffe (Avonex®* und *Rebif®)* bisher nur zur Behandlung der schubförmig verlaufenden multiplen Sklerose zugelassen. Allerdings haben beide Proteine die humanidentische Aminosäuresequenz und werden in CHO-Zellen hergestellt, wodurch sie offensichtlich weniger antigen sind als Betaferon (Khan u. Dhib-Jalbut 1998).

Beta-Interferon wird beim Menschen nur von einem Gen kodiert. Es bindet an einen spezifischen Rezeptor und induziert dadurch eine komplexe physiologische Antwort, die sowohl antivirale als auch immunmodulatorische Effekte zeigt. Aufgrund welcher Mechanismen Beta-Interferon das pathologische Geschehen bei der multiplen Sklerose beeinflusst, ist nicht verstanden. Da außerdem die Beta-Interferon-Effekte sehr speziesspezifisch sind und anerkannte Tiermodelle für die multiple Sklerose nicht zur Verfügung stehen, beruhen die Effizienzkriterien im Wesentlichen auf Surrogatmarkern.

Die Geschichte der Beta-Interferone ist gekennzeichnet von Kämpfen um Marktanteile wie bei kaum einem anderen rekombinanten Wirkstoff.

So wurde beispielsweise das Präparat Avonex® zunächst in Kooperation der Firmen Biogen und Rentschler entwickelt. Diese Kooperation scheiterte, und so war Biogen gezwungen, eine neue Produktionszelle zu etablieren. Die Ergebnisse waren allerdings unbefriedigend und von einer Äquivalenz der Produkte konnte keine Rede sein. Man entwickelte eine weitere Zelllinie, die deutlich bessere Resultate zeigte. Schließlich gelang es, die FDA von der Äquivalenz der Produkte aus der ursprünglichen Zelllinie (BG9015) und der neuen Zelllinie (BG9418) zu überzeugen, sodass die FDA einen Teil der präklinischen und toxikologischen Daten, die noch mit dem ursprünglichen Produkt erhoben worden waren, für die Zulassung anerkannte. Dieses bemerkenswerte Zugeständnis ist heute als „*Lex Avonex*" bekannt.

Dem Hersteller Serono wurde bisher die Zulassung seines Interferon-Beta-Wirkstoffs von der FDA versagt, obwohl ein positives Votum vorlag. Grund war der Orphan Drug Act, der nach diesen Kriterien zugelassenen Wirkstoffen ein Alleinvermarktungsrecht für sieben Jahre zugesteht. Man kann damit rechnen, dass 2003 Rebif® auch in den USA zugelassen wird. In Europa ist dieses Präparat seit 1999 auf dem Markt.

Schließlich hat es immer wieder harte Auseinandersetzungen um den in CHO-Zellen produzierten Wirkstoff (Interferon beta-1a) einerseits und den in *E. coli* hergestellten Wirkstoff (Interferon beta-1b) andererseits gegeben. Hier wurde argumentiert, dass der „verfremdete", in *E. coli* hergestellte Wirkstoff schon aus theoretischen Überlegungen unterlegen sein müsse. In der Tat weicht die Struktur von Interferon beta-1b an drei Positionen von der des authentischen Beta-Interferons ab: Es ist nicht glykosyliert, besitzt ein zusätzliches N-terminales Methionin und einen Aminosäureaustausch (Cys17Ser) an Position 17. Ferner unterstrichen klinische Studien den Verdacht, dass dieses nicht authentische Molekül doch schlechter vertragen wird als das authentischere Interferon beta-1a. Allerdings ließen die klinischen Studien nur schwer einen direkten Vergleich zu, da die Wirkstoffe nach völlig unterschiedlichen Therapieschemata angewandt wurden. Und nie erwiesen sich die Unverträglichkeitsreaktionen als so viel schwerwiegender, als dass sich eine Zulassungsbehörde hätte veranlasst sehen müssen, Betaferon® die Zulassung zu entziehen. Nun wurde von der italienischen Zulassungsbehörde eine klinische Studie in Auftrag gegeben, in der die beiden Wirkstoffe und deren spezifische Therapieschemata in der klinischen Effizienz direkt verglichen werden. Diese Studie ist zwischenzeitlich publiziert (Durelli L et al. 2002). Danach ist Betaferon® entgegen den theoretischen Überlegungen Avonex® in verschiedenen relevanten Parametern überlegen.

Interferon gamma ▶ Interferon gamma wird primär von aktivierten T-Zellen produziert und zusammen mit IL-2 freigesetzt. Es bindet dann an spezifische Rezeptoren auf der Oberfläche von Makrophagen und Monozyten, die so für die Abwehr von Pathogenen und für die Elimination von entarteten Zellen aktiviert werden. Ferner induziert und steigert Interferon gamma die Expression von MHC-Molekülen der Klassen I und II, die Aktivität natürlicher Killerzellen (NK-Zellen) und die antikörperabhängige zellvermittelte Zytotoxizität (ADCC). Schließlich ist dieses Zytokin auch an der Bildung zytotoxischer T-Lymphozyten sowie an der Reifung und Differenzierung von B-Lymphozyten beteiligt.

Natürliches Interferon gamma ist ein Glykoprotein, das aus 146 Aminosäuren besteht und ein Molekulargewicht von ca. 22 kDa besitzt. Zwei identische Proteinketten assoziieren in vivo zu einem aktiven Dimer.

Das einzige rekombinante Interferon-gamma-Präparat, das derzeit auf dem Markt ist, ist *Imukin*®. Dabei handelt es sich um Interferon gamma-1b, das in *E. coli* hergestellt wird. Das rekombinante Interferon gamma-1b hat im Gegensatz zum humanen Interferon gamma nur 140 Aminosäuren. Es fehlen die drei natürlichen N-terminalen Aminosäuren Cystein, Tyrosin und Cystein sowie die vier C-terminalen Aminosäuren Arginin, Alanin, Serin und Glutamin. Stattdessen besitzt das rekombinante humane Interferon gamma-1b am N-Terminus die zusätzliche Aminosäure Methionin. Imukin ist zugelassen zur Behandlung der chronischen Granulomatose. Obwohl der Wirkungsmechanismus von Interferon gamma bei Patienten mit chronischer Granulomatose bisher nicht genau bekannt ist, geht man davon aus, dass die Aktivierung der Makrophagen – und damit die Erhöhung der antimikrobiellen Aktivität dieser Zellen – im Vordergrund steht. Ferner ist Imukin® zur Behandlung einer malignen Osteopetrosis zugelassen.

Tumor-Nekrose-Faktor alpha ▶ Erst seit 1999 auf dem Markt ist der rekombinante *Tumor-Nekrose-Faktor Tasonermin* (*TNF alpha-1a*). Der humane Tumor-Nekrose-Faktor alpha ist nicht glykosyliert und besteht aus drei identischen Polypeptidketten von jeweils 157 Aminosäuren. Zwischen den Aminosäuren Cystein_{69} und Cystein_{101} befindet sich eine Disulfidbrücke. Jede Polypeptidkette hat ein Molekulargewicht von 17,35 kDa. Natürliches TNF alpha wird vorwiegend von aktivierten Monozyten und Makrophagen gebildet und hat eine zentrale regulatorische Rolle bei Entzündungs- und Immunreaktionen. TNF alpha wird zu einem sehr frühen Zeitpunkt der Entzündung gebildet und beeinflusst alleine oder zusammen mit anderen Zytokinen die an einer Entzündung beteiligten Immunzellen.

Das rekombinante TNF alpha (*Beromun*®) wird in *E. coli* hergestellt und ist indiziert „als Zytostatikum bei nicht resezierbaren Weichteilsarkomen der Extremitäten in Kombination mit Melphalan, um eine Amputation zu vermeiden oder hinauszuzögern, oder zur palliativen Behandlung". Die Beschränkung der Indikation auf die Anwendung an Extremitäten ist durch die hohen Nebenwirkungen bedingt, die eine Behandlung mit Tasonermin verursacht. Zur Behandlung trennt man den Kreislauf der Extremität vom Hauptkreislauf und verbindet die Kreisläufe erst wieder, wenn die Wirkstoffkonzentration auf eine verträgliche Konzentration abgebaut ist.

Mit dem Tumor-Nekrose-Faktor alpha und Interleukin-2 stehen zwei Zytokine als rekombinante Wirkstoffe zur Verfügung, die in der Hierarchie des „Crosstalks" zwischen immunkompetenten Zellen ganz oben stehen. Interleukin-2 dominiert dabei die immunologische Schiene, wohingegen der Tumor-Nekrose-Faktor alpha die inflammatorische Schiene anstößt. In beiden Fällen hat man pleiotrope Antworten zu erwarten. Das bedeutet, dass unterschiedliche Zielzellen ganz unterschiedlich – in ihren Effekten nicht selten antagonistisch – reagieren. Dies macht den Einsatz der beiden Therapeutika sehr schwierig.

Plättchenwachstumsfaktor ▶ Seit 1999 ist erstmals ein äußerlich anzuwendendes, gentechnisch hergestelltes Protein zugelassen: Der „platelet derived growth factor" (PDGF). Humaner PDGF besteht aus zwei Peptidketten (A und B), wobei die Thrombozyten alle drei Formen (AA, AB, BB) enthalten. In normalen Zellen wird PDGF nur schwach exprimiert. Sobald jedoch eine Verletzung auftritt, wird die PDGF-Produktion durch die freigesetzten Faktoren wie TNF alpha, TGF beta, Thrombin usw. gesteigert. Über die weit verbreiteten PDGF-Rezeptoren übt der Wachstumsfaktor zum einen einen mitogenen Effekt auf verschiedene Zellen aus. Zum anderen werden Zellen gezielt angelockt und Kollagen sowie Kollagenasen produziert.

Die Wundheilung umfasst drei Phasen:

- Die erste Phase ist eine Entzündungsphase. Blutgerinnsel bilden sich, Bakterien werden attackiert, in einem geordneten Prozess werden wichtige Zelltypen chemotaktisch in das Wundgebiet dirigiert.
- Die zweite Phase ist geprägt von Proliferation. Zellen, die am Verschluss der Wunde beteiligt sind, beginnen verstärkt zu proliferieren und bilden neues Gewebe und neue Kapillaren. Dieser Prozess wird auch als Granulation bezeichnet.
- Die letzte Phase ist charakterisiert durch einen Remodellierungsprozess. Die Wunde ist abgeheilt und das Narbengewebe wird fertiggestellt.

Viele unterschiedliche Zelltypen beteiligen sich an der Wundheilung, darunter auch Plättchen, Makrophagen und Fibroblasten. Plättchen gehören zu den ersten Strukturen, die sich an der Wundstelle ansammeln. Sie initiieren den Wundheilungsprozess durch die Sekretion des Plättchenwachstumsfaktors (PDGF). PDGF wird aber auch von Makrophagen und von Endothelzellen sezerniert. PDGF und andere Wachstumsfaktoren spielen eine wichtige Rolle in allen drei Phasen der Wundheilung. Sie locken wichtige Zellen und Proteine in das Wundfeld, darunter Immunzellen, die Infektionen bekämpfen, und andere Zellen, die neues Bindegewebe bilden. Ferner induziert PDGF die Angiogenese, um die Versorgung des neuen Gewebes sicherzustellen.

Der Wirkstoff ist das in *S. cerevisiae* hergestellte, ca. 24,5 kDa große *Becaplermin (Regranex®)*, ein Homodimer der B-Kette des Plättchenwachstumsfaktors. Jede der B-Ketten besteht aus 109 Aminosäuren und weist drei intramolekulare Disulfidbrücken auf. Zusammengehalten werden die beiden antiparallel angeordneten, glykosylierten Ketten über zwei Disulfidbrücken. Der Wirkstoff ist zu 0,01 % in einer Gelzubereitung enthalten und wird dünn auf Wunden aufgetragen. Zugelassen ist Regranex® zusammen mit anderen Wundheilungsmaßnahmen zur äußerlichen Behandlung neuropathischer, chronischer diabetesbedingter Ulzera, die kleiner oder gleich 5 cm^2 sind.

Koloniestimulierende Faktoren ▶ Die Wachstumsfaktoren des blutbildenden Systems, der *Granulozyten-* sowie der *Granuloyzyten-Makrophagen-koloniesstimulierende Faktor* (*G-CSF* und *GM-CSF*), sind Wirkstoffe, die im Rahmen einer Tumorbehandlung eingesetzt werden. Physiologisch sind sie ganz wesentlich an der Bildung bestimmter Subpopulationen hämatopoetischer Zellen beteiligt. Sie wirken als Wachstums- und Differenzierungsfaktoren und initiieren Programme in den Zellen, mit denen sie kommunizieren und die diese Zellen in eine ganz bestimmte Entwicklungsrichtung lenken (Abb. 2.70)

In der Chemotherapie werden nicht nur die Tumorzellen, sondern vor allem auch die Zellen des blutbildenden Systems und damit die zellulären Komponenten des Immunsystems geschädigt. Die Gabe der Wachstumsfaktoren G-CSF und GM-CSF beschleunigt die Erholung des Blutbildes. Humaner G-CSF besteht aus 174 Aminosäuren, ist O-glykosyliert und hat ein Molekulargewicht von ca. 19,6 kDa. Der natürliche GM-CSF enthält 127 Aminosäuren und ist sowohl N- als auch O-glykosyliert. Das Molekulargewicht variiert je nach Glykosylierungsgrad zwischen 18 und 30 kDa (Abb. 2.71).

Derzeit sind drei rekombinante koloniestimulierende Faktorpräparate zugelassen:

- *Leukomax*® enthält eine nicht glykosylierte Variante des Granulozyten-Makrophagen-koloniestimulierenden Faktors (*Molgramostim* oder *rhuGM-CSF*), die in *E. coli* hergestellt wird. Das rekombinante Protein enthält 127 Aminosäuren und trägt an der Position 100 die Aminosäure Isoleucin. Damit entspricht Molgramostim in seiner Aminosäuresequenz dem authentischen GM-CSF. Zwei Disulfidbrücken verbinden die Aminosäurepositionen 54 und 96 sowie 88 und 121. Das Molekulargewicht von Molgramostim beträgt wegen der fehlenden Glykosylierung 16,1 kDa.
- *Neupogen*® enthält *Filgrastim*, eine nichtglykosylierte Variante (*r-metHuG-CSF*) des humanen Granulozyten-koloniestimulierenden Faktors (G-CSF), die an ihrem N-Terminus zusätzlich die Aminosäure Methionin trägt. Filgrastim wird in *E.-coli*-Zellen produziert, besitzt 175 Aminosäuren und hat ein Molekulargewicht von 18,8 kDa. Zwei Disulfidbrücken stabilisieren die Sekundärstruktur des Proteins. An Position 18 trägt der r-metHuG-CSF einen freien Cysteinrest.
- *Granocyte*® enthält einen humanidentischen Granulozyten-koloniestimulierenden Faktor (*Lenograstim*). Das rekombinante Produkt wird aus Ovarialzellen des chinesischen Hamsters (CHO-Zellen) gewonnen, in die die cDNA für den humanen G-CSF stabil integriert wurde. Im Gegensatz zu Filgrastim handelt es sich bei Lenograstim um ein Glykoprotein.

Alle drei koloniestimulierenden Faktoren haben das Behandlungsspektrum vor allem im onkologischen Bereich signifikant verbessert. Nur auf der Basis der Verfügbarkeit dieser Wirkstoffe war die Einführung der Hochdosischemotherapie möglich. Im Gegensatz zu anderen Zytokinen entfalten die koloniestimulierenden Faktoren ihre Wirkung auch endokrin und nicht nur auto- bzw. parakrin. Das ist wohl mit ein Grund für die wesentlich bessere Verträglichkeit dieser Zytokine im Vergleich zu anderen Zytokinen.

2.3.7 Impfstoff

Als einziger Impfstoff ist derzeit das gentechnisch hergestellte *Hepatitis-B-Virus-Oberflächenantigen* (*rHBsAG*) zugelassen und inzwischen in verschiedenen Präparaten enthalten. rHBsAG ist ein Polypeptid aus 226 Aminosäuren und einem Molekulargewicht von 24 kDa, das sich wie authentisches HBsAG in Lösung spontan zu 22 nm großen Partikeln zusammenlagert. Zwar ist das rekombinante, in Hefe hergestellte rHBsAG nicht wie das virale HBsAG glykosyliert. Dennoch ist es hervorragend

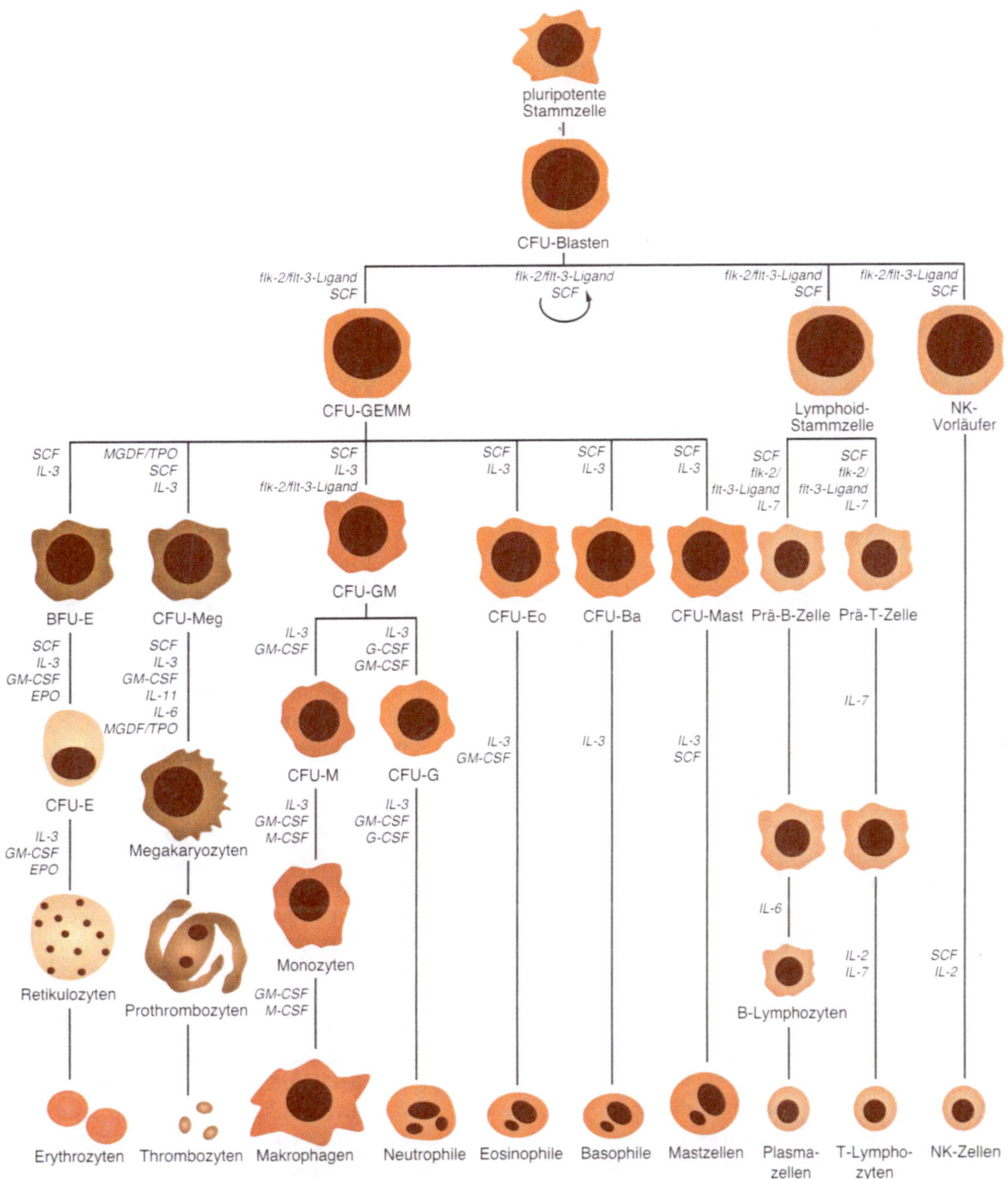

Abb. 2.70. Die hämatopoetische Entwicklungskaskade. Unter dem Einfluss unterschiedlicher Rezeptorliganden entwickeln sich, ausgehend von einer pluripotenten Stammzelle, alle Zellen des hämatopoetischen Systems (Clark u. Kamen 1987; Kaushansky 1995; Vose u. Armitage 1995). *BFU* „burst forming unit"; *CFU* „colony forming unit" ; *EPO* Erythropoetin; *flk* „fetal liver kinase"; *flt* „fms-like tyrosine kinase"; *G* Granulozyten; *GEMM* Granulozyten-Erythrozyten-Monozyten-Megakaryozyten; *GM* Granulozyten-Makrophagen; *IL* Interleukin; *M* Makrophagen; *MGDF* „megakaryocyte growth and development factor"; *NK* natürliche Killerzellen; *SCF* „stem cell factor"; *TPO* Thrombopoetin

Abb. 2.71. Charakteristika verschiedener koloniestimulierender Faktoren. G-CSF kommt natürlicherweise in zwei Formen vor: Typ a mit 177 Aminosäuren ist weniger aktiv als Typ b mit 174 Aminosäuren

	G-CSF		GM-CSF
Endogene Wachstumsfaktoren			
Chromosom	17		5
Aminosäurereste	174 (und 177)*		127
Glykosylierung	*O*-Glykosylierung		*N*- und *O*-Glykosylierung
Molekulargewicht [kDa]	18,6 (≈ 20)		14,7 (≈ 18 – 30)
Rekombinante humane Wachstumsfaktoren			
Wirkstoffname	Filgrastim	Lenograstim	Molgramostim
Firma	Amgen	Chugai Pharma	Novartis Pharma Essex Pharma
Aminosäurereste	175 (*N*-terminales Methionin)	174	128
Glykosylierung	nein	*O*-Glykosylierung	nein
DNA-Ursprung	Blasen-Karzinom-Zelllinie (5637)	Plattenepithel-Karzinom-Zelllinie (CHU-2)	humane Monozyten-Zelllinie (U937)

immunogen und verleiht den Geimpften einen sicheren Schutz gegen eine Infektion mit dem Hepatitis-B-Virus.

Durch die Herstellung des Proteins in *S. cerevisiae* entfällt die nicht ganz ungefährliche Vakzinaufreinigung aus infektiösen Partikeln. Ferner ist mit der Verfügbarkeit des rekombinanten Antigens die Impfsicherheit um ein Vielfaches gestiegen.

2.3.8 Antikörper

Eine sehr schnell wachsende Gruppe rekombinanter Arzneimittel sind die Antikörper. Diese Proteine sind hoch interessante Wirkstoffe, da sie sehr spezifisch und sehr selektiv beliebige Oberflächenstrukturen erkennen können (Abb. 2.72).

Trotz ihrer enormen strukturellen Vielfalt sind sie doch sehr einheitlich aufgebaut. Ein IgG-Antikörper besteht aus je zwei schweren und leichten Proteinketten, die über Disulfidbrücken miteinander verbunden sind. Innerhalb dieser Proteinketten kann man einen stark konservierten Bereich von einem variableren Bereich unterscheiden. Die konservierten Bereiche sind für die Induktion der Effektorfunktionen verantwortlich und koppeln daher die Antikörperfunktion mit wichtigen Reaktionsketten im Organismus. Die variableren Bereiche repräsentieren bekanntlich die Antigenerkennungsdomänen und unterteilen sich ihrerseits noch einmal in hochvariable Sequenzen, die so genannten „complementarity determining regions" (CDR), die für die Antigenbindung wichtig sind, und in „framework regions" (FR), die eine bestimmte Struktur der Antigenerkennungsdomäne ermöglichen.

Durch die Fusion antikörperproduzierender Milzzellen mit Myelomzellen erarbeiteten Köhler und Milstein (1976) die technischen Voraussetzungen, um Antikörper gegen nahezu beliebige Strukturen in unbegrenzten Mengen zu produzieren (Abb. 2.73). Die daraus resultierenden monoklonalen Mausantikörper sind jedoch selbst zu immunogen, um auf Dauer als Therapeutika eingesetzt zu werden. Dieses Problem kann dadurch gelöst werden, dass auf DNA-Ebene die konservierten Bereiche des murinen Antikörpers durch die entsprechenden Bereiche eines humanen Antikörpers ersetzt werden. Je nachdem, wie viel von der murinen Sequenz im Antikörper erhalten bleibt, spricht man von **chimären** oder von **humanisierten Antikörpern** (van Dijk u. van de Winkel 2001).

- Bei den *chimären Antikörpern* werden nur die konstanten Regionen durch humane Sequenzen

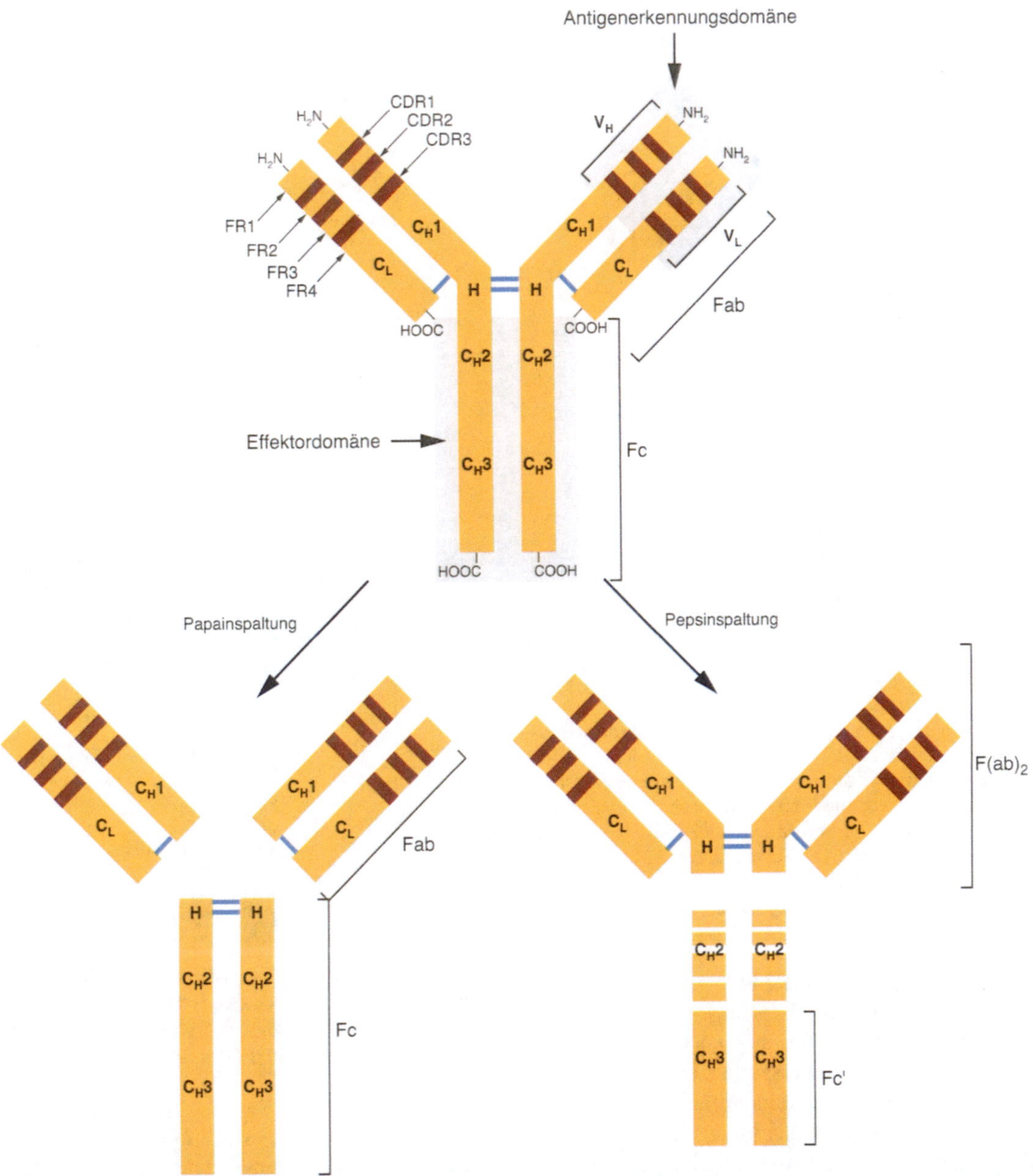

Abb. 2.72. Struktur eines Antikörpers. Antikörper bestehen aus zwei identischen leichten und zwei identischen schweren Ketten. Die vier N-Termini bilden gemeinsam die hochspezifische Erkennungsstelle für das entsprechende Antigen aus. In diesem Bereich unterscheidet man „complementary determining regions" (CDR) und „framework regions" (FR). Innerhalb der CDR-Regionen unterscheiden sich die unterschiedlichen Antikörper besonders stark. Man bezeichnet daher diese Bereiche als „hypervariable Regionen". Die konstanten Regionen der schweren und leichten Ketten legen die Isotypen fest. Bei den schweren Ketten unterscheidet man A-, G-, M-, E-, D-Ketten. Die beiden unterschiedlichen leichten Ketten werden als κ- bzw. λ-Kette bezeichnet. Durch Hydrolyse mit Pepsin oder Papain erhält man Antikörperfragmente, die im Falle des Pepsin-Spaltungsprozesses als $F(ab)_2$-Fragmente und im Falle des Papain-Spaltungsprozesses als Fab-Fragmente bezeichnet werden

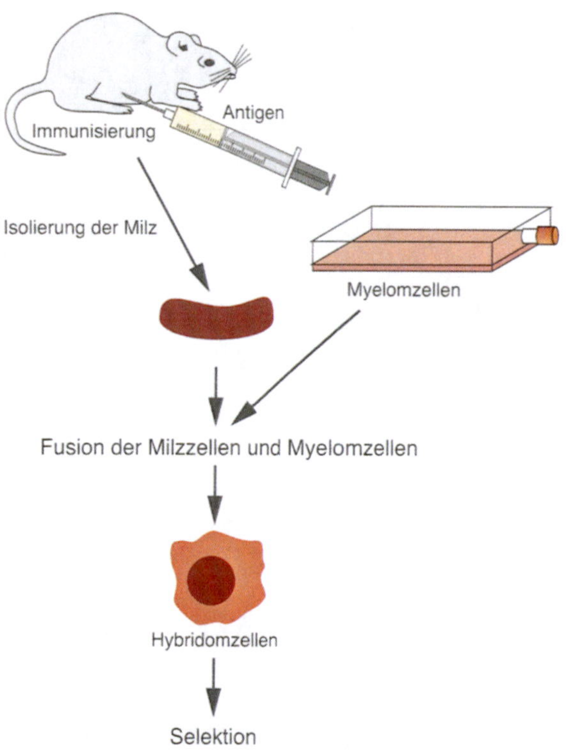

Abb. 2.73. Prinzip der Herstellung monoklonaler Antikörper. Durch eine Fusion von antikörperproduzierenden Milzzellen mit einer immortalen Myelomzelle erhält man klonale Zelllinien, die die beiden Eigenschaften der Fusionspartner miteinander verbinden: Zellen, die permanent wachsen und gleichzeitig einen einzelnen Antikörper ins Medium sezernieren

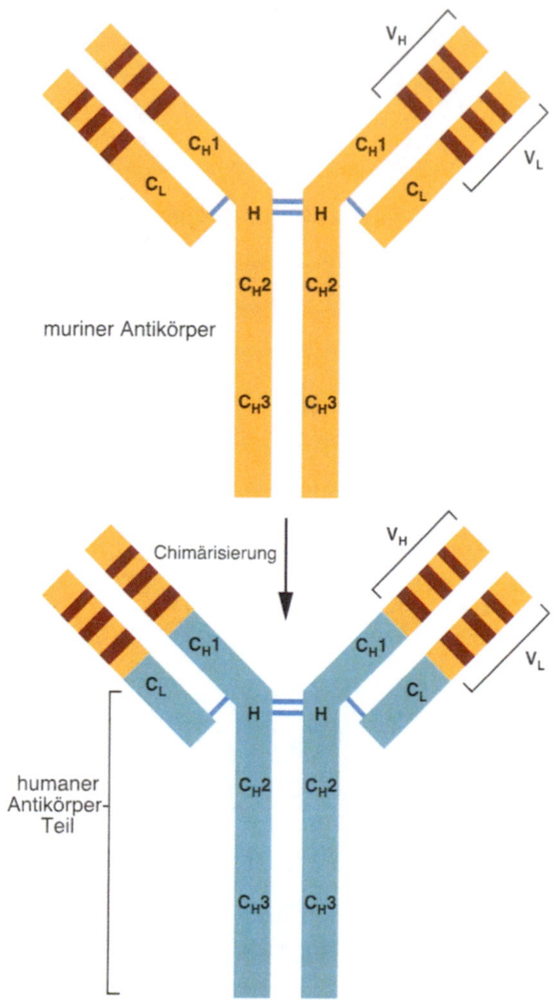

Abb. 2.74. Chimärisierte Antikörper. Bei chimärisierten Antikörpern stammen die kompletten variablen Regionen aus der Maus *(gelb/braun)*, wohingegen die konstanten Regionen humanen Ursprungs sind *(blau)*

ersetzt. Die gesamte variable Region ist in diesen Wirkstoffen murinen Ursprungs (Abb. 2.74).

- Bei den *humanisierten Antikörpern* hingegen sind nur noch die CDR-Sequenzen murinen Ursprungs. Sowohl die konstanten Regionen als auch die Framework-Regionen wurden durch Sequenzen eines humanen Antikörpers ersetzt. Letztlich sind in humanisierten Antikörpern weniger als 10% der ursprünglich murinen Sequenzen enthalten (Abb. 2.75).

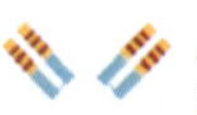

Anti-GPIIb/IIIa-Rezeptorantikörper ▶ *Abciximab* in *ReoPro®* ist kein kompletter Antikörper, sondern nur das Fab-Fragment eines monoklonalen chimären Antikörpers. Der Antikörper wird aus einer transfizierten, murinen Myeloma-Sp2/0-Zelllinie in einem kontinuierlichen Perfusionsverfahren isoliert. Danach wird in einem biotechnologischen Schritt durch partielle Hydrolyse mit der Protease Papain das Fab-Fragment hergestellt.

Das Fab-Fragment bindet sehr spezifisch an den *Glykoproteinrezeptor GPIIb/IIIa* auf der Thrombozytenoberfläche, verhindert dadurch die Quervernetzung der Thrombozyten und somit eine Thrombose (Abb. 2.76). Die physiologischen Bindungs-

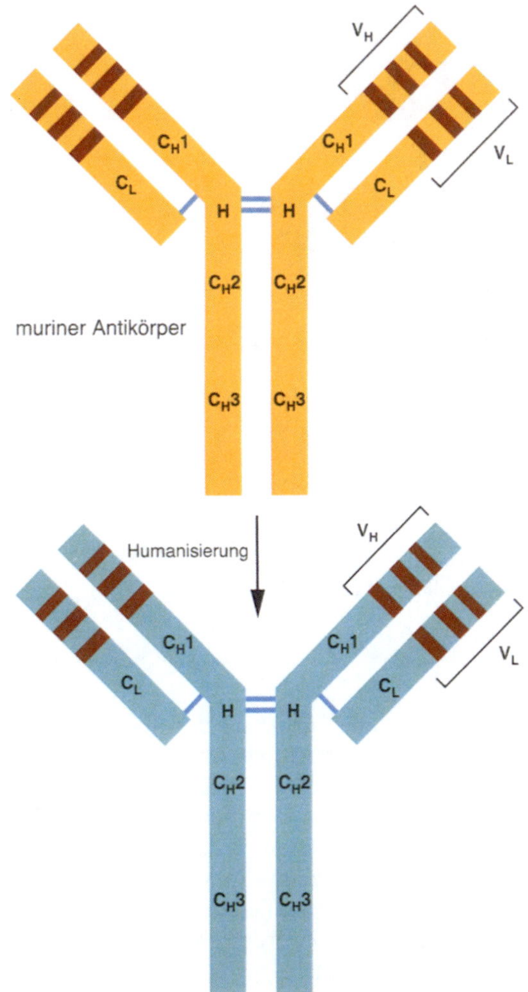

Abb. 2.75. Humanisierte Antikörper. Bei den humanisierten Antikörpern stammen nur noch die CDR-Bereiche aus der Maus (*braun*). Alle anderen Sequenzen sind von humanen Antikörpern abgeleitet (*blau*)

partner des GPIIb/IIIa-Rezeptors sind Fibrinogen und der von-Willebrand-Faktor (vWF). Abciximab bindet am GPIIb/IIIa-Rezeptor nicht an die Erkennungsstelle für diese beiden Bindungspartner, blockiert diese aber dennoch durch sterische Hinderung. Durch die Bindung von Abciximab an die Plättchen werden diese nicht aktiviert. Auch die Plättchen-Clearence durch die Milz wird durch die Bindung von Abciximab nicht wesentlich beeinträchtigt.

Thrombosis beginnt mit der Adhäsion von Plättchen an der Stelle, wo ein Blutgefäß geschädigt ist. Diese Adhäsion wird durch Rezeptoren vermittelt, die sich auf der Oberfläche der Plättchen befinden. Die Rezeptoren binden an extrazelluläre Matrixproteine in dem durch die Verletzung exponiertem Subendothel. Zu diesen Matrixproteinen gehören der von-Willebrand-Faktor, Kollagen, Fibronektin, Vitronektin und Laminin. Durch die Anlagerung der Plättchen bildet sich ein Plättchen-Monolayer, der durch Agonisten wie Adrenalin, ADP, Kollagen und Thrombin aktiviert wird. Diese Aktivierung legt gewissermaßen den Glykoproteinrezeptor GPIIb/IIIa auf der Plättchenoberfläche frei, der dann durch Fibronektin und von-Willebrand-Faktor gebunden werden kann, wodurch es zu einer massiven Quervernetzung, der eigentlichen Plättchenaggregation, kommt. Abciximab verhindert die Aggregation, nicht jedoch die initiale Adhäsion der Plättchen. Das ist erwünscht, denn dadurch wird die Hämostase nicht zu stark gestört.

Abciximab reduziert die Zahl und die Schwere der Komplikationen, die häufig bei einer perkutanen transluminalen Koronarangioplastie (PTCA) auftreten. Dabei sind kleine Verletzungen des Gefäßendothels unvermeidbar und es kommt zur Anlagerung von Plättchen. Abciximab verhindert, dass sich an dieser Thrombozytenschicht ein Thrombus ausbildet.

ReoPro® hat in letzter Zeit durch die Einführung der nichtrekombinanten Wirkstoffe Tirofiban und Eptifibatid eine empfindliche Konkurrenz bekommen (Abb. 2.77).

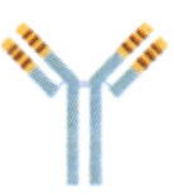

Anti-CD20-Antikörper ▶ Der Wirkstoff *Rituximab* in *MabThera®* ist ein monoklonaler chimärer Antikörper gegen das CD20-Antigen, das sich sowohl auf Prä-B-Zellen als auch auf reifen B-Zellen befindet. Rituximab ist indiziert zur Behandlung von Patienten mit follikulärem Lymphom im Stadium III bis IV, bei denen eine Chemotherapie unwirksam war oder bei denen immer wieder Rezidive auftreten.

Interessant ist das CD20-Antigen, weil es auf mehr als 95% aller malignen Non-Hodgkin-Lymphome der B-Zellreihe exprimiert wird. Durch die Applikation von MabThera® werden Zellen mit dem entsprechenden CD-Antigen markiert und damit sowohl die antikörperabhängige, zellvermittelte Zytotoxizität („antibody-dependent cell-mediated cytotoxicity"; ADCC) als auch die komplementabhängige Zytolyse („complement-dependent cytotoxicity"; CDC) induziert (Abb. 2.78). Dadurch wer-

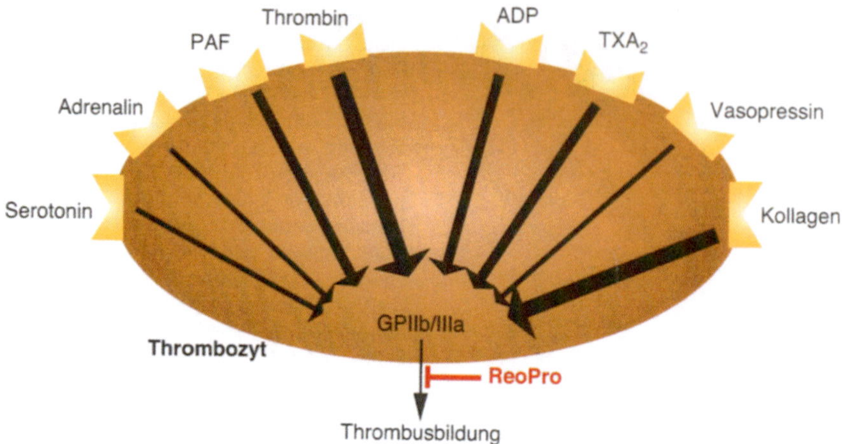

Abb. 2.76. Plättchenaktivierung. Eine Vielzahl von Agonisten unterschiedlicher Wirkstärke aktivieren die Plättchenaggregation. Kollagen und Thrombin sind sehr starke Aktivatoren, der Plättchen-Aggregationsfaktor (PAF), Thromboxan A2 (TXA2) und Adenosindiphosphate (ADP) sind mittelstarke und 5-Hydroxytryptamin (5HT; Serotonin), Epinephrin (Epi) und Vasopressin relativ milde Aktivatoren. Allerdings liegen all diese Stimuli „oberhalb" des GPIIb/IIIa-Rezeptors, sodass ReoPro® diese Induktoren blockt und somit die Plättchenaggregation und die Thrombenbildung verhindert

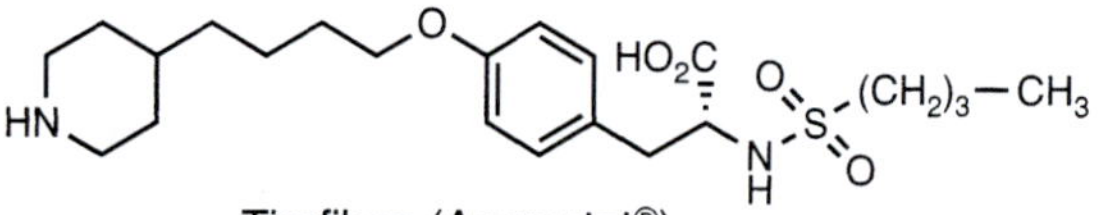

Tirofiban (Aggrastat®)

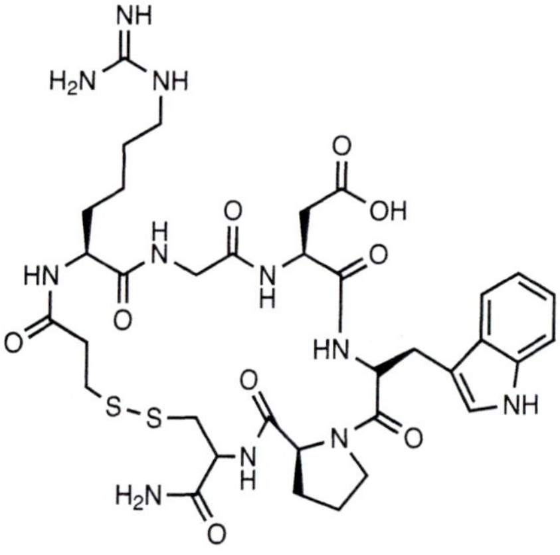

Eptifibatid (Integrilin®)

Abb. 2.77. Strukturformeln der Aggregationshemmer Tirofiban (Aggrastat®) und Eptifibatid (Integrilin®)

den mit sehr hoher Effizienz die malignen Non-Hodgkin-Zellen entfernt, allerdings auch gesunde B-Zellen und gesunde Prä-B-Zellen (Abb. 2.79). Dieser Nebeneffekt kann in Kauf genommen werden, weil das Immunsystem in der Lage ist, neue gesunde B-Zellen aus den multipotenten Stammzellen zu bilden. Diese Stammzellen exprimieren nämlich kein CD20-Epitop und werden daher von dem Antikörper nicht markiert.

Kurz nach der Markteinführung von MabThera® kursierten in der Presse jedoch Meldungen von Todesfällen nach Rituximabbehandlung. Diese Todesfälle gingen auf massive Nebenwirkungen zurück, die unter dem Begriff „Zytokin-Freisetzungssyndrom" zusammengefasst werden und sich u. a. in Blutdruckabfall, Atemnot, Schüttelfrost und Fieber äußern können. Daraufhin wurden spezielle Vorsichtmaßnahmen empfohlen, die vor allem bei Patienten mit einer großen Zahl zirkulierender Krebszellen (>50 000/mm^3) während der ersten Infusion getroffen werden sollten.

Zwei komplementär einsetzbare Anti-CD20-monoklonale Antikörper befinden sich im fortgeschrittenen Zulassungsverfahren. Dies ist zum einen *Tositumomab* (*Bexxar*®) und zum anderen *Ibritumomab* (*Zevalin*®). In beiden Fällen handelt es sich

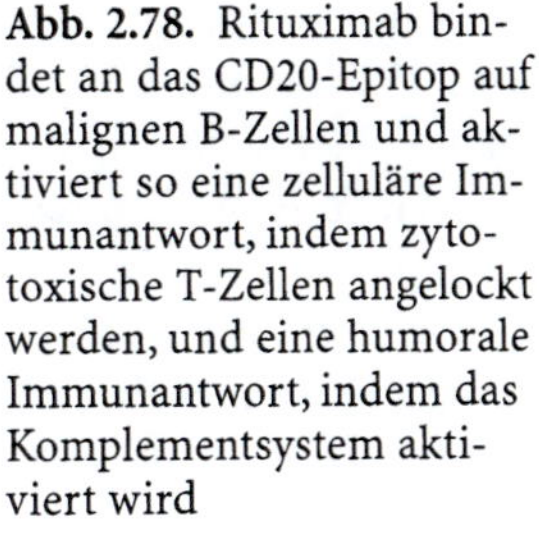

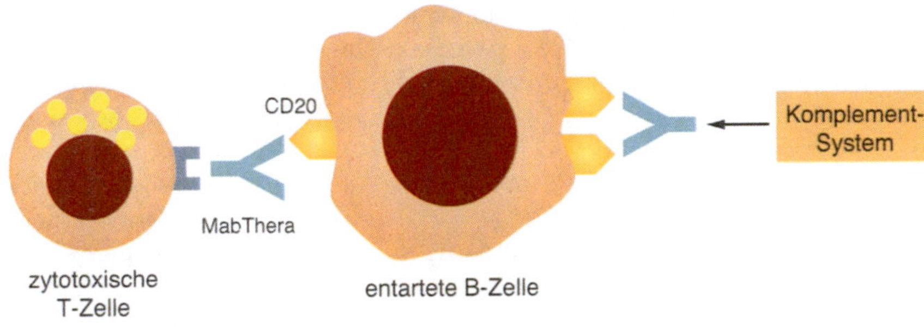

Abb. 2.78. Rituximab bindet an das CD20-Epitop auf malignen B-Zellen und aktiviert so eine zelluläre Immunantwort, indem zytotoxische T-Zellen angelockt werden, und eine humorale Immunantwort, indem das Komplementsystem aktiviert wird

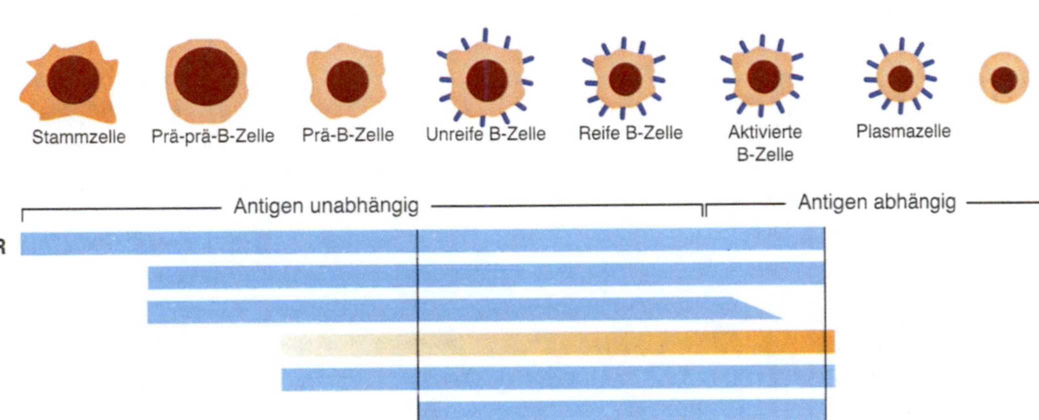

Abb. 2.79. Expressionsmuster des CD20-Antigens während der Reifung von B-Zellen. Zu verschiedenen Stadien der B-Zellreifung werden verschiedene typische Oberflächenantigene exprimiert. Diese können benutzt werden, um Leukämien zu charakterisieren. Sie können aber auch – wie im Fall des CD20-Antigens und Rituximab – benutzt werden, um eine Leukämie zu behandeln

um monoklonale Antikörper aus der Maus, also nicht um rekombinante Wirkstoffe im eigentlichen Sinne. Beide Antikörper werden mit einem radioaktiven Isotop gekoppelt, um diese dann im Sinne einer Radiotherapie bei Non-Hodgkin-Rezidiven einzusetzen. Dieser Tumor reagiert nämlich sehr sensitiv auf ionisierende Strahlung. Leider kann man beim Non-Hodgkin-Lymphom aber nur selten eine fokussierte Strahlentherapie anwenden, da sich der Tumor über den ganzen Körper ausbreitet. Mit Hilfe der beiden neuen monoklonalen Antikörper werden die malignen Zellen ganz spezifisch aufgespürt und durch die angehängte Strahlenquelle zerstört.

Tosutumomab wird mit ^{131}Jod markiert, wohingegen Ibritumomab über den Chelator Tiuxetan mit ^{90}Yttrium markiert wird.

Die beiden Antikörper Tosutumomab und Ibritumomab werden die ersten radioaktiv markierten Antikörper sein, die als Therapeutika und nicht als Diagnostika zugelassen werden.

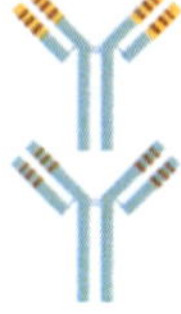

Anti-CD25-Antikörper ▶ Zwei rekombinante Antikörper sind zugelassen, die beide gegen die α-Untereinheit des Interleukin-2-Rezeptors gerichtet sind.

- Zum einen ist dies der chimäre monoklonale Antikörper *Basiliximab* in *Simulect®*,
- zum anderen der humanisierte Antikörper *Daclizumab* in *Zenapax®*.

Beide Wirkstoffe sind zur Prophylaxe akuter Organabstoßung nach Nierentransplantationen zugelassen; sie sind darüber hinaus Teil einer immunsuppressiven Therapie, in der auch Ciclosporin und Glukokortikoide eingesetzt werden. Des Weiteren stellen sie eine Alternative zum murinen monoklonalen Antikörper *Orthoclone OKT3* dar.

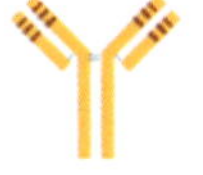

Während Orthoclone OKT3 relativ wenig spezifisch gegen das CD3-Antigen gerichtet ist und zur raschen Eliminierung aller reifen T-Zellen führt, hat man mit *Basiliximab* und *Daclizumab* einen sehr interessanten Therapieweg eingeschlagen. Beide Antikörper sind gegen die α-Untereinheit (CD25) des Interleukin-2-Rezeptors (IL-2-Rezeptors) auf T-Zellen gerichtet (Abb. 2.80). Auf ruhenden T-Zellen werden nur die β-Untereinheit (CD122) und die γ-Untereinheit (CD132) des IL-2-Rezeptors exprimiert. In dieser Form (CD122/CD132) weist der IL-2-Rezeptor nur eine geringe Affinität zu Interleukin-2 auf (K_{diss} = 100 pM). Erst in aktivierten T-Zellen gesellen sich zwei α-Untereinheiten (CD25 oder TAC) zu den β- und γ-Untereinheiten des Rezeptors, wodurch die Affinität zu IL-2 deutlich erhöht wird (K_{diss} =10 pM).

Nach einer Nierentransplantation werden durch die direkte und indirekte Präsentation der Antigene des Spenderorgans T-Zellen aktiviert, die sich gezielt gegen das neue Organ richten. Nach Bindung

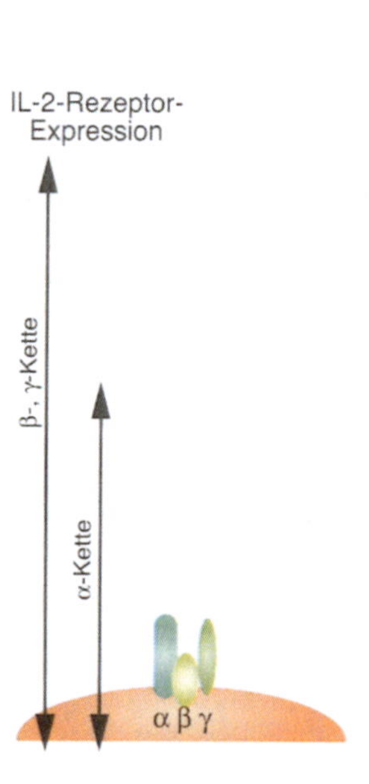

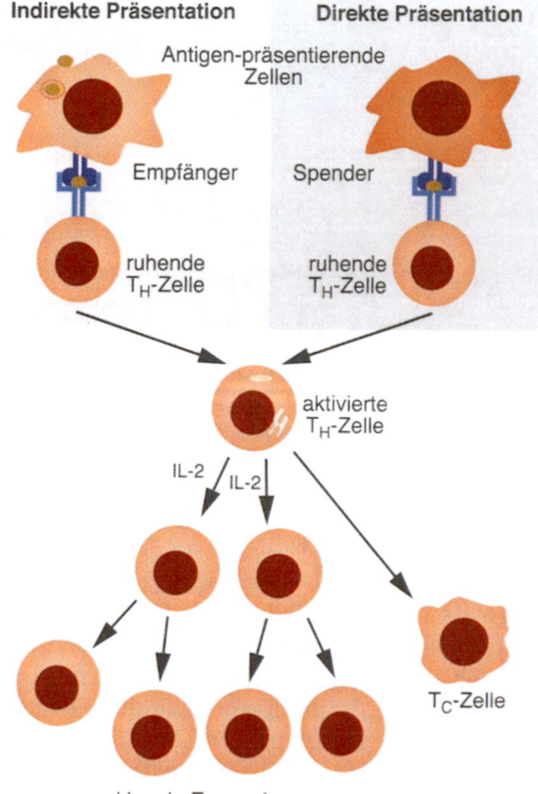

Abb. 2.80. Der Interleukin-2-Rezeptor ist auf ruhenden Zellen nur „rudimentär" in Form der β- und γ-Untereinheit vorhanden. Erst nach Aktivierung einer T-Zelle durch ein passendes Antigen wird die α-Untereinheit synthetisiert, die dann den IL-2-Rezeptor zu einem hochaffinen Rezeptor für IL-2 komplettiert. Dadurch wird das IL-2-Signal dramatisch verstärkt, und die stimulierten T-Zellen proliferieren und differenzieren

von IL-2 an den hochaffinen Rezeptoren kommt es zur klonalen Expansion dieser aktivierten T-Zellen und darüber schließlich zur Abstoßungsreaktion.

Durch die Bindung des Antikörpers an die α-Kette des IL-2-Rezeptors werden somit ganz gezielt nur die aktivierten T-Zellen, nicht jedoch die ruhenden T-Zellen, aus dem Blut eliminiert.

Anti-CD52-Antikörper ▶ Ein neuer Wirkstoff ist *Alemtuzumab*, der als *MabCampath®* zugelassen ist. Dieser Wirkstoff ist indiziert bei chronisch-lymphatischer B-Zell-Leukämie (B-CLL) bei Patienten, die bereits mit alkylierenden Agenzien behandelt wurden und bei denen eine Therapie mit Fludarabin versagt hat.

Alemtuzumab ist ein humanisierter Antikörper (IgG1-κ), der durch gentechnische Modifikation eines monoklonalen Antikörpers aus der Ratte hergestellt wurde. Er wird aus transformierten CHO-Zellen gewonnen und ist gegen das 21–28 kDa große Glykoprotein CD52 gerichtet, das auf allen Lymphozyten und Monozyten exprimiert wird. Sowohl durch antikörperabhängige, zellvermittelte Zytotoxizität („antibody-dependent cell-mediated cytotoxicity"; ADCC) als auch die komplementabhängige Zytolyse („complement-dependent cytotoxicity"; CDC) werden nach Bindung von Alemtuzumab die Lymphozyten lysiert. Das Antigen scheint auch auf einem kleinen Teil (<5%) von Granulozyten, nicht jedoch auf Erythrozyten oder Thrombozyten vorhanden zu sein. Auch hämatopoetische Stammzellen oder Vorläuferzellen werden nicht geschädigt.

Anti-TNF-alpha-Antikörper ▶ Seit 1999 ist *Infliximab* (*Remicade®*) zugelassen, ein chimärer monoklonaler Antikörper gegen den Tumor-Nekrose-Faktor-alpha (TNF-α).

Der Tumor-Nekrose-Faktor existiert beim Menschen in zwei Varianten:

- als Tumor-Nekrose-Faktor-alpha, der früher auch als Kachektin bezeichnet wurde,
- als Tumor-Nekrose-Faktor-beta, den man ursprünglich Lymphotoxin-alpha genannt hatte.

Beide Moleküle sind strukturell und funktionell sehr ähnlich, weshalb man oft nicht sauber unterscheidet und beide Varianten synonym als „TNF" zusammenfasst. Zwei Rezeptoren (TNFRI und TNFRII) werden von den beiden Tumor-Nekrose-Faktoren angesteuert, die sowohl als membrangebundene Rezeptoren als auch als lösliche Rezeptoren vorkommen. Beides sind Glykoproteine mit Molekulargewichten von 75–80 kDa (TNFRI) bzw. 55–60 kDa (TNFRII). Die Tumor-Nekrose-Faktoren sind ganz zentrale Zytokine bei Entzündungsprozessen. Ähnlich wie Interleukin-2 hierarchisch ganz oben in der Immunkaskade steht, stehen die Tumor-Nekrose-Faktoren ganz oben in der Entzündungskaskade. Typische durch die Tumor-Nekrose-Faktoren ausgelöste biologische Aktivitäten sind:

- Induktion proinflammatorischer Zytokine wie IL-1 und IL-6,
- Steigerung der Leukozytenmigration durch Erhöhung der Endothelpermeationsfähigkeit und Expression von Adhäsionsmolekülen auf Endothelzellen und Leukozyten,
- Aktivierung neutrophiler und eosinophiler Leukozyten,
- Induktion so genannter Akute-Phase-Proteine und anderer Leberproteine.

Infliximab erkennt und bindet nur den Tumor-Nekrose-Faktor-alpha, nicht jedoch den Tumor-Nekrose-Faktor-beta. Die Assoziationskonstante dieser Bindung beträgt $10^{10}\,M^{-1}$. Die In-vivo-Halbwertszeit des Antikörpers beträgt 9,5 Tage. Durch Modifikation des ursprünglich murinen monoklonalen Antikörpers (IgG1-κ) mit einer humanen Fc-Region verbesserten sich die Effektorfunktionen, verlängerte sich die Halbwertszeit und reduzierte sich das immunogene Potential des Moleküls. Bindet Infliximab einen *löslichen* Tumor-Nekrose-Faktor-alpha, neutralisiert er dessen biologische Aktivität. Bindet Infliximab einen *membranfixierten* Tumor-Nekrose-Faktor-alpha, wird die dann markierte Zelle entweder durch das Komplementsystem oder durch Effektorzellen lysiert. Bei Patienten, die mit Remicade® behandelt werden, werden erniedrigte Plasmaspiegel an Interleukin-6 und an C-reaktivem Protein gemessen.

Remicade® wurde 1999 zugelassen für die Indikation als Basistherapeutikum zur Behandlung eines schwergradigen aktiven Morbus Crohn und bei Crohn-Patienten mit Fisteln, die auf eine konventionelle Behandlung nicht ansprechen. Die Ratio bei dieser Therapie ist, den Tumor-Nekrose-Faktor-alpha, einen der ersten Entzündungsmediatoren, frühzeitig abzufangen und zu eliminieren, bevor es zu der entzündlichen Reaktion kommen kann. Genau dieses Konzept sollte auch bei anderen Entzündungsgeschehen greifen, beispielsweise bei der rheumatoiden Arthritis. Dies wurde in insgesamt sechs klinischen Studien mit zusammen 660 Patienten, die an aktiver rheumatoider Arthritis litten, überprüft und man konnte ganz klar die Wirksamkeit des Antikörpers demonstrieren. Dies gilt allerdings nur für eine Kombination von Infliximab und Methotrexat. So wurde im Juni 2000 die Zulassung durch die EMEA entsprechend erweitert. Jetzt kann Infliximab auch zur Behandlung der rheumatoiden Arthritis eingesetzt werden.

Dass ein Abfangen des Immunmodulators TNF-α auch problematisch sein kann, zeigen die zwischenzeitlich gesammelten Erfahrungen mit dem Wirkstoff. Bis zum 30. Juni 2001 gingen 84 Berichte ein, nach denen es während einer Therapie mit Remicade® zu einer Tuberkulose kam. Diese Zahl basiert auf ca. 170000 Behandlungen weltweit. Vierzehn Patienten verstarben an der Tuberkulose. Die meisten Tuberkulosefälle traten innerhalb der ersten 3–6 Monate der Behandlung auf. Das lässt darauf schließen, dass viele dieser Patienten latent bereits mit Tuberkulose infiziert waren. Die Inzidenz latenter Tuberkuloseinfektionen wird in den USA auf 4–6% geschätzt. In Europa liegt sie sicherlich höher.

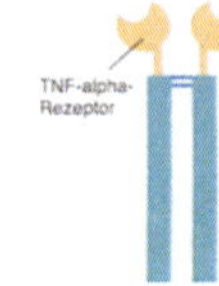

Etanercept ▶ *Etanercept* (*Enbrel*®) ist ein völlig anderes Wirkstoffmolekül für das gleiche Target, den Tumor-Nekrose-Faktor-alpha. Dieses Molekül wird gewissermaßen von einem „Kunstgen" kodiert. Gentechnisch wurden die kodierenden Bereiche zweier extrazellulärer Domänen des TNF-α-Rezeptors an die beiden schweren Ketten der konstanten Region eines humanen IgG-Moleküls anfusioniert. Das rekombinante Protein wird aus gentechnisch modifizierten CHO-Zellen isoliert.

Anders als bei Infliximab fängt im Falle von Etanercept nicht die variable Domäne eines spezifischen Antikörpers das TNF-α-Molekül ab, sondern die extrazelluläre Domäne des für TNF-α spezifischen Rezeptors (TNFRII).

Einen ähnlichen Ansatz, um mit Hilfe einer löslichen Domäne eines Rezeptors unerwünschte Moleküle abzufangen, hatte man vor Jahren bereits im Rahmen innovativer Aidstherapien ausprobiert. Damals hatte man die extrazelluläre Domäne des CD4-Rezeptors gentechnisch hergestellt und HIV-Infizierten appliziert. Bekanntlich nutzt das HI-Virus den CD4-Rezeptor als „Eintrittspforte" in die T-Helferzellen. Das Konzept war verblüffend einfach und die Ratio, den CD4-Rezeptor in löslicher Form anzubieten, lag auf der Hand: Man wollte das Virus gewissermaßen von dem zellständigen Rezeptor ablenken und über den löslichen CD4-Rezeptor der Vernichtung zuführen. Leider erwies sich dieses Konzept in der Praxis als Flop. Zu kurzlebig war das rekombinante Protein, und folglich mussten so große Mengen appliziert werden, dass zum einen schwere Nebenwirkungen auftraten, zum anderen aber auch die Kosten derart stiegen, dass ein routinemäßiger therapeutischer Einsatz nicht in Frage kam.

Die Lösung des geschilderten Problems, das sich bei der Konzeption von Etanercept in ganz ähnlicher Weise stellte, war die Fusion der löslichen, extrazellulären Domäne des Tumor-Nekrose-Faktor-Rezeptors II (TNFRII) mit der konstanten Region der schweren Kette eines Antikörpers (IgG1-Fc). Der Antikörperanteil besteht aus der Hinge-Region (dem Übergang von der CH1- zur CH2-Domäne), der CH2- und der CH3-Domäne. Die CH1-Domäne fehlt jedoch. Durch den Antikörperanteil erhöht sich die Stabilität des Proteins ganz beträchtlich, denn Antikörper gehören zu den stabilsten Serumproteinen überhaupt. Als Konsequenz konnten wesentlich geringere Dosen appliziert werden, die folglich auch viel besser vertragen wurden. Im Februar 2000 wurde Etanercept von der EMEA für die Behandlung der rheumatoiden Arthritis zugelassen.

Das Marktpotential für rekombinante Moleküle gegen TNF-α scheint sehr groß zu sein. So ist es nicht verwunderlich, dass auch andere Firmen versuchen, mit innovativen Wirkstoffen auf diesem Markt zu reüssieren. Beispielsweise entwickeln Knoll und Abbott gemeinsam einen wirklich humanen monoklonalen Antikörper (D2 E7) gegen TNF-α, und Celltech/Pharmacia arbeiten an einem Antikörperfragment (CPD-870), das gegen TNF-α gerichtet ist. Dieses Antikörperfragment kann wohl zu einem besonders günstigen Preis hergestellt werden, wodurch sich die Firmen eine Marktchance in Konkurrenz zu den etablierten Präparaten erhoffen.

Anti-RSV-Antikörper ▶ Ebenfalls seit 1999 ist mit *Palivizumab* (*Synagis*®) ein humanisierter monoklonaler Antikörper zugelassen, der gegen den antigenen A-Teil des Fusionsproteins auf der Hülle des respiratorischen Synzytialvirus (RSV) gerichtet ist (Abb. 2.81; Scott u. Lamb 1999). Somit ist Synagis® der erste rekombinante Wirkstoff, der in Form einer passiven Immunisierung eingesetzt wird. Der Anti-

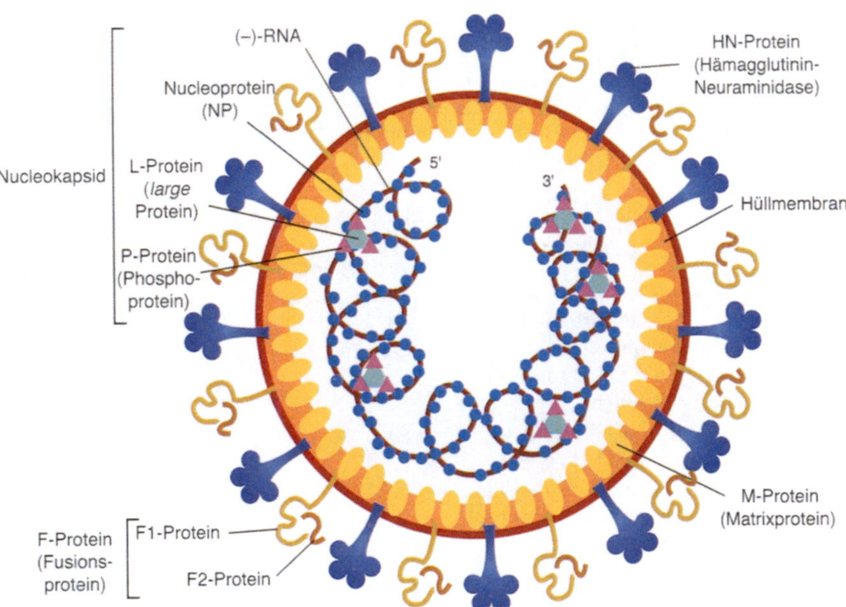

Abb. 2.81. Schematische Darstellung des respiratorischen Synzytialvirus (RSV). Das Virus gehört zur Familie der Paramyxoviren und zur Unterfamilie der Pneumoviridae. Es handelt sich um ein Virus mit einem nichtsegmentierten RNA-Genom in Negativstrangorientierung. Auf der Oberfläche besitzt RSV so genannte F-Proteine, die aus zwei (F1 und F2) über Disulfidbrücken verbundene, glykosylierte Untereinheiten bestehen. Diese F-Proteine sind für die Fusion der Viren mit der Zytoplasmamembran und für Hämolyse verantwortlich

körper ist zum einen indiziert zur Behandlung von Kindern, die in der 35. Schwangerschaftswoche oder früher geboren wurden und zu Beginn der RSV-Saison jünger als 6 Monate sind, zum anderen von Kindern, die jünger als 2 Jahre sind und innerhalb der letzten 6 Monate wegen bronchopulmonaler Dysplasie behandelt werden mussten.

Das Fusions- oder F-Protein des Virus ist für die Fusion der Virushülle mit der Plasmamembran der Wirtszelle verantwortlich und vermittelt die Ausbildung von Synzytien. Palivizumab neutralisiert einerseits die infektiösen Partikel, andererseits verhindert es die Fusion von Zellen. Da das F-Protein jahrelang sehr konserviert geblieben ist und extrem homolog zwischen den beiden Virussubtypen A und B ist, bietet Palivizumab einen umfassenden Schutz vor einer RSV-Infektion.

Anti-HER2-Antikörper ▶ Eine interessante Bereicherung des Wirkstoffarsenals ist *Trastuzumab* (*Herceptin®*), ein humanisierter monoklonaler Mausantikörper (IgG1-κ), der sehr spezifisch die extrazelluläre Domäne des humanen EGF-Rezeptor-2-Proteins erkennt und bindet ($K_d = 5 \times 10^{-9}$ M; (Mokbel u. Hassanally 2001). Dieses Protein wird auch als *HER2* oder *c-erbB2* bezeichnet. Das Gen für dieses Protein ist eines der vielen dominanten Onkogene. Das bedeutet, dass durch die Expression des HER2-Gens besonders konditionierte Zellen onkogen transformiert werden (Abb. 2.82).

In vielen gynäkologischen Tumoren (25–30 %) ist dieses Gen überexprimiert bzw. amplifiziert, sodass die Krebszellen ungewöhnlich große Mengen dieses Rezeptorproteins auf ihrer Oberfläche exponieren. Als Konsequenz wachsen diese Tumoren oft sehr schnell und sind oft therapierefraktär. Trastuzumab erkennt das HER2-Protein, wodurch wiederum die Zellen für das Immunsystem der Patientin erkennbar werden. Man vermutet, dass der Antikörper in erster Linie seine Wirkung dadurch entfaltet, dass er eine antikörperabhängige, zellvermittelte Zytotoxizität (ADCC) induziert.

Herceptin® ist zugelassen zur Behandlung von Patientinnen mit metastasierendem Mammakarzinom, deren Tumoren HER2 überexprimieren. Ganz wichtig ist es also, zunächst sicherzustellen, dass die Tumoren überhaupt das Molekül auf ihrer Oberfläche tragen, das mit dem Wirkstoff in Wechselbeziehung steht.

Die Überexpression des HER2-Moleküls sollte durch eine immunhistochemische Untersuchung (ICH) fixierter Tumorblöcke diagnostiziert werden. Patientinnen sind dann für eine Therapie mit Herceptin® geeignet, wenn ihre Tumoren eine starke HER2-Überexpression aufweisen, wie sie unter 3+-Einstufung für ICH beschrieben ist.

Das folgende Bewertungssystem wird für die Beurteilung der ICH-Färbemuster empfohlen:

Einstufung der Färbeintensität	Färbemuster	Beurteilung der HER2-Überexpression
0	Es ist keine Färbung oder eine Membranfärbung bei <10% der Tumorzellen zu beobachten	Negativ
1+	Eine schwache/kaum wahrnehmbare Membranfärbung ist bei >10% der Tumorzellen zu beobachten. Die Zellen sind nur an Teilen ihrer Membran gefärbt	Negativ
2+	Eine schwache bis mäßige Färbung der gesamten Membran ist bei >10% der Tumorzellen zu beobachten	Leichte bis mäßige Überexpression
3+	Eine mäßige bis starke vollständige Membranfärbung ist bei >10% der Tumorzellen zu beobachten	Mäßige bis starke Überexpression

Die Zulassung klassifiziert das Medikament als Second-line-Wirkstoff, denn die zugelassene Indikation sieht vor, dass im Falle einer Monotherapie mit Herceptin® die Patientinnen zuvor mindestens zwei Chemotherapieregime gegen ihre metastasierende Erkrankung erhalten haben sollten, wobei eines dieser Regime ein Anthrazyklin und ein Taxan beinhaltet hatte. Waren die Tumoren „rezeptorpositiv", musste zuvor eine Hormonbehandlung erfolglos gewesen sein. Bei Patientinnen, die sich zuvor noch keiner Chemotherapie unterzogen haben, darf Herceptin® nur in Kombination mit Paclitaxel® angewendet werden (Tabelle 2.2).

2.3.9 Entwicklungsrichtungen

Sicherlich wird die Zahl der zugelassenen, gentechnisch hergestellten Arzneimittel weiter steigen. Die

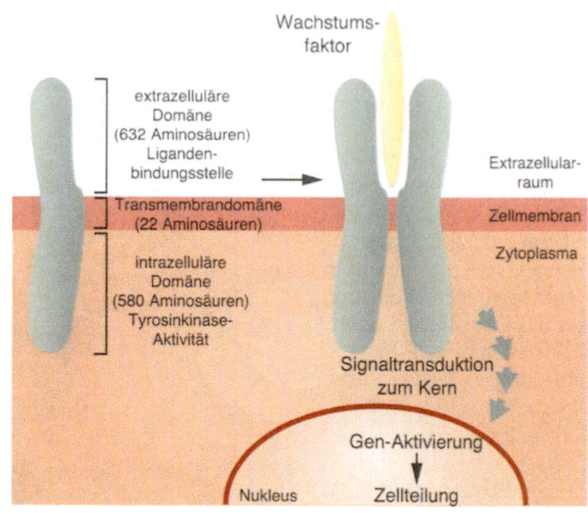

Abb. 2.82. Das EGF-Rezeptor-2-Protein. Der Rezeptor besteht aus zwei Untereinheiten, die mit 632 Aminosäuren nach außen und mit 580 Aminosäuren ins Zytoplasma ragen. 22 Aminosäuren durchspannen die Zytoplasmamembran. Als Tyrosinkinase sendet der Rezeptor Proliferationssignale in den Zellkern, wenn ein Ligand gebunden hat

größten Zuwachsraten dürften wohl bei den Antikörpern zu erwarten sein. Durch ihre Spezifität bei enorm großer Variabilität sind sie vielfältig einsetzbar.

Erstaunlich lange hat man auf Antikörperkonjugate gewartet (Garnett 2001). Denn eigentlich leuchtet es doch sofort ein, dass Antikörper auch ideale Eigenschaften besitzen, um ganz gezielt ein pharmakologisches bzw. toxikologisches Prinzip an einen definierten Wirkort zu bringen. Nun scheint hier tatsächlich ein Durchbruch bevorzustehen, denn es sieht so aus, als würden Antikörperkonjugate jetzt doch verstärkt auf den Markt drängen. Die beiden Anti-CD20-Antikörper *Tosutumomab (Bexxar®)* und *Ibritumomab (Zevalin®)* wurden bereits besprochen, denn sie scheinen am weitesten entwickelt zu sein. In beiden Fällen handelt es sich um monoklonale Antikörper, die mit einem radioaktiven Isotop gekoppelt sind und im Sinne einer Radiotherapie bei Non-Hodgkin-Rezidiven eingesetzt werden.

Ein weiterer Wirkstoff aus der Gruppe der Antikörperkonjugate ist *Gemtuzumab-Ozogamicin* (*Mylotarg®*), ein humanisierter monoklonaler Anti-

Tabelle 2.2. Rekombinante Antikörper im Markt und in der fortgeschrittenen Entwicklung

Name/Handelsname	Indikation	Status	Firmen
Trastuzumab/Herceptin	Metastasiertes Mammakarzinom mit HER_2-Überexpression	Zugelassen	Genentech Roche
Rituximab/MabThera	Non-Hodgkin-Lymphom	Zugelassen	IDEC/Genentech/Roche
Alemtuzumab/ MabCampath	B-Zell-chronisch-lymphozytische Leukämie (CLL)	Zugelassen	Millenium/Ilex/ Medac-Schering
Gemtuzumab/Myelotarg	akute myeloische Leukämie (AML)	Zugelassen in USA	Wyeth-Ayerst
Edrecolomab/Panorex	Kolorektales Karzinom Dukes-Stadium C	Vertrieb eingestellt	Centocor/GlaxoSK
Ibritumomab/Zevalin	Non-Hodgkin-Lymphom	Europa-Zulassung beantragt	IDEC/Medac-Schering
Cetuximab/IMC-C225	Kolorektales Karzinom, örtlich fortgeschrittene oder metastasierte Tumoren im Kopf-Hals-Bereich	US-Zulassung abgelehnt	ImClone Systems/Merck KG
Tositumomab/Bexxar	Non-Hodgkin-Lymphom	US-Zulassung beantragt	Corixa/Glaxo SmithKline
Epratuzumab/LymphoCide	Non-Hodgkin-Lymphom	Phase III	Immunomedics
Bevacizumab/Avastin	Metastasiertes nichtkleinzelliges Bronchialkarzinom, metastasiertes kolorektales Karzinom	Phase III	Genentech
Anti-CD33/Zamyl	Akute myeloische Leukämie (AML)	Phase III	Protein Design Laboratories
Pemtumomab/Theragyn	Ovarialkarzinom Magenkarzinom	Phase III Phase II	Antisoma
Mitumomab/BEC_2	Kleinzelliges Bronchialkarzinom Malignes Melanom	Phase III Phase II	ImClone Systems/Merck KG

körper, der kovalent mit einem bakteriellen Toxin verbunden ist (Abb. 2.83). Dieser Wirkstoff ist in den USA bereits zugelassen. Die Antikörperkomponente dieses Konjugats ist gegen das CD33-Epitop gerichtet, das von vielen leukämischen Zellen exprimiert wird. CD33 ist ein sialinsäureabhängiges Adhäsionsglykoprotein, das von leukämischen Blasten und von immaturen Zellen der myelomonozytären Reihe auf der Oberfläche präsentiert wird. Dieses Oberflächenprotein wird aber auch von anderen Knochenmarkzellen der hämatopoetischen Reihe gebildet, nicht jedoch von normalen pluripotenten hämatopoetischen Stammzellen. Bei dem bakteriellen Toxin handelt es sich um Calicheamicin. Gelangt dieses Toxin in eine Zelle, bindet es sequenzspezifisch in die schmale Furche der DNA. Durch die Bindung tritt eine Konformationsänderung des Moleküls ein und freie Radikale werden gebildet. Dies führt zu DNA-Doppelstrangbrüchen, die ihrerseits Apoptose induzieren. Der Wirkstoff ist von der FDA zur Behandlung von Rezidiven akuter myeloischer Leukämie (AML) zugelassen.

Das Bakteriotoxin Calicheamicin wird aus *Micromonaspora echinospora* isoliert. Es ist ein extrem potenter Antitumorwirkstoff, der mehr als 1000fach wirksamer ist als Adriamycin. Calicheamicin gehört zur Gruppe der Endiynantibiotika, die dadurch charakterisiert sind, dass sie ein großes Ringsystem mit zwei Dreifachbindungen besitzen, die durch eine Doppelbindung voneinander getrennt sind.

Das Konjugat wird gebildet, indem Calicheamicin-N-Acyl-gamma-Dimethylhydrazid über 4-Acetyl-Phenylessigsäure an den Antikörper gekoppelt wird. Im Schnitt werden zwei bis drei Calicheamicinmoleküle pro CD33-Antikörper gebunden. Jedoch sind durchschnittlich nur

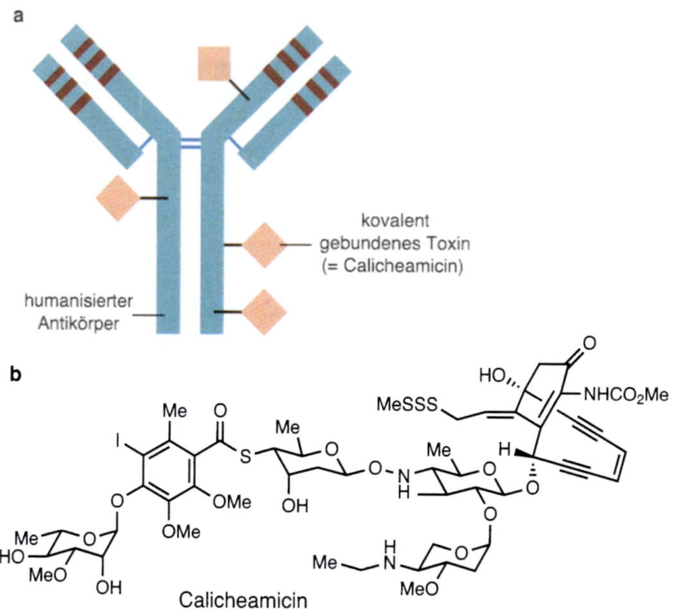

Abb. 2.83a, b. Gemtuzumab-Ozogamicin (Mylotarg®). **a** Bei Gemtuzumab-Ozogamicin (Mylotarg®) handelt es sich um ein Antikörper-/Toxinkonjugat. **b** Chemische Struktur des bakteriellen Toxins Calicheamicin

50% der Antikörper modifiziert, d. h., die modifizierten Antikörper tragen im Durchschnitt 4–6 Calicheamicinmoleküle. Gemtuzumab-Ozogamicin besitzt eine In-vitro-IC_{50} für Zielzellen von 0,005 ng/mL und man kann einen Spezifitätsindex von 4700 errechnen. Für Zellen, die kein CD33-Epitop tragen, ist der Wirkstoff also um den Faktor 4700 untoxischer als für Zellen, die ein CD33-Epitop exprimieren.

Ein weiteres Immunkonjugat, das demnächst zugelassen werden könnte, ist *Denileukin diftitox*, das in den USA unter dem Handelsnamen *Ontak*® zugelassen ist. Als immunaktive und Target-orientierte Komponente fungiert hier nicht ein Antikörper, sondern das Zytokin Interleukin-2. An das IL-2 wurden gentechnisch die A- und B-Untereinheiten eines modifizierten *Diphtherietoxins* anfusioniert, sodass ein Fusionsprotein gebildet wird, das aus rekombinanten *E.-coli*-Zellen isoliert wird. Durch die IL-2-Komponente in diesem Fusionsprotein wird das toxische Prinzip in Form des Diphtherietoxins an Zellen gelenkt, die einen IL-2-Rezeptor exprimieren. Dies sind z. B. kutane T-Zell-Lymphome (CTCL). Hat das Fusionsprotein gebunden, wird es rezeptorvermittelt aufgenommen und tötet über den Diphtherietoxinanteil die Zelle ab.

Das toxische Prinzip des Diphtherietoxins besteht darin, dass die B-Untereinheit eine enzymatische Aktivität besitzt, die den Elongationsfaktor-2 des zellulären Translationsapparates durch ADP-Ribosylierung inaktiviert. Das bedeutet, dass aus einem NAD-Molekül, das als Kosubstrat fungiert, ADP-Ribose auf die Aminosäure Histidin übertragen wird. Die Zellen verlieren sofort die Fähigkeit, neue Proteine zu synthetisieren, und sterben ab.

Mit einer baldigen Zulassung eines rekombinanten *Anti-IgE-Antikörpers* kann gerechnet werden (Abb. 2.84). Dieser humanisierte monoklonale Mausantikörper trägt die INN-Bezeichnung *Omalizumab*. Er neutralisiert IgE-Antikörper, die vor allem im Zuge allergischer Reaktionen gebildet werden und maßgeblich an der Auslösung einer allergischen Symptomatik beteiligt sind.

Neumega® enthält als Wirkstoff *Oprelenkin*, eine in den USA bereits zugelassene Variante des Zytokins Interleukin-11 (IL-11). Diese IL-11-Variante wird in *E. coli* exprimiert und ist daher nicht glykosyliert. Ferner fehlt dieser Variante die N-terminale Aminosäure Prolin, sodass dieses Protein mit 177 Aminosäuren kürzer ist als das natürliche IL-11, das aus 178 Aminosäuren besteht.

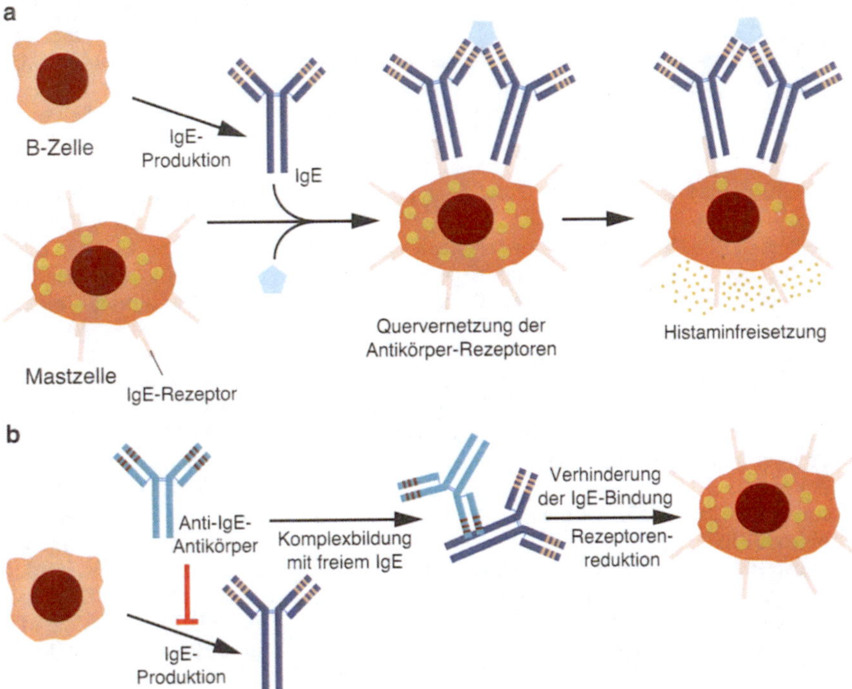

Abb. 2.84a, b. Allergen-Bridging als Auslöser der Granulation von Mastzellen. **a** An speziellen Rezeptoren auf Mastzellen binden IgE-Antikörper. Komplexieren diese Antikörper über ein gemeinsam erkanntes Antigen, kommt es zur Degranulation der Mastzellen. **b** Der Antikörper Omalizumab erkennt spezifisch die konstante Region der IgE-Antikörper und hindert sie somit, an die Mastzellrezeptoren zu binden

IL-11 ist ein pleiotropes Zytokin, das vor allem lymphohämatopoetische Vorläuferzellen stimuliert. Ferner wirkt es zusammen mit anderen Wachstumsfaktoren proliferations- und reifungsfördernd auf Megakaryozyten. Es wirkt somit als thrombopoetisches Zytokin, das ganz entscheidend die Bildung neuer Plättchen anregt. In den USA ist Oprelenkin zur Prophylaxe einer schweren Trombozytopenie nach myelosuppressiver Chemotherapie zugelassen.

Mit Spannung und dringend erwartet wird auch eine rekombinante Vakzine gegen Lyme-Borreliose. In den USA ist eine solche Vakzine bereits seit 1998 zugelassen. Der Grund, weshalb dieser wichtige Impfstoff nicht nach Europa kommt, liegt darin, dass diese Vakzine nicht vor der europäischen Form von *Borrelia burgdorferi* schützt.

Schließlich ist mit einer ganzen Reihe neuer rekombinanter Wachstumsfaktoren zu rechnen, die zum Beispiel auf Nervenzellen wirken und damit bei Parkinson- oder Schlaganfallpatienten eingesetzt werden könnten. Einige, erst kürzlich in ihrer Funktion aufgeklärte Zytokine oder auch Zytokinrezeptorantagonisten könnten in absehbarer Zeit wichtige Wirkstoffe in der Therapie von Krebs, Autoimmunerkrankungen oder Infektionen werden. Und durch die hormonelle Beeinflussung mancher Karzinome könnten weitere Indikationen für Hormone erschlossen werden.

Durch die Sequenzierung des menschlichen Genoms und durch die Erforschung der molekularen Grundlagen verschiedener Krankheiten wird die Zahl der Zielstrukturen und auch die der Vorbilder gentechnisch hergestellter Arzneimittel in den nächsten Jahren rapide weiter wachsen.

Literatur

Grundlagen der Molekularbiologie

Baltimore D (1970) RNA-dependent DNA polymerases in virions of RNA tumor viruses. Nature 226: 1209–1210

Capecchi MR (1980) High efficiency transformation by direct microinjection of DNA into cultured mammalian cells. Cell 22: 479–488

Crick FHC, Watson JD (1954) The complementary structure of deoxyribonucleic acid. Proc Roy Soc A223: 80–96

Crick F (1966) Codon-anticodon pairing: the wobble hypothesis. J Mol Biol 13: 302–324

Daniels SR, Hudson KI, Horwitz RI (1995) Epidemiology of potential association between L-tryptophan ingestion and eosinophilia-myalgia syndrome. J Clin Epidemiol 48: 1413–1427

De Luca V, Laflamme P (2001) The expanding universe of alkaloid biosynthesis. Curr Opin Plant Biol 4: 225–233

Dingermann T (1992) Vom Gewächshaus über den Fermenter in den Tierstall: Neue Wege in der Pharmazeutischen Biologie. Dtsch Apoth Ztg 132: 1216–1224

Dingermann T, Zündorf I (1999) Gentechnik – Biotechnik. Lehrbuch und Kompendium für Studium und Praxis. Wissenschaftliche Verlagsgesellschaft mbH, Stuttgart

Hänsel R, Sticher O, Steinegger E (1999) Pharmakognosie – Phytopharmazie. Springer, Berlin Heidelberg New York Tokyo

Hastings ML, Krainer AR (2001) Pre-mRNA splicing in the new millennium. Curr Opin Cell Biol 13: 302–309

Hernalsteens JP, van Vliet F, De Benckeleer M et al. (1980) The Agrobacterium tumefaciens Ti plasmid as a host vector system for introducing foreign DNA in plant cells. Nature 287: 654–656

Hertel KJ, Lynch KW, Maniatis T (1997) Common themes in the function of transcription and splicing enhancers. Curr Opin Cell Biol 9: 350–357

Hohn B (1979) In vitro packaging of Lambda and Cosmid DNA. Methods Enzymol 68: 299–309

Horwitz JP, Chua J, Curby RJ et al. (1964) Substrates for cytochemical demonstration of enzyme activity. I. Some substitutes 3-indolyl-β-*D*-glucopyranosides. J Med Chem 7: 547–548

Kercher MA, Lu P, Lewis M (1997) Lac repressor-operator complex. Curr Opin Struct Biol 7: 76–85

Knippers R, Philippsen P, Schäfer KP, Fanning E (1990) Molekulare Genetik. Thieme, Stuttgart New York

Lewin B (1988) Gene, 1. Aufl. VHC, Weinheim

Liste der derzeit bekannten Restriktionsenzyme: http://www.internalmed.wustl.edu/divisions/enzymes/INDEX.HTM

Mandel M, Higa A (1970) Calcium dependent bacteriophage DNA infection. J Mol Biol 53: 154–162

Maxam AM, Gilbert W (1977) A new method for sequencing DNA. Proc Natl Acad Sci USA 74: 560–564

Maxam AM, Gilbert W (1980) Sequencing end-labelled DNA with base-specific chemical cleavages. Methods Enzymol 65: 499–560

McDaniel R, Thamchaipenet A, Gustafsson C, Fu H, Betlach MC, Betlach M, Ashley G (1999) Multiple genetic modifications of the erythromycin polyketide synthase to produce a library of novel "unnatural" natural products. Proc Natl Acad Sci USA 96: 1846–1851

Müller-Hill B (1998) Some repressors of bacterial transcription. Curr Opin Microbiol 1: 145–151

Mullis KB, Faloona FA (1987) Specific synthesis of DNA in vitro via a polymerase-catalyzed chain reaction. Methods Enzymol 155: 335–350

Mullis KB (1990) The unusual origin of the polymerase chain reaction. Sci Am 262: 56–61

Neumann E, Schaefer-Ridder M, Wang Y, Hofschneider PH (1982) Gene transfer into mouse L-cells by electroporation in high electric fields. EMBO 1: 841–845

Ranish JA, Hahn S (1996) Transcription: basal factors and activation. Curr Opin Gen Develop 6: 151–158

Rodriguez E, McDaniel R (2001) Combinatorial biosynthesis of antimicrobials and other natural products. Curr Opin Micro 4: 526–534

Sanger F, Nickler S, Coulson AR (1977) DNA sequencing with chain-terminating inhibitors. Proc Natl Acad Sci USA 74: 5463–5467

Sharp PM, Matassi G (1994) Codon usage and genome evolution. Curr Opin Gen Develop 4: 851–860

Shen YM, Hirshhorn RR, Mercer WE, Surmacz E, Tsutsui Y, Soprano KJ, Baserga R (1982) Gene transfer: DNA microinjection compared with DNA transfection with a very high efficiency. Mol Cell Biol 2: 1145–1154

Smith AJH (1980) DNA sequence analysis by primed synthesis. Methods Enzymol 65: 560–580

Smith HO, Nathans D (1973) A suggested nomenclature for bacterial host modifications and restriction systems and their enzymes. J Mol Biol 81: 419–423

Temin HM, Mizutani S (1970) RNA-dependant DNA polymerase in virions or Rous sarcoma virus. Nature 226: 1211–1213

Van Montagu M, Schell J (1982) The To plasmids of Agrobacterium. Curr Topics Microbiol Immunol 96: 237–254

Watson JD, Crick FHC (1953) Molecular structure of nucleic acids: a structure for Deoxyribose nucleic acid. Nature 171: 964–967

Rekombinante Wirkstoffe

Berti L, Kellerer M, Bossenmaier B, Seffer E, Seipke G, Haring HU (1998) The long acting human insulin analog HOE 901: characteristics of insulin signalling in comparison to Asp(B10) and regular insulin. Horm Metab Res 30: 123–129

Clark SC, Kamen R (1987) The human hematopoetic colony-stimulating factors. Science 256: 1229–1237

DiMarchi RD, Trautmann ME (1996) Insulin lispro: Molekularstruktur und biologische Wirkungen. Diabetes & Stoffwechsel 5: 113–116

Dingermann T, Mutschler E (Hrsg) (2001) Insuline I und II. Pharmazie in unserer Zeit. Wiley-VCH, Weinheim

Durelli L, et al. (2002) Every-other-day interferon beta-1b versus once-weekly interferon beta-1a for multiple sclerosis: results of a 2-year prospective randomised multicentre study (INCOMIN). Lancet 359: 1453–1460

Eng CM, Guffon N, Wilcox WR, Germain DP, Lee P, Waldek S, Caplan L, Linthorst GE, Desnick RJ, the International Collaborative Fabry Disease Study Group (2001). Safety and efficacy of recombinant human α-Galactosidase. A replacement therapy in Fabry's disease. N Engl J Med 345: 9–16

Garcia-Campayo V, Boime I (2001) Novel recombinant gonadotropins. Trends Endocrinol Metab 12: 72–77

Garnett MC (2001) Targeted drug conjugates: principles and progress. Adv Drug Deliv Rev 53: 171–216

Gulba DC (1996) Biochemische, pharmakologische und klinische Eigenschaften neuer Thrombolytika. Internist 37: 1–15

Gulba DC, Bode C, Runge MS, Huber K (1996) Thrombolytic agents - an overview. Ann Hematol 73 (Suppl 1): S9–27

Kaushansky K (1995) Trombopoietin: the primary regulator of platelet production. Blood 86: 419–431

Khan OA, Dhib-Jalbut SS (1998) Neutralizing antibodies to interferon beta-1a and interferon beta-1b in MS patients are cross-reactive. Neurology 51: 1698–1702

Köhler G, Milstein C (1976) Derivation of specific antibody-producing tissue culture and tumor lines by cell fusion. Eur J Immunol 6: 511–519

Mire-Sluis AR (1999) Cytokines: from technology to therapeutics. Trends Biotechnol 17: 319–325

Mokbel K, Hassanally D (2001) From HER2 to herceptin. Curr Med Res Opin 17: 51–59

Noble, S, McTavish, D (1996) Reteplase: A review of its pharmacological properties and clinical efficacy in the management of acute myocardial infarction. Drugs 52: 589–605

Owen R (1997) The human growth hormone Creutzfeldt-Jakob disease litigation. Med Leg J 65: 46–64

Schmauß S, Landgraf R (1996) Der Einsatz des Insulin-Analogons [LYS(B28), PRO(B29)] in der Behandlung des Diabetes mellitus. Diabetes & Stoffwechsel 5: 117–120

Scott LJ, Lamb HM (1999) Palivizumab. Drugs 58: 305–311

Setter SM, Corbett CF, Campbell RK, White JR (2000) Insulin aspart: a new rapid-acting insulin analog. Ann Pharmacother 34: 1423–1431

Sonksen PH (2001) Insulin, growth hormone and sport. J Endocrinol 170: 13–25

The National Institute of Neurological Disorders and Stroke. rt-PA Stroke Study Group (1995) Tissue plasminogen activator for acute ischemic stroke. N Engl J Med 333: 1581–1587

Toombs CF (2001) New directions in thrombolytic therapy. Curr Opin Pharmacol 1: 164–168

Van Dijk MA, van de Winkel JGJ (2001) Human antibodies as next generation therapeutics. Curr Opin Chem Biol 5: 368–374

Vose JM, Armitage JO (1995) Clinical application of hematopetic growth factors. J Clin Oncol 13: 1023–1035

Wooster MB, Luzier AB (1999) Reteplase: A new thrombolytic for the treatment of acute myocardial infarction Ann Pharmacother 33: 318–324

Aus Mikroorganismen hergestellte Arzneistoffe

3

Rudolf Hänsel

EINLEITUNG

Die Produktion von Arzneistoffen durch Mikroorganismen blickt auf eine lange Geschichte zurück: Man denke an die Gewinnung von Ethylalkohol aus stärkehaltigen Produkten, die durch die Erfindung der Destillation im 11. Jahrhundert ermöglicht wurde. Seit der Entdeckung der Antibiotika hat die Biotechnologie – ein anwendungsorientiertes Teilgebiet der Mikrobiologie – einen enormen Aufschwung erfahren. Eine systematische Gesamtdarstellung biotechnologisch gewonnener Arzneistoffe kann im Rahmen des vorliegenden Lehrbuches nicht geboten werden. Im einführenden Teil werden die wichtigsten Produkte und Einsatzgebiete aufgezählt. Eingehender beschrieben werden in speziellen Kapiteln die folgenden Gebiete: Antibiotika (Kapitel 3.1), Immunmodulatoren (Kapitel 3.2), antigenhaltige Präparate (Kapitel 3.3), medizinische Dextrane (Kapitel 3.4) und das Mutterkorn (Kapitel 3.5). Gentechnologisch gewonnene Arzneistoffe wurden bereits im Kapitel 2 (ab S. 137) abgehandelt.

Einführung

Mikroorganismen in Form von Biomasse ▶ Eine Reihe von Mikroorganismen werden in technischem Maßstabe vermehrt und nach entsprechender Aufbereitung als „Biomasse“ unmittelbar zu Arzneimitteln verarbeitet. Die Mikroorganismen können dabei in abgetötetem (inaktiviertem) Zustand oder in noch vermehrungsfähigem Zustand vorliegen. Dazu einige Beispiele.

Medizinische Hefe, Faex medicinalis siccata, besteht aus toten und lebenden Zellen bestimmter Stämme von *Saccharomyces cerevisiae*. Verwendet wird Bierhefe in der Volksmedizin bei Hautkrankheiten wie Akne und Furunkulose. Lyophilisate aus noch vermehrungsfähigen Saccharomyces-cerevisiae-Zellen (auch als *Saccharomyces boulardii* bezeichnet) sind zur Behandlung von akuten Diarrhöen zugelassen.

Milchsäurebakterien, insbesondere Lactobacillus-acidophylus-Bakterien, verwendet man in der Volksmedizin zur „Regulation einer gestörten Darmflora“. Lebende Keime, inkorporiert in Vaginalzäpfchen, dienen dazu, die wichtige Laktobazilluskolonisation der Vagina zu verstärken.

Mikrobielle Produkte des Grundstoffwechsels ▶ Die industrielle Produktion zielt nicht auf die Biomasse als Ganzes, sondern auf Metabolite des Grundstoffwechsels, was eine entsprechende Aufarbeitung der Biomasse und entsprechende Trennverfahren impliziert. In erster Linie sind es Nukleinsäuren, Aminosäuren, Enzyme und Vitamine, die von medizinischem Interesse sind. Besonders hervorzuheben ist die mikrobiologische Gewinnung von Vitamin B_{12} und von Riboflavin, der Aminosäure Glutaminsäure, von Enzymen wie den Cephalosporin- und Penicillinacylasen, der Asparaginase, der Streptokinase und von Pilzproteasen.

Die Synthese von Vitamin B_{12} erfolgt unter anaeroben Bedingungen in Submerskultur durch *Propionibacterium shermanii*, wobei dem Kulturmedium Kobaltnitrat zugesetzt werden muss. Bei einem Vitamin-B_{12}-Mangel zeigen sich ähnliche Erscheinungen wie beim Folsäuredefizit: Der Aufbau von Proteinen und von Ribonukleinsäuren ist eingeschränkt, was sich vor allem auf das Nervengewebe und den Aufbau von Erythrozyten auswirkt. Schwerer Mangel führt zu den Erscheinungen der perniziösen Anämie, die einen tödlichen Ausgang nehmen kann. Leichtere Mangelerscheinungen kommen bei extremen Vegetariern vor oder bei Personen, die große Mengen an Vitamin-B_{12}-Antagonisten (Alkohole, orale Kontrazeptiva) zu sich nehmen.

Riboflavin (Vitamin B_2) wird ebenfalls im Submersverfahren gewonnen. Produzenten sind die zu den Pilzen zählenden Arten *Ashbya gossypii* und *Eremothecium ashbyii*. Das Vitamin B_2 fungiert als prosthetische Gruppe einer Reihe von Enzymen, die Sauerstoff transportieren und damit die Zellatmung und Oxidation ermöglichen, sowie von Enzymen, die am Abbau von Fetten, Kohlenhydraten und Eiweiß beteiligt sind.

L-Glutaminsäure wird jährlich im Maßstab von über 100.000 Tonnen hergestellt, überwiegend zur Verwendung in der Lebensmittelindustrie; eine kleine Menge wird medizinisch als „Roborans“ verwendet bei leichter Ermüdbarkeit sowie Konzentrations- und Leistungsschwäche. Die Wirksamkeit bei den genannten Indikationsgebieten ist strittig. Produzenten für die fermentative Herstellung von Glutaminsäure sind bestimmte Mutanten von *Brevibacterium flavum* und *Corynebacterium glutamicum*.

Cephalosporinacylasen und Penicillinacylasen dienen als hydrolysierende Reagenzien zur Gewinnung von 7-Aminocephalosporansäure bzw. von 6-Aminopenicillansäure aus Cephalosporin- bzw. Penicillingemischen; die beiden Säuren dienen als Halbfertigprodukte zur Darstellung halbsynthetischer Cephalosporine und Penicilline. Die beiden Laktamasen werden fermentativ aus bestimmten Stämmen von *Bacillus subtilis* gewonnen.

Streptodornase ist eine Desoxyribonuklease, die von bestimmten Stämmen hämolytischer Streptokokken (*Streptococcus haemolyticus*) gebildet wird. Die Mikroorganismen werden ähnlich wie Antibiotikabildner gezüchtet. Streptodornase wird zusammen mit einem Begleitenzym, der Streptokinase, aus dem Kulturmedium isoliert. Streptodornase vermag Eiteransammlungen einzuschmelzen, die zu einem hohen Anteil aus DNA bestehen. Mischungen der beiden Enzyme werden zur Wundreinigung verwendet. Reine Streptokinase (Strepokinasum Ph. Eur. 1997) kann aus den Kulturfiltraten ganz bestimmter Stämme hämolytischer Streptokokken der Gruppe C gewonnen werden. Streptokinase hat selbst keine enzymatische Aktivität, sie hat aber die bemerkenswerte Eigenschaft, sich mit Plasminogen zu einem Komplex zu verbinden, der Plasminogen in Plasmin überführt und der in der Lage ist, Eiweißkörper des Blutes wie Fibrin, Fibrinogen u.a. abzubauen. Indikationen sind periphere arterielle Embolien und Thrombosen, Lungenembolien, Venenthrombosen und akuter Herzinfarkt.

Pilzenzyme mit Amylase-, Zellulase-, Lipase- und Proteaseaktivität gelangen in Form von Trockenextrakten aus *Aspergillus oryzae* zur Anwendung. Verwendet werden sie im Sinne einer Substitutionstherapie bei Verdauungsstörungen.

Zu den Produkten des mikrobiellen Primärstoffwechsels zählen schließlich die Zellwandbestandteile, speziell die antigen wirksamen Komponenten der Zellwände (s. dazu Kapitel 3.3 [Impfstoffe]).

Mikrobielle Produkte des Sekundärstoffwechsels ▶ Außer den Antibiotika, Dextranen und bestimmten Alkaloiden (Mutterkorn) sind vor allem einige Enzyminhibitoren von therapeutischem Interesse. Besonderes Interesse verdienen Acarbose und die Monocaline.

Acarbose ist ein Pseudotetrasaccharid, das aus der Kulturbrühe von Actinoplanes-Arten (Ascomyceten) gewonnen wird. Es ist ein kompetitiver Hemmstoff von α-Glukosidasen, die am Abbau von Di-, Oligo- und Polysacchariden der Nahrung beteiligt sind. Somit verzögert sich der Abbau der Kohlenhydrate während der Magen-Darm-Passage der Nahrung: die beim Diabetiker unphysiologisch hohen Blutzuckerspiegel nach den Mahlzeiten werden geglättet. Acarbose ist wegen dieser antihyperglykämischen Wirkung ein wichtiges und viel verordnetes Antidiabetikum.

Für die Therapie sehr bedeutsam sind auch die Hemmstoffe der Hydroxymethylglutaryl-Koenzym-A-Reduktase und -Synthetase, die auf einer frühen Stufe – der Bildung von Mevalonsäure – die Sterolbiosynthese hemmen. Chemisch handelt es sich um Endproduktanaloga, d. h. um Mevalonsäurederivate. Der wichtigste Vertreter dieser in mehreren pilzlichen Organismen (*Monascus ruber, Aspergillus terreus, Penicillium citrinum* und *Penicillium brevicompactum)* vorkommenden Monocaline ist das Lovastatin, der Prototyp aller Cholesterinsynthesehemmstoffe (CSE-Hemmer). Nähere Angaben dazu finden sich im Abschnitt 1.2.8 (Pflanzliche Lipidsenker, S. 58).

Mikroorganismen zur Biotransformation ▶ Man versteht unter Biotransformation in der Biotechnologie die chemische Umwandlung von Substanzen mittels lebender Zellen oder daraus isolierter Enzyme. Der Vorteil gegenüber rein chemischen Umsetzungen besteht darin: Biotransformationen laufen in der Regel ohne Nebenreaktionen ab, d. h. sie sind reaktionsspezifisch; die Veränderungen finden an nur einer ganz spezifischen Stelle des Moleküls statt, d. h. sie verlaufen regiospezifisch; in vielen Fällen wird bei Stereoisomeren nur eine Form umgewandelt, d. h. Biotransformationen verlaufen stereospezifisch. Es können somit Stoffumwandlungen durchgeführt werden, die auf chemischem Wege nur außerordentlich schwierig durchführbar sind. Technisch wichtig sind Biotransformationen bei der Darstellung von Steroidhormonen insbesondere von Kortikosteroiden aus pflanzlichem Ausgangsmaterial, beispielsweise aus Steroidsapogeninen. Die entscheidenden Schritte, die mittels Biotransformation durchgeführt werden, sind Hydroxylierungen des Steroidskeletts an ganz bestimmten Stellen.

Produkte der Gentechnologie ▶ Gentechnologie ist ein Sondergebiet der Biotechnologie. Die medizinisch und pharmazeutisch wichtigen Aspekte kommen im Kapitel 2 des Buches ausführlich zur Sprache.

3.1 Antibiotika

3.1.1 Allgemeine Gesichtspunkte

Im Abschnitt „Allgemeine Gesichtspunkte“ wird gezeigt, dass der Begriff „Antibiotikum“ nicht einheitlich verwendet wird. Es werden sodann verschiedene humanpathogene Mikroorganismengruppen, gegen die Antibiotika therapeutisch eingesetzt werden, charakterisiert.

Im letzten Abschnitt wird im Hinblick auf die Verwendung bestimmter Antibiotika als Zytostatika beschrieben, wie Krebs definiert ist.

Antibiotika: Unterschiedlicher Begriffsumfang in den verschiedenen Wissenschaftszweigen

Nach der klassischen Definition des russisch-amerikanischen Biochemikers S.A. Waksman (1950) versteht man unter Antibiotika (griech.: ánti [gegen]; biótikos [zum Leben gehörig]) niedermolekulare Stoffwechselprodukte von Mikroorganismen, die in geringer Konzentration das Wachstum von anderen Mikroorganismen hemmen oder sie abtöten. Viele dieser Verbindungen zeigen auch bei höheren Organismen spezifische Wirkungen, und ebenso können auch höhere Organismen, insbesondere grüne Pflanzen, vergleichbare Substanzen bilden. Deshalb verwendet man in der Biologie, einem Vorschlag von H. Zähner (1965) folgend, den Begriff Antibiotika in einem weiten Sinne und versteht unter Antibiotika sämtliche Verbindungen biogenen Ursprungs, die eine selektive Toxizität gegenüber beliebigen anderen Organismen zeigen. Beispiele für Antibiotika in diesem weiten Sinne sind die von grünen Pflanzen gebildeten, chemotherapeutisch wirksamen Alkaloide Emetin und Chinin, die Ribotoxine, vertreten durch das für Säugetiere hochtoxische Ricin und Abrin. Zu den Antibiotika in diesem weiten Sinne zählen ferner die Mitosehemmer Colchicin, Podophyllotoxin, Taxol und die Vinca-Alkaloide (Hock u. Elstner 1995).

Sehr im Unterschied zur Biologie interessieren in Medizin und Pharmazie Antibiotika allein im Hinblick auf ihre selektiv-toxischen Wirkungen auf humanpathogene Mikroorganismen. Die therapeutisch genutzten Antibiotika sind niedermolekulare Stoffe (Molekulargewichte zwischen 150 und 5000), die in hoher Verdünnung (in In-vitro-Konzentrationen unter 1 mg/L) Krankheitserreger oder Zellen von Neoplasmen mit der geringstmöglichen Schädigung des Wirtsorganismus bzw. der umgebenden Gewebe im Wachstum hemmen oder abtöten.

In dieser Definition ist die Herkunft aus Mikroorganismen nicht mehr enthalten; denn man erkannte bald: Zwischen den natürlichen Antibiotika, den partialsynthetisch abgewandelten Antibiotika, den vollsynthetischen Nachbildungen und Syntheseprodukten ohne Vorbild in der Natur besteht aus der Sicht des Therapeuten kein grundlegender Unterschied. In den international führenden Lehrbüchern der Pharmakologie und der Inneren Medizin werden die Antibiotika dementsprechend im Abschnitt „Chemotherapie mikrobieller Infektionen“ teils bei den „Zytostatika“ – unterschiedslos zusammen mit synthetischen Arzneistoffen – besprochen. Das vorliegende Lehrbuch schließt sich grundsätzlich dieser Lehrmeinung an, dass zwischen Arzneistoffen mikrobieller und synthetischer Herkunft kein Unterschied besteht. Anders als in der Pharmakologie ist aber in der Pharmazeutischen Biologie die Herkunft der Arzneistoffe oberstes Ordnungsprinzip, im Falle der Antibiotika: aus Mikroorganismen. Somit liegt der Schwerpunkt in der Beschreibung von chemotherapeutisch verwendeten Arzneistoffen mikrobieller Herkunft. Dort, wo es aus didaktischen Gründen angezeigt erscheint, wird jedoch auch auf synthetische „Antibiotika“ hingewiesen.

Humanpathogene Mikroorganismen: die parasitäre Lebensform

Dieser Terminus aus der Antibiotikadefinition von Waksman (s. oben) wird unterschiedlich verwendet. Der reinen Wortbedeutung nach (griech.: míkros [klein]) handelt es sich um niedere, vorwiegend einzellige Organismen, die gewöhnlich nur mit Hilfe des Mikroskops zu erkennen sind, wie Bakterien, Actinomyceten, niedere Algen und Protozoen (einzellige Urtierchen). Taxonomisch werden Mikroorganismen mit Protisten gleichgesetzt, sofern man ein drittes Organismenreich neben dem Tierreich und dem Pflanzenreich ansetzt, eben das Reich der Protisten, von echten Pflanzen und Tieren durch einen einfachen Aufbau unterschieden: Sie sind einzellig oder entwickeln, falls sie vielzellig sind, nur ein gering differenziertes Gewebe. Eingeteilt werden Protisten aufgrund ihres Zellaufbaues in eukaryote und in prokaryote Protisten. Protisten leben teils autotroph (autotrophe Protisten), teils heterotroph. Als Krankheitserreger sind die heterotrophen Protisten von medizinischem Interesse. Setzt man Mikroorganismen mit Protisten gleich, so bleiben die Viren ausgeschlossen, die in den Lehrbüchern der Mikrobiologie jedoch durchwegs zu den Mikroorganismen gezählt werden, obwohl sie sich fundamental von allen zellulären Lebensformen unterscheiden. Somit gilt:

Unter dem Begriff „Mikroorganismen" werden vielfach auch Viren und virusartige Strukturen (Viroide) subsumiert. Bei Viren handelt es sich jedoch um infektiöse Partikel, die keinen eigenen Stoffwechsel aufweisen und die deshalb im klassischen Sinne auch keine Lebewesen darstellen.

Symbiose, Kommensalismus ▶ Mikroorganismen besiedeln nicht nur die Umwelt, Mikroorganismen sind, fast kann man sagen, integrierende Teile des menschlichen Organismus. Nahezu alle Bereiche des menschlichen Körpers, die in direktem Kontakt zur Außenwelt stehen, sind mit Mikroorganismen besiedelt, insbesondere der Darmtrakt, die Haut und die Körperhöhlen. Die normale (physiologische) Mikroorganismenflora umfasst außer Bakterien (z. B. Kolibazillen) und Darmhefen auch Protozoen (Flagellaten, Amöben und Ziliaten): Die Bezeichnung „Flora" (lat.: flora [Blumengöttin]) ist somit nicht im ursprünglichen Wortsinn einer Gesamtheit von Pflanzenarten zu sehen. Ihrer Zellenzahl nach übertrifft die physiologische Mikroorganismenflora des Menschen die Zahl der körpereigenen Zellen zumindest um das Zehnfache (Zahl der Körperzellen etwa 10^{13}; Zahl der beherbergten Mikroorganismen etwa 10^{14}).

Diese normalerweise vorhandene Flora besteht aus nichtpathogenen Mikroorganismen, die zum Makroorganismus im Verhältnis der Symbiose oder des Kommensalismus stehen. Bei der Symbiose (griech.: syn, sym [zusammen]; bíos [Leben]) ziehen beide, Wirt und Mitbewohner, Nutzen aus dem Zusammenleben; beim Kommensalismus (lat.: commensales [Tischgenossen]) schöpft einer der Partner Vorteile, der andere bleibt ungeschädigt. Einige Vorteile für den Makroorganismus:

- Intestinale Bakterien sind wichtig bei der Synthese von Vitamin K, für die Umwandlung von Gallenfarbstoffen und den Abbau von Gallensäuren.
- Die Symbiontenflora konkurriert mit pathogenen Keimen um Nahrungsmittel und Lebensraum; einige Symbionten synthetisieren Verbindungen, die für diese unerwünschten Keime toxisch, z. B. die Colizine von *E. coli*, oder zumindest unwirtlich sind, wie z. B. ein saurer pH-Wert durch Milchsäure-produzierende Bakterien (Laktobazillen, Bifidobakterien). Milchsäure verhindert das Wachstum coliformer Keime in der Vagina und beim brustgefütterten Säugling im Darmtrakt.

Wird die physiologische Flora des Gastrointestinaltraktes durch Breitbandantibiotika geschädigt, können manchmal lebensbedrohende Enteritiden auftreten. Daraus wird deutlich:

Eine Therapie von Infektionskrankheiten mit Antibiotika muss so spezifisch als möglich sein, damit die physiologische Mikroorganismenflora nicht abgetötet wird, sondern überleben kann.

Mikroorganismen mit parasitischer Lebensweise ▶ Parasitismus ist eine Assoziation von Organismen zweier unterschiedlicher Arten, bei denen der Wirtsorganismus, im vorliegenden Zusammenhang der menschliche Organismus, vom Parasiten geschädigt wird. Mikroorganismen mit parasitischer Lebensweise in oder auf menschlichen Organen können zu Erkrankungen führen. Die Möglichkeitsform wurde sprachlich deshalb gewählt, weil zwischen bloßer Infektion und Infektionskrankheit unterschieden werden muss. Das Eindringen pathogener Keime und die Vermehrung können auch ohne Krankheitserscheinungen vor sich gehen; man spricht dann von einer stummen (inapparenten) Infektion, die meist zur Immunität führt (stille

Tabelle 3.1. Phylogenetische Gruppen von Bakterien mit humanpathogenen Arten bzw. Genera. (System nach Olsen et al. 1994)

Phylogenetische Gruppe	Beispiele	Zellwandtypus
Proteobacteria	*Escherichia coli, Vibrio-, Serratia-, Pseudomonas-, Proteus-* und *Neisseria*-Arten	Gramnegativ
Bacteroides-Gruppe	*Bacteroides-, Prevotella-, Flavobacterium-, Porphyromonas-* und *Cytophagas*-Arten	Gramnegativ
Chlamydiae	*Chlamydia*-Arten	Gramnegativ (ohne oder mit nur sehr wenig Peptidoglykan)
Spirochetales	*Treponema-, Borrelia-* und *Leptospira*-Arten	Gramnegativ
Grampositive Bakterien	*Streptococcus-, Enterococcus-, Clostridium-, Staphylococcus-* und *Listeria*-Arten	Grampositiv

Feiung). Jedes Individuum muss sich fortwährend mit Infektionen auseinander setzen, die es aber in der Regel erfolgreich und ohne nennenswerte Beeinträchtigung der Arbeits- und Genussfähigkeit überwindet. Zum Begriff der Infektionskrankheit gehören klinisch fassbare krankhafte Symptome (u. a. Fieber und Schmerz).

Allen Infektionen und Infektionskrankheiten liegt die als Parasitismus bezeichnete Lebensweise bestimmter Mikroorganismen zugrunde.

Parasitisch lebende, humanpathogene Mikroorganismen finden wir zunächst einmal bei den Bakterien. Tabelle 3.1 bringt eine Übersicht über bakterielle Krankheitserreger, geordnet nach phylogenetischen Gruppen. Man erkennt, dass die grampositiven Bakterien auch aus phylogenetischer Sicht eine zusammengehörige Gruppe bilden; dagegen sind die gramnegativen Bakterien auf vier unterschiedliche Gruppen verteilt.

In ihrer parasitischen Lebensweise gibt es zwischen Viren, Bakterien, Hefen (Pilzen) und Protozoen keine grundsätzlichen Unterschiede, so treffen wir beispielsweise auf die unterschiedlichsten Typen von Mikroorganismen, die alle in menschlichen Makrophagen gedeihen können (s. Übersicht).

Beispiele für Mikroorganismen, die sich regelmäßig in Makrophagen vermehren

- Viren: Viren vom Typ der Herpesviren, Pockenviren
- Bakterien: *Mycobacterium tuberculosis, Mycobacterium leprae, Listeria monocytogenes,*
- Protozoen: Leishmanien, Trypanosomen, Toxoplasmen
- Pilze: *Cryptococcus neoformans*

Protozoen ▶ Charakteristisch für Protozoen ist:

- Sie sind im Unterschied zu Bakterien und Pilzen beweglich,
- sie benötigen zur sexuellen Fortpflanzung mehrere Wirte für einen vollständigen Lebenszyklus (Abb. 3.1) und
- sie sind zwar fähig, ihre eigene Proteinsynthese durchzuführen, jedoch geht ihnen die Fähigkeit ab, Purinnukleotide und langkettige Fettsäuren zu synthetisieren. In Tabelle 3.2 sind die wichtigsten humanpathogenen Protozoen aufgelistet.

Parasiten als Alltagsbegriff ▶ In der Biologie sind Organismen mit parasitärer Lebensweise definiert als Organismen, die in oder an einem artfremden Wirt leben und von ihm die Nahrung beziehen. (griech.: para [bei, daneben]; sítos [Essen]).

Diese Definition eines Parasiten trifft prinzipiell auf Tiere, bestimmte Pflanzen, Pilze, Bakterien und

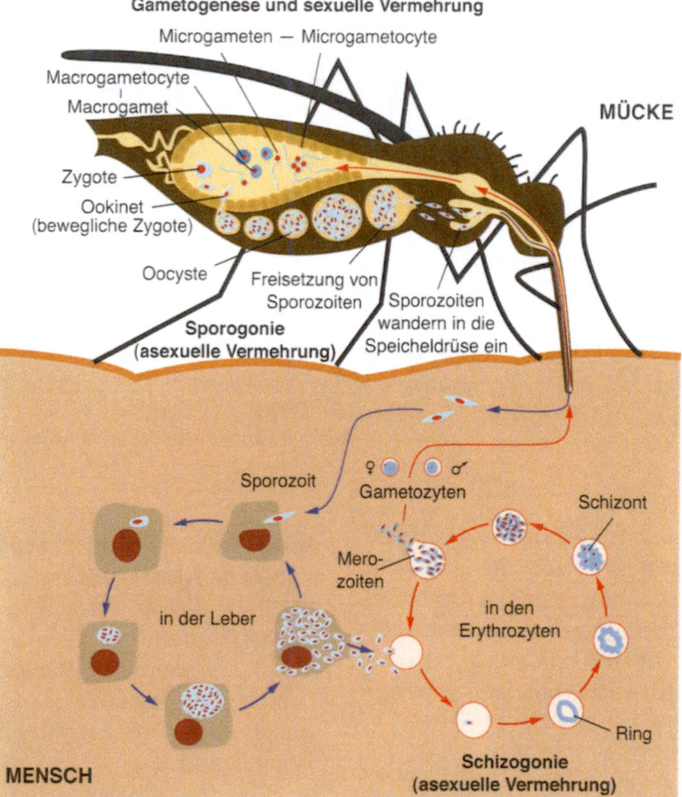

Abb. 3.1. Ein auffallender Unterschied zwischen Bakterien und einzelligen Protozoen mit parasitischer Lebensweise besteht darin, dass Protozoen ihren Lebenszyklus in mehr als einem Wirtsorganismus durchlaufen. Die Abbildung zeigt das am Beispiel der humanpathogenen Plasmodiumarten. *Oberer Teil:* Die weibliche Anophelesmücke nimmt mit dem Blut eines mit Malariaerregern infizierten Menschen Gameten auf. Im Magen der Mücke vereinigen sich die Gameten zu Zygoten, die die Magenwand durchdringen. Die weitere geschlechtliche Entwicklung führt zur Bildung von Sporozoiten, die in die Speicheldrüse wandern. *Unterer Teil:* Nach dem Stich gelangen mit dem Speichel Sporozoiten in das Blut und von dort in die Leberparenchymzellen des Menschen, wo sie sich differenzieren, vermehren und zu Gewebeschizonten entwickeln. Nach 5–16 Tagen (je nach Plasmodiumart) kommt es zur Ruptur der Gewebeschizonten, wobei Tausende von Merozoiten entlassen werden, die in den Blutkreislauf gelangen und die Erythrozyten befallen. In den Erythrozyten entwickeln sie sich asexuell von jungen Ringformen zu Trophozoiten und schließlich zu reifen Schizonten. Mit Schizonten gefüllte Erythrozyten lysieren und entlassen, je nach Plasmodiumart, 6–24 Merozoiten, die weitere, noch gesunde Erythrozyten befallen können

Viren zu, sofern sie als Gast einen lebenden Wirt befallen. Diese biologische Definition von Parasiten deckt sich nicht, zumindest nicht im deutschen Sprachraum, mit dem Alltagsbegriff eines Parasiten. Unter Parasiten werden einschränkend nur eukaryotische Parasiten verstanden, insbesondere parasitische Protozoen, parasitische Würmer (Helminthen) und parasitische Arthropoden wie Läuse, Milben, Wanzen und Zecken. Auch die Parasitologie als medizinisches Fachgebiet beschäftigt sich nur mit diesen Gruppen, während Viren, Bakterien und parasitäre Pflanzen von anderen Disziplinen bearbeitet werden. Anders hingegen im anglophonen Sprachbereich: Ein führendes Lehrbuch der Pharmakologie (Rang et al. 1999) definiert beispielsweise Parasiten wie folgt: Parasiten sind Organismen, die Krankheiten hervorrufen können.

Tabelle 3.2. Die wichtigsten humanpathogenen Protozoen

Erreger	Klasse	Krankheit
Plasmodium falciparum	Sporozoen	Malaria tropica
Plasmodium vivax	Sporozoen	Malaria tertiana
Plasmodium malariae	Sporozoen	Malaria quartana
Toxoplasma gondii	Sporozoen	Toxoplasmose
Leishmania donovani	Flagellaten	Kala-Azar
Trypanosoma brucei gambiense	Flagellaten	Westafrikanische Schlafkrankheit
Trypanosoma brucei rhodesiense	Flagellaten	Ostafrikanische Schlafkrankheit
Trichomonas vaginalis	Flagellaten	Trichomoniasis
Entamoeba histolytica	Rhizopoden	Amöbenruhr

Hinweis: C-heterotrophe Organismen, die auf toter Materie schmarotzen, werden als Saprophyten (griech.: saprós [in Fäulnis übergehend]; phytón [Pflanze]) bezeichnet.

Parasiten im engen Sinne haben die Tendenz, ein stabiles Wirt-Parasit-Gleichgewicht aufzubauen, um ihren Wirt über eine möglichst lange Zeit hin auszunutzen, d. h., ein hervorstechendes Merkmal einer durch Parasiten hervorgerufenen Krankheit ist ihre Chronizität.

Die Pilze (einschl. der Hefen), obwohl nicht Objekte der Parasitologie, ähneln mehr den Parasiten *sensu stricto* als den Bakterien, einmal darin, dass sie einen komplexen Entwicklungszyklus aufweisen und sodann auch in ihrer Tendenz zu größerer Persistenz nach Besiedlung eines Wirtsorganismus. Im Fall von *Pneumocystis carinii*, einem Erreger, der in den Lungenalveolen lebt, war es lange Zeit strittig, ob es sich um ein Protozoon oder um einen Pilz handelt. Dieser Erreger weist teils Eigenschaften von Pilzen, teils von Protozoen auf. Einerseits bildet *P. carinii* in bestimmten Entwicklungsstadien Trophozoiten und Zysten, d. h. für Protozoen typische morphologische Strukturen aus, andererseits finden sich bei *P. carinii* auf der 16 S-ribosomalen RNA Sequenzhomologien mit Pilzen aus der Gruppe der Ascomyceten. Im Unterschied zur Pilzzelle enthält die Zytoplasmamembran von *P. carinii* aber kein Ergosterin, was erklärt, dass diese Pilzerkrankung nicht auf die typischen Antimykotika (Polyenantibiotika, Azole) anspricht.

Antibiotika zur zytostatischen Therapie ▶ Wegen ihrer hemmenden Wirkung auf die DNA-Synthese werden bestimmte Antibiotika als Zytostatika eingesetzt. Auf die Krebszelle als „Target“ für Chemotherapeutika wird an anderer Stelle eingegangen (s. S. 431). Die Autonomie des neoplastischen Wachstums – es ist die Fähigkeit verloren gegangen, auf die physiologischerweise wirksamen Regulationsmechanismen anzusprechen – weckt Assoziationen zur parasitären Lebensform, hier der von körpereigenen Zellen. Auch das Immunsystem registriert neoplastisch transformierte Zellen häufig, wenn auch nicht immer, als „körperfremd“ und löst dann eine adaptive Immunantwort aus. Die adaptive Immunantwort gegen Tumorantigene auf transformierten Zellen unterscheidet sich grundsätzlich nicht von der Antwort auf T-Zell-abhängige Transplantationsantigene (s. unter Cyclosporin, S. 352).

Eine als Krebs, Neoplasie oder Malignom bezeichnete Erkrankung wird durch vier Charakteristika beschrieben (Harrison, in Mendelson1995):

„1. *Klonung*: Krebs entsteht durch genetische Veränderungen einer einzelnen Zelle, die durch Proliferation schließlich einen Klon maligner Zellen bildet.
2. *Autonomie*: Das Wachstum unterliegt nicht der üblichen Regulierung durch normale biochemische und physikalische Einflüsse der Umgebung.
3. *Anaplasie*: Eine normale, koordinierte Zelldifferenzierung fehlt.
4. *Metastasierung*: Krebszellen entwickeln die Fähigkeit, kontinuierlich zu wachsen und sich auf andere Körperregionen auszubreiten.“

Wirkort und Wirkweise von Antibiotika: Einblick in experimentelle Techniken

Antibiotika hemmen die Vermehrung von Mikroorganismenpopulationen oder sie töten Mikroorganismenzellen ab. Um diese Wirkung entfalten zu können, muss das Antibiotikum die Mikroorganismenzelle erreichen, sich physikalisch oder chemisch an Zellstrukturen binden und die an diese Struktur gebundene Funktion hemmen. Struktur und Funktion sind zwar nicht zu trennen, doch steht einmal mehr der Wirkort im Blickpunkt, bald mehr die gehemmte Funktion. Mit Wirkort sind zelluläre Strukturen und Zellorganellen gemeint (Zellwand, Zellmembran, Chromosomen, Ribosomen), aber auch Makromoleküle (Proteoglykan, Nukleinsäurenproteine, insbesondere Enzyme, Transportproteine, Ionenkanäle und Rezeptoren). Wenn von der Wirkweise oder dem Wirkungsmechanismus die Rede ist, dann steht bevorzugt der Eingriff in essentielle Prozesse im Blickpunkt: DNA-Synthese, DNA-Replikation, RNA-Polymerisation, Interferenz bei der Amino-Acyl-t-RNA-Synthese u. a.

Bindung des Antibiotikums an bestimmte zelluläre Strukturen führt zur Hemmung eines physiologischen Prozesses; daraus ergeben sich unmittelbare Auswirkungen mit dem mittelbaren Endresultat von Wachstumsstillstand oder Zelltod (s. dazu auch S. 259).

Beispiel: Rifampicin hemmt die DNA-abhängige RNA-Polymerase durch Bildung eines stabilen Rifampicin-Enzym-Komplexes, was zur Unterdrückung der Initiation der RNA-Synthese führt. Die β-Untereinheit dieses Enzymkomplexes ist der eigentliche Wirkort des Antibiotikums. In diesem Beispiel ist der Wirkort die β-Untereinheit des Enzyms; die sich daraus ergebende unmittelbare Folge ist die Hemmung der Initiation; die mittelbaren Folgen sind Unterbrechung der RNA-Synthese und damit Zelltod.

Die experimentelle Technik zur Entdeckung von Angriffsort und Wirkmechanismus der Antibiotika hat große Ähnlichkeit mit der Erforschung von Synthesewegen. Eine Biosynthesekette wird durch den Antibiotikazusatz unterbrochen: Folglich sammelt sich ein bestimmtes Stoffwechselprodukt an, das sich anreichert und isoliert werden kann. Den ersten Hinweis auf den Wirkungsmechanismus erhielt man dadurch, dass aus dem Kulturmedium von penicillinbehandelten Staphylokokken *N*-Acetylmuraminsäure isoliert werden konnte. Die chemische Analyse ergab, dass es sich dabei um einen Baustein der Zellwand handelt. Die biochemische Sequenz von der *N*-Acetylmuraminsäure zum Peptidoglykan wurde in der Folge durch im Reagenzglas mit Enzymen ablaufende Einzelreaktionen studiert. Sobald die Reaktionssequenz festliegt, ist es leicht, das Enzym zu charakterisieren, das durch Penicillin gehemmt wird, also den Wirkort festzulegen.

Die wichtigste Methode zur Ermittlung von Wirkungsmechanismus und/oder Wirkort ist die chemische Tracer-Technik unter Verwendung von Radionukliden und stabilen Isotopen. Die Untersuchungsobjekte sind die Mikroorganismenkultur, der zellfreie Extrakt und das isolierte Enzymsystem. Ergänzend kommen genetische Methoden dazu, insbesondere der Vergleich von Wildformen mit resistenten Formen.

Wirkung auf intakte Zellen ▶ Eine oft angewandte Technik besteht darin: Man setzt einer sich vermehrenden Zellkultur das Antibiotikum zu und registriert den Effekt auf den Einbau radioaktiv markierter Präkursoren auf die Makromoleküle DNA, RNA, Proteine und (bei Bakterien) auf die Peptidoglykane. Der zeitliche Verlauf der Biosynthese lässt sich verfolgen, indem radioaktiv markierte Präkursoren zugesetzt werden, und zwar radioaktiv markiertes Thymin, um die DNA-Synthese zu verfolgen, markiertes Uracil für die RNA-Synthese, markiertes Phenylalanin oder eine andere Aminosäure für die Proteinsynthese oder markierte *N*-Acetylmuraminsäure für die Peptidoglykansynthese. In regelmäßigen Zeitabständen werden Proben entnommen, die Makromoleküle abgetrennt und deren Radioaktivität gemessen. Abbildung 3.2 zeigt das Ergebnis derartiger Versuche nach Zugabe von Chloramphenicol. Man erkennt: Sehr rasch nach Zugabe wird die Proteinbiosynthese gehemmt; die Synthese anderer Makromoleküle wird zwar auch gehemmt, aber zeitlich verzögert.

Beim Penicillin ist es die Aktivität der Zellwand, die als erste abfällt. Man erkennt, quasi ad oculos demonstriert: Chloramphenicol greift in die Proteinbiosynthese, Penicillin in die Zellwandsynthese ein. Dass schließlich die Synthesen auch aller übrigen Makromoleküle gehemmt werden, ist Ausdruck einer Zellschädigung, die zu allgemeinem Wachstumsstillstand führt.

Wirkung in zellfreien Systemen ▶ Wenn der Hauptangriffspunkt bekannt ist, lässt sich gezielt nach subzellulären Strukturen suchen, an die das Antibiotikum bindet. Für das Studium der Proteinbiosynthese und deren Hemmung war die entscheidende Methode die Entwicklung eines zellfreien Systems der Proteinsynthese durch Nirenberg u. Matthaei (1961). Das System enthält mRNA, tRNA, ATP (Adenosintriphosphat), CTP (Cytidintriphosphat), GTP (Guanosintriphosphat), Riboso-

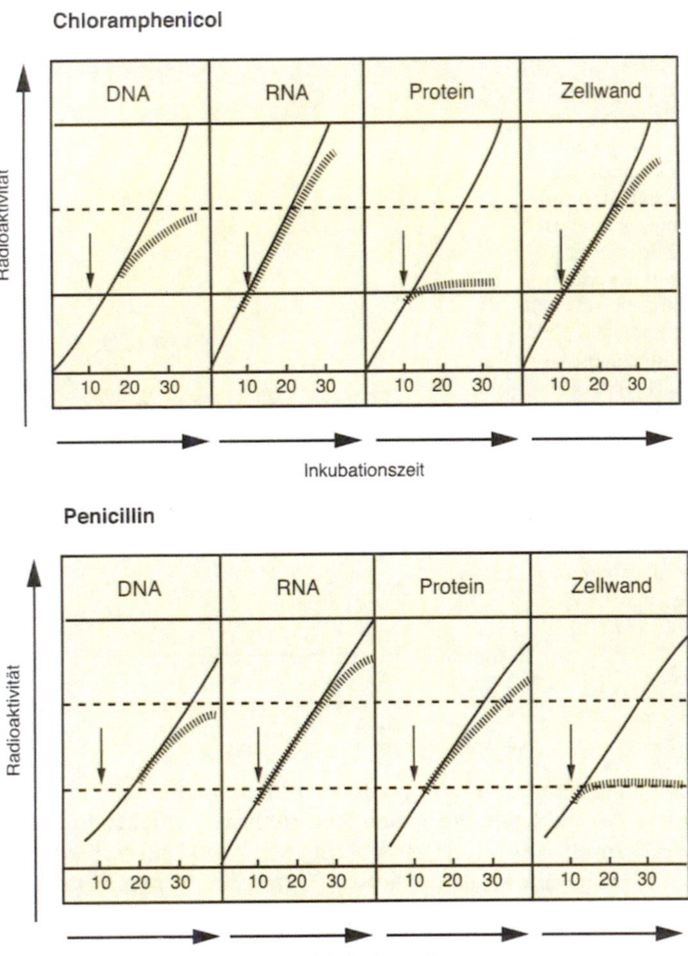

Abb. 3.2a, b. **a** Wirkung von Chloramphenicol auf den Einbau radioaktiv markierter Präkursoren in die DNA-, RNA-, Protein- und Zellwandsynthese einer sich vermehrenden Bakterienkolonie (Näheres s. Text). **b** Ein analoger Versuchsansatz mit Penicillin anstelle von Chloramphenicol. *Durchgezogene Linie:* unbehandelte Kontrollprobe; *durchbrochene Linie:* Verum; *Pfeil:* Zeitpunkt der Antibiotikumzugabe. (Aus Lancini u. Parenti 1982)

men und einen löslichen Bakterienextrakt (enthält Faktoren). *pH*-Wert und Salzkonzentration müssen genau eingehalten werden; die mRNA kann variieren.

Um beim Beispiel Chloramphenicol zu bleiben: Es ließ sich nachweisen, dass dieses Antibiotikum an 70S-Ribosomen bindet und damit das System inaktiviert, nicht aber an eukaryotische 80S-Ribosomen.

Nicht weniger wichtig waren Befunde, nach denen sich Ribosomenuntereinheiten in ihre Komponenten zerlegen lassen (Abb. 3.3). Streptomycin bindet, so zeigten entsprechende Versuche, nicht an das 16S-RNA-Molekül, sondern an eines der S-Proteine, und zwar an das *S12*. Dass der Angriffspunkt von Streptomycin tatsächlich das Protein *S12* ist, wurde zusätzlich durch reziproke Rekonstitutionsexperimente gesichert, das ist die Bildung von Hybridribosomen aus Komponenten von Streptomycin-sensitiven und -resistenten Bakterien (Abb. 3.3).

In-vitro-Studien mit gereinigten Enzymen ▶ Auch wenn der Wirkort festliegt, so ist damit der Kausalzusammenhang zwischen Struktur und der davon abhängigen Funktion noch nicht bewiesen. Es muss diese Frage in eigenen biochemischen Versuchen geklärt werden. Angestrebt wird dabei, Teil-

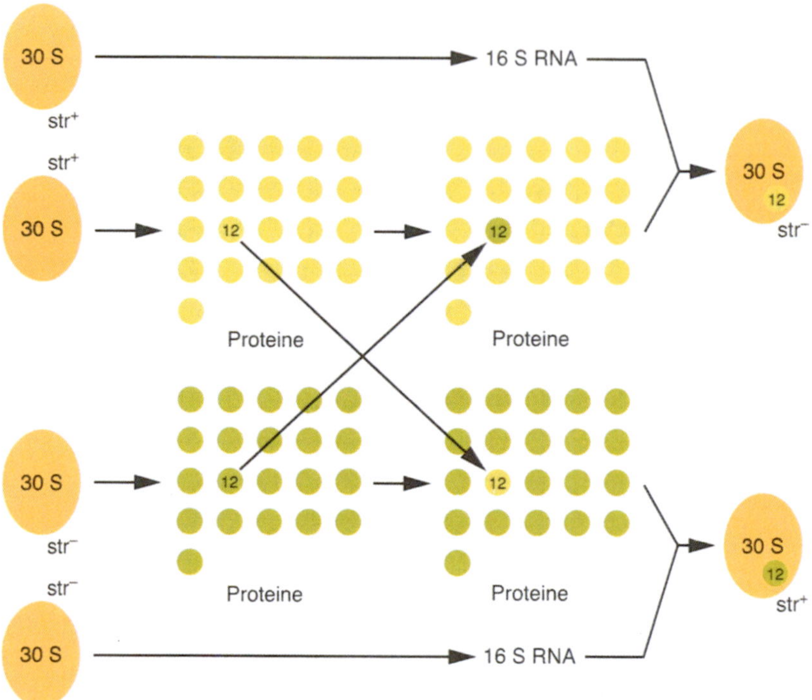

Abb. 3.3. Dass das Protein S12 der kleinen 30S-ribosomalen Untereinheit den Angriffsort für Streptomycin darstellt, wurde ermittelt, indem man Kombinationen aus streptomycinsensitiven und streptomycinresistenten Bakterienstämmen bildete. Die Abbildung zeigt das Schema eines reziproken Rekonstitutionsexperiments. Wird das empfindliche (sensitive) Protein S12 mit den übrigen 20 Proteinen aus resistenten Ribosomen kombiniert, entstehen streptomycinsensitive Ribosomen. Im reziproken Experiment ergeben sich resistente Ribosomen. (Aus Sengbusch 1977, nach Nomura 1969)

reaktionen einer Reaktionskette (z. B. der Proteinsynthese) *in vitro* ablaufen zu lassen. Die Hemmwirkung des Streptomycins erwies sich in entsprechenden Experimenten als pleiotrop (griech.: pleion [mehrfach]; trópos [Richtung, Wendung]), indem es in sämtliche Hauptstadien der Proteinbiosynthese eingreift: in die Initiation, die Elongation und die Termination. Offensichtlich wirkt sich die Bindung an S12 in komplexer Weise auf die gesamte 30S-Untereinheit des Ribosoms aus. Die „mehrfachen“ Wirkungen des Streptomycins sind in unterschiedlicher Weise konzentrationsabhängig; es lässt sich eine Minimalkonzentration finden, bei der Initiation und Termination unbeeinflusst bleiben, die Elongation und das so genannte „misreading“ (s. S. 271) aber bereits hemmbar sind.

3.1.2 Selektive Toxizität

Prokaryota und Eukaryota im Vergleich

Das Prinzip der selektiven Toxizität besagt, dass das Antibiotikum im Idealfall lediglich den pathogenen Keim, nicht aber den Wirtsorganismus schädigt. Offensichtlich ist dieses Ziel nur erreichbar, wenn Unterschiede struktureller Art, die den parasitischen Mikroorganismus vom Wirtsorganismus unterscheiden, vorhanden sind. Eine große Anzahl humanpathogener Infektionserreger, wenn auch nicht alle, gehört zur Organismengruppe der Prokaryota, die sich von den Eukaryota im Bauplan deutlich unterscheiden. Einige zum Verständnis der Antibiotikawirkung relevanten strukturellen und biochemischen Unterschiede sind in Tabelle 3.3 zusammengestellt.

Aus der Sicht der Bekämpfung einer bakteriellen Infektion des Menschen stellt die bakterielle Zellwand einen idealen Angriffsort (engl.: „*target*“) dar: Säugetierzellen weisen keine Zellwände auf. Man kann daher erwarten, dass selektiv auf die Bakterienzellwand wirkende Antibiotika untoxisch sind. Tatsächlich sind Antibiotika vom Typus der Zellwandsynthesehemmer (insbesondere die Betalaktame) nebenwirkungsarm.

Die selektive Toxizität von Antibiotika und auch die der synthetischen Chemotherapeutika lässt

Tabelle 3.3. Einige Unterschiede zwischen Eukaryota und Prokaryota

	Eukaryota	Prokaryota
Kern	Echter Zellkern und Kernhülle, Chromatin und Nukleoli	Nukleoide (Kernäquivalent) ohne Kernmembran
Chromosomen	Mehrere Chromosomen mit DNA und Kernproteinen (Histonen)	Nur 1 DNA-Ring
Zytoplasmamembran	Enthält Sterole vom Zyklopentanoperhydrophenanthrentyp	Keine Sterole dieses Typs
Zellwand	Fehlt entweder (bei tierischen Organismen) oder ist aus Polysacchariden aufgebaut (bei pflanzlichen Zellen)	Komplexe Strukturen aus Peptidoglykanen und atypischen Aminosäuren
Ribosomen	80S-Typ mit Ausnahme der Ribosomen in Mitochondrien und Chloroplasten	70S-Typ
Enzyme der Zellatmung	In speziellen Organellen, den Mitochondrien lokalisiert	In der Plasmamembran lokalisiert
Membranumgrenzte Organellen	Vorhanden (z. B. Mitochondrien, Lysosomen, Peroxysomen, Plastiden)	Fehlen
Osmotischer Druck des Zellinhaltes	Vergleichbar dem der extrazellulären Flüssigkeit	Höher als der der Umgebung

sich auf drei fundamentale Mechanismen zurückführen:

- Angriffspunkt sind Strukturen, die für den Parasiten essentiell sind, die aber im Wirtsorganismus nicht vorhanden sind (Beispiel: Bakterienzellwand).
- Zwar weisen Parasit und Wirtsorganismus vergleichbare Strukturen auf, doch sind diese Strukturen in unterschiedlicher Weise durch Penetrationsbarrieren abgeschirmt (Beispiel: Tetracycline).
- Die analogen Strukturen weisen einen unterschiedlichen Bau auf und sind unterschiedlich empfindlich (Beispiel: Gyrasen).

Wirkung auf Strukturen, die für Pro- oder Eukaryota exklusiv sind ▶ Die Hemmung der Zellwandsynthese durch Penicilline und Cephalosporine wurde bereits als Beispiel genannt. Detailliertere Angaben dazu finden sich im Abschnitt 3.1.7 (S. 271).

Unterschiedliche Penetrationsbarrieren ▶ Ein Beispiel für diese Form selektiver Toxizität bieten die Tetracycline. Angriffsort der Tetracycline sind die Ribosomen. Lässt man Tetracyclin auf isolierte Ribosomen, wie sie in Zellhomogenaten vorliegen, einwirken, so wirkt das Antibiotikum sowohl auf prokaryotische 70S- als auch auf eukaryotische 80S-Ribosomen in gleicher Weise toxisch. Die Situation ist grundlegend verschieden bei der Einwirkung auf Zellen mit den Ribosomen *in situ:* Bakterienzellen werden im Wachstum gehemmt, tierische Zellen bleiben unbeeinflusst. Die Ursache für dieses selektive Verhalten beruht auf Unterschieden im Transportmechanismus: Bakterienzellen befördern Tetracyclin durch aktiven Transport über die Zytoplasmamembran ins Zellinnere, wo es angereichert wird; in die eukaryotische Zelle gelangt die Substanz lediglich durch Diffusion in einer Konzentration, die zu einer Hemmwirkung nicht ausreicht.

Unterschiedliche Empfindlichkeit analoger pro- und eukaryotischer Strukturen ▶ Auch Strukturen, die grundsätzlich bei beiden großen Organismengruppen, den Pro- und den Eukaryoten, vorkommen, können Unterschiede im Detailaufbau zeigen, sodass daraus unterschiedliche Affinitäten für Antibiotika resultieren. Insbesondere bedingen

Unterschiede im Bau der Ribosomen und in der Zusammensetzung von Zellmembranen selektive Toxizitäten. Auch können Enzyme der Proteinsynthese sowie Enzyme vom Typ der RNA-Polymerasen und Topoisomerasen in ihren Affinitäten zu Antibiotika differieren, sodass bestimmte Inhibitoren mehr oder weniger spezifisch für eine der Organismengruppen sind.

Beispiele sind:

1. Hemmung der DNA-abhängigen RNA-Polymerase. Rifampicin hemmt die RNA-Polymerase von Mykobakterien und anderen Mikroorganismen; die kernständige RNA-Polymerase von eukaryotischen Zellen bindet das Antibiotikum nicht, die RNA-Synthese bleibt entsprechend unbeeinflusst. α-Amanitin, das toxische Prinzip des Knollenblätterpilzes, *Amanita phalloides,* bildet ein Gegenbeispiel: Es hemmt spezifisch tierische, bindet aber nicht an bakterielle RNA-Polymerasen.
2. Strukturen bakterieller Topoisomerasen (der Gyrasen, s. S. 262) unterscheiden sich von den Topoisomerasen (I und II) eukaryotischer Zellen und bilden somit Angriffspunkte für die Chemotherapie. So sind die synthetischen Breitbandantibiotika vom Typus der Chinolone für den Menschen wenig toxisch, da die humanen Topoisomerasen aufgrund der andersartigen Struktur und Funktion keine Zielstruktur für Chinolone darstellen.

Bakterien im Vergleich: das antibakterielle Wirkungsspektrum

Antibiotika zeigen nicht nur unterschiedliche Toxizitäten, wenn Prokaryota und Eukaryota verglichen werden: Auch beim Vergleichen innerhalb einer Organismengruppe zeigen sich Wirkungsunterschiede. Bleibt man beispielsweise innerhalb der Eubakterien und testet man ein bestimmtes Antibiotikum auf seine Hemmwirkung gegenüber humanpathogenen Keimen, so ist es jeweils nur eine Teilmenge der Arten, die hemmbar ist.

Das Wirkungsspektrum umfasst die Teilmenge an Mikroorganismenarten, die von dem Chemotherapeutikum (Antibiotikum) gehemmt werden.

Diese selektive Toxizität, die im Wirkungsspektrum ihren Ausdruck findet, macht den Unterschied aus zwischen einem Chemotherapeutikum (Antibiotikum) und einem Desinfektionsmittel. Der Begriff der Desinfektion impliziert eine irreversible Inaktivierung aller oder zumindest eines erheblichen Teils einer Mikroorganismenflora; auch richtet sie sich wahllos gegen sämtliche Mikroorganismen, nicht nur selektiv gegen Krankheitserreger.

Drei wesentliche Ursachen sind für die selektive antibakterielle Toxizität von Antibiotika maßgeblich:

- Unterschiede im Penetrationsvermögen,
- Fehlen oder Vorkommen inaktivierender Enzyme und
- Fehlen oder Vorkommen antibiotikasensibler Zellstrukturen.

Unterschiedlicher Bau der Zellhüllen bedingt unterschiedliches Penetrationsvermögen ▶ Von dem dänischen Arzt H.C.J. Gram (1853–1938) stammt eine Färbemethode für Bakterien zur besseren Sichtbarmachung in Gewebeschnitten. Später stellte sich ihre über den ursprünglichen Zweck hinausgehende Bedeutung heraus: Durch ihr Verhalten der Gramfärbung gegenüber lässt sich das Bakterienreich in zwei große Gruppen unterteilen, deren Mitglieder sich hinsichtlich ihres Zellwandaufbaues und einiger anderer Eigenschaften grundlegend unterscheiden. Bakterien, deren Zellwand aus mehreren, miteinander vernetzten Mureinschichten besteht, halten die eingebeizte Gramfarbe im Inneren trotz der entfärbenden Wirkung eines Alkohol-Azeton-Gemisches fest; sie werden als grampositiv bezeichnet. Bakterien, deren Zellwand über eine nur dünne, einzelne Mureinschicht verfügt, geben den violetten Farbstoff schnell und vollständig ab. Diese Bakterien nennt man gramnegativ. Abbildung 3.4 zeigt die Lage und Dicke der Mureinschicht bei den beiden Bakteriengruppen.

Im Falle der grampositiven Bakterien muss das Antibiotikum die hydrophile Peptidoglykanschicht (Mureinschicht) durchdringen, dann die lipophile Zytoplasmamembran, um in den Zytoplasmaraum zu diffundieren. Offensichtlich darf ein Antibiotikum, das ins Zellinnere gelangen soll, weder extrem lipophile (hydrophobe) noch extrem hydrophile Ei-

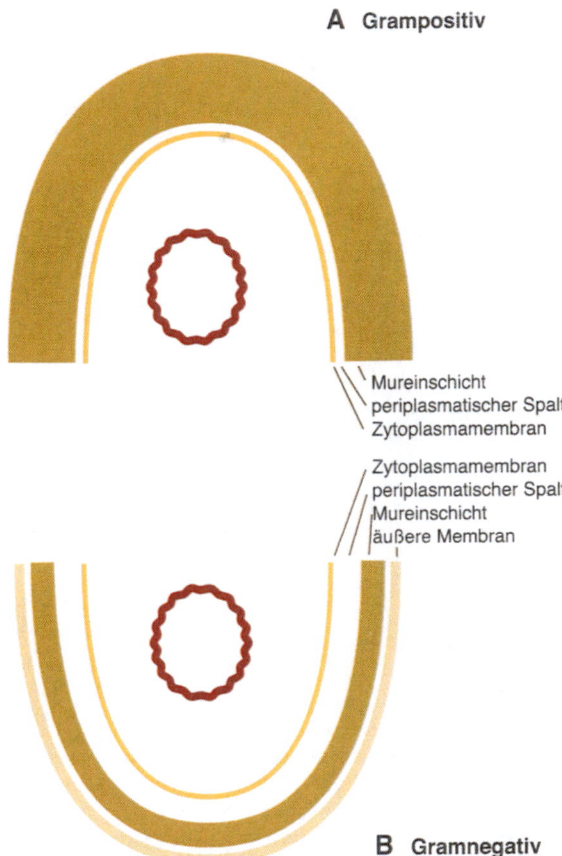

Abb. 3.4. Unterschiedliche Dicke der Murein-(Peptidoglykan-)schicht bei grampositiven und gramnegativen Bakterien. (Aus Hahn et al. 1994)

genschaften aufweisen. Für sehr viele der therapeutisch genutzten Antibiotika bildet die Zellwand grampositiver Bakterien keine unüberwindliche Permeabilitätsbarriere. Sie wirkt jedoch als Molekularsieb und hält höhermolekulare Substanzen zurück.

Bei den gramnegativen Bakterien ist die Mureinschicht wesentlich dünner. Hier findet sich aber außerhalb des Mureinsakkulus noch eine weitere Schicht, die nach ihrem Aussehen unter dem Elektronenmikroskop einer Biomembran ähnelt: die äußere Membran. Sie ist hinsichtlich der Lipidmatrix asymmetrisch aufgebaut, indem die innere Hälfte („monolayer") in Analogie zur Zytoplasmamembran aus Phospholipiden besteht, die äußere dagegen aus Lipopolysacchariden. Die Oligo- und Polysaccharidketten sind von der Membran her betrachtet nach außen gerichtet und bilden eine hydrophile Schutzschicht, die lipophile Moleküle nicht zu penetrieren vermögen. In der äußeren Membran finden sich trimere Komplexe eines Proteins, die so genannten Porine. Das sind hydrophile Poren mit Durchmessern von ca. 1 nm. Hydrophile Moleküle wie z. B. Aminosäuren, Glukose, Phosphate oder auch hydrophile Antibiotika können durch die wassergefüllten Porine hindurch in den periplasmatischen Spalt gelangen. Diese unterschiedliche Zellwandstruktur von grampositiven und -negativen Bakterien ist für das Wirkungsspektrum von Antibiotika bedeutsam. Relativ hydrophobe Antibiotika wie viele β-Laktame oder Rifampicine wirken nur auf grampositive Bakterien hemmend; stärker hydrophile Antibiotika wie die Aminoglykosidantibiotika oder die Tetracycline sind auch gegenüber gramnegativen Bakterien toxisch.

Fehlen oder Auftreten Antibiotika-inaktivierender Enzyme ▶ Es handelt sich um die so genannten konstitutiven Enzyme. Das sind Enzyme, die unter allen normalen physiologischen Bedingungen einer Zelle mit gleichbleibender Rate synthetisiert werden, deren Gene also immer aktiv, das heißt nicht regulierbar sind. Bei Bakterien gehören dazu Enzyme, die die **natürliche Resistenz** gegen ein Antibiotikum bedingen. Ein Beispiel hierfür ist die Unwirksamkeit von Penicillin G gegen *Pseudomonas aeruginosa*. Auf die Rolle von Enzymen bei erworbener Resistenz wird an anderer Stelle eingegangen (s. Abschn. 3.1.9, S. 301).

Pseudomonas aeruginosa verursacht eitrige und invasive Lokalinfektionen, die septisch generalisieren können. Die Pseudomonaden gehören zu den widerstandsfähigsten und anspruchslosesten Bakterien überhaupt, selbst manche Desinfektionsmittel, wie die quarternären Ammoniumbasen, sind nicht ausreichend wirksam. Typische Standorte sind Bereiche und Produkte der modernen Hygiene wie Waschbecken, Toiletten, Spülmaschinen, Putzutensilien, Medikamente, Salben, Kosmetika, selbst destilliertes Wasser. Im Krankenhausbereich können kontaminiert sein: Infusionslösungen, Ionenaustauscher, Blutkonserven, Luftbefeuchter, Beatmungs- und Narkosegeräte sowie Dialyseeinrichtungen. Die Infektionen entwickeln sich vorwiegend bei abwehrgeschwächten Patienten. Dementsprechend häufen sich Fälle auf Intensivstationen, auf Abteilungen für Verbrennungsverletzungen und in onkologischen Klinikbereichen. Auch Drogenabhängige gehören zur Risikogruppe für Pseudomonasinfektionen.

Fehlen oder Vorkommen einer bestimmten Zielstruktur ▶ Die variable Toxizität eines Antibiotikums innerhalb einer Gruppe von Mikroorganismen, wie sie im Wirkungsspektrum ihren Ausdruck findet, kann schließlich mit morphologischen Unterschieden, wie sie von Spezies zu Spezies vorhanden sind, in Zusammenhang gebracht werden. Beträchtlich sind derartige morphologische Unterschiede zwischen grampositiven Eubakterien und den Mykoplasmen. Die Mykoplasmen leiten sich phylogenetisch von grampositiven Eubakterien, speziell den Clostridien, ab, weisen aber folgende auffallenden Unterschiede auf: Fehlen einer Zellwand und Vorkommen von Cholesterol in der Zellmembran. Somit sind alle Antibiotika, die in die Zellwandbiosynthese eingreifen, gegen Mykoplasmen wirkungslos.

Ein weiteres Beispiel für Speziesunterschiede in Antibiotika-sensiblen Strukturen ist die Art der Quervernetzung im Murein bestimmter gramnegativer und -positiver Bakterien. In der Tetrapeptidkette, die die Quervernetzung herstellt, sind anstelle des Lysins (bei grampositiven Bakterien) *meso*-Diaminopimelinsäure (Abkürzung: **meso-DAP**) eingebaut (Näheres zum Aufbau der Bakterienzellwand s. Abschn. 3.1.7, S. 272). Das Antibiotikum Bicyclomycin bindet irreversibel an Bicyclomycinbindeproteine – ganz analog wie bei grampositiven Bakterien die Penicilline an Penicillinbindeproteine – und hemmt den Aufbau der Peptidoglykane im Bereich der von der Diaminopimelinsäure ausgehenden Peptidbindungen bei der Quervernetzung (Abb. 3.5). Gegen grampositive Bakterien ist Bicyclomycin unwirksam, da bei ihnen die Peptidbrücke zwischen den Heteroglykanketten des Mureins keine *meso*-DAP enthält.

Hinweis: Bicyclomycin findet keine Anwendung in der Humanmedizin. Es wird in der Tiermedizin bei Durchfallerkrankungen eingesetzt.

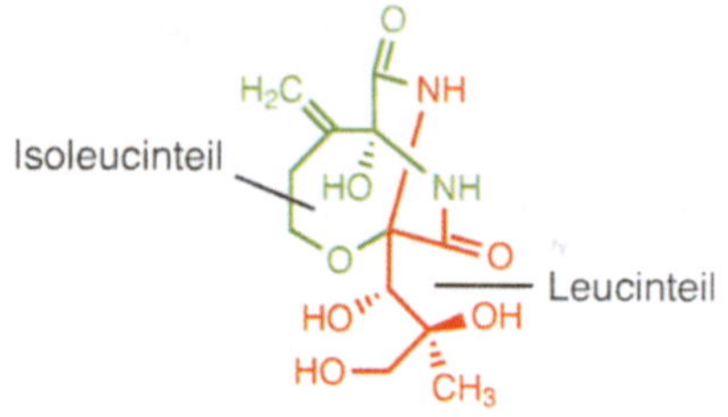

Isoleucinteil
Leucinteil
Bicyclomycin $C_{12}H_{18}N_2O_7$

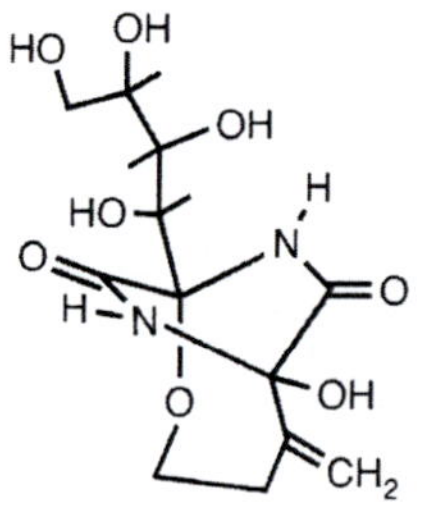

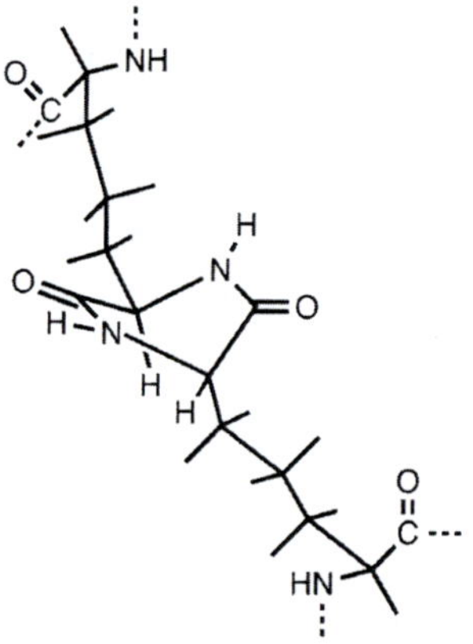

Abb. 3.5. *Oben:* Struktur- und Konfigurationsformel von Bicyclomycin, ein in Wasser gut lösliches bizyklisches Diketopiperazinantibiotikum mit Wirkung gegen gramnegative, nicht jedoch grampositive Bakterien. *Unten:* Sterische Übereinstimmung der Dreidingmodelle von Diaminopimeloyl-diaminopimelinsäure-Teilstrukturen in der Zellwand gramnegativer Bakterien (*rechts*) mit dem Dreidingmodell von Bicyclomycin (*links*; nach Gräfe 1992). Bicyclomycin stellt ein substratanaloges Derivat für mehrere bicyclomycinaffine Bindungsproteine (Enzyme) dar – ganz analog wie die Penicilline für die penicillinbindenden Proteine (PBP)

3.1.3 Vorkommen von Antibiotika. Antibiotika-Screening

Penicillin, das erste Antibiotikum, wurde durch Zufall entdeckt (Fleming 1929). Die seitdem entdeckten weiteren ca. 10.000 Antibiotika sind das Ergebnis von Screening-Programmen. Als *Screening* (engl.: screen [Sieb, Raster]) bezeichnet man jede routinemäßig ausführbare wissenschaftliche Reihenuntersuchung, bei der ein Teil der Proben als negativ ausgeschieden, ein anderer Teil aber für weitergehende, speziellere Prüfungen vorgesehen wird. Die Suche nach immer neuen Antibiotika wird laufend fortgesetzt, weil die Erfolge der bisherigen Antibiotika zunehmend durch Resistenzausbildung bei den Infektionserregern in Frage gestellt werden. Kaum dass ein neues Antibiotikum in die Therapie eingeführt worden ist, treffen auch schon erste Meldungen über das Auftreten resistenter Keime ein. Auf dieses Problem wird im Abschnitt 3.1.8 (S. 287) näher eingegangen.

Nicht jedes im Screening entdeckte Antibiotikum ist für den therapeutischen Einsatz geeignet, wie eine einfache Betrachtung zeigt. Es wurde bereits erwähnt, dass etwa 10000 antibiotisch wirksame Naturstoffe bekannt sind; dazu kommen mehr als 100000 (!) partialsynthetische und totalsynthetische Abwandlungsprodukte. Aus diesem großen Potential an Antibiotika sind aber lediglich ca. 100 Stoffe zur therapeutischen Anwendungsreife gelangt. Um nicht bloße Varianten bereits bekannter Stoffe und Wirkungen beim Screening zu orten, geht man zunehmend dazu über, Stämme von extremen Standorten zu isolieren, in der Hoffnung, dass gerade diese an extreme Situationen angepassten Stämme zu neuen Stoffwechselleistungen befähigt sind: aus Wüsten, aus Seewasser, aus dem Hochgebirge u. a. Aus Isolaten menschlicher Haut, aus *Staphylococcus epidermidis*, wurde Epidermin isoliert, aus Hühnerkämmen, die von *Staphylococcus gallinarum* besiedelt werden, das Gallidermin. Epidermin und Gallidermin sind Vertreter der **Lantibiotika**. Dies sind polyzyklische Peptidantibiotika, die Thioetheraminosäuren wie Lanthionin und ungesättigte Aminosäuren enthalten. Da die Produzenten auf Hautmaterial gefunden wurden, wurde vermutet, dass sie dort als natürlicher Schutz gegen pathogene Keime wirken. Epidermin und Gallidermin erwiesen sich als wirksam gegen die bei Akneerkrankung auftretenden Erreger *Propionibacterium acnes.* Lantibiotika werden auch von anderen grampositiven Bakterienspezies gebildet. Sie sind Gegenstand intensiver Forschung.

Ein weiteres Beispiel: Sucht man nach einem Antimykotikum, so wird man möglichst Bodenproben mit reichlich Pilzpopulationen testen, in der Hoffnung, dass diese Bodenpilze chemische Verbindungen produzieren, mit denen sie sich gegen andere Pilze zur Wehr setzen. Im Rahmen eines entsprechenden Screenings wurde das **Ciclosporin** entdeckt; Detailstudien zeigten, dass es als Antimykotikum zu schwach wirksam ist, dass es jedoch in der Transplantationschirurgie als Immunsuppressivum eingesetzt werden kann (s. Abschn. 3.2, S. 352).

Die Isolierung einer bestimmten Bakterienspezies ▶ Eine zu untersuchende Probe enthält in der Regel eine große Zahl unterschiedlicher Bakterienspezies.

Um die Eigenschaften eines Keimes, beispielsweise die Antibiotikabildung, zu studieren, ist es notwendig, den Keim zu isolieren und ihn frei von anderen Bakterienarten in Reinkultur zu vermehren, sodass auch die gesamte Nachkommenschaft isoliert bleibt. Es stehen verschiedene Methoden zur Verfügung, insbesondere das Ausstreichen auf einer Platte und die Verdünnungsmethode. Das Prinzip der Isolierung von Stämmen erfolgt nach dem Schema:

- Die Bodenprobe wird in einer definierten Wassermenge aufgenommen;
- der Überstand wird auf 10^{-1} bis 10^{-10} verdünnt;
- die Proben der Verdünnungsreihen werden auf unterschiedlichen Nährböden ausplattiert und anschließend bebrütet;
- Kolonien, die hinreichend voneinander getrennt sind, werden in Wasser suspendiert und erneut auf einer Agarplatte ausgestrichen.

Nach den bisherigen Ergebnissen sind nicht alle Mikroorganismen gleichermaßen zur Bildung von Antibiotika in der Lage. Zumindest was therapeutisch nutzbare Antibiotika anbelangt, sind gewisse Schwerpunkte zu erkennen. Die meisten Antibiotika (ca. 60%) wurden aus bodenbewohnenden Actinomyceten isoliert, grampositiven Eubakterien, die unter Kulturbedingungen echte Verzweigungen und Myzelien bilden können (daher die irreführende Bezeichnung „Strahlenpilze").

Sodann finden sich Antibiotikabildner in der Gattung Bacillus, in der etwa 50 Spezies grampositiver Sporenbildner zusammengefasst sind, einige davon humanpathogen wie *Bacillus anthracis*, der Milzbranderreger. Von den ca. 100000 bekannten Pilzen ist bisher nur eine winzige Zahl auf Antibiotikaführung getestet worden. Doch gehören dazu die nach wie vor wichtigen Penicillium-, Cephalosporium- und Pseudomonasarten (Tabelle 3.4).

Tabelle 3.4. Die wichtigsten antibiotikabildenden Mikroorganismen

Mikroorganismen	Antibiotikum
Grampositive Eubakterien	
Bacillaceae	
Bacillus brevis	Gramicidin
Bacillus licheniformis (*syn.: B. subtilis*)	Bacitracin
Bacillus polymyxa	Polymyxin
Bacillus polymyxa var. *colistinus*	Colistin
Actinomyceten	
Amycolatopsis orientalis (Synonym: *Streptomyces orientalis*)	Vancomycine
Micromonospora purpurea	Gentamycine
Streptomyces ambofaciens	Spiramycin
Streptomyces aureofaciens	Chlortetracyclin
Streptomyces fradiae	Neomycin
Str. fradiae und verwandte Arten	Fosfomycin
Streptomyces graminofaciens	Streptogramine
Streptomyces kanamyceticus	Kanamycin
Streptomyces lincolnensis var. *lincolnensis*	Lincomycin
Streptomyces mediterranei	Rifamycine
Streptomyces noursei	Nystatin
Streptomyces rimosus	Oxytetracycline
Streptomyces spectabilis	Spectinomycin
Streptomyces venezuelae (heute auch synthetisch)	Cloramphenicol
Gramnegative Eubakterien	
Pseudomonas fluorescens	Mupirocin
Pseudomonas syringae	Fosfomycin
Schlauchpilze (Ascomyceten)	
Cephalosporium acremonium	Cephalosporine
Fusidium coccineum	Fusidinsäure
Penicillium chrysogenum	Penicilline
Penicillium griseofulvum	Griseofulvin

3.1.4 Technische Gewinnung von Antibiotika

Antibiotika werden mittels Fermentation hergestellt, das sind Verfahren, bei denen unter anaerobem oder aerobem Stoffwechsel von Mikroorganismen definierte Produkte entstehen. Die Fermentation erfolgt in Kesseln, die als Fermenter oder Bioreaktoren bezeichnet werden. Die Antibiotikabildenden Mikroorganismen (s. Tabelle 3.4) vermehren sich aerob. Folglich muss für eine ständige Durchlüftung der Fermenteransätze gesorgt werden. Um Fremdinfektionen zu vermeiden, muss die Luftzufuhr steril erfolgen.

Die technische Antibiotikagewinnung zielt naturgemäß auf maximal mögliche Ausbeute. Wie alle physiologischen Merkmale, so lässt sich auch das Merkmal „Antibiotikumsynthese" durch zwei Gruppen von Faktoren innerhalb gewisser Grenzen steuern: durch innere, das sind genetische Faktoren, und durch äußere Faktoren, wie Angebot von Nährstoffen, Temperatur, O_2-Spannung, *pH*-Wert und dessen Beeinflussung durch Nährstoffe.

Zu den genetischen Grundlagen der Antibiotikumbildung zählt primär die Stammoptimierung durch

- Auslese geeigneter Varianten aus Koloniepopulationen oder aus Wildstämmen und
- Erzeugung künstlicher Mutanten und Auswahl erwünschter Genotypen.

Bei vielen Mikroorganismen bilden die natürlichen Populationen bereits ein Gemisch verschiedener Genotypen. Die Selektion besteht darin, Einzelzellen zu klonieren und auf ihre Fähigkeit hin zu testen, das gewünschte Antibiotikum in maximaler Ausbeute zu produzieren. Wichtiger als das Suchen nach natürlichen Mutanten ist die Erzeugung künstlicher Mutanten, die durch Behandlung von Sporen, Myzelien oder Zellen von Antibiotikabildnern mit mutagenen Chemikalien oder Strahlen ausgelöst werden. Die meisten Mutanten sind Letalmutanten. Aus der Fülle der nichtletalen Mutanten werden in einem Screening-Verfahren Zellen isoliert, die den Wildtyp im Hinblick auf Antibiotikumausbeute überragen. Mutation und Selektion sind bis heute die ausschlaggebenden Methoden zur Stammverbesserung geblieben. Man darf annehmen, dass zunehmend auch Rekombinationsverfahren und die Verbesserung der Antibiotikaproduktion durch die Gentechnik an Bedeutung gewinnen.

Konstanthaltung der Eigenschaften ▶ Wenn es gelungen ist, einen geeigneten Produktionsstamm zu züchten, so liegt in der Folge eine Schwierigkeit darin, dessen genetische Eigenschaften aufrechtzuerhalten. Die besondere Eignung eines Stammes zur Antibiotikaproduktion ist eine angezüchtete Eigenschaft, die aus biologischer Sicht dem Stamm keinen Lebensvorteil bietet: Nährstoffe und Energie werden für die Bildung nicht lebenswichtiger Stoffe verwendet, anstatt zur Synthese von DNA oder Proteinen, die der Vermehrung dienen. In der freien Natur würden diese Zuchtstämme vermutlich rasch eliminiert. Somit ist die Tendenz zur „Degeneration" des Zuchtstammes verständlich, die nichts anderes bedeutet als eine Zunahme der Vitalität dieses Stammes für das Existieren im normalen Lebensraum.

Stammhaltung ▶ Damit bezeichnet man Verfahren, die dem Ziel dienen, die herausgezüchteten Merkmale konstant zu halten. Wie die Züchtungsmerkmale durch Mutation in Verbindung mit Selektion herausgebildet wurden, so sind es eben diese beiden Phänomene, Mutation und Selektion, die der Konstanthaltung der Eigenschaften entgegenwirken. Unerwünschte Mutationen und Selektionen hintan zu halten, ist eine der wichtigsten Voraussetzungen für eine Beherrschung mikrobiologisch-technischer Prozesse. Die Gefahr der „Degeneration" steigt mit der Zahl der zur Lebendhaltung einer Kultur erforderlichen Überimpfungen, insbesondere dann, wenn dabei kleine Impfmengen auf nicht optimierte Nährsubstrate übertragen werden. Man bewahrt daher die Zuchtstämme unter Bedingungen auf, unter denen sie ihre Lebensvorgänge weitgehend reduzieren: Man legt so genannte Dauerkulturen und Konserven an. Für manche Bakterienstämme genügt ein Aufbewahren auf Agarkulturen, die mit Paraffinöl überschichtet werden. Sporenbildende Actinomyceten konserviert man in einer sterilen, trockenen Erd- oder Sandkultur. Besonders gut geeignet ist das Gefriertrocknen (Lyophilisation). Dazu werden die Mikroorganismenkulturen in eiweißhaltigen Lösungen aufgeschwemmt und in Ampullen abgefüllt; die Ampullen werden gefriergetrocknet, mit einem indifferenten Gas gefüllt und zugeschmolzen. Bei Bedarf werden die Ampullen geöffnet und der Inhalt in Nährlösungen eingebracht.

Wachstumsphasen und Produktbildung ▶ Die Fähigkeit der Antibiotika-bildenden Mikroorganismen, sich unter den künstlichen Bedingungen der technischen Fermentation rasch zu vermehren, ist für die technische Antibiotikaherstellung wesentlich. Die Zellvermehrung, messbar am Gewicht der erzielten Biomasse, und die Ausbeute an Antibiotikum gehen in der Regel nicht parallel; vielmehr ist typisch, dass die Antibiotikabildung, phasenverschoben zum Höhepunkt der Zellvermehrung und der Bildung von Primärassimilaten, ihr Maximum erst bei Verlangsamung des Wachstums – in der Verzögerungsphase – oder auch nach Abschluss des Wachstums – in der stationären Phase – erreicht (Abb. 3.6). In der ersten Phase dienen die angebotenen Nährstoffe lediglich der Vermehrung. Die Antibiotikabildung setzt ein, wenn infolge Limitation an einer wichtigen Komponente der Nährlösung die Zellvermehrung zum Stillstand kommt. Allerdings muss andererseits das Angebot noch ausreichen, um den Energiestoffwechsel aufrechtzuerhalten. Zusammensetzung der Nährlösung und Fermentationsdauer müssen exakt aufeinander abgestimmt sein.

Reinigung und Isolierung ▶ Abbildung 3.7 bringt ein Schema, wie die industrielle Antibiotikaherstellung im Prinzip abläuft. Der erste Schritt in

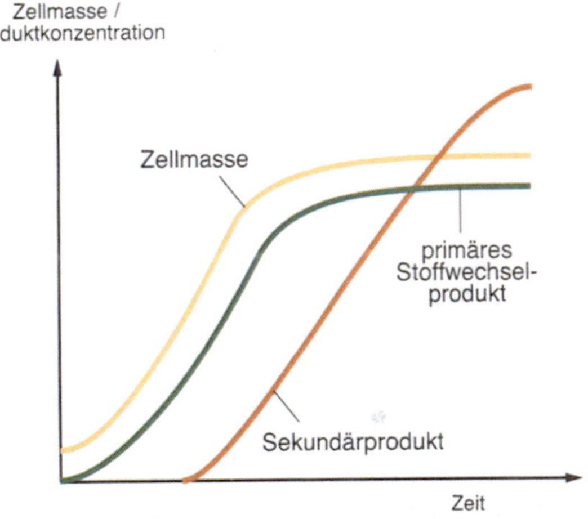

Abb. 3.6. Zellvermehrung und Antibiotikabildung sind zeitlich getrennt verlaufende Prozesse. Die Antibiotika werden nicht in der Phase des aktiven Wachstums (Trophophase) gebildet, sondern in der Phase der Wachstumsverlangsamung und nach Wachstumsstillstand. In diesem als Idiophase bezeichneten Stadium beginnen die Mikroorganismen mit der Biosynthese artspezifischer, anscheinend nicht lebensnotwendiger Stoffe, die deshalb auch als Sekundärmetaboliten bezeichnet werden

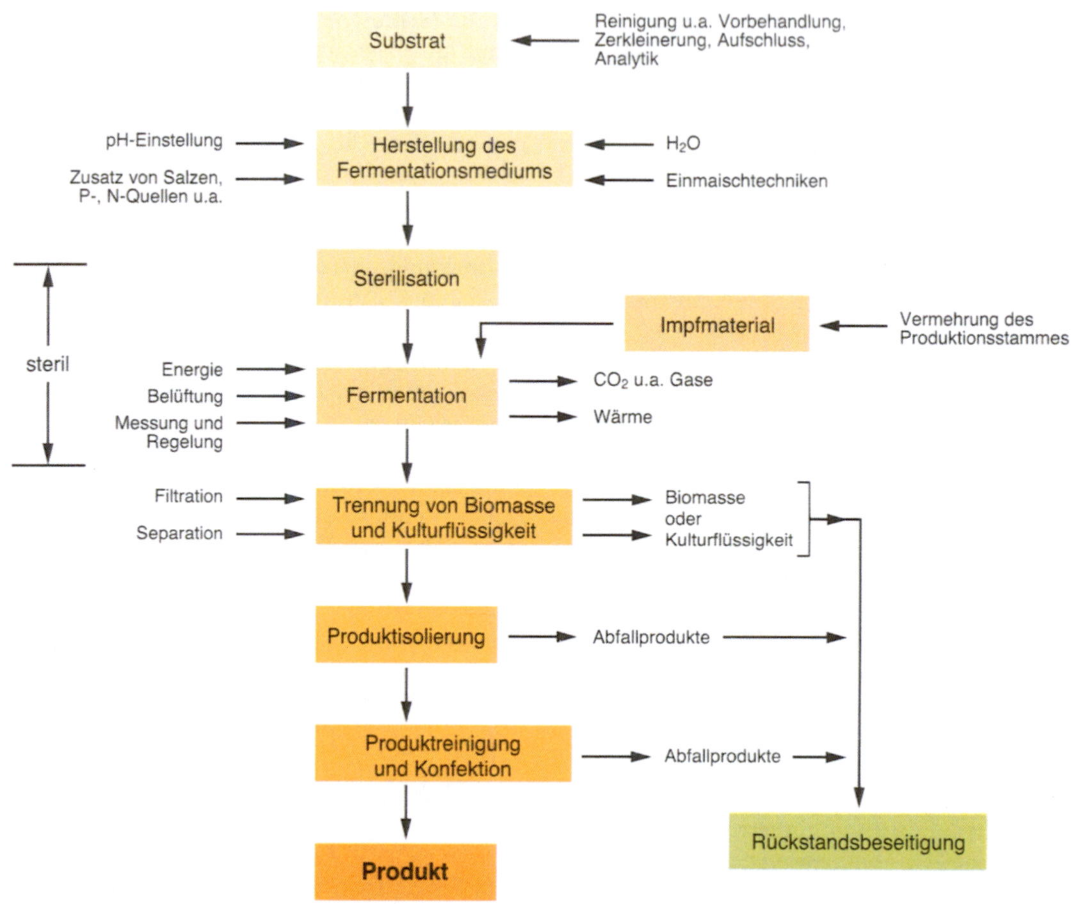

Abb. 3.7. Schema zur industriellen Antibiotikaproduktion. (Aus Rehm 1980)

Richtung Reindarstellung besteht in der Abtrennung des Antibiotikums von Biomasse und ungelösten Nährstoffanteilen. Welche Methoden eingesetzt werden, hängt davon ab, ob das Antibiotikum vom Mikroorganismus in die Nährlösung ausgeschieden wird oder ob die Hauptmenge erst nach Zerstörung (dem Aufschließen) der Zellstruktur freigelegt wird, was speziell für viele Streptomycetenarten zutrifft. Allgemeine Angaben zu Konzentrierung und Reindarstellung lassen sich bei der Heterogenität der chemischen Strukturen von Antibiotika kaum machen. Erschwert sind die technischen Bedingungen oft dadurch, dass ein Teil der Antibiotika gegenüber chemischen Agenzien unbeständig ist. Im Prinzip werden die verfahrenstechnischen Grundoperationen wie Extraktion, Chromatographie, Dialyse, Fällung, Trocknung, Kristallisation u. a. aus der Chemietechnik übernommen und den Besonderheiten des jeweiligen Antibiotikums angepasst.

Beispiel Hydroxytetracyclin: Die Kulturflüssigkeit wird filtriert und das Hydroxytetracyclin aus dem Filtrat bei *pH* 7,5 mit *n*-Butanol extrahiert. Nach dem Einengen der organischen Phase auf ein Zehntel des ursprünglichen Volumens wird daraus die Substanz im Gegenstromverfahren mit Salzsäurelösung (0,1 N) extrahiert. Nach Neutralisation wird zur Trockne eingeengt und der Rückstand adsorptionschromatographisch an Florisil gereinigt.

3.1.5 Mikrobiologische Wertbestimmung von Antibiotika

Die mikrobiologische Wertbestimmung von Antibiotika beruht auf einem Vergleich der Wachstumshemmung Antibiotika-sensibler Mikroorganismenstämme durch bestimmte Konzentrationen des zu prüfenden Antibiotikums mit der Wachstumshemmung, die durch bekannte Konzentrationen eines Referenzantibiotikums hervorgerufen wird. Die Referenzsubstanzen (Abkürzung: *CRS*) sind nach dem Arzneibuch (PhEur 1997) Antibiotika mit genau festgelegter Aktivität, wobei zur Eichung die entsprechenden internationalen Standardsubstanzen herangezogen werden. Die Wertbestimmung selbst kann sowohl nach der Diffusionsmethode als auch nach der turbidimetrischen Methode durchgeführt werden.

Diffusionsmethode ▶ In Petrischalen oder vergleichbaren Testplatten befindet sich eine dicke Agarnährbodenschicht, die dicht mit den Testbakterien beimpft ist. Es gibt die folgenden drei Möglichkeiten, abgemessene Antibiotikamengen unterschiedlicher Konzentration dem verfestigten Nährsubstrat zuzusetzen:

- genaue Pipettierung in ausgestanzte Löcher („Lochtestverfahren"),
- Aufsetzen steriler Zylinder aus Porzellan oder rostfreiem Stahl auf die Agarschicht und Einpipettieren der Probelösung,
- Auflegen von Filterpapierscheibchen, die mit der Prüflösung durchtränkt sind.

Prüf- und Referenzlösungen werden alternierend in mindestens drei unterschiedlichen Konzentrationen aufgebracht. Anschließend werden die Proben bei einer im Arzneibuch vorgeschriebenen Temperatur etwa 18 h lang bebrütet. Die Antibiotika diffundieren vom Stanzloch, dem aufgesetzten Zylinder oder dem imprägnierten Filterscheibchen aus innerhalb von 10–90 min in das Agargel, sodass nach dem Bebrüten bei Erscheinen der ersten Bakterienkolonien Hemmhöfe von 10–30 mm Durchmesser zu beobachten sind. Die am Rande der Hemmhöfe vorliegenden Antibiotikakonzentratio-

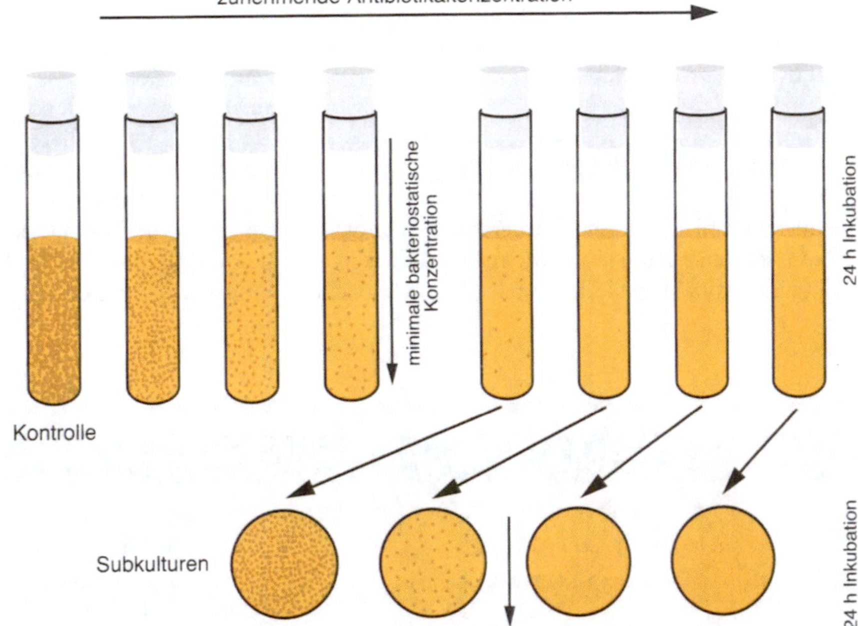

Abb. 3.8. Im Reihenverdünnungstest misst man das Wachstum eines gegen das Antibiotikum empfindlichen Mikroorganismus in fallenden Konzentrationen in einem flüssigen Nährmedium. Auf der quantitativen Auswertung mittels eines Photometers (Turbidimeters) unter Einhaltung definierter Bedingungen fußt die Wertbestimmung von Antibiotika nach Ph.Eur. 1997 (Bezugsstandard: bekannte Konzentrationen von *CRS*-Antibiotika). (H. Zähner 1965)

nen entsprechen der minimal hemmenden Konzentration (MHC). Die Auswertung von Hemmdurchmesser oder Hemmflächen erfolgt unter Heranziehung üblicher statistischer Methoden.

Turbidimetrische Methode ▶ Die Turbidimetrie oder Trübungsmessung beruht auf dem Faraday-Tyndall-Effekt, den Gesetzen der Lichtstreuung durch ein trübes Medium. Im vorliegenden Anwendungsfall besteht zwischen dem Trübungsgrad einer Bakteriensuspension und der in ihr vorliegenden Keimzahl eine unmittelbare Beziehung. Die Intensität des Streulichtes bzw. der Trübungsgrad ergibt sich im Falle einer turbidimetrischen Messung aus der Intensitätsabnahme des einfallenden Lichtstrahls nach dem Durchgang durch das trübe Medium.

Die turbidimetrische Wertbestimmung von Antibiotika nach PhEur 1997 stellt im Grunde einen Reihenverdünnungstest dar (Abb. 3.8), der optisch ausgewertet wird, mit einer Kontrolle, die aus einer Verdünnungsreihe des betreffenden Standardantibiotikums (*CSR)* besteht. Messungen sollen im linearen Bereich der Dosis-Wirkungs-Kurve erfolgen. Die statistische Auswertung muss sicherstellen, dass die Aktivität des Antibiotikums dem Mindestgehalt entspricht, den die jeweilige Arzneibuchmonographie fordert, beispielsweise bei Bacitracin 60 IE pro mg Substanz.

3.1.6 Antimikrobielle Wirkungsqualität

Die antimikrobielle Antibiotikatherapie (Chemotherapie) lässt sich nach der Natur der Krankheitserreger in eine antibakterielle, antivirale, antimykotische und antiparasitäre (im Sinne der Parasitologie, s. S. 244) unterteilen. Das umfangreichste und auch erfolgreichste Teilgebiet der antimikrobiellen Chemotherapie ist die antibakterielle Chemotherapie. Sie steht im Blickpunkt der nachfolgenden Darlegung.

Die gegen Bakterien gerichteten Antibiotika unterteilt man in bakteriostatische und in bakterizide Mittel. Bakteriostatika hemmen lediglich die Vermehrung der Erreger; bei ihrer endgültigen Eliminierung aus dem Organismus spielen die immunologischen Abwehrreaktionen des Wirtes die Hauptrolle. Bakterizide Antibiotika sind imstande, aus eigener Kraft – ohne Mithilfe des Immunsystems – die Erreger abzutöten. Diese Klassifizierung ist nicht allzu stringent zu betrachten: es gibt Antibiotika, die bei niedrigen Konzentrationen bakteriostatisch, bei höheren aber bakterizid wirken (Tabelle 3.5). Unter den bakteriziden Antibiotika wiederum gibt es Vertreter, die bakterizid lediglich auf sich teilende Bakterien wirken (Beispiel: Penicilline), während andere Antibiotika auch fertige, nicht im Aufbau begriffene Strukturen zerstören (Beispiel: Polymyxine).

Die Klassifizierung in bakteriostatisch und bakterizid ist für den Therapeuten relevant. Wenn die Infektabwehr des Patienten geschwächt ist, müssen bakterizid wirkende Antibiotika verordnet werden. Am deutlichsten zeigt sich der fehlende Immunschutz als Konsequenz einer HIV-Infektion. An sich nicht lebensgefährdende Bakterien- und Virusinfektionen können schließlich trotz Antibiotikatherapie und anderen Behandlungen zum Tode führen. Neben HIV-Infektionen gibt es zahlreiche weitere qualitative und quantitative Defekte der immunologischen Abwehr. Die häufigsten sind: primäre (idiopathische) Immunmangelsyndrome, Karzinome,

Tabelle 3.5. Einteilung von Antibiotika nach Bakterizidie und Bakteriostase. (Nach Reiner 1974)

Wirkungstyp	Antibiotikum (Beispiele)
Bakterizid, teilweise auch auf ruhende Keime	Polymyxine, Streptomycine, Aminoglykosidantibiotika
Bakterizid, nur auf proliferierende Keime	Penicilline, Cephalosporine, Vancomycin, Bacitracin
Bakteriostatisch, in höheren Konzentrationen auch bakterizid	Tetracycline, Chloramphenicol, Makrolide, Lincomycin, Clindamycin, Fusidinsäure
Bakteriostatisch, ausschließlich	Cycloserin/Viomycin

Traumen, Unterernährung und Einnahme immunsuppressiver Arzneimittel. Auch bei davon betroffenen Patienten kann jede Infektion innerhalb kürzester Zeit bedrohliche Formen annehmen.

Bakteriostatische und bakterizide Antibiotika sollen nicht in Kombination miteinander angewendet werden, da u. U. mit einer Wirkungsabschwächung zu rechnen ist. Eine rasch einsetzende Bakteriostase beispielsweise durch Chloramphenicol, Tetracycline oder Makrolide nimmt den bakteriziden Mitteln der Penicillinreihe die spezifische Einwirkungsmöglichkeit auf sich vermehrende Keime, speziell auf die sich während der Teilung streckende Zellwand (s. S. 278).

3.1.7 Wirkmechanismen antimikrobiell wirksamer Antibiotika auf zellulärer und molekularer Ebene

Bakterien, Pilze und Tumorzellen verfügen über eine Reihe gruppenspezifischer Strukturen und/oder Stoffwechselprozesse. Damit bieten sich für Antibiotika selektive Angriffsmöglichkeiten zur Hemmung von Wachstum und Vermehrung dieser Zellen oder zu ihrer Zerstörung. Hinsichtlich des jeweiligen Wirkmechanismus sind **Wirkort (Angriffspunkte) und Wirkungsmechanismus** zu unterscheiden. Mit Wirkort sind primär ganz bestimmte Strukturen gemeint, an die das Antibiotikum bindet (Zellwand, Membran, Ribosomen, Strukturproteine), doch wird der Terminus nicht immer rein topologisch verwendet. Oft sind auch die Prozesse gemeint, die zum Aufbau dieser Strukturen führen. Antibiotika hemmen

- die Biosynthese und Funktion des genetischen Materials der Chromosomen, der Ribo- und der Desoxyribonukleinsäure;
- die Biosynthese von Zellbausteinen;
- die Biosynthese von Proteinen;
- die Biosynthese der Zytoplasmamembran;
- die Biosynthese der Zellwand und
- die Biosynthese und Funktion der äußeren Membran (bei gramnegativen Bakterien).

Die meisten Antibiotika greifen in Strukturen ein, die sich im Aufbau befinden. Antibiotika, die bereits fertige Strukturen zerstören (z. B. die Gramicidine, S. 283 u. 336), bilden die kleinere Teilmenge. Um eine im Aufbau befindliche Struktur hemmen zu können, muss das Antibiotikum an Enzyme oder Reaktionspartner gelangen, die am Aufbau dieser Struktur beteiligt sind, und es muss mit einem dieser Partner in Wechselwirkung treten können. Molekulare Partner der Wechselwirkung von Antibiotika sind Nukleinsäuren, Proteine (Enzyme, tubuläre Proteine, Transportproteine) und Biomembranen. Durch Bindung des Wirkstoffes an den Wirkort („target") wird die normale Funktion des Biomoleküls gehemmt (inhibiert) bzw. qualitativ so verändert, dass es seine Aufgabe innerhalb des metabolischen Netzwerkes der Zelle nicht mehr wahrnehmen kann. Die Bindung kann

- durch chemische Reaktion des Antibiotikums mit reaktionsfähigen Gruppen des Biomoleküls (kovalent oder seltener ionisch) oder
- durch zwischenmolekulare Wechselwirkungen (Dipol-Dipol-Beziehungen, Elektronendonor-Akzeptor-Beziehungen, Wasserstoffbrückenbindungen, van-der-Waalssche-Wechselwirkung, hydrophobe Wechselwirkung)

zustande kommen, die den konformativen und energetischen Zustand von Makromolekülen (Nukleinsäuren, Funktionsproteinen) bis zur Funktionsunfähigkeit verändern.

Die zellulären Strukturen, mit denen ein Fremdstoff (hier: ein Antibiotikum) mit entsprechenden Folgen für biologische Wirkungen in Wechselwirkung tritt, werden in der Pharmakologie als **Rezeptoren** bezeichnet. Mit dem Begriff des Rezeptors ist die Vorstellung einer spezifischen Bindung verknüpft, während die oben aufgezählten Bindungsarten an sich unspezifisch sind, d. h., es sind viele Reaktionspartner des biologischen Substrats denkbar. Die Fixierung eines Antibiotikums an ein Rezeptorareal kommt durch ein Zusammenwirken mehrerer Bindungsarten zustande: In den Rezeptorarealen liegen polare und unpolare Gruppen in einer räumlich fixierten Position vor, sodass sich letztlich nur ein ganz bestimmter Wirkstoff mit entsprechend passender Anordnung funktioneller Gruppen an das Rezeptorareal anlagern kann: Antibiotikum und Rezeptor müssen eine enge strukturelle Komplementarität besitzen (Schloss-Schlüssel-Prinzip).

Das molekulare Ereignis der Bindung eines Antibiotikums an einen Rezeptor ist nur der Auslöser einer ganzen Kaskade von Ereignissen, die zu Wachstumsstillstand oder auch zur Zerstörung der Zelle führen können. Unter **Wirkungsmechanismus** versteht man die durch das Primärereignis ausgelösten charakteristischen biochemischen, physiologischen und morphologischen Veränderungen.

Hinweis: Der Begriff „Wachstum" hat in der Mikrobiologie eine doppelte Bedeutung. Einesteils versteht man darunter die mehr oder weniger gleichmäßige Zunahme aller Bestandteile eines Mikroorganismus, anderenteils kann der Begriff auch auf die Populationen von Keimen, z. B. auf eine Bakterienkultur, bezogen und als Zunahme der Zahl von Mikroorganismen verstanden werden. Mit „Bakterienwachstum" ist meistens das Letztere gemeint.

In die Nukleinsäuresynthese eingreifende Antibiotika

Die Synthese von Nukleinsäuren lässt sich in zwei Hauptphasen einteilen:

- Synthese der Nukleotide und Desoxynukleotide aus Vorstufen des zellulären Stoffwechsels und
- enzymatische Polymerisation der Nukleotide zu einem geordneten Informationsträger mittels des alten DNA-Stranges als Matrize.

Hemmung von DNA-Vorstufen ▶ Als Bausteine von DNA fungieren Desoxyribonukleotidtriphosphate. Deren Synthese kann an verschiedenen Stellen unterbrochen werden. Als Antimetaboliten wirken dabei den natürlichen Bausteinen nachgebildete Verbindungen: Sie verdrängen das natürliche Substrat von seinem Bindungsort an den Enzymen; teilweise werden sie dabei anstelle der natürlichen Präkursoren weiterverarbeitet und in die DNA eingebaut, wodurch deren Funktion gestört wird. Die Mehrzahl der Antimetaboliten ist synthetischer Herkunft: die Sulfonamide (Antagonisten der *p*-Aminobenzoesäure), Trimethoprim (Folsäureantagonist), Purinantagonisten (z. B. 6-Mercaptopurin) und die Pyrimidinantagonisten (z. B. 5-Fluoruracil). Natürlicher Herkunft sind das Azaserin, das heute nicht mehr therapeutisch verwendet wird, und das Pentostatin (Abb. 3.9).

Azaserin: Das aus *Streptomyces fragilis* isolierte Diazoderivat (*O*-Diazoacetylserin) ist ein Antimetabolit des Glutamins. Es sei daran erinnert: Zwei der vier *N*-Atome des Puringerüstes (N_3 und N_9) *stammen* aus dieser Aminosäure. Azaserin geht ähnlich wie das chemisch eng verwandte DON (6-Diazo-5-oxo-L-Leucin) irreversible Bindungen mit den *SH*-Gruppen der Formylglycinamid-Ribosyl-Transferase ein und blockiert so die Purinbiosynthese.

Pentostatin: Das Antibiotikum wird als Triphosphat in die DNA eingebaut und kann daher als Antimetabolit bezeichnet werden; allerdings ist das nicht der alleinige Wirkungsmechanismus. Charakteristisch im chemischen Aufbau ist die Ringerweiterung des Purins zur Diazepinstruktur (s. Abb. 3.9). Entdeckt wurde das Antibiotikum in einem Screening-Programm auf der Suche nach Inhibitoren der Adenosindesaminase. Isoliert wird es aus *Streptomyces antibioticus.* Pentostatin greift in die vielstufige DNA-Synthese ein, indem ein entscheidender Schritt gehemmt wird, nämlich die Umwandlung von Ribonukleotiden zu Desoxyribonukleotiden durch die Ribonukleotidreduktase. Pentostatin interferiert ferner mit dem Purinstoffwechsel in einer Weise, dass Adenosin und Desoxyadenosin intrazellulär akkumulieren. Über diesen Eingriff in den Gesamtpurinstoffwechsel dürfte auch die RNA-Synthese inhibiert werden.

Pentostatin ist zur Therapie von Haarzellenleukämie zugelassen. Es handelt sich um eine extrem selten vorkommende Leukämieform. Die Patienten zeigen Panzytopenie (Verminderung der Erythro-, Granulo- und Thrombozyten) mit entsprechend großer Anfälligkeit gegen Infektionskrankheiten. Unter dem Mikroskop zeigen sich atypische B-Lymphozyten mit haarartigen Fortsätzen des Zytoplasmas, woher die Krankheit ihren Namen erhalten hat.

In die DNA-Replikation eingreifende Antibiotika

Zum Verständnis der in die Replikation eingreifenden Antibiotika müssen Vorkenntnisse über den Replikationsmechanismus vorausgesetzt werden.

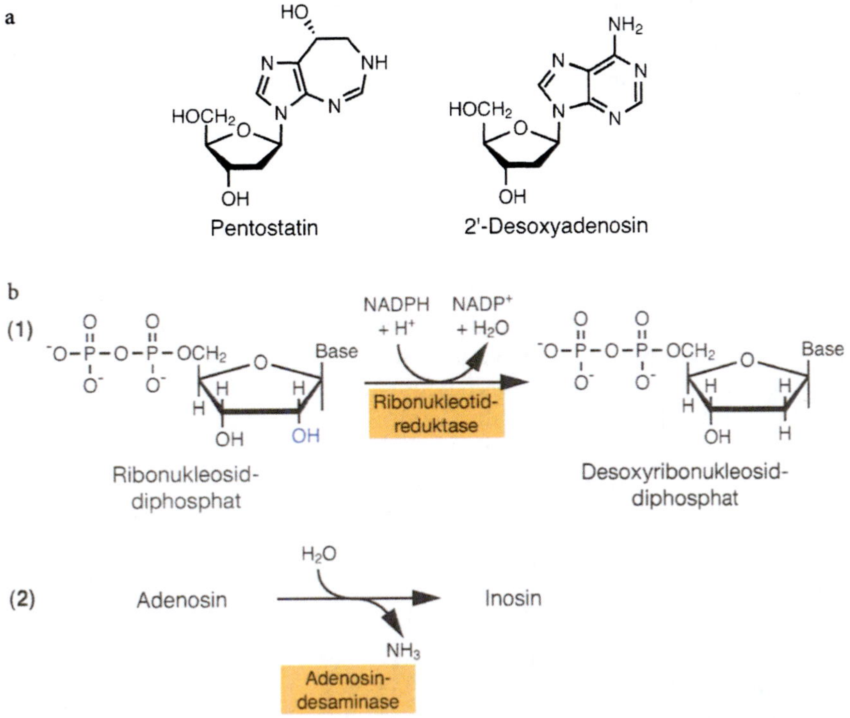

Abb. 3.9a, b. **a** Pentostatin im Strukturvergleich mit 2′-Desoxyadenosin: Der Purinteil ist zum Tetrahydro-imidazodiazepinring erweitert; die Aminogruppe ist im Zuge der oxidativen Ringerweiterung verloren gegangen. **b** Summengleichung der von der Ribonukleotidreduktase (1) und der Adenosindesaminase katalysierten Reaktion (2)

Nur die wichtigsten Fakten können nachstehend rekapituliert werden. Die korrekte identische Reduplizierung der im Elternkern vorhandenen DNA-Masse wird in ihrem topologischen Ablauf bekanntlich nach dem Watson-Crick-Modell erklärt: Entspiralisierung der Doppelhelix längs gewisser Strecken, Synthese komplementärer Stränge aus dem Nukleotidvorrat der Zelle nach dem Prinzip der Basenpaarung, bis zwei identische Doppelhelices vorliegen.

Zur Basenpaarung: Im Zentrum der Replikationsmaschine befindet sich ein Enzym, die DNA-Polymerase, das neue DNA mit einem der alten Stränge als Matrize synthetisiert. Die Polymerase katalysiert die Anbindung von Nukleotiden an das 3'-Ende der wachsenden DNA-Kette durch Ausbildung einer Phosphodiesterbindung zwischen diesem Ende und dem hinzutretenden Nukleotid. Jede neue Bindung führt zur Abspaltung eines Diphosphatmoleküls (PP steht für Di- und PPP für Triphosphat):

n × Nukleotid-PPP → DNA von n × Nukleotiden Länge + (n-1)PP

Die *Polymerisationsgeschwindigkeit* ist groß; sie beträgt bei *Escherichia coli* etwa 16000 Nukleotidpaare pro Minute, bei Eukaryoten etwa 2600 pro Minute. Bei einer bloß einstufig-sukzessiven Synthese, so hat man ausgerechnet, müsste die Replikation der Kern-DNA mindestens zwei Wochen dauern. Dem widersprechen Beobachtungen: In der Eizelle von Drosophila ist die Replikation innerhalb von drei Minuten abgeschlossen. Die Diskrepanz erklärt sich dadurch, dass die Replikation eines individuellen DNA-Fadens im Chromosom an vielen Stellen gleichzeitig stattfindet: Für Drosophila nimmt man etwa 6000 gleichzeitig in Aktion befindliche Replikationsstellen an (Replikationsgabeln: Orte der gleichzeitigen Entwindung der DNA und Synthese).

Ein spezielles Problem bietet die „Verpackung“ des DNA-Moleküls auf engstem Raum der Zelle.

Das bakterielle DNA-Molekül hat einen Umfang (als Kreis gerechnet) von etwa 1,5 mm und ist in einer ungefähr 1–2 µm großen Zelle zusammengedrängt. Das bedeutet: Die Länge des Chromosoms übersteigt den größten Durchmesser um etwa das Tausendfache. Ermöglicht wird die dichte Verpackung durch die so genannte Überspiralisierung (engl.: „supercoiling"), die darin besteht, dass das dünne Molekül in sich verdrillt wird. Bei der DNA-Replikation muss jedoch die DNA, um für Replikationsenzyme zugänglich zu sein, partiell entspiralisiert werden: Am Ende, wenn die DNA-Stränge kopiert sind, muss die Überspiralisierung wiederhergestellt werden. Ein Enzym, das dabei hilft, den Verdrillungsgrad zu ändern – das heißt sowohl zu entspannen als auch stärker zu verdrillen – ist die **Gyrase.**

DNA-Replikation beginnt und endet mit Enzymen, den so genannten Topoisomerasen, die die Knäuelstrukturen an den Replikationsstartpunkten entspannen und an den Replikationsendpunkten wieder aufwinden. Die Topoisomerase II, die bei Prokaryoten diese Funktion ausübt, wird als Gyrase bezeichnet.

Hemmstoffe der Replikation können an zahlreichen Stellen eingreifen, insbesondere

- in die Bereitstellung der zum Aufbau nötigen Purin- und Pyrimidinnukleotide (Näheres dazu s. Hemmung von DNA-Vorstufen, S. 260).
- Durch kovalente Bindung an doppelsträngige DNA. Antibiotika mit bifunktionellen Gruppen wie Mitomycin können die doppelsträngige DNA quervernetzen, sodass die Einzelstrangbildung bei der Replikation unmöglich wird. Die auf diese Weise quervernetzte DNA unterliegt einem schnellen Abbau durch Endonukleasen.
- Durch Veränderungen der Matrizeneigenschaften der DNA. Die betreffenden Antibiotika (Aktinomycin, Tetracycline) binden dabei *nicht*kovalent an die DNA, ohne deren Primärstruktur zu verändern (Interkalation).

Hinweis: Interkalieren: Wechselwirkung zwischen bestimmten planar gebauten Molekülen und der DNA, wobei sich das interkalierende Molekül zwischen zwei benachbarte Basenpaare der DNA-Doppelhelix schiebt. Die Folgen sind: Streckung der DNA → fehlerhaftes Ablesen bei der Replikation oder der Transkription → falsche Aminosäuresequenz eines Proteins.

- Durch Induktion von Einzelstrangbrüchen mit der Folge, dass das betreffende DNA-Molekül beschleunigt abgebaut wird. Beispiele für diesen Wirkungsmechanismus bieten die Bleomycine (Abb. 3.10) und die (therapeutisch nicht verwendeten) Streptonigrine.

Tabelle 3.6 listet Antibiotika auf, die replikationshemmend wirken. Dabei ist zu beachten, dass sie meist pleiotrop wirken, d. h., dass außer der Replikation auch weitere Vorgänge, z. B. die Transkrip-

Tabelle 3.6. In die DNA-Replikation eingreifende Antibiotika

Antibiotikum	Herkunft, Charakteristik	Wirkungsmechanismus
Aktinomycine	Chromopeptid aus *Str. antibioticus*	Pleiotrope Wirkungen: Durch Interkalation Hemmung der DNA-abhängigen RNA-Synthese und der DNA-Replikation
Bleomycine	Glykopeptid aus *Str. verticillatus*	Basenspezifische Bindung an DNA → oxidative Strangspaltungen
Chinoloncarbonsäuren	Synthetisch	Hemmstoffe der DNA-Gyrase
Daunorubicin	Anthracyclinstruktur aus Str.-Arten	Pleiotrope Wirkungen: Interkalation in DNA; Hemmung der Gyrase; Beeinflussung von Membranfunktionen
Mitomycine	Benzochinon- und Aziridinstruktur; *Str.*-Arten, z. B. *Str. caespitosus*	Alkylierung und Quervernetzung der DNA-Doppelhelix

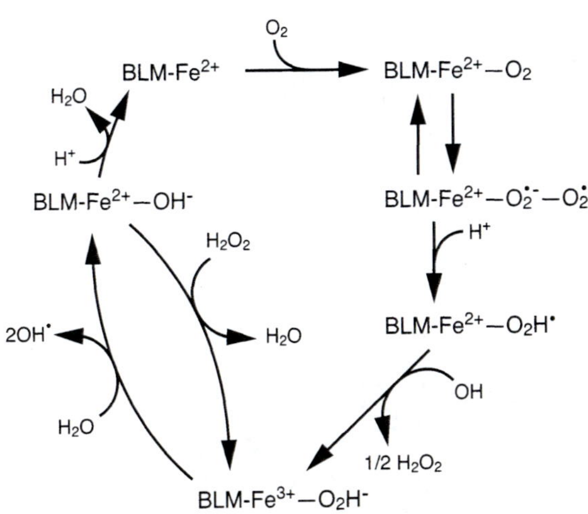

Abb. 3.10. Wahrscheinlicher Wirkungsmechanismus des Bleomycins. Es bildet sich zunächst ein 1:1-Komplex mit Eisen(II)-Ionen, der wie ein Katalysator funktioniert und die katalytische Freisetzung von DNA-Basen unter Strangbruch in einem zyklischen Redoxprozess ermöglicht (aus Gräfe 1992; dort Hinweise auf die Originalliteratur). Strukturformeln der Bleomycine A2 und B2 zeigt Abb. 3.64 (s. S. 315), die des Bleomycineisenkomplexes Abb. 3.66 (s. S. 316)

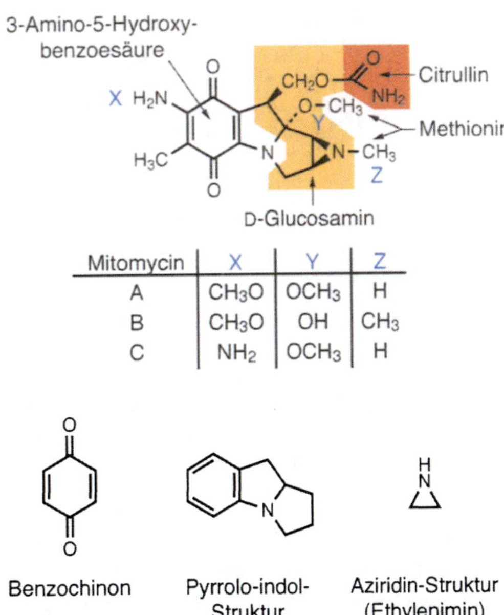

Mitomycin	X	Y	Z
A	CH_3O	OCH_3	H
B	CH_3O	OH	CH_3
C	NH_2	OCH_3	H

Abb. 3.11. Mitomycine. Es handelt sich um eine Sammelbezeichnung für Antibiotika mit Benzochinon- und Aziridinstruktur, die aus Kulturen von verschiedenen Streptomycesarten wie *Streptomyces verticillatus* und *Streptomyces caespitosus* gewonnen werden. Biosynthesebaustein des Benzochinonteils ist 3-Amino-5-hydroxybenzoesäure. Auf einige weitere Biosynthesevorstufen des kondensierten Pyrrolo[1,2-a]indolsystems wird, soweit sie bekannt sind, in der Abbildung hingewiesen

tion, gehemmt werden können (Beispiel: Dactinomycin).

Bleomycin ▶ Der durch Wildstämme von *Streptomyces verticillatus* gebildete Bleomycinkomplex besteht aus ungefähr 16 natürlichen Komponenten. Die Strukturformeln des therapeutisch verwendeten Gemisches Bleomycin A_2 und B_2 ist an anderer Stelle wiedergegeben (s. Abb. 3.15 und 5.36). Diese beiden Bleomycine bilden Eisen^{2+}-Chelat-Komplexe, die durch Interaktionen mit Sauerstoff DNA-Brüche induzieren. Der Eisen-Bleomycin-Komplex fungiert wie eine Oxidase, die Elektronen von Fe^{2+} auf molekularen O_2 unter Bildung aktivierter Sauerstoffspezies transferiert (Abb. 3.10). Die Folgen: Die von Bleomycin erreichten Zellen zeigen chromosomale Aberrationen, darunter Chromatidbrüche, -lücken und -fragmente, aber auch Translokationen. Siehe dazu auch Kapitel 5.3.2, insbesondere S. 436.

Mitomycin C ▶ Aus dem Gemisch der Mitomycine (Abb. 3.11) wird das Mitomycin C säulenchromatographisch abgetrennt und fällt nach Kristallisation als eine blauviolette Substanz an. Das Antibiotikum funktioniert quasi als „prodrug": Erst intrazellulär nach metabolischer Aktivierung wird es als Alkylans wirksam (Abb. 3.12). Alkylierung eines DNA-Stranges (Formel 5 der Abb. 3.12) oder Quervernetzung komplementärer DNA-Stränge (Formel 6 der Abb. 3.12) haben Inter- und Intrastrangbrüche, DNA-Synthesehemmung oder Schwesterchromatidaustausch zur Folge. Die Wirkung ist im Prinzip Zellzyklus-unspezifisch, doch besteht eine besondere Sensitivität in der S- und in der G_2-Phase.

Hinweis: Schwesterchromatiden sind durch Replikation auseinander hervorgegangene Chromatiden eines Chromosoms und somit in der Regel genetisch identisch.

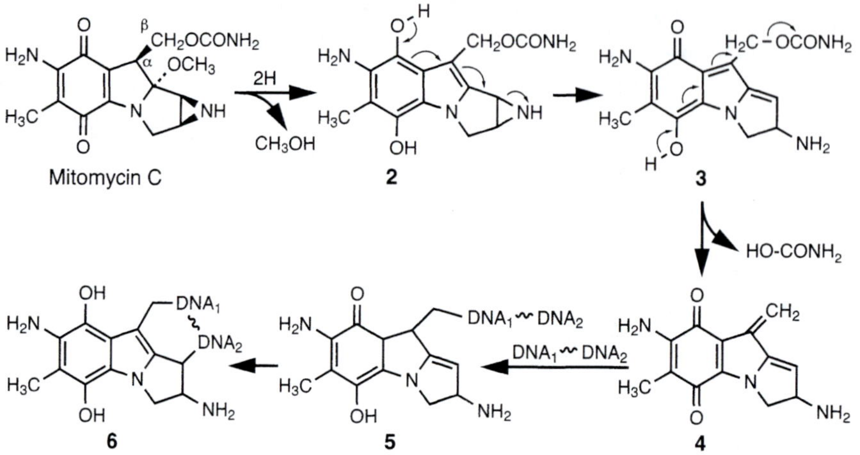

Abb. 3.12. Hypothetischer Wirkungsmechanismus von Mitomycin C. Nach Reduktion des Chinons zum Hydrochinon (**2**) fördert die Öffnung des gespannten Aziridinringes die Abspaltung von Carbamat (**3** → **4**) unter Bildung eines nukleophilen Zentrums, das mit Guaninresten (nicht eingezeichnet) in gegenüber liegenden DNA-Strängen (DNA_1 und DNA_2) reagiert, unter Ausbildung von zunächst einer (**5**) und in der Folge zweier kovalenter Bindungen (**6**). Die Mitomycine fungieren somit als bisalkylierende Agenzien. Bindungsort ist jeweils die 2-Aminogruppe von Guaninresten der beiden Stränge DNA_1 bzw. DNA_2. (Nach Karlson 1988; aus Gräfe 1992)

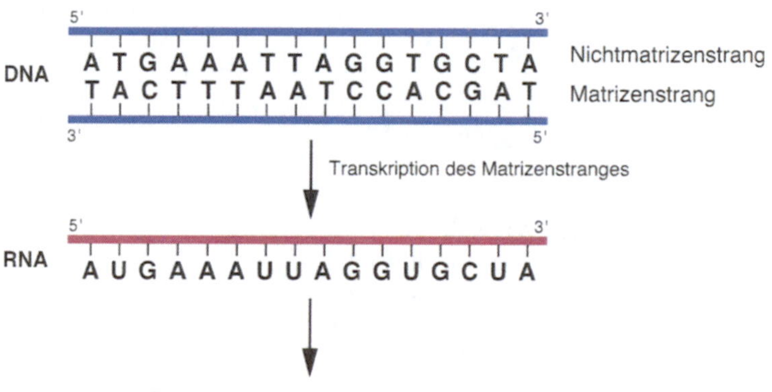

Abb. 3.13. Bei der Transkription wird nur einer der beiden DNA-Stränge kopiert. Der DNA-Strang, der als Matrize fungiert, wird auch als „Antisense-Strang" bezeichnet, das entstehende mRNA-Molekül als „Sense-Strang". Man beachte: RNA liegt stets einzelsträngig vor; sie kann sich ähnlich wie Polypeptide in verschiedenen Formen falten

In die RNA-Biosynthese (Transkription) eingreifende Antibiotika

Die RNA-Biosynthese besteht in einem Kopieren (Umschreiben) des einen DNA-Stranges in eine komplementäre RNA-Sequenz durch das Enzym DNA-abhängige RNA-Polymerase.

RNA unterscheidet sich von DNA durch ihre Einsträngigkeit (Abb. 3.13), die das Molekül im Vergleich zum DNA-Molekül instabiler macht, durch den Ersatz der Thyminbasen durch Uracil und durch das Auftreten von Ribose anstelle von Desoxyribose im Zucker-Phosphat-Rückgrat. Es wird nicht die Gesamt-DNA kopiert, sondern nur bestimmte Teilbereiche: RNA-Moleküle sind daher wesentlich kürzer als DNA-Moleküle.

Damit ein RNA-Strang von der DNA kopiert werden kann, muss die DNA-Doppelhelix vorübergehend auseinander gewunden werden. Es sind jeweils 17 Basenpaare geöffnet und bilden die „Transkriptionsblase" (Abb. 3. 14).

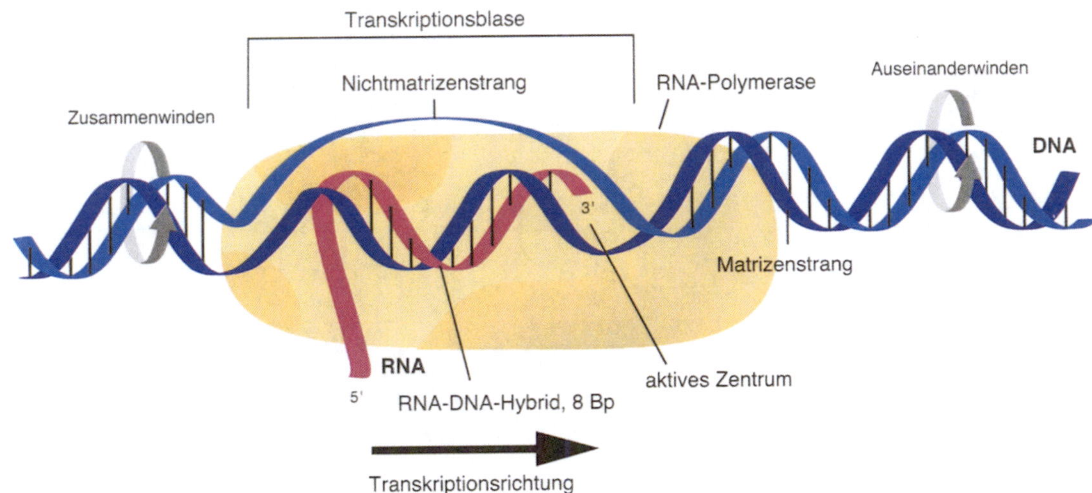

Abb. 3.14. Schema der Transkription. In der Gegend der Startstelle muss die DNA lokal entwunden werden, woraufhin die RNA-Polymerase mit der Transkription beginnt. Während die Polymerase auf der DNA „entlangläuft", addiert sie an die RNA-Kette ein Nukleotid nach dem anderen. Es kommt somit vorübergehend zur Bildung eines kurzen RNA-DNA-Hybridabschnitts. Die RNA in diesem Hybriddoppelabschnitt wird kurz nach ihrem Entstehen unter Bildung einer DNA-Doppelhelix abgetrennt („abgeschält"): In dem Maße, wie sich die RNA-Polymerase am DNA-Strang entlangbewegt, wird die DNA hinter ihr wieder zur Doppelhelix verwunden. (Aus Nelson u. Cox 2001)

Antibiotika, die die Matrizenfunktion der DNA beeinträchtigen, sind zugleich Hemmstoffe der Transkription (Beispiel: Dactinomycin).
Direkte Inhibitoren der RNA-Polymerase ohne wesentliche Wechselwirkung mit der DNA sind die Rifamycine.

Actinomycine ▶ Sie bilden eine Familie von in Streptomyceten weit verbreiteten orangerot gefärbten Peptiden. Etwa 30 natürliche Vertreter sind bekannt. Das therapeutisch verwendete Actinomycin D, das auch unter dem Namen **Dactinomycin** gehandelt wird, gewinnt man aus *Streptomyces antibioticus.* Gemeinsam ist allen Actinomycinen der Phenoxazonchromophor (Abb. 3.15), unterschiedlich sind einzelne Aminosäuren in den beiden Peptidlaktonringen.

Angriffsort. Der flache Phenoxazonteil des Moleküls schiebt sich zwischen zwei benachbarte Guanin-Cytosin-Basenpaare (Interkalation); zusätzlich wird das Molekül dadurch fixiert, dass sich die beiden Peptidlaktonringe in die kleine Furche der DNA-Doppelhelix hineinsenken (s. dazu auch Abb. 5.35, S. 435). Das Ergebnis ist eine relativ feste Bindung.

Wirkweise. Die DNA-Helix wird durch Interkalation in einer Weise verformt, die es der RNA-Polymerase unmöglich macht, am Matrizenstrang entlangzugleiten. Die RNA-Synthese wird in der so genannten Elongationsphase der Transkription gehemmt. Das ist die Phase, während der sich in der Transkriptionsblase (s. Abb. 3.14) ein kurzes RNA-DNA-Hybridstück ausbildet. Als weitere Folge der festen Bindung von Actinomycin an die DNA kommt es zu Einzelstrangbrüchen. Im Tierexperiment erwies sich Daunomyin als embryotoxisch.

Anwendung. Als Zytostatikum.

Rifamycin B ▶ Rifamycin ist ein Gemisch nahe verwandter Antibiotika, die zuerst aus *Streptomyces mediterranei* isoliert wurden. Spätere Untersuchungen ergaben, dass eine Komponente des Gemisches, das Rifamycin B (Abb. 3.16), die vergleichsweise stabilste Variante darstellt; es gelang außerdem, den technischen Fermentationsprozess so zu steuern,

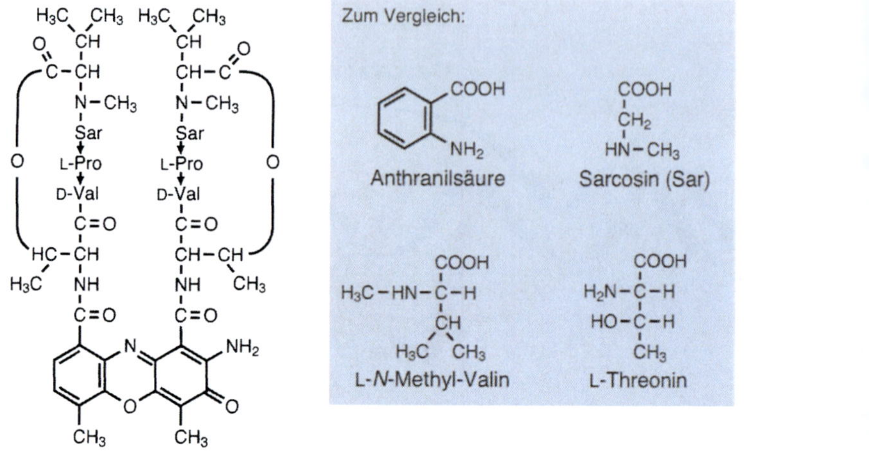

Abb. 3.15. Aufbau von Actinomycin D (Dactinomycin). Zwei Moleküle Anthranilsäure (hydroxyliert und *C*-methyliert) sind zum Phenoxazonsystem verknüpft. Die Hydroxygruppe des L-Threonins bildet in jedem Peptidteil einen inneren Ester (Lakton) mit dem Carboxyl des L-*N*-Methylvalins, d. h. ein Peptolid

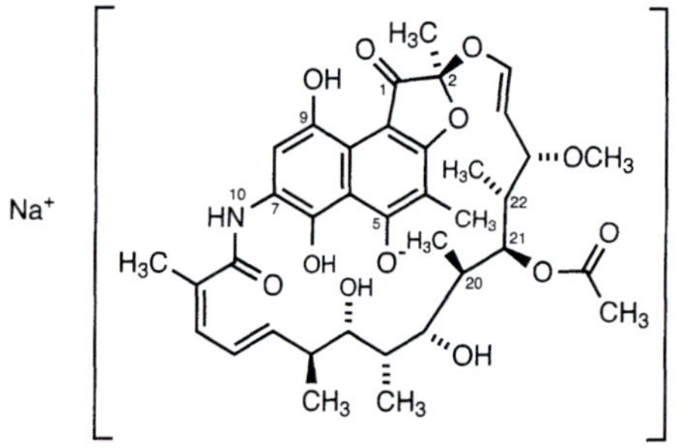

Abb. 3.16. Strukturformel und Bezifferung von Rifamycin-Natrium nach Ph.Eur. 1997. Vgl. auch Abb. 3.82 und Abb. 3.83

dass Rifamycin B als Einzelkomponente biosynthetisiert wird. Rifamycin B dient als Ausgangsprodukt zur partialsynthetischen Derivatisierung zu **Rifampicin** (Abb. 3.17).

Die Antibiotika der Rifamycingruppe hemmen spezifisch die Funktion der RNA-Polymerase sensitiver Bakterienzellen, während die entsprechende Polymerase von Säugetierzellen erst bei wesentlich höheren Konzentrationen gehemmt wird. Die Selektivität beruht somit auf quantitativen Unterschieden.

***Definition:* Die RNA-Polymerase ist das Enzym, das die Synthese eines RNA-Moleküls an einer DNA-Matrize aus Nukleosidtriphosphaten katalysiert.**

Wirkort. Die Rifamycine binden fest an die β-Untereinheit der RNA-Polymerase und hemmen spezifisch die *Initiation* der RNA-Synthese. Diese Aussage soll etwas näher erläutert werden, indem nachfolgend Aufbau und Funktion einer RNA-Polymerase skizziert werden.

Am besten studiert wurde der Aufbau einer bakteriellen RNA-Polymerase bei *Escherichia coli.* Das Enzym erwies sich als ein sehr großes (450 kDa) und komplexes System. Das so genannte Core-Enzym besteht aus 4 Untereinheiten ($\alpha_2\beta\beta'$). Fehlt eine dieser Untereinheiten, sinkt die Enzymaktivität auf null. Die Funktion der beiden α-Untereinheiten ist unsicher; die β-Untereinheit ist zuständig für die Verknüpfung von Phosphodiesterbindungen, die β′-Untereinheit bindet die DNA-Matrize. Das Core-Enzym $\alpha_2\beta\beta'$ kann zwar (in vitro) RNA synthetisieren, doch fehlt ihm die essentielle Fähigkeit, die Transkription an einer ganz spezifischen Stelle der DNA-Matrize einzuleiten, nämlich an der Stelle, an der die jeweils benötigte Genfolge beginnt. Diese Fähigkeit erlangt das Core-Enzym durch Assoziation der σ-Untereinheit: Diese Untereinheit erkennt den Promotor und initiiert auf diese Weise die Synthese.

An die Initiationsphase der Transkription schließt sich die Elongationsphase an, die an der Transkriptionsblase (s. Abb. 3.14) stattfindet. Für die Termination sorgen besondere Signalsequenzen auf der RNA, an die Proteine wie der ϱ-Faktor binden. Der ϱ-Faktor hat ATPase-Aktivität; er bindet an die entstehende RNA-Kette und zieht sie von der RNA-Polymerase und der DNA-Matrize weg (Modellvorstellung).

Abb. 3.17. Partialsynthese von Rifampicin, ausgehend von Rifamycin B. Hydrolytische Abspaltung des Glykolsäurerestes und spontane Oxidation führt vom Rifamycin B (s. Abb. 3.82, S. 331) zum Rifamycin S. Die weitere Reaktionsfolge dient der Einführung einer Formylgruppe in das Molekül und der Derivatisierung dieser Formylgruppe. Rifampicin zeigt erhöhte bakterizide Wirkung und ist oral resorbierbar. *THF* Tetrahydrofuran

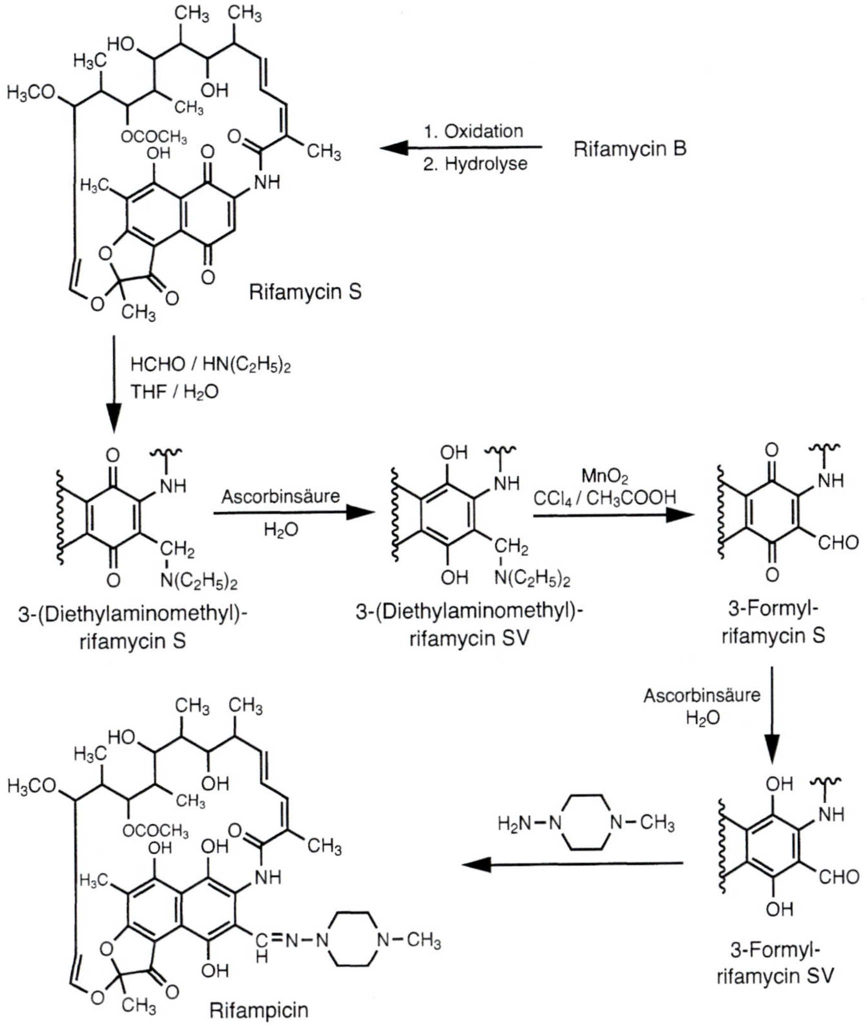

Rifamycin B → (1. Oxidation, 2. Hydrolyse) → Rifamycin S → ($HCHO / HN(C_2H_5)_2$, THF / H_2O) → 3-(Diethylaminomethyl)-rifamycin S → (Ascorbinsäure, H_2O) → 3-(Diethylaminomethyl)-rifamycin SV → (MnO_2, CCl_4 / CH_3COOH) → 3-Formyl-rifamycin S → (Ascorbinsäure, H_2O) → 3-Formyl-rifamycin SV → (H_2N-N Piperazin $N-CH_3$) → Rifampicin

Die ribosomale Proteinbiosynthese als Target

Wie bereits die DNA- und die RNA-Synthese, so denkt man sich auch die Proteinbiosynthese in die drei Phasen von Initiation, Elongation und Termination zerlegt. Bei der Proteinbiosynthese kommen zwei weitere flankierende Phasen hinzu: die Aktivierung der monomeren Aminosäuren und die Weiterverarbeitung des fertigen Proteins.

Die fünf Phasen sind Teile eines Gesamtprozesses, der als Translation bezeichnet wird. Durch die Translation werden die in Form von mRNA kopierten Nukleotidsequenzen der Gene in Aminosäuresequenzen der Proteine „übersetzt": daher die Bezeichnung Translation (lat.: translatio [Übersetzung]; Tabelle 3.7).

Die Ribosomen als Ort der Proteinbiosynthese ▶ Die Ribosomen aller Zellen lassen den gleichen Bauplan erkennen: Sie bestehen aus zwei Untereinheiten (Abkürzung: UE) mit unterschiedlicher Sedimentationskonstante. Die 70*S*-Ribosomen aus Prokaryoten (Mitochondrien und Chloroplasten) bestehen aus den 2 UE mit Sedimentationskonstanten von 50*S* und 30*S*. Die große UE wiederum besteht aus zwei Ribonukleinsäuren von 23*S* und 5*S* so-

Tabelle 3.7. Die fünf Hauptphasen der Proteinbiosynthese bei Bakterien. (Aus Nelson u. Cox 2001)

Phase	Unentbehrliche Bestandteile
1. Aktivierung der Aminosäuren	20 Aminosäuren, 20 Aminoacyl-tRNA-Synthetasen, mindestens 20 tRNAs, ATP, Mg^{2+}-Ionen
2. Initiation	mRNA, *N*-Formylmethionyl-tRNA, Initiationskodon in der mRNA (AUG), 30*S*-Ribosomen, 50*S*-Ribosomen, Initiationsfaktoren (IF-1, IF-2, IF-3), GTP, Mg^{2+}-Ionen
3. Elongation	Funktionsfähiges 70*S*-Ribosom (Initiationskomplex), Aminoacyl-tRNAs je nach Kodon, Elongationsfaktoren (EF-Tu, EF-Ts, EF-G), GTP, Mg^{2+}-Ionen
4. Termination und Freisetzung	Terminationskodon in der mRNA, Polypeptidfreisetzungsfaktoren (RF_1, RF_2, RF_3), ATP
5. Faltung und Weiterverarbeitung nach der Translation	Spezifische Enzyme, Kofaktoren und andere Bestandteile für Entfernung der Initiationsbausteine und Signalsequenzen, proteolytische Weiterverarbeitung, Modifikation endständiger Reste sowie Anheftung von Phosphat-, Methyl-, Carboxyl-, Kohlenhydrat- und prosthetischen Gruppen

wie aus 36 verschiedenen Proteinen (L-Proteinen), die kleinere UE aus einer 5*S*-rRNA und 21 verschiedenen Proteinen (*S*-Proteinen; Abb. 3.18). Die im Zytosol von Säugetierzellen vorkommenden 80*S*-Ribosomen bestehen aus den beiden 60*S*- und 40*S*-UE mit 67 bzw. 59 Begleitproteinen.

Zwischen den beiden Untereinheiten von Ribosomen im Funktionszustand befindet sich eine Art Rille, durch die die mRNA während der Kettenverlängerung (Elongation; s. Abb. 3.19) gleitet. Jede der beiden Untereinheiten hat eine eigene Teilrolle zu spielen. So bindet die mRNA an die kleine Untereinheit; die tRNA bindet spezifisch (durch Kodon-Antikodon-Wechselwirkung) an die kleinere und unspezifisch an die größere Untereinheit. Auf der größeren Untereinheit befinden sich zwei Bindungsstellen für tRNA, von denen die erste diejenige tRNA fixiert, die mit der in Bindung befindlichen Peptidkette beladen ist (P-Stelle), während die zweite diejenige tRNA aufnimmt, die die neu hinzukommende Aminosäure heranführt (Aminosäurebezirk gleich Akzeptorstelle gleich A-Stelle), Zwi-

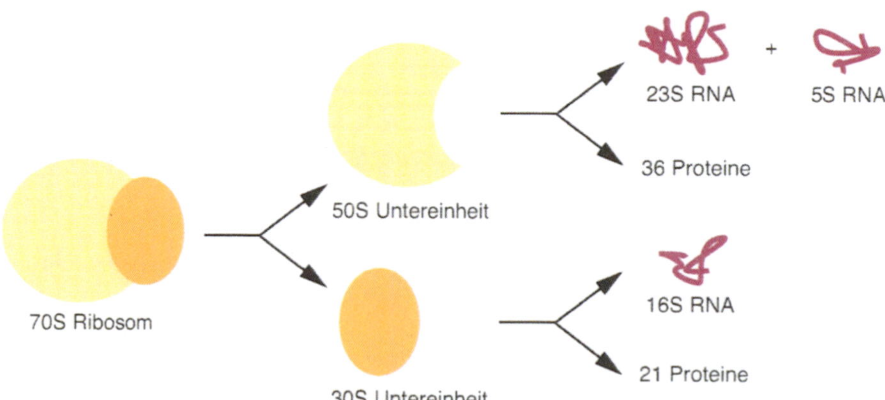

Abb. 3.18. RNA- und Proteinbestandteile des Escherichia-coli-Ribosoms. Die 33 Proteinmoleküle der großen Untereinheit (*UE*) werden durch die Bezeichnungen L 1 bis L 36 gekennzeichnet, die der kleineren durch S 1 bis S 21. Wie man heute weiß, sind nicht 36, sondern nur 33 unterschiedliche Proteinmoleküle am Aufbau beteiligt; die Differenz ist durch Doppelzählungen entstanden

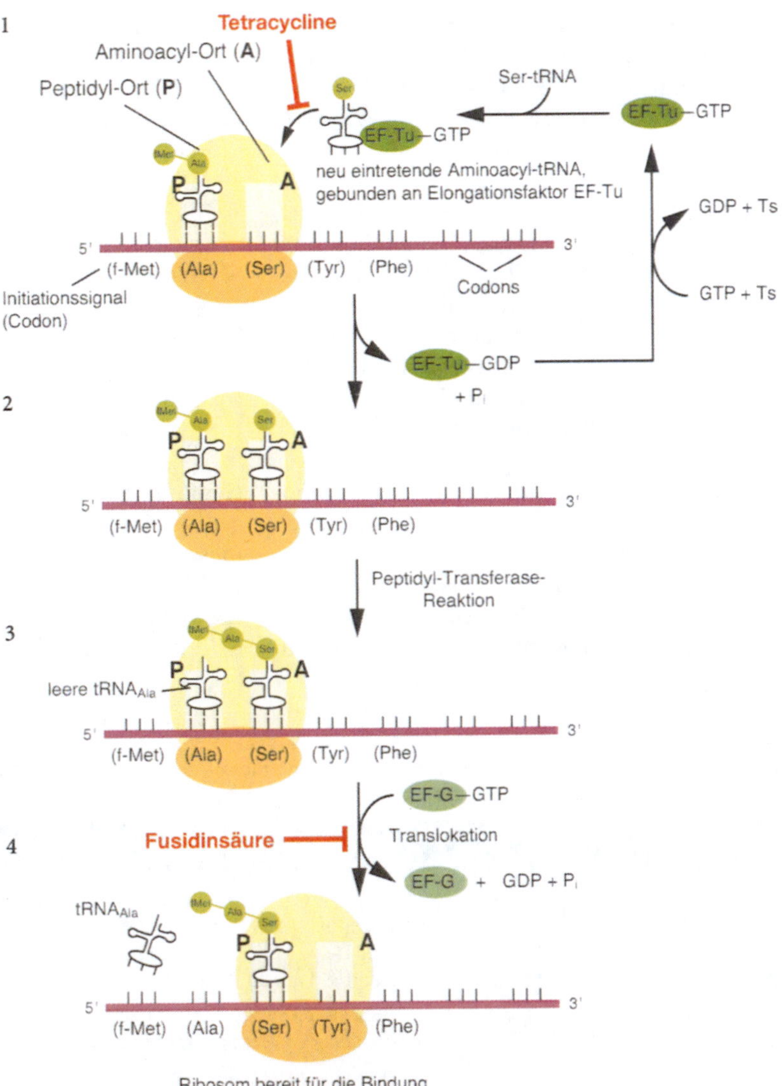

Abb. 3.19. Mechanismus der Elongation (Kettenverlängerung). Der Prozess lässt sich zerlegt denken in die Teilschritte Peptidyltransfer (**1→2→3**) und Translokation (**3→4**), das ist die Verschiebung der mRNA gegenüber dem Ribosom um ein Kodon. An 2 Stellen sind GTP-bindende Proteine involviert: EF-Tu-GTP im Schritt **1→2** und EF-G-GTP im Schritt **3→4**. Die Dissoziation GTP→GDP ist mit drastischen Konformationsänderungen in den Elongationsfaktoren EF-Tu und EF-G verbunden. Die Tetracycline hemmen die EF-Tu-abhängige Bindung von Aminoacyl-tRNA an der A-Stelle des Ribosoms. Fusidinsäure interferiert mit dem Elongationsfaktor EF-G, sodass die A-Stelle für die Aufnahme der nächstfolgenden Aminoacyl-tRNA nicht frei wird. *Hinweis:* Die Elongationsfaktoren EF-Tu, EF-Ts und EF-G sind nichts anderes als Proteine, ohne die der betreffende Schritt nicht abläuft. (Aus Dose 1996; leicht modifiziert)

schen die beiden Bereiche der A- und P-Stelle auf der größeren Untereinheit bindet ein weiteres ribosomales Protein: die Peptidyltransferase. Von dieser Topologie her wird verständlich, dass sich die Peptidyltransferreaktion in vitro mit Partikeln allein aus der größeren Untereinheit durchführen lässt. Die größere Untereinheit spielt eine bevorzugte Rolle bei der Translokation, d. h. bei der Verschiebung der Polypeptidyl-tRNA und der mit ihr durch das Kodon verbundenen mRNA relativ zum Ribosom. Für diese räumliche Verschiebung der Peptidyl-tRNA von der A- zur P-Stelle sind u. a. GTP – dessen Hydrolyse liefert die erforderliche Energie – und ein spezifisches Protein, der Elongationsfaktor G (die Translokase) erforderlich. Die räumliche Verschiebung (Wanderung) des Ribosoms an der mRNA kommt durch einen Wechsel seiner gesamten dreidimensionalen Konformation zustande.

Klassifizierung der Hemmstoffe ▶ Für die Klassifizierung der vielen Substanzen, die die Proteinbiosynthese hemmen, sind zwei Gesichtspunkte maßgeblich, der Wirkort und die Frage, in welche Phase der Synthese der Inhibitor eingreift.

Hinsichtlich des *Wirkungsortes* besteht die primäre Analyse darin, festzulegen, ob das betreffende Antibiotikum an die große Untereinheit oder an die kleinen Ribosomen-UE bindet. Wie man experimentell vorgeht, ist bereits früher am Beispiel der Bindung von Streptomycin beschrieben worden (s. S. 246 und Abb. 3.3). Man pflegt im Hinblick auf das Kriterium Wirkort die Proteinbiosynthesehemmer in vier Typen einzuteilen (Gräfe 1992):

- Inhibitoren der Aminosäureaktivierung (Aminoacyl-tRNA-Bildung) und der Transferreaktionen an Akzeptororte;
- Inhibitoren, die die kleine ribosomale 30*S*-Untereinheit inaktivieren: Bindung an Reaktionsorte oder deren konformative Verspannungen, verbunden mit Veränderungen der Wirkortumgebung bzw. der Wirkortaffinität für Substrate;
- Inaktivierung der größeren ribosomalen 50*S*-Untereinheit: Inaktivierung des Wirkortes bzw. Veränderungen der Wirkortumgebung und Affinität des Wirkortes zu Substraten;
- Inhibitoren extraribosomaler Proteinfaktoren wie der Initiations-, der Elongations- und der Terminationsfaktoren.

Tabelle 3.8 bringt für die therapeutisch genutzten Antibiotika eine Zusammenstellung der Wirkorte (Angriffspunkte) und deren unmittelbare Folgen für die Proteinsynthese.

Hemmung der Proteinsynthese und Sekundärfolgen ▶ Ein temporäres Anhalten der Proteinsynthese, wie sie durch die Antibiotikumeinwirkung erreicht wird, ist nicht per se für die Zelle tödlich. Ein vorübergehendes Sistieren der Proteinsynthese ist durchaus mit dem Leben der Zelle verträglich,

Tabelle 3.8. Therapeutisch genutzte Hemmstoffe der Proteinbiosynthese und deren Angriffspunkte (Wirkorte). Auf der in der linken Spalte angegebenen Seite werden die betreffenden Antibiotika im Detail besprochen

Antibiotikum	Wirkort und Wirkweise
Aminoglykosidantibiotika: Gentamicin (S. 312), Kanamycin (S. 309), Neomycin (S. 309), Streptomycin (S. 308), Tobramycin (S. 310)	Interaktion mit der kleinen 30*S*-UE: Initiation und Elongation werden besonders beeinträchtigt. Es kommt ferner zu Fehlablesungen der mRNA (s. Abb. 3.20) → Synthese falsch strukturierter Proteine → Zelltod. Wirken bakterizid
Chloramphenicol	Bindet an die größere 50*S*-UE. Hemmt die Peptidyltransferase und verhindert die Verknüpfung neuer Peptidbindungen
Erythromycin (S. 316)	Bindet an die große 50*S*-UE, speziell an das L15-Protein, und führt zur Freisetzung der Peptidyl-tRNA vom Ribosom während der Translokation
Fusidinsäure (S. 318)	Unterbricht die Biosynthese in der Elongationsphase. Nach der Translokation wird die Ablösung des Translokationsfaktors vom Ribosom verhindert (s. Abb. 3.19)
Lincomycin (S. 321)	Bindet an die 50*S*-UE. Hemmt die Peptidyltransferase und verhindert, dass neue Peptidbindungen geknüpft werden
Spectinomycin (S. 312)	Bindet an die 30*S*-UE, speziell an das *S*5-Protein und hemmt die Translation; bewirkt *kein* „misreading" und wirkt nicht bakterizid
Spiramycin (S. 332)	Bindet an die 50*S*-UE und blockiert die Ausbildung einer Peptidbindung *via* Peptidyltransferasehemmung
Tetracycline (S. 332)	Inhibieren die Bindung des ternären Komplexes Aminoacyl-tRNA-EF/TU-GTP an den mRNA-70*S*-Ribosomenkomplex

beispielsweise wenn die Nährstoffzufuhr vorübergehend knapp wird. Somit sind die Proteinsynthesehemmer zunächst einmal nur bakteristatisch – im Sinne von wachstumshemmend – wirksam. Bakterizid wirken die Proteinsynthese-hemmenden Antibiotika unter zwei Umständen:

- wenn die Bindung des Antibiotikums irreversibel erfolgt
- und/oder wenn eine an sich reversible Bindung eine Kaskade destruierender Folgeprozesse auslöst.

Welcher Art diese Folgeprozesse sein können, ist am Beispiel der Streptomycinwirkung näher untersucht worden. Das Szenario der Zellzerstörung stellt sich wie folgt dar (nach Davies 1988, aus Gräfe 1992):

Verursachung von *„misreading“* (Abb. 3.20) durch aktiv translatierende Polysomen nach Bindung an deren 30S-Untereinheiten → Membranschädigung durch falsch translatierte Proteine und als Folge davon ungehindertes Einströmen des Antibiotikums in das Zytoplasma und autokatalytische Verstärkung des *„misreadings“* → Blockierung initiierender 30S-Ribosomen und damit Unterbindung jeder weiteren Proteinsynthese → Irreversibilität der Proteinbiosynthesehemmung, da das Antibiotikum fester an freie, initiierende Ribosomen als an Polysomen bindet. Es wird dies aus der Beobachtung abgeleitet, dass auch nach Abbruch jeder Proteinsynthese weiterhin Streptomycin gebunden wird.

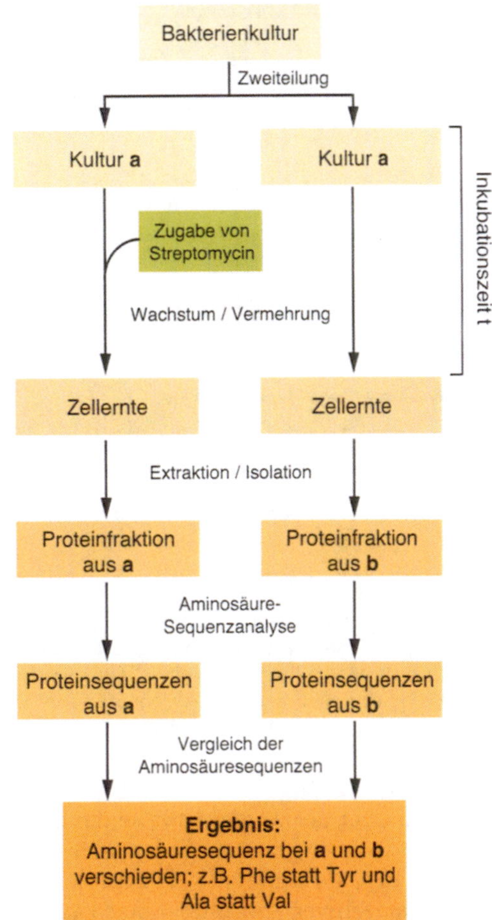

Abb. 3.20. Schema zur Erläuterung des Begriffes „Lesefehler“ (engl.: misreading). Streptomycin verursacht bei sich vermehrenden Bakterien einen Einbau von Aminosäuren in Proteinpositionen, die nicht dem genuinen Code entsprechen. Um „misreading“ nachzuweisen, muss die Streptomycinkonzentration unterhalb der bakterizid wirkenden Schwelle gewählt werden

Hemmstoffe der Zellwandbiosynthese

Definiert ist die Zellwand als den lebenden Protoplasten allseits umschließendes, der Plasmamembran (dem Plasmalemma) außen dicht anliegendes, als hochorganisiertes Sekret entstehendes totes Organell (Schubert u. Wagner 1993). Von einer Zellwand umgeben sind die Zellen von Bakterien, Pilzen und Pflanzen. Keine Zellwand besitzen die einzelligen Protozoen und die tierischen Organismen.

Die bakterielle Zellwand als Target für Antibiotika

Aufbau der Bakterienzellwand ▶ Kennzeichnendes Bauelement bakterieller Zellwände sind die Peptidoglykane oder Mureine (lat.: murus [Mauer]). Im Detailbau unterscheiden sich die Zellwände der grampositiven von denen der gramnegativen Bakterien (Abb. 3.21). In der grampositiven Zellwand bilden die Mureine die Hauptbestandteile; zusätzlich können Teichonsäuren (griech.: teichos [Mauer, Wall]) auftreten. Teichonsäuren sind Biopolymere aus Ribitol und/oder Glyzerol als monomere Komponenten und Phosphorsäure als Bindeglied der monomeren Bausteine (s. Abb. 3.21). Gramnegative Zellwände bestehen aus mindestens

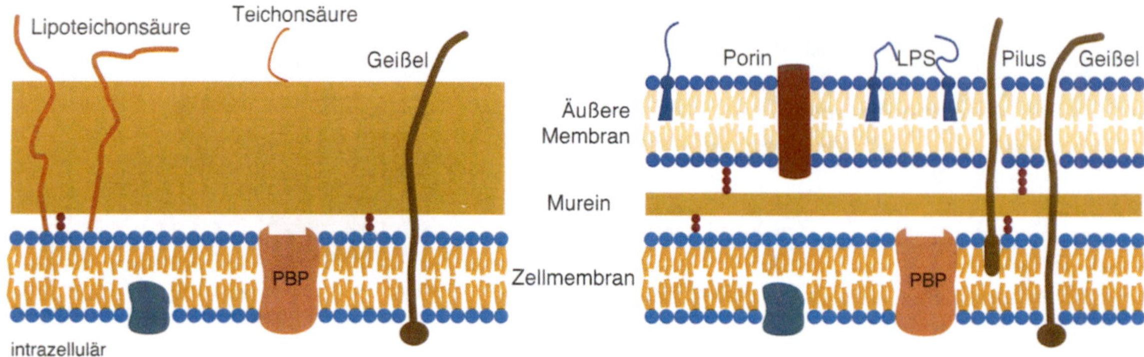

$$H-\left[-O-CH_2-\underset{OH}{\overset{2}{C}H}-\underset{OH}{\overset{3}{C}H}-\underset{OH}{\overset{4}{C}H}-CH_2-O-\underset{O^-}{\overset{O}{\overset{\|}{P}}}-\right]_n-OH$$

b Teichonsäure

Abb. 3.21a, b. **a** Prinzip des unterschiedlichen Aufbaus der Zellwände grampositiver und gramnegativer Bakterien. (Aus Hahn et al. 1999) **b** Bauprinzip einer Teichonsäure mit Ribitol als Phosphorsäureesterkomponente. Die freien OH-Gruppen des Ribitols in 2,3,4-Stellung können glykosidisch mit *N*-Acetylglukosaminresten und esterartig mit D-Alanin verknüpft sein. An die Stelle von Ribitol kann auch Glyzerol treten

5 Schichten. Über der vergleichsweise dünnen Mureinschicht – bei den gramnegativen Bakterien entfallen etwa 10% auf Murein (syn.: Peptidoglykan), bei den grampositiven etwa 50% – sitzen außerhalb der Mureinschicht als plastische Schicht drei weitere Polymere: Lipoprotein, eine Phospholipiddoppelschicht (auch als äußere Membran bezeichnet) und Lipopolysaccharide.

Die verschiedenen Mureine bzw. Peptidoglykane zeigen den folgenden konstanten Aufbau:

1. Grundelement ist eine lineare Polysaccharidkette aus einem Disaccharid, bei dem *N*-Acetyl-D-Glucosamin (Abkürzung durch das Symbol **G**) und *N*-Acetylmuraminsäure (Abkürzung durch das Symbol **M**) über β-1,4-Bindungen miteinander verknüpft sind. *Hinweis:* Muraminsäure ist ein 2-D-Glukosamin, das in Position *O*-3 mit Laktat verethert ist (Abb. 3.22).
2. Die einzelnen Polysaccharidketten sind über Carboxyle des **M**-Bausteins an eine terminale Aminogruppe eines Tetrapeptids gebunden (Abb. 3.23). Charakterisiert ist dieses Tetrapeptid dadurch, dass L- und D-Formen der beteiligten Aminosäuren alternieren. In Position 1 steht jeweils L-Alanin (L-Ala) und in Position 4 das enantiomere D-Alanin (D-Ala). *Hinweis:* Das alternierende Auftreten der Enantiomeren führt zu stabileren Polymeren als bei Inkorporation reiner L- oder D-Formen.
3. Die Peptiduntereinheiten sind durch Verknüpfung der terminalen Carboxylgruppe des D-Ala an die ε-Aminogruppe der Diaminokarbonsäure (Lysin oder *meso*-Diaminopimelinsäure) der nächststehenden Kette querverbunden.
4. Eine Variante der unter 3. beschriebenen Quervernetzung besteht darin, dass zwischen die Tetrapeptide eine weitere Oligopeptidkette eingeschoben ist (s. Abb. 3.23).

Durch diese Peptidquerverbindungen (Abb. 3.24) werden die Polyglykanketten schließlich zu einem einzigen Riesenmolekül, dem Mureinsakkulus, verknüpft.

Abb. 3.22. Monomere Bauelemente **G** und **M**, die zum Peptidoglykan (Murein) führen. Der formale Aufbau der Muraminsäure ergibt sich, indem man von der β-D-Glukose ausgeht: Die 2-OH-Gruppe denke man sich durch einen *N*-Acetylrest ersetzt und die 3-OH mit der OH-Gruppe der Milchsäure über eine Etherbrücke verknüpft. Die freie Carboxylgruppe der Milchsäure ermöglicht eine Peptidbindung an Aminosäuren, Beispiel: **M**-Tetrapeptid

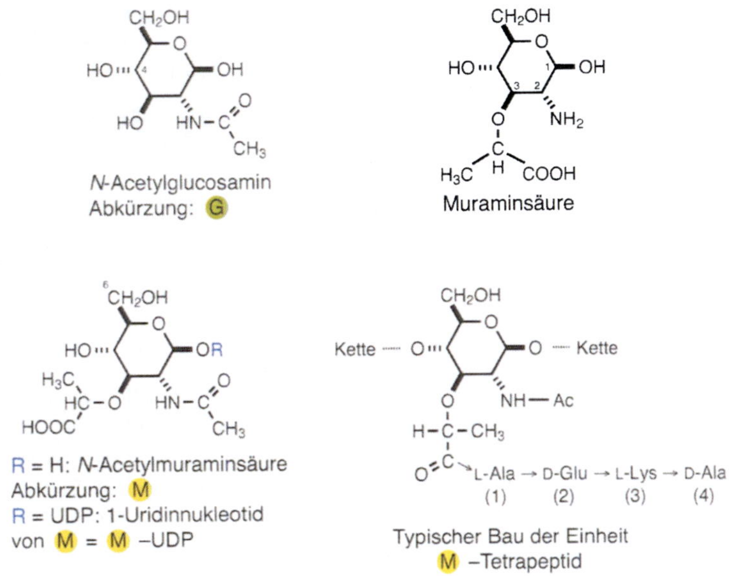

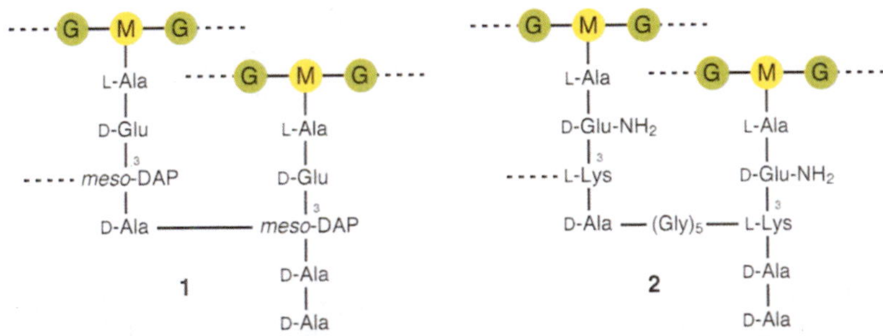

Abb. 3.23. Ausschnitt aus der Peptidoglykanstruktur eines gramnegativen (*1*) und eines grampositiven (*2*) Bakteriums. **G** *N*-Acetylglukosamin, in Position 1 an Uridindiphosphat gebunden (Formel s. Abb. 3.26); **M** *N*-Acetylmuraminsäure, in Position 1 an Uridindiphosphat gebunden (s. Abb. 3.26); *meso-DAP* meso-Diaminopimelinsäure

Innerhalb dieses Grundtyps gibt es zahlreiche Variationsmöglichkeiten. Sie betreffen die Art der Aminosäuren in Position 2 und 3 des Tetrapeptids, die Art der Peptidbrücke und vor allem die Häufigkeit der Peptidvernetzung. Beispielsweise sind bei vielen gramnegativen Bakterien die Tetrapeptide direkt miteinander verbunden. Bei *Staphylococcus aureus* ist diese Grundstruktur wie folgt variiert: In Position 2 der Tetrapeptidbrücke steht Glutamin; die einzelnen Tetrapeptide sind durch Pentaglycinbrücken miteinander verbunden, was zu einer besonders dichten Struktur führt. Ferner findet sich etwa die Hälfte aller 6-OH-Gruppen der **M**-Bausteine in acetylierter Form.

Bei *Escherichia coli* finden sich die folgenden Varianten: Das Lysin in Position 3 des Tetrapeptids wird konstant durch *meso*-Diaminopimelinsäure ersetzt. Ferner sind abweichend von *Staphylococcus aureus* nur etwa 30% der **M**-Bausteine überhaupt durch eine Tetrapeptidkette substituiert (s. Abb. 3.23 und Tabelle 3.9).

Der Mureinsakkulus stellt den eigentlich tragenden, Festigkeit und Form verleihenden Teil der

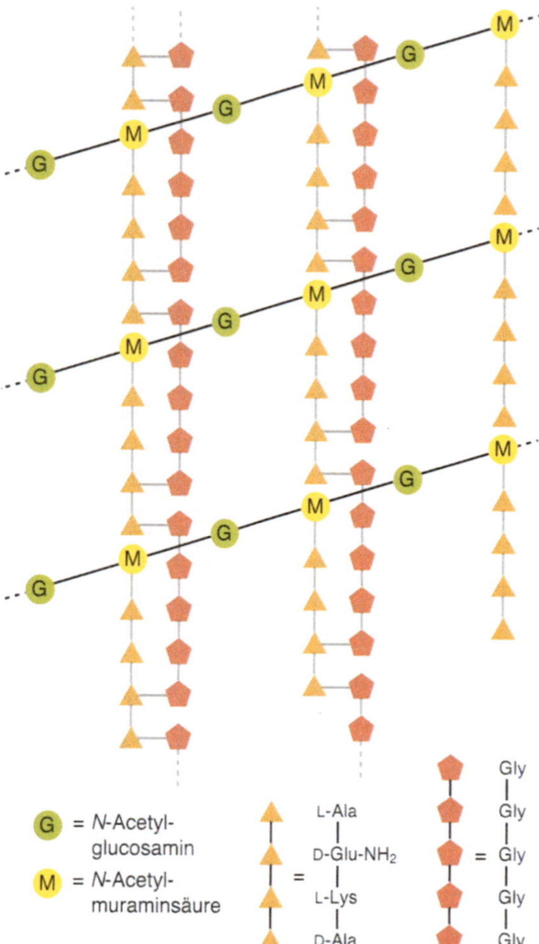

Abb. 3.24. Die Abbildung zeigt noch einmal schematisch den Aufbau eines Mureins. Die Stellen, an denen die linearen Polysaccharidketten quervernetzt sind, sind in der Abbildung daran erkenntlich, dass ein braunes Dreieck und ein rotes Fünfeck zusammentreffen: Die beiden Figuren symbolisieren die Verknüpfung von D-Ala mit endständigem Gly. Unter dem Einfluss von Penicillinen oder Cephalosporinen kommt diese Verknüpfung nicht zustande

Zelle dar, wodurch sie befähigt wird, einem hohen osmotischen Druck im Zellinnern standzuhalten. Der osmotische Druck im Inneren einer grampositiven Zelle ist 3- bis 5-mal höher als der im Inneren einer gramnegativen Zelle; entsprechend unterschiedlich dimensioniert sind die jeweiligen Peptidoglykanschichten (s. Abb. 3.21).

Tabelle 3.9. Unterschiede im Bau von Peptidbrücke und M-Tetrapeptid-Einheit bei *Staphylococcus aureus* (grampositiv) und *Escherichia coli* (gramnegativ)

	Staphylococcus aureus	Escherichia coli
Baustein M	50% 6-CH_2-OH 50% 6-CH_2-OAc	100% 6-CH_2-OH
Tetrapeptid		
Position 2	D-Glu-α-NH_2	D-Glu
Position 3	L-Lysin	*meso*-DAP

Die Zellwand als Permeabilitätsbarriere ▶ Der unterschiedliche Bau der Zellhülle grampositiver und gramnegativer Bakterien (s. Abb. 3.21) bedingt ein unterschiedliches Penetrationsvermögen für Antibiotika. Im Fall der grampositiven Bakterien muss bei einer passiven Aufnahme (durch Diffusion) das Antibiotikum zunächst die hydrophile Peptidoglykanschicht durchdringen und dann die lipophile Zytoplasmamembran, um in den Zytoplasmaraum zu gelangen. Falls der Wirkort der Zytoplasmaraum ist, darf offensichtlich das Antibiotikum weder stark hydrophil noch stark lipophil sein. Für die meisten Antibiotika bildet die Zellwand grampositiver Bakterien keine unüberwindliche Permeabilitätsbarriere, doch wirkt sie als Molekularsieb und hält höhermolekulare Verbindungen zurück.

Bei den gramnegativen Bakterien ist die Peptidoglykanschicht wesentlich dünner gebaut, doch findet sich außerhalb dieser Schicht eine Membran, die in ihrem Aussehen unter dem Elektronenmikroskop einer Biomembran ähnelt. Man bezeichnet sie als äußere Membran. Diese äußere Membran ist hinsichtlich der Lipidmatrix asymmetrisch gebaut, indem die innere Hälfte („monolayer") in Analogie zur Zytoplasmamembran aus Phospholipiden besteht, die äußere dagegen partiell aus Lipopolysacchariden (Abkürzung: **LPS**). Auf den komplexen Bau der LPS kann an dieser Stelle nicht näher eingegangen werden. Wichtig im vorliegenden Zusammenhang ist der hohe Anteil an Kohlenhydratketten, die – von der Membran her gesehen – nach außen gerichtet sind. Sie bilden auf diese Weise eine hydrophile Schutzschicht, die für lipophile Moleküle nicht durch Diffusion durchdringbar ist. In der äußeren Membran finden sich ferner Proteine mit Porenfunktion, die als **Porine** bezeichnet werden.

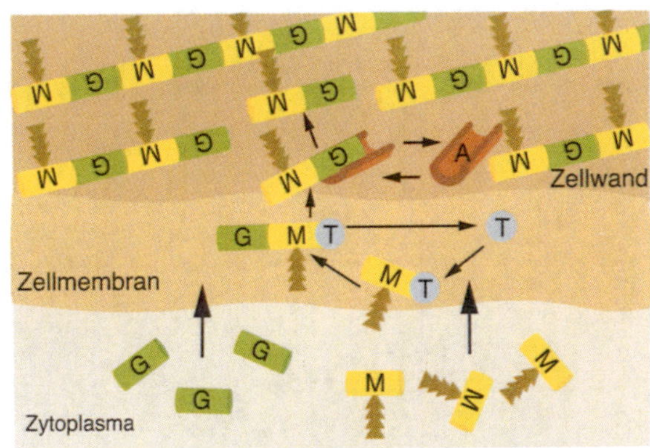

Abb. 3.25. Schematische Darstellung zum Transport von Peptidoglykanvorstufen aus dem Zytoplasmaraum über die Zytoplasmamembran an den Ort der Zellwandbiosynthese. *T* ein Lipid-Carrier (Näheres dazu s. Abb. 3.28); *A* ein hypothetischer Akzeptor; **M** *N*-Acetylmuraminsäure-UDP (s. Abb. 3.26); **G** *N*-Acetylglucosamin (s. Abb. 3.26). (Nach Vergnano u. Sassella 1973, zitiert aus Lancini u. Parenti 1982, S. 44)

Hydrophile Moleküle wie z. B. Aminosäuren, Zucker, Phosphate oder auch hydrophile Antibiotika können durch die wassergefüllten Porine hindurch in den **periplasmatischen Raum** gelangen. Dieser unterschiedliche Bau der Zellhülle grampositiver und gramnegativer Bakterien ist für das Wirkungsspektrum bedeutsam, worauf bereits an anderer Stelle (s. S. 250) eingegangen wurde.

Biosynthese des Peptidoglykans (Mureins) ▶ Anhand von Abb. 3.25 erkennt man, dass es zweckmäßig ist, die Synthese des Peptidoglykans in drei Hauptabschnitte zu unterteilen, abhängig davon, in welchem Kompartiment die einzelnen Biosyntheseschritte stattfinden.

Phase 1 läuft im Zytoplasmaraum ab. Es werden die Grundbausteine *N*-Acetylglucosamin (Abkürzung **G**), an Uridindiphosphat gebunden (UDP-**G**), und *N*-Acetylmuraminsäure (**M**), ebenfalls in aktiver Form als UDP-**M**, biosynthetisiert (Abb. 3.26). An UDP-**M** werden sukzessive Aminosäuren, darunter eine Diaminocarbonsäure, angehängt, beispielsweise unter Ausbildung eines UDP-**M**-Pentapeptids mit der Aminosäurefolge L-Ala, D-Glu, L-Lys, D-Ala und D-Ala (Abb. 3.27).

a
PEP
PEP-Transferase
UDP-*N*-Acetylglucosamin
Abkürzung: G –UDP
Enolpyruvatether von G –UDP
UDP-*N*-Acetylmuraminsäure
Abkürzung: M –UDP

b
PEP + Enzym–SH (PEP-Transferase)
Fosfomycin + Enzym–SH (PEP-Transferase)

Abb. 3.26a, b. a Biosynthese von *N*-Acetylmuraminsäure (an UDP gebunden) im Zytoplasmaraum von Bakterien. Welches Molekül als H_2-Donator fungiert, ist nicht gesichert. **b** Fosfomycin bindet aufgrund der strukturellen Ähnlichkeit mit PEP kovalent an die PEP-Transferase und hemmt damit einen frühen Schritt der **M**-UDP-Synthese. *UDP* Uridindiphosphat (hat die Funktion eines aktivierenden Nukleotids); *P* Phosphatrest PO_3H_2; *PEP* Phosphoenolpyruvat

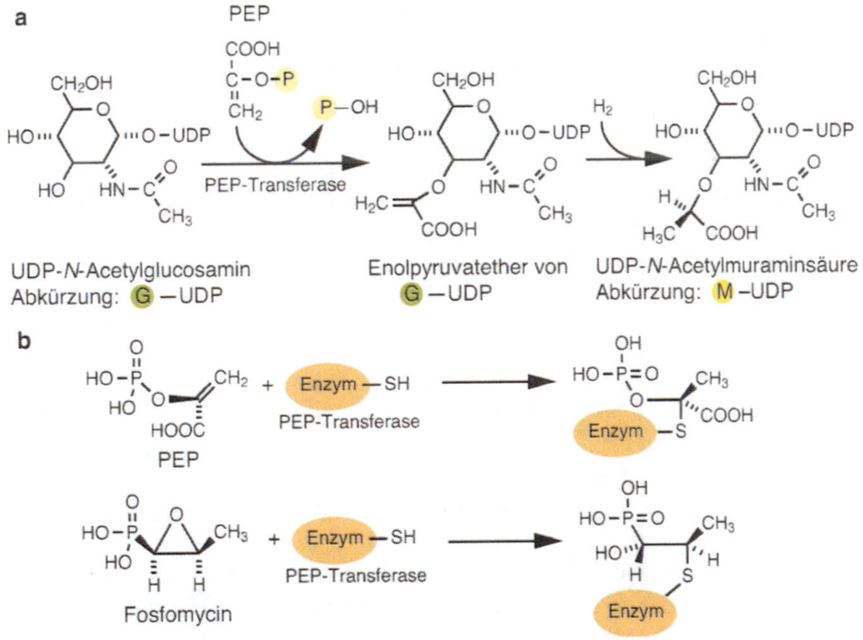

Abb. 3.27. Die Biosynthese des Mureins (Peptidoglykans) von *Staphylococcus aureus* setzt als erstes Stadium die Bildung eines UDP-*N*-Acetyl-muraminsäurepentapeptids *(6)* voraus, die im Zytoplasma erfolgt. Das Pentapeptid (**6**) wird aus dem Tripeptid (**4**) und dem Dipeptid (**5**) zusammengefügt. Cycloserin hemmt isosterisch sowohl die D-Alanin-Racemase als auch die D-Alanyl-D-Alanin-Synthetase – mit dem Ergebnis, dass die Mureinbildung bereits auf der Stufe des Tripeptids (**4**) unterbrochen wird

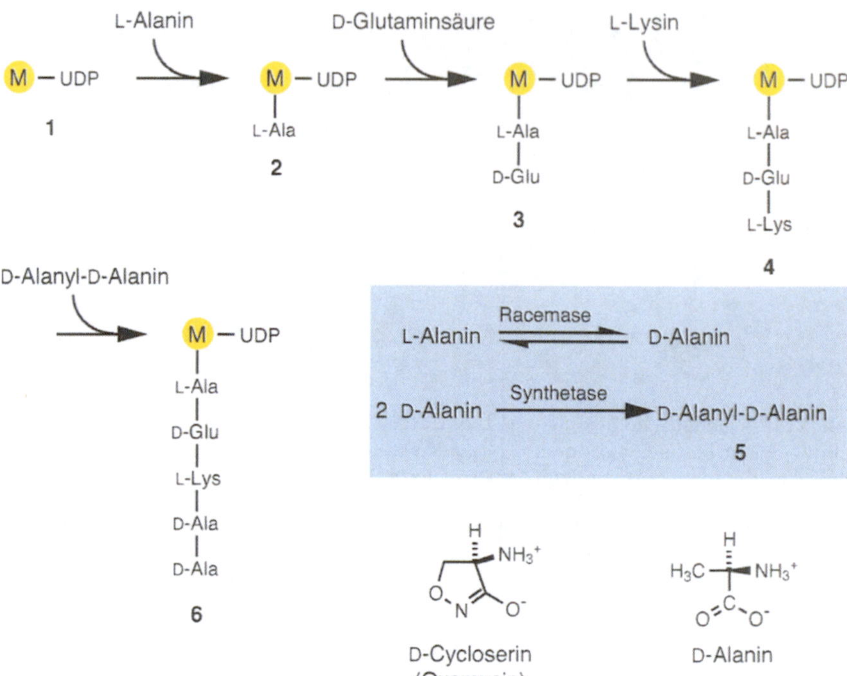

Phase 2 läuft an der Zytoplasmamembran ab. An der Innenseite übernimmt der Diphosphatester des C_{55}-Undecaprenylalkohols den UDP-**M**-Pentapeptidbaustein unter Bildung von C_{55}-PP-**M**-Pentapeptid. Die anschließende Umsetzung mit UDP-**G** durch eine Transpeptidase schafft den C_{55}-**M–(pentapeptid)**$\underline{^{1\to4}}$**G**-Baustein, der an der Außenseite der Zytoplasmamembran an eine wachsende Polysaccharidkette des Peptidoglykans unter Abspaltung von C_{55} ankondensiert wird. Dieser Vorgang ist als *Lipidzyklus* der Peptidoglykanbiosynthese bekannt (Abb. 3.28).

Hinweis: Die Transglykosidase des C_{55}-Lipidzyklus ist ein Enzym, das zur Gruppe der Penicillin-bindenden Proteine (Abkürzung: PBPs) gehört.

Phase 3 läuft außerhalb der Zellmembran ab. Parallel liegende Peptidoglykanstränge werden nach folgendem Mechanismus quervernetzt: Das endständige D-Alanin wird abgespalten und die durch diese Reaktion frei werdende Energie dazu benutzt, um zwischen dem Carboxyl des ursprünglich zweiten, nunmehr endständigen D-Alanins und der freien Aminogruppe der Diaminocarbonsäure einer benachbarten Peptidoglykankette eine Peptidbindung zu knüpfen (Abb. 3.29). Das fertige Murein enthält somit eine *Tetra*peptidbrücke, während der dazu im Zytosol hergestellte Präkursor ein *Penta*peptid darstellt. Die Abspaltung des endständigen D-Alanins erfolgt durch eine Carboxypeptidase und die Quervernetzung mittels einer Transpeptidase.

Hinweis: Die an der Polymerisationsreaktion zum Peptidoglykan beteiligten Enzyme Carboxypeptidase und Transpeptidase gehören wie die schon erwähnte Transglykosidase zur Gruppe der Penicillin-bindenden Proteine (PBPs).

Inhibitoren der Zellwandsynthese ▶ Bakterien vermehren sich vegetativ durch Teilung. Dazu muss in der Umgebung einer Einschnürung (des Septums) das Zellwandmaterial durch Autolysine (Peptidoglykanhydrolasen) gelockert und in dem Maße, wie sich die beiden Tochterzellen trennen, neues Zellwandmaterial synthetisiert werden. Inhibitoren der Zellwandsynthese (s. Zusammenstellung in Tabelle 3.10)

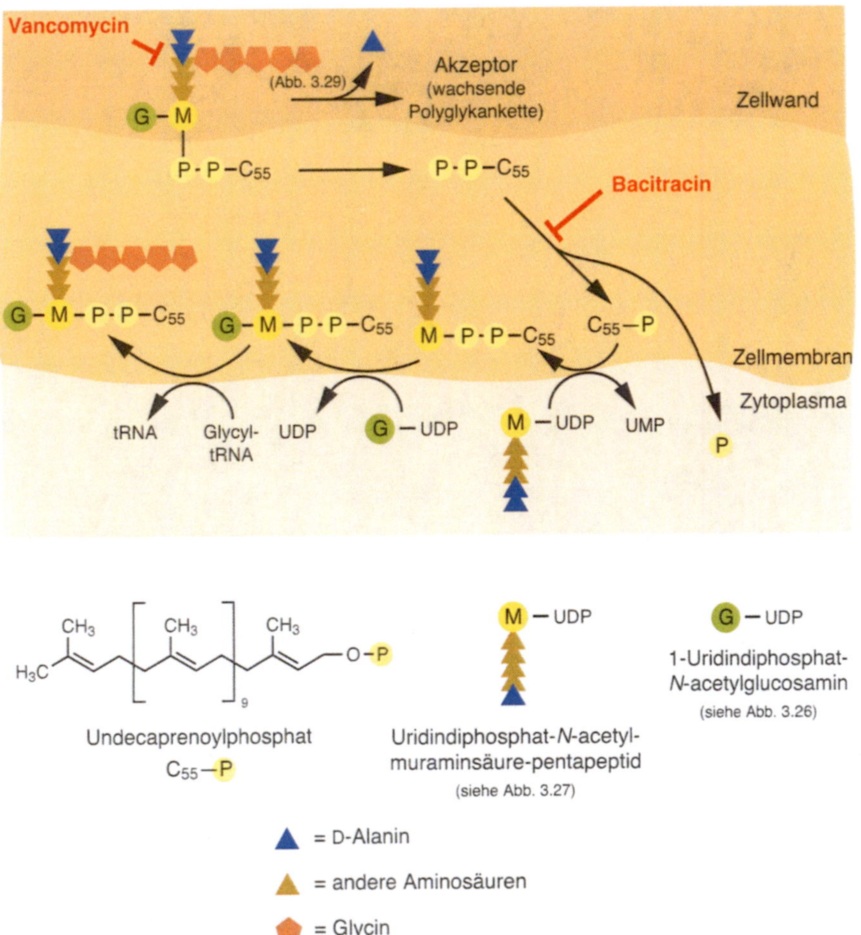

Abb. 3.28. Übersicht (in Ergänzung zu Abb. 3.25) über die in der Zellmembran von Bakterien ablaufenden Biosynthesereaktionen unter besonderer Berücksichtigung des C_{55}-Lipidzyklus. Das in der Zellmembran verankerte C_{55}-Undecaprenoylphosphat (Abk.: C_{55}-P) vermittelt die Einschleusung der polaren Biosynthesevorstufen *N*-Acetylmuramyl-pentapeptid (aktiviert als UDP-Derivat) und Acetylglukosamin (ebenfalls an UDP gebunden) aus dem Zytoplasma in die Zellmembran. C_{55}-P nimmt zunächst *N*-Acetylmuramyl-pentapeptid auf und verknüpft dieses Bauelement mit dem Acetylglukosamin unter Freisetzung von UDP zum disaccharidischen Pentapeptid. Bei grampositiven Bakterien wird die Pentapeptidkette durch eine weitere Anheftung von 5 Molekülen Glycin (Gly) zu einer verzweigten Decapeptidkette verlängert (in Abb. 3.25 nicht berücksichtigt). Das **G-M**-decapeptid wird an der Außenseite der Membran unter Abspaltung von D-Alanin auf die wachsende Polyglykankette übertragen. C_{55}-diphosphat wird frei, das nun, um neues UDP-**M** aufnehmen zu können, zum C_{55}-monophosphat dephosphoryliert wird; anorganisches Phosphat wird freigesetzt. Diesen Dephosphorylierungsschritt unterbindet Bacitracin

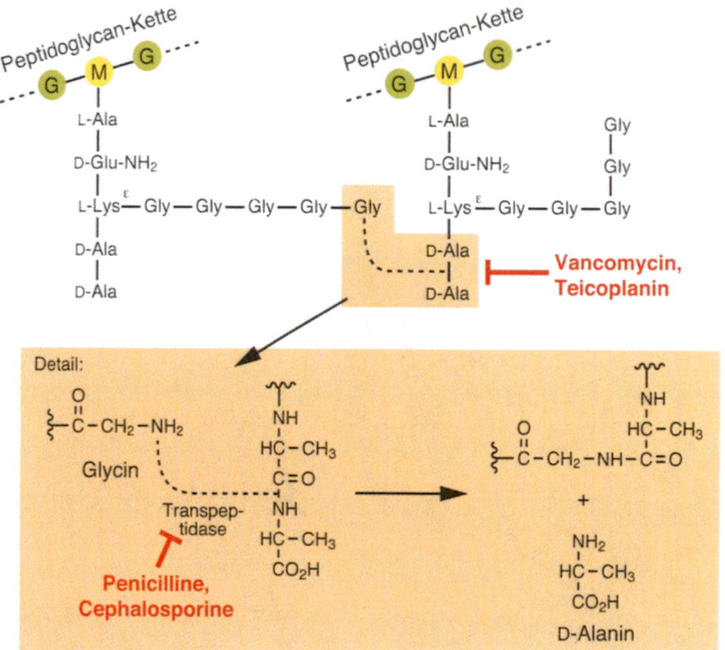

Abb. 3.29. Im letzten Stadium der Biosynthese von Murein (Peptidoglykan) erfolgt die Quervernetzung der linearen Glykopeptidstränge. Die Quervernetzung besteht in einer durch das Enzym Transpeptidase katalysierten Transpeptidierungsreaktion, bei der das Aminoende der einen Pentaglycinkette mit der terminalen Peptidbindung D-Ala-D-Ala eines anderen Stranges unter Abspaltung von D-Alanin reagiert. Die Penicilline und die Cephalosporine sind spezifische Hemmer dieser Transpeptidierungsreaktion. Vancomycin (Strukturformel s. Abb. 3.88, S. 338) und die Teicoplanine (syn.: Teichomycin) binden fest an den terminalen D-Ala-D-Ala-Rest und verhindern dadurch die Elongation der Peptidoglykankette und ihre Quervernetzung

greifen in das empfindliche Gleichgewicht zwischen Auf- und Abbau der Zellwand ein. Als Ergebnis gewinnen die autolytischen Prozesse die Oberhand und destabilisieren die Mureinstruktur.

Unter der Bezeichnung Autolysine werden bakterielle Enzyme zusammengefasst, die Peptidoglykan angreifen und insbesondere dessen Quervernetzung auflösen.

Antibiotika, die die bakterielle Zellwandbiosynthese hemmen, lassen sich unterteilen in:

- Inhibitoren der im Zytoplasma synthetisierten Vorstufen, z. B. Azaserin und Fosfomycin,
- Inhibitoren des Lipidzyklus, z. B. Bacitracin (s. Abb. 3.28) und
- Inhibitoren der Polymerisationsreaktion, z. B. Vancomycin (s. Abb. 3.29).

Allgemeine Eigenschaften der Peptidoglykansynthesehemmer ▶ Es handelt sich trotz unterschiedlicher Angriffspunkte durchweg um bakterizid wirkende Antibiotika. Ursache der irreversiblen Zellschädigung sind weniger die direkten Eingriffe der Antibiotika, sondern erst deren indirekte Folgen. Den Weg zur Zelllyse öffnen die bakterieneigenen Peptidoglykanlyasen oder Autolysine. Wie bereits erwähnt (s. S. 276), werden diese Enzyme bei der bakteriellen Zellteilung gebraucht, um der Zelle durch Lockerung des starren Gerüsts die Streckung und Septumbildung zu ermöglichen. Die Antibiotika verhindern, dass durch Neusynthese die Lücken geschlossen werden. Bedingt durch den hohen osmotischen Druck des Zytoplasmas bricht die Zellwand an den Schwachstellen: Das Zytoplasma fließt aus. Eine weitere gemeinsame Eigenschaft der Peptido-

Tabelle 3.10. In die Zellwandsynthese von Bakterien eingreifende Antibiotika

Substanz	Bauprinzip/Herkunft	Wirkweise
Bacitracin	Peptid (homöomer, zyklisch-heterodet), *Bacillus licheniformis*	Blockiert den Transfer des M-pentapeptids vom C_{55}-Carrier auf das naszente Peptidoglykan (s. Abb. 3.28)
Bicyclomycin	Bizyklisches Diketopiperazin, *Str. aizunensis* und *sapporensis*	Hemmt bei gramnegativen Bakterien eine spezielle Peptidyltransferase (s. Abb. 3.5)
D-Cycloserin	Streptomycesarten	Antagonist des zum Aufbau von Murein benötigen D-Alanins (s. Abb. 3.27)
Fosfomycin (Phosphonomycin)	*Streptomyces fradiae*	*N*-Acetyl-glukosamin-enolpyruvat-Transferase wird blockiert (s. Abb. 3.26)
Glykopeptide: Teicoplanin, Ancomycin	*Actinoplanes teichomyceticus* bzw. *Streptomyces orientalis*	Binden an den D-Alanyl-D-Alanin-Terminus (s. Abb. 3.29)
Betalaktame: Penicillin, Cephalosporine,	*Penicillium notatum und Penicillium chrysogenum*, teils partialsynthetisch	Hemmung der Quervernetzung der Peptidoglykanstränge durch Bindung an PBPs
Carbapeneme	partialsynthetisch	
Vancomycin	*Amycolatopsis (Strepromyces) orientalis*	Bindet an das D-Alanyl-D-Alanin-Ende der Zellwandpräkursoren, hemmt dadurch die Abspaltung des endständigen *D*-Alanin-Restes und damit die Peptidoglykankettenverlängerung

glykaninhibitoren ist, dass sie nicht auf ruhende Zellen wirken, was unmittelbar aus dem Wirkungsmechanismus folgt: Die Peptidoglykanlyasen (Autolysine) werden nur während der Zellteilung gebraucht und sind daher nur in einer sich in Teilung befindlichen Zelle aktiv. Ebenso unwirksam sind Peptidoglykaninhibitoren gegen zellwandlose (hüllenlose) Bakterien, von denen es drei Typen gibt:

- **Mykoplasmen** und **Ureaplasmen** sind parasitär auf der Oberfläche von Epithelien lebende Bakterien. *Mycoplasma pneumoniae* ist der Erreger einer speziellen Form von Pneumonie. Die fakultativ pathogenen *Ureaplasma-urealyticum*-Keime besiedeln die Epithelzellen des Urogenitaltrakts.
- Bei **L-Formen von Bakterien** handelt es sich um vermehrungsfähige Spontanmutanten an sich zellwandführender Bakterien (z. B. Meningokokken und Streptokokken), die ihre Zellhülle eingebüßt haben.
- **Protoplasten** sind „Kunstprodukte", die sich dann bilden, wenn man grampositive Bakterien mit Lysozym (Muramidase) behandelt.

Die Zellwand von Pilzen als Target

Die Pilze gehören zu den Eukaryota (griech.: eu [echt, gut]; karyotós [kernhaltig]), Organismen mit echtem Zellkern. Anstelle von Eukaryota stößt man in der Literatur oft auch auf die Bezeichnung Eukaryonta. Diese Variante ist zwar etymologisch nicht korrekt, im Deutschen aber vielleicht besser sprechbar. Pilze sind kohlenstoffheterotrophe, also zur Photosynthese unfähige Organismen. Sie benötigen zum Leben Kohlenstoff in reduzierter Form, den sie sich durch saprophytäre oder parasitäre Lebensweise beschaffen. Was die parasitäre Lebensweise anbelangt: Pilze sind in erster Linie Erreger von Pflanzenkrankheiten; nur etwa 100 von den ca. 55 000 bekannten Pilzarten sind für Tier und Mensch pathogen. Die meisten humanpathogenen Pilze sind Fungi imperfecti (lat.: imperfectus [unvollendet]). Das sind Pilze, von denen die sexuelle (oder „perfekte") Form nicht bekannt ist und die sich ungeschlechtlich durch Sporen vermehren.

Pilzinfektionen werden traditionell in systemische und in oberflächliche Mykosen (griech.:

mýkos [Pilz]) eingeteilt. Dementsprechend unterscheidet man auch systemische und topische Antimykotika. Allerdings ist diese Unterscheidung nicht allzu streng zu nehmen. Beispielsweise können Antibiotika vom Polyentyp sowohl systemisch als auch topisch eingesetzt werden; auch kann eine Reihe von Oberflächenmykosen systemisch behandelt werden (Beispiel: Griseofulvin zur Behandlung von Hautpilzerkrankungen).

Hinweis. Die Bezeichnung „systemisch" im Unterschied zu „lokal" ist befremdlich, da sofort an System und Systematik gedacht wird. In der Pathologie hat sich die Bezeichnung „systemisch" für Maßnahmen oder Geschehen eingeführt, die den Gesamtorganismus betreffen.

Aufbau der Zellwand von Pilzen ▶ Die Zellwand der Pilze hat zwar ähnliche Aufgaben wie die Bakterienzellwand, doch bestehen im chemischen Aufbau beträchtliche Unterschiede. Grundelemente sind lange Polysaccharidfäden aus α-Chitin, einem 1,4-β-Polymer aus *N*-Acetylglucosamin (Desacetylchitin) und aus 1,4-β-Glucan. Bei Hefen, einzelligen Pilzen, viele davon Fungi imperfecti, bilden 1,6-verknüpfte Mannosemoleküle das Grundgerüst (Mannane). Eine Verfestigung der Ketten wird durch Strangvernetzung über freie Hydroxygruppen benachbarter Einzelstränge erreicht, zum Teil auch durch Komplexbildung mit Proteinen. Schlüsselenzyme der pilzlichen Zellwandsynthese sind die Chitinsynthetase und die (1→3)-β-D-Glucan-Synthetase, die in Membranvesikeln apikaler (lat.: apex [Scheitel, Spitze]) Regionen der Pilzhyphe lokalisiert sind, Regionen, in denen das Hyphenwachstum stattfindet.

Hemmstoffe der pilzlichen Zellwandsynthese ▶ Es sind mehrere Möglichkeiten bekannt, die Zellwandsynthese bei Pilzen zu hemmen:

- Inhibition der Biosynthese von monomeren Grundbausteinen, z. B. von *N*-Acetyl-D-glucosamin,
- Hemmung von Polymerisationsenzymen, z. B. der Chitinase oder der (1→3)-β-D-Glucan-Synthetase oder
- Hemmung von Reaktionen des Polymerenabbaues, z. B. durch Hemmung der Chitinase.

Für alle drei genannten Eingreifmöglichkeiten stehen zwar Antibiotika zur Verfügung, doch sind therapeutisch bisher lediglich einige Hemmstoffe der Glucansynthetase aus der Antibiotikagruppe der Echinocandine relevant. (Zu **Griseofulvin** s. S. 286 u. 319).

Echinocandine und Caspofungin ▶ Echinocandine sind zyklische Hexapeptide mit in der Regel längeren lipophilen Fettsäureresten im Molekül. Isoliert werden sie aus Kulturen von *Aspergillus rugulosus.* In die Therapie eingeführt wurde das Caspofungin, ein partialsynthetisch abgewandeltes Echinocandin (Abb. 3.30). Caspofungin wird als Reserveantibiotikum bei invasiver Aspergillosis in Fällen angewendet, bei denen andere Antimykotika nicht ansprechen.

Aspergillose ist eine meist durch *Aspergillus fumigatus* hervorgerufene Schimmelpilzinfektion, bei der vorwiegend Lungenerscheinungen auftreten. Gefährdet sind besonders Patienten, deren Immunsystem supprimiert ist, etwa nach einer Kortisontherapie, nach einer zytotoxischen Chemotherapie oder bei der Immunschwächekrankheit Aids.

Die Zytoplasmamembran als Target

Als Zytoplasmamembran oder kürzer als Plasmamembran bezeichnet man diejenige Membran, die alle lebende Zellen auf ihrer Oberfläche umgibt

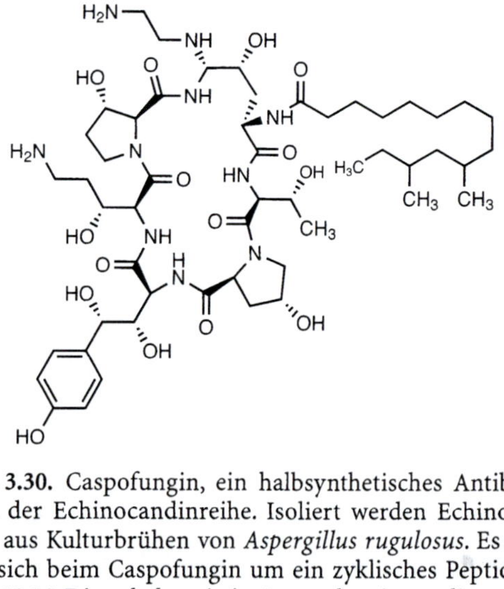

Abb. 3.30. Caspofungin, ein halbsynthetisches Antibiotikum der Echinocandinreihe. Isoliert werden Echinocandine aus Kulturbrühen von *Aspergillus rugulosus.* Es handelt sich beim Caspofungin um ein zyklisches Peptid mit der 10,12-Dimethylmyristinsäure als einem lipophilen Substituenten

und die als Barriere zwischen Zytoplasma und extrazellulären Nichtplasmaräumen dient. Eukaryotische Zellen enthalten im Unterschied zu prokaryotischen Zellen ausgedehnte intrazelluläre Membransysteme. Alle Zytoplasmamembranen weisen eine Reihe von Gemeinsamkeiten auf:

- Ihre Dicke beträgt durchschnittlich 7 nm.
- Sie bestehen vorwiegend aus Proteinen und Phospholipiden. Das Gewichtsverhältnis Protein/Phospholipid ist variabel und beträgt bei Bakterien (*Escherichia coli*) 3:1, bei Pilzen (Hefen) 7,4:1.
- Sie bilden hydrophobe Barrieren: Die Zerstörung dieser Barrierefunktion ist mit dem Leben der Zelle unvereinbar.
- Sie sind an Vesikulationsvorgängen beteiligt, insbesondere an der Endozytose und an der Exozytose von Partikeln. Darauf wird beim Replikationszyklus von Viren zurückzukommen sein (Abschnitt 3.1.10, S. 306).

In der Zusammensetzung besteht zwischen den Zytoplasmamembranen von Eubakterien und Eukaryoten ein wichtiger Unterschied: Zur Membranstabilisierung werden bei Eukaryoten pentazyklische C_{30}-Triterpene (Bakteriohopantetrole) eingebaut, bei den Eukaryoten hingegen tetrazyklische C_{27}-, C_{28}- oder C_{29}-Sterole (Ergosterol bei Pilzen, β-Sitosterol bei Pflanzen und Cholesterol bei Wirbeltieren; s. Abb. 3.34).

Die bakterielle Zellmembran

Die bakterielle Zellmembran weist den typischen Aufbau biologischer Membranen auf: eine Doppelschicht amphipolarer Lipide mit den nach außen gerichteten hydrophilen Kopfgruppen der Phospholipide und den nach innen angeordneten Fettsäureketten, die eine wasserundurchlässige Schicht bilden. In die Doppelschicht ist eine Vielzahl von Proteinen eingelagert (Abb. 3.31). Die Proteine machen über 60% der Membrantrockenmasse aus. Die Zellmembranen der prokaryoten Zellen unterscheiden sich von denen der eukaryoten Zellen durch das Fehlen von Sterolen. Eine Ausnahme ist bekannt: Mykoplasmen bauen Sterole in ihre Membranen dann ein, wenn sie auf sterolhaltigen Nährmedien gezogen werden. Die wichtigsten Funktionen bakterieller Zellmembranen sind:

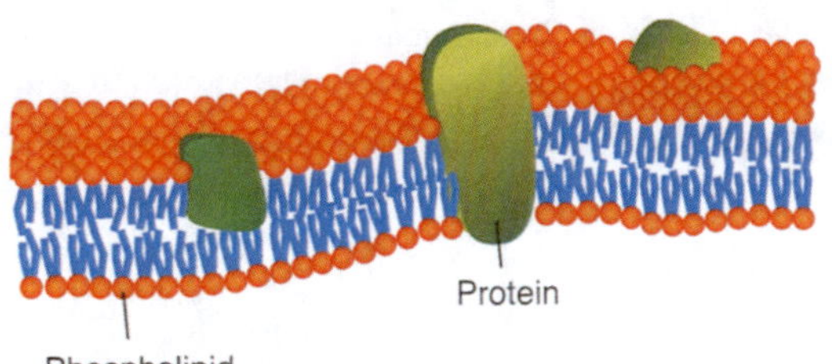

Abb. 3.31. Das Flüssigmosaikmodell der Membranstruktur. Der hydrophile Teil der Phospholipide ist *rot* gezeichnet, der lipophile Teil *blau*. Der hydrophile Teil von Membranproteinen – Transportproteine, Enzyme, penicillinbindende Proteine u. a. – zeigt zur Oberfläche, der lipophile Teil ist in die Phospholipiddoppelschicht (Bilayer) eingebettet. Zu den Proteinen, die sich quer durch die ganze Membran erstrecken (transmembranäre Proteine), gehören die meisten Transportproteine. (Aus Jungermann u. Möhler 1980, nach Singer 1975)

- selektive Permeabilität und Transport von gelösten Stoffen in die Zelle;
- Elektronentransport und oxidative Phosphorylierung bei aeroben Arten;
- die Absonderung von hydrolysierenden Exoenzymen.
- Außerdem sind sie Sitz von Enzymen, die bei der Biosynthese von DNA, Zellwandpolymeren und Membranlipiden Bedeutung haben, insbesondere auch der Penicillin-bindenden Proteine (s. dazu S. 272, 325).

Störung von Membranfunktionen ▶ Man beachte den Unterschied in der Wirkweise von Antibiotika, die auf die Zellwand wirken (s. S. 278), zu denen, die auf die Zellmembran wirken. Die zuerst genannte Gruppe hemmt die Biosynthese von Strukturen, die sich im Aufbau befinden. Dagegen zerstören Antibiotika, deren Target die Zellemembran ist, eine fertige Struktur. Ein Angriff auf die Zellmembran führt zur Aufhebung der Kompartimentierung und zum Zelltod. Membranen können zerstört werden

- durch Tenside (Detergenzien) und ähnliche oberflächenaktive Verbindungen (beispielsweise Saponine), die die *Fluid-mosaic*-Struktur der Zytoplasmamembran stören mit den möglichen Folgen: Membranschädigung, Leckwerden der

Tabelle 3.11. In die Zytoplasmamembran von Bakterien und Pilzen eingreifende Antibiotika

Substanz	Bauprinzip/Herkunft	Wirkweise
Colistine	Siehe Polymyxine	Siehe Polymyxine.
Gramicidin A	Lineares Pentadecapeptid mit Aldehydgruppe, *Bacillus brevis*	Bildet in der Membran künstliche Poren mit spezifischer Durchlässigkeit für Na^+- und K^+-Ionen
Natamycin	Makrolid vom Tetraentyp, *Streptomyces natalensis*	Wie die Polyenantibiotika (s. dort)
Polyenantibiotika: Amphotericin, Nystatin	Makrolid der Heptaenreihe, *Streptomyces nodosus*	Wechselwirkung mit dem Ergosterol der Pilzmembran (hydrophobe Wechselwirkung) → Änderung der Membranfluidität → erhöhte Protonenpermeabilität!
Pimaricin	Synonym mit Natamycin	Siehe unter Natamycin (int. Freiname für Pimaricin)
Polymyxine	Cyclopeptide mit einer Seitenkette, *Bacillus polymyxa*	Schädigt die Membran über einen tensidartigen Effekt (wirkt daher auch auf ruhende Zellen)
Tyrocidine	Hauptbestandteil (80%) des Tyrothricins	Schädigt die Zellmembran über einen tensidartigen Effekt
Tyrothricine	Gemisch zyklischer Dekapeptide, *Bacillus brevis*	Schädigt die Zellmembran über einen tensidartigen Mechanismus

Membran, Beeinträchtigung der Funktion von Membranproteinen.

- Durch Substanzen, die durch Insertion in die Membran Kanäle bilden und die Membran für Ionen und andere Stoffe durchlässig machen.

Eine Übersicht über Antibiotika mit der Zytoplasmamembran als Zielstruktur zeigt die Tabelle 3.11. Unter den therapeutisch relevanten Antibiotika gibt es teils Vertreter, die membrandesorganisierend wirken, teils membrankanalbildende Vertreter. Das Gramicin A (Abb. 3.32) ist ein Beispiel für ein Antibiotikum, das die Membranpermeabilität nicht generell erhöht. Vielmehr werden sehr definierte Poren (Kanäle) gebildet, die nur für ganz bestimmte Moleküle durchlässig sind. Zwei Moleküle von Gramicidin A assoziieren sich – lipophile Gruppen nach außen und hydrophile nach innen gerichtet – zu einem helikalen Zylinder (Abb. 3.33), der in die Lipidmembran eindringt. Es entsteht eine künstliche Pore, die weit genug ist, um monovalente Kationen hindurchzulassen. Wie detaillierte Studien zeigen konnten, ist die helikale Porenstruktur ein dynamisches Gebilde: Im Sekundenabstand schließt sich die Pore spontan und öffnet sich wieder. Im geöffneten Zustand können pro Sekunde bis zu 10^7 Natrium- oder Kaliumionen hindurchströmen.

Die Zellmembran von Pilzen als Zielstruktur

Die Zellmembran von Bakterien wird, wie im vorhergehenden Kapitel beschrieben, durch Antibiotika angegriffen, die die Membran partiell zerstören (Tyrocidine) oder die Membranfunktion durch Bildung künstlicher Poren stören (Gramicidin A). Im Unterschied dazu bildet bei den Pilzmembranen deren Sterolkomponente das eigentliche Angriffsziel. Zwei Mechanismen sind von Bedeutung:

1. Assoziation mit Membranergosterol und
2. Hemmung der Ergosterolbiosynthese.

Bevor auf die Wirkweise eingegangen wird, soll die Funktion der Sterole für die Membranfluidität skizziert werden. Die Sterole teilen mit den Phospholipiden die Eigenschaft, dass sie amphipathisch (amphiphil) sind. Amphipathe Moleküle zeichnen

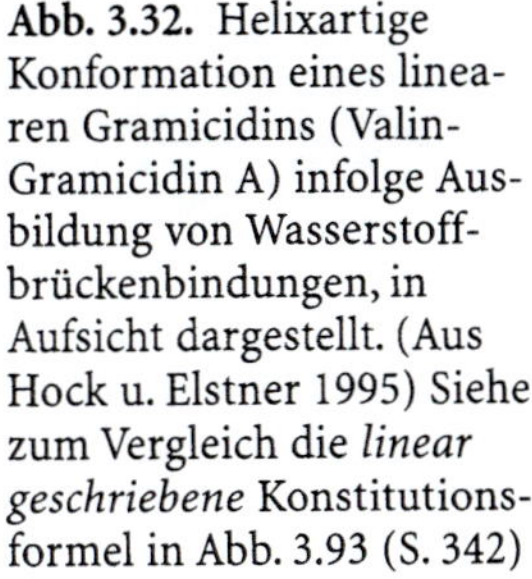

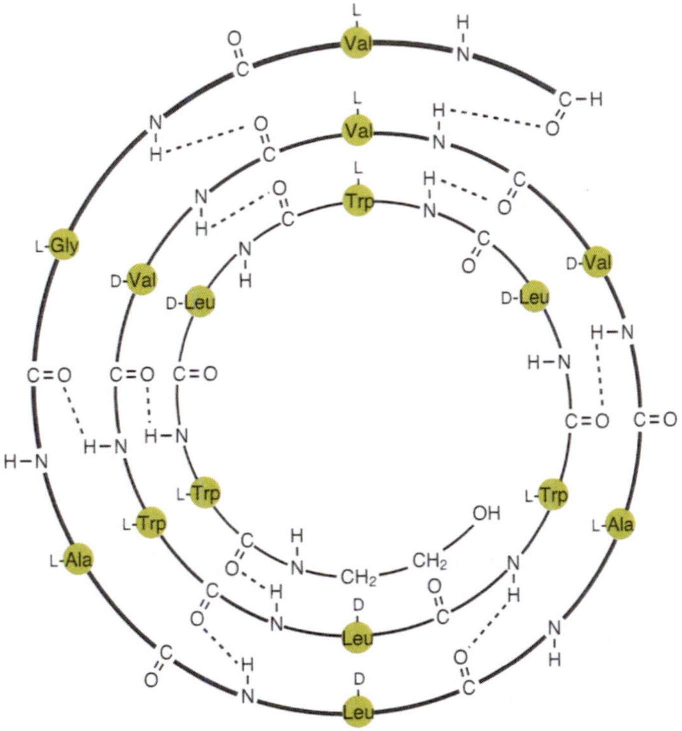

Abb. 3.32. Helixartige Konformation eines linearen Gramicidins (Valin-Gramicidin A) infolge Ausbildung von Wasserstoffbrückenbindungen, in Aufsicht dargestellt. (Aus Hock u. Elstner 1995) Siehe zum Vergleich die *linear geschriebene* Konstitutionsformel in Abb. 3.93 (S. 342)

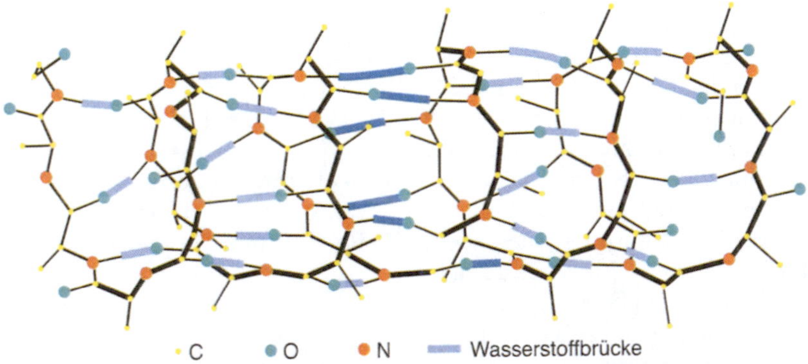

Abb. 3.33. Schematische Darstellung einer Helix, die durch zwei Gramicidin-A-Moleküle gebildet wird. Das Gramicidin-A-Molekül ist ein lineares Pentadecapeptid mit *N*-formyliertem terminalen L-Valin bzw. Isoleucin und einem durch Ethanolamin maskierten Carboxylende. Zwei Gramicidin-A-Moleküle bilden durch Kopf-an-Kopf-Bindung über die beiden Formylenden eine Helix mit 6,3 Aminosäuren pro Windung aus. Diese Kanalstruktur wird durch eine innere H-Brücke zwischen hydrophilen Carboxylgruppen und Amidwasserstoff sowie durch Wechselwirkung mit Lipiden mittels der nach außen weisenden aliphatischen Reste der Aminosäuren L-Valin und L-Leucin stabilisiert. (Aus Sengbusch 1979, nach Ovchinnikow u. Ovchinnikow 1974)

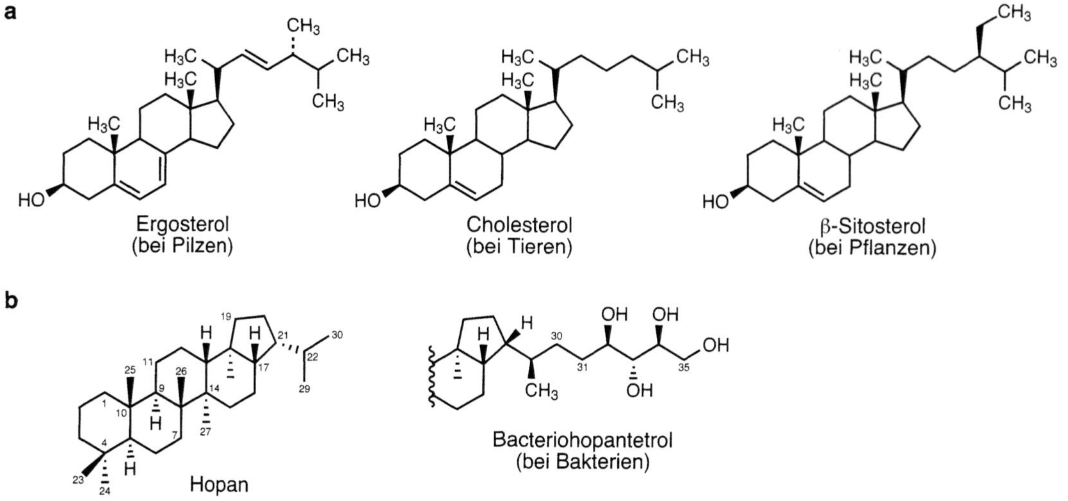

a

Ergosterol (bei Pilzen)

Cholesterol (bei Tieren)

β-Sitosterol (bei Pflanzen)

b

Hopan

Bacteriohopantetrol (bei Bakterien)

Abb. 3.34a, b. Der Ordnungsgrad von Biomembranen wird durch den Einbau von zyklischen Terpenalkoholen reguliert: **a** bei Eukaryoten durch den Einbau von tetrazyklischen Sterolen; **b** bei Eubakterien, stark abweichend, durch Einbau von pentazyklischen Triterpenen vom Typus der Hopane; abweichend insofern, als hydrophobe und hydrophile Molekülteile unterschiedlich verteilt sind: die 3-OH im Ring A des Gerüstes fehlt bei den Bacteriohopantetrolen. Dagegen bildet die Seitenkette mit ihren 4 Alkoholgruppen im Bacteriohopantetrol den hydrophilen Molekülteil

sich dadurch aus, dass sie gleichzeitig hydrophile und hydrophobe Eigenschaften besitzen. Bei den Sterolen wird der hydrophile „Kopf" von der Hydroxygruppe am C-3 gebildet und der hydrophobe „Schwanz" vom Kohlenwasserstoffrestmolekül (Abb. 3.35). Die Sterolmoleküle ordnen sich spontan zwischen die Phospholipidmoleküle ein, und zwar bevorzugt – aus räumlichen Gründen – in Lücken, die dadurch entstehen, dass Fettsäuren mit Doppelbindungen den Lipidteil der Phospholipide bilden. Jede Doppelbindung erzeugt eine kleine Biegung in der Kohlenwasserstoffkette (Abb. 3.35). Je mehr Fettsäuren mit Doppelbindungen im Lipidteil vorliegen, desto fluider ist die Membran; und je mehr ungesättigte Doppelbindungen es gibt, desto rigider verhält sich die Membran. Die starre ebene Struktur des tetrazyklischen Ringsystems der Sterole, die zwischen aliphatischen Acylketten eingebettet sind, wirkt sich auf die Fluidität regulatorisch aus. Bei niedrigen Temperaturen, wenn die Phospholipide relativ unbeweglich sind, verhindern die Sterole eine hochgradig geordnete Schichtung der aliphatischen Acylketten und damit den Übergang der Membran in einen parakristallinen Zustand: Die Fluidität der Membran wird erhöht. Wenn die Außentemperatur ansteigt, verringert das starre Ringsystem der Sterole die Freiheit der benachbarten Acylketten, sich um ihre C-C-Bindungen zu drehen, und vermindert dadurch die Membranfluidität. Die Fluidität der Membranen ist von Bedeutung:

1. bei Formveränderungen von Zellen,
2. für die Funktion von Membranproteinen und
3. für Diffusionsvorgänge innerhalb der Membran.

Assoziation mit Membranergosterol ▶ Die Polyenantibiotika Amphotericin B und Nystatin (Strukturformeln s. S. 328) bilden mit dem in die Membran eingelagerten Ergosterol stöchiometrisch zusammengesetzte Komplexe (Abb. 3.36). Wenn acht dieser Komplexe assoziiert sind, kommt es zur Porenbildung. Als Folge verlieren die Zellen Ionen, aber auch Phosphate, Zucker und Nukleotide, bis der Zellstoffwechsel zusammenbricht.

Das in Pilzen vorkommende Ergosterol und das beim Menschen vorkommende Cholesterol sind sich im chemischen Aufbau sehr ähnlich. Dennoch zeigen Amphotericin B und Nystatin eine etwas

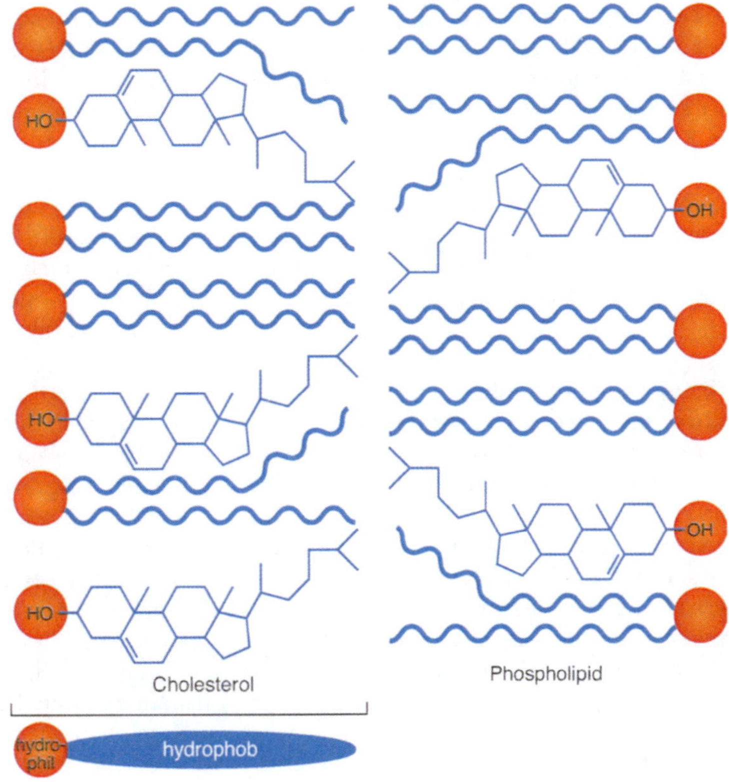

Abb. 3.35. Ein Sterolmolekül ordnet sich zwischen zwei Phospholipidmolekülen der Zellmembran ein. Der Grund ist, dass Sterole wie die Phospholipidmoleküle amphipathische Moleküle darstellen: Die sekundäre alkoholische 3-OH bildet den hydrophilen Teil des Sterolmoleküls, das tetrazyklische Kohlenwasserstoffgerüst mitsamt der aliphatischen Alkylseitenkette am C-17 den hydrophoben Teil. Im Unterschied zu den Fettsäureresten der Phospholipide sind die Sterolmoleküle nicht flexibel. Je höher der Grad der Steroleinlagerung, umso mehr ist die Fluidität der Membran reduziert. (Aus Jungermann u. Möhler 1980)

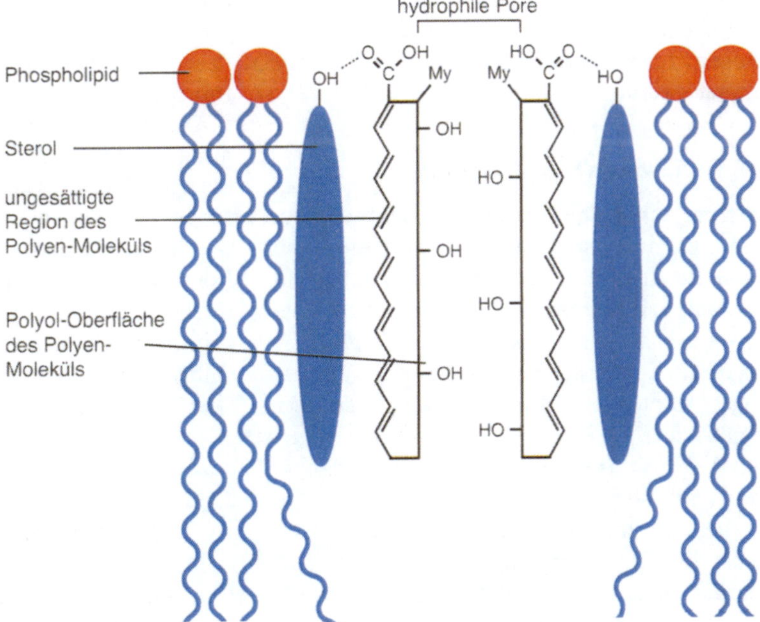

Abb. 3.36. Schema zur Wirkweise der Polyenantibiotika vom Typus des Nystatins. Die Antibiotika bilden mit Sterolen Komplexe, sodass eine Lücke bzw. Pore entsteht. (Aus Hock u. Elstner 1995, nach Hammond u. Lambert 1978)

größere Affinität für das pilzliche Ergosterol als für Cholesterol, ein Unterschied, der zumindest im Falle von **Amphotericin** groß genug ist, um es gegen systemische Pilzerkrankungen (Aspergillosen, Kandidiasis, Kryptokokkose) einsetzen zu können. Die therapeutische Breite ist jedoch gering. Die lokale Applikation ist risikolos, da Amphotericin über intakte Epithelien nicht resorbiert wird. **Nystatin** (s. Abb. 3.80, S. 328) und **Pimaricin** sind hingegen für die systemische Anwendung zu toxisch.

Hemmung der Ergosterolbiosynthese ▶ Therapeutisch bedeutsam sind lediglich rein synthetische Antibiotika, und zwar bestimmte Azolderivate wie Clotrimazol, Fluconazol, Itraconazol, Ketoconazol und Miconazol. Die fungistatische Wirkung dieser Antibiotika beruht auf einer Hemmung der 14α-Demethylierung von Lanosterol. Die Demethylase gehört zu den Cytochrom-P450-abhängigen Monooxygenasen, die in allen lebenden Organismen vorkommen, sich aber in ihrer Substratspezifität unterscheiden. Die Azole lagern sich an das zentrale Eisenatom der Oxygenase an und besetzen die Bindungsstelle für den Sauerstoff. Die Hemmung der 14α-Demethylierung führt zu einer Verminderung des Ergosterolgehaltes in der Pilzmembran und zu einer Zunahme von Präkursoren (14α-Methyl-Sterolen) in der Pilzmembran, die dadurch in ihrer Fluidität beeinträchtigt wird, mit den entsprechenden Folgen für membrangebundene Enzyme und das Pilzwachstum.

Griseofulvin als Mitosehemmstoff

Angaben zu Struktur, Herkunft, Biosynthese und Anwendung finden sich auf Seite 319. An dieser Stelle soll die Wirkweise betrachtet werden. Griseofulvin stört bei pflanzenpathogenen Pilzen den Aufbau chitinhaltiger Zellwände und ruft dabei charakteristische Kräuselungen und Wandverdickungen hervor. Im Hinblick auf diesen Wirkungsmechanismus hätte das Griseofulvin seinen Platz im Abschnitt über Hemmstoffe der pilzlichen Zellwandsynthese (s. S. 280). Der aber mehr ins Gewicht fallende Wirkungsmechanismus des Griseofulvins ist die *Mitosehemmung*. Ein deutlicher Hinweis darauf ist das Auftreten vielkerniger (multinuklearer) Pilzzellen.

Bei der Mitose laufen zwei funktionell voneinander unabhängige Zyklen ab: der Chromosomenzyklus – das ist die Kondensation und Entspiralisierung der Chromosomen – und der Spindelzyklus, der die Bewegung der Chromosomen beschreibt. Griseofulvin ist ein Mitosehemmer, der ähnlich wie Colchicin und die Vincaalkaloide am Spindelapparat angreift. Griseofulvin bindet spezifisch und in einem stöchiometrischen Verhältnis an das Tubulindimer und hemmt somit dessen Polymerisierung zum Tubulin. Hinweise gibt es ferner dafür, dass Griseofulvin auch an das Mikrotubulus-assoziierte Protein bindet.

Mikrotubuli bilden ein elektronenmikroskopisch erkennbares Röhrensystem. Sie sind aus Untereinheiten aufgebaut, den Tubulinen; ein Tubulinmolekül stellt seinerseits ein aus zwei Einheiten (α, β) aufgebautes Protein dar. Am Bau der Mikrotubuli beteiligt sind sodann kleine Mengen eines Mikrotubulus-assoziierten Proteins, von dem oben bereits die Rede war. Eine der auffallendsten Eigenschaften der Mikrotubuli ist ihr dynamisches Verhalten: Es besteht in einem raschen Austausch der Untereinheiten zwischen den polymeren Mikrotubuli und einem löslichen Tubulin-Pool. Die Halbwertszeit der meisten Mikrotubuli liegt im Bereich weniger Minuten. Außer bei der Mitose spielen Mikrotubuli eine Schlüsselrolle bei einer Reihe weiterer Zellfunktionen wie z. B. der Organisation von Zellorganellen oder dem intrazellulären Vesikeltransport.

Die Wirkweise des Griseofulvins, über eine Bindung an das Tubulindimer, rückt die Möglichkeit ins Blickfeld, dass dieses Antibiotikum beim Menschen karzinogen wirken könnte. Im Tierversuch wurden tatsächlich, allerdings erst bei sehr hohen Konzentrationen, karzinogene und auch teratogene Effekte nachgewiesen. Auch wenn die Übertragbarkeit dieser Versuche auf den Menschen fraglich ist, sollte Griseofulvin vorsorglich nicht während der Gravidität angewendet werden.

3.1.8 Genetische Grundlagen der Resistenz von Bakterien gegen Antibiotika

Der Begriff „Resistenz“ wird in der Biologie, in der Immunologie und in der Chemotherapie in jeweils unterschiedlicher Bedeutung gebraucht. In der *Biologie* versteht man unter Resistenz so viel wie Widerstandsfähigkeit oder Nichtanfälligkeit, also den Komplex aller Eigenschaften eines Organismus, die das Wirksamwerden eines Parasiten oder von schädigenden Umweltfaktoren (bei Pflanzen z. B. Frost) hemmen. In der *Immunologie* ist Resistenz die angeborene (natürliche) Widerstandsfähigkeit gegenüber infektiösen Keimen: Resistenz umfasst dort die Gesamtheit aller unspezifischen Abwehrmechanismen und die genetisch determinierte Nichtempfindlichkeit eines Menschen gegenüber einer Infektion. Auch wird der Begriff gebraucht, um die Gesamtheit aller unspezifischen und spezifischen Abwehrreaktionen zu kennzeichnen, mit anderen Worten: Er wird synonym zum Begriff Immunität verwendet. In der *Bakteriologie* versteht man unter Resistenz die Fähigkeit eines Bakteriums, unter Umweltbedingungen am Leben zu bleiben oder sich zu vermehren, die andere Zellen zerstören oder hemmen. Der zur Resistenz im eben definierten Sinne korrelative Begriff ist die Empfindlichkeit oder Sensibilität von Keimen.

Begriffe, Definitionen

Gedanklich trifft für einen individuellen Einzelkeim Folgendes zu: Er ist einer Substanz gegenüber entweder resistent oder empfindlich. Experimentell messbar ist jedoch ausschließlich das Verhalten einer ganzen Bakterienpopulation. Ein Teil der diese Gesamtpopulation bildenden individuellen Keime ist in der Regel empfindlich, ein anderer hingegen resistent. Als *Resistenzrate* bei einer Antibiotikumkonzentration c = x hat man den Quotienten aus der Zahl resistenter Keime und der Anzahl empfindlicher Keime definiert. Die Resistenzrate ist eine Funktion der Hemmstoffkonzentration: Je höher man die Antibiotikumkonzentration wählt, umso kleiner wird der Quotient. Aus dieser funktionellen Beziehung zwischen Konzentration und Resistenzrate folgt, dass die Grenze zwischen resistent und sensibel fließend ist. In der klinischen Laboratoriumspraxis bildet der mit einem Antibiotikum zu erzielende Blutspiegelwert die Marge. Als resistent wird ein Erreger dann betrachtet, wenn diejenige Antibiotikumkonzentration, die in vivo (Konzentration im Blutserum) beim Menschen maximal erreichbar ist, die Vermehrung der betreffenden Keime in vitro nicht mehr zu hemmen vermag, mit anderen Worten: Wenn die minimale Hemmkonzentration (MHK) in vitro höher ist als die in vivo erreichbare Serum- bzw. Gewebekonzentration.

***Definition:* Die minimale Hemmkonzentration (MHK) ist die niedrigste Konzentration einer antibakteriellen Substanz, die die Vermehrung eines Bakterienstammes unter definierten Bedingungen verhindert.**

Als sensibel gegen ein Antibiotikum wird ein Bakterienstamm bezeichnet, dessen minimale Hemmkonzentration (MHM) so gering ist, dass bei therapeutisch üblicher Dosierung die MHK erreicht oder überschritten wird und damit ein Therapieerfolg zu erwarten ist.

Resistent gegenüber einem Antibiotikum ist ein Bakterienstamm dann, wenn dessen MHK so hoch ist, dass auch bei Gabe einer für den Menschen gerade noch erträglichen Höchstdosis ein therapeutischer Erfolg nicht zu erwarten ist, d. h., wenn die MHK am Wirkort nicht erreicht wird.

Resistenzentwicklung ▶ Unter Resistenzentwicklung wird verstanden, dass ein ursprünglich empfindlicher Stamm durch die minimale Hemmkonzentration (MHK) nicht mehr inhibiert wird. Der zeitliche Bezug, den der Begriff „Resistenzentwicklung" impliziert, lässt sich in zweierlei Weise verstehen:

1. als eine sich während der Antibiotikatherapie beim Patienten ausbildende Resistenz oder
2. als Infektion mit einem primär resistenten Krankheitserreger; das Ereignis der Resistenzentwicklung liegt in diesem Falle zeitlich zurück und lässt sich in der Regel auch örtlich nicht festlegen.

Formen der bakteriellen Resistenz

Zwei Formen von Resistenz gegen Antibiotika werden unterschieden: die primäre, natürliche oder **intrinsische Resistenz** und die erworbene oder sekundäre Resistenz. Die intrinsische Resistenz (lat.:

intrinsecus [von innen]), die auch als natürliche und als primäre Resistenz bezeichnet wird, ist dadurch gekennzeichnet, dass praktisch sämtliche Isolate einer Art resistent sind, d. h.: Die Spezies besitzt keine Zielstruktur (kein Target) für dieses Antibiotikum.

Beispiele für intrinsische (primäre, natürliche) Resistenzen: Mykoplasmen und Ureaplasmen sind zwei Gattungen zellwandloser Bakterien. Sie sind folglich resistent gegen Antibiotika, die die Peptidoglykansynthese hemmen.

Enterokokken, die keinen Folsäurestoffwechsel besitzen, können nicht mit Sulfonamiden therapiert werden, deren Wirkweise auf einer Hemmung der Folsäuresynthese beruht.

Pseudomonas aeruginosa zeigt eine intrinsische Resistenz gegen eine Vielzahl gebräuchlicher Antibiotika, weil diese Arzneistoffe entweder aufgrund von Penetrationsbarrieren nicht an ihre Zielstruktur gelangen können, weil die Targets nicht sensibel genug sind oder aber weil die Antibiotika durch natürlicherweise vorkommende, konstitutive Enzyme modifiziert oder abgebaut werden.

Die erworbene oder sekundäre Resistenz ist durch das Auftreten resistenter Stämme bei an sich empfindlichen Bakterienarten gekennzeichnet. Wie sich sekundäre Resistenzen ausbilden, ist Hauptthema des gesamten Kapitels; Beispiele werden an verschiedensten Stellen gebracht.

Kreuzresistenz ▶ Unter Kreuzresistenz (KR) versteht man die bei einer Resistenzentwicklung gegen ein bestimmtes Antibiotikum auftretende Kopplung mit der Resistenz gegen ein zweites Antibiotikum, ohne dass die betreffende Keimpopulation diesem Antibiotikum zuvor ausgesetzt gewesen ist. KR zwischen Antibiotika ist ein Hinweis auf den gleichen oder auf einen ähnlichen Wirkungsmechanismus. Meist zeichnen sich die betreffenden Antibiotika durch eine ähnliche chemische Struktur aus.

Partielle Kreuzresistenz ▶ Besteht zwischen zwei Antibiotika A und B Kreuzresistenz, dann resultiert nicht immer der gleiche Effekt, wenn sich der betreffende Bakterienstamm zeitlich zuerst mit Antibiotikum A und nicht zuerst mit B auseinander setzen musste. Ein Beispiel: Ein gegen Amikacin resistenter Stamm ist auch gegen Gentamicin resistent, während ein gegen Gentamicin resistenter Stamm noch amikacinsensibel sein kann. Die Ursache für das Phänomen scheint nicht geklärt zu sein.

Multiple Resistenz ▶ Eine Multiple Resistenz liegt vor, wenn ein Bakterienstamm gegen mehrere Antibiotika resistent ist, die einen jeweils unterschiedlichen Wirkungsmechanismus und eine jeweils unterschiedliche chemische Konstitution aufweisen.

Resistenzfaktor ▶ Der Resistenzfaktor ist definiert als Quotient der minimalen Hemmkonzentration MHK des resistenten Stammes zur MHK des Ausgangsstammes (Wildstammes).

Persisterkeime („Persisters") ▶ Selbst bei Anwendung bakterizider Antibiotika und bei intakter Immunabwehr von Seiten des Wirts werden selten alle in den infizierten Geweben vorhandenen Bakterien zerstört. So finden sich in jeder Keimpopulation in der Häufigkeit von $1:10^6$ bis $1:10^8$ so genannte Persisters (engl.: to persist [beharren]). In Nährmedien übertragen vermehren sich die Persisters, d. h. die sich bildende Bakterienpopulation ist wieder antibiotikasensitiv, ebenso wie die Ausgangspopulation: Es liegt keine genotypische, sondern eine Art von phänotypischer Resistenz vor. Ein bekanntes Beispiel sind die sog. *L*-Formen bestimmter Bakterien, von denen bereits die Rede war (S. 279). Das Auftreten von Persisters dürfte generell darauf beruhen, dass Bakterien im Ruhezustand und mit einem Minimum an Stoffwechseltätigkeit gegenüber dem Antibiotikum widerstandsfähig sind. Nach Absetzen des Antibiotikums können sich Persisterkeime in stoffwechselaktive oder intakte Bakterienformen zurückverwandeln, sodass es zum Rückfall der Erkrankung kommen kann.

Persistenz ▶ Unter Persistenz kann das Auftreten von Persisterkeimen verstanden werden. In der Regel ist aber das Auftreten von **persistierenden Virusinfektionen** gemeint, was aber mit den Persisterkeimen in keinem sachlichen Zusammenhang steht. Bei bestimmten Virusinfektionen gelingt es der Immunabwehr nicht immer, den Erreger vollständig zu eliminieren: Er entzieht sich der immunologischen Kontrolle, sodass es zu einer persistierenden Form der Infektion kommt, die subklinisch verläuft, die gelegentlich klinisch manifest wird (z. B. Herpes-simplex-Virus, HIV) und die durchaus lebenslang andauern kann.

Erwerb von Resistenz

Es gibt zwei genetische Mechanismen der erworbenen Antibiotikaresistenz:

- Mutationen in bereits vorhandener Erbinformation und
- Aufnahme neuer Nukleinsäuren.

Im Folgenden wird zunächst die Entstehung von Antibiotikaresistenzen durch Spontanmutation und Selektion besprochen. Resistenzen durch Aufnahme neuer Nukleinsäure werden im Zusammenhang mit der Frage besprochen, wie sich punktuell (beispielsweise durch Mutation) erworbene Resistenzeigenschaften über die Populationen und über Art-, selbst Gattungsgrenzen hinweg ausbreiten.

Antibiotikaresistenz durch Mutationen ▶ Unabhängig von der Bakterienspezies treten laufend Spontanmutanten auf, die sich phänotypisch in unterschiedlicher Weise ausprägen können. Unter den vielen Mutanten (lat.: mutare [verändern]) gibt es in einer Häufigkeit von 1×10^{-6} bis 1×10^{-10} Mutanten, bei denen eine Antibiotikumzielstruktur in einer Weise verändert ist, die sich phänotypisch als Resistenzmutation zu erkennen gibt. In einer normalen Bakterienpopulation ist die Zahl der resistenten Keime somit äußerst klein. Kultiviert man diese Population in einem Medium, dem ein bestimmtes Antibiotikum zugesetzt wird, so werden die antibiotikumsensiblen Individuen gehemmt, während sich die resistenten Individuen ungehemmt vermehren können.

Resistente Stämme bilden sich durch das Zusammenwirken von Spontanmutation und Selektion heraus.

Man hat sich gefragt, ob denn tatsächlich die Mutation ein reines Zufallsereignis sei oder ob sie nicht viel eher als „Gewöhnung" an das Antibiotikum zustande kommen könnte, etwa im Sinne von Lamarck als eine neu erworbene Eigenschaft. Man ist dieser Frage mittels einer Versuchsanordnung nachgegangen, die in die Literatur als *Luria-Delbrück-Experiment* oder als *Fluktuationstest* eingegangen ist. Vereinfacht dargestellt besteht die Versuchsanordnung darin: Es wird eine große Zahl identischer Kulturen angelegt, alle diese Kulturen setzt man eine identische Zeitspanne lang dem Antibiotikum aus. Bei einer gerichteten Anpassung an das selektionierende Agens sollten alle Kulturen gleich viele resistente Kolonien hervorbringen, was jedoch nicht zu beobachten ist (Abb. 3.37). Die große Fluktuation der Zahlen entspricht den Erwartungswerten der mathematischen Behandlung des Problems im Sinne spontaner, ungerichteter Mutationen: Resistenzvermittelnde Mutationen sind stochastischer (griech.: stóchos [Vermutung, Zufall]) Natur, das heißt Zufallsereignisse. Am Beispiel der Makrolidresistenz von *Mycobacterium avium* konnte die stochastische Natur einer resistenzvermittelten Mutation auch in vivo, d. h. bei erkrankten Patienten unter den Bedingungen einer Infektionskrankheit, nachvollzogen werden (Böttger u. Kern 1999).

Einschrittresistenz ▶ Bei einigen Antibiotika genügt das einmalige Zusammentreffen einer Population mit dem Antibiotikum, um resistente Keime zu selektionieren. Genetisch ist die Einschrittresistenz durch eine „Ein-Gen-Mutation" bedingt. Für folgende Antibiotika wurde ein schlagartiger Erwerb von Resistenz (Einschrittresistenz) gefunden: Erythromycin, Lincomycin, Rifampicin und Streptomycin.

Mehrschrittresistenz ▶ Diese Form der Resistenzausbildung (Abb. 3.38) ist durch einen langsamen Resistenzanstieg charakterisiert: Sie ist erst nach zahlreichen Passagen mit langsam ansteigenden Antibiotikakonzentrationen auslösbar. Eine Mehrstufenresistenz ist das Ergebnis einer additiven Genwirkung; an ihrer Ausbildung ist mehr als ein Gen beteiligt, und jedes der beteiligten Gene mutiert einzeln und unabhängig vom anderen. Ein typisches Beispiel für eine allmähliche Resistenzentwicklung in der Folge mehrerer Mutationsschritte ist die Penicillinresistenz.

Doppelresistenz ▶ Charakteristisch für die über Spontanmutationen ausgelöste Resistenz ist es, dass die Resistenz nur gegen jeweils einen Wirkstoff ausgelöst wird (Monoresistenz). Eine Kombination von Mutationen, die zur Resistenz gegen zwei Antibiotika mit unterschiedlichem Wirkungsmechanismus führt

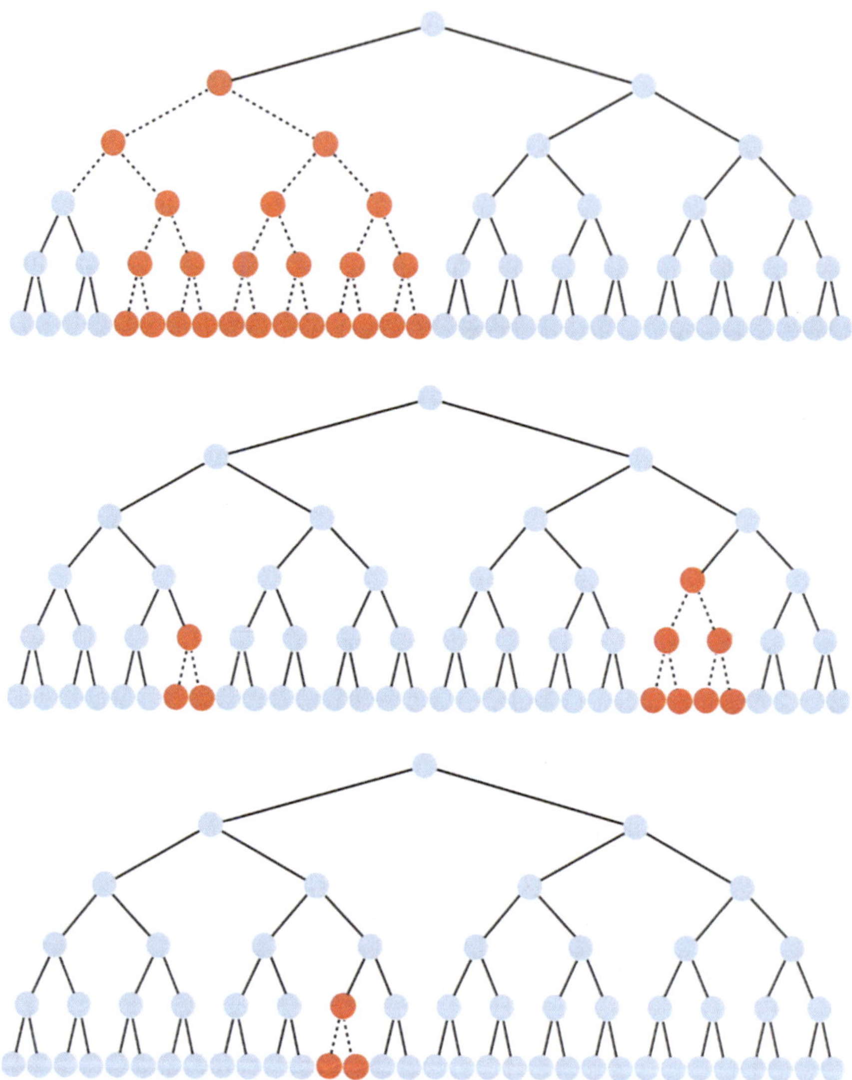

Abb. 3.37. Entstehung einer Resistenz gegen ein Antibiotikum durch zufällige Mutation. Versuchsanordnung nach Luria-Delbrück (Fluktuationstest): Mutanten treten zeitlich unterschiedlich auf, nicht einheitlich zum gleichen Zeitpunkt, obwohl alle Bakterienkeime in identischer Art und Weise der Antibiotikumwirkung ausgesetzt werden. In den drei Diagrammen ist die Nachkommenschaft je eines einzelnen Bakteriums wiedergegeben. Eine Mutation ist durch einen *farbigen Punkt* dargestellt. Je eher eine Mutation auftritt, desto mehr Bakterien finden sich in der Nachkommenschaft, da die Mutante mehr Zeit hat, sich in der Population durchzusetzen. Das Experiment belegt: Das Antibiotikum ist nicht selbst Auslöser der Mutation. (Aus Sengbusch 1977)

(Doppelresistenz), ist rein statistisch als ein ausgesprochen seltenes Ereignis anzusehen: Bei einer Mutationsfrequenz von beispielsweise 1×10^{-7} für eine Monoresistenz gegenüber einem der beiden Antibiotika ist die Wahrscheinlichkeit einer Doppelresistenz gleich dem Produkt beider Mutationsereignisse, d. h. 10^{-14}. Durch eine Kombinationstherapie kann daher in bestimmten Fällen (z. B. Tuberkulose) die Entwicklung von Antibiotikaresistenzen verhindert werden. Dennoch sind Doppelresistenzen nicht ausgeschlossen: Beobachtet wurde z. B. das Auftreten von Rifampicinresistenz bei initial nur methicillinresistenten Staphylokokken. Ursächlich verantwortlich dafür dürfte eine nicht sachgerecht durchgeführte Chemotherapie sein, insbesondere im Hinblick auf eine unzureichende Dosierung und/oder eine zu kurze Therapiedauer.

Die bisher besprochenen, über chromosomale Mutationen erworbenen Formen von Resistenz sind nur auf die eigene Nachkommenschaft übertragbar. Sie können nicht horizontal auf andere Stämme oder Arten weitergegeben werden.

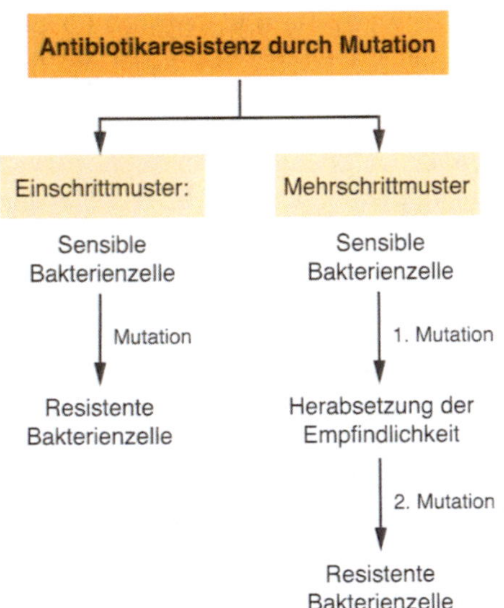

Abb. 3.38. Schema zur Unterscheidung von Einschrittresistenz (Typus: Streptomycin) und Mehrschrittresistenz (Typus: Penicilline und Cephalosporine). Bei der Entwicklung von Mehrschrittresistenzen kann die Herabsetzung der Empfindlichkeit anfänglich durch Erhöhung der kurativen Dosis kompensiert werden

Übertragbare Resistenz

Chromosomale Resistenz, wie sie im vorhergehenden Abschnitt besprochen wurde, beschränkt sich auf dasjenige bakterielle Individuum, in dem das Mutationsereignis eingetreten ist, und auf die nachfolgenden direkten Generationen. Resistente Mutanten blieben, wenn keine weiteren Phänomene ins Spiel kämen, lokale Ereignisse. In dem Maße wie der Selektionsdruck nachlässt, würden die unmutierten und in der normalen Umwelt robusteren, sensiblen Bakterien die Oberhand gewinnen. Die Erfahrung hat jedoch gezeigt, dass sich Resistenzen rasch ausbreiten können, vergleichbar ansteckenden Infektionskrankheiten, weshalb auch von *übertragbarer* oder *infektiöser Resistenz* gesprochen werden kann. Entdeckt wurde dieses Phänomen der übertragbaren Resistenz im Jahre 1959 in Japan. Nach einer im großen Stil durchgeführten Chemotherapie gegen Shigellen (Erreger der Dysenterie) fand man Stämme, die gleichzeitig gegen alle vier eingesetzten Medikamente – Sulfonamide, Streptomycin, Chloramphenicol und Tetracyclin – resistent waren. Zudem blieb diese Resistenz nicht auf Shigella beschränkt, sondern übertrug sich in kürzester Zeit auf andere humanpathogene und nicht pathogene Bakterien wie z. B. *E. coli* und Salmonellen. Etwa 9 Jahre nach diesem Erstauftreten wurde die Resistenz bei 65% aller aus Patienten isolierten Shigellastämmen und bei 50% aller übrigen Enterobakterien nachgewiesen. Die Resistenz gegenüber Shigelleninfektionen blieb nicht auf Ostasien beschränkt. Seit Beginn der 70er Jahre hat *Shigella dysenteriae* zu mehreren Epidemien in verschiedenen, vor allem afrikanischen Ländern geführt. Im Jahre 1990 wurde in Burundi ein Shigellastamm isoliert, der gegen sämtliche Antibiotika (einschließlich aller synthetischen) resistent war, sodass sich die Infektion als nicht therapierbar erwies (Ries et al. 1994).

Eine übertragbare Resistenz kann sich von Bakterienart zu Bakterienart, zu anderen Bakterienarten und Gattungen und selbst über Phyllumgrenzen hinaus ausbreiten.
Das Auftreten resistenter Stämme bleibt auch örtlich nicht auf einen Ursprungsort, beispielsweise ein bestimmtes Krankenhaus, beschränkt. Vielmehr können sich resistente Stämme weltweit ausbreiten, ohne dabei ihre Resistenzeigenschaften einzubüßen.

Aufnahme fremder DNA – Mechanismen des horizontalen Gentransfers

Man hat verschiedentlich antibiotikasensitive Stämme einer Bakterienart mit antibiotikaresistenten Stämmen derselben Art verglichen. Die Varianten unterscheiden sich nicht durch Mutationen und Umlagerungen in schon vorhandenen Genen, sondern durch Vorkommen bzw. Nichtvorkommen ganzer Gen-Cluster (Gruppen von Genen). Dieser Befund lässt sich nur damit erklären, dass es bei Bakterien Genomänderungen gibt, die in der Aufnahme fremder DNA bestehen. Es stellen sich zwei Fragen: Zunächst die, woher die fremde DNA stammt, und sodann die nach der Art der Aufnahmemechanismen. Um die Antwort vorwegzunehmen: Die neuen DNA-Segmente können von Zellen derselben Art stammen, aber auch von Bakterien anderer Art-, Gattungs- oder sogar Phyllumzugehörigkeit. Sie können aber auch aus dem Boden oder aus der sonstigen Umwelt stammen (s. dazu Näheres unter „Transformation, S. 294). Die verschiedenen Aufnahmemodi neuer DNA-Segmente und deren Integration in das bakterielle Genom werden unter der Bezeichnung *horizontaler Gentransfer* zusammengefasst.

Die verschiedenen Mechanismen, die bei der Verbreitung von Resistenzgenen eine Rolle spielen, sind in der folgenden Übersicht zusammengefasst. Bei deren Auswertung ist zu beachten: Die verschiedenen Mechanismen haben in Bezug auf die Häufigkeit unterschiedlichen Stellenwert; so ist die Konjugation am wichtigsten. Ferner: Welcher Mechanismus des horizontalen Gentransfers jeweils relevant ist, ist weitgehend artspezifisch.

Bewegliche genetische Elemente und Übertragungsmechanismen, die bei der Verbreitung einer bakteriellen Resistenz eine Rolle spielen

Die Übertragung (Transposition) genetischer Elemente, insbesondere von Resistenzgenen, von einem Ort im Genom zu einem anderen – d. h. innerhalb eines Einzelbakteriums – kann mittels der folgenden beweglichen genetischen Elemente erfolgen:

- Insertionssequenzen *(IS)*
- Transposons *(Tn)*
- Genkassetten und Integrons

Der Transfer von genetischen Elementen, insbesondere von Resistenzgenen, zwischen Individuen von Bakterien kann mittels der folgenden Übertragungsmechanismen erfolgen:

- Transfomation
- Transduktion
- Konjugation
  - durch selbstübertragbare konjugative Plasmide
  - durch konjugative Transposons
  - durch mobilisierbare Plasmide

Bewegliche genetische Elemente

Bei den beweglichen genetischen Elementen (Abb. 3.39) oder „springenden Genen“ handelt es sich um DNA-Abschnitte, die sich nur innerhalb einer Zelle bewegen. Sie sind dennoch für den horizontalen Genaustausch wichtig, da sie quasi im „Huckepackverfahren“ mittels konjugativer Transposons oder konjugativer Plasmide (s. unten S. 296) in andere Zellen gelangen können. Die Ausbreitung von genetischem Material (Insertionssequenzen, Transposons, Integrons und mobilen Genkassetten) erfolgt somit zunächst im intrazellulären Bereich: vom Chromosom zum Plasmid und umgekehrt oder zwischen zwei Plasmiden einer Zelle. Dieser intrazelluläre Genaustausch ist eine Voraussetzung für den horizontalen Genaustausch. Beispielsweise muss ein chromosomal verankertes Resistenzgen zunächst auf eine extrachromosomale Einheit – auf ein selbstübertragbares Plasmid oder ein konjugatives Transposon (S. 296) – transferiert werden, ehe es auf ein anderes Bakterium übertragen werden kann. Oder: Ein plasmidverankertes Resistenzgen, das von einem fremden Bakterium übertragen wurde, kann mit der Zellteilung nur dann an die Nachkommen weitergegeben werden, wenn es zuvor stabil auf dem Chromosom verankert wurde. Dieser intrazelluläre Genaustausch wird dadurch ermöglicht, dass es DNA-Segmente gibt, die ihren Platz gelegentlich ändern und die sich in Nukleotidsequenzen einschieben, zu denen sie keine Homologien besitzen. Diese mobilen genetischen Elemente heißen *Insertionssequenzen* (*IS*) und *Transposons (Tn)*. Alle *IS*-und *Tn*-Elemente besitzen ein Gen für ein Enzym, die Transposase, das alle Schritte der Transposition katalysiert. Außerdem tragen sie charakteristische Nukleotidsequenzen an ihren beiden Enden (Abb. 3.40). Transposons besitzen darüber hinaus weitere Gene, insbesondere für Antibiotikaresistenzen, die bei der Transposition mit übertragen werden.

Replikative und nichtreplikative Transposition ▶ Diese beiden Transpositionsformen gilt es auseinander zu halten. Bei der replikativen Transposition wird eine *Kopie* des Transposons an einer neuen Stelle in die DNA inseriert, während das ursprüngliche Transposon an seinem Platz bleibt. Abbildung 3.41 zeigt das Beispiel einer replikativen Transposition zwischen zwei Plasmiden. Bei der *nicht*replikativen Transposition wechselt das Transposon lediglich den Platz und hinterlässt eine Deletion an der alten Stelle. Auf diese Weise können

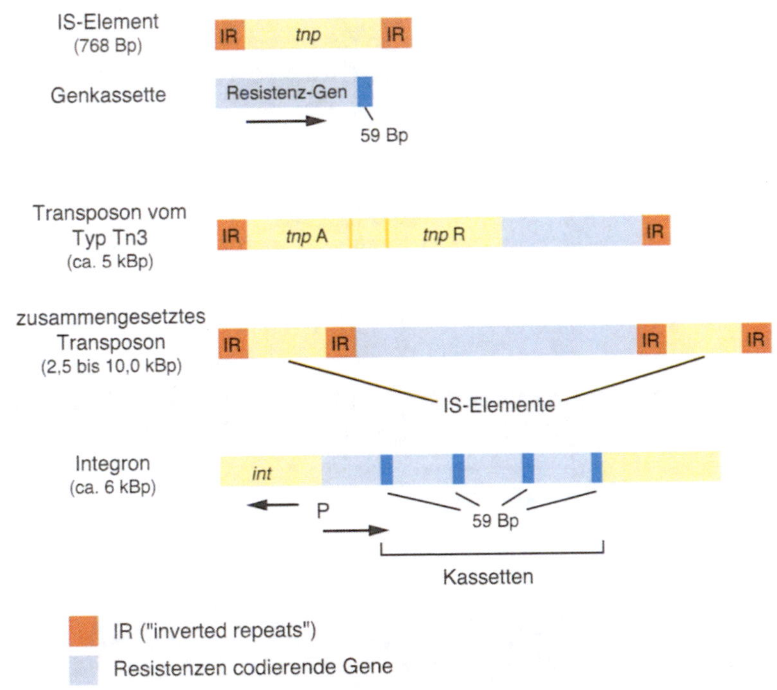

Abb. 3.39. Symbolische Darstellung transponierbarer DNA-Elemente (relative Größenverhältnisse nicht berücksichtigt). Die *Boxen* symbolisieren Genabschnitte. *int* Integrasegen; *IR* invertierte (gegenläufige) Sequenzwiederholung (Inverted-repeat-Bereiche); *bp* Basenpaare; *kBp* ×1000; *tnp* Transposase-Gen

Transposons zwischen verschiedenen DNAs „springen", z. B. von einem Plasmid in eine Phagen-DNA oder auf das Bakterienchromosom.

Integrons und mobile Genkassetten ▶ Der Erwerb einer Antibiotikaresistenz durch das „Einfangen" von Genkassetten und Integrons ist als Mechanismus vorzugsweise bei den grampositiven Bakterien bedeutsam. Integrons sind IS-Elemente oder Transposons mit einem zusätzlichen Merkmal: Sie bestehen aus einer ganzen Batterie (engl.: clusters) von Genen, die als Einheit weitergegeben werden. Das Zusammenkoppeln mehrer Resistenzgene wird dadurch möglich, dass Integrons, anders als gewöhnliche Transposons, ein Gen enthalten, das eine Integrase kodiert. Integrasen katalysieren die ortsspezifische Rekombination der einzelnen DNA-Segmente, die zusammen das Gen-Cluster des Integrons bilden. Die eben angesprochenen DNA-Segmente bezeichnet man als Genkassetten. Eine *Genkassette* stellt ein zirkuläres DNA-Segment dar, das aus einem Resistenzgen plus einem 59bp-Element, das als integronspezifischer Rekombinationsort fungiert. Benachbart zum Integrase-Gen sitzt ein Promotor, der die gemeinsame Expression der im Integron zusammengeschlossenen Gene kontrolliert, d.h., Genkassetten plus Integron bilden zusammen ein Operon.

Bedeutsam an einem Integron ist, dass die zahlreichen Resistenzgene als Einheit fungieren:

- Sie können en bloc auf ein anderes Bakterium übertragen werden und
- es genügt der Selektionsdruck eines einzigen Antibiotikums, um die Resistenz gegen alle im Genverbund determinierten Resistenzen aufrechtzuerhalten.

Unter den Bakterien sind viele Beispiele für Gen-Clusters bekannt, die in Integrons zusammengeschlossen sind. Woher die Genkassetten letztlich stammen, ist nicht bekannt. Vermutet wird ihr Ursprung in den antibiotikabildenden Mikroorganismen. Selbstschutzmechanismen bei Antibiotikabildnern und Resistenzmechanismen bei resistenten Bakterien zeigen weitgehende Übereinstim-

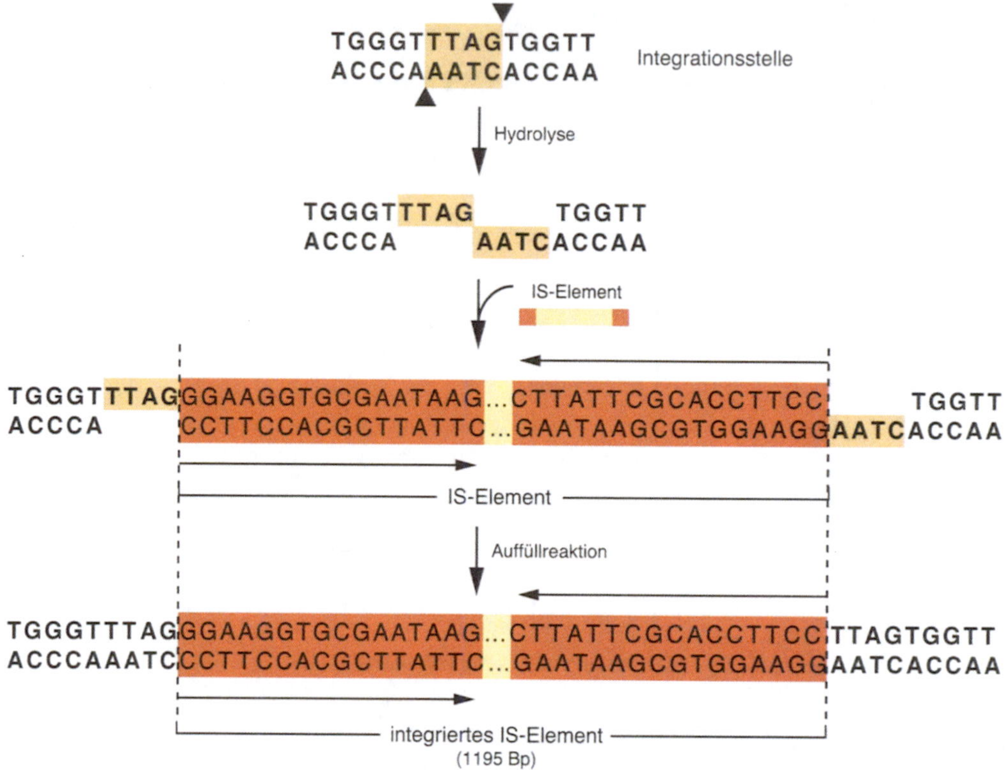

Abb. 3.40. Einbau einer Insertionssequenz in ein anderes DNA-Segment. Der zentrale Bereich des IS-Elements (in der Abbildung nicht gezeigt) kodiert Enzyme, die für die Transposition verantwortlich sind, darunter Nukleasen, die die Integrationsstelle, um einige Nukleotide versetzt, schneiden. Das IS-Element wird angeheftet und die Lücke durch Synthese geschlossen. Dadurch ergeben sich direkte Wiederholungen von Nukleotidsequenzen (engl.: direct repeats), im vorliegenden Falle von 4 bp an beiden Enden des IS-Elements. (Aus Knippers 1997)

mung. Man kann sich vorstellen, dass eine Genkassette in freier zirkularisierter Form die Zelllyse übersteht und mittels Transformation in eine nichthomologe Wirtszelle gelangt. Falls diese Wirtszelle über ein Integron verfügt, wäre der Weg für die Kassette frei, in einem nichthomologen Gen verankert zu werden.

Übertragung bakterieller Gene

Transformation ▶ In der Bakteriologie versteht man unter Transformation den Austausch von freier DNA zwischen Bakterien und deren rekombinativen Einbau in das Chromosom. Während viele Bakterien auf das Wirken von „Genfähren" wie Bakteriophagen, konjugativen Plasmiden oder konjugativen Transposons (s. S. 297) angewiesen sind, um horizontalen Gentransfer zu realisieren, sind einige Arten in der Lage, fremde DNA-Moleküle, die sich in ihrer Umgebung – als Folge postmortaler Zelllyse und nachfolgender DNA-Fragmentierung – befinden, aufzunehmen: Sie ziehen die DNA-Moleküle in einem energieabhängigen Prozess durch ihre Zellmembran in das Zellinnere. Wenn das neue DNA-Molekül in bestimmten Sequenzbereichen mit Sequenzbereichen des Chromosoms übereinstimmt – dies ist am ehesten der Fall, wenn es sich um DNA-Moleküle eines taxonomisch verwandten Bakterienstammes handelt – wird die neue DNA durch Rekombination in das Genom integriert. Auf diese Weise kommt es zur Ausbildung von so genannten *Mosaikgenen*, die aus Bereichen des Empfängergenoms und aus DNA-Sequenzen des Spen-

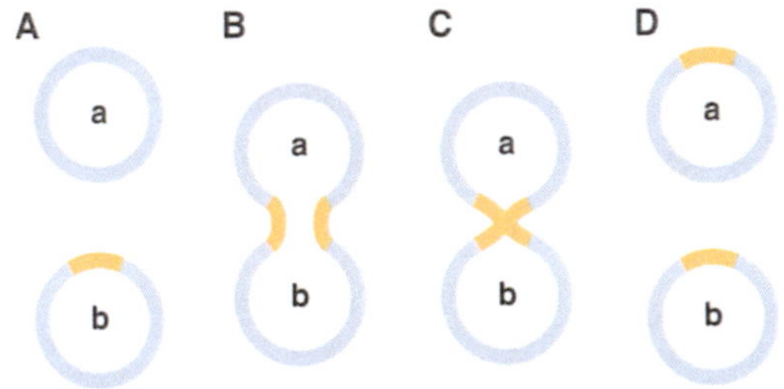

Abb. 3.41. Transposition über Kointegratbildung. *A* Zwei Plasmide *a* und *b*, von denen das Plasmid *b* ein Transposon trägt. *B* Bildung eines Kointegrats, ein komplizierter Vorgang, der zeichnerisch nicht wiedergegeben ist. Er besteht im Öffnen der Zielstelle in der DNA durch Einführung versetzter Schnitte, Verknüpfung der Tranposonenden mit den Enden der geschnittenen Empfänger-DNA, Kopieren der komplementären Stränge des Transposons und Verknüpfung der Enden von Donor- und Empfänger-DNA. *C* Auflösung des Kointegrats durch eine Resolvase. *D* Beide Plasmide enthalten nunmehr Transposon-DNA. (Details ausgezeichnet dargestellt in Knippers 1997)

derorganismus zusammengesetzt sind. Wenn es zu keinem Einbau der fremden DNA kommt, wird die DNA durch Nukleasen abgebaut.

Die Aufnahme fremder DNA setzt einen besonderen Zustand der Bakterien voraus, den man als *Kompetenz* bezeichnet. Bei vielen Bakterien lässt sich die Kompetenz künstlich erzeugen, wenn man sie mit Ca^{2+} behandelt. Eine Reihe von Bakterien besitzt eine natürliche Kompetenz; dazu zählen *Streptococcus pneumoniae, Neisseria meningitidis, Neisseria gonorrhoeae, Haemophilus influenzae* und *Helicobacter pylori.*

Beispiele für Transformation ▶ Ein historischer Fall: Griffith entdeckte 1928, dass avirulente Stämme von *Streptococcus pneumoniae* virulent wurden, wenn sie mit Extrakten virulenter Stämme behandelt wurden (Russel 1983).

Ein Fall aus neuerer Zeit (Dowson et al. 1994): Resistenzen von Pneumokokken, Streptokokken und Neisserien gegen Penicilline der sogenannten 3. Generation (Cefotaxime, Ceftriaxone) beruhen auf der phänotypischen Ausprägung von hybriden penicillinbindenden Proteinen mit verminderter Affinität für die Penicilline. Genanalysen erbrachten den Hinweis dafür, dass die entsprechenden Resistenzgene durch Gentransfer zwischen unterschiedlichen Arten (*„interspecies recombination"*) entstanden sind. Beispielsweise sind die kodierenden Gene bei bestimmten resistenten Neisserien Mosaikgene mit Regionen aus mindestens drei verschiedenen Streptokokkenarten.

Transduktion ▶ Dieser Weg des horizontalen Gentransfers wird durch Bakteriophagen vermittelt. In der lysigenen Phase wird die DNA des infizierenden temperenten Bakteriophagen in das Bakteriengenom integriert und kann dann synchron mit der Bakterien-DNA replizieren. Spontan oder induziert durch UV-Licht, Chemikalien oder Umweltstress kann der temperente Phage in die lytische Phase eintreten. Dabei kann die Phagen-DNA einen Teil der Wirts-DNA mitnehmen, mit dem Ergebnis, dass die Wirts-DNA zusammen mit Phagen-DNA repliziert wird. Trägt dieser Teil der Wirts-DNA zufällig Gene für eine Antibiotikaresistenz, so werden bei der Lysis der Zelle viele Kopien des Phagen zusammen mit dem Resistenzgen freigesetzt. Ein neuer Phagenzyklus kann beginnen. Gelingt die Infektion antibiotikasensitiver Bakterien unter Bedingungen, die eine Lysogenie begünstigen, so ist die Folge, dass die neu infizierten Bakterien antibiotikaresistent werden.

Die Transduktion ist bedeutsam für den Transfer von Antibiotikaresistenz zwischen Stämmen von *Staphylococcus aureus.* Einige Stämme tragen Plasmide, die Penicillinase kodieren; andere Stämme tragen Gene für Resistenzen gegen Erythromycin, Chloramphenicol und gegen Tetracycline. Außer bei Staphylokokken spielt die Transduktion bei den Salmonellen eine Rolle.

Konjugation ▶ Von dem in der Mikrobiologie verwendeten Begriff Konjugation (lat.: conjugatio [Vereinigung]) ist jede Vorstellung von einer sexuellen Vereinigung fern zu halten, während in anderen Teilen der Biologie der Sexualakt mit diesem Terminus belegt wird, beispielsweise die sexuelle Vermehrung bei Infusorien. Man versteht unter Konjugation den *unilateralen* Transfer von DNA aus einer Bakterienzelle in eine andere über einen Zelle-zu-Zelle-Kontakt (Abb. 3.42). Der Kontakt wird durch Proteine bewerkstelligt, die eine Verbindungsbrücke (engl.: mating bridge) zwischen den beteiligten Zellen herstellen. Die Proteine der Verbindungsbrücke, oder besser: des Verbindungskanals, sind auch am DNA-Transfer von der Donorzelle zur Empfängerzelle (Rezipient) beteiligt. Unter besonderen Bedingungen kann chromosomale DNA übertragen werden. In der Regel werden aber besondere, auf den konjugativen Transfer spezialisierte DNA-Elemente übertragen: *selbstübertrag-*

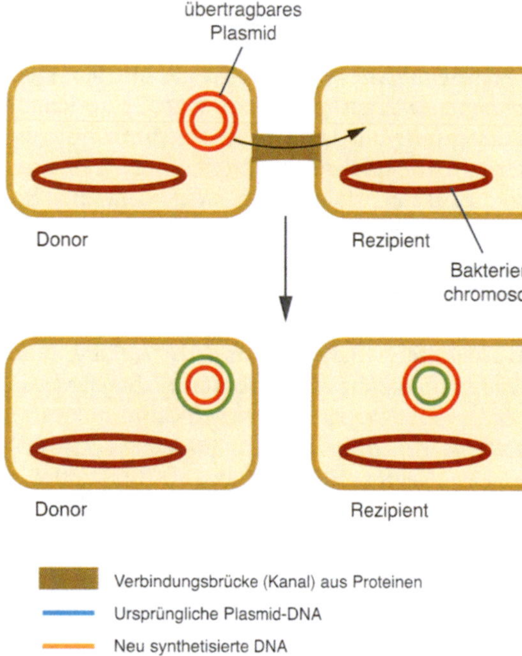

Abb. 3.42. Schema zur Konjugation: Eine Bakterienzelle mit einem übertragbaren Plasmid überträgt Plasmid-DNA unter Replikation (s. dazu Abb. 3.44). Ergebnis: Eine Zelle, die über kein übertragbares Plasmid verfügt, wird zu einer Zelle mit Plasmid zusammen mit den entsprechenden Resistenzgenen

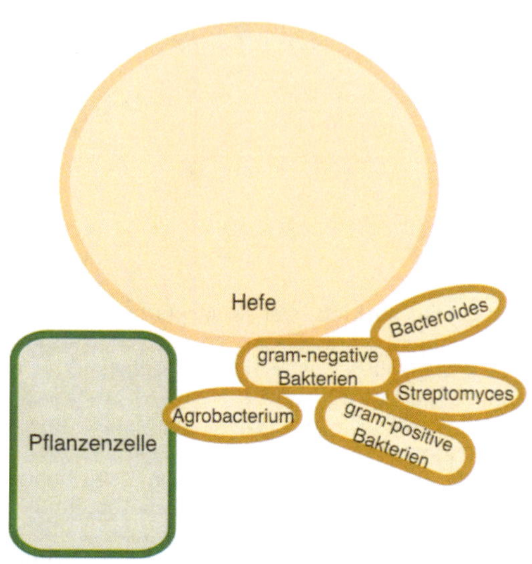

Abb. 3.43. Horizontaler Genaustausch nach dem konjugativen Mechanismus. Dieser Genaustausch ist nicht nur zwischen Individuen der gleichen Art möglich: er kann auch art-, gattungs- und selbst phyllumüberschreitend zwischen grampositiven Bakterien, gramnegativen Bakterien, Streptomyceten und Bacteroidesarten erfolgen. Unter experimentellen Bedingungen gelang sogar die Konjugation zwischen einer Bakterien- und einer Hefezelle. Der T-DNA-Transfer von *Agrobacterium tumefaciens,* einem Bakterium, das Pflanzenkrebs erzeugt, auf Zellen grüner Pflanzen erfolgt nach einem Mechanismus, der einer Konjugation weitgehend ähnlich ist. (Aus Amábile-Cuevas u. Cárdenas-García 1996; leicht verändert)

bare (konjugative) Plasmide und *konjugative Transposons.* Beide selbstübertragbaren Genelemente bestehen aus doppelsträngiger DNA und beide tragen sie außer den zur Konjugation erforderlichen Genen weitere Gene, darunter auch Gene, die für Antibiotikaresistenzen kodieren. Auch die *mobilisierbaren Plasmide* sind hier zu nennen; deren Funktion wird weiter unten näher beschrieben.

Für den horizontalen Genaustausch ist die Konjugation sehr wichtig. Sie ermöglicht den Genaustausch zwischen Bakterienzellen, die verschiedenen Arten, Gattungen und Phylla angehören (Abb. 3.43). Selbst in eukaryotischen Zellen von Hefen kann bakterielle DNA mittels Konjugation eingeschleust werden. Dass Resistenzgene Speziesgrenzen überwinden können, hat unmittelbare praktische Implikationen. So können Bakterienstämme der physiologischen (autochthonen) Darmflora Resistenzgene von passageren Keimen aufnehmen, diese Gene bei späteren Infektionen auf den Erregerstamm übertragen und auf diese Weise, unter dem Selektionsdruck der Therapie, einen resistenten humanpathogenen Infektionserreger generieren.

Auf die Komplimentarität zwischen genetischer Flexibilität und genetischer Stabilität darf in diesem Zusammenhang hingewiesen werden, um dem Eindruck vorzubeugen, dass ein „Einfangen von genetischem Material" schon gleichbedeutend mit seiner Exprimierung ist. Auch die prokaryotische Zelle verfügt über zahlreiche Mechanismen, die die Stabilität ihres genetischen Materials schützen. Allein schon die Strukturen der Promotoren sind hinreichend unterschiedlich, um die Exprimierung zu verhindern. Dass es dennoch zu einer Exprimierung „stiller Gene" kommen kann: Das eben ist die Funktion der weiter oben besprochenen genetischen Elemente wie IS, Transposons und Integrons.

Selbstübertragbare konjugative Plasmide ▶ Plasmide generell sind zirkulare extrachromosomale DNA-Moleküle. Sie können sich unabhängig vom Bakterienstamm vermehren und liegen dann in bis zu hundertfachen Kopien vor. Nur eine kleine Teilmenge von Plasmiden trägt Gene, die Proteine für die Konjugation (Brückenbildung und DNA-Transfer) kodieren. Plasmide, die über Gene zur autonomen Konjugation verfügen, werden selbstübertragbare Plasmide (engl.: self-transmissible) genannt.

Mobilisierbare Plasmide ▶ Es handelt sich um Plasmide, die zwar über keine Gene zur autonomen Konjugation verfügen; sie können aber eine von einem selbstübertragbaren Plasmid bereits gelegte Brücke nutzen, um quasi im Gefolge eines solchen Plasmids und analog wie dieses ihr genetisches Material in der Akzeptorzelle zu replizieren. Zum Mechanismus der DNA-Replikation siehe Abb. 3.44. Übertragungen durch selbstübertragbare und mobilisierbare Plasmide stellen weitere wichtige Möglichkeiten des horizontalen (infektiösen) Gentransfers von Antibiotikaresistenzen dar.

Konjugative Transposons ▶ Konjugative Transposons ähneln weniger den bereits besprochenen Transposons (S. 292), viel eher sind sie den selbstübertragbaren Plasmiden vergleichbar. Somit dürfen Transposons und konjugative Transposons nicht miteinander verwechselt werden. Konjugative Transposons liegen gewöhnlich in das Bakterienchromsom integriert vor. Auf ein Signal hin, das möglicherweise durch Kontakt mit einem Antibiotikum ausgelöst wird, schneiden sie sich selbst aus dem Chromosom aus und bilden einen an den beiden Enden kovalent verknüpften DNA-Ring. In dieser extrachromosomalen Form unterscheiden sie sich von Plasmiden lediglich dadurch, dass sie sich nicht wie diese autonom in der Zelle replizieren können. Der weitere Gang der konjugativen Selbstübertragung auf eine Rezipientenzelle folgt dem von den selbstübertragbaren Plasmiden her bekannten Muster (s. Abb. 3.42 und 3.44). In der Rezipientenzelle integriert sich die zirkulare Form des Transposons wieder in ein Chromosom, und zwar ortsspezifisch über eine Erkennungssequenz *att*, die mit einer Sequenz auf dem Chromosom identisch ist.

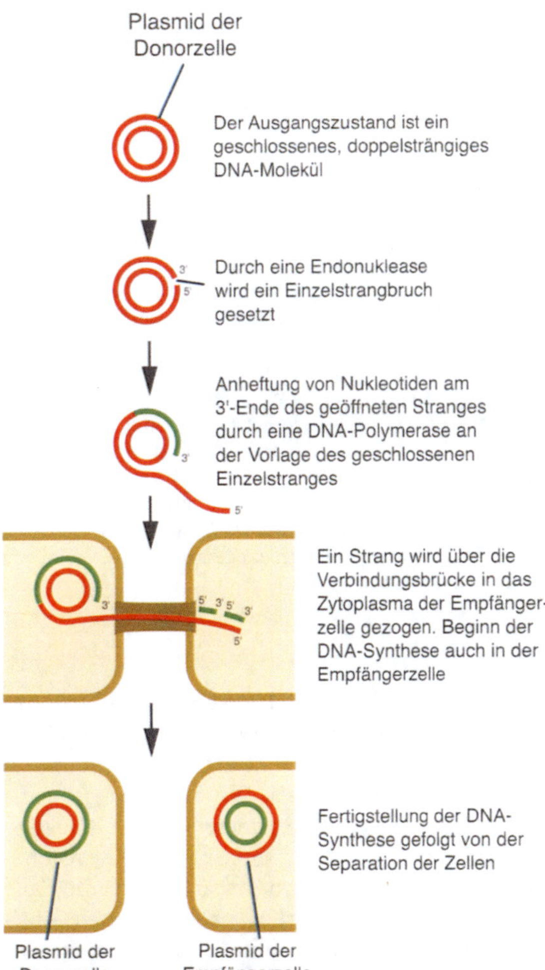

Abb. 3.44. Ring-zu-Ring-Replikation bei der Konjugation. Bei diesem Prozess führt die Plasmid-DNA des Donors eine Drehbewegung aus, weshalb vom „rollenden-Rad-Modell" bzw. „rolling circle model" gesprochen wird

Eine **ungewöhnliche Eigenschaft konjugativer Transposons in der Bacteroidesgruppe** besteht darin, dass ihr Transfer durch Tetracyclin und Tetracyclin-Derivate reguliert wird. Setzt man Bakterien dem entsprechenden Antibiotikum in Konzentrationen aus, die weit unterhalb der minimalen Hemmkonzentration liegen dürfen, so wird die Häufigkeit von Selbsttransfer der konjugativen Transposons um das 1000 bis 10000fache gesteigert. Tetracyclin selektioniert somit nicht nur Bakterien-

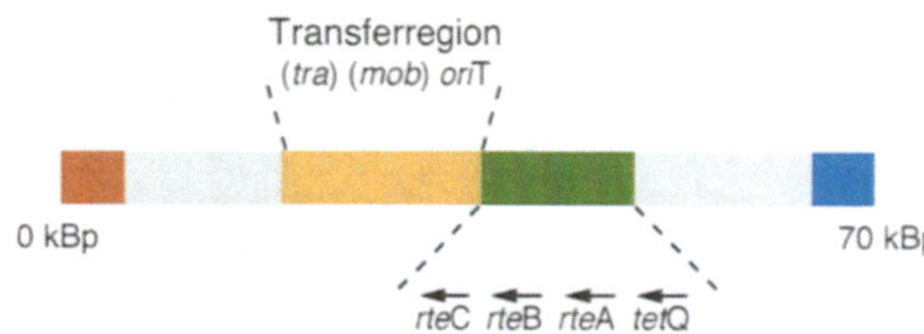

Abb. 3.45. Organisation eines in Bacteroidesarten vorkommenden konjugativen Transposons. Das Transposon besteht aus 70000 Basenpaaren (70 kBp). Das tetQ-Gen, das für die Tetracyclinresistenz kodiert, liegt benachbart zu drei regulatorischen Genen rtA, rtB und rtC. Weitere funktionelle Elemente sind in einer Transferregion gebündelt, *ori* steht für „origin of replication", womit der Replikationsstartpunkt – die Startstelle einer DNA-Replikationsrunde – gemeint ist. *ori*T ist der „origin" für den DNA-Transfer zwischen Donorzelle und Rezipientenzelle. Zum Unterschied von IS-Elementen und den nichtkonjugativen Transposons sind die DNA-Sequenzen an den beiden Enden unterschiedlich angeordnet. (Nach Salyers u. Shoemaker 1996)

stämme, die konjugative Transposons besitzen, es erhöht darüber hinaus auch dramatisch die Wahrscheinlichkeit, dass diese Transposons bevorzugt weiter transferiert werden. Ob auch andere Antibiotika, außer dass sie resistente Stämme selektionieren, die horizontale Ausbreitung von Resistenzgenen stimulieren, ist nicht bekannt. Auf alle Fälle ist das Dogma erschüttert, wonach minimale Antibiotikakonzentrationen keine Auswirkungen auf die Mikroflora der menschlichen Umwelt haben. Somit ist Vorsicht angebracht, wenn Antibiotika für nichtmedizinische Zwecke als Masthilfsmittel für Haustiere oder zur Nahrungsmittelkonservierung verwendet werden.

Abbildung 3.45 skizziert den Aufbau eines in Bacteroidesarten vorkommenden Transposons. Demnach ist der regulatorische Apparat, der den Transfer reguliert, reichlich komplex. Dass ein so unerwartet komplexer genetischer Apparat durch Tetracyclin stimuliert werden kann, durch eine Substanz, mit denen sich die Bacteroidesarten erst seit wenigen Jahrzehnten auseinander setzen, ist rätselhaft. Bisher wurde kein „inducer" des *rteA/rteBr/rteC*-Gensystems im natürlichen Umfeld entdeckt, der für die evolutive Herausbildung des Systems eine Erklärung bieten könnte.

Hinweis: Bacteroidesarten sind nicht sporenbildende, obligat anaerobe Bakterien. Sie stellen den vorherrschenden Teil der physiologischen Darmflora des Menschen, doch zählen auch Infektionserreger, insbesondere die Sepsiserreger dazu.

Mechanismen im Zusammenspiel: Beispiel Klebsiella ▶ *Klebsiella pneumoniae*, der Erreger der gefürchteten Klebsiellenlungenentzündung, besitzt bereits als Wildtyp ein Gen *Amp*, das eine Betalaktamase kodiert. Im Wildtyp sitzt das Gen auf dem Chromosom und wird nur sehr schwach exprimiert, da es über einen extrem schwachen Promotor verfügt (zum Begriff der Promotorstärke s. am Schluss). Schwache Exprimierung bedeutet geringe Menge an Betalaktamase, sodass der Resistenzfaktor klinisch nicht relevant ist. Unter dem Selektionsdruck einer Behandlung mit Ampicillin wurde bei einem Patienten eine Mutante mit hoher Promotorstärke selektioniert, mit dem Ergebnis einer Exprimierung von Betalaktamase auf weit höherem Niveau. Dass die Herausbildung eines ampicillinresistenten Stammes kein lokales Ereignis (bei dem einzelnen Patienten) blieb, dafür sorgten zwei IS-Elemente, die flankierend eingebaut wurden (s. Abb. 3.39, Schema eines zusammengesetzten Transposons).

Man erinnere sich: Die Insertionselemente besitzen die bemerkenswerte Eigenschaft, sich durch einen Rekombinationsvorgang, die so genannte Transposition, auf dem Genom von einer Stelle zur anderen zu bewegen. Die Transposition erfolgt nicht sehr häufig; eine einzelne Zelle kann vielleicht 1000 Zellteilungen durchlaufen, bevor eine ihrer Insertionssequenzen transponiert.

Das Transposon mit dem *Amp-Gen* gelangte auf ein übertragbares Plasmid, sodass sich die Resistenz horizontal wie eine „Infektion" auf weitere Stämme ausbreiten konnte. Natürlich läuft parallel dazu jeweils die klonale Amplifikation.

Das Beispiel zeigt das Ineinandergreifen von Mutation, die zur Änderung der Promotorstärke führt, Einbau von IS-Elementen in die Promotorregion und Transposition des Transposons auf ein übertragbares Plasmid. Aus ursprünglich sensiblen Stämmen entwickelten sich Stämme, die auf die Behandlung mit Ampicillin nicht mehr ansprachen.

Das Beispiel Klebsiella lässt sich verallgemeinern und führt zu einer begründeten Vorstellung über die Evolution von Resistenzmechanismen in Bakterien (Abb. 3.46): Zunächst gibt es chromosomale Gene, die durch Mutation ihre Effektivität gegenüber Antibiotika steigern. Durch Insertion von Insertionselementen wird das Gen transponierbar. Auf ein Plasmid transponiert, kann es mittels Konjugation, Transduktion oder Transformation auf andere Spezies und Genera übertragen werden.

Wie rasch sich eine Resistenz ausbildet, hängt von der Art des Erregers ab: Es ist diese Eigenschaft beinahe wie ein Artmerkmal anzusehen. Es gibt beispielsweise einige Erregergruppen wie die *Streptococcus-pyogenes*-Gruppe, wie *Streptococcus pneumoniae* und *Tryponema pallida*, die bis heute keine Resistenz ausgebildet haben. Im Unterschied dazu gibt es pathogene Bakterien, die kurze Zeit nach Einführung eines neuen Antibiotikums Resistenzen ausbilden: viele gramnegative Bakterien, viele Kokken- und Bazillusarten.

Der weiter oben eingeführte Begriff der „Promotorstärke" bedarf noch der Erläuterung. Promotoren sind starke Bindungsstellen für die DNA-abhängige RNA-Polymerase. Die Namensgebung lässt an Bindungsstärke im Sinne von Affinität denken, was aber nicht zutrifft: Gemeint ist die Umsatzrate, d. h. die Zahl der gebildeten RNA-Ketten pro Zeiteinheit. Die relative Stärke eines Promotors beschreibt somit die promotorspezifische Häufigkeit eines Initiationsereignisses.

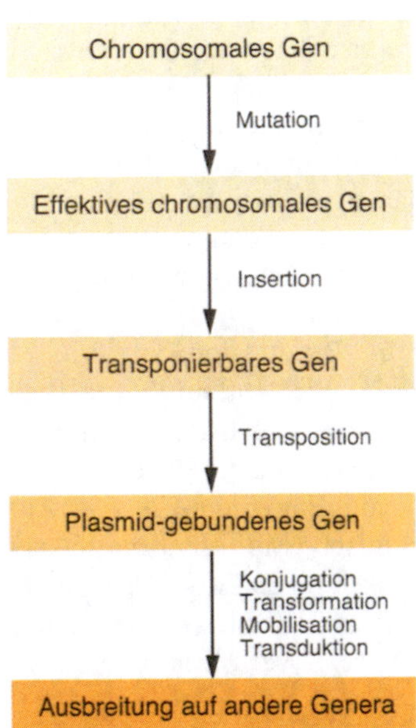

Abb. 3.46. Schematisches Flussdiagramm zur Ausbildung einer horizontalen (infektiösen) Resistenz von Bakterien

Epidemiologische Aspekte der Resistenz

Die Epidemiologie thematisiert den Aspekt, ob und wie sich bestimmte antibiotikaresistente Klone ausbreiten. Unterschieden werden drei Ausbreitungstypen (Wiedemann 2000):

- individuelle Resistenzentwicklung,
- regionale Resistenzentwicklung und
- globale Resistenzausbreitung.

Mit der *individuellen Resistenzentwicklung* ist gemeint, dass sich – bedingt durch besondere Umstände – eine Resistenz in einem Menschen entwickelt und dass diese Resistenz in der Regel auf diesen beschränkt bleibt.

Beispiele: Fast alle Bakterienspezies entwickeln während einer Antibiotikatherapie durch Mutation eine Resistenz gegenüber Fosfomycin, Rifampicin und Streptomycin. Solange die Antibiotikabehandlung andauert, besiedeln diese resistenten Organismen zwar das entsprechende Biotop, sie sind aber nicht in der Lage, von hier aus andere Biotope zu besiedeln oder sich epidemieartig auszubreiten.

Staphylococcus epidermidis, der Besiedler von Hautoberflächen, erwirbt rasch eine Chinolonresistenz, da die Konzentrationen im Biotop hoch genug sind, um Einschrittmutanten zu selektionieren. Im Unterschied zum vorhergehenden Fall gelingt es aber den mutierten Bakterien, andere Biotope zu besiedeln. So kann ein Patient während einer Antibiotikabehandlung mit Chinolonen, die sich gegen eine systemische Infektion richtet, resistente Staphylococcus-epidermidis-Stämme entwickeln, die dann zu einer Kathederbesiedlung und damit möglicherweise zu einer Kathedersepsis führen können.

Unter *regionaler Resistenzentwicklung* versteht man die Resistenzentwicklung durch Besonderheiten in einem bestimmten Klinikbereich durch „Krankenhausstämme", die zum Hospitalismus führen wie *Acinetobacter*, *Stenotrophomonas maltophilia* oder *Staphylococcus aureus*. Während Acinetobacter und Stenotrophomonas Feuchtbereiche des Krankenhauses besiedeln und von hier aus schwer therapierbare Infektionen verursachen können, wird *St. aureus* von Mensch zu Mensch übertragen. Als Überträger kommen sowohl die Patienten als auch das Pflegepersonal und die behandelnden Ärzte in Betracht. So sind inzwischen die „Hospitalstaphylokokken" in der Mehrzahl gegen die Penicilline und Tetracycline resistent und stellen die Behandlung vor große Schwierigkeiten. Weitere aktuelle Beispiele für Problemkeime im Krankenhaus sind multiresistente *Pseudomonas-aeruginosa*-Keime und Glykopeptid-resistente Enterokokken.

Eine *globale Ausbreitung* resistenter Klone findet sich nur bei Infektionserregern, die Epidemien hervorrufen können. Das Beispiel der Shigelleninfektionen wurde bereits an anderer Stelle gebracht (s. S. 291). Weitere aktuelle Beispiele für eine globale Resistenzausbreitung bieten die Gonokokkeninfektion und die Pneumokokkenlungenentzündung. Mittel der Wahl zur Therapie der durch *Neisseria gonorrhoeae* verursachten Gonorrhö war lange Zeit hindurch das Benzylpenicillin. Mitte der 70er-Jahre entstand zuerst in Thailand ein penicillinresistenter Stamm, der sich inzwischen weltweit (durch „Sextourismus") ausgebreitet hat. In globaler Ausbreitung befindet sich zum gegenwärtigen Zeitpunkt auch ein penicillinresistenter Stamm von *Streptococcus pneumoniae*, der schwere Formen von Lungenentzündung verursacht. Die Streptokokkenresistenz beruht auf Änderungen der penicillinbindenden Proteine (s. S. 301). Ausgangspunkt eines bestimmten Serotyps mit einer Multiresistenz – außer gegen Penicillin auch gegen Tetracycline und Chloramphenicol – war Spanien. In einem Zeitraum von 10 Jahren hat sich allein dieser Klon über mindestens 6 weitere Länder auf 3 verschiedenen Kontinenten ausgebreitet. Was die Penicillinresistenz der Pneumokokken anbelangt, so gibt es lokale Unterschiede im Grad der Durchseuchung mit resistenten Stämmen. So erwiesen sich 50% der aus Spanien stammenden Pneumokokkenisolate als resistent, während in Deutschland die Resistenzrate zum gegenwärtigen Zeitpunkt noch deutlich unter 10% liegt.

Bedeutsam ist: Die übertragbare Resistenz geht bei Fortfallen des Selektionsdrucks *nicht* zurück, weil die resistent gewordenen Stämme gegenüber den Wildstämmen keinen ökologischen Nachteil haben. Somit ist die Situation bei einer übertragbaren Resistenz wesentlich verschieden von der Situation bei resistenten Mutanten, die bei Abwesenheit des Antibiotikums zunehmend durch Wildformen verdünnt werden.

3.1.9 Biochemische Mechanismen der Resistenzentwicklung bei Bakterien

Ein Antibiotikum muss, um die Vermehrung von Bakterien zu hemmen,

1. in die Bakterienzelle eindringen,
2. mit einer zellulären Struktur in Wechselwirkung treten und
3. als Folge davon eine lebenswichtige Funktion hemmen.

Unter bestimmten Bedingungen, insbesondere bei einer längeren Einwirkung subletaler Antibiotikakonzentrationen, gelingt es einzelnen Individuen, eine oder mehrere der drei Angriffsstufen zu blockieren. Die Hilfsmittel dazu liegen als Teil ihrer genetisch programmierten Anpassungsmechanismen an wechselnde Umweltbedingungen bereit. Alle bisher bekannten phänotypischen Ausprägungen der Anpassung an eine Antibiotikaeinwirkung lassen sich den folgenden Grundprinzipien zuordnen (Gräfe 1992):

- Aufbau einer Penetrationsbarriere,
- verminderte Wirkstoffaufnahme (bei Vorliegen von aktiven Transportmechanismen),
- Veränderung der Target-Rezeptor-Strukturen,
- Synthese von Enzymen, die das Antibiotikum durch chemische Modifikation inaktivieren,
- Überproduktion von Target-Enzymen,
- Verminderung der physiologischen Bedeutung des Targets (z. B. verminderte Autolysinproduktion)
- Expression alternativer Wege zur Synthese des infolge der Antibiotikumeinwirkung fehlenden Metaboliten (metabolischer „by-pass").

Tabelle 3.12. Bakterielle Resistenz durch Modifikation des Antibiotikums

Antibiotikum	Resistenzmechanismus	Resistenzdeterminanten	Genlokalisierung
Aminoglykoside	Acetylierung von Aminogruppen, Phosphorylierung von Hydroxygruppen, Adenylierung von Hydroxygruppen	*N*-Acetyltransferasen, Phosphotransferasen, Adenyltransferasen	Plasmide; Transposons; Integrons
Chloramphenicol	Acetylierung	Chloramphenicol-Acetyltransferase	Plasmide; bei gramnegativen Bakterien: konjugative Plasmide
Penicilline, Cephalosporine	Spaltung des Betalaktamringes	Betalaktamasen	Chromosomal; Plasmide

Die wichtigsten dieser biochemischen Resistenzmechanismen werden in den folgenden drei Abschnitten näher erläutert.

Resistenz durch Modifikation des Antibiotikums

Der wahrscheinlich häufigste Mechanismus ist der Abbau oder die Modifikation des angreifenden Antibiotikums zu einem unwirksamen Metaboliten (Tabelle 3.12).

Die Inaktivierung erfolgt bei den Betalaktamantibiotika (Penicilline, Cephalosporine) durch Hydrolyse sensibler Gruppen wie der Betalaktamstruktur durch Betalaktamasen und weitere Hydrolasen (Abb. 3.47), durch Hydrolyse der Betalaktamstruktur unter kovalenter Bindung an Substrate (Abb. 3.48); sie erfolgt bei den Aminoglykosidantibiotika, indem bindungsfähige Gruppen wie die Amino-und die Hydroxylgruppen durch Adenylierung, Acetylierung oder Phosphorylierung blockiert werden (Abb. 3.49). Dadurch wird die Affinität der Arzneimittel zum bakteriellen Ribosom entscheidend herabgesetzt. In ähnlicher Weise wird auch Chloramphenicol durch eine spezifische Acetyltransferase inaktiviert (Abb. 3.50). Das Diacetylderivat ist nicht mehr in der Lage, an bakterielle Ribosomen zu binden.

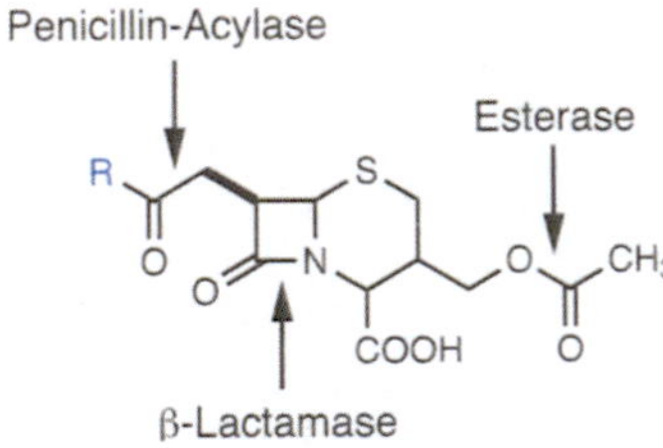

Resistenz durch Veränderung der Zielstruktur

Auch für diesen Modus der Resistenzbildung bieten die Penicilline ein Beispiel. Wie bei anderer Gelegenheit erwähnt (s. S. 276), hemmen diese Antibiotika die bakterielle Zellwandsynthese wesentlich dadurch, dass sie an die penicillinbindenden Pro-

Abb. 3.47. Inaktivierung von Cephalosporinen durch Hydrolasen mit unterschiedlichen Angriffspunkten

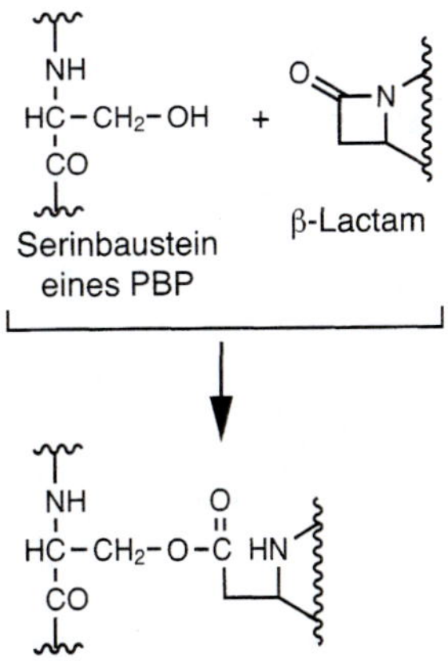

Abb. 3.48. Betalaktame reagieren kovalent mit den Serinkomponenten der penicillinbindenden Proteine (PBP)

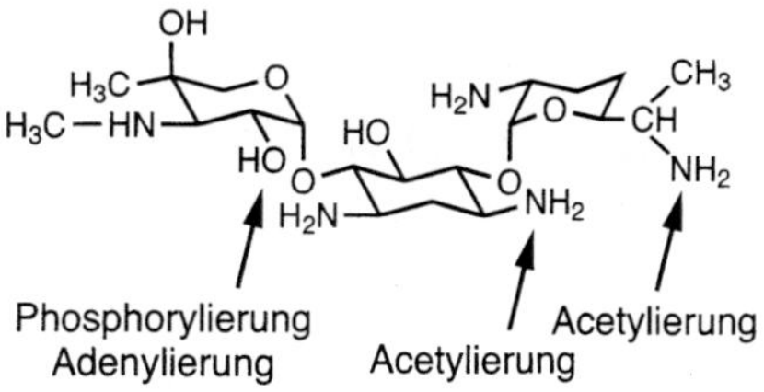

Abb. 3.49. Resistenz gegen Aminoglykosidantibiotika: Angriffspunkt für inaktivierende Enzyme am Beispiel von Gentamycin C. Beteiligte Enzyme: Aminoglykosid-2′-phosphotransferase (→ Phosphorylierung), Aminoglykosid-2′-nucleotidyltransferase (→ Adenylierung) und Aminoglykosidacetyltransferase (→ Acetylierung)

teine (PBP) kovalent binden. In einigen Bakterienspezies haben sich PBP entwickelt, an die Betalaktame nicht mehr binden können. Nun haben die PBP auch eine wichtige physiologische Funktion beim Aufbau der bakteriellen Zellwand zu erfüllen: Die Modifikation der PBP-Struktur erfolgte in einer Weise, die einerseits die Bindung an Penicilline verhindert, aber andererseits die physiologische Funktion (z. B. die Transpeptidaseaktivität für die Quervernetzung) intakt lässt. Diese Form der Resistenz wurde zuerst bei Pneumokokken, Meningokokken und Gonokokken gefunden. Besonders schwerwiegend ist es, dass mittlerweile auch Staphylokokken diese Form von Resistenz herausgebildet haben: Erreger dieses Resistenztyps sind durch keines der heute verfügbaren Betalaktame beeinflussbar, auch nicht durch die neuen Cephalosporine und Carbapeneme.

Eine Übersicht über Resistenzen, die durch Veränderung der Zielstruktur zustande kommen, zeigt Tabelle 3.13.

Sulfonamide, ein Sonderfall ▶ Die Sulfonamide sind in Tabelle 3.13 aufgenommen worden, doch sind die Resistenzen, die sich während einer Sulfonamidbehandlung entwickeln können, nicht auf eine Änderung der Zielstruktur beschränkt. Zunächst sei an den Wirkungsmechanismus erinnert. Sulfonamide sind Strukturanaloga der *p*-Aminobenzoesäure, die die bakterielle De-novo-Synthese von Folsäure durch kompetitive Hemmung der Dihydropteroinsäuresynthetase behindern; teilweise werden sie auch anstelle der natürlichen *p*-Aminobenzoesäure in das Dihydropteroatmolekül eingebaut (Abb. 3.51) – mit dem Ergebnis, dass der bakterielle C_1-Stoffwechsel und damit die Nukleinsäuresynthese gehemmt werden. Die Monotherapie mit Sulfonamiden ist durch die Herausbildung von Resistenzen behindert, sodass Sulfonamide trotz ihres breiten Wirkungsspektrums heute nicht länger die Therapie der Wahl sind. Die biochemischen Mechanismen, die die Resistenz bedingen, sind uneinheitlich und von Bakterienart zu Bakterienart unterschiedlich:

- Überproduktion des Target-Enzyms: Resistente Staphylokokkenstämme synthetisieren bis zu 70-mal mehr *p*-Aminobenzoesäure im Vergleich zu den Wildformen. Auch Neisseriaarten werden auf die gleiche Weise resistent.

Abb. 3.50. Ein weiteres Beispiel für eine Resistenz durch Umwandlung eines Antibiotikums in eine unwirksame Form: Inaktivierung von Chloramphenicol durch die Chloramphenicol-acetyltransferase (CAT) und Acetylcoenzym A (AcCoA)

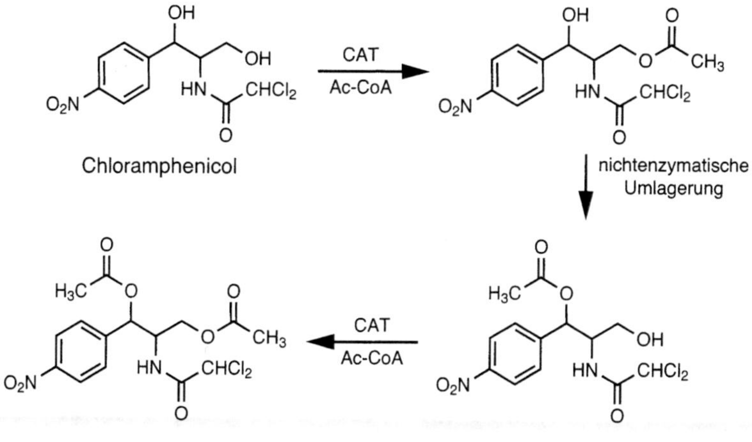

Tabelle 3.13. Beispiele für bakterielle Resistenzen durch Veränderungen der Zielstruktur

Antibiotikum, Resistenzmechanismus	Resistenzdeterminanten, Genlokalisierung
Chinolone, verminderte Bindung an bakterielle Gyrasen und Topoisomerasen (TI)	Punktmutationen in den Gyrase- und TI-Genen, chromosomal
Lincosamine, Methylierung der Bindungsstelle an der 23*S*-rRNA	rRNA-Methyltransferasen, Transposons
Penicilline und Cephalosporine, verminderte Bindung an PBPs	Modifizierte penicillinbindende Proteine (PBPs), chromosomal
Rifampicin, verminderte Bindung an die bakterielle RNA-Polymerase	Punktmutationen im RNA-Polymerase-Gen, chromosomal
Streptomycin, verminderte Bindung an das bakterielle Ribosom	Punktmutationen im ribosomalen *S*12-Protein, chromosomal
Sulfonamide, verminderte Bindung an die Dihydrofolatreduktase	Expression von Enzymen mit geringer Affinität, Transposons, Plasmide
Trimethoprim, verminderte Bindung an die Dihydrofolatreduktase	Expression von Enzymen mit geringer Affinität, Transposons, Plasmide
Vancomycin, verminderte Bindung durch Austausch der terminalen D-Ala-D-Ala-Dipeptide der Zellwand durch D-Ala-Laktat	VanA, VanB (Enzymsysteme zur Synthese und zum Einbau von Laktat in die Zellwand), Transposon Tn 1546, meist auf Plasmiden

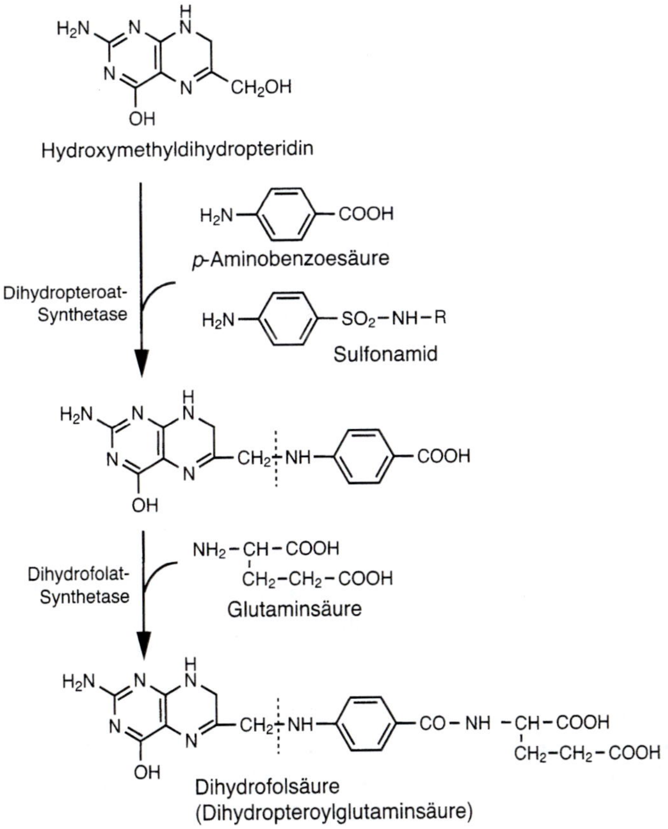

Abb. 3.51. Resistenzmechanismus der Sulfonamide. Das Sulfonamid fungiert als kompetitives Substrat für die Dihydropteroatsynthetase. Als Ergebnis einer Genmutation wird eine Synthetase kodiert, die eine stark verminderte Affinität für Sulfonamide zeigt, wohingegen die Affinität für das wahre Substrat, die *p*-Aminobenzoesäure, unverändert bleibt (unveränderte Michaelis-Konstante)

- Veränderte Sensibilität der Target-Enzyme: Resistente Stämme enthalten Enzyme zur Folatbiosynthese, die schlechter durch Sulfonamide gehemmt werden als die der Wildformen. Beispiel: Die H_2-Pteroat-Synthetase bindet die *p*-Aminobenzoesäure wesentlich fester als das Sulfonamid. Gesichert ist das Auftreten dieses Mechanismus bei Pneumokokken und bei *E. coli.*
- By-pass-Mechanismus: Die Mikroorganismen entwickeln die Fähigkeit, exogen vorliegende Folsäure direkt zu verwerten. Dieser Mechanismus wurde bei Plasmodiumarten (Malariaerregern) entdeckt; es ist nicht bekannt, ob er auch bei Bakterien vorkommt.

Resistenz durch verminderten Zugang zum Zielort

Bei vielen pathogenen Bakterien, vor allem trifft das für die gramnegativen Bakterien und die Mykobakterien zu, versperren Permeabilitätsschranken dem Antibiotikum den freien Zugang zur Zielstruktur. Eine Schwachstelle in der ansonsten schwer permeierbaren Zellhülle gramnegativer Bakterien sind die Porinkanäle, auf die zunächst eingegangen wird. Bakterielle *Porine* sind Proteinmoleküle in äußeren Membranen von gramnegativen Bakterien, die in dimerer oder trimerer Form einen wassergefüllten, transmembranären Kanal bilden, durch den hindurch gelöste Substanzen mit Molekulargewichten bis zu 700 Da in den periplasmatischen Raum gelangen (Abb. 3.52). Die Diffusionsrate von Molekülen durch die Porinkanäle ist von deren Hydrophiliegrad abhängig. Für hydrophobe (bzw. lipophile) Moleküle (wie z. B. Penicillin G) sind sie nahezu undurchlässig. Allerdings gibt es Ausnahmen. Die Porinkanäle bei *Haemophilus influenzae* erlauben das Durchschleusen auch hydrophober Moleküle wie der Penicilline und der Cephalosporine. Inwieweit die erhöhte Durchlässigkeit mit den größeren Radien der Hämophilusporinkanäle zusammenhängt, ist nicht klar.

Beispiel: Betalaktamaktivität bei gramnegativen und grampositiven Bakterien im Vergleich ▶ Die unterschiedliche Qualität der Barrierefunktion der Hüllschichten gramnegativer und grampositiver Bakterien wird am deutlichsten in einer Gegenüberstellung sichtbar (s. Abb. 3.52).

Bei grampositiven Bakterien befindet sich das Peptidoglykanpolymer sehr nahe an der Zelloberfläche; die kleinen Betalaktammoleküle können vergleichsweise leicht zur äußeren Schicht der Zytoplasmamembran und den PBP penetrieren, wo sich die letzte Phase der Peptidoglykansynthese abspielt. Umgekehrt können Betalaktamasen von innen nach außen sezerniert werden und das Betalaktam noch vor dem Eindringen abfangen.

Gramnegative Bakterien besitzen eine äußere Membran mit stark lipophilen Lipopolysacchariden. Sie ist der Grund dafür, dass ca. 80 % aller Antibiotika diese Barriere nicht zu überwinden vermögen und daher gegen gramnegative Bakterien unwirksam sind. Kleine hydrophile und auch amphiphile Moleküle wie die Betalaktame können über die wässrigen Porinkanäle in den periplasmatischen Raum gelangen, wo – strategisch günstig – die Betalaktamasen positioniert sind, um sie evtl. dort abzufangen, sofern sie nicht laktamaseresistent sind.

Resistenz durch Veränderungen der Porine ▶ Bei *E. coli* ist eine Verminderung in der Anzahl der Porine verknüpft mit einer erhöhten Resistenz gegen Chloramphenicol, die Betalaktame und die Tetracycline. E. *coli* enthält zwei Sorten von Kanälen, die sich durch ihr unterschiedliches Glukosediffusionsvermögen auseinander halten lassen (OmpC-Kanal und OmpF-Kanal). Als resistent erwies sich diejenige Mutante, der OmpF-Kanäle in der äußeren Membran fehlten. Analog ist die Imipenemresistenz von *Pseudomonas aeruginosa* durch einen Verlust des Porins *OprD-2* gekennzeichnet. Das ist ein Typus von Porinen, der die Diffusion von Penemen und Carbapenemen ermöglicht. In den USA sind etwa 15 % der Pseudomonasstämme resistent.

Antibiotikumabwehr durch membranständige „Molekülpumpen“ ▶ Antibiotika, denen es gelungen ist, die Barriere der Zellhülle zu durchdringen, gelangen in den Zytoplasmaraum. Zwar ist ein Herausdiffundieren aus dem Zytoplasmaraum nicht möglich, doch verfügen sowohl grampositive als auch gramnegative Bakterien über ein Transportsystem, um unerwünschte Fremdstoffe aus der

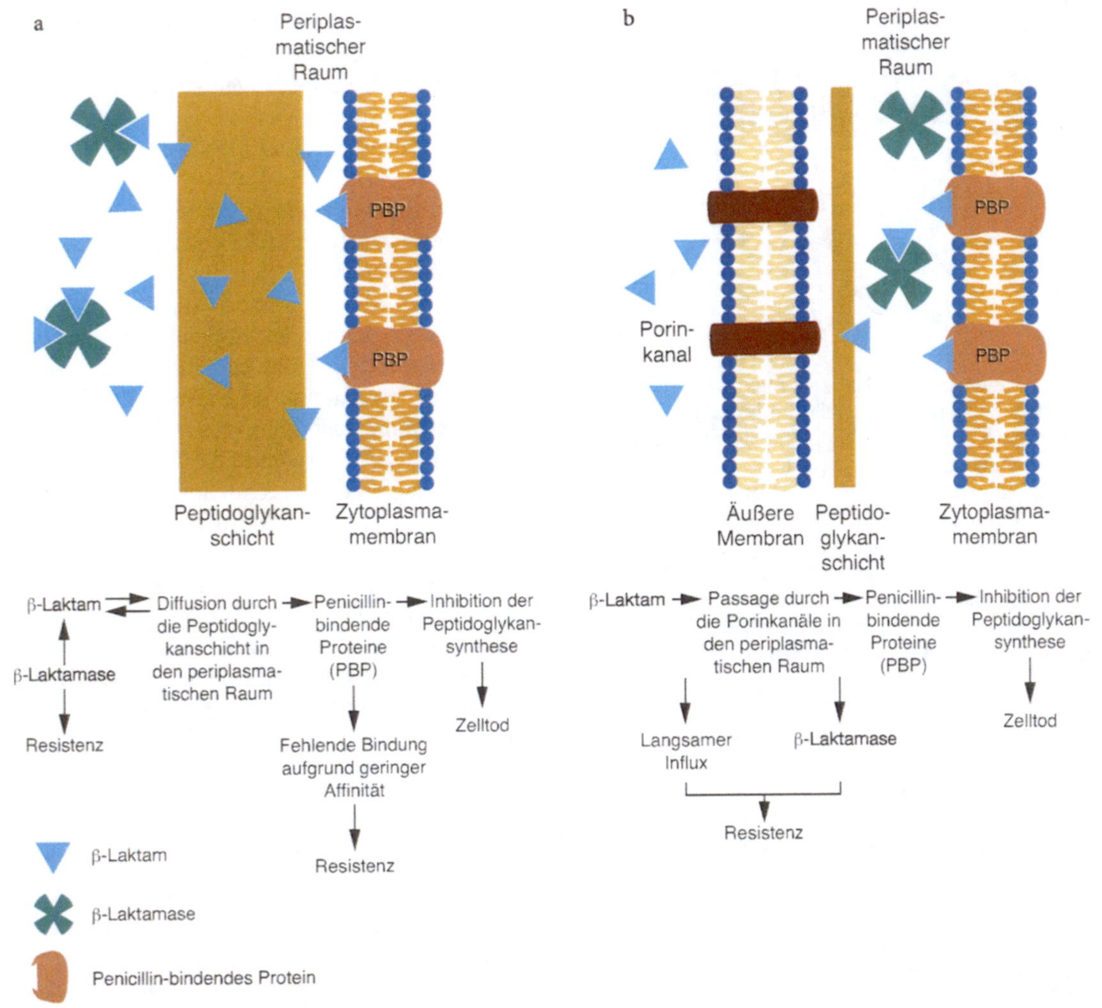

Abb. 3.52a, b. Unterschiedliche Interaktionen von Betalaktamantibiotika und unterschiedliche Resistenzausbildung bei **a** grampositiven und **b** gramnegativen Bakterien. **a** Die Resistenz beruht auf den Laktamasen, die sezerniert werden, und auf penicillinbindenden Proteinen (PBP) mit herabgesetzter Affinität für das Betalaktam (s. S. 301). **b** Bei gramnegativen Mikroorganismen erreicht das Antibiotikum den periplasmatischen Raum über Porinkanäle in der äußeren Membran. Die im periplasmatischen Raum – dem Raum zwischen Zytoplasmamembran und Peptidoglykanschicht – angesiedelten Betalaktamasen inaktivieren das Antibiotikum, bevor es die penicillinbindenden Proteine erreichen kann

Zelle herauszubefördern: die so genannten Molekülpumpen. Es gibt zwei Typen dieser Molekülpumpen, zum einen spezifische Transportsysteme, die nur eine ganz bestimmte Substanzklasse herausbefördern, zum anderen Multiarzneistofftransporter oder anglifiziert „Multidrug-Transporter", die, wie der Name anzeigt, eine Vielzahl unterschiedlicher Xenobiotika, darunter Desinfektionsmittel und Schwermetallionen, aus der Zelle herauspumpen.

ATP-abhängige Molekülpumpen kommen weit verbreitet vor, auch bei Wirbeltieren. Sie sind offenbar eine „Erfindung" der Evolution, um Zellen von eingedrungenen Xenobiotika (griech.: xénos [Fremdling]; bíos [Leben]) zu be-

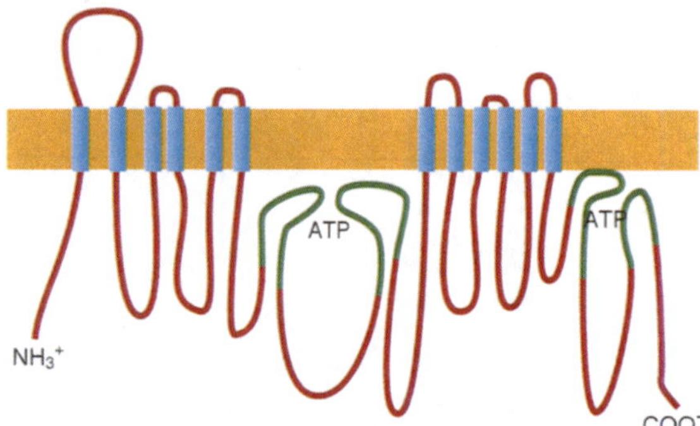

Abb. 3.53. Schematischer Aufbau eines typischen ABC-Transporters (ABC steht für „**A**TP-**B**inding **C**assette"). Der ABC-Transporter ist ein Glykoprotein mit 12 transmembranären Domänen, wobei zwischen der 6. und der 7. Domäne eine große Schleife gebildet wird und eine weitere am *C*-terminalen Ende. Die beiden großen Schleifen tragen ATP-bindende Kassetten. Über den Transportmechanismus selbst sind bisher keine Einzelheiten bekannt. ATP-abhängige Molekülpumpen kommen nicht nur in Bakterien vor; sie sind ubiquitär bei allen Organismengruppen verbreitet. (Aus Löffler u. Petrides 1997)

freien. Xenobiotika sind definiert als für einen bestimmten Organismus oder für ein bestimmtes Ökosystem von Natur aus fremde Stoffe, insbesondere Gifte. Auch der Mensch verfügt über entsprechende Effluxsysteme. Sie sind beispielsweise verantwortlich für die Multiarzneimittelresistenz (Multidrug-Resistenz) von Krebszellen gegen Zytostatika. Sie sind aber auch an der Resistenz gegen Tetracycline, Makrolide und Chinolone sowie gegen Emetin (bei *Entamoeba histolytica*) oder gegen Malariamittel (bei Plasmodiumarten) beteiligt. Die Molekülpumpen gehören zu den ABC-Transportern. Mit dieser Bezeichnung definiert man eine Gruppe von Transport-ATPasen, die als gemeinsames Strukturelement über eine ATP-bindende Kassette („ATP-binding-casette") verfügen. Abbildung 3.53 zeigt den schematischen Aufbau einer solchen ABC-Kassette.

Sonderfall Tetracyclin ▶ Betrachtet wurden bisher nur Transportsysteme, die den *Efflux* von Antibiotika und anderen Fremdstoffen im Blickfeld haben. Tatsächlich sind diese energieabhängigen Transportsysteme aber auch dazu eingerichtet, Substanzen in die Zelle *hinein*zupumpen. Zuerst entdeckt wurden sie bei den Bakterien, wo sie die Energie der ATP-Hydrolyse benutzen, um Zucker, Aminosäuren oder kleine Peptide aktiv in die Bakterienzelle hineinzupumpen. Dass sie auch Antibiotika ins Zellinnere schleusen, zeigt das Beispiel der Tetracycline. Damit Tetracycline bei gramnegativen Bakterien Zugang zu den Ribosomen erhalten, müssen zwei Voraussetzungen erfüllt sein:

1. passive Diffusion durch die hydrophilen Kanäle und
2. aktiver Transport durch einen Transporter, der die Tetracycline durch die innere Zytoplasmamembran pumpt.

Der aktive Transport ist zugleich Ursache dafür, dass sich Tetracycline im Zellinnern von Bakterien anreichern. Resistenz gegenüber Tetracyclinen kann sich dann ausbilden, wenn der Influx reduziert wird und/oder wenn die Bakterienzelle auf Efflux „umschaltet". Experimentell herausgefunden wurde: Im Fall der Tetracycline wird eine Resistenz durch die so genannten *tet*-Proteine bewirkt, ein membranassoziiertes Effluxsystem, das bei den meisten bakteriellen Spezies durch extrachromosomale Genelemente mit Transposoncharakter kodiert wird. Es werden mindestens vier *tet*-Gene (A, B, C und D) gebildet, je nach Präferenz für Tetracycline unterschiedlicher Lipophilie. Das von *tetA*-Gen kodierte *tetA*-Protein z. B. schleust lediglich Tetracyclin, Oxy- und Chlortetracyclin aus; *tetB*-Protein auch Doxocyclin, Minocyclin und stärker lipophile Derivate. An anderer Stelle wurde darauf hingewiesen, dass die Genexpression induzierbar ist (s. S. 297). Strukturanaloga der Tetracycline ohne relevante antibakterielle Aktivität können in gleicher Weise den Resistenzmechanismus induzieren wie die antibiotisch wirksamen Derivate.

3.1.10 Gebräuchliche Antibiotika: chemischer Aufbau, biosynthetische Einordnung, Hinweise zur Analytik und Wirkweise

Es geht in diesem Abschnitt nicht darum, sämtliche gebräuchlichen Antibiotika vorzustellen, sondern darum, an Beispielen, die dem gültigen Arzneibuch (Ph.Eur. 1997 und Ergänzung 2001) entnommen sind, den chemischen Aufbau zu erläutern und die Strukturformeln anhand des biosynthetischen Bezugs verständlicher zu machen. Die Abbildungslegenden sind daher wesentlicher Bestandteil des Gesamttextes. Darüber hinaus werden Angaben zur

Isolierung und zur Prüfung auf Identität und Reinheit gebracht. Schließlich werden Angaben zu Angriffspunkt und Wirkweise gemacht: Diese Angaben sollen die allgemeinen Ausführungen zu diesem Thema (s. Kap. 3.1.7) durch Beispiele konkretisieren.

Aminoglykosidantibiotika

Aufbau und chemische Eigenschaften ▶ Aminoglykosidantibiotika sind aus einem Aminocyclitol aufgebaut, der mit weiteren Aminozuckern meist glykosidisch verknüpft ist. Die typischen Vertreter bilden Di-, Tri- oder Tetrasaccharidstrukturen und werden daher auch als Pseudosaccharide bezeichnet. Die Aminocyclitolkomponente ist wenig variabel: gefunden wurden Streptamin, Streptidin und 2-Desoxystreptamin (Abb. 3.54). Mit ihrer Saccharidstruktur hängt es auch zusammen, dass sie gut in Wasser löslich sind; sie bilden überdies mit Mineralsäuren Salze. Bisher wurden aus Vertretern der beiden Gattungen Streptomyces und Mikromonospora an die 200 Aminoglykosidantibiotika isoliert. Aus welcher der beiden Gattungen die Aminoglykoside stammen, wird durch die Schreibweise der Endsilbe mit „y" oder mit „i" gekennzeichnet – also Tobramycin, aber Gentamicin.

Zur Isolierung der Aminoglykoside wird die relativ starke Basizität der Aminogruppe ausgenutzt, indem die Fermentlösung über schwach basische Ionenaustauscher (z. B. Amberlite IRC 50) geschickt wird. Außer zur Erstabtrennung benutzt man Ionenaustauscher auch zur säulenchromatographischen Feintrennung, zusammen mit schwach basischen Puffersystemen. In vielen Fällen wird auf die Isolierung eines definierten Einzelstoffes verzichtet; vielmehr verwendet man definierte Gemische, wobei die Pharmakopöen bestimmte Anforderungen an die Zusammensetzung der Gemische stellen. Eine Übersicht über die genuinen Aminoglykosidantibiotika bringt Tabelle 3.14.

Wirkungen ▶ Die bakterizide Wirkung der Aminoglykosidantibiotika beruht auf der Bindung an Proteine der 30*S*-Untereinheit der Ribosomen (s. auch S. 270). Die 30*S*-Untereinheit bildet die Bindungsstellen für die mRNA, die Initiatoraminoacyl-tRNA (Formylmethionyl-tRNA) und die Folgeaminoacyl-tRNA. Antibiotika mit bevorzugter Bindung an 30S-Ribosomen stören die Initation der Proteinsynthese und/oder die Translokation, also die Verschiebung der mRNA gegenüber dem Ribosom um ein Kodon.

Die Bindungsstellen der verschiedenen Aminoglykosidantibiotika an Proteinen der 30S-UE sind einander zwar benachbart, aber keineswegs identisch: Jedenfalls unterscheiden sich die Aminoglykoside durchaus in den Details ihrer Wirkungsmechanismen. Gemeinsam ist allen Aminoglykosidantibiotika – ausgenommen Spectinomycin –, dass sie

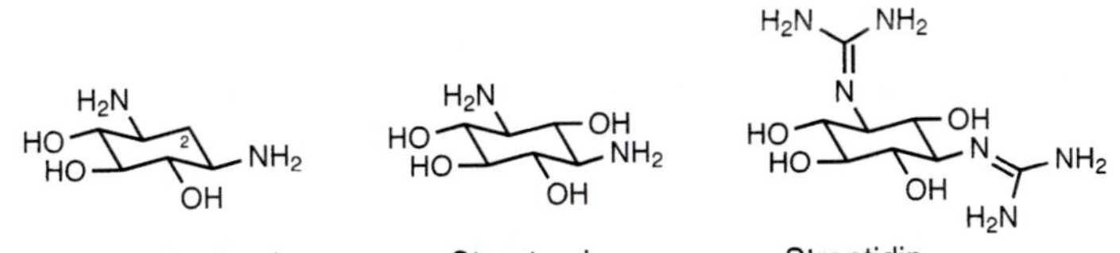

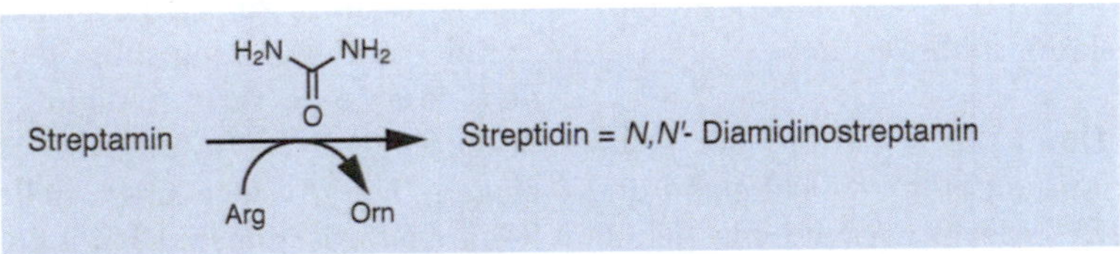

2-Desoxystreptamin — Streptamin — Streptidin

Streptamin → (H_2N–CO–NH_2; Arg → Orn) → Streptidin = *N,N'*- Diamidinostreptamin

Abb. 3.54. Drei in therapeutisch verwendeten Aminoglykosidantibiotika auftretende Aminocyclitolkomponenten. Streptidin trägt 2 Guanidylgruppen. Sie entstehen durch Transamidierung aus Arginin auf die Aminogruppe von Streptaminvorstufen in einer Reaktion, die formal der Übertragung von Harnstoff unter Bildung von Ornithin aus Arginin entspricht. Alle 3 Aminocyclitole sind optisch inaktiv

Tabelle 3.14. Übersicht über die Aminoglykosidantibiotika der Ph.Eur. 1997

Gruppe	Produzentenstamm
Streptaminderivate	
Streptomycin	*Streptomyces griseus*
Dihydrostreptomycin[a]	*Streptomyces humidus*
Spectinomycin[b]	*Streptomyces spectabilis*
2-Desoxystreptaminderivate	
A. 4,5-disubstituierte Derivate	
Neomycin	*Streptomyces fradiae*
Framycetin (= Neomycin B)	*Streptomyces fradiae oder Streptomyces decaris*
B. 4,6-disubstituierte Derivate	
Kanamycin	*Streptomyces kanamycetius*
Tobramycin	*Streptomyces tenebrarius*
Gentamicin	*Micromonospora purpurea*

[a] Wird fast ausschließlich durch Reduktion von Streptomycin hergestellt.

[b] Spectinomycin nimmt eine Sonderstellung ein: Es enthält keinen Aminozucker.

Fehlablesungen der mRNA verursachen, d. h., es werden an einigen Stellen Aminosäuren in Proteine eingebaut, die nicht dem kodierenden Nukleotidtriplett entsprechen (s. auch Abb. 3.20, S. 271). Solche Fehlablesungen („misreading effect") werden selbst in zellfreien Proteinsynthesesystemen mit synthetisierten Polyribonukleotiden induziert. Allgemein wird angenommen: Die Bindung des Antibiotikums an bestimmte Proteine der S30-UE – im Falle des Streptomycins an das Protein S 12 – führt zu einer Verformung der A-Stelle, was eine weniger feste Kodon-Antikodon-Bindung der Aminoacyl-tRNA zur Folge hat.

Neben Ablesefehlern induzieren die einzelnen Aminoglykosidantibiotika, individuell unterschiedliche, weitere Störungen des Verlaufs der Proteinbiosynthese (Translationsphase):

- Streptomycin hemmt die Initiation: Der gebildete 70S-Initiationskomplex ist nicht stabil und zerfällt in mRNA, fMet-tRNA und die beiden Untereinheiten.
- Gentamicin, Kanamycin und Neomycin hemmen im Unterschied zu Streptomycin die GTP-abhängige Translokation.
- Auch Spectinomycin hemmt die Translokation, es verursacht aber im Unterschied zu den typischen Aminoglykosiden vom Gentamicin- und Streptomycintyp keine Ablesefehler.

Unerwünschte Wirkungen/Toxizität ▶ Experimentell kommt es über Schädigungen der Membranen zu Veränderungen der Lysosomen – sie akkumulieren unverdaute Phospholipide – und der Mitochondrien, die anschwellen (pathologische Mitochondrienschwellung). Die Affinität der Aminoglykosidantibiotika zu Plasmamembranen erklärt man sich mit der Bindung der kationischen Aminoglykoside an die anionischen Bindungsstellen der Phosphatidylinositole.

Bei der therapeutischen Anwendung beim Menschen können Nierenschädigungen und Schädigungen des Hörvermögens als unerwünschte Nebenwirkungen auftreten.

Anwendungsgebiete ▶ Schwere Infektionen, wenn andere Antibiotika nicht verwendet werden können. Streptomycin wird in Kombination mit anderen Tuberkulostatika zur Behandlung der Tuberkulose herangezogen. Neomycin wird nur äußerlich angewendet bei Schleimhaut-, Augen- und Ohrinfektionen.

Streptomycinsulfat

Streptomycin, das älteste Aminoglykosidantibiotikum (1944), wurde in Kulturen von *Streptomyces griseus* entdeckt. Dem chemischen Aufbau nach liegt ein Pseudotrisaccharid vor, das sich aus dem Diguanidinocyclit Streptidin, *N*-Methyl-L-Glukosamin und Streptose (5-Desoxy-3-*C*-formyl-L-Lyxose) aufbaut. Zur Struktur und Biosynthese siehe Abb. 3.55 bis Abb. 3.57. Sowohl die freie Base als auch das Sulfat sind gut in Wasser lösliche, farb- und geruchlose Pulver, die leicht bitter schmecken.

Bei der Gewinnung muss darauf geachtet werden, dass keine Verunreinigungen mit stark blutdrucksenkender Wirkung in das Endprodukt gelangen. Die Arzneibücher stellen entsprechende Reinheitsforderungen. Die Ph.Eur. 1997 legt ferner fest, dass Streptomycin aus bestimmten Stämmen von *Str. griseus* gewonnen werden muss. Mit „bestimmten Stämmen" sind Mutanten gemeint, die gegenüber dem Originalstamm mehr Streptomycin

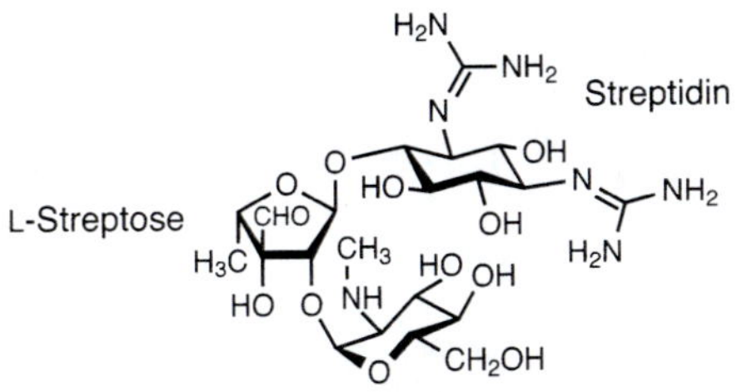

Abb. 3.55. Streptomycin besteht aus 3 durch 2 Glykosidbindungen miteinander verknüpften Zuckern, einer Furanose, einer Pyranose und einem Inositol (Pseudotrisaccharid), deren Biosynthese jeweils über separate Sequenzen erfolgt (Abb. 3.56 und Abb. 3.57). Die Biosynthese des *N*-Methyl-L-glukosamin-Bausteins umfasst die Transformation eines D-Zuckers zum enantiomeren L-Zucker, die Einführung von 2 Aminogruppen und eine *N*-Methylierung. Die Transformation von der D- zur L-Glukose impliziert die intermediäre Aufhebung von 4 Chiralitätszentren C-2 bis C-4. Wie aus NMR-Messungen hervorgeht, liegt die Aldehydgruppe im Streptoseteil des Streptomycins nicht in freier Form vor. Sie tritt mit der räumlich benachbarten *N*-Methylaminogruppe des *N*-Methylglukosaminteils unter Bildung einer Carbinolform in Reaktion

und zugleich möglichst wenig Mannosidostreptomycin (Streptomycin B) bilden. Streptomycin B enthält über die 4-OH-Gruppe des Glukosamins D-Mannose glykosidisch gebunden. Seine antibakterielle Aktivität beträgt nur 20–25% derjenigen des Streptomycins. Mittels DC wird auf Anwesenheit von Streptomycin B geprüft; ein dem Streptomycin B entsprechender Fleck im Chromatogramm der Untersuchungslösung darf nicht größer oder stärker verfärbt sein als der mit der Referenzlösung erhaltene Fleck. Die Referenzsubstanz (CRS) enthält 3% der Verunreinigung. Die Prüfung auf Reinheit umfasst sodann eine kolorimetrische Gehaltsbestimmung nach Umsetzung mit Lauge und Zugabe von Fe(III)-sulfat (Abb. 3.58). Vorgeschrieben ist sodann eine mikrobiologische Wertbestimmung (s. S. 257).

Neomycinsulfat

Es handelt sich um keine einheitliche Substanz, vielmehr um ein Gemisch aus drei antibiotisch wirksamen Substanzen, die von bestimmten, ausgewählten Stämmen von *Streptomyces fradiae* produziert werden:

- Neomycin A (Neamin), ein hydrolytisches Abbauprodukt von Neomycin B und Neomycin C,
- Neomycin B (Framycetin), die Hauptkomponente, und
- Neomycin C, ein Epimer von Neomycin B (Diamino-D-Glukose ersetzt durch Diamino-L-Idose).

Die Ph.Eur. 1997 lässt den relativen Gehalt an Neomycin C photometrisch bestimmen, der zwischen 3 und 15% liegen muss. Das Gemisch wird säulenchromatographisch über Ionenaustauscher getrennt und das dem Neomycin C entsprechende Eluat mit Ninhydrinreagenz umgesetzt.

Dem chemischen Aufbau nach gehören die Neomycine in die Gruppe der Pseudotetrasaccharide, bei denen eine der 4 Zusatzkomponenten aus D-Ribose besteht (Abb. 3.59). Neomycin B und C unterscheiden sich in der Konfiguration des an D-Ribose angehefteten Diaminozuckers, die bezüglich der Position C-5 Epimere bilden: 2,6-Diamino-2,6-didesoxy-L-idose im Neomycin B und das entsprechende D-Glukosederivat im Neosamin C.

Kanamycin

Offizinell sind 2 Salze: Kanamycinmonosulfat und saures Kanamycinsulfat. Das Antibiotikum stellt ein Gemisch vornehmlich aus den Kanamycinen A, B und C (Abb. 3.60) dar, wobei 98% auf Kanamycin A entfallen.

Das Hauptherstellungsverfahren muss daraufhin abgestellt sein, dass keine blutdrucksenkenden Substanzen in das Fertigprodukt gelangen. Eine Prüfung auf blutdrucksenkende Substanzen schreibt die Ph.Eur. 1997 nicht vor. Hingegen verlangt die Pharmakopöe eine Prüfung auf eine anomale Toxizität, eine Prüfmethode, die ansonsten zur Vermeidung von Tierversuchen weitgehend aus der Ph.Eur. 1997 eliminiert worden ist.

Jeder von 5 gesunden Mäusen mit einer Körpermasse zwischen 17 und 22 g werden 0,5 mL einer Lösung, die 2 mg Kanamycinsulfat enthält, injiziert. Keines der Tiere darf innerhalb von 24 h sterben.

Die Prüfung auf Identität und Reinheit erfolgt im Wesentlichen mittels Dünnschichtchromatographie in halbquantitativer Durchführung durch Vergleich mit der *CAS*-Standardsubstanz. Saures Kanamycin-

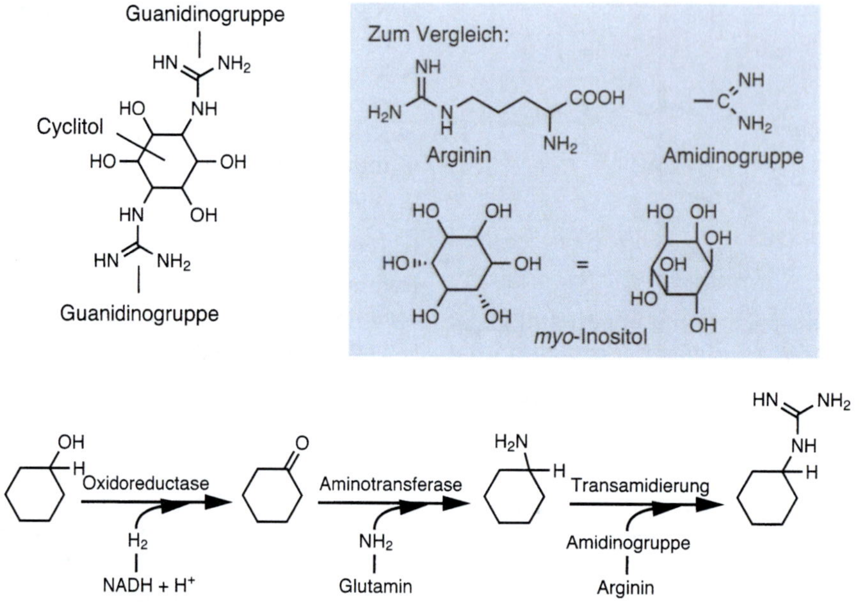

Abb. 3.56. Formale biosynthetische Einordnung des Streptidins. Formal handelt es sich beim Streptidin um ein Inositolderivat (Hexahydroxy-cyclohexan), bei dem 2 Hydroxygruppen durch Guanidinogruppen ersetzt sind. Inositole (Cyclitole) leiten sich biosynthetisch von der D-Glukose ab. Guanidinogruppen finden wir im Primärstoffwechsel als Substituenten der proteinogenen Aminosäure Arginin. Aus dem Primärstoffwechsel ist ferner bekannt, dass Guanidinogruppen durch Transamidinierung von Amidinogruppen auf Aminogruppen gebildet werden. Aus diesen vergleichenden Befunden ergibt sich eine Reaktionsfolge für die Substitution von Hydroxy- durch Guanidinogruppen (*unterer Teil der Abbildung*), die im Prinzip mit der durch biochemische Methoden ermittelten Biosynthese übereinstimmt. *Hinweis:* Amidine sind Carbonsäure-amid-imide

sulfat *CAS* enthält 4% Kanamycin B: Der dem Kanamycin B zugeordnete Fleck der Prüflösung darf nicht größer oder stärker gefärbt sein als der mit der Referenzlösung erhaltene Fleck. Nachweisreagenz ist Ninhydrin.

Kanamycin wird heute praktisch ausschließlich als Lokalantibiotikum in der Ophthalmonologie in Form von Augentropfen und Augensalben angewendet. Zur systemischen Verwendung steht das Amicacin, ein halbsynthetisches Kanamycinderivat, zur Verfügung.

Tobramycin

Dieses Antibiotikum kann zum einen aus den Fermentationslösungen von *Streptomyces tenebrarius* isoliert werden, es kann aber auch semisynthetisch aus Kanamycin B hergestellt werden, von dem es sich lediglich durch das Fehlen der 3'-Hydroxylgruppe unterscheidet (Substituent R_3 in Abb. 3.60).

Hinsichtlich der Herstellungsmethode fordert die Ph.Eur. 1997, sicherzustellen, dass keine Verunreinigungen mit blutdrucksenkender Wirkung in den Arzneistoff gelangen.

Die Prüfung auf Identität und Reinheit erfolgt durch Vergleich der Dünnschichtchromatogramme der Prüfsubstanzen mit der Referenzsubstanz Tobramycin *CSR*. Verglichen werden außerdem die Kernresonanzspektren.

Tobramycin ist unter den Aminoglykosidantibiotika dasjenige, das ganz besonders zur Behandlung von *Pseudomonas-aeruginosa*-Infektionen geeignet ist. Pseudomonasinfektionen sind klinisch außerordentlich vielgestaltig. Sie treten als Infektionen des unteren Respirationstraktes, als Bakteriämie und Sepsis, als Endokarditis, als Infektionen der Ohren, des Auges, des Gastrointestinaltraktes, der Harnwege und als ZNS-Infektionen in Erscheinung. Besonders gefährdet sind immungeschwächte

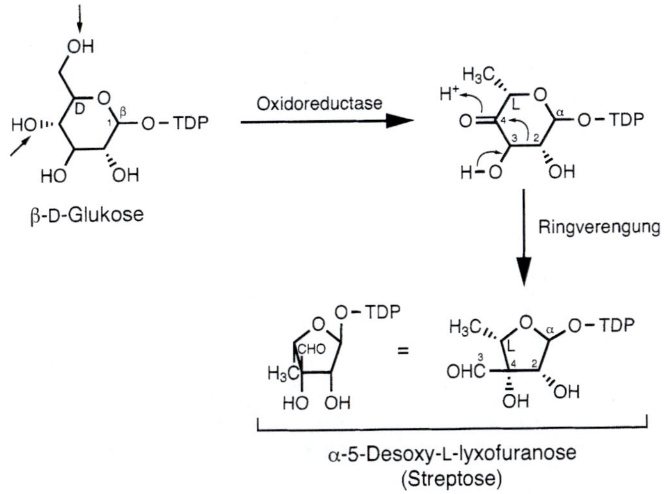

β-D-Glukose

Oxidoreductase

Ringverengung

α-5-Desoxy-L-lyxofuranose
(Streptose)

Abb. 3.57. Biosynthese der Streptose. Sie geht von β-D-Glukose aus und verläuft in Bindung an Thymidinphosphat (TDP). Erste hypothetische Zwischenstufe nach Einwirkung der TDP-D-Glukose-Oxidoreduktase (sie überträgt 1 H-Atom vom C-4 auf C-6) ist eine 4-Keto-6-desoxyhexose, die an C-5 epimerisiert ist. Da vereinbarungsgemäß die Konfigurationsangabe α bzw. β an C-1 nur eine relative Angabe ist, und zwar in Bezug auf das letzte Asymmetriezentrum, ändert sich die Angabe von zuvor β-D nunmehr in α-L, obwohl die absolute Position der 1-OH unverändert geblieben ist. Ringverengung führt schließlich zur 5-Desoxy-L-lyxofuranose (Streptose)

Streptomycin
(R_1 = Streptidin;
R_2 = *N*-Methylglucosamin)

OH^-
Ringerweiterung

R_2OH

R_1OH

Fe^{3+}, H^+

Fe^{3+}-Chelatkomplex
(violett gefärbt)

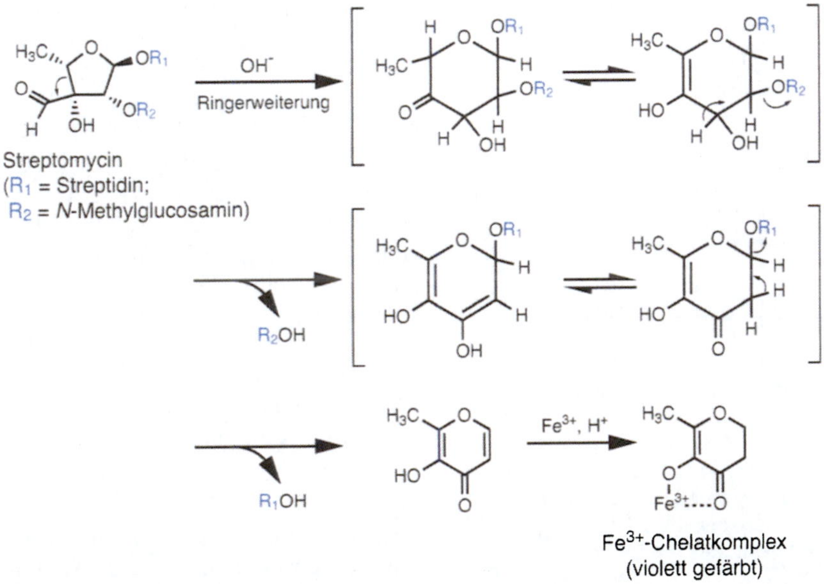

Abb. 3.58. Zur kolorimetrischen Identitäts- und Reinheitsprüfung nach Ph.Eur. 1997. Aus dem Streptosebaustein des Streptomycins entsteht beim Erwärmen mit verdünnter Kalilauge unter Ringerweiterung der Furanose zur Pyranose und Eliminierung von Streptidin (R_1OH) und *N*-Methylglukosamin (R_2OH) Maltol, ein zweizähniger Chelatbildner, der mit Eisen(III)-Salzen einen violetten (λ_{max} = 525 nm) Eisenchelat bildet. Streptomycin *CRS* dient als Referenzlösung. Die Absorption der Untersuchungslösung muss mindestens 90 % der Absorption der Referenzlösung betragen

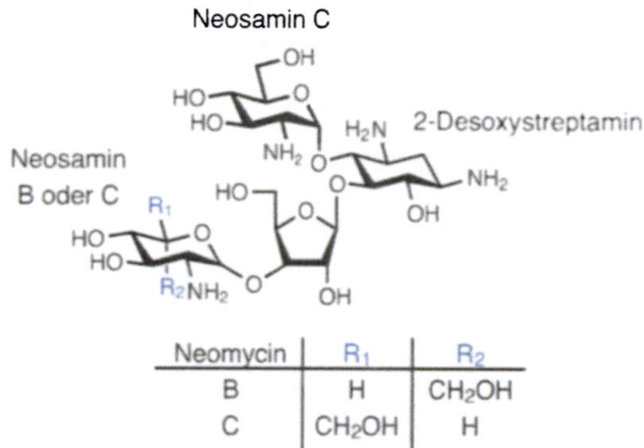

Neomycin	R_1	R_2
B	H	CH_2OH
C	CH_2OH	H

Abb. 3.59. Neomycin ist ein Gemisch basischer Oligosaccharide. Gemeinsame Strukturmerkmale sind 2-Desoxystreptamin, D-Ribose und 2 Aminozucker. Die beiden Aminozucker Neosamin B und C stellen bezüglich des C-5-Asymmetriezentrums epimere Diaminohexosen dar. Neosamin B entspricht sterisch der D-Glucose, Neosamin C der L-Idose. Man beachte: Der Cyclitolteil des Moleküls (2-Desoxystreptamin) ist über die Positionen 4-OH und 5-OH glykosidisch an Zuckermoleküle gebunden; im Kanamycin und Gentamycin ist der Cyclitolteil 4,6-(also nicht 4,5-) disubstituiert

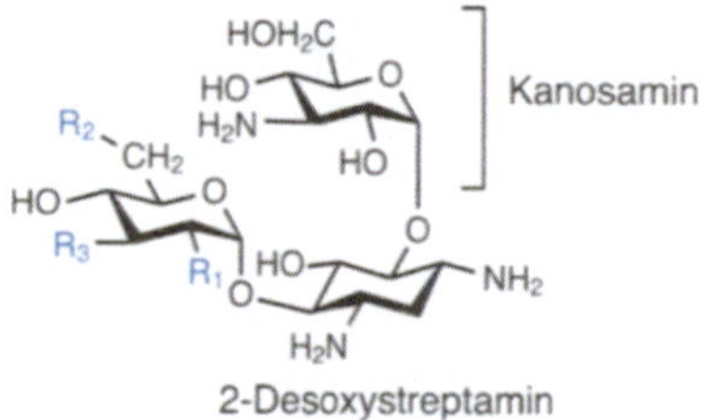

	R_1	R_2	R_3
Kanamycin A	OH	NH_2	OH
Kanamycin B	NH_2	NH_2	OH
Kanamycin C	NH_2	OH	OH
Tobramycin	NH_2	NH_2	H

Abb. 3.60. Übersicht über die Antibiotika der Kanamycin-Tobramycin-Gruppe. Durchgehendes Merkmal: 2-Desoxystreptamin ist glykosidisch über die 4-OH-Gruppe an ein 3-D-Glukosaminderivat gebunden

Patienten sowie Patienten mit offenen Wunden (z. B. mit Brandverletzungen). Die Aufzählung soll verdeutlichen, von wie großer Bedeutung Antibiotika mit Antipseudomonaswirkung sind.

Gentamicinsulfat

Gentamicinsulfat ist ein Sulfatgemisch antimikrobiell wirksamer Substanzen aus *Micromonospora purpurea.*

Mikromonospora-Arten stehen den Streptomycesarten nahe. Wie diese bilden sie unter Kulturbedingungen echte Verzweigungen und Myzelien aus. Beide Gattungen rechnete man früher zur Ordnung der Aktinomycetales. Diese Ordnung besteht nicht mehr, da Nukleinsäureanalysen gezeigt haben, dass mehrere der darin zusammengefassten Familien und Gattungen entwicklungsgeschichtlich nur wenig miteinander verwandt sind.

Die Fermentation wird so gesteuert, dass vornehmlich Gentamicine der C-Gruppe (Abb. 3.61) biosynthetisiert werden, die sich von denen der A- und B-Gruppen durch ein günstigeres Wirkungsprofil unterscheiden. Dem chemischen Aufbau nach enthalten die Gentamicine der B-Gruppe Hydroxylgruppen am C-3′ und C-4′ des Purpurosaminteils; in denen der A-Gruppe ist u. a. Garosamin durch 2-Glukosamin ersetzt. Die Komponenten des C-Komplexes unterscheiden sich voneinander entweder durch die Art der Substituenten am C-6′ oder durch die Konfiguration an C-6′ (s. Abb. 3.61). Die relativen Mengenverhältnisse des C-Komplexes sind durch Vorgaben im Arzneibuch festgelegt. Zugleich wird eine HPLC-Methode zur quantitativen Bestimmung der 4C-Komponenten beschrieben.

Spectinomycinhydrochlorid

Das von *Streptomyces spectabilis* gebildete Antibiotikum unterscheidet sich von den anderen Aminoglykosidantibiotika darin, dass es zwar aus einem Aminocyclitolrest aufgebaut ist, aber keinen Aminozucker enthält. Die beiden Einheiten, Cyclitol und Zucker, sind durch eine Glykosid- und eine Halbacetalbindung zu einem trizyklischen Heterozyklus verknüpft (Abb. 3.62).

Im Unterschied zu den typischen Aminoglykosiden ist Spectinomycin nicht mit Ninhydrinreagenz auf Dünnschichtchromatogrammen nachweisbar; auch enthält es keinen Chromophor und wird daher

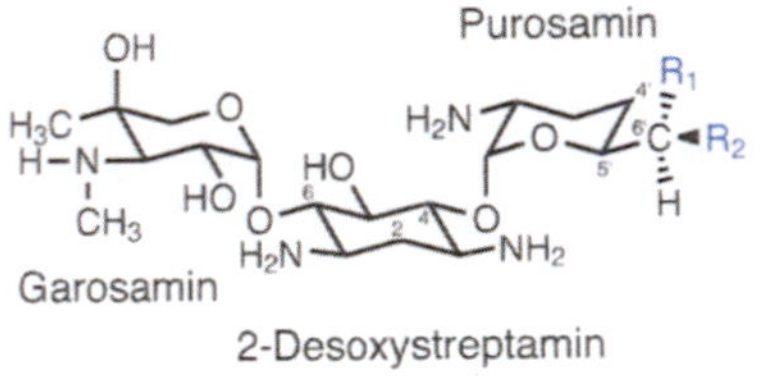

Gentamicin	R_1	R_2	Konfiguration an C-6'
1	CH_3	$NHCH_3$	*R*
1α	H	NH_2	–
2	CH_3	NH_2	*R*
2α	NH_2	CH_3	*S*

Abb. 3.61. Gentamicin ist ein Gemisch von nahe verwandten Aminoglykosiden. Die pharmakopöekonformen Produkte bestehen hauptsächlich aus den Komponenten C_1, C_{1a}, C_2 und C_{2a}. Das 6′-C des Purpurosamins ist chiral, sofern die beiden Substituenten R_1 und R_2 verschieden sind. Die beiden Gentosamine C_2 und C_{2a} stehen zueinander im Verhältnis der Epimerie

nach Ph.Eur. 1997 durch Besprühen mit Kaliumpermanganatlösung sichtbar gemacht. Die quantitative Bestimmung erfolgt mittels GC.

Von klinischem Interesse ist die gute Wirksamkeit bei Infektionen durch *Neisseria gonorrhoeae.* Allerdings sind ca. 10% der Gonokokken primär (intrinsisch) resistent.

Bacitracin

Definition ▶ Bacitracin besteht aus einem Gemisch antibakteriell wirksamer Polypeptide, die von bestimmten Stämmen von *Bacillus licheniformis* und *Bacillus subtilis* var. Tracy gebildet werden und bei der Hydrolyse die folgenden Aminosäuren liefern: L-Cystein, D-Glutaminsäure, L-Histidin, L-Isoleucin, L-Leucin, L-Lysin, D-Ornithin, D-Phenylalanin und DL-Asparaginsäure (Abb. 3.63).

Eigenschaften ▶ Bacitracin ist ein farbloses Pulver von sehr bitterem Geschmack.

Abb. 3.62. Biosynthese von Spectinomycin. Spectinomycin ist ein Kondensationsprodukt aus einem mit Streptamin (s. Abb. 3.54) verwandten Aminocyclitol, dem Actinamin, mit einer 4,6-Desoxy-3-ketohexose

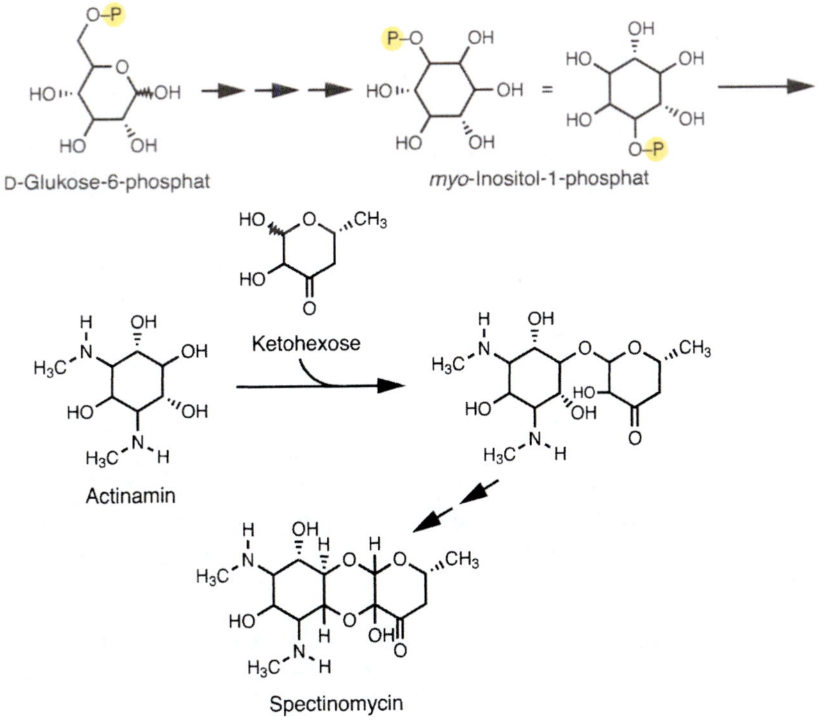

Formale Bildung des 4,5-Dihydrothiazolrings:

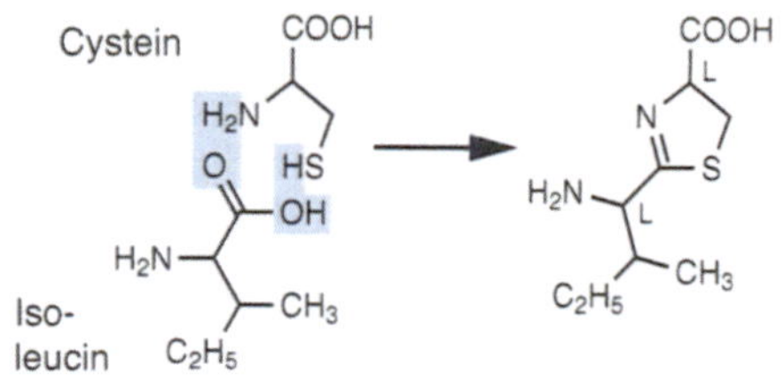

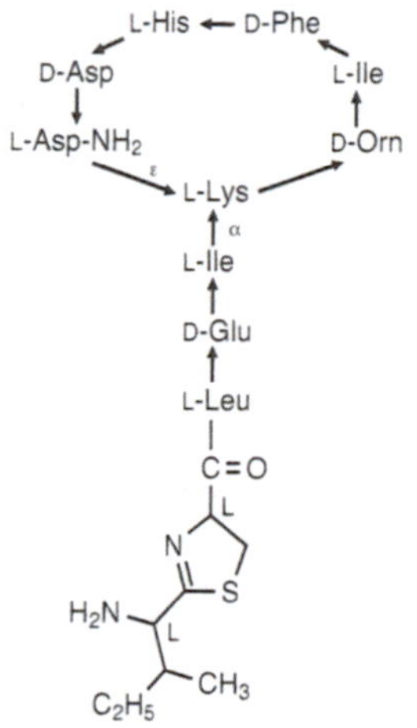

Struktur von Bacitracin A

Abb. 3.63. Bacitracin A stellt ein Dodecylpeptid dar, mit einem aus 7 Aminosäuren zusammengesetzten Cyclopeptidteil und einer Seitenkette von 5 Aminosäuren. Das terminale L-Leucin der Seitenkette ist mit dem benachbarten L-Cystein zu einem 4,5-Dihydrothiazolring kondensiert (*obere Hälfte der Abbildung*)

Chemischer Aufbau ▶ Die Substanz ist uneinheitlich und besteht aus mindestens 9 nahe verwandten Polypeptiden. Die Bacitracine gehören in die Gruppe der homoömerer zyklisch-heterodeten Peptide. Homoömere Peptide enthalten nur Aminosäuren im Molekül; zyklisch-heterodete Peptide weisen im Ringteil keine peptidartigen Verknüpfungen von Aminosäuren auf; im vorliegenden Fall bilden die beiden Aminosäuren Cystein und Isoleucin einen 4,5-Dihydrothiazolring (s. Abb. 3.63).

Hinweise zur Analytik ▶ Die Prüfung auf Identität erfolgt mittels DC unter Verwendung einer aus Bacitracinzink hergestellten authentischen Probe.

Die Prüfung auf Reinheit umfasst eine UV-spektralphotometrische Messung. Das Verhältnis der Extinktionen bei $\lambda = 290$ nm zu der bei $\lambda = 252$ nm darf den Wert 0,2 nicht überschreiten. Diese Prüfung lässt erkennen, ob sich aus dem Bacitracin A mit seinem Absorptionsmaximum $\lambda = 252$ nm das Bacitracin F, ein antimikrobiell unwirksames Artefakt, gebildet hat. Bacitracin F zeigt ein breites Maximum bei $\lambda = 290$ nm.

Biosynthese ▶ Bacitracin wird analog wie Gramicidin und Tyrothricin (s. S. 340) an einem Multienzymkomplex gebildet.

Resistenzen ▶ Für Bacitracin wurden bisher keine übertragbaren, plasmidal bedingten Resistenzen beobachtet.

Anwendungsgebiete ▶ Geeignet ist Bacitracin A zur Lokalbehandlung auf der Haut und am Auge.

Unerwünschte Wirkungen ▶ Aufgrund der Detergenzwirkung gegenüber biologischen Membranen ist Bacitracin A bei systemischer Anwendung für den Menschen zu toxisch; hervorstechend ist seine hohe Nephrotoxizität.

Bleomycinsulfat

Definition ▶ Es liegt ein Salzgemisch aus mindestens 12 verschiedenen Glykopeptiden vor. Hauptkomponenten sind die beiden Bleomycine A2 und B2 (Abb. 3.64).

Gewinnung ▶ Durch Fermentation aus den Kulturfiltraten von *Streptomyces verticillus*; Reinigung durch Ionenaustauscheradsorption und über Aluminiumoxidsäulen.

Eigenschaften ▶ Farbloses oder gelbliches Pulver. Die Substanz ist hydrolyseempfindlich.

Chemischer Aufbau ▶ Bleomycin ist ein Glykopeptid. Allerdings sind die Aminosäuren sehr stark verändert, lediglich Threonin und Hydroxyhistidin stechen als bekannte Aminosäuren beim Betrachten der Peptidkette hervor (s. Abb. 3.64). Am Aufbau der Kette ist neben Aminosäuren auch noch Malonsäure (Abb. 3.65) beteiligt.

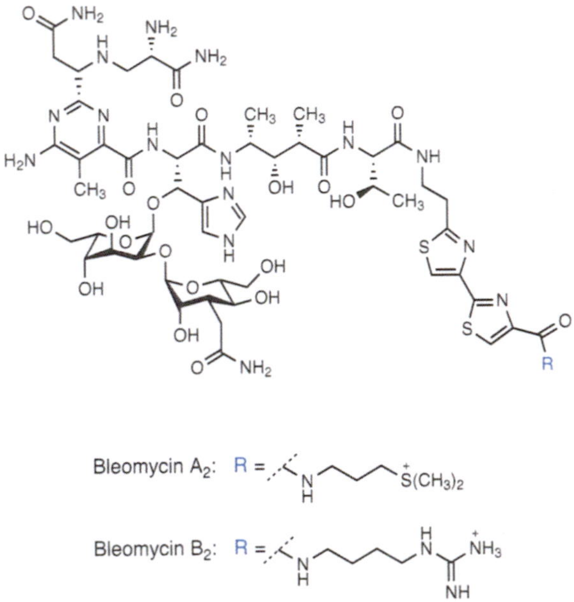

Abb. 3.64. Die Bleomycine bestehen aus einer Kette mit 4 Säureamidbindungen. Im Mittelteil dieser Kette erkennt man eine Dipeptidstruktur aus Threonin und einer β-Hydroxy-γ-aminocarbonsäure (vgl. Abb. 3.65). Der Dipeptidanteil ist über Hydroxyhistidin an einen voll substituierten Pyrimidinring geknüpft und am anderen Ende an einen durch Ethanolamin substituierten Bisthiazolring. Nach Biosynthesestudien stammen beide Heterozyklen aus aliphatischen Aminosäuren: der Pyrimidinanteil aus Asparaginsäure, der Bisthiazolrest aus β-Alanin und 2 Molekülen Cystein. Für die Wirkung der Bleomycine essentiell sind der Bisthiazolteil und die durch Aminopeptidasen spaltbare Säureamidbindung. (Formel aus Römpp-Lexikon Naturstoffe, Steglich et al. 1997)

Hinweise zur Analytik: Die Prüfung auf Identität und Reinheit erfolgt mittels HPLC; dabei dient authentisches Bleomycinsulfat *CRS* als Vergleichssubstanz. Zur Wertbestimmung schreibt die Ph.Eur. 1997 die mikrobiologische Wertbestimmung unter Heranziehung der Diffusionsmethode (s. Kap. 3.1.5) vor.

Wirkungsmechanismen ▶ In niedriger Konzentration hemmt Bleomycin auf der molekularen Ebene die DNA-Polymerase und die davon abhängige RNA-Polymerase. In höherer Konzentration ist die Substanz eine interkalierende Verbindung, die sich mit der Bisthiazolalkamingruppe zwischen die Basen der DNA schiebt und damit die DNA-Synthese hemmt. Die Bindung des Bleomycin-$Fe^{2+}O_2$-Komplexes (Abb. 3.66) schafft zugleich die räumliche Nähe, um DNA-Strangbrüche einzuleiten. Durch reaktive O_2-Spezies (s. Abb. 3.66) werden Zuckerphosphatbindungen unter Oxidation der Desoxyribose zum entsprechenden Aldehyd hydrolysiert. Auch können Basen aus der Kette auf oxidativem Wege freigesetzt werden. Bei In-vitro-Versuchen wird DNA spezifisch an den GC (5'→3')- und GT (5'→3')-Sequenzen gespalten. Es handelt sich um eine radikalische Reaktion, die durch reaktive O_2-Spezies (s. Abb. 3.66) eingeleitet wird. Die Desoxyribose wird dabei zum entsprechenden Aldehyd oxidiert.

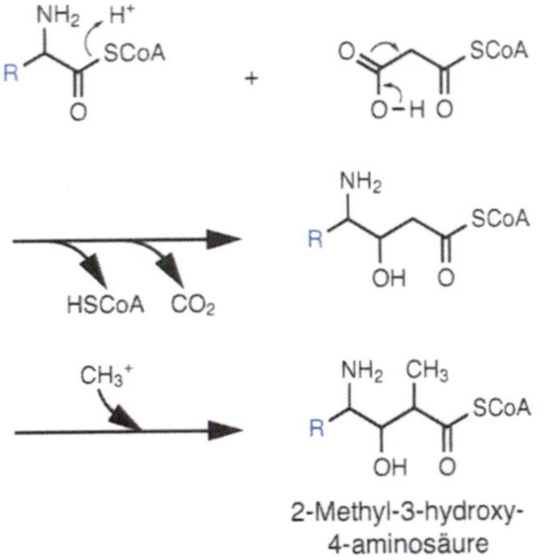

Abb. 3.65. In den Bleomycinen, darüber hinaus auch in anderen Peptidantibiotika, kommen häufig γ-Amino-β-hydroxycarbonsäuren als Peptidkomponente vor. Sie werden durch eine Variante der so genannten Thiotemplatesynthese (Näheres s. S. 340) gebildet: Als Thioester an das Syntheseenzym (die Synthetase) gebundene Aminosäuren werden nicht ausschließlich mit einer weiteren Aminosäure verknüpft, wie das bei der ribosomalen Peptidsynthese selbstverständlich ist, sondern auch mit nichtproteinogenen Aminosäuren und mit *N*-freien Carbonsäuren, beispielsweise mit Malonsäure. Eine nachfolgende Methylierung ergibt die in den Bleomycinen auftretenden 2-Methyl-3-hydroxy-4-aminosäuren

Unerwünschte Wirkungen/Toxizität ▶ Sie äußern sich bei der Anwendung am Menschen in Veränderungen der Haut und Schleimhäute sowie der Lungen, die fibrosieren können.

Anwendungsgebiete ▶ Bleomycin ist eines der wichtigsten klinisch angewendeten kanzerostati-

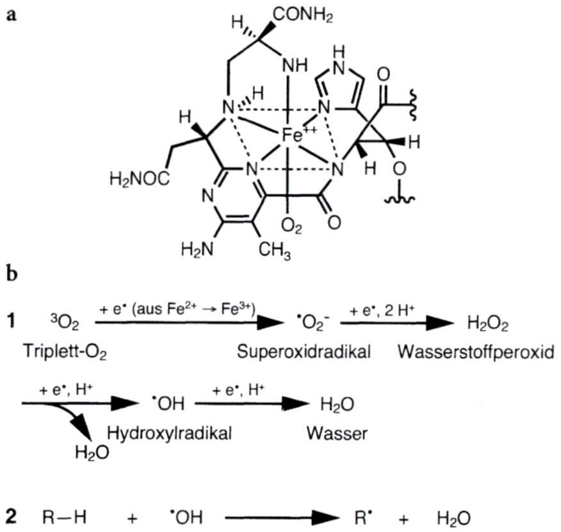

a

b

1 $^{3}O_2 \xrightarrow{+e^{\bullet}\ (\text{aus } Fe^{2+} \rightarrow Fe^{3+})} {}^{\bullet}O_2^{-} \xrightarrow{+e^{\bullet},\ 2\,H^{+}} H_2O_2$

Triplett-O_2 Superoxidradikal Wasserstoffperoxid

$\xrightarrow[-H_2O]{+e^{\bullet},\ H^{+}} {}^{\bullet}OH \xrightarrow{+e^{\bullet},\ H^{+}} H_2O$

Hydroxylradikal Wasser

2 $R{-}H + {}^{\bullet}OH \longrightarrow R^{\bullet} + H_2O$

Abb. 3.66a, b. **a** In der Zelle bildet Bleomycin mit Eisen(II)-Ionen einen Komplex, an dem sich 5 Stickstoffatome des Bleomycins beteiligen; an der 6. Koordinationsstelle kann, ähnlich wie in den Hämatoproteinkomplexen, molekularer Sauerstoff binden. Dieser Bleomycin/Eisen (II)/O_2-Komplex fungiert nach Bindung an die DNA unter Valenzwechsel des Fe(II) zu Fe(III) als Radikalbildner, wodurch Strangbrüche induziert werden. In vitro spaltet der Bleomycin/Eisen(II)/O_2-Komplex spezifisch DNA-Moleküle an den GC(5′→3′)- und (5′→3′)-Sequenzen (Gräfe 1992). **b** *Formel 1:* Bemerkenswerterweise liegt das O_2-Molekül im Grundzustand als Triplett-O_2 vor, das 1-Elektronenreaktionen mit Radikalen bevorzugt. Die schrittweise Aufnahme von Elektronen – hier unter Übergang des Bleomycin/Eisen(II)/O_2-Komplexes in den korrespondierenden Eisen(III)-Komplex – führt über eine Reihe aktiver O_2-Spezies schließlich zu Wasser. *Formel 2:* Besonders das Hydroxylradikal •OH ist außerordentlich reaktiv und reagiert beispielsweise unter H-Abstraktion aus einer Vielzahl von Verbindungen, u. a. auch aus Desoxyriboseresten in DNA-Strängen. Die Radikale reagieren dann sekundär in unterschiedlicher Weise weiter

schen Antibiotika. Gesicherte Anwendungsgebiete sind Plattenepithelkarzinome.

Resistenzen ▶ Die Resistenzentwicklung gegen Kanzerostatika hat ganz ähnliche Ursachen wie die mikrobielle Antibiotikaresistenz. Im Fall von Bleomycin kann es zur Inaktivierung infolge Spaltung einer Säureamidbindung kommen (s. Abb. 3.64).

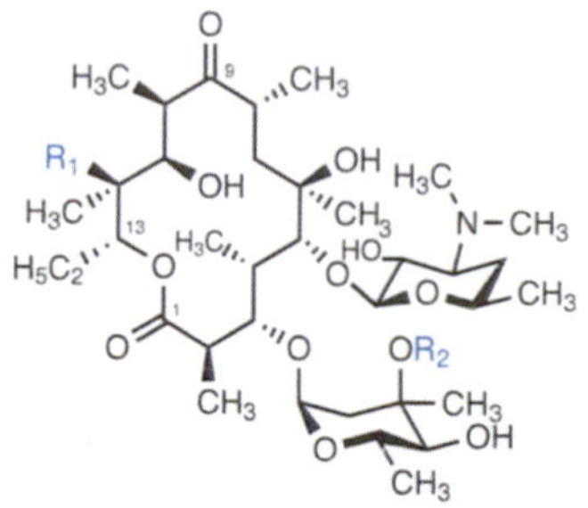

Erythromycin	R_1	R_2
A	OH	CH_3
B	H	CH_3
C	OH	H

Abb. 3.67. Das medizinisch verwendete Erythromycin stellt ein Gemisch der abgebildeten Makrolidantibiotika Erythromycin A, B und C dar. Nach der Ph.Eur. 1997 muss Erythromycin A die Hauptkomponente darstellen. Die Unterschiede betreffen teils das Aglykon (Erythromycin B im Vergleich mit A und C), teils die Zuckerkomponente (α-L-Cladinose bei den Erythromycinen A und B, aber Mycarose beim Erythromycin C). Cladinose und Mycarose stellen *C*-methylverzweigte Zucker dar: Als Zuckerkomponente am C-5 steht in allen drei Erythromycinen der Aminozucker β-D-Desosamin

Erythromycin

Definition ▶ Erythromycin ist ein Gemisch von Makrolidantibiotika, das aus bestimmten Stämmen von *Saccharopolyspora erythreua* (syn.: *Streptomyces erythreus*) gewonnen wird. Die Arzneibuchpräparate enthalten Erythromycin A als Hauptkomponente neben geringeren Anteilen von je etwa 5 % der Erythromycine B und C (Abb. 3.67).

Gewinnung ▶ Erythromycin wird, wie die anderen Makrolidantibiotika auch, im aeroben Submersverfahren unter Verwendung leicht zugänglicher *N*- und *C*-Quellen (Stärke, Sojabohnenmehl, Maisquellwasser, Hefeextrakt u. a.) hergestellt. Zur Isolierung wird das Kulturfiltrat bei alkalischem pH-Wert mit organischen Lösungsmitteln extrahiert. Aus der organischen Phase wird das Antibiotikum sauer ausgeschüttelt und in weiteren Schritten gereinigt.

Eigenschaften ▶ Erythromycin bildet farblose bis schwach gelbe Kristalle, die sich in Wasser schwer lösen und deren Löslichkeit mit steigender Wassertemperatur abnimmt. Die Substanz schmeckt bitter, weshalb zur oralen Anwendung das geschmacksneutrale und überdies besser resorbierbare Erythromycinestolat (Propionylerythromycinlaurylsulfat) eingesetzt wird.

Chemischer Aufbau ▶ Erythromycin gehört in die Gruppe der Makrolidantibiotika, die aus einem großgliedrigen (12-, 14-, 16- oder 17-gliedrigen) Lactonring bestehen, der mit bis zu 3 Amino- oder Desoxyzuckern verknüpft ist. Im Fall des Erythromycins ist der Lactonring 14-gliedrig, er enthält keine Doppelbindungen, ist an jedem zweiten C-Atom methylverzweigt und in Position 5 mit Desosamin und in Position 3 mit Cladinose glykosidisch verknüpft (s. Abb. 3.67).

Biosynthese ▶ Das Aglykon der Erythromycine baut sich vollständig aus Propionateinheiten auf. Die Kettenverlängerung läuft ähnlich wie bei der Fettsäurebiosynthese über die carboxylierten Coenzym-A-Derivate Methylmalonyl-SCoA ab (Abb. 3.68). Die für jeweils einen Kondensationsschritt erforderlichen Enzyme liegen als funktionelle Domänen auf einem multifunktionellen Protein (Kindl 1994). Als erste stabile Verbindung kann 6-Desoxyerythronolid B (s. Abb. 3.68) isoliert werden, das durch 6-O-Hydroxylierung und durch O-Glykosydierungen der 3-OH- und 5-OH-Gruppe weiter modifiziert wird.

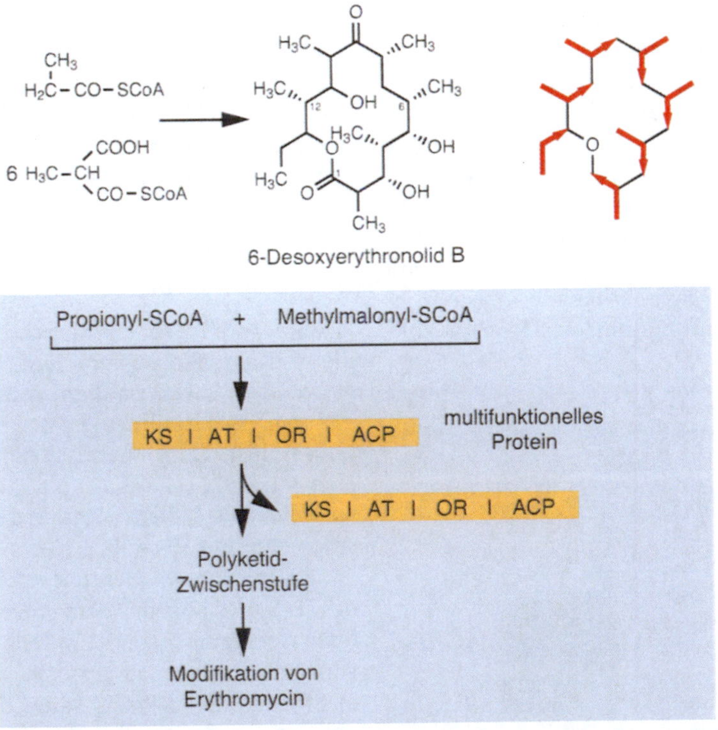

Abb. 3.68. Erstes stabiles Zwischenprodukt der Erythromycinbiosynthese ist 6-Desoxyerythronolid B, das sich vollständig aus Propionateinheiten aufbaut, was die rechte Abbildung verdeutlicht. Es handelt sich somit um ein Polyketid. Während bei der Fettsäurebiosynthese Acetyl-SCoA als Startermolekül und Malonyl-SCoA als Verlängerungsreagenz fungieren, übernehmen bei der Biosynthese von Erythromycin Propionyl-SCoA und Methylmalonyl-SCoA die analogen Funktionen. Für einen einzelnen Kondensationsschritt sind im Wesentlichen die Aktivitäten einer β-Ketoacylsynthetase (*KS*), von Acyltransferasen (*AT*), von Oxidoreduktasen (*OR*) und Äquivalente eines Trägerproteins *ACP* erforderlich, die auf einem multifunktionellen Protein vereint liegen (Kindl 1994). Die C_3-Bausteine stammen entweder von Succinyl-SCoA, das sich isomerisiert, oder von Valin, das einem oxidativen Abbau unterliegt

Wirkungen ▶ Erythromycin hemmt die Proteinbiosynthese: Es bindet reversibel an die 50S-Untereinheiten der Ribosomen und hemmt in der Elongationsphase die Translokation, d. h. die Übertragung der Peptidyl-tRNA von der Aminosäurehaftstelle auf die Peptidhaftstelle des Ribosoms.

Das antibakterielle Wirkungsspektrum entspricht dem von Benzylpenicillin und umfasst grampositive und einige gramnegative Keime, darunter Campylobacter- und Legionellaarten.

Anwendungsgebiete ▶ Erythromycin stellt eine Art Alternativantibiotikum dar, das vornehmlich dann angewendet wird, wenn gegenüber Penicillinen und Cephalosporinen Resistenzen und Allergien auftreten.

Resistenzen ▶ Zahlreiche gramnegative Bakterien, speziell Enterobakterien (*E. coli*, Klebsiellen, Salmonellen) und Pseudomonasarten, zeigen eine natürliche (intrinsische) Resistenz, die darauf beruht, dass Erythromycin nicht durch die äußere Membran hindurchdiffundieren kann. Während die Permeabilitätsschranke einer breiten Artengruppe sowie allen Stämmen einer Art gleichermaßen Resistenz verleiht, beschränkt sich die auf der Bildung von Methylase beruhende Resistenz jeweils nur auf bestimmte Stämme von Staphylokokken, Streptokokken (*Str. pyogenes*, *Str. pneumoniae*), Listerien, Legionellen u. a. Methylasen sind Enzyme, die ein bestimmtes Nukleotid – das Adenin in Position 2058 des 23S-rRNA-Moleküls – methylieren (Abb. 3.69). Die dadurch ausgelöste Modifikation des rRNA-Moleküls interferiert mit der Bindung des Erythromycins an die 50S-Untereinheit. Die Bildung dieser Methylase ist in einigen Fällen eine konstitutive Eigenschaft, d. h., das Enzym wird ständig produziert; in anderen Fällen wird die Synthese erst durch das Antibiotikum induziert.

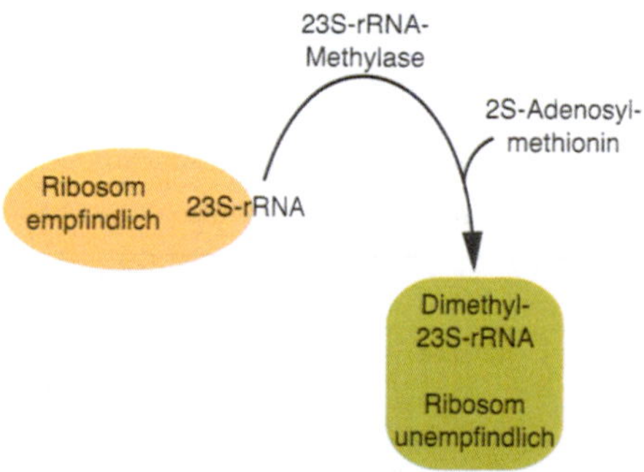

Abb. 3.69. Vereinfachtes Schema zum Resistenzmechanismus gegen Erythromycin (Gräfe 1992, Teilausschnitt). Es liegt eine Resistenz durch Target-Modifikation vor. Eine Methyltransferase überträgt 2 Methylgruppen auf die 6-NH_2-Gruppe eines bestimmten Adeninribonukleotids der 23S-rRNA im Peptidyltransferaseteil des Ribosoms. Ribosomen mit derart modifiziertem Adenin verlieren die Fähigkeit, Erythromycin zu binden

Hinweis zur Terminologie: Man unterscheidet zwischen induktiven (adaptiven) und konstitutiven Enzymen. Enzymkodierende Gene, die konstitutiv exprimiert werden, unterliegen keiner umweltspezifischen Regulation. Gene, die unter der Kontrolle induzierbarer Promotoren stehen, exprimieren das Enzym als Antwort auf einen entsprechenden Reiz, beispielsweise im Fall der Methylasen als Antwort auf die Anwesenheit von Erythromycin. In diesem Zusammenhang ist erwähnenswert, dass die Induktion nur durch Erythromycin und andere 14- oder 15-gliedrige Makrolidantibiotika möglich ist, nicht aber durch 16-gliedrige.

Fusidinsäure

Fusidinsäure ist eine tetrazyklische Triterpensäure, die aus Kulturfiltraten von *Fusidium coccineum* und verwandten Pilzen isoliert wird. Fusidinsäure ist ein weißes kristallines Pulver, das sich in Wasser schwer löst. Dem chemischen Aufbau nach liegt eine tetrazyklische Triterpensäure mit der ungewöhnlichen syn-Verknüpfung der Ringe in den Positionen 9 und 10 (Abb. 3.70) vor.

Die Prüfung auf Identität erfolgt durch Vergleich des IR-Spektrums mit dem eines authentischen Referenzspektrums sowie mittels halbquantitativer Dünnschichtchromatographie. Fusidinsäure kann in Ethanol als einbasige Säure direkt titrimetrisch mit Natriumhydroxidlösung bestimmt werden (Gehaltsbestimmung nach Ph.Eur. 1997).

Fusidinsäure ist ein Hemmstoff der Proteinsynthese, und zwar greift sie in den sensibelsten Teilprozess ein, das ist der Translokationsschritt im Elongationszyklus.

Die Bindung von Fusidinsäure an den EF-G/GTP-Komplex behindert nicht den Transloka-

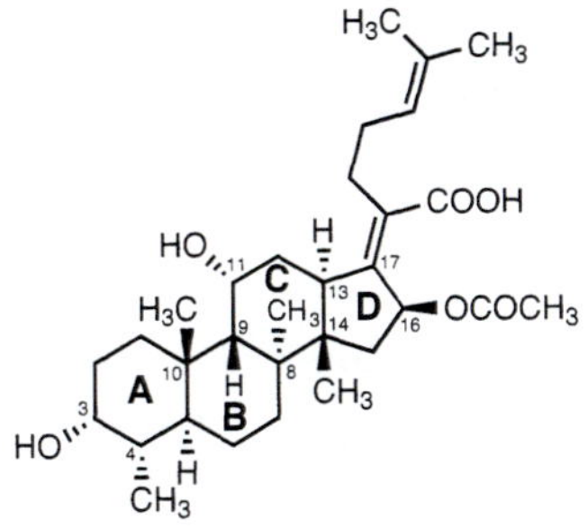

Abb. 3.70. Konfigurationsformel der Fusidinsäure. Hinsichtlich der Konfiguration unterscheidet sich die Fusidinsäure von anderen Steroiden (den Phytosterolen, dem Cholesterol, den Cardenoliden u. a.) darin, dass die Ringe des Perhydrophenanthrenteils eine *syn*-Verknüpfung aufweisen, d. h., dass die beiden Substituenten 9-H und 10-CH_3 *cis*-ständig angeordnet sind. Dadurch wird der Ring B in die Wannenform gezwungen. Insgesamt zeigt das Molekül der Fusidinsäure Trans-*syn-trans-anti-trans*-Verknüpfung der Ringe

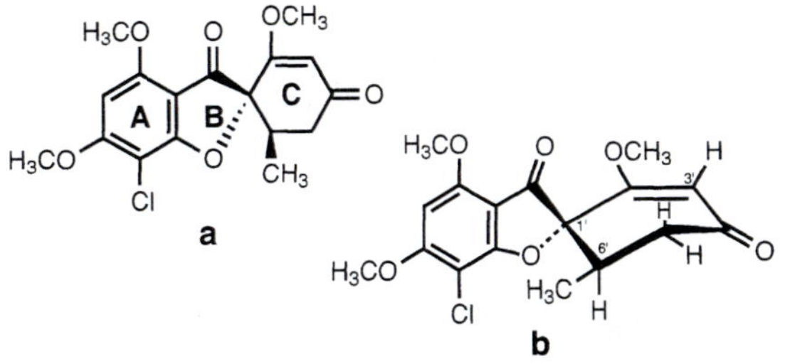

Abb. 3.71a, b. **a** Konfigurationsformel und **b** Konformationsformel des Griseofulvins. Die Konformation (**b**) mit dem Cyclohexenonring in der Halbsesselform wurde aus der Röntgenstrukturanalyse erschlossen. Griseofulvin besteht formal aus einem aromatischen Ring A und einem fünfgliedrigen *O*-heterozyklischen Ring B, die zusammen (A+B) ein Cumaranonsystem bilden, und dem hydroaromatischen Cyclohexenonring C. Bemerkenswert ist die Substitution durch Chlor in Position 7. Griseofulvin weist 2 Chiralitätszentren auf: das Spiro-*C*-Atom 1′ und das benachbarte C-6′

tionsschritt selbst, sondern die Ablösung des Faktors vom Ribosom, sodass für die nächste Aminoacyl-tRNA kein Platz an der A-Stelle frei ist und der Elongationszyklus unterbrochen wird.

Fusidinsäure wirkt bakteriostatisch auf grampositive Bakterien. Die Zellwand gramnegativer Bakterien kann nicht permeiert werden, weshalb gramnegative Bakterien primär resistent sind. Allein oder in Kombination mit anderen Antibiotika wird Fusidinsäure gegen multiresistente Staphylokokken eingesetzt, v. a. bei Verbrennungen und Hautinfektionen.

Resistenzen gegen Fusidinsäure sind teils auf eine veränderte Struktur des Elongationsfaktors G zurückzuführen, teils auf hydrolytische Abspaltung des Acetatrests (16-$OCOCH_3$ [s. Abb. 3.70] → 16-OH), wodurch das Eindringvermögen herabgesetzt wird.

Griseofulvin

Griseofulvin ist ein Stoffwechselprodukt zahlreicher Penicilliumarten, die zur Klasse der Schlauchpilze (Ascomycetes) gehören, insbesondere *Penicillium griseofulvum*, *Penicillium nigricans* und *Penicillium patulum*.

Gewinnung ▶ Griseofulvin wird im Submersverfahren, heute wohl hauptsächlich unter Einsatz von Produktionsstämmen der Spezies *Penicillium patulum* gewonnen. Griseofulvin ist in Wasser sehr schwer löslich und reichert sich im Myzel an, daher muss der gesamte Ansatz (Myzel und Filtrat) aufgearbeitet werden. Durch Feststoff- und Lösungsmittelextraktion mit Lipidlösungsmitteln werden Extrakte gewonnen. Nach dem Abdestillieren des Lösungsmittels wird der griseofulvinreiche Rückstand mit Kohle oder Aluminiumoxid gereinigt und das Rohprodukt aus einem organischen Lösungsmittel umkristallisiert.

Eigenschaften ▶ Schwach gelbliches Pulver, das bei Raumtemperatur in Wasser sehr schwer löslich ist (0,01 mg/mL Wasser). Kristallisiertes Griseofulvin wird praktisch nicht resorbiert. Um es resorbierbar zu machen, muss es „mikronisiert", d. h. bis zum µm-Bereich zerkleinert werden. Nach der Ph.Eur. 1997 darf die Teilchengröße bis 5 µm betragen, wobei gelegentlich Anteile bis 30 µm vorhanden sein dürfen. Die Resorptionsquote ist eine Funktion der Teilchengröße und insofern für die Wirksamkeit eines bestimmten Präparates essentiell.

Chemischer Aufbau ▶ Griseofulvin ist ein stickstofffreies Antibiotikum. Es liegt ein Benzofuranonderivat vor, das in Spiroform mit einem substituierten Cyclohexenon verknüpft ist (Abb. 3.71). Das Molekül besitzt 2 Chiralitätszentren, das Spiro-C-Atom C-1′ und das benachbarte C-6′-Atom (s. Abb. 3.71).

Hinweise zur Analytik: Das IR-Spektrum muss mit dem einer authentischen Vergleichsprobe (*CRS*) übereinstimmen. Mittels GC wird gezielt auf verwandte Substanzen geprüft, die bei der Fermentation neben Griseofulvin gebildet werden: auf Dehydro- und auf Dechlorgriseofulvin. Die Reinheitsprüfung schließt sodann die Bestimmung der spezifischen Drehung ein.
Zur Gehaltsbestimmung ist ein spektralphotometrisches Verfahren vorgeschrieben.

Biosynthese ▶ Griseofulvin ist ein Acetogenin (Polyketid), das aus Acetyl-SCoA als Starter und 6 Malonyl-SCoA-Einheiten über ein Benzophenonderivat als Zwischenstufe aufgebaut wird. Bemerkenswert ist die Einführung eines Chloratoms (Abb. 3.72).

Wirkungen ▶ Die Wirkweise auf subzellulärer Ebene – das Tubulindimer als zentraler Angriffspunkt – wurde in einem anderen Zusammenhang (s. S. 286) bereits beschrieben. Die Mitose wird in der Metaphase arretiert. Nur Eukaryoten reproduzieren sich durch Mitose und Meiose. Somit ist es verständlich, dass Griseofulvin nicht antibakteriell wirkt. Seine vergleichsweise geringe Toxizität auf pflanzliche und tierische Organismen dürfte darauf zurückzuführen sein, dass sein Penetrationsvermögen in die Zellen begrenzt ist; in Pilzzellen hingegen

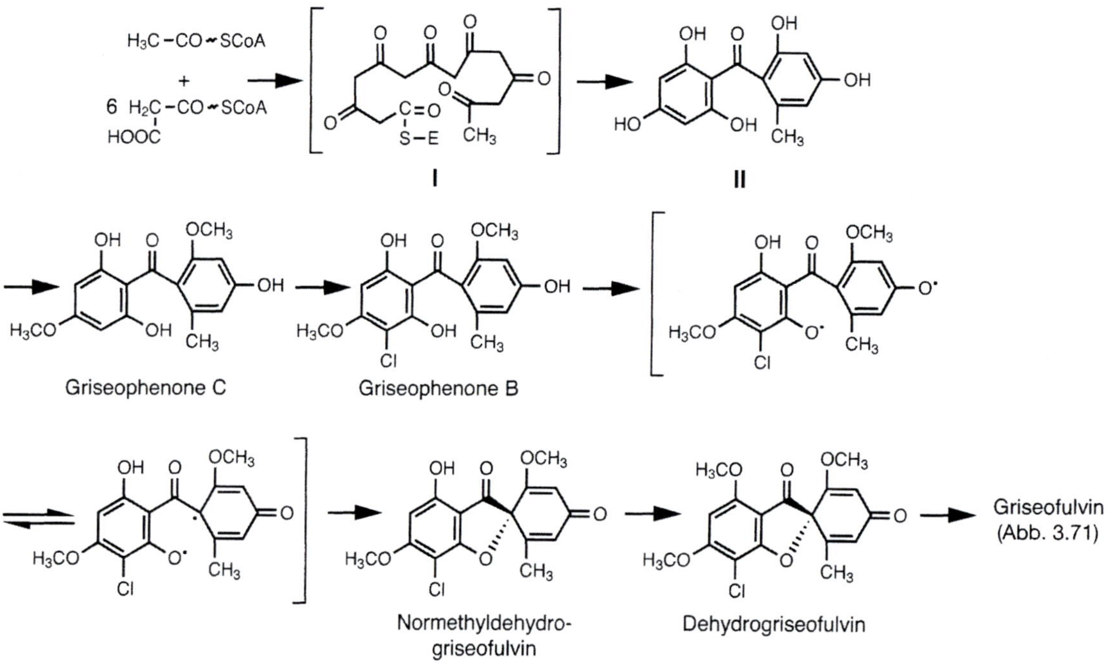

$H_3C{-}CO{\sim}SCoA$ + 6 $H_2C(HOOC){-}CO{\sim}SCoA$ → I → II → Griseophenone C → Griseophenone B → … ⇌ … → Normethyldehydrogriseofulvin → Dehydrogriseofulvin → Griseofulvin (Abb. 3.71)

$$\text{Substrat-H} + Cl^- + H_2O_2 \longrightarrow \text{Substrat-Cl} + H_2O + OH^-$$

Abb. 3.72. Griseofulvin ist ein Acetogenin (Polyketid), das aus Acetyl-SCoA als Starter und 6 Malonyl-SCoA-Einheiten über ein Benzophenonderivat als Zwischenprodukt aufgebaut wird. Das Benzophenonderivat Griseophenon C wurde als frühes Zwischenprodukt identifiziert. Es wird in der Folge methyliert, chloriert und über eine oxidative Kupplungsreaktion in die Spiranverbindung Dehydrogriseofulvin überführt, die nach Hydrierung Griseofulvin ergibt. Die Einführung von Chlor in den aromatischen Teil des Moleküls (Abk.: Substrat-H) hat man sich als durch eine Halogenperoxidase katalysierte Reaktion vorzustellen, deren Reaktionsgleichung angegeben ist

wird es durch aktiven Transport angereichert. Die Hemmung der Mikrotubulusfunktion stört auch den Transport von Baustoffen aus dem Zytoplasmaraum in die Peripherie, sodass die Zellwandbildung (Chitinbiosynthese) der Hyphen unterbrochen wird. Der Wirkungstyp ist fungistastisch, nicht fungizid. Praktisch erprobt wurde Griseofulvin zuerst im Pflanzenschutz zur Bekämpfung von Pilzbefall bei Nutzpflanzen. Später fand man heraus, dass auch humanpathogene Pilze von Griseofulvin angegriffen werden. Die Anwendung beim Menschen erfolgt oral, nicht etwa lokal. Resorbiertes Griseofulvin wird zwar aus dem Plasma mit einer Halbwertszeit von ca. 24 h ausgeschieden, ein Teil reichert sich aber selektiv in den keratinbildenden Zellschichten der Haut, der Haarwurzel und des Nagelbetts an.

Bereits verhornte Zellen können kein Griseofulvin aufnehmen, was die lange Latenzzeit der Griseofulvinwirkung erklärt. Die alten, durch Dermatophyten infizierten Haut- und Nagelzellen müssen abgestoßen und durch nachwachsende griseofulvinhaltige Zellen ersetzt werden. Infektionen der Haut und Haare müssen 2–6 Wochen, Infektionen der Zehennägel bis zu 18 Monate kontinuierlich mit Griseofulvin behandelt werden.

Hinweis: Zusätzlich zur Gabe von Griseofulvin werden Dermatomykosen meist lokal behandelt. Dabei ist zu beachten, dass durch Salicylsäure Griseofulvin aus der Hornschicht herausgelöst werden kann, die zusätzliche Anwendung von Salicylsäure vermindert den therapeutischen Effekt.

Unerwünschte Wirkungen/Toxizität ▶ Im Tierversuch (Ratte) ist Griseofulvin mutagen und embryotoxisch. Es leitet sich daraus die Anwendungsbeschränkung beim Menschen ab, Griseofulvin nicht während der Schwangerschaft anzuwenden.

Griseofulvin gehört zu den Arzneimitteln, die photoallergische Reaktionen auslösen können. Die Reaktionen äußern sich in Ekzemen, die nur an lichtexponierten Stellen auftreten.

Resistenzen ▶ Mutationen, die zu Wirkstoffmodifikationen führen, sind beschrieben (Gräfe 1992): 5′-Hydroxylierung und 6-Demethylierung. Im klinischen Alltag scheinen Resistenzen gegen Griseofulvin keine Rolle zu spielen.

Anwendungsgebiete ▶ Griseofulvin wird bei Dermatomykosen angewandt, die durch Dermatophyten verursacht werden und auf eine lokale Behandlung allein nicht ansprechen.

Lincomycin

Lincomycin wird aus Fermentationslösungen von *Streptomyces lincolnensis* (Actinomyceten) isoliert. Es kommt nur als Hydrochlorid zur Anwendung. Offizinell ist das Lincomycinhydrochloridmonohydrat Ph.Eur. 1997. Es wird bei peroraler Applikation nur teilweise resorbiert, sodass keine therapeutischen Blutspiegel erreicht werden. Seine Anwendung ist daher zugunsten von Clindamycin weitgehend aufgegeben worden. Clindamycin wird partialsynthetisch durch Chlorierung – Ersatz der OH-Gruppe in der C_3-Seitenkette des Zuckers (*R*-Konfiguration) – aus Lincomycin hergestellt. Clindamycin ist 7-Desoxy-7*S*-Chlorlincomycin. Das 7*R*-Epimere ist wesentlich weniger antimikrobiell wirksam.

Lincomycin lässt sich als basische Substanz, analog wie die Aminoglykosidantibiotika, aus dem Filtrat der Kulturlösung extrahieren und als Hydrochlorid kristallisieren. Die Basizität beruht auf dem Pyrrolidin-N; die Aminogruppe des 6-Aminozuckers ist säureamidartig gebunden. Der Bau der Zuckereinheit ist eigenartig, indem die acetalische OH-Gruppe durch eine SCH_3-Gruppe ersetzt ist (Thioglykosidbildung). Ferner ist das C-6-Atom der Pyranose durch einen C_2-Baustein substituiert (Abb. 3.73). Der Pyrrolidinteil des Lincomycinmoleküls entstammt dem oxidativen Abbau der Aminosäure Dihydroxyphenylalanin (DOPA).

Lincomycin bindet an die 50S-Untereinheit der Ribosomen in der Nähe des Peptidyltransferasezentrums und hemmt dadurch in der Elongationsphase die Ausbildung der Peptidbildung. Der Wirkungstyp ist im Wesentlichen bakteriostatisch.

Resistenzbildung kann beruhen auf

- verschlechterter Penetration in die Zelle,
- enzymatischer Modifikation des Lincosamidmoleküls und auf
- plasmidkodierter Bildung von rRNA-Methylasen, wodurch die Bindung an die 50S-Untereinheit verhindert wird (entspricht dem Resistenzenmechanismus der Makrolide, s. Abb. 3.69).

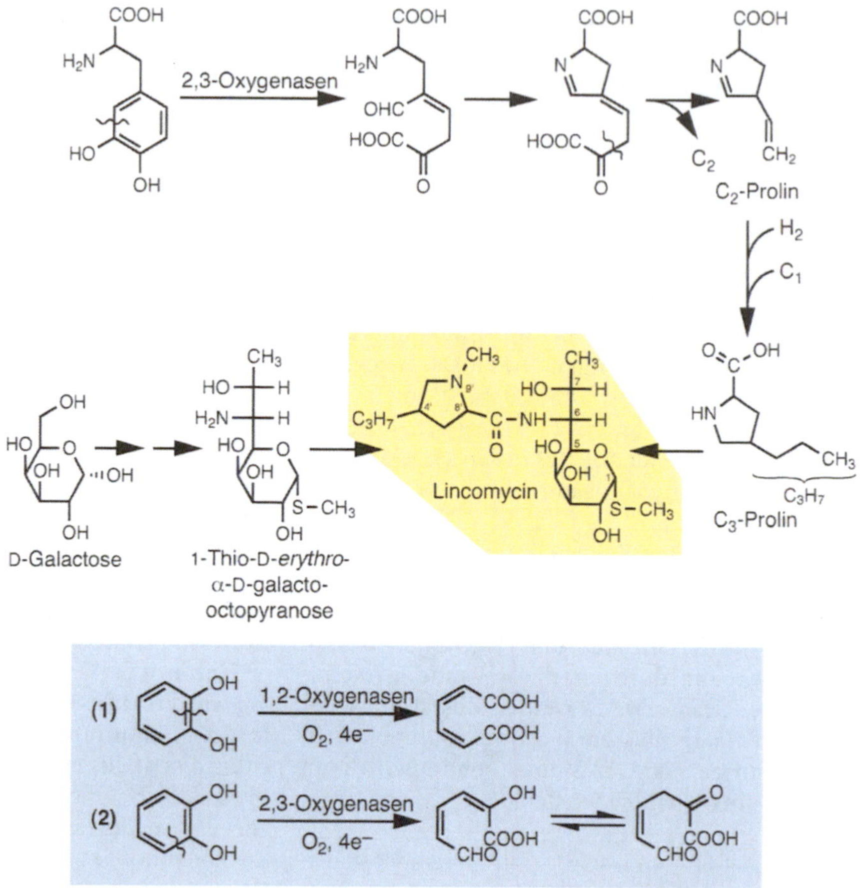

Abb. 3.73. Zur Biosynthese des Lincomycins. Die beiden Grundbausteine sind eine Aminooctose, die auf einem bisher nicht näher bekannten Weg durch Kondensation aus D-Galaktose bzw. 6-D-Aminogalaktose und einer C_2-Einheit entsteht, und ein C_3-substituiertes Prolin, das über eine Reihe von Zwischenstufen aus Tyrosin bzw. DOPA gebildet wird. Die Spaltung des aromatischen Rings entspricht der sog. Extradiolspaltung, die bei der Biosynthese von Alkaloiden und anderen Sekundärstoffen auch in höheren Pflanzen eine Rolle spielt. Die Verknüpfung der beiden Bausteine erfolgt über eine Säureamidbindung. *Blau markierter Teil:* Zwei Spaltungsmöglichkeiten von *o*-Diphenolen unter dem Einfluss von Oxygenasen. Die Reaktion (2) entspricht der Extradiolspaltung

Lincomycin und Clindamycin reichern sich im Knochen an. Daher werden sie vornehmlich bei Infektionen der Knochen und Gelenke verwendet; außerdem bei Infektionen mit Staphylokokken und Anaerobiern.

Penicilline

Penicilline ist eine Sammelbezeichnung für Antibiotika, die durch Fermentation aus Penicilliumarten, insbesondere aus *Penicillium chrysogenum* (syn.: *Penicillium notatum*), Pilzen aus der Klasse der Ascomyceten (Schlauchpilze), gewonnen werden. Penicilline sind *N*-Acylderivate der 6-Aminopenicillansäure, einer Säure, deren Grundgerüst aus einem bizyklischen System – formal ein Betalaktam- und ein ankondensierter Thiazolidinring – besteht. Die einzelnen Penicilline unterscheiden sich durch die Natur des *N*-Acylrestes. Es lassen sich drei Gruppen unterscheiden:

- *Natürliche Penicilline:* Darunter sind Vertreter zu verstehen, wie sie genuin und ohne biosynthetische Lenkung durch Zusatz von Präkursoren in den Kulturbrühen gefunden werden. Beispiele: Penicillin F mit Hexensäurerest, Penicillin G mit Phenylessigsäure, Penicillin K mit Caprylsäurerest, Penicillin N mit D-α-Aminoadipinsäure, Penicillin X mit *p*-Hydroxyphenylessigsäure.
- *Biosynthetische Penicilline:* Sie entstehen, wenn der Kulturbrühe Präkursoren für die Bildung eines Acylrestes zugesetzt werden, wie sie natürlicherweise nicht gefunden werden. Beispiel: Phen-

Abb. 3.74. Benzylpenicillinkalium und Penicillinnatrium sind beide in die Ph.Eur. 1997 aufgenommen. Sie kommen genuin in Penicilliumarten vor, müssen aber dennoch zu den biosynthetischen Penicillinen gerechnet werden, da sie durch gelenkte Biosynthese, d. h. unter Zusatz von Seitenketten-präkursoren (Phenylessigsäure) zum Fermentationsansatz, hergestellt werden

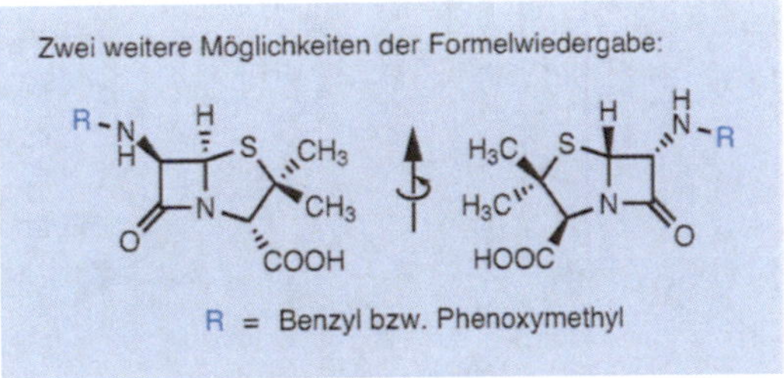

Zwei weitere Möglichkeiten der Formelwiedergabe:

R = Benzyl bzw. Phenoxymethyl

oxymethylpenicillin durch Zusatz von Phenoxyessigsäure (Abb. 3.74). Der Pilz akzeptiert jedoch nur einige wenige, nicht beliebige Präkursorcarbonsäuren.

- *Halbsynthetische Penicilline:* Der Acylsubstituent wird mittels einer chemischen Umsetzung mit der Muttersubstanz der Penicilline, der 6-Aminopenicillansäure, verbunden. Damit lassen sich Varianten herstellen, die biosynthetisch nicht herstellbar sind, Beispiele: Ampicillin, Carbenicillin, Meticillin, Oxacillin u. a. Die 6-Aminopenicillansäure wird durch enzymatische Abspaltung aus mikrobiell hergestellten Penicillinen, vorzugsweise aus Penicillin G, gewonnen. Die zur hydrolytischen Abspaltung der Acylreste benötigten Enzyme, die Penicillinacylasen, isoliert man im technischen Maßstab aus besonderen Zuchtformen von *E. coli*. Die isolierten Enzyme bindet man an einen festen Träger, d. h., die Gewinnung der 6-Aminopenicillansäure erfolgt an trägergebundenem (immobilisiertem) Enzym (Abb. 3.75).

Biosynthese ▶ Die Biosynthese verläuft in einem nichtribosomalen Prozess über ein Dipeptid aus D-α-Aminoadipinsäure und L-Cystein. Die nächste Zwischenstufe ist ein Tripeptid unter Einschluss von D-Valin, wobei nach Zyklisierung zum bizyklischen System (Abb. 3.76) die Aminoadipinsäure die Seitenkette stellt, die im weiteren Verlauf der Penicillinsynthese gegen andere Säuren ausgetauscht wird.

Benzylpenicillin ▶ Benzylpenicillin, auch unter der Bezeichnung Penicillin G bekannt, ist das älteste Penicillin. Trotz vieler neuer Penicillinvarianten

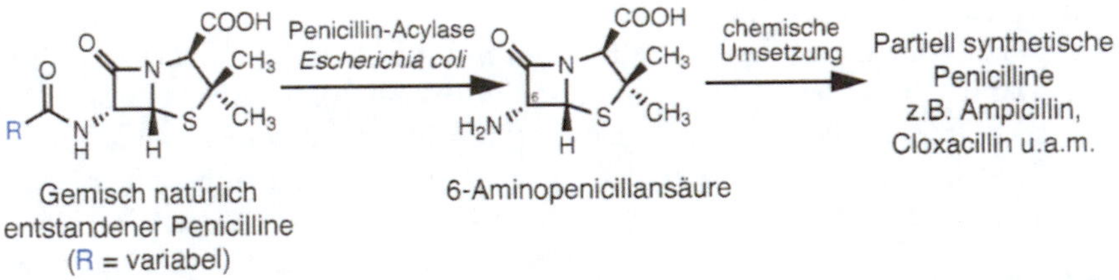

Penicillin-Acylase *Escherichia coli*

chemische Umsetzung

Partiell synthetische Penicilline z.B. Ampicillin, Cloxacillin u.a.m.

Gemisch natürlich entstandener Penicilline (R = variabel)

6-Aminopenicillansäure

Abb. 3.75. Zwischenprodukt zur Darstellung der semisynthetischen Penicilline ist die 6-Aminopenicillansäure (6-APS). Das für die Spaltung benötigte Enzym, die Penicillinacylase, kann aus speziell gezüchteten „Produktionsstämmen" von *E. coli* isoliert werden. Die Umsetzung selbst wird an trägergebundenem Enzym durchgeführt

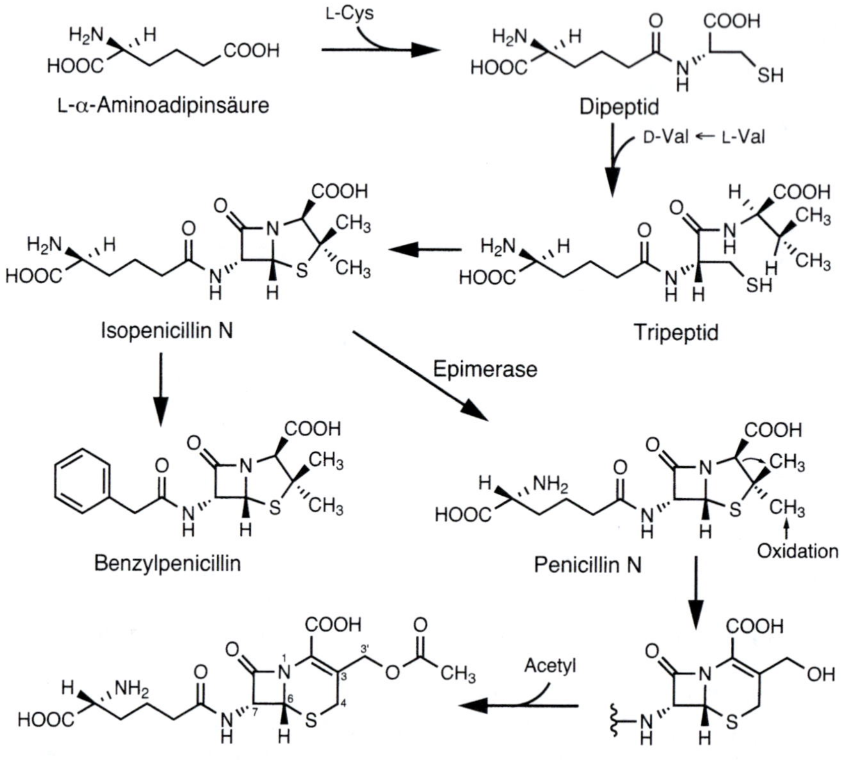

Abb. 3.76. Die Biosynthese der bizyklischen Betalaktame startet mit der α-Amino-adipinsäure, mit L-Cystein und D-Valin zu einem Tripeptid. Dieses Tripeptid konnte als Substanz abgefangen und isoliert werden. Im nächsten Biosyntheseschritt wird es durch Isopenicillin-*N*-Synthetase oxidativ zyklisiert. Penicilline und Cephalosporine haben einen über mehrere Stufen gemeinsamen Biosyntheseweg. Die beiden Wege verzweigen sich erst auf der Stufe des Isopenicillins N. Durch Epimerisierung entsteht Penicillin N. In einer Acyltransferreaktion erfolgt der Austausch des α-Aminoadipinsäurerestes durch andere Acyl-CoA-Derivate. Eine Ringerweiterung durch das Enzym Expandase, die nachfolgende Oxidation einer Methylgruppe zur Hydroxymethylgruppe und deren Acetylierung führen zum Cephalosporin C

und trotz der Entwicklung der Cephalosporine und Carbapeneme wird Penicillin G nach wie vor viel verwendet. Sofern Infektionen durch Penicillin-G-sensible Keime vorliegen, ist Penicillin G das Mittel der Wahl, da es eine nahezu untoxische Substanz darstellt und somit, von seltenen allergischen Reaktionen abgesehen, sehr gut verträglich ist. Angewendet wird es parenteral in Form von Salzen. Die Ph.Eur. 1997 nennt drei dieser Salze:

- Benzylpenicillinkalium,
- Benzylpenicillinnatrium und
- Benzylpenicillinprocain.

Das Benzylpenicillinprocain hat einen Depoteffekt und kann daher auch intramuskulär angewendet werden.

Gewinnung ▶ Aus Fermentationslösungen von *Penicillium notatum* unter Zusatz von Phenylessigsäure als Präkursor. Es handelt sich somit um ein durch gelenkte Biosynthese hergestelltes (biosynthetisches) Penicillin. Durch den Einsatz von Hochleistungsstämmen und unter optimierten Fermentationsbedingungen lassen sich Ausbeuten von ca. 50 g Penicillin/L Fermentationsbrühe erzielen (in den Anfängen waren es unter 0,01 g/L). Das Antibiotikum wird in die Nährlösung abgegeben. Zur Aufarbeitung wird daher das Myzel abfiltriert. Das Filtrat wird sauer gestellt: Penicillin lässt sich als Carbonsäure mit organischen, mit Wasser nicht mischbaren Lösungsmitteln aus dem wässrigen Filtrat extrahieren. Technisch wird der Fermenterbrühe das Penicillin mit Amyl- oder Butylacetat bei 0–3 °C und pH = 2,5–3,0 durch kontinuierliche Gegenstromextraktion entzogen.

Hinweise zur Analytik: Die Prüfung auf Identität erfolgt mittels IR-Spektroskopie und halbquantitativer DC. Die Proben werden jeweils mit authentischen Penicillinen *CRS* verglichen. Die Benzylpenicilline können als potentielle Verunreinigung *p*-Hydroxypenicillin (Penicillin X) enthalten, das UV-Maxima bei 280 nm und 335 nm zeigt. Durch die Extinktionsmessung bei diesen Maxima wird der Gehalt an Penicillin X begrenzt. Im Falle des Phenoxymethylpenicillins wird nach Ph.Eur. 1997 mittels DC auf Verunreinigung durch Phenoxyessigsäure geprüft.

Wirkungsmechanismus ▶ Penicilline, wie überhaupt alle Betalaktamantibiotika, stören die terminale Quervernetzung der Polysaccharidstränge (s. S. 278). Die Quervernetzung wird durch spezielle Enzyme (Transpeptidasen, Endopeptidasen, Carboxypeptidasen) katalysiert, die der Zytoplasmamembran aufliegen und durch einen Teil ihres Moleküls in ihr verankert sind. Einige von ihnen weisen eine hohe Affinität für Betalaktamantibiotika auf. Man nennt sie daher penicillinbindende Proteine (PBP). Die Betalaktame reagieren mit OH-Gruppen von Serienkomponenten der PBP (Abb. 3.77), sie binden somit kovalent an die Enzyme und inaktivieren sie dauerhaft. Verschiedene Bakterienarten haben unterschiedliche Spektren an PBP, sodass sich unterschiedliche Empfindlichkeiten gegenüber den verschiedenen Betalaktamantibiotika ergeben.

Was letztlich den Zelltod herbeiführt, ist die Inaktivierung eines Inhibitors für autolytische Enzyme der Zellwände. Die Ersthemmung führt zur Lyse des Bakteriums (Rang et al. 1995). Einige Mikroorganismenstämme sind nur mangelhaft mit autolytischen Enzymen ausgestattet; diese Keime werden von Betalaktamantibiotika nur gehemmt, nicht aber autolysiert. Man bezeichnet diese Keime als tolerant.

Resistenz ▶ Bildung von Laktamasen, Modifikation des Targets (veränderte penicillinbildende Proteine [PBP]) sowie verminderte Penetrierbarkeit der äußeren Zellmembran gramnegativer Bakterien sind die wichtigsten Ursachen der Resistenz.

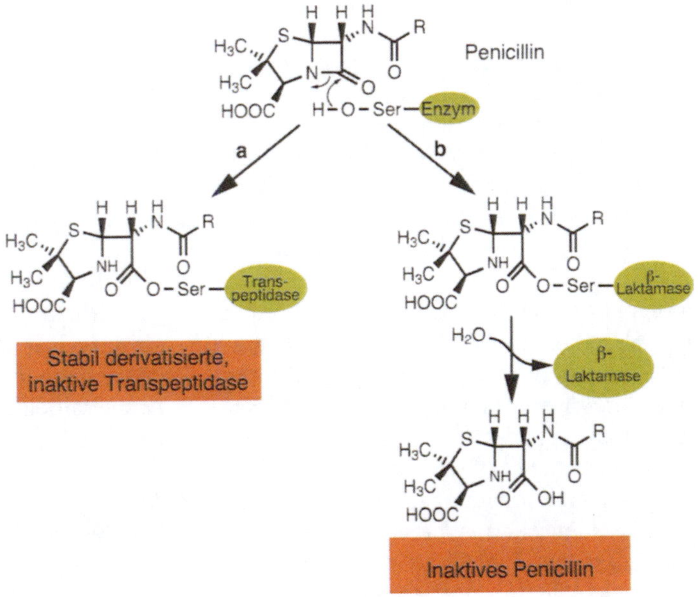

Abb. 3.77 a, b. Betalaktame reagieren kovalent mit den Serienkomponenten der penicillinbindenden Proteine (PBP) unter Bildung **a** eines stabilen Penicillin-Transpeptidase-Derivates, wodurch das Enzym inaktiviert wird. Die analoge Bindung **b** an β-Laktamase führt hingegen zur Inaktivierung des Penicillins: Das Antibiotikum ist in diesem Fall eine Art „Selbstmord-Inhibitor“ (Nelson u. Cox 2001)

Zu den wichtigsten Laktamasebildnern zählen die grampositiven Staphylokokken. Die Gene zur Bildung sind hier plasmidkodiert und werden durch Transduktion übertragen. Ferner sind bei den Staphylokokken die Enzyme induzierbar, d. h., die Bildung verbleibt bei Abwesenheit eines Antibiotikums auf einem niedrigen Niveau, doch genügen niedrige subinhibitorische Antibiotikamengen, um die Laktamasebildung auf das 50–80fache zu steigern. Die Laktamasen diffundieren durch die Zellwand in die Umgebung.

Bei gramnegativen Bakterien sind die Gene zur Laktamasebildung entweder auf Chromosomen oder auf Plastiden lokalisiert. Chromosomal kodierte Enzyme sind induzierbar, plasmidkodierte sind dagegen konstitutiv, d. h., sie werden auch bei Fehlen von Antibiotikumeinwirkung biosynthetisiert. Sie bleiben im periplasmatischen Raum lokalisiert, da sie die äußere Membran nicht durchdringen können, und bilden eine extrem wirksame Abwehrschicht (s. auch Abb. 3.52, S. 305). Sie sind nicht nur fähig, den Betalaktamring der Antibiotika zu hydrolysieren, bevor das Antibiotikum mit den PBP reagiert, sondern sie können auch noch die Erstbindung zwischen dem Antibiotikum und dem PBP-Serin hydrolysieren.

Andere Betalaktamasen sind auf Transposons kodiert, von denen einige gleichzeitig Resistenzgene gegen eine Reihe anderer Antibiotika tragen (s. auch S. 300).

Eine weitere Ursache einer Resistenz kann eine fehlende PBP-Bindung sein. PBP können von vornherein fehlen (primäre Resistenz), oder die PBP-Bindungsfähigkeit kann durch Mutation und Auslese während der Therapie verloren gehen (sekundäre Resistenz). Eine sekundäre Resistenz entwickelt sich meist langsam und folgt dem Mehrschrittmuster.

Eine weitere Form der Resistenz, die aber nur bei gramnegativen Bakterien auftreten kann, ist die unzureichende Penetration durch die wassergefüllten Porinkanäle der äußeren Lipidmembran. Diese Kanäle fungieren als Durchlassstellen für niedermolekulare Nährstoffe, dienen aber auch als Eintrittspforte für Betalaktamantibiotika (s. auch S. 305). Es gibt primär resistente Keime, deren Resistenz darauf beruht, dass die Penicilline relativ langsam durch die Porinkanäle transportiert werden und so der Spaltung durch Betalaktamasen zum Opfer fallen. Ob Mutationen in Form von Veränderungen der Porenstruktur auftreten können, die den Durchgang erschweren, scheint nicht bekannt zu sein.

Anwendungsgebiet ▶ Wegen ihrer geringen Toxizität sind Benzylpenicillin und Phenoxymethylpenicillin immer dann indiziert, wenn Infektionen mit empfindlichen Erregern vorliegen. Empfindlich sind vorzugsweise grampositive Erreger, von den gramnegativen Erregern Gonokokken und Meningokokken.

Unerwünschte Wirkungen/Toxizität ▶ Penicilline hemmen einen Stoffwechselschritt, der nur bei Bakterien vorkommt, sie sind daher für den Menschen wenig toxisch. Allergische Reaktionen sind möglich.

Penicillinallergien ▶ Penicilline rufen bei 1–2% der behandelten Patienten allergische Reaktionen verschiedener Erscheinungsformen hervor. Es handelt sich bei den allergischen Nebenwirkungen um einen besonderen Typus von unerwünschten Arzneimittelwirkungen, was sich am Beispiel des Penicillin G gut verdeutlichen lässt. Die folgenden Fragen stellen sich:

- Wodurch unterscheiden sich allergische Nebenwirkungen von anderen unerwünschten Arzneimittelwirkungen?
- Welcher Mechanismus liegt der allergenen Wirkung von Penicillin zugrunde?
- In welcher Weise äußern sich die durch Penicillin hervorgerufenen allergischen Effekte?

Typisch für eine allergische Reaktion ist:

- Eine Arzneimittelallergie kann schon durch einen Bruchteil der üblichen therapeutischen Dosis ausgelöst werden: Der Effekt ist weitgehend dosisunabhängig.
- Arzneimittelbedingte allergische Reaktionen stehen in keinerlei Zusammenhang mit den pharmakologischen Wirkungen des Arzneimittels.
- Allergische Arzneimittelreaktionen treten nicht bei der erstmaligen Anwendung auf, sondern erst – nach einer Latenzzeit von mehreren Tagen – bei der wiederholten Gabe des Medikamentes.

- Arzneimittelbedingte allergische Reaktionen treten nur bei einem kleinen Prozentsatz der mit dem Arzneimittel behandelten Patienten auf; auch für die spezielle Manifestationsform (Näheres dazu weiter unten) gibt es anscheinend eine individuelle Disposition.

Den **Arzneimittelallergien** liegt in jedem Fall eine Reaktion zwischen Arzneimittel und Immunsystem zugrunde. Als fremd werden vom Immunsystem allerdings ausschließlich fremde Eiweißmoleküle und bestimmte verzweigtkettige Kohlenhydratmoleküle erkannt. Kleine Moleküle mit dem Molekulargewicht des Penicillins sind in der Regel nicht imstande, eine Immunantwort auszulösen. Man könnte annehmen, das Penicillin binde sich an Serumeiweißkörper und das Immunsystem würde diese Komplexe dann als Fremdeiweiß ansehen. Das ist aber nicht der Fall. Die Erklärung liegt vielmehr im „Prähaptencharakter" des Penicillins (Abb. 3.78). Im Organismus wird das Penicillinmolekül zu reaktionsfähigen Metaboliten abgebaut, die mit körpereigenen Proteinen kovalente Bindungen eingehen. Erst dadurch wird das Proteinmolekül in einer Weise verfremdet, die eine immunologische Reaktion auslöst. Haptene (griech.: háptein [heften, anfassen]) sind somit niedermolekulare Stoffe, die erst nach Kopplung an ein Trägermolekül in die Lage versetzt werden, eine Immunantwort auszulösen. Penicillin G liefert eine ganze Reihe von entsprechend reaktionsfähigen Metaboliten. In Abb. 3.79 sind die Reaktionen zweier dieser Metaboliten formelmäßig wiedergegeben: Penicillosäure verbindet sich mit hochmolekularen Proteinen überwiegend über die ε-Aminogruppe des Lysins, Penicillensäure über Disulfidbrücken von Proteinen. Die beiden Säuren werden durch Kopplung vom Hapten zum Vollantigen.

Es wurde bereits erwähnt, dass der Auslösung allergischer Reaktionen eine Sensibilisierungsphase vorausgeht. Unter einer Sensibilisierung versteht man den Vorgang, bei dem es durch Kontakt des Organismus mit einem Allergen zu einem Zustand veränderter immunologischer Reaktivität kommt,

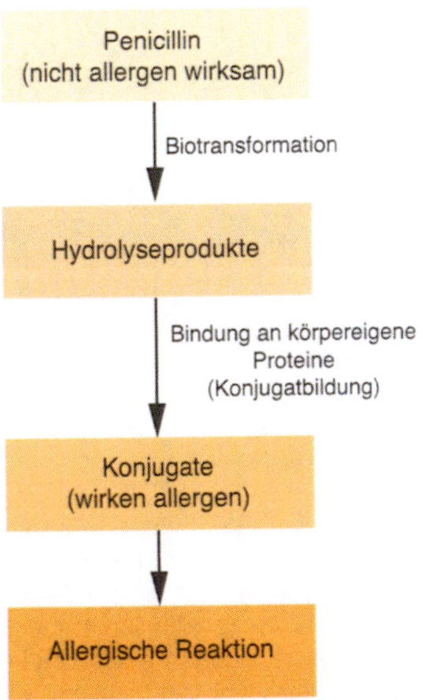

Abb. 3.78. Penicilline können sich nach Resorption kovalent an Proteine binden und dann, bei Vorliegen einer entsprechenden allergischen Disposition des Patienten, Allergien auslösen

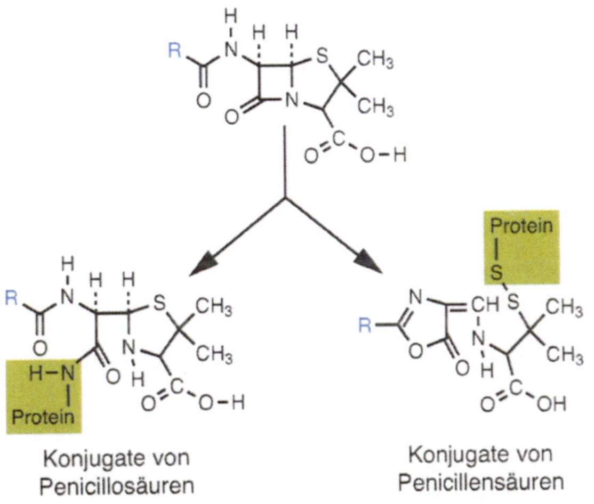

Konjugate von Penicillosäuren

Konjugate von Penicillensäuren

Abb. 3.79. Antigenbildung bei Penicillinen und damit Auslöser von Allergien, dargestellt am Beispiel des Benzylpenicillins (stereochemische Verhältnisse unberücksichtigt). Benzylpenicillin selbst ist kein Hapten, vielmehr erst die im Organismus im Zuge des Penicillinabbaues gebildete Benzylpenicillosäure. Die Penicilloylgruppe reagiert bevorzugt unter Ausbildung einer Säureamidbindung mit der endständigen ε-Aminogruppe des Lysins, das Bestandteil zahlreicher Proteine ist. Mit Disulfidbrücken in Proteinmolekülen reagiert sie zu Konjugaten der Penicillensäure

der bei einem erneuten oder wiederholten Kontakt mit demselben Antigen die allergischen Symptome hervorruft. Dieser Regel anscheinend widersprechend treten nicht selten Penicillinallergien bereits bei der ersten Penicillinanwendung auf. Man erklärt sie mit einer „larvierten Sensibilisierung" durch Mykosen (Antigengemeinschaft zwischen Hautpilzantigenen und Penicillin) oder durch den Genuss bestimmter Käsesorten und den dadurch gegebenen Kontakt mit penicillinartigen Substanzen.

Für Patient und Arzt bedeutsam ist die Frage der individuellen Reaktionslage des Organismus am Zustandekommen der Sensibilisierung, warum trotz gleicher Exposition mit gleichem Antigen nur ein vergleichsweise kleiner Personenkreis sensibilisiert wird und erkrankt. Das Problem ist nach wie vor ursächlich nicht geklärt. Angenommen wird, dass eine genetische Prädisposition vorliegen muss, etwa im Sinne eines leicht aktivierbaren Immunsystems. Weiterhin spielen zusätzliche Faktoren eine Rolle: simultan verlaufende immunologische Prozesse, also Prozesse, die aktivierend auf das Immunsystem wirken; ferner Alter und Ernährungszustand.

Allergische Reaktionen als Folge der Applikation von Penicillin können sich in der unterschiedlichsten Weise manifestieren:

- In Form von Sofortreaktionen (Typ-1-Reaktionen): Nesselausschlag, Angiödem, Glottisödem, Bronchospastik, in seltenen Fällen bis zur Anaphylaxie mit Hypotonie und Herzstillstand.
- In Form zytotoxischer Reaktionen (Typ-II-Reaktionen): immunhämolytische Anämie, Granulozytopenie, thrombozytopenische Purpura (braunschwarze Flecken infolge von Kapillarblutungen), das sind alles Folgen davon, dass sich Penicillinmetaboliten an die Oberfläche von Erythrozyten, Leukozyten und Thrombozyten anbinden - mit nachfolgender Zelllysis.
- Immunkomplexreaktionen (Typ-III-Reaktionen): die Symptome der Serumkrankheit - Nesselsucht, Fieber, Exantheme, Gelenkschmerzen, Nephritis u. a. - treten erst 7–14 Tage nach der Exposition auf.
- Verzögerte zelluläre Reaktionen (Typ-IV-Reaktionen): häufig in Form von Exanthemen, die an den Masernausschlag erinnern.

Polyenantibiotika

Nystatin und Amphotericin sind Makrolide mit einem 38-gliedrigen Lactonring und *O*-glykosidisch gebundenem Aminozucker (D-Mycosamin; Abb. 3.80). Die beiden Antibiotika sind amphoter und besitzen durch die konjugierten Doppelbindungen lipophile Regionen und infolge der Hydroxylgruppen und den Zucker hydrophile Regionen.

Gewinnung ▶ Nystatin gewinnt man aus der Kulturbrühe und dem Myzel von *Streptomyces noursei*, Amphotericin analog von *Streptomyces nodosus*. Zusätze von potentiellen Biosynthesepräkursoren wie Acetat, Propionat und Malonat fördern die Polyenbildung. Da die Polyene in Wasser schwer lös-

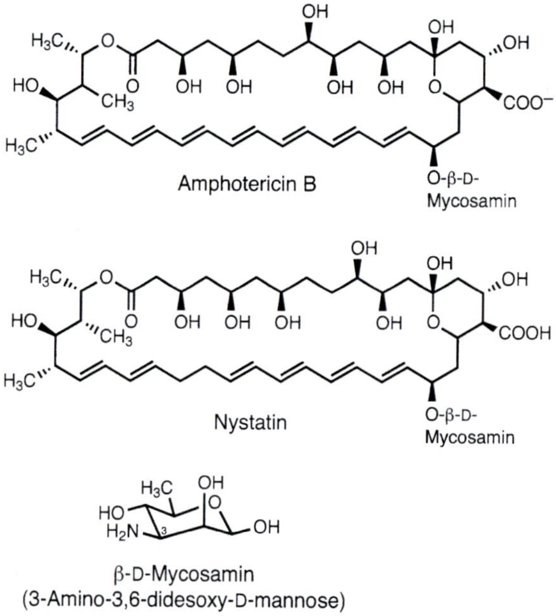

Amphotericin B

Nystatin

β-D-Mycosamin (3-Amino-3,6-didesoxy-D-mannose)

Abb. 3.80. Struktur und Konfiguration von Amphotericin B und von Nystatin. Beide Antibiotika enthalten einen Makrolidring. Der Unterschied zu den Makroliden vom Typus des Erythromycins (s. Abb. 3.67) und Spiramycins (s. Abb. 3.84) liegt in der zusätzlich ausgebildeten Polyenstruktur: im Amphotericin B ein Heptaensystem, das im Nystatin durch eine Einfachbindung unterbrochen ist. Amphotericin B stellt daher eine tief gelb gefärbte Substanz dar, wohingegen Nystatin schwach gelb gefärbt ist. Die 19-OH-Gruppe ist bei beiden Substanzen β-glykosidisch an D-Mycosamin gebunden

lich sind, werden erhebliche Anteile als Kristalle oder Makropartikel an der Myzeloberfläche adsorbiert. Sie lassen sich durch ein geeignetes Lösungsmittel aus Myzel und/oder Kulturfiltrat extrahieren.

Hinweise zur Analytik: Nur Nystatin ist offizinell, doch gelten die Vorschriften der Ph.Eur. 1997 sinngemäß auch für Amphotericin B. Beide Substanzen sind licht- und oxidationsempfindlich. Veränderungen durch Licht und Luft lassen sich am einfachsten durch Veränderungen im UV-Spektrum erkennen. Die Spektralphotometrie kann sowohl zur Identitäts- als auch zur Reinheitsprüfung eingesetzt werden. Vorgeschrieben ist für Nystatin eine Prüfung auf anomale Toxizität, falls das Produkt zur peroralen Anwendung bestimmt ist. Die Wertbestimmung erfolgt auf mikrobiologischem Wege.

Biosynthese ▶ Hinsichtlich der Startereinheit und des Mechanismus des Kettenaufbaus folgen die Polyenantibiotika vollständig dem für die Makrolidantibiotika beschriebenen Polyketidschema (s. Abb. 3.68). ^{13}C-NMR-Untersuchungen erbrachten für Nystatin und Amphotericin Propionat- und 16 Acetateinheiten als Einbaumuster.

Wirkungen ▶ Nystatin und Amphotericin B wirken unabhängig von der Konzentration und der Empfindlichkeit der Erreger fungistatisch oder fungizid. Als Wirkungsmechanismus wird die Bindung an das Ergosterol der Zellwandmembranen angesehen. Die Folge sind Störungen im Aufbau und in der Funktion der Zellmembran, die zu einer verstärkten Durchlässigkeit für Protonen und einwertige Kationen führen (s. auch Abb. 3.36, S. 285). Da Bakterienmembranen keine Sterole enthalten, sind Polyenantibiotika für Bakterien unwirksam.

Unerwünschte Wirkungen/Toxizität ▶ Die Polyenantibiotika zeigen nicht nur für Ergosterol, sondern auch für Cholesterol, dem Bestandteil tierischer Zellen, eine Affinität. Sie können beispielsweise eine Hämolyse bewirken, da sie mit dem Cholesterin der Erythrozytenmembran reagieren und sie permeabel machen. Bei der i.v.-Anwendung von Amphotericin B stehen Nierenschäden im Vordergrund.

Resistenz ▶ Klinisch relevante Resistenzen sind bisher nicht beobachtet worden.

Anwendungsgebiete ▶ Nystatin und Amphotericin B werden bei oraler Gabe praktisch nicht resorbiert; sie werden daher bei Pilzinfektionen des Magen-Darm-Trakts angewendet. Auch topisch sind sie anwendbar.

Vom Amphotericin B gibt es intravenös anwendbare Präparate (kolloidal lösliche Natriumdesoxycholatkomplexe, eingebaut in Liposomen), die beispielsweise bei der lebensbedrohlichen Kryptokokkenmeningitis wirksam sind. Der Erreger, *Cryptococcus neoformans*, kommt v. a. im Taubenkot vor.

Polymyxine und Colistine

Polymyxine und Colistine sind eine Gruppe von Peptidantibiotika, die von bestimmten Stämmen der Spezies *Bacillus polymyxa* (Bodenbakterien) gebildet werden. Offizinell sind Polymyxin B, Polymyxin-B-sulfat und Colistinsulfat.

Eigenschaften und Gewinnung ▶ Sie werden als Gemisch isoliert: Polymyxin B besteht hauptsächlich aus den Polymyxinen B_1 und B_2, Colistinsulfat aus den Sulfaten von Colistin A (Polymyxin E_1) und Colistin B (Polymyxin E_2). Da es sich um basische Peptide handelt, sind eine Anreicherung und Isolierung über Kationenaustauscher möglich.

Chemischer Aufbau ▶ Polymyxine und Colistine sind Dekapeptide, die aus einem zyklischen Peptidteil und einer linearen Seitenkette bestehen (Abb. 3.81). Sie gehören zu den heteromeren Peptidantibiotika. Heteromer (griech. hetero [verschieden, anders]; mi:ros [Teil]) bedeutet, dass am Aufbau des Peptids auch Nichtaminosäuren beteiligt sind, im vorliegenden Fall lipophile Fettsäurereste am Ende der Seitenkette.

Hinweise zur Analytik: Die Prüfung auf Identität fußt auf dem DC-Nachweis der Aminosäuren Leucin, Phenylalanin und Threonin; Detektion mittels Ninhydrinreagenz. 2,4-Diaminobuttersäure erscheint unter den Analysenbedingungen der Ph.Eur. 1997 als Zone mit sehr niedrigem Rf-Wert.

Die Prüfung auf Reinheit erstreckt sich u. a. auf die Messung der spezifischen Drehung und im Falle von Polymyxin B auf die UV-spektralphotometrische Bestimmung von Phenylalanin.

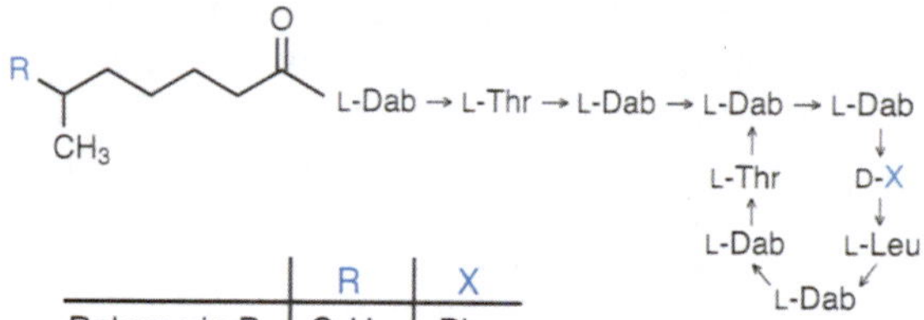

	R	X
Polymyxin B_1	C_2H_5	Phe
Polymyxin B_2	CH_3	Phe
Colistin A	C_2H_5	Leu
Colistin B	CH_3	Leu

Abb. 3.81. Peptidantibiotika aus verschiedenen Stämmen von *Bacillus polymyxa*. Es handelt sich um zyklische, heteromere Dekapeptide, die einen aminoterminalen Fettsäurerest (6-Methylheptan- oder 6-Methyloctansäure) enthalten. *Dab* 2,4-Diaminobuttersäure; *Leu* Leucin; *Phe* Phenylalanin; *Thr* Threonin

Biosynthese ▶ Sie erfolgt wie die des Bacitracins an einem Multienzymkomplex (Abk.: ME; s. S. 340). Der formale Ablauf weist gewisse Ähnlichkeiten mit dem Verlauf der Fettsäurebiosynthese auf:

- Der ME-Komplex weist spezifische Bindungsstellen für Aminosäuren auf; die Aminosäuren selbst werden durch Verknüpfung mit AMP aktiviert, wobei ATP als AMP-Donator fungiert.
- In einer Transferreaktion werden die aktivierten Aminosäuren als Thioester an spezifische Thiolgruppen gebunden.
- Die Aminosäuresequenz des späteren Peptids ist durch die Anordnung der Thiolgruppen am ME festgelegt.
- Eine flexible Phosphopantetheineinheit mit terminaler SH-Gruppe übernimmt die an Enzym-S gebundenen Aminosäuren und überträgt sie sequentiell auf die nächste Aminosäure der wachsenden Peptidkette.

Über den allgemeinen Reaktionsablauf hinaus sind keine Details der Biosynthese bekannt.

Wirkungen/Wirkungsmechanismus ▶ Die Wirkungen werden mit der amphiphilen Natur in Zusammenhang gebracht, mit einer Art von Detergenzienwirkung aufgrund der lipophilen Seitenkette und des hydrophilen Ringsystems. Polymyxine und Colistine interagieren mit den Phospholipiden der äußeren Lipidmembranen gramnegativer Bakterien, indem die lipophilen Fettsäureenden „korkenzieherartig“ in den hydrophoben Bereich der Lipiddoppelschicht eindringen. Der basische Ringteil wiederum bindet an die stark sauren Phosphatgruppen des Lipid-A-Teils der Lipopolysaccharide und verdrängt die Calcium- und Magnesiumionen, deren membranstabilisierende Wirkung wegfällt. In der Folge kommt es zur Steigerung der Permeabilität, auch werden aktive Transportprozesse beeinträchtigt, die Atmung sowie die Synthese von Proteinen und Nukleinsäuren kommen schließlich zum Erliegen. Polymyxine und Colistine wirken daher bakterizid auf gramnegative Bakterien. Bei grampositiven Bakterien gelingt es den Polymyxinen und Colistinen offensichtlich nicht, durch die Mureinschicht hindurch bis zur Zytoplasmamembran vorzudringen.

Das Wirkungsspektrum erstreckt sich auf gramnegative Bakterien, insbesondere auf *Pseudomonas aeruginosa*.

Pseudomonas aeruginosa tritt weit verbreitet auf, beispielsweise wird der Keim auch in der normalen intestinalen Flora gefunden. Er nimmt dann überhand, wenn die empfindlichen Bakterien der normalen Flora unterdrückt werden. Pathogen ist er dann, wenn er an Stellen gelangt, an denen die normalen Abwehrmechanismen nicht intakt sind. Pseudomonaskeime können Wundinfektionen, Harnwegsinfektionen oder auch Infektionen der Atemwege verursachen. Gelangen Keime bei geschwächten Personen ins Blut, kann dies zur tödlichen Sepsis führen.

Unerwünschte Wirkungen ▶ Sie sind bei parenteraler Anwendung beträchtlich. Im Vordergrund stehen nephrotoxische und neurotoxische Reaktionen (Taubheitsgefühl, Schwindelanfälle, in schweren Fällen Seh- und Sprachstörungen). Polymyxine und Colistine reagieren auch mit eukaryoten Zellmembranen: Durch Reaktion mit den Lipiden der synaptischen Membran kann es infolge neuromuskulärer Blockade zu Zuständen mit Ateminsuffizienz kommen. Die Gesamtnebenwirkungsrate bei parenteraler Anwendung ist mit 30 % sehr hoch, sodass heute nur noch die lokale Anwendung bei ausgewählten Indikationen empfohlen wird.

Anwendung ▶ Polymxin B wird in Form von Wundkompressen zur Behandlung von pseudomonasinfiziertem Ulcus cruris angewendet; ferner als

Bestandteil von Augentropfen bei infektiösen, bakteriellen Augenentzündungen. Colistinsulfat wird in Tablettenform oral bei Kolidyspepsien von Säuglingen und Kindern eingesetzt.

Rifampicin und Rifamycin

Rifamycine sind Makrolaktamantibiotika mit einer Naphthalinstruktur, an die mit beiden Enden über eine Amid- und eine Ketalbindung ein aliphatisches Polyketidderivat, die sog. „Ansakette", gebunden ist (Abb. 3.82). Offizinell ist Rifamycinnatrium (Rifamycin SV). Therapeutisch allein bedeutsam ist das aus Rifamycin SV partialsynthetisch erhältliche Rifampicin.

Gewinnung ▶Rifamycin SV gewinnt man aus bestimmten Mutanten von *Streptomyces mediterranei* (syn.: *Amylocatopsis mediterranei, Nocardia mediterranei*). Die Kulturfiltrate werden angesäuert und beispielsweise mit Ethylacetat extrahiert. Rifamycin SV kann auch aus Rifamycin B durch chemische Umwandlung erhalten werden. Rifamycin SV bildet orangegelbe Kristalle, Rifamycinnatrium Ph.Eur. 1997 ein körniges, rotes Pulver.

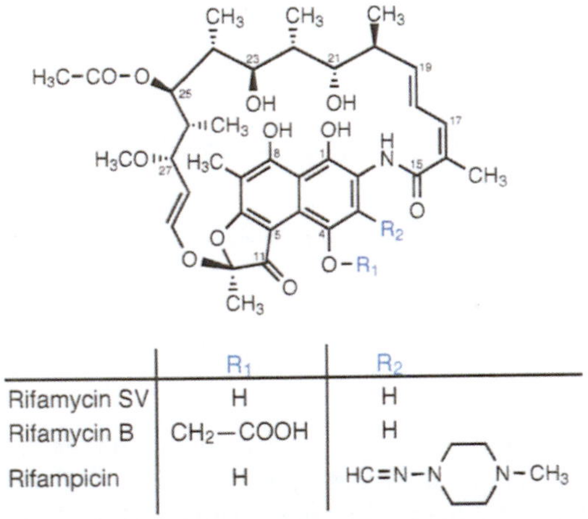

	R_1	R_2
Rifamycin SV	H	H
Rifamycin B	CH_2-COOH	H
Rifampicin	H	HC=N–N(piperazin)N–CH_3

Abb. 3.82. Im Molekül der Rifamycine liegt ein Makrolaktamring vor, in den ein Naphthalinringsystem eingegliedert ist. Antibiotika dieses Bautyps bezeichnet man auch als Ansamycine (lat.: ansa [Henkel]), wodurch symbolisiert wird, dass die aliphatische Kette des Laktamrings an zwei Seiten des aromatischen Systems wie an einen Henkel angebunden ist. Vgl. dazu auch Abb. 3.16 und Abb. 3.17 (S. 267)

Hinweise zur Analytik: Die UV-Vis-Spektroskopie wird sowohl zu Prüfungen auf Identität als auch auf Reinheit eingesetzt. Die Absorptionsspektren sind *pH*-abhängig, weshalb in gepufferter Lösung bei $pH = 7{,}0$ gemessen wird. Bei der Identitätsprüfung muss das Verhältnis der Intensitäten bei den beiden Maxima 314 nm und 445 nm dem Literaturwert 1,58 innerhalb eines zulässigen Schwankungsbereichs 1,55–1,65 entsprechen. Beimengungen von Rifamycin B geben sich durch Erniedrigung des Maximums bei 445 nm zu erkennen. Es muss nach Zusatz von Ascorbinsäure gemessen werden, um die Umwandlung von Rifamycin SV (Hydronapthalinchromophor) in Rifamycin S (Naphthochinonchromophor) zu verhindern.

Auf Verunreinigung mit Rifamycin B lässt die Ph.Eur. 1997 außerdem mittels halbquantitativer DC prüfen. Eine Beimengung bis zu 2% ist zulässig.

Biosynthese ▶ Ihrer biogenetischen Herkunft nach gehören die Rifamycine zu den gemischten Polyketiden, die aus Propionat- und Acetateinheiten aufgebaut sind. Als Starter fungiert ein Aminobenzoesäurederivat (Abb. 3.83).

Wirkungen/Wirkungsmechanismus ▶ Der Wirkungsmechanismus ist im Wesentlichen für alle Rifamycine gleichartig. Sie hemmen die DNA-abhängige RNA-Polymerase in Prokaryoten sowie in Chloroplasten und Mitochondrien, nicht aber in Zellkernen von Eukaryoten. In der Folge wird auch die Bildung von mRNA gehemmt. Die Rifamycine wirken bakterizid auf proliferierende Erreger. Das Wirkungsspektrum erstreckt sich v. a. auf die Erreger der Tuberkulose.

Resistenz ▶ Gefunden wurde eine schnelle Resistenzbildung vom Einschritttyp, und zwar eine Target-Modifikation durch Veränderung einer Aminosäure in der β-Untereinheit der DNA-abhängigen RNA-Polymerase mit dem Ergebnis, dass resistente Mutanten keinen Komplex mit dem Polymeraseprotein eingehen. Auch eine Wirkstoffmodifikation (Oxidation, Reduktion) kommt vor.

Anwendungsgebiete ▶ Therapeutisch verwendet wird nur noch Rifampicin, meist in Kombination mit anderen Tuberkulosemitteln, bei allen Formen der Tuberkulose.

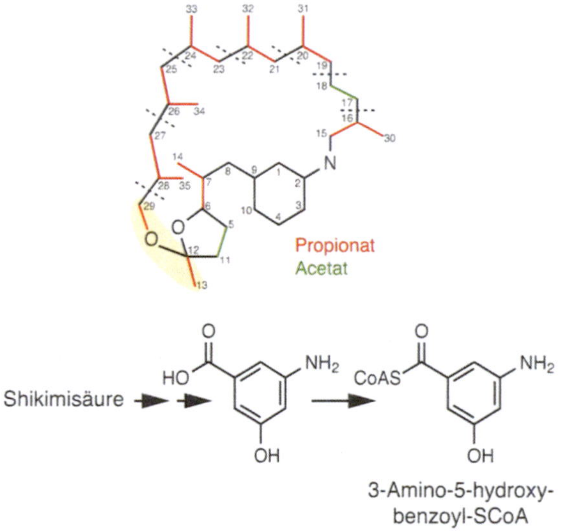

Abb. 3.83. Biogenetische Einordnung von Rifamycin B. Es liegt ein Polyketid vor, bei dem der Starter eine C_7N-Einheit darstellt. Der Benzolring stammt aus Shikimisäure und die Aminogruppe bzw. das Laktam-*N* aus der Guanidinogruppe des Arginins. Verlängert wird die Startereinheit durch insgesamt 8 Propionat- und 2 Acetateinheiten. Eine der Propionateinheiten, die durch die C-Atome 12, 13 und 29 gebildet wird, liegt nicht als lineare C_3-Kette vor, sondern nach Umlagerung und unter Einbau eines ketalischen *O*-Atoms als C_2-O-C_1-Baustein. Die *O*-Methylgruppen stammen aus Methionin

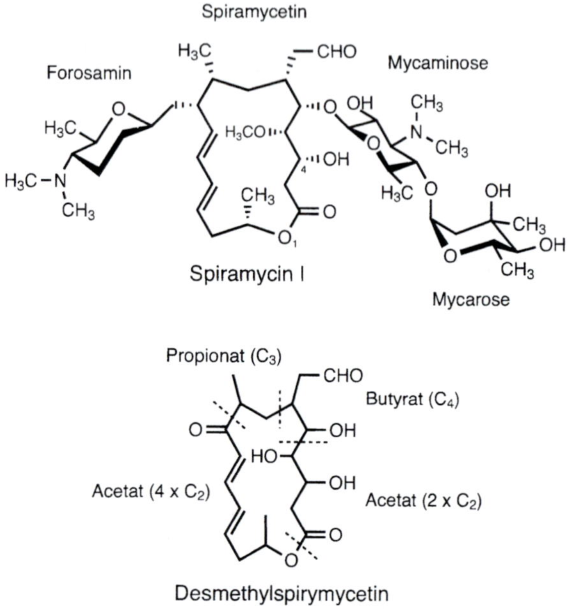

Abb. 3.84. Spiramycin I ist ein triglykosidisches Makrolidantibiotikum mit einem 16-gliedrigen Lactonring. Dem biogenetischen Aufbau nach besteht es uneinheitlich (anders als das Erythromycin) aus Acetat- und aus Butyratbausteinen

Spiramycin

Ein weiteres Makrolidantibiotikum ist Spiramycin (Abb. 3.84). Es ähnelt in seinen chemischen und biologischen Eigenschaften dem Erythromycin. Isoliert wird es aus den Fermentationslösungen von *Streptomyces ambefaciens*. Auf Identität und Reinheit wird es nach Ph.Eur. 1997 mittels DC geprüft; authentisches Spiramycin *CRS* dient als Referenzsubstanz. Das Arzneibuchpräparat darf neben dem mengenmäßig dominierenden Spiramycin I (3-OH-Gruppe) gewisse Anteile (5–10%) an Spiramycin II (3-Acetylgruppe) und III (3-Propionylgruppe) enthalten. Angewendet wird Spiramycin nur gezielt, nach positivem Empfindlichkeitstest, bei Staphylokokkeninfektionen, bei denen Penicilline, Cephalosporine und Erythromycin nicht anwendbar sind. Zwar besteht zwischen den verschiedenen Makrolidantibiotika eine komplette Kreuzresistenz, doch bilden Erythromycin und Spiramycin eine Ausnahme insofern, als gegen Erythromycin resistente Erreger gegen Spiramycin empfindlich sein können.

Zur Durchführung eines Empfindlichkeitstests muss als Erstes der Erreger isoliert und identifiziert werden. Im Reihenverdünnungstest wird dann die minimale Hemmkonzentration des Antibiotikums gemessen. Nachteilig ist: Es dauert mindestens 48 h, bis das Ergebnis einer Kultur inklusive Antibiotigramm vorliegt.

Tetracycline

Tetracycline sind charakteristische Inhaltsstoffe vieler Streptomycesarten. Der Grundkörper der Tetracycline besteht aus einem System von 4 linear anellierten 6-gliedrigen Ringen, dem Octahydronaphthacenringsystem. Auffallend ist eine Häufung von O-Funktionen auf einer Molekülseite. Konstante Substituenten sind die Carbonyl- und die Dimethylaminogruppen. Die einzelnen Vertreter unterscheiden sich durch unterschiedliche Substitutionen, insbesondere kann auch Chlor als Substituent auftreten. Die fermentativ hergestellten Tetracycline werden entweder unverändert verwendet (native Tetracycline) oder partialsynthetisch modifiziert.

Gewinnung ▶ Tetracycline werden im aeroben Submersverfahren hergestellt, eine optimale O_2-Versorgung ist für die Ausbeute wesentlich. Zur Aufarbeitung sind die unterschiedlichsten Verfahren beschrieben worden. Die Substanzen können aus dem Kulturfiltrat mit Butanol extrahiert und durch komplexbildende Reagenzien wie z. B. quartäre, langkettige Ammoniumsalze ausgefällt werden. Das Präzipitat kann mit Salzsäure zerlegt und weiter gereinigt werden.

Chlortetracyclin und Demeclocyclin (Abb. 3.85) werden aus den Fermentationslösungen bestimmter Stämme von *Streptomyces aureofaciens* und Oxytetracyclin aus denen von *Streptomyces rimosus* gewonnen. Tetracyclin kann zwar fermentativ aus *Streptomyces viridifaciens* gewonnen werden, dürfte aber heute weitgehend semisynthetisch aus Chlortetracyclin gewonnen werden.

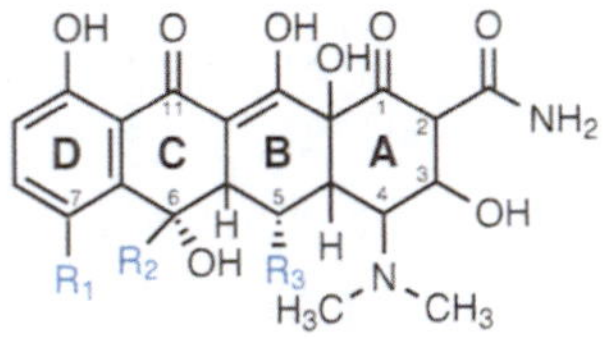

	R_1	R_2	R_3
Tetracyclin	H	CH_3	H
Chlortetracyclin	Cl	CH_3	H
Oxytetracyclin	H	CH_3	OH
Demeclocyclin	Cl	H	H

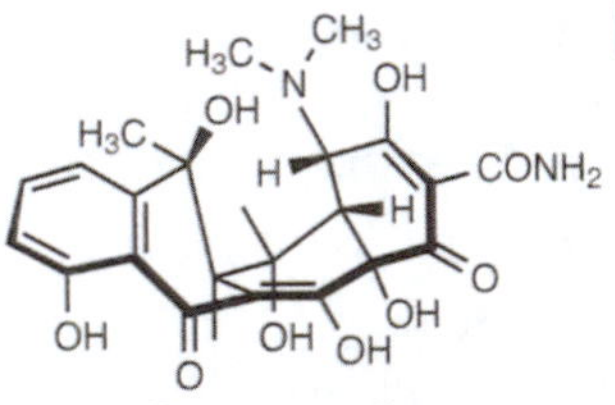

Methacyclin (Rest wie Tetracyclin)

Oxytetracyclin: Konformationsformel

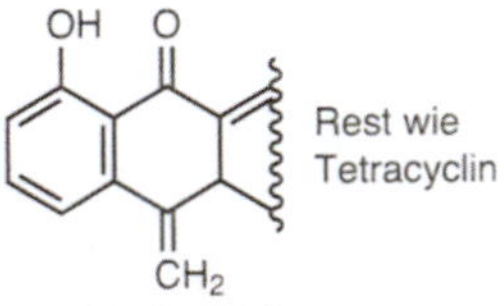

Abb. 3.85. Native Tetracycline der Ph.Eur. 1997. Im Vergleich dazu das partialsynthetisch hergestellte Methacyclin, das als Referenzsubstanz bei der Prüfung der Tetracycline auf Identität herangezogen wird. Die Ringe A und B der Tetracycline liegen nicht in einer Ebene, sondern sind abgewinkelt, wie die Konformationsformel des Oxytetracyclins (aus Gräfe 1992) zeigt

Eigenschaft ▶ Gelbe Pulver, wenig bis sehr schwer in Wasser löslich, löslich in Alkalicarbonat- oder Alkalihydroxidlösung.

Hinweise zur Analytik: Die Prüfung auf Identität umfasst eine Farbreaktion und die DC-Prüfung. Versetzt man eine Substanzprobe mit Schwefelsäure, treten Färbungen auf (beim Demeclocyclin z. B. Violettfärbung), die sich beim Verdünnen der Probe mit Wasser ändern (beim Demeclocyclin z. B. nach gelb). Diese einfache Farbreaktion ist brauchbar zur qualitativen Untersuchung einiger Tetracycline (Tabelle 3.15).

Die dünnschichtchromatographische Prüfung auf Identität wird halbquantitativ durchgeführt. Referenzsubstanzen sind authentische Tetracycline (CRS). Lage, Farbe und Größe der Flecken müssen übereinstimmen (Auswertung der grüngelben Fluoreszenzen im UV bei 365 nm). Die DC-Methode wird validiert, indem die Trennschärfe anhand einer Referenzlösung aus Demeclocyclin, Metacyclin und Oxytetracyclin überprüft wird.

Die Prüfung auf Reinheit umfasst die Messung der spezifischen Drehung, der Absorption im sichtbaren Bereich bei 430–460 nm und eine HPLC-Prüfung auf verwandte Substanzen. Die Prüfungen sind erforderlich, da bei der Herstellung der Tetracycline und/oder bei deren Lagerung Nebenprodukte entstehen können:

- Durch Licht können sich Lumiderivate bilden, bereits äußerlich an der dunklen Verfärbung kenntlich.
- Tetracycline epimerisieren im pH-Wertbereich pH = 2–6 zu 4-*epi*-Derivaten, die weniger wirksam sind, bis zum Verhältnis 0,6 : 1 (4-*epi*-Derivat zu Tetracyclin).
- Sie spalten im sauren Medium Wasser ab, unter Bildung von Anhydro- und 4-*epi*-Anhydroderivaten.

Die Prüfung auf fremde Substanzen erfolgt mittels HPLC unter Verwendung des jeweiligen Tetracyclins *CRS* und dessen 4-epi-Derivaten *CRS* als äußere Standards. Gehalte an 4-ei-Derivaten bis maximal 4 % werden toleriert.

Die Gehaltsbestimmungen werden nach Ph.Eur. 1997 ebenfalls mittels HPLC durchgeführt.

Tabelle 3.15. Farbreaktionen nativer Tetracycline in konzentrierter Schwefelsäure und nach dem Verdünnen

Substanz	Farbe	
	Konz. H_2SO_4	Nach Verdünnen
Chlortetracyclin	Tiefblau	Bräunlich
Demeclocyclin	Violett	Gelb
Oxytetracyclin	Tiefkarminrot	Gelb
Tetracyclin	Violett	Gelb

Biosynthese ▶ Die Tetracycline sind Polyketide, die aus Malonsäureamid-SCoA als Starter und 8 Acetateinheiten aus Malonyl-SCoA aufgebaut werden (Abb. 3.86). Somit liegen in den Tetracyclinen Nonaketide vor. Die Biosynthese wurde eingehend erforscht, insbesondere mit Hilfe von Blockmutanten. Die Biosynthesekette umfasst 72 Intermediärprodukte, 27 dieser Intermediärprodukte konnten als Substanzen isoliert werden. Die beteiligten Enzyme und die zugehörigen Biosynthesegene sind weitgehend aufgeklärt.

Wirkungen ▶ Die Tetracycline hemmen die Proteinsynthese (Translation) im Anfangsstadium der Elongationsphase: Sie verhindern, dass sich die neu eintretende Aminoacyl-tRNA an die 30S-ribosomale Aminoacylstelle (A-Stelle) des intakten mRNA-70S-Ribosoms bindet (Abb. 3.19, S. 269).

Zu Beginn eines Elongationsschritts befindet sich an der Peptidylstelle (P-Stelle) ein Starter- oder eine Peptidyl-tRNA. An die freie A-Stelle muss nun die Aminoacyl-tRNA gebunden werden, deren Antikodon komplementär zum nächstfolgenden Basentriplett auf der mRNA ist. Für diese Bindungsreaktion müssen die Aminoacyl-tRNA durch Bindung an den Elongationsfaktor EF-Tu vorbereitet werden. Der Elongationsfaktor seinerseits wird durch Bindung an GTP aktiviert. Im Komplex mit EF-Tu/GTP gelangt die Aminoacyl-tRNA an das Ribosom. Die Tetracycline hemmen die Bindung dieses ternären Komplexes an die A-Stelle.

Unerwünschte Wirkungen ▶ Am häufigsten (4–8%) sind *Magen-Darm-Störungen* mit den folgenden (dosisabhängig ansteigend) Symptomen:

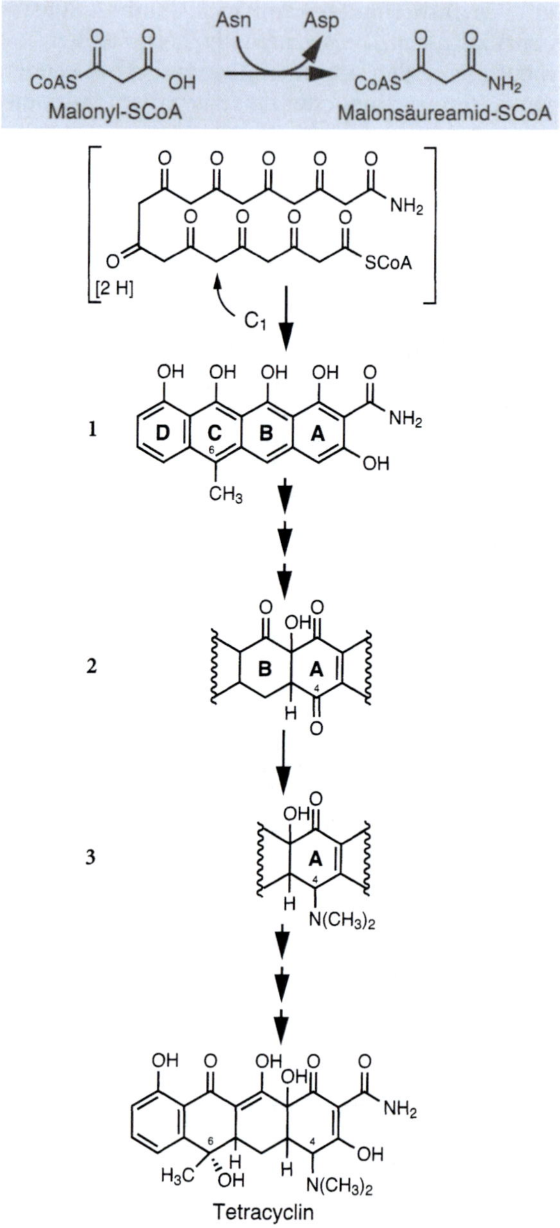

Malonyl-SCoA
Asn
Asp
Malonsäureamid-SCoA
[2 H]
C_1
1
2
3
Tetracyclin

Abb. 3.86. Schema zur Biosynthese von Tetracyclin. Startersubstanz der Polyketidbildung ist das Amid von Malonyl-SCoA. Durch Anheftung von 8 C_2-Einheiten (aus Malonyl-SCoA) bildet sich an einer Enzymmatrix ein Nonaketid. Die Methylierung am C-6 ist ein sehr früher Schritt der Biosynthese. Das erste nachweisbare Produkt nach der Ablösung von der Enzymmatrix (der Polyketidsynthetase) ist 6-Methylpretetramid (**1**), das in der Folge stufenweise in Tetracyclin überführt wird

Appetitlosigkeit, Sodbrennen, Übelkeit, Erbrechen, Flatulenz, Diarrhö. Ursachen sind lokale Reizungen und Keimverschiebungen in der Zusammensetzung der Darmflora zu Gunsten von tetracyclinresistenten Keimen (Superinfektion). Als vorbeugend ist die Empfehlung zu werten, Tetracycline nicht nüchtern, sondern zu den Mahlzeiten einzunehmen. Während in anderen Fällen lokal reizende Arzneimittel gern mit Milch eingenommen werden, sind im Falle der Tetracycline Milchprodukte zu vermeiden, da durch Tetracyclin-Calcium-Chelatbildung die Resorption gehemmt wird. Wenn sich eine länger anhaltende Diarrhö einstellt, muss der Apotheker an den Arzt verweisen.

Eine weitere vergleichsweise häufige (1–2%) Nebenwirkung ist die *Lichtempfindlichkeit*. Es handelt sich um eine phototoxische (nicht um eine photoallergische) Reaktion: An dem Licht ausgesetzten Hautpartien kommt es zu Erscheinungen, vergleichbar einem Sonnenbrand mit Erythem, Hautödem und Blasenbildung. Vorbeugung besteht darin, während und eine Zeit lang nach Beendigung der Therapie die Einwirkung von UV-Licht zu meiden.

Hinweis: Andere Hautreaktionen können auftreten und sind hinsichtlich ihrer Genese bei den Überempfindlichkeitsreaktionen einzuordnen.

Dentinschäden und *Kariesanfälligkeit* sind eine weitere, allerdings durch Beachtung der Anwendungsbeschränkungen vermeidbare Nebenwirkung. Bei Kindern bis zu 8 Jahren können sich als Folge einer Tetracyclinmedikation die Zähne dauerhaft braun verfärben. Der Mechanismus besteht im Einbau gelb gefärbter Tetracyclin-Calcium-Orthophosphat-Komplexe in den Zahnschmelz. Bestimmend für den Grad der Verfärbung ist die Gesamtdosis der verabreichten Tetracyclinmenge, nicht die Dauer der Medikation. Besonders Neugeborene und Babys vor dem ersten Zahnen sind gefährdet. In diesem Zusammenhang ist es wichtig zu wissen, dass Tetracycline in die Muttermilch sezerniert werden.

Tetracycline sind fakultativ lebertoxisch. Gefährdet sind Patienten, die Tetracycline hochdosiert erhalten, und Frauen während der Schwangerschaft. Erstes Symptom: Gelbsucht.

Veränderung der mikrobiellen Flora: Antimikrobielle Stoffe, insbesondere aber Breitbandantibiotika vom Typus der Tetracycline beeinflussen sensible Stämme der normalen Darmflora. Es wird damit ein Ungleichgewicht geschaffen, das zu Krankheitserscheinungen führen kann. Beispiele:

- 99% der Darmflora sind Anaerobier. Nach Tetracyclingabe treten vermehrt Proteuskeime (gramnegative Stäbchenbakterien) und Pilze auf. Die Entwicklung einer durch Staphylokokken hervorgerufenen Enterokolitis (Entzündung der Dünn- und Dickdarmschleimhaut) wird begünstigt. Durch *Clostridium difficile* verursachte lebensbedrohliche Enterokolitiden treten sehr selten auf.
- Bei Frauen, die oral Tetracycline erhalten, kann die normale vaginale Flora unterdrückt und von *Candida-albicans*-Keimen überwuchert werden, was zu lokalen Entzündungserscheinungen (Vulvovaginitis) führt.

Tetracycline dürfen unter keinen Umständen nach Ablauf der Lagerungsfrist abgegeben werden (cave: Versendung in Notstandsgebiete): Nicht näher bekannte Zerfallsprodukte führen zu schweren Tubulusschäden.

Resistenz ▶ Mechanismen der Tetracylinresistenz sind:

- sinkende Akkumulation als Ergebnis eines sinkenden Effluxes und/oder eines aktiven Effluxes durch membranständige „Molekülpumpen" (s. dazu S. 306), wohl vorzugsweise bei Enterobacteriaceae;
- Synthese neuer zytoplasmatischer Proteine; diese Proteine verbauen auf bisher nicht näher geklärte Weise den Tetracyclinen den Zugang zu den Ribosomen („ribosomal protection"; z. B. bei Neisserien, Mykoplasmen und Ureaplasmen) und
- enzymatische Inaktivierung (bei Bacteroidesarten).

Tetracyclinresistenzgene liegen überwiegend auf Plasmiden oder Transposons. Sie werden als *tet*-Gene bezeichnet und fortlaufend mit den Buchstaben A bis Q näher bestimmt: *tet* A bis *tet* L kodieren für Effluxproteine, *tet* M, *tet* O, *tet* S und *tet* Q für die ribosomalen Schutzfaktoren.

Anwendung ▶ Infektionen durch Erreger mit nachgewiesener Tetracyclinempfindlichkeit, insbesondere Gallenwegsinfekte, Atemwegsinfekte und Harnwegsinfekte. Als weitere Indikationsgebiete gelten schwere Formen von Akne. Schließlich werden Tetracycline in der Augenheilkunde, lokal als Lösung (Tropfen) oder Salbe, bei Konjunktivitis (Entzündung der Bindehaut des Auges) und Blepharitis (Augenlidentzündung) verwendet.

Tyrothricin und Gramicidin

Unter Tyrothricin versteht man das von *Bacillus brevis* gebildete Gemisch antibiotisch wirksamer Polypeptide. Aufgrund unterschiedlicher Löslichkeiten in Aceton-Ether lässt sich das Gemisch in die lipophile Gruppe der Gramicidine (20–25%) und in die stärker polare der Tyrocidine (75–80%) trennen (s. Abb. 3.87). Offizinell ist Gramicidin Ph.Eur. 1997, dessen Hauptkomponente neben 5–20% Isoleucin-Gramicidin das Valin-Gramicidin A bildet (80–95%; Abb. 3.87).

Eigenschaften ▶ Gramicidin bildet ein weißes oder fast weißes Pulver, das zum Unterschied von den meisten anderen Polypeptidantibiotika in Wasser nahezu unlöslich ist. Von den Tyrocidinen, die basisch reagieren, unterscheidet es sich durch neutrales Verhalten.

Gewinnung ▶ Technisch gewinnt man Tyrothricin aus Kulturen von *Bacillus brevis* im aeroben Submersverfahren aus dem Kulturfiltrat. Durch Ansäuern wird rohes Tyrothricin ausgefällt, der Niederschlag wird abgetrennt und mit Ethanol extrahiert. Aus dem Ethanolextrakt lässt sich Tyrothricin mit NaCI-Lösung ausfällen.

Chemischer Aufbau ▶ Die Tyrocidine sind zyklische, homomere, basische Dekapeptide mit 2 variablen Aminosäureresten. Die Gramicidine A, B und C sind linear gebaute, neutrale, heteromere Pentadecapeptide, die aus alternierenden D- und L-Aminosäuren bestehen. Das Aminokettenende ist durch den *N*-Formylrest, das Carboxylkettenende durch Substitution mit Ethanolamin charakterisisert (s. Abb. 3.87). Gramicidin S hingegen ist zyklisch gebaut und gleicht in dieser Hinsicht den Tyrocidinen. Nach einer Röntgenstrukturanalyse verwinden sich 2 Moleküle von Gramicidin S zu einer helixartigen Struktur, die innen einen Hohlraum (Kanal) mit drei taschenartigen Erweiterungen freilässt. Diese Ausbuchtungen fungieren als Bindungsstellen für

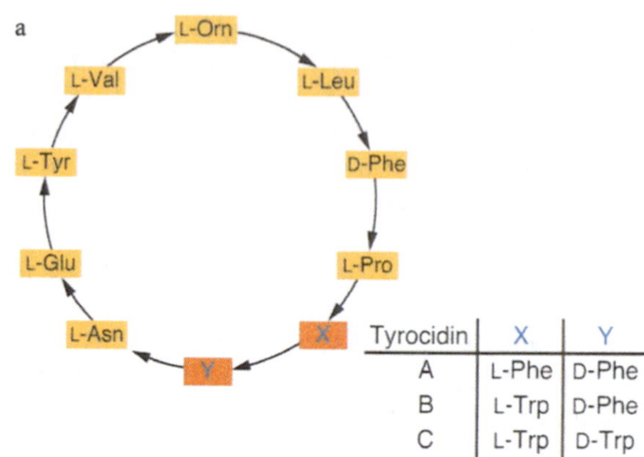

Tyrocidin	X	Y
A	L-Phe	D-Phe
B	L-Trp	D-Phe
C	L-Trp	D-Trp

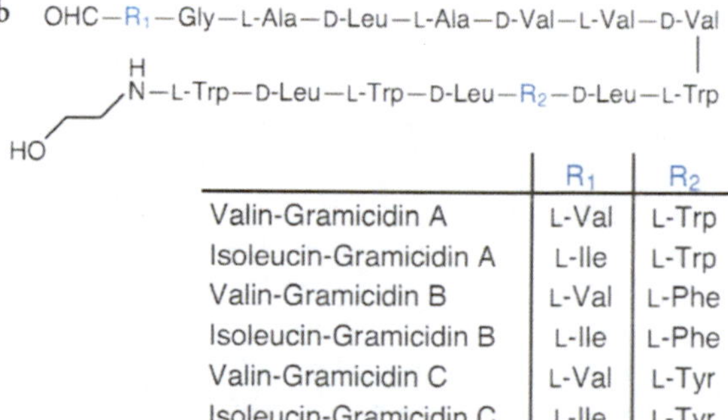

	R_1	R_2
Valin-Gramicidin A	L-Val	L-Trp
Isoleucin-Gramicidin A	L-Ile	L-Trp
Valin-Gramicidin B	L-Val	L-Phe
Isoleucin-Gramicidin B	L-Ile	L-Phe
Valin-Gramicidin C	L-Val	L-Tyr
Isoleucin-Gramicidin C	L-Ile	L-Tyr

Abb. 3.87a, b. a Bau der Tyrocidine A, B und C. Es liegen zyklische Decapeptide vor; 8 der 10 Aminosäuren weisen L-Konfiguration auf, 2 weitere die unübliche D-Konfiguration. Dreibuchstabige Symbole: *Asn* Asparagin, *Glu* Glutaminsäure; *Leu* Leucin, *Orn* Ornithin, *Phe* Phenylalanin, *Pro* Prolin, *Trp* Tryptophan, *Tyr* Tyrosin. **b** Struktur der verschiedenen Gramicidine. Es liegen offenkettige Peptide vor, die aus 15 Aminosäuren bestehen (Pentadecapeptide), von denen eine Aminosäure auf Glycin, acht auf Vertreter der L- und sechs auf Vertreter der D-Reihe entfallen. Variabel sind die Positionen 1 und 11. Am Aminoende haftet stets ein Formylrest und am Carboxylende ein Hydroxyethylaminrest

Na^+- und K^+-Ionen. Diese für den kristallinen Zustand bewiesene räumliche Struktur eines doppelsträngig-helikalen Dimers dürfte dem Zustand nahe kommen, in dem Gramicidin S vorliegt, den es in die Zellmembran eingebaut aufweist. Die Fixation der Ionen in den Einbuchtungen ist nicht als statisch vorzustellen: Konformationsänderungen bewirken, dass letzlich Na^+- und K^+-Ionen den Kanal durchwandern können, ein Phänomen, das auch als **Ionophorese** bezeichnet wird.

Hinweise zur Analytik: Die Prüfung auf Identität erfolgt nach Ph.Eur. 1997 durch Vergleich des Fingerprint-DC einer Prüflösung mit dem einer authentischen Referenzsubstanz (Gramicidin *CSR*). Die nach dem Besprühen mit Dimethylaminobenzaldehydlösung auftretenden Zonen müssen in Bezug auf Lage, Farbe und Größe übereinstimmen. Das Chromatogramm gilt nur dann als Beleg für die Identität, wenn sichergestellt ist, dass eine mögliche Verwechslung mit Tyrothricin erkannt werden kann. Durch Cochromatographie der Referenzsubstanz Tyrothricin – sie muss sich in der Lage der Hauptzonen deutlich unterscheiden – wird die DC-Versuchsanordnung gleichsam validiert.
Gehaltsbestimmung: Auf allgemeine Angaben zur mikrobiologischen Wertbestimmung (s. S. 257) sei hingewiesen. Für Gramicidin fordert die PhEur 1997 die turbidimetrische Gehaltsbestimmung. Die Agardiffusionsmethode ist ungeeignet, weil bei dieser Methode die Prüfsubstanz ein gutes Diffusionsvermögen aufweisen muss, Gramicidin aber wegen seiner hoher Molekülmasse von 2826 Da nur sehr schlecht (radial) in den Agar diffundiert.

Biosynthese ▶ Sie erfolgt nicht ribosomal, sondern an einem Multienzymkomplex. Die Prinzipien dieses Synthesetypus werden in einem Anhang (S. 339–342) skizziert.

Wirkungen/Wirkungsmechanismus ▶ Die Gramicidine gehören zu den membranbildenden Wirkstoffen, d. h., sie bewirken die Bildung von Kanälen (S. 283; s. Abb. 3.33) und verursachen dadurch einen ungeordneten Flux von Ionen aus der Zelle. Die Bildung solcher Kanäle lässt sich mit modernen elektronischen Mikromethoden der Leitfähigkeits- und Widerstandmessung an künstlichen Doppelschichtmembranen nachweisen.

Die Oberflächenaktivität von Gramicidin und Tyrothricin beschränkt sich nicht auf Membranen und Prokaryoten, sie ist unspezifischer Natur, womit sich die hohe Toxizität erklärt, die Gramicidin und Tyrothricin zur systemischen Anwendung ungeeignet macht. Im Vordergrund steht die Zerstörung der roten Blutkörperchen. Auch lokal dürfen beide Antibiotika nur dann angewendet werden, wenn sichergestellt ist, dass keine Verbindung zum Blutkreislauf vorhanden ist.

Dem Wirkungstypus nach wirken Gramicidin S und Tyrocidin bakterizid. Das Wirkungsspektrum des Gramicidins erstreckt sich auf grampositive und gramnegative Bakterien; Tyrocidin wirkt bevorzugt auf grampositive Bakterien.

Anwendungsgebiete ▶ Gramicidin S verwendet man, meist in Kombination mit anderen Antibiotika, zur lokalen Behandlung von Infektionen des Auges, der Bindehaut und des Tränenapparates in Form von Augentropfen und Augensalben. Tyrothricin verwendet man zur lokalen Wundbehandlung bei Infektionen der Haut, meist in Form von Streupuder.

Unerwünschte Wirkungen ▶ Auch bei einer Beschränkung auf die Lokaltherapie kann eine Hämolyse dann eintreten, wenn die Anwendung auf frischen chirurgischen oder traumatischen Wunden (griech.: trauma [Verletzung; gemeint sind durch äußere Gewaltanwendung entstandene Wunden]) erfolgt.

Vancomycin

Offizinell ist Vancomycinhydrochlorid, ein Gemisch nahe verwandter Glykopeptide mit Vancomycin B (Abb. 3.88) als Hauptkomponente.

Gewinnung ▶ Vancomycin wird aus den Fermentationslösungen von *Amycolatopsis orientalis* (syn.: *Streptomyces orientalis*, *Nocardia orientalis*) isoliert.

Eigenschaften ▶ Ein fast weißes Pulver, das sich leicht in Wasser löst.

Chemischer Aufbau ▶ Vancomycin ist ein Glykosid, dessen Aglykon ein Heptapeptid darstellt. Die Aminosäuren sind dergestalt miteinander verknüpft, dass sich eine kompakte trizyklische Struktur ergibt (s. Abb. 3.88).

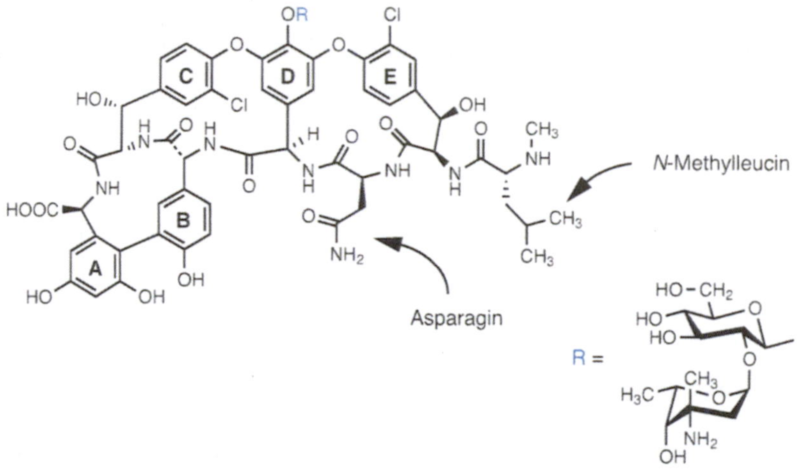

Abb. 3.88. Vancomycin B, die Hauptkomponente im Vancomycinhydrochlorid Ph.Eur. 1997. Der Peptidteil baut sich auf folgenden Aminosäuren auf: drei hydroxylierte Phenylglycinbausteine (Ringe A, B und D); zwei β-Hydroxy-2-chlor-tyrosinbausteine; *N*-Methylleucin und Asparagin. Die Zuckerkomponente ist ein Disaccharid aus β-D-Glukose und Vancosamin (3-Amino-3-methyl-2,3,6-tridesoxyhexose). Innerhalb des makrozyklischen Ring bilden die hydroxylierten und zum Teil chlorierten Benzolringe der aromatischen Aminosäuren untereinander Diphenyletherstrukturen (C→D und D→E) und Diphenylstrukturen (A→B) aus

Hinweise zur Analytik: Die Prüfung auf Identität wird nach Ph.Eur. 1997 mittels HPLC unter Verwendung von Vancomycin *CRS* als Referenzsubstanz durchgeführt. Die quantitative Auswertung der Chromatogramme ist als Reinheitsprüfung vorgeschrieben. Keiner der möglichen Begleitstoffe, wie *N*-Desmethylvancomycin, Aglucovancomycin oder Desvancosaminylvancomycin, darf einen Anteil von 4% überschreiten; die Summe der Gehalte aller Verunreinigungen darf höchstens 7% betragen.

Biosynthese ▶ Die Heptapeptidkomponente des Vancomycins entsteht nichtribosomal an einem Multienzymkomplex. Die Prinzipien der Biosynthese an Multienzymkomplexen werden im Anschluss (s. S. 340) behandelt.

Wirkungen/Wirkungsmechanismus ▶ Vancomycin gehört zu den Antibiotika, die die Zellwandbiosynthese hemmen. Es bindet an das D-Alanyl-D-alanyl-Ende des Disaccharidpentapeptids und verhindert damit den Transfer vom Lipid-Carrier auf die sich bildende Peptidoglykankette. Wiederum als Folge davon wird die Elongation der Peptidoglykankette gehemmt (s. Abb. 3.89).

Unerwünschte Wirkungen ▶ Allergische Reaktionen. Ototoxische Symptome und Nierenfunktionsstörungen können auftreten.

Resistenz ▶ Wie bereits erwähnt, hemmt Vancomycin bei vancomycinsensiblen Bakterien die Quervernetzung, indem es an den D-Alanyl-D-alanyl-Rest des UDP-Muramyl-*N*-Acetylpentapeptids bindet. Resistente Stämme synthetisieren anstelle von D-Alanyl-D-Alanin ein Depsipeptid D-Alanyl-D-Laktat, das dann anstelle von D-Alanyl-D-Alanin in der Peptidoglykansynthese eingesetzt wird. Im Gegensatz zum D-Alanyl-D-Alanin kann Vancomycin nicht an D-Alanyl-D-Laktat binden (Abb. 3.89). Diese Neusynthese macht mehrere neue Enzyme erforderlich, die von mehreren Genen kodiert werden: *vanH* kodiert für ein Enzym, das Pyruvat in D-Laktat umwandelt, und *vanA* für eine Ligase, die Laktat als Substrat verwendet, um das Depsipeptid D-Alanyl-D-Laktat zu synthetisieren. Mit dieser Synthese eines Ersatzes für den D-Ala-D-Ala-Rest ist die Resistenz jedoch noch nicht komplett, und zwar deshalb nicht, weil daneben nach wie vor die ursprüngliche Synthese von D-Ala-D-Ala weiterläuft. Ein drittes Gen *vanX* kodiert für ein

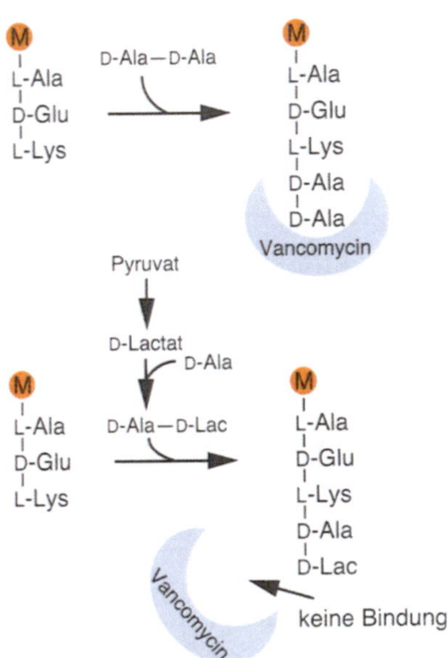

Abb. 3.89. Schema der Biosynthese eines Muramylpentapeptids in Anwesenheit eines (*1*) Vancomycin-sensiblen und (*2*) eines Vancomycin-resistenten Stammes. **M** *N*-Acetylmuraminsäure; s. Abb. 3.22 und Abb. 3.26

Enzym, das vom Dipeptidrest D-Ala-D-Ala einfach das endständige D-Ala abspaltet und damit das Substratangebot für die Synthese einer vancomycinsensiblen Peptidoglykanstruktur verhindert.

Eine Vancomycinresistenz grampositiver Bakterien wurde bisher nur bei den grampositiven Enterokokken beobachtet. Da sie transposonkodiert ist (Abb. 3.90), ist sie jedoch prinzipiell auch auf andere grampositive Bakterien übertragbar. Gramnegative Bakterien weisen gegenüber Vancomycin eine natürliche Resistenz auf; sie beruht auf der Permeabilitätsbarriere durch die äußere Membran.

Anwendungsgebiete ▶ Vancomycin ist ein Reserveantibiotikum, wenn Penicilline und Cephalosporine wegen Wirkungslosigkeit oder Unverträglichkeit nicht verwendet werden können. Da es nicht resorbiert wird, muss es intravenös appliziert werden. Eine orale Gabe ist hingegen bei Darminfektionen durch Clostridiumkeime angezeigt, einer Darmerkrankung, die unter dem Namen „pseudomembranöse Kolitis" bekannt ist. Sie tritt meist als Folge einer vorangegangenen antibiotischen Therapie auf, wenn dabei die normale Darmflora zu Gunsten pathogener Keime verschoben worden ist. Die orale Gabe von Vancomycin stellt die wichtigste Behandlungsmöglichkeit der pseudomembranösen Kolitis dar.

Anhang: Prinzipien der Synthese von Peptidantibiotika: nichtribosomale Peptidsynthetasen

In der Natur sind drei Prinzipien der Peptidbildung realisiert:

1. die ribosomale Synthese linearer Proteide aus den 20 proteinogenen Aminosäuren;
2. die DNA- und RNA-unabhängige Synthese von Polypeptiden an Multienzymkomplexen und
3. die enzymatische Synthese von Di- und Tripeptiden durch lösliche Enzyme (Beispiel: die Tripeptidvorstufe aus Aminoadipinsäure, Cystein und Valin der Penicilline und Cephalosporine, s. Abb. 3.76).

Die folgenden Antibiotika mit Peptidbindungen werden an einem Multienzymsystem synthetisiert: Ac-

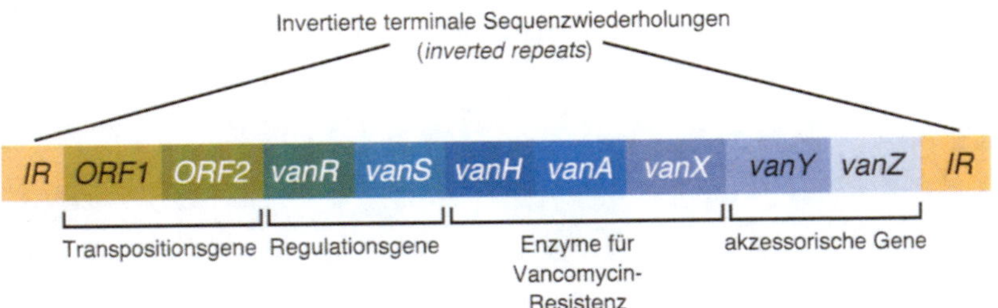

Abb. 3.90. Schematische Darstellung des Vancomycinresistenzlocus auf dem Transposon Tn 1546. Das vanY-Gen kodiert eine Carboxypeptidase, die jedoch zur Resistenzbildung keinen Beitrag leistet. Zu den IR-Nukleotidsequenzen s. Abb. 3.39

tinomycin A (4-Methyl-3-hydroxyanthranilsäure als Startermolekül), Bacitracin, Bleomycine, Gramicidine (lineare und zyklische), Polymyxine und Tyrocidine,

Multienzymkomplexe ▶ Ein Multienzymkomplex besteht aus zwei oder mehreren Einzelenzymen, die durch nichtkovalente Kräfte miteinander verbunden sind und an denen mehrere Reaktionsschritte einer Biosynthesekette nach dem „Fließbandprinzip" ablaufen können. Mit „Fließbandprinzip" ist gemeint: Das umzusetzende Substrat muss nicht nach jeder Teilreaktion von dem einen Enzym zum nächsten Enzym durch Diffusion gelangen, wozu eine Mindestkonzentration an Substrat notwendig ist, sondern – bedingt durch die räumliche Nähe – reicht für jedes Teilenzym ein einziges Substratmolekül aus, um die enzymatische Umsetzung in einer zeitlich vertretbaren Weise ablaufen zu lassen (die Geschwindigkeit der Enzymkatalyse hängt ansonsten von der Konzentration ab). Außerdem sichert der Multienzymkomplex eine bestimmte Reaktionsabfolge. Ein besonders gut untersuchtes Beispiel für einen Multienzymkomplex ist die Fettsäuresynthetase, die aus 7 verschiedenen Enzymen und dem Acyl-Carrier-Protein (ACP) besteht.

Peptidbiosynthese nach dem Thiotemplate-Modell ▶ Das Prinzip ergibt sich anhand von Abb. 3.91. Die

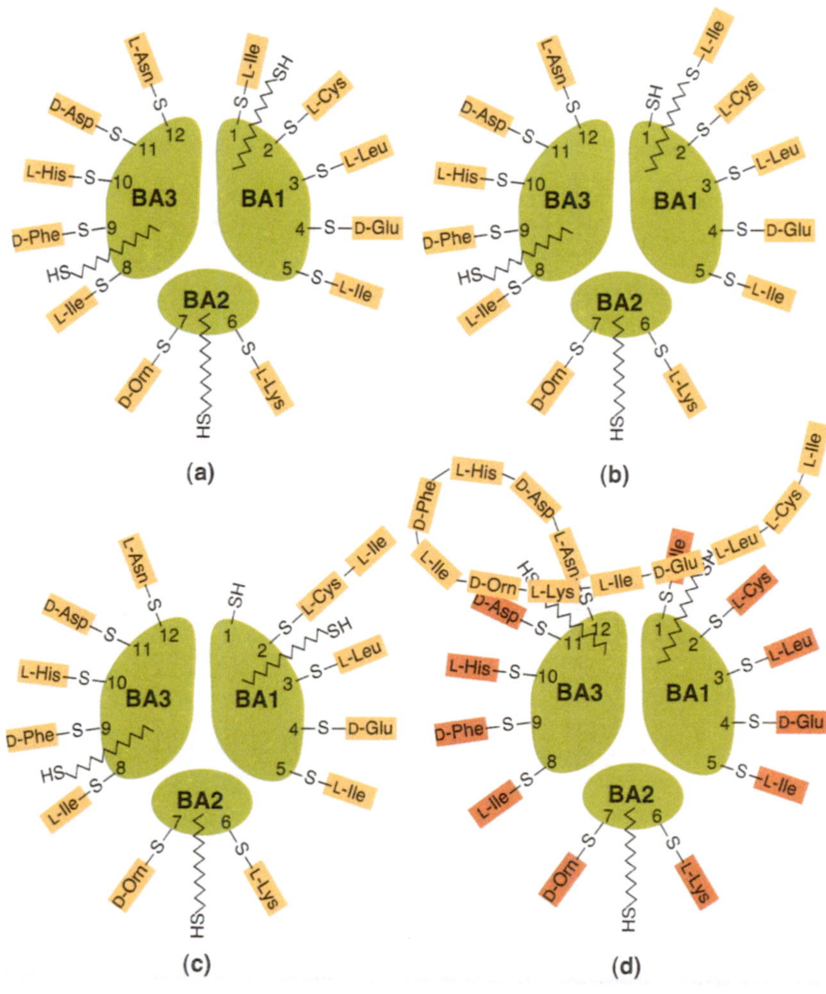

Abb. 3.91a–d. Modell der nichtribosomalen Proteinsynthese nach dem Thiotemplate-Modell für die Bildung von Bacitracin durch die Bacitracinsynthetase (nach Zimmer et al. 1979, aus Crueger u. Crueger 1989; modifiziert). **a** Die 3 Untereinheiten (Abk.: *BA 1* bis *BA 3*) verfügen über spezifische Bindungsstellen für Aminosäuren sowie über 4'-Phosphopantetheinreste mit terminaler *SH*-Gruppe als „Transportarm". **b** Die erste Aminosäure wurde an die terminale *SH*-Gruppe des Pantetheins gebunden. **c** Die erste Peptidbindung ist geknüpft. **d** Die Peptidkette ist kurz vor dem Abbruch; die nach dem ersten Umlauf leeren Positionen sind mit neuen Aminosäuremolekülen besetzt

einzelnen Untereinheiten (UE) des Enzymkomplexes besitzen spezifische Bindungsstellen für Aminosäuren, die nach Aktivierung (in Form von Aminoacyl-AMP-Derivaten) als Thioester gebunden werden. Durch die Lage der spezifischen Bindungsstellen und ihre Verteilung fungiert das Enzym gleichsam als eine Art Modell (im Sinne von Schablone oder Form; engl.: template). Durch einen 4′-Phosphopantetheinrest mit terminaler *SH*-Gruppe als molekularem Träger werden die über Enzym-*SH* gebundenen Aminosäuren unter Knüpfung einer Peptidbindung (Abb. 3.92) von einem Bindungsort auf den nächsten übertragen. Die Struktur der wachsenden Peptidkette wird durch die Reihenfolge der vorher an der Enzymmatrix („template") gebundenen Aminosäuren bestimmt, da alle Zwischenstufen enzymfixiert bleiben. Ein Kettenabbruch erfolgt schließlich beim Erreichen der durch die jeweilige Enzymstruktur bestimmten maximal möglichen Kettenlänge.

Vier der 14 das Bacitracin bildenden Aminosäuren liegen nicht in der L-, sondern in der enantiomeren D-Form vor. Wie man sich die enzymatische Epimerisierung im Zuge der Thioesterbildung vorstellen kann, zeigt das Beispiel der Epimerisierung von L- zu D-Phenylalanin (s. Abb. 3.93).

Im Unterschied zur Bacitracinsynthetase besteht die Gramicidin-S-Synthetase aus nur 2 Unterein-

(1) Aktivierung der Aminosäure mittels ATP

Aminosäure 1 — ATP, P–P–OH → Aminoacyl-Adenylat

(2) Die Aminoacyl-Adenylate bilden enzymgebundene Thioester

Aminoacyl-Adenylat + Synthetase (Multienzymkomplex) → AMP

(3) Peptidbindung

Dipeptid an Synthetase gebunden

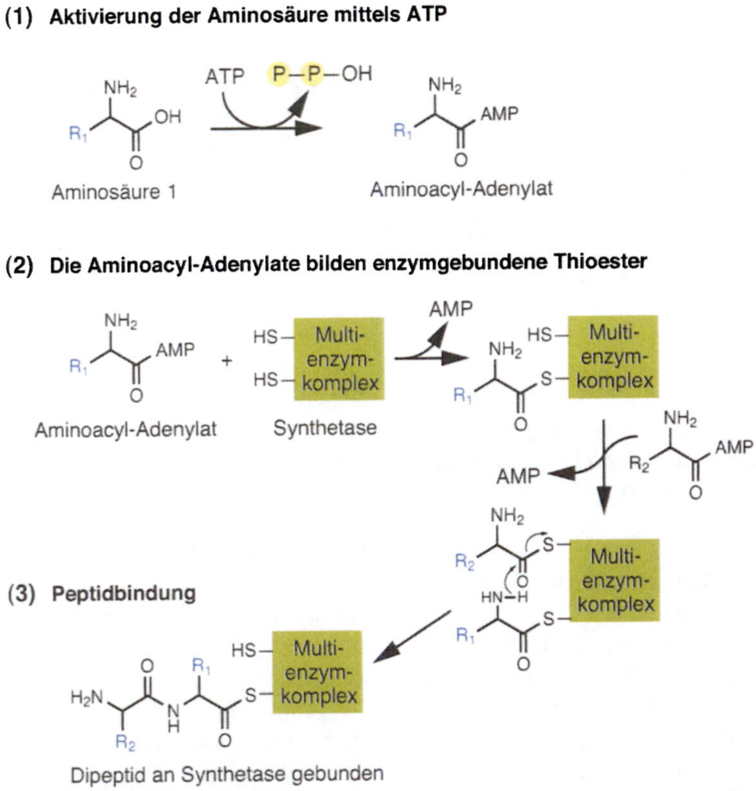

Abb. 3.92. Schema zur Peptidsynthese an einem Multienzymkomplex. Unter Verwendung von ATP werden die Aminosäuren durch Überführung in die entsprechenden Aminoacyl-AMP-Derivate aktiviert. Durch Bindung dieser Aminoacyl-AMP-Derivate an aminosäurespezifische Bindungsorte des Multienzymkomplexes werden die Reaktanten, als an *S*-gebundene Aminoacylreste, für die Peptidbindung vorbereitet. Die Peptidbindung erfolgt nach Art einer nukleophilen Substitutionsreaktion. Den internen Transport innerhalb des Multienzymkomplexes hat man sich in Analogie zur Fettsäurebiosynthese mit dem 4′-Phosphopantothein-*SH* als molekularem Träger vorzustellen. *ATP* Adenosintriphosphat; *AMP* Adenosinmonophosphat; *P-P-OH* anorganisches Diphosphat

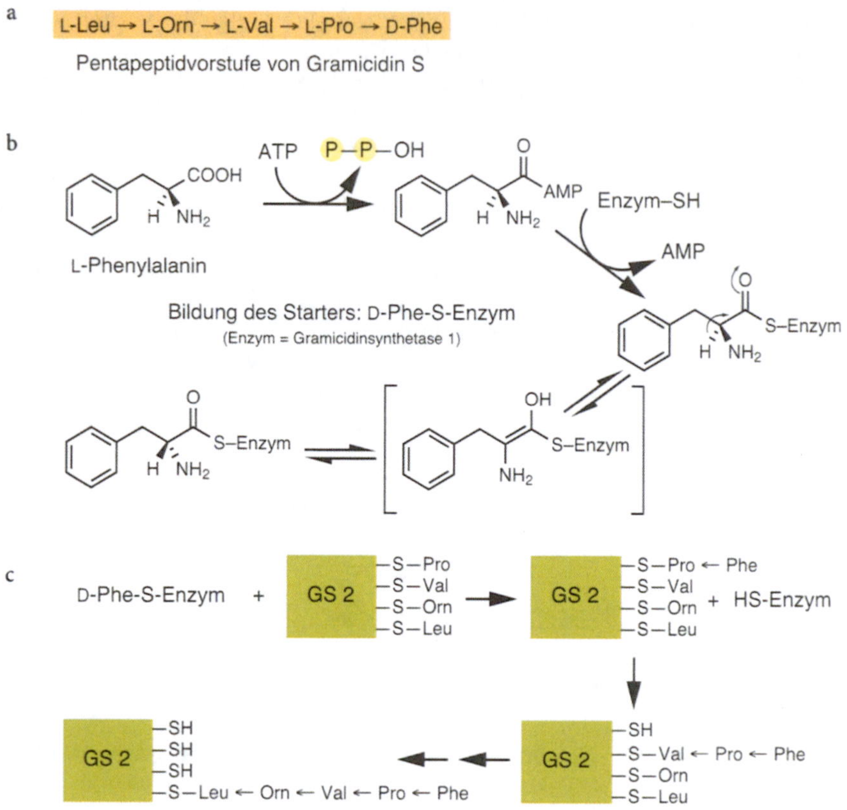

a

L-Leu → L-Orn → L-Val → L-Pro → D-Phe

Pentapeptidvorstufe von Gramicidin S

b

Bildung des Starters: D-Phe-S-Enzym

(Enzym = Gramicidinsynthetase 1)

c

Abb. 3.93a–c. **a** Gramicidin S ist ein zyklisches Dimer des in seiner Aminosäurenabfolge formulierten Pentapeptids. Eine der fünf Aminosäuren, Phenylalanin, weist abweichend die D-Konfiguration auf. **b** An ein Enzym (die Gramicidinsynthetase 1) gebunden dient D-Phe als Startermolekül. Die Racemisierung von L-Phe zu D-Phe erwies sich als thioesterabhängig. Somit liegt es nahe, als Zwischenstufe die tautomere Enolform mit achiralem α-C zu postulieren. **c** Schema des Ablaufs der Biosynthese des unter (a) formulierten Pentapeptids am Multienzymkomplex der Gramicidinsynthetase 2 (nach Kleinkauf 1980, zitiert in Gräfe 1992, S. 172; verändert). Zum Chemismus der Reaktion s. Abb. 3.92

heiten GS1 und GS2. Die UE GS1 bindet als einzige Aminosäure das Phenylalanin. Sie fungiert gleichsam als Startermolekül für den weiteren Durchlauf des Peptidbildungszyklus an der Untereinheit GS2 (Abb. 3.93).

Ribosomale und multienzymatische Peptidsynthese im Vergleich ▶ Ein erster Unterschied besteht in der Art der Aktivierung der Aminosäuren: ribosomal als Aminoacyl-tRNA und an Multienzymkomplexen (Abk.: MEK) in Form von Aminoacyl-AMP-Verbindungen. Die Größe der Peptide ist im Falle der an MEK ablaufenden Synthese mit Sequenzen bis zu ca. 16 Aminosäuren begrenzt. Andererseits können im Unterschied zur ribosomalen Proteinsynthese, die ausschließlich proteinogene Aminosäuren verwendet, auch strukturelle Analoga wie Isomere, Enantiomere oder Hydroxyderivate u. a. genutzt werden. Und ein letzter Unterschied: Die an MEK ablaufende Biosynthese ist relativ einfach, während an der ribosomalen Proteinsynthese mehr als 180 verschiedene Komponenten beteiligt sind.

3.2 Immunmodulatoren

Therapeutische Eingriffe in immunologische Reaktionen können entweder verstärkend oder abschwächend sein. Beides wird unter dem Begriff der Immunmodulation zusammengefasst. Der Begriff Immunmodulatoren kann zunächst einmal als Oberbegriff für Immunstimulanzien und Immunsuppressiva gebraucht werden. Er wird aber auch in einem mehr wörtlichen Sinne verwendet, um anzuzeigen, dass Immunstimulation und Immunsuppression keine einer Substanz inhärente Eigenschaften darstellen, dass vielmehr die immunologische Wirkung einer Substanz von den näheren Bedingungen abhängen kann. Beispielsweise wirkt Cyclophosphamid, ein Immunsuppressivum, in niedriger Dosierung deutlich immunstimulierend, vermutlich durch die Verminderung von Suppressorzellen. Dem Kliniker bekannt sind so genannte paradoxe Reaktionen: Wird eine als Antigen wirkende Substanz in zeitlicher Nähe mit dem Immunsuppressivum gegeben, kann es zu einer Steigerung der Antikörperproduktion kommen. Solche Immunadjuvanseffekte wurden unter der Medikation mit Colchicin, mit Purin- und Folsäureantagonisten und Lostderivaten beobachtet. Auch in anderen Situationen ist die Zuordnung zu Stimulation und Suppression nicht eindeutig: Eine Substanz kann auf bestimmte Immunreaktionen fördernd und zugleich auf andere abschwächend wirken. Das betrifft insbesondere das Verhältnis zwischen den beiden Hauptzweigen der Immunabwehr: der antikörpergestützten und der zellvermittelten Immunabwehr. Es ist somit möglich, eine „falsche Immunantwort" auszulösen, beispielsweise eine Antikörperantwort, wenn eine zellvermittelte Antwort angezeigt wäre. Parasitische Angreifer bedienen sich geradezu dieser Technik der Desorientierung des Immunsystems, um die effektive Immunabwehr des Wirtsorganismus zu umgehen. Beispielsweise erfolgt bei Malariaepisoden eine polyklonale Aktivierung von Lymphozyten, die vermutlich durch parasiteneigene Mitogene hervorgerufen wird. Nachfolgend tritt, wahrscheinlich infolge einer Erschöpfung bestimmter Lymphozytenpopulationen, eine deutliche Immunsuppression ein. Darüber hinaus bilden Plasmodien große Mengen Antigene, die zu einem Anstieg der Antikörperkonzentration im Blut des Menschen um das Mehrfache führen – eine „Immunstimulation", die zu einer Schwächung relevanter Abwehrreaktionen führt.

Zusammenfassung ▶ Die Zuordnung immunsuppressiver oder immunstimulierender Eigenschaften zu einer Substanz ist nur dann sinnvoll, wenn die näheren Randbedingungen bekannt sind. In Medizin und Pharmazie erfolgt die Zuordnung eines Arzneistoffes zu einer der beiden Gruppen auf Basis der jeweiligen Hauptwirkung.

3.2.1 Immunstimulanzien

Paramunität und Paramunitätsinduktoren

Im Verlauf der Evolution mussten Mensch und Tier neben allen übrigen Lebensfunktionen eine Abwehrleistung gegen die Gefahren der mikrobiellen Umwelt aufbauen. Diese Abwehrleistung wird vom Immunsystem vollbracht, einem hochkomplizierten System, das überdies durch das vegetative Nervensystem und durch das endokrine System beeinflusst wird.

Das Immunsystem ist in Analogie zu anderen Organsystemen wie dem Kreislauf-, Atemwegs-, Verdauungs- und Urogenitalsystem zu sehen. Alle Organe und Zellen zusammengezählt gehört es mit einem Gewicht von ca. 500 g zu den größten Organen. Ein Unterschied zu den anderen Organsystemen besteht darin, dass das Immunsystem über den ganzen Organismus verteilt ist. Zu ihm gehören die Thymusdrüse, die Tonsillen, die Peyer-Plaques, der Appendix („Tonsille des Darmes"), die Milz, die Lymphknoten, sodann das Knochenmark, die Lymphozyten, Makrophagen und Mastzellen. Die Immunzellen (Lymphozyten, Makrophagen, Mastzellen) kommen in den Organen des Immunsystems vor, sodann aber auch ubiquitär im Kreislauf und in Geweben. Die Zahl an Immunzellen wird beim Menschen auf etwa 10^{12} geschätzt. Es finden ein ständiger Abbau und eine ständige Neusynthese statt. Man schätzt, dass täglich 15–30 g an Zellmaterial ausgetauscht werden, was dem Auswechseln von täglich 20–30 Milliarden Zellen entspricht.

Dieses Abwehrsystem muss, um funktionsfähig zu werden und zu bleiben, durch Kontakt mit der mikrobiellen Umwelt trainiert werden. Das Experiment zeigt: In sterilen Aufzuchtanlagen keimfrei gehaltene Tiere bilden sich die lymphatischen Organe (Milz, Lymphknoten, Tonsillen) nur kümmerlich aus, auch der Thymus entwickelt sich nur schlecht, die Leukozytenzahl im Blut bleibt niedrig und die Gesamtglobulinkonzentration ist unbedeutend. Dementsprechend sind diese Tiere gegenüber Infektionskrankheiten extrem empfänglich. Schon geringe Mengen relativ harmloser, avirulenter Krankheitserreger, die von konventionell aufgezogenen Tieren stammen, genügen, um schwere, oft tödliche Infektionskrankheiten hervorzurufen. Diese Unfähigkeit zur Abwehr kann aber bereits durch ein geringfügiges Training beseitigt werden.

So hat man keimfrei aufgezogenen Meerschweinchen eine Reinkultur von Kolibakterien oral gegeben und damit ihren Darm saprophytär besiedelt. Wenige Tage danach war ein Teil der Tiere gegenüber einer Infektion durch andere (heterologe) Keime, die bei den Kontrolltieren zum Tode führte, geschützt.

Auch beim Menschen stellen Infektionen für das Funktionieren des Immunsystems eine Art Notwendigkeit dar. Die ständige Auseinandersetzung mit Mikroorganismen wird ganz offensichtlich benötigt, um das Abwehrsystem auf einem adäquaten Stimulationszustand zu halten. Übertriebene Hygienemaßnahmen mögen zwar zeitweilig Infektionen fern halten, sie verhindern aber das „immunologische Training". Bei diesem Training darf nicht in erster Linie an die spezifische (adaptive) Immunabwehr gedacht werden – der Bildung von Gedächtniszellen und entsprechend rasches Anlaufen der Immunantwort bei Zweitkontakt mit dem Antigen. Nachweislich haben Infektionen nicht nur einen erregerspezifischen, sondern auch einen generell unspezifisch-stimulierenden Effekt auf die Immunabwehr. Auf das zuvor herangezogene Beispiel der Wirkung von Kolibakterien auf Infektionen mit heterologen Keimen sei verwiesen. Für dieses Phänomen der antigenunspezifischen Steigerung der körpereigenen Abwehr finden sich in der Literatur nebeneinander folgende Bezeichnungen: Paramunität (griech.: pára [daneben, darüber hinaus]), Prämunität (engl.: premunity), Proimmunität (engl.: promunity) und Infektionsimmunität (engl.: non-sterile immunity).

***Definition:* Paramunität (Promunität): bereits wenige Stunden nach Kontakt mit Erregern (Infektion) auftretende und über einige Tage hinweg anhaltende unspezifische Abwehrbereitschaft, die eine erneute Infektion auch mit anderen (heterologen) Erregern verhindert.**

Beispiele:

- Bereits zu Robert Kochs Zeiten beobachtete man, dass eine gegen die Keime A gerichtete Schutzimpfung nicht nur spezifisch gegen die Erreger A schützt, sondern, wenn auch nur kurzfristig, gegen eine Vielzahl weiterer Erregerspezies.
- Wenn man weißen Ratten vielfache, leichte Hautwunden mit dem Rasiermesser beibringt, so sind diese Tiere nach Abheilung der vereiterten Wunden widerstandsfähiger gegen Tumorviren, nicht aber die unbehandelten Kontrolltiere (Messgröße: Angehrate).
- Wenn man Mäuse mehrmals mit einem Autolysat aus 19 Bakterienstämmen, die man auf den Schleimhäuten der oberen Luftwege regelmäßig findet, mittels eines Inhalationssprays lokal immunisiert, erwerben die Tiere einen Schutz gegenüber einer nasalen Infektion mit einem virulenten Influenzavirus. Die Phagozytoseaktivität der Alveolarmakrophagen erweist sich um mehr als das Doppelte gesteigert, die Lysozymproduktion wird erhöht und die Interferonbildung angeregt.

Arzneimittel ▶ Tabelle 3.16 vermittelt eine Vorstellung über Zusammensetzung und Indikationsansprüche von Fertigarzneimitteln, die sich in die Gruppe der Paramunitätsinduktoren einordnen lassen.

Problem der Wirksamkeit ▶ Die vorbeugende Wirksamkeit von Paramunitätsinduktoren ist für den konkreten Einzelfall schwer nachzuweisen. Allenfalls der statistische Vergleich großer Gruppen könnte eine verminderte Infektanfälligkeit der Verumgruppe aufzeigen. Eine Vorhersage des individuellen Zugewinns ist deshalb nicht möglich, weil viele, wenn nicht die meisten Individuen auch ohne unspezifische Immunstimulation einen Infekt überwinden und daher keiner entsprechenden Medikation bedürfen. Eine zweite Gruppe bilden Individuen mit schlechter Immunabwehr: Sie erkranken trotz unspezifischer Stimulation, da das immunologische Training einen Defekt des Immunsystems nicht zu kompensieren vermag.

Die Anwendung von Immunstimulanzien verspricht einen Nutzen in folgenden Situationen:

- Wenn Individuen aus beruflichen oder persönlichen Gründen vom Kontakt mit der natürlichen mikrobiellen Umwelt abgedrängt unter übertrieben hygienischen Bedingungen leben;
- wenn eine besondere Belastung vorhersehbar und wenn sie kurzfristiger Natur ist, etwa erhöhter Stress bei körperlicher Belastung (Baenkler 1992).

Tabelle 3.16. Immunstimulanzien (Paramunitätsinduktoren) aus Mikroorganismen (Beispiel)

Nr.	Zusammensetzung	Indikationsanspruch
1	Toxoid aus Corynebakteriumarten	Zur Steigerung körpereigener Abwehrkräfte
2	*Enterococcus faecalis* (Zellen und Autolysat aus 10^7 Zellen)	Regulierung körpereigener Abwehrkräfte, chronisch rezidivierende Infektionen der oberen Atemwege, Erkältungskrankheiten
3	Abgetötete R-Formen von *Escherichia coli*	Aktivierung der körpereigenen Abwehrkräfte; chronisch rezidivierende Sinusitis
4	Lysat aus Keimen von *Staphylococcus aureus, Streptomyces pyogenes, Streptomyces pneumoniae, Klebsiella pneumoniae, Haemophilus influenzae*	Rezidivierende Infektionen der Atemwege
5	Lyophilisierter Bakterienextrakt aus *Haemophilus influenzae, Diplococcus pneumoniae, Klebsiella pneumoniae, Stapylococcus aureus, Streptococcus pyogenes, Neisseria catarrhalis*	Rezidivierende Infektionen der oberen und unteren Atemwege, insbesondere infolge chronischer Atemwegserkrankungen wie z. B. Bronchitis und Sinusitis

Paramunitätsinduktoren ähneln in ihrer Wirkweise den Vakzinen, die zwar prophylaktisch, nicht aber kurativ-therapeutisch wirksam sind. Allerdings wird entgegen diesen Vorstellungen zur Wirkweise im Schrifttum angegeben, dass Paramunitätsinduktoren sowohl prophylaktisch als auch therapeutisch einsetzbar seien (z. B. Bundschuh et al. 1988).

Anwendungsbeschränkungen ▶ Da eine unspezifische Immunstimulation mit der Aktivierung zahlreicher Immunreaktionen gleichzusetzen ist, besteht die Gefahr, dass bereits existente unerwünschte Immunreaktionen verstärkt werden. Eine schwach ausgeprägte Allergie kann sich, zumindest vorübergehend, verstärken; aus einer latenten, klinisch nicht feststellbaren kann eine manifeste Autoimmunkrankheit werden. Eine maligne Proliferation, beispielsweise die eines Lymphoms, könnte wieder aufflackern. Für diese hypothetisch möglichen Nebenwirkungen gibt es jedoch keine klinischen Beweise. Wohl mehr vorsorglich werden daher in den Beipackzetteln unter Anwendungsbeschränkungen genannt: Autoimmunerkrankungen, Malignom, Tuberkulose.

Gegenanzeigen ▶ Akute Darminfektionen.

Bacillus-Calmette-Guérin-Vakzine

Bacillus-Calmette-Guérin-Vakzine (Abk.: BCG) ist ein Impfstoff aus lebenden, attenuierten Bakterien der Art *Mycobacterium bovis (Impfstamm Calmette-Guérin).*

Unter Attenuierung versteht man die Abschwächung der Virulenz von Krankheitserregern, ohne ihre Vermehrungsfähigkeit und ihre Immunogenität zu beeinträchtigen. Die meisten Methoden der Attenuierung beruhen auf einer Adaptierung eines Erregers an fremdes Kulturmaterial, im Falle von *M. bovis* sind das Kartoffeln, Glycerol und (wichtig!) Gallensäuren.

Primär wird BCG zur Impfung gegen Tuberkulose verwendet. Im vorliegenden Zusammenhang interessiert hingegen seine Rolle als Paramunitätsinduktor. Eine Sonderrolle von BCG als Paramunitätsinduktor ergibt sich aus der bevorzugten Wirkung auf Makrophagen, die auf dem Weg der T-Zellenproliferation aktiviert werden (Abb. 3.94). Mit dieser Makrophagenaktivierung in direktem Zusammenhang steht eine weitere Eigenschaft: BCG wirkt selektiv zytotoxisch auf Tumorzellen, ohne gesunde Zellen zu beeinträchtigen. Klinisch bewährt hat sich BCG zur Behandlung von oberflächlichen Harnblasentumoren: Es ist für diese Indikation auch zugelassen.

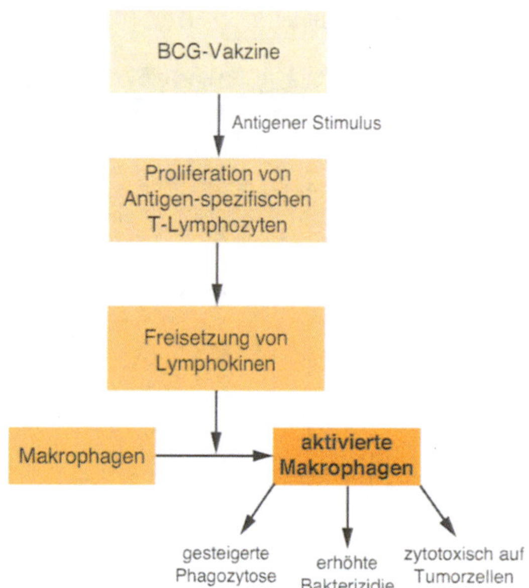

Abb. 3.94. Makrophagen beteiligen sich an zellulären Immunreaktionen. Über die Freisetzung von Lymphokinen werden Makrophagen aktiviert, d. h., ihre Fähigkeit zur Zerstörung aufgenommener Erreger oder auf Tumorzellen wird gesteigert. *BCG* Bacillus Calmette-Guérin

Aktivierung von Makrophagen ▶ Makrophagen (griech.: mákros [groß]; phagein [fressen]), die großzelligen Phagozyten im Unterschied zu den Mikrophagen oder Granulozyten, sind im Blut und in allen Organen vorkommende, zur Phagozytose befähigte Zellen. Sie sind in vielfältigster Weise an Immunreaktionen beteiligt, worüber aber im vorliegenden Zusammenhang nicht zu sprechen ist. Wichtig zum Verständnis der BCG-Wirkung ist ein immunologisches Phänomen, das als Aktivierung von Makrophagen bezeichnet wird. Es handelt sich um eine immunologische Aktivität, die gegen Erreger gerichtet ist, die sich wie z. B. die Tuberkuloseerreger intrazellulär vermehren und die sich auf diese Weise der Immunabwehr des Wirtes zu entziehen versuchen. Die Zerstörung intrazellulärer Parasiten gelingt so genannten aktivierten Makrophagen, die sich u. a. durch eine zytolytische Aktivität auszeichnen. Die Aktivierung geht mit verschiedenen morphologischen und biochemisch-funktionellen Veränderungen einher. Aktivierte Makrophagen sezernieren Arginase, Proteasen, Peroxidase, Lysozym und Sauerstoffradikale, messbar durch die Menge an H_2O_2. Es dürfte vorzugsweise die Herstellung von Sauerstoffradikalen sein, die die Elimination intrazellulärer Erreger und wahrscheinlich auch von Tumorzellen ermöglicht. Das an dieser Stelle Wesentliche ist die Paramunität: Sobald durch eine Infektion, beispielsweise durch Mykobakterien, eine erhöhte Aktivität induziert ist, erstreckt sich diese Aktivität nicht selektiv auf das auslösende Agens, sondern wirkt sich auch auf nichtverwandte Organismen aus und ebenso auf Tumorzellen.

Die Impfung mittels BCG führt zur Aktivierung von Makrophagen mit erhöhter tumorizider Aktivität.

Die Zerstörung der Tumorzellen umfasst zytolytische und zytostatische Komponenten; sie verläuft aber ohne Phagozytose. Es ist unbekannt, woran die Makrophagen erkennen, dass es sich um Tumorzellen handelt. Postuliert wird ein „Tumorzellrezeptor".

Thymuspräparate

Wohl vorzugsweise im paramedizinischen Bereich verwendet man Extrakte aus der Thymusdrüse von Kälbern (Bries) zur „Anregung des geschwächten Immunsystems". Typische Fertigarzneimittel enthalten Thymusextrakte, die auf Gehalte an Polypeptiden mit Molekulargewichten unter 10000 standardisiert sind. An Indikationen werden beansprucht (Beispiele aus Beipackzetteln):

- Spezifische Immunstimulierung, entzündliche rheumatische Erkrankungen, Zusatztherapie bei Tumoren und Präkanzerosen, Folgeschäden nach Bestrahlungen.
- Allgemeine Abwehrschwäche, Viruserkrankungen, rezidivierende bakterielle Infektionen, Zusatztherapie bei rheumatischen Erkrankungen und bei Krebs.
- Erkrankungen, die mit einem Immundefekt verbunden sind. Zusatzbehandlung bei Tumoren, bei altersbedingter Leistungsschwäche des Thymus.

Über die Paramunitäseffekte hinaus versprechen die Präparate offensichtlich auch Wirkungen bei Autoimmunerkrankungen und bei Tumoren, ohne dabei die Art des Tumors näher zu differenzieren. Kontrollierte klinische Studien zur Wirksamkeit liegen keine vor (s. dazu auch Kap. 5.7.2, S. 465).

Hinweis: Auf Grund der Arzneimittel-TSE-Verordnung vom 09.05.2001 (Verbot bestimmter Stoffe zur Vermeidung des Risikos der Übertragung transmissibler spongiformer Enzephalopathien) darf Thymus von mehr als sechs Monate alten Rindern sowie von Schafen oder Ziegen aller Altersklassen nicht zu Arzneimitteln verarbeitet werden.

Der Thymus (Bries), im Altertum als Sitz des Gemütes angesehen, gehört zu den Organen des Immunsystems. Nach dem Thymus sind die T-Lymphozyten benannt. Ein Teil der im Knochenmark gebildeten Stammzellen wandert in den Thymus ein; in der Rinde des Thymus reifen sie zu thymusabhängigen Lymphozyten, kurz T-Lymphozyten genannt, heran und verlassen als immunologisch kompetente Zellen den Thymus in die Blutbahn. Mit dem Blutstrom erreichen sie sodann die peripheren lymphatischen Organe: die Lymphknoten, die Milz und die Peyer-Plaques (eine Art von Follikel im Dünndarmbereich).

3.2.2 Immunsuppressiva

In der Immunologie versteht man unter Immunsuppressiva (lat.: suppressio [Unterdrückung]) Substanzen, die einen hemmenden Einfluss auf die Entwicklung und/oder das Wirksamwerden von Immunreaktionen haben. In Medizin und Pharmazie versteht man darunter Arzneistoffe, die in bestimmten therapeutischen Situationen – z. B. Autoimmunerkrankungen oder bei Organtransplantationen – eine therapeutisch nützliche Immunsuppression herbeiführen. Typische Immunsuppressiva sind die Glukokortikoide und bestimmte Zytostatika wie Azathioprin, Methotrexat, Cyclophosphamid, Leflunomid und andere, die zur Behandlung von Autoimmunerkrankungen eingesetzt werden.

Entsprechend der Gliederung dieses Lehrbuches stehen im vorliegenden Kapitel Arzneistoffe zur Besprechung an, die als Immunsuppressiva therapeutisch verwendet werden und die zugleich aus Mikroorganismen hergestellt werden. Diesen beiden Randbedingungen entsprechen die folgenden Arzneistoffe:

- Cyclosporin A,
- Tacrolimus und
- Rapamycin.

Cyclosporin A ist ein zyklisches Peptid, das in *Tolypocladium inflatum* vorkommt. Bei Tacrolimus handelt es sich um ein Makrolid aus *Streptomyces tsukabaensis* und bei Rapamycin um ein Makrolid mit einer dem Tacrolimus ähnlichen Struktur, das aus *Streptomyces hygroscopicus* durch Fermentation gewonnen wird. Die Wirkweise dieser vorzugsweise bei der Organtransplantation eingesetzten Immunsuppressiva wird am Beispiel des gut untersuchten Cyclosporin A besprochen werden. Da das zum Verständnis der Wirkweise erforderliche immunologische Wissen nicht vorausgesetzt werden kann, bringt das nächste Kapitel zunächst eine Einführung in drei immunologische Themenkreise. Das erste Thema behandelt Erkennen und Reagieren am Beispiel der T-Lymphozyten sowie den Sonderfall des Erkennens allogener Antigene. Das zweite Thema ist den immunologischen Effektormechanismen gewidmet sowie den Überempfindlichkeitsreaktionen. Das dritte Thema schließlich befasst sich mit den immunologischen Voraussetzungen der allogenen Transplantation.

Hinweis: Allogen (ältere Bezeichnung homolog) drückt eine genetische Ungleichheit zwischen Transplantationsspender und -empfänger innerhalb einer Art aus.

Immunologische Einführung

Die Aktivierung von T-Lymphozyten – der Schrittmacher des Immunsystems ▶ T-Zellen erkennen fremde Antigene nicht unmittelbar, sondern nur auf dem Umweg über Veränderungen der körpereigenen Oberflächenantigene: Man bezeichnet dieses Phänomen als MHC-Restriktion (Abb. 3.95). MHC-Moleküle (MHC: „**m**ajor **h**istocompatibility **c**omplex") sind von den Genen des MHC kodierte Proteinkomplexe auf den Oberflächen von Säugetierzellen (MHC I auf fast allen Zelltypen des Organismus: MHC II auf B-Zellen und antigenpräsentierenden Zellen).

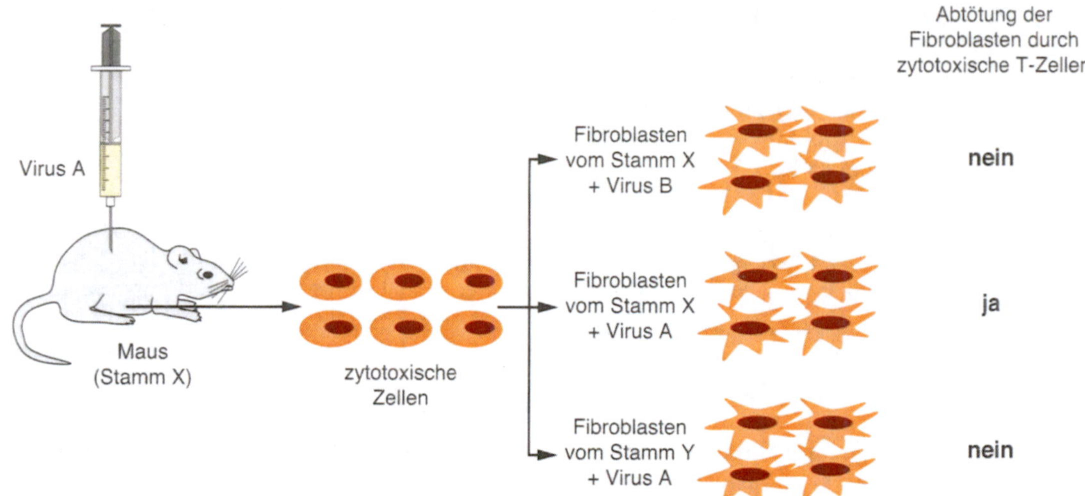

Abb. 3.95. Beispiel für die Restriktion einer Immunantwort. Die T-Lymphozyten einer mit Virus A infizierten Maus töten mit Virus A infizierte Zellen nur dann ab, wenn sie vom immunisierten Tier selbst stammen. Nähere Untersuchungen ergaben: Nur virusinfizierte Zellen, die auf ihrer Oberfläche die gleichen Histokompatibilitätsantigene der Klasse I tragen wie das immunisierte Tier selbst, werden als fremd erkannt und abgetötet. (Aus Drews 1990)

Große dendritische Makrophagen nehmen das Antigen auf, verdauen es partiell und präsentieren Verdauungsprodukte mit antigenischer Aktivität zusammen mit dem MHC-Komplex bestimmten (mit CD4-Oberflächenmarkern versehenen) T-Helfer-Lymphozyten (Abb. 3.96). Die Antigenpräsentation impliziert komplexe Teilprozesse, auf die nicht eingegangen werden kann. Jedenfalls registrieren bestimmte, zur Erkennung vorgesehene T-Helfer-Präkursorzellen (Thp; auch als naive T-Lymphozyten bezeichnet) die antigenpräsentierende Zelle (APC) als körperfremd, indem sie durch den Kontakt aktiviert werden. Die Aktivierung besteht im Übergang dieser Thp-Zellen von der Zellteilungsphase G_0 in die Folgephasen G_1 bis S mit dem Ergebnis, dass ein ganzer Klon von Th0-Zellen gebildet wird. Aus den Th0-Zellen wiederum gehen, abhängig von der Art des induzierenden Leukins, so genannte Th1- und/oder Th2-Zellen hervor. Interleukin-2 favorisiert den Weg über Th1 zur zellvermittelten Immunität, Interleukin-4 dagegen den Weg über Th2-Zellen zur humoralen (antikörpervermittelten) Immunität (s. Abb. 3.96).

Die Th_1- und Th_2-Subpopulationen sind morphologisch ununterscheidbar. Sie synthetisieren und sezernieren jedoch jeweils unterschiedliche Zytokine und entfalten stark unterschiedliche Regulatoreffekte.

Diese Differenzierung der T-Vorläuferzellen in die beiden Subpopulationen ist zum Verständnis auch immunpathologischer Phänomene bedeutsam. Mit Mängeln in der Th_1-Antwort hängen zusammen: der insulinabhängige Diabetes, die multiple Sklerose, das Helicobacter-induzierte Magengeschwür, die aplastische Anämie und die rheumatische Arthritis. Die Th1-Antwort ist verantwortlich für die Abstoßung von allogenen Transplantaten. Die Progression der Immunschwächekrankheit AIDS ist mit der Abnahme von Th1-Zellen verknüpft; durch Th2-Zellen wird sie gefördert.

Auch ein ausgewogenes Verhältnis zwischen den beiden Subpopulationen beeinflusst Krankheiten. Bei der tuberkulösen Form der Lepra überwiegt die Th1-Antwort, bei der leprösen Form die Th2-Antwort. Die Umschaltung von der IgG- auf die IgE-

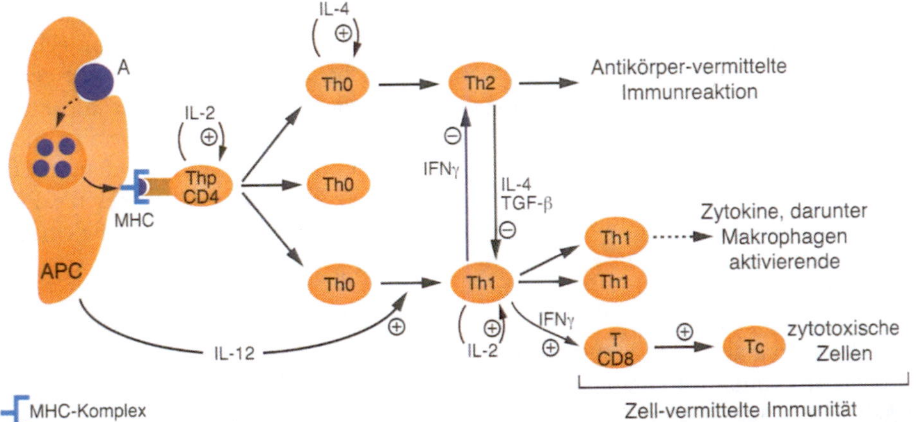

Abb. 3.96. Schema zur Verdeutlichung der Induktionsphase der Lymphozytenaktivierung. Antigenpräsentierende Zellen (*APC*) nehmen das Antigen (*A*) auf, verdauen es partiell, exprimieren antigene Teilstrukturen zusammen mit MHC-Molekülen auf der Plasmamembran und bieten es naiven T-Lymphozyten (*Thp*) zur Erkennung an. Die Thp-Zellen exprimieren und synthetisieren Interleukin-2-Rezeptoren; Interleukin-2 (*IL-2*) stimuliert die Ausdifferenzierung und Proliferation von T-Helfer-0-Zellen (*Th0*). Autokrin gebildete Zytokine, darunter IL-4, regen wiederum einen Teil der Th0-Zellen zu Bildung und Proliferation von Th2-Zellen an, die die antikörpervermittelte Immunität steuern. Andere Zytokine, darunter Interleukin-12 (IL-12), induzieren die Bildung von Th1-Zellen, die die zellvermittelten Immunreaktionen lenken. Einige Th1-Zellen sezernieren makrophagenaktivierende Zytokine, darunter Interferon γ (*IFN-γ*), das auf CD8-positive T-Lymphozyten wirkt und sie zu zytotoxischen T-Lymphozyten transformiert, die bei der Abstoßungsreaktion eine wichtige Rolle spielen. Zwischen der Th1-Zellpopulation und der Th2-Zellpopulation muss Ausgewogenheit herrschen. Die wechselseitige Beeinflussung im Sinne eines Antagonismus wird durch Zytokine – IL-4 wirkt auf Th-2-Zellfunktionen inhibierend und IFN γ auf Th1-Zellfunktionen – reguliert. (Nach Rang et al. 1999; vereinfacht)

Produktion, wie sie für Allergiker (insbesondere mit Asthma bronchiale) typisch ist, wird ebenfalls mit einem Ungleichgewicht zu Gunsten der Th1-Zellen in Verbindung gebracht.

Allogene Erkennung ▶ Weiter oben wurde gezeigt (s. auch Abb. 3.96): Antigene aktivieren T-Lymphozyten erst nach Antigenpräsentation in Verbindung mit „Selbst-MHC-Antigenen". Bei der allogenen Transplantation gelangen allogene MHC-Antigene in den Empfängerorganismus. Diese allogenen MHC-Antigene sind sehr starke Immunogene und können Thp-Lymphozyten aktivieren, ohne dass eine Erkennung der Selbst-MHC-Moleküle vorangegangen sein muss. Mit anderen Worten: Die Spenderzellen sind bereits allein – ohne Antigenpräsentation – in der Lage, eine Abstoßungsreaktion in Gang zu setzen.

Immunologische Voraussetzungen der Transplantation ▶ Unter Transplantation versteht man die Übertragung lebender Zellen, Gewebe oder Organe von einer Stelle zu einer anderen

1. desselben Individuums,
2. von einem Individuum auf ein anderes Individuum (allogene Transplantation) oder
3. von einer Spezies auf eine andere Spezies (xenogene Transplantation).

Das Schicksal eines Transplantats wird durch die genetische Verwandtschaft zwischen Empfänger und Spender bestimmt. Wird ein Transplantat zwischen genetisch identischen Individuen übertragen (z. B. zwischen eineiigen Zwillingen), so wird es angenommen – es heilt ein; unterscheiden sich Empfänger und Spender genetisch, so wird das Transplantat abgestoßen, d. h., es wird von der Blutzufuhr abgeschnitten und nekrotisch zerstört. Es gibt eine zweite Möglichkeit des Reagierens: Ist das Transplantat selbst zu keiner Reaktion fähig, sondern nur der Empfänger, so verursacht das Transplantat schwere, chronisch verlaufende Erkrankungen, die u. a. durch eine Vergrößerung von Milz und Leber, Atrophie der lymphatischen Organe und erhöhte Infektionsanfälligkeit gekennzeichnet sind. Es wird somit unterschieden zwischen

- Wirt-gegen-Transplantat-Reaktion und
- Transplantat-gegen-Wirt-Reaktion (engl.: host-versus-graft reaction).

Die für die Transplantatabstoßung zutreffenden immunologischen Mechanismen können in Analogie zu der bekannten Blutgruppenunverträglichkeit gesehen werden. Die zur Transplantatreaktion verantwortlichen Strukturen werden durch Histokompatibilitätsgene kontrolliert. Zu ihnen zählen Gene, die

- die Lymphozytenalloantigene und
- die Transplantationsantigene

kontrollieren.

Diese Unterteilung basiert auf entsprechenden Nachweismethoden. Während Erythrozytenalloantigene durch Agglutination nachweisbar sind, werden Lymphozytenantigene durch den Lymphozytotoxizitätstest und Transplantationsantigene durch Hauttransplantate nachgewiesen. Die für die Transplantation entscheidenden genetischen Merkmale sind auf dem Haupthistokompatibilitätskomplex (MHC) programmiert. Der MHC enthält drei Gruppen von Genen, deren wichtigste dem HLA-System (HLA: „**h**uman **l**eucocyte **a**ntigen") angehören. Eine nähere Betrachtung der genetischen Organisation dieses Systems, die hier nicht vorgenommen werden soll, lässt eine so große Variabilität erwarten, dass keine zwei menschlichen Individuen, ausgenommen eineiige Zwillinge, in ihren HLA-Antigenen identisch sein dürften.

Die Dichte der HLA-Antigene auf den Zelloberflächen ist von Organ zu Organ unterschiedlich. Es ist dies einer der Gründe, warum die einzelnen Organe unterschiedlich heftig abgestoßen werden. Die Größe des Organs selbst ist von untergeordneter Bedeutung. Herz und Lunge werden beispielsweise gut toleriert, während Nieren und vor allem die Haut heftigsten Abstoßungsreaktionen ausgeliefert sind. Die Hornhaut wiederum lässt sich vorzüglich übertragen, sofern die Operation gelingt. Das liegt aber nicht an fehlenden HLA-Antigenen, sondern beruht vielmehr darauf, dass die Ernährung der Hornhaut mittels Diffusion erfolgt, nicht über den Gefäßapparat: Das Immunsystem erhält gewissermaßen keine Information über die Präsenz fremden Gewebes. Falls jedoch Gefäße einsprossen, setzt die Abstoßungsreaktion ein.

Immunologische Effektormechanismen ▶ Abbildung 3.97 erinnert an die Hauptaufgaben des Immunsystems: Erkennen, Reagieren und Speichern. Das Reagieren dient dem Ziel, die als fremd erkannten Elemente aus dem Körper zu eliminieren. Dazu bedient sich das Immunsystem verschiedenster im Körper bereit liegender, phylogenetisch älterer Verteidigungsmechanismen, die unterschiedlich benannt werden: unspezifische Immunität, unspezifische Effektorsysteme der Immunabwehr oder angeborene Mechanismen der Immunabwehr. Die wichtigsten sind:

- Das intakte Epithel der Haut und der Körperhöhlen als physikalische Barriere, zusammen mit einer Vielzahl bakterizider und viruzider Substanzen wie die Fettsäuren der Haut, Lysozym in den Körperflüssigkeiten (Tränen, Schweiß und Speichel) und antibakterielle Peptide wie die Defensine.
- Die Phagozytose durch Phagozyten (Fresszellen), zu denen die Monozyten und Makrophagen gehören, sowie die neutrophilen und eosinophilen Granulozyten.
- Aktivierung des Komplements, wodurch einerseits Komponenten für die direkte Infektabwehr und andererseits entzündungsfördernde Mediatoren produziert werden und
- die mikrobiell ausgelöste Entzündungsreaktion.

Schon im Altertum wurde eine Entzündungsreaktion durch die vier klassischen Symptome: Schmerz (lat.: dolor), Wärme (lat.: calor), Rötung (lat.: rubor) und Schwellung (lat.: tumor) charakterisiert. Pathologisch-anatomisch ist ein Entzündungsherd gekennzeichnet durch eine örtliche Erweiterung der Gefäße, Permeabilität der Gefäßwände mit Exsudation von Plasmabestandteilen, Adhärenz von Leu-

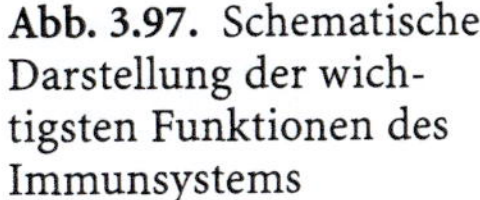

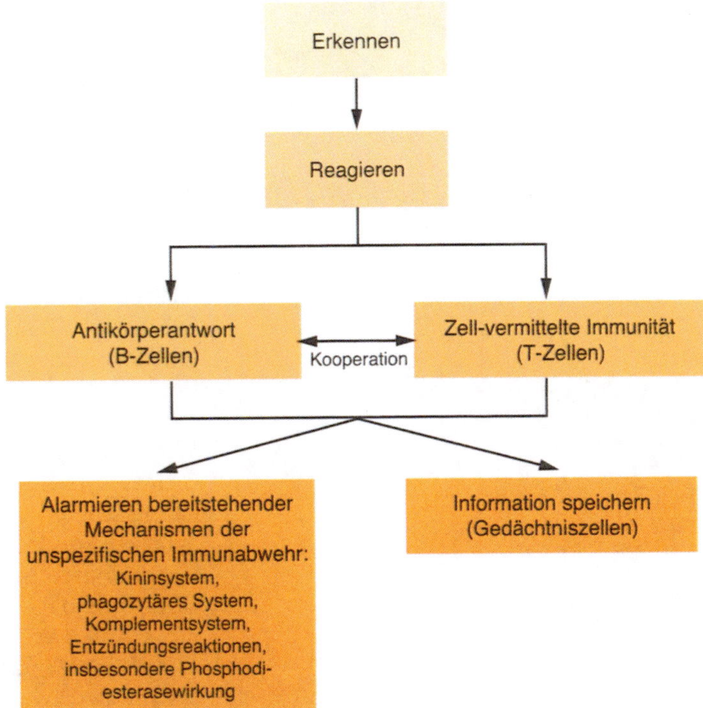

Abb. 3.97. Schematische Darstellung der wichtigsten Funktionen des Immunsystems

kozyten an Endothelzellen und Einwandern von zur Phagozytose befähigten Zellen (Granulozyten, Makrophagen). Grundsätzlich ist die Entzündungsreaktion ein Zeichen für eine übersteigerte Immunantwort. Dabei stoßen die Mikroorganismen die Entzündungsreaktion lediglich an: Alle Mediatoren der Entzündungsreaktion werden aus körpereigenen Zellen generiert, ebenso wird der Entzündungsherd durch körpereigene Zellen unterhalten.

Tuberkulinreaktion ▶ Sie ist ein Beispiel für eine zellvermittelte Überempfindlichkeitsreaktion. Das Zusammenwirken zwischen spezifischer und unspezifischer Immunabwehr lässt sich an diesem gut untersuchten Beispiel zeigen. Es wurde zum einen deswegen ausgewählt, weil das auslösende Antigen dieser Reaktion, der BCG-Impfstoff, an anderer Stelle bereits vorgestellt worden ist (S. 345), zum anderen, weil auch die Transplantatabstoßung, die im Mittelpunkt des ganzen Abschnitts steht, unter diesen Typus von immunologischen Überempfindlichkeitsreaktionen fällt.

Etwa 6–8 Stunden nach einer intrakutanen BCG-Injektion kommt es bei sensibilisierten Personen an der Injektionsstelle zu einer kleinen Quaddelbildung, die mit Rötung und Schwellung einhergeht. Nach 24–48 Stunden entwickelt sich aus der Quaddel ein derbes, rotes Knötchen oder auch eine Nekrose. Dieses Knötchen entspricht beim an Tbc-Erkrankten einem Tuberkel. Die erste Phase der Reaktion besteht in der Erkennung des Antigens durch die Gedächtniszellen und in der Aktivierung von T-Lymphozyten. Die zweite Phase besteht in der Freisetzung von Mediatorstoffen, die dann auf unterschiedlichen Wegen das Effektorsystem von Phagozyten mobilisieren. Während der immunologisch stummen Phasen geht in den der Injektionsstelle benachbarten Lymphknoten eine rege Proliferation von Lymphozyten vor sich.

Ciclosporin

Die Entdeckungsgeschichte des Ciclosporins beginnt mit einer Bodenprobe, die Sandoz-Mitarbei-

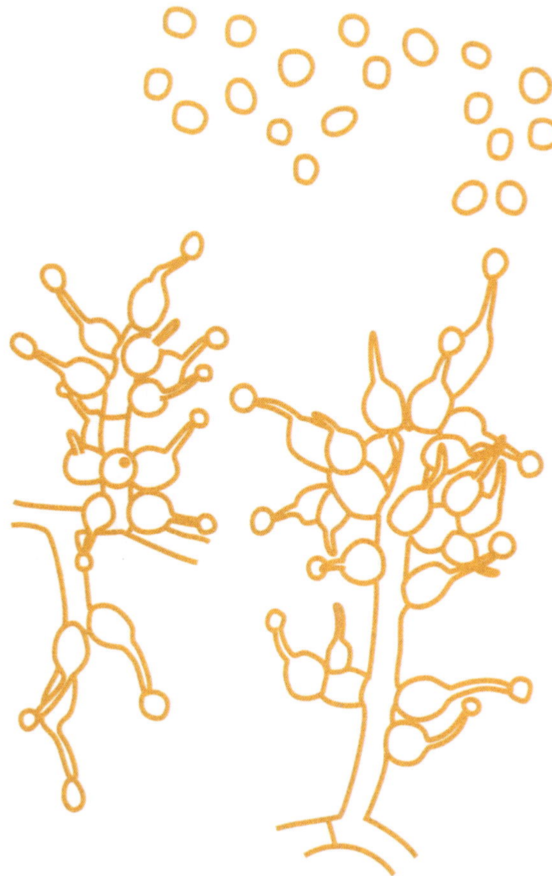

Abb. 3.98. *Tolypocladium inflatum.* Konidiosporenträger und Konidiosporen auf Nährboden. (Nach einer anonymen Federzeichnung aus Mycologia 88, 1996, S. 717)

ter zu Beginn der 70er-Jahre in der Hardanger Vidda, einer Hochebene Südnorwegens, auf der Suche nach einem antimykotisch wirksamen Antibiotikum gesammelt hatten. Aus der Erdprobe wurde ein zur Actinomycesgruppe gehörender Pilz isoliert und als *Tolypocladium inflatum* identifiziert. Die Erstbeschreibung dieses Pilzes stammt von H. Gams (1893–1976), der den Pilz 1957 in einer Humusprobe nahe Obergurgl (Tirol) entdeckt hatte. Die Ph.Eur. 1997 räumt allerdings der Speziesbezeichnung *Beauveria nivea* Priorität ein. Es handelt sich um einen imperfekten Pilz, von dem nur die Nebenfruchtformen bekannt sind (Abb. 3.98). Die aus den Pilzkulturen gewonnenen Extrakte erwiesen sich als nur mäßig antimykotisch wirksam, zeigten aber im Tierversuch (Maus) überraschend starke immunsuppressive Eigenschaften. Das für diese Wirkung verantwortliche Prinzip wurde isoliert und als ein aus 11 Aminosäuren bestehendes zyklisches Peptid identifiziert (Abb. 3.99).

Gewinnung ▶ Ciclosporin wird nach Verfahren hergestellt, wie sie für Antibiotika (s. S. 254) entwickelt worden sind, im speziellen Fall nach dem Submersverfahren auf der Basis von Glukose, Pepton und Salzen während einer 15-Tage-Fermentation.

Wirkmechanismus ▶ Auf zellulärer Ebene hemmt Ciclosporin die klonale Proliferation von T-Zellen, hauptsächlich dadurch, dass es Produktion und Synthese von Interleukin-2 (IL-2) unterbindet. Ciclosporin unterbindet ferner die Umwandlung von CD8-Vorläufer-T-Zellen in zytotoxische T-Zellen (Tc; s. Abb. 3.96).

Auf molekularer Ebene kommt es im Zytoplasma der T-Zellen zu einer Bindung des Ciclosporins an Cyclophilin, einem ubiquitären Zellprotein aus der Familie der Immunophiline. (In das Zytoplasma gelangt Ciclosporin wahrscheinlich dadurch, dass es als lipophile Verbindung die Zellmembranbarriere durch Diffusion überwindet.) Der Ciclosporin-Cyclophilin-Komplex wird in den Zellkern transportiert, wo er mit spezifischen Stellen auf dem Chromosom in Interaktion tritt. Das Ergebnis: Es wird spezifisch die Transkription der mRNA, die für die Lymphokine kodiert, unterbunden. Daraus wiederum resultiert, dass eine Translation der mRNA sowie die folgende Synthese und Freisetzung von Lymphokinen, insbesondere von IL-2, nicht stattfinden.

Anwendung ▶ Ciclosporin A wird zu Prophylaxe und Therapie der Organabstoßung nach einer allogenen Transplantation von Niere, Leber, Herz und Knochenmark eingesetzt. Darüber hinaus wird es zur Behandlung verschiedener Autoimmunerkrankungen verwendet, wenn es zu einer akuten Exazerbation kommt und die sonst üblichen Arzneimittel nicht mehr hinreichend wirksam sind. Zu diesen Erkrankungen gehören die rheumatische Arthritis, die Psoriasis, die Uveitis (Entzündung

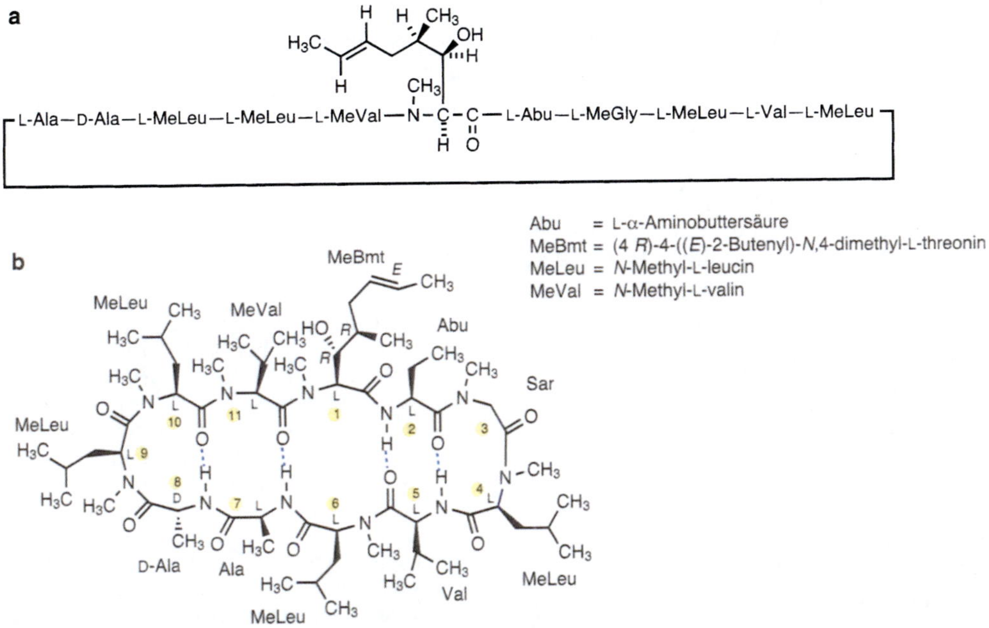
a
L-Ala—D-Ala—L-MeLeu—L-MeLeu—L-MeVal—N-C-C—L-Abu—L-MeGly—L-MeLeu—L-Val—L-MeLeu
b
MeBmt
MeLeu
MeVal
Abu
Sar
MeLeu
D-Ala
Ala
MeLeu
Val
MeLeu
Abu = L-α-Aminobuttersäure
MeBmt = (4 R)-4-((E)-2-Butenyl)-N,4-dimethyl-L-threonin
MeLeu = N-Methyl-L-leucin
MeVal = N-Methyl-L-valin

Abb. 3.99a, b. Zwei unterschiedliche Darstellungen von Ciclosporin A. **a** Nach Ph.Eur. 1997; **b** Das zyklische Peptid besteht aus 11, zum Teil *N*-methylierten Aminosäuren. Die Aminosäuren in Position 1, 2, 3 und 11 sind für die immunsuppressive Wirkung essentiell, d. h., sie dürfen nicht durch andere Aminosäuren ausgetauscht werden. Außer dem D-Alanin in Position 8 kommt allen Aminosäuren die L-Konfiguration zu. (Aus Römpp-Lexikon Naturstoffe, Steglich et al. 1997)

der mittleren Augenhaut) sowie entzündliche Darmerkrankungen wie Colitis ulcerosa und Morbus Crohn.

3.3 Antigenhaltige Präparate (Impfstoffe)

3.3.1 Schutz vor Ansteckung: Vorwissenschaftliche Beobachtungen. Immunologisches Gedächtnis als Erklärung

Das Prinzip der aktiven Immunisierung wurde empirisch gefunden. Voraus ging die Beobachtung, dass das Überstehen einer ansteckenden Krankheit häufig vor erneuter Erkrankung schützt. Der griechische Geschichtsschreiber Thukydides berichtete von einer großen Seuche im Sommer 430 v. Chr., dass sich nur solche Personen der Kranken und Sterbenden angenommen hätten, die die Krankheit zuvor selbst erlitten hatten, „... weil sie selbst nichts mehr zu fürchten hatten; denn ein zweites Mal packte es den gleichen nicht, wenigstens nicht tödlich". Vor mehr als zwei Jahrtausenden verimpften Brahmanenpriester in Indien Borken oder Eiter von Pockenkranken mit leichtem Krankheitsverlauf in flache Hautschnitte am Arm. Um das Jahr 1000 n. Chr. wird in China die intranasale Variolation, d. h. die Übertragung des Inhaltes von Pockenpusteln, als ein seit ältesten Zeiten bekanntes Verfahren schriftlich erwähnt. Neuzeitlich ist die Beobachtung, dass eine zuvor durchgemachte harmlose Kuhpockenerkrankung den Betreffenden vor den gefährlichen Menschenpocken schützt. Bäuerliche Familien steckten sich bewusst mit Kuhpocken an. Der englische Arzt Edward Jenner (1749–1823) verifizierte in einem Kontrollexperiment diese „volksmedizinische Maßnahme". Sein besonderes Verdienst besteht darin, dass er in der Folge die Pockenschutzimpfung zu einer Routinemethode entwickelte.

Wie erklärt sich dieser besondere Schutz nach überstandener Erstinfektion? Offenbar hat das Immunsystem aus dem Erstkontakt gelernt, mit den parasitierenden Mikroorganismen besser und rascher fertig zu werden. Lernen im Alltag ist bekanntlich nur dadurch möglich, dass es für das zu Erlernende ein Gedächtnis gibt. In der Tat spricht man auch in der Immunologie von einem immunologischen Gedächtnis. Definiert ist das immunologische Gedächtnis wie folgt: Man versteht darunter die als Folge eines Erstkontaktes mit einem Antigen vom Organismus erworbene Fähigkeit, auf einen späteren Kontakt mit dem gleichen oder einem nahe verwandten Antigen mit einem schnellen Anstieg der Antikörperproduktion und/oder einer beschleunigten Proliferation und Differenzierung von T-Lymphozyten zu antworten. Das Immunsystem verfügt somit nicht nur über die Fähigkeit zur Erkennung, sondern auch zur Wiedererkennung eines antigenen Stimulus. Die dafür verantwortlichen Zellen sind die Gedächtniszellen (engl.: memory cells), eine besondere Subpopulation der T-Lymphozyten.

3.3.2 Antigenität, Pathogenität, Immunität

Unter Antigenität versteht man die Gesamtheit aller Eigenschaften, die eine Substanz befähigen, eine spezifische Immunantwort auszulösen und mit den Produkten der Immunantwort zu reagieren. Antigene wiederum sind Substanzen mit charakteristischen chemischen Gruppierungen (Determinanten), die von einem lebenden Organismus als fremd („not self") erkannt werden und eine spezifische Immunantwort auslösen. Eine spezifische Immunantwort kann im Aufbau einer antikörpervermittelten oder einer zellvermittelten Immunität bestehen.

Die Bezeichnungen **Pathogenität** und **Virulenz** können begrifflich nicht eindeutig unterschieden werden. Pathogenität ist die Fähigkeit von Mikroorganismen, Krankheiten zu verursachen oder zu einer progredienten Erkrankung zu führen. Der Ausdruck „Virulenz" bedeutet darüber hinaus die Infektionskraft eines bestimmten Erregerstammes, also die Summe stammspezifischer Eigenschaften, die in einem bestimmten Wirtsorganismus für die Auslösung und Stärke von Krankheitserscheinungen verantwortlich ist. Diese Eigenschaften können z. B. in Toxinbildungsvermögen (Fähigkeit zur Bildung toxischer Substanzen), in Invasivität (Fähigkeit, die Gewebe eines Wirtsorganismus zu befallen, sich dort zu vermehren und auszubreiten) oder in der Umgehung wirtseigener Wirkmechanismen bestehen. Alle diese Eigenschaften unterliegen einer genetischen Kontrolle. Virulenz ist somit eine stammspezifische Eigenschaft in Bezug auf einen bestimmten Wirtsorganismus.

Für das Gedeihen einer mikrobiellen Spezies dürfte eine ausgewogene Pathogenität bzw. Virulenz („balanced pathogenicity") am vorteilhaftesten sein. Der Wirt wird nur so weit geschädigt, als es für das Überleben der Spezies gerade eben notwendig ist. Käme es infolge zu hoher Virulenz zum Aussterben aller Wirtsorganismen, dann würde sich der Parasit seine eigenen Ernährungs- und Fortpflanzungsmöglichkeiten entziehen. Es hat den Anschein, als wäre die Parasit-Wirt-Beziehung teleologisch auf Ausgewogenheit hin programmiert. Als ein Indiz dafür lässt sich das australische Kaninchensterben heranziehen. Im Jahre 1950 wurden Viren nach Australien verschleppt, die mehr als 99% der wilden Kaninchen an Myxomatose sterben ließen. In den überlebenden, offenbar resistenten Tieren entwickelten sich in der Folge weniger pathogene (virulente) Virusstämme, die die Wirtsspezies nicht mehr an den Rand der Ausrottung brachten. Heute ist die Myxomatose bei den australischen Wildkaninchen endemisch, was als ein Überlebenserfolg sowohl der Viren als auch der Tiere bezeichnet werden kann.

Durch eine ähnliche ausbalancierte Pathogenität darf man sich das Verhältnis von Cholerabazillen und dem Wirtsorganismus Mensch gekennzeichnet vorstellen.

Antigenität und Pathogenität bzw. Virulenz von Erregern sind voneinander trennbare Eigenschaften. Man macht sich das bei der Attenuierung von Erregern für Impfzwecke (Abschwächung der Virulenz) zunutze (s. S. 356). In dem historischen Beispiel der Impfung nach Jenner bediente man sich unbewusst eines anderen Prinzips: dem der Kreuzprotekion. Das Menschenpockenvirus und das vorzugsweise das Rind befallende Vacciniavirus teilen miteinander die Antigenität, nicht aber die Pathogenität. Das Prinzip der Ausnutzung einer Kreuzprotektion nach Impfung mit einem harmlosen Erreger, der ein anderes Wirtsspektrum aufweist, hat bis heute bei der Entwicklung neuer Impfstoffe seine Bedeutung behalten.

Aktive Immunisierung erreicht man auf natürlichem oder auf künstlichem Wege, auf natürlichem

Wege beispielsweise durch Antigene, die durch die Plazenta von der Mutter in den Fetus gelangen. Künstliche aktive Immunisierung kann erfolgen

- durch niedrige Dosen eines Produktes aus infektiösen Erregern;
- durch niedrige Dosen virulenter Erreger, die aber auf einem Wege verabreicht werden, der nicht dem natürlichen Infektionsgang entspricht;
- durch lebende, abgeschwächte (attenuierte) Erregerstämme;
- durch abgetötete Erreger;
- durch chemisch modifizierte Produkte, beispielsweise von Toxinen (Toxoide).

Definition: Unter einer aktiven Immunisierung versteht man das Einbringen eines Antigens oder mehrerer Antigene in einen Organismus, um damit eine schützende humorale und/oder zellvermittelte Immunantwort auszulösen.

Den Zustand des Organismus, der durch Immunisierung erreicht werden soll, bezeichnet man als **Immunität.** Es handelt sich jedoch bei der Immunität stets um einen nur relativen Zustand. Aus entsprechenden Versuchen weiß man, dass die Applikation entsprechend hoher Erregerdosen die Widerstandsfähigkeit auch eines hochgradig immunen Tieres durchbrechen kann.

3.3.3 Impfstoffe für Menschen (Vaccina ad usum humanum)

Impfstoffe oder Vakzine (Vaccina) sind Antigenpräparate, die nach Applikation bei Mensch und Tier zur Entwicklung eines aktiven Immunschutzes führen. Die Ph.Eur. 1997 enthält 72 Monographien zu Impfstoffen, teils Impfstoffe für Menschen (Vaccina ad usum humanum), teils für Tiere (Vaccina ad usum veterinarium).

Eine Impfung hat das Ziel, durch Applikation des richtigen Erregerantigens eine Ersterkrankung zu induzieren, ohne dass dabei das Vollbild einer Erkrankung zum Ausbruch kommt (stille Feiung). Nicht immer hält der Immunschutz ein Leben lang. Es bedarf dann einer Auffrischungsimmunisierung; dabei wird der so genannte Booster-Effekt ausgenutzt, worunter der beschleunigte und verstärkte Immunisierungserfolg bei wiederholter Antigenzufuhr verstanden wird. Wie im Einzelfall die Antigenzubereitung zu formulieren ist, um aktiven Schutz zu erzielen, das lässt sich nach wie vor theoretisch nicht vorausberechnen. Mit anderen Worten: In der Entwicklung von Impfstoffen steckt nach wie vor ein hohes Maß an Empirie.

Definition nach Ph.Eur. 1997 ▶ „Impfstoffe für Menschen enthalten antigene Stoffe mit der Fähigkeit, eine spezifische, aktive Immunität gegen das infizierende Agens oder das von ihm gebildete Toxin oder Antigen zu induzieren. Ihre Wirksamkeit beim Menschen muss nachgewiesen sein.

Impfstoffe für Menschen können entweder aus den inaktivierten pathogenen Organismen oder lebenden Organismen bestehen, die, falls erforderlich, in geeigneter Weise zur Abschwächung ihrer Virulenz ohne Zerstörung ihrer antigenen Wirksamkeit behandelt worden sind, oder sie können aus antigenen Fraktionen oder Stoffen bestehen, die von denselben pathogenen Organismen gebildet wurden und unschädlich gemacht wurden, während ihre antigenen Eigenschaften erhalten bleiben.“ Diese Definition wird nachfolgend unter besonderer Berücksichtigung zweier Aspekte kommentiert:

1. Nachweis der Wirksamkeit am Menschen und
2. Abschwächung der Virulenz unter Erhalt der Antigenität (Attenuierung).

Die in der Definition verwendete Einteilung in Lebend- und Totimpfstoffe (inaktivierte Organismen) wird dann der Einzelbesprechung von Impfstoffen zugrunde gelegt werden.

Nachweis der Wirksamkeit beim Menschen ▶ Wenn in tierexperimentellen Studien der Nachweis erbracht ist, dass der Impfstoff eine Immunreaktion auslöst und dass er relativ sicher ist, werden zunächst orientierende klinische Studien mit gesunden Probanden durchgeführt, um Immunreaktion und eventuelles Auftreten von unerwünschten Reaktionen zu erkennen. Je nach Risikoabschätzung wird im nächsten Prüfstadium der Impfstoff an Patienten erprobt oder es werden, nicht selten, Infektionsversuche mit virulenten Erregern an freiwilligen Probanden durchgeführt. Nach dieser klinischen Prüfungsphase, in der in der Regel 1000 bis 10000 Probanden geimpft werden, kann eine Zulassung erteilt werden. Diese Studien genügen aber keineswegs, um selten auftretende schwere Impfkomplikationen auszuschließen. Wie bei anderen Arzneimitteln müssen auch nach der Zulassung Wirksamkeit und Auftreten von seltenen Komplikationen überwacht werden.

Attenuierung ▶ Attenuierung (lat.: attenuere [dünn machen, schwächen]) ist definiert als Abschwächung der Virulenz von Krankheitserregern, ohne ihre Vermehrungsfähigkeit und Immunogenität zu beeinträchtigen. Attenuierte Keime sind vermehrungsfähige, avirulente, immunogene Keime; sie bilden die Grundlage für alle Lebendimpfstoffe, die vorzugsweise zur Impfung gegen virale Erreger geeignet sind. Es gibt verschiedene Methoden der Attenuierung. Die meisten beruhen auf einer Adaptierung eines Erregers an fremdes Kulturmaterial. Grundlage dafür ist die Tatsache, dass bei einem gegebenen Virus die Pathogenitätsmerkmale für verschiedene Wirtsorganismen durch jeweils verschiedene Gene kontrolliert werden. Wird beispielsweise die Mäusevirulenz eines Gelbfiebervirusstammes durch Mäusepassagen gesteigert, so segregieren u. U. die Virulenzmerkmale für andere Wirtsspezies, z. B. für den Menschen.

Hinweis: Segregation (lat.: segregare [absondern]) bedeutet in der Genetik die Trennung von Allelen in der Meiose (gelegentlich auch während der Mitose).

Die attenuierten Viren behalten ihre Antigenstruktur. Ihre Fähigkeit, in bestimmte Zellen einzudringen und sich dort zu vermehren, hat sich jedoch geändert. Die Attenuierung hat somit lediglich die Fähigkeit zur Schädigung herabgesetzt.

Bestimmung der Wirksamkeit von Impfstoffen nach Ph.Eur. 1997 ▶ Zwei häufig verwendete Methodentypen zur Bestimmung der Wirksamkeit sind

- immunchemische Methoden und
- tierexperimentelle Schutzversuche.

Die zahlreichen Varianten immunchemischer Methoden beruhen letztlich alle auf der selektiven nichtkovalenten Bindung von Antigen mit Antikörpern. Wenn man in vitro in einem flüssigen oder gelartigem Medium ein Antigen (Ag) und einen spezifisch gegen dieses Antigen gerichteten Antikörper (Ak) zusammentreffen lässt, so kommt es in einer ersten Phase zur Ag-Ak-Bindung, die nur durch so genannte Immunfluoreszenztechniken nachweisbar ist. Zeitlich verzögert in einer zweiten Phase, wenn die primär gebildeten Ag-Ak-Komponenten zu größeren, nicht mehr im Medium löslichen oder suspendierbaren Konglomeraten zusammentreten, bilden sich makroskopisch sichtbare Agglutinate oder Präzipitate. Dabei sind Präzipation (lat.: praecipitare [ausfällen, niederschlagen]) und Agglutination (lat.: agglutinare [ankleben, zusammenballen]) eng verwandte Reaktionen, die sich nur in den physikalischen Eigenschaften des antigenischen Partners unterscheiden. Bei der Präzipitationsreaktion liegt das Antigen zunächst in löslicher Form vor, bei der Agglutinationsreaktion in korpuskulärer Form, wie beispielsweise die Oberflächenantigene von Bakterien. Die beiden Reaktionsformen werden in der unterschiedlichsten technischen Ausgestaltung sowohl zum Nachweis als auch zur quantitativen Bestimmung von Antigenen und von Antikörpern angewendet. Die Ph.Eur. 1997 nennt u. a.: Immunpräzipitationsmethoden (Einfachdiffusionsmethoden, radiale Immundiffusion, vergleichende Doppeldiffusionsmethoden) und Immunelektrophoresemethoden (einfache Immunelektrophorese, gekreuzte Immunelektrophorese, Elektroimmunassays, Counter-Immunelektrophorese). Kurz dargestellt sei die so genannte Titration.

Es handelt sich bei der **Titration** um eine semiquantitative Nachweismethode für Antigen-Antikörper-Reaktionen. Einer konstanten Menge eines Reaktionspartners wird der andere Reaktionspartner in steigender Verdünnung zugegeben. Die Verdünnungsstufe, bei der eine gerade noch fassbar positive Reaktion (entweder Agglutination oder Präzipitation) auftritt, wird als **Titer** bezeichnet.

Beispiel Mumpslebendimpfstoff: Im Impfstoff wird das infektiöse Virus unter Verwendung von mindestens 5 Zellkulturen (für jeden Verdünnungsschritt Verdünnungsfaktor 0,5 log) mindestens 3-mal titriert. Eine geeignete Virusreferenzzubereitung wird verwendet, um das Verfahren zu validieren.

In der Regel erfolgt die Prüfung auf Wirksamkeit durch **Belastungstests im Tierversuch.** Eine tödliche Toxindosis bzw. eine tödliche bakterielle oder virale Dosis wird Versuchstieren (Maus, Meerschweinchen) an geeigneter Stelle appliziert. Die für den Schutz dieser Versuchstiere nötige Impfdosis wird mit derjenigen Dosis einer auf internationale Einheiten eingestellten Standarddosis in Beziehung gesetzt, mit der sich ein sicherer Impfschutz erzielen lässt.

Lagerung von Vakzinen ▶ Vakzinen sind empfindliche Produkte und erfordern besondere Bedingungen bei Transport und Lagerung. Die Ph.Eur. 1997 gibt die folgende Vorschrift: Vor Licht geschützt und bei Temperaturen zwischen 2 und 8 °C lagern. Flüssige und adsorbierte Impfstoffe dürfen nicht eingefroren werden.

Bei falscher Lagerung kommt es zu einer indirekten Gefährdung der Impflinge durch mangelnde Wirksamkeit. Adsorbierte Toxoidimpfstoffe, die eingefroren wurden, führen außerdem zu einer erhöhten Rate von Nebenwirkungen in Form von Lokalreaktionen.

Häufigste Fehler bei der Aufbewahrung von Impfstoffen beim Arzt oder in der Apotheke sind (nach Fescharek 1996):

- Kühlschranktemperatur wird nicht regelmäßig (d. h. einmal täglich) kontrolliert,
- Impfstoffpackungen werden zu dicht gelagert, Luft kann nicht zirkulieren,
- Kühlschranktür wird zu lang oder zu häufig geöffnet,
- Impfstoffe werden auf Kühlaggregaten gelagert oder zu dicht mit Kühlaggregaten bepackt transportiert,
- Lagerung von Adsorbatimpfstoffen im Tiefkühlfach,
- Lagerung des Impfstoffs in den Türen des Kühlschranks (Temperatur nicht stabil),
- der Kühlschrank ist vereist und kühlt daher nicht ausreichend.

3.3.4 Bakterielle Impfstoffe

Produktion bakterieller Impfstoffe

Voraussetzung zur Herstellung von Impfstoffen bakterieller Herkunft ist die Züchtung und Vermehrung geeigneter Bakterienstämme in ausgesuchten Nährmedien. Daran schließt sich die Aufarbeitung. Ein besonders Problem bietet die Stammhaltung. Es gilt zu vermeiden, dass der zur Impfstoffherstellung gezüchtete Stamm seine Eigenschaften verliert, was bei mehreren Kulturpassagen durchaus die Regel ist. Die Stammhaltung besteht in einer Bakterienkultur, die als Lyophilisat oder nach Einfrieren bei tiefen Temperaturen unter -40 °C vorrätig gehalten wird.

Die Vermehrung in Großproduktion erfolgt ähnlich wie bei der Antibiotikumherstellung in Fermenteranlagen nach dem Submersverfahren. Für die Züchtung von Diphtheriebakterien dürfen die Tanks abweichend nicht aus Stahl gefertigt sein, da selbst geringste Spuren von Eisenionen die Toxinbildung unterdrücken. Die Nährmedien müssen so zusammengesetzt sein, dass keine potentiell allergenen Stoffe in das Endprodukt gelangen. Bevorzugt werden daher halbsynthetische Nährmedien.

Aufarbeitung der Bakterienkultur ▶ Analog wie bei der Antibiotikagewinnung hängt die Art der Aufbereitung davon ab, ob das gewünschte Produkt – hier das antigene Material – in der Nährlösung enthalten ist oder ob die Gewinnung in Form der ganzen Zellen angestrebt wird. Wenn das Toxin angereichert werden soll, werden der Fermentationsansatz keimfrei filtriert und das Filtrat weiter verarbeitet. Durch Einwirkenlassen von Formaldehyd bei 30–40 °C über einen Zeitraum von mehreren Wochen kommt es zur Entgiftung des Toxins zum **Toxoid.** Das Toxoid wird sodann nach den in der Eiweißchemie üblichen Methoden, die vor allem in Fällungsreaktionen bestehen, angereichert. Dabei müssen vor allem Begleitproteine abgetrennt werden.

Falls sich die gewünschten Antigene auf den Bakterien befinden, wird die Bakterienmasse durch Zentrifugieren abgetrennt. Die weitere Reinigung ist ziemlich einfach: Sie erfolgt durch Resuspendieren und Zentrifugieren in mehrfacher Folge. Schließlich müssen die Bakterien unter Erhalt ihrer Antigenität abgetötet werden, wobei darauf zu achten ist, dass auch die bakteriellen Enzyme inaktiviert werden, da sonst die Antigene bei der Lagerung des Ganzzellimpfstoffes zu nicht mehr antigen wirksamen Bruchstücken abgebaut werden. Zur Inaktivierung eignen sich Wärme in Verbindung mit verschiedenen Chemikalien wie Phenol, Formaldehyd, Ethanol oder organischen Quecksilberverbindungen. Reste von Nährbodenbestandteilen und Inaktivierungsmaterial werden durch Waschen mit physiologischen Lösungen entfernt; auch wird die gereinigte Bakterienmasse mit diesen Lösungsmitteln auf die gewünschte Wertigkeit verdünnt.

Verschiedene Arten bakterieller Imfstoffe

Impfstoffe bakterieller Herkunft lassen sich

1. in Totimpfstoffe und
2. in Lebendimpfstoffe

einteilen. Die Totimpfstoffe wiederum sind entweder

- Ganzzellimpfstoffe oder
- Subunitimpfstoffe: Toxoidimpfstoffe; Olysaccharid-Oligosaccharid-Konjugatimpfstoffe.

Ganzzellimpfstoffe enthalten durch Hitze-, Glutaraldehyd- oder Formaldehydbehandlung abgetötete ganze Bakterien. Ihre Vorteile beruhen auf der einfachen Herstellung. Ihr Nachteil ist die manchmal geringe Wirksamkeit bei vergleichsweise hoher Reaktogenität bei parenteraler Anwendung. Ein Beispiel sind Keuchhustenimpfstoffe, von denen zwei Varianten angeboten werden: Pertussis-Adsorbat-Impfstoff (Vaccinum pertussis adsorbatum) und der Pertussisimpfstoff (Vaccinum pertussis). Definiert ist der Pertussisimpfstoff als eine sterile Suspension von inaktivierten Ganzzellen eines oder mehrerer Stämme von *Bordatella pertussis* in einer Salzlösung. Der Adsorbatvariante sind Aluminiumphosphat, Aluminiumhydroxid oder Calciumphosphat zugesetzt. Die Salze fungieren als Immunadjuvanzien; sie steigern über einen Depoteffekt die Immunantwort.

Hinweis: Der wesentliche Pathogenitätsfaktor bei der *Bordatella-pertussis*-Infektion ist ein Exotoxin, das Pertussistoxin. Es ist inzwischen gelungen, in Analogie zu den Diphtherie- und Tetanusimpfstoffen zellfreie Toxoidimpfstoffe zu entwickeln.

Weitere Ganzzellimpfstoffe der Ph.Eur. 1997 sind der Choleraimpfstoff (Vaccinum cholerae) und gefriergetrockneter Choleraimpfstoff (Vaccinum cholerae crydesiccatum). Die beiden Impfstoffe werden lokal angewendet, sodass die bei parenteraler Applikation möglichen lokalen Impfreaktionen keine Rolle spielen. In ihrer Wirksamkeit sind sie den attenuierten Lebendimpfstoffen praktisch gleichwertig.

Toxoidimpfstoffe ▶ Toxoidimpfstoffe werden gegen Infektionskrankheiten entwickelt, bei denen das wesentliche krankheitsauslösende Prinzip auf der Wirkung von ausgeschütteten Toxinen besteht. Es handelt sich somit um Exotoxine.

Mikrobielle Toxine pflegt man in Exotoxine und in Endotoxine zu unterteilen. Die wesentlichen Eigenschaften dieser beiden Gruppen sind in Tabelle 3.17 einander gegenübergestellt.

Als Beispiele für Toxoidimpfstoffe seien die Impfstoffe gegen Diphtherie und gegen Tetanus angeführt.

Corynebacterium diphtheriae vermehrt sich im oberen Respirationstrakt oder in Wunden und produziert dort Toxine. Das Toxin wird resorbiert, hemmt die Proteinsynthese und führt zu Nekrose von Epithel, Herzmuskel, Niere und Nervengewebe. Die Ph.Eur. 1997 enthält Monographien für zwei Diphtherieimpfstoffe:

- einen Impfstoff für Kinder (in den Handelspräparaten mit D gekennzeichnet), Diphtherie-Adsorbat-Impfstoff (Vaccinum diphtheriae adsorbatum) und
- einen Impfstoff für Erwachsene (in den Handelspräparaten mit d gekennzeichnet), Diphtherie-Adsorbat-Impfstoff für Erwachsene und Heranwachsende (Vaccinum diphtheriae adulti et adulescentis adsorbatum).

Der Impfstoff für Kinder (D) enthält eine **höhere** Antigendosis als der für Erwachsene (d).

Tabelle 3.17. Unterscheidung von Exotoxinen und Endotoxinen. (Nach Jawetz et al. 1980)

Exotoxine	Endotoxine
Von lebenden Zellen abgesondert. In hohen Konzentrationen im flüssigen Nährmedium nachweisbar	Integraler Bestandteil der mikrobiellen Zellwände gramnegativer Keime, die bei Zerfall freigesetzt werden
Polypeptide, M =10000–900000	Lipopolysaccharidkomplexe. Für die Toxizität ist wahrscheinlich der Lipidteil verantwortlich
Relativ instabil. Toxizität wird meist rasch durch Erhitzen zerstört	Relativ stabil gegenüber Erhitzen
Stark antigen wirksam. Stimulieren die Bildung von hochtitrigem Antitoxin. Antitoxin neutralisiert das Toxin	Es wird keine Antitoxinbildung stimuliert, jedoch die Bildung von Antikörpern gegen den Polysaccharidteil
Werden durch Formaldehyd, Säurebehandlung oder Erhitzen in als Antigene wirksame, aber untoxische Toxoide umgewandelt	Umwandlung in Toxoide ist nicht möglich
Stark toxisch. Letale Wirkung für Laboratoriumstiere bereits in Mikrogrammmengen pro kg KG oder weniger Erzeugen im Wirbeltierorganismus kein Fieber	Schwach toxisch wirksam. Die LD_{50} für Versuchstiere liegt in der Größenordnung von einigen hundert Mikrogramm Verursachen oft Fieber

Clostridium tetani ist der Erreger des Wundstarrkrampfes. Werden Wunden mit Sporen kontaminiert und finden sie Gelegenheit zur Auskeimung (anaerobe Bedingungen), so kommt es zur Absonderung eines starken Neurotoxins durch die vegetativen Sporen. Wie der Name „Neurotoxin" bereits anzeigt, weist das Toxin eine hohe Affinität zu bestimmten Teilen des ZNS (Hirnstamm, Vorderhörner, Rückenmark) auf, wohin es auf dem Blutwege mit einer Geschwindigkeit von 5 mm/h transportiert wird. Das Tetanusneurotoxin blockiert – wahrscheinlich durch Verhinderung der Bildung von Neurotransmittern – die Hemmung der motorischen Endplatte. Es resultieren starke Muskelkrämpfe ohne Beeinträchtigung des Bewusstseins. Schutz gewährt die aktive Schutzimpfung mit einem durch Formaldehyd inaktivierten Adsorbatimpfstoff: Tetanus-Adsorbat-Impfstoff (Vaccinum tetani adsorbatum).

Oligosaccharidkonjugatimpfstoffe ▶ Als Beispiel sei die wichtige gegen *Haemophilus influenzae* gerichtete Vakzine vorgestellt. Dieses gramnegative Bakterium wurde ursprünglich (1892) für den Erreger der Influenza gehalten; bis heute hat man die irreführende Bezeichnung beibehalten. Es werden je nach der chemischen Oligosaccharidnatur der Oberflächenantigene (Antigene O) die Serovare a bis f unterschieden, wobei Typ b mit großem Abstand für die bedrohlichsten Krankheiten verantwortlich ist. Die Erreger (Abk.: Hib) gelangen über die Schleimhäute der oberen Luftwege in die Blutbahn. Die Immunabwehr umgehen die Hib-Erreger dank ihrer Polysaccharidkapsel, an die der Komplementfaktor C3b nicht bindet, was wiederum eine Phagozytose durch die körpereigene Abwehr verunmöglicht. Zwei Krankheitsbilder bestimmen das Infektionsgeschehen dieser vor allem bei Kindern unter 5 Jahren auftretenden Infektionskrankheit: Meningitis mit einer hohen Letalilät (mehr als 80%) und die Epiglottitis (Larynxstenose), die zum Erstickungstod führt.

Wie bei vielen anderen gramnegativen Bakterien sind auch bei *Haemophilus influenzae* b Pathogenität und Antigenität an das Endotoxin, chemisch als Lipopolysaccharid (LPS) bezeichnet, gebunden. Trennt man das LPS ab, so ist nicht viel gewonnen, da die Nebenwirkungen einer entsprechenden Vakzine immer noch beträchtlich wären.

Im Tierversuch (Hund, Kaninchen, Affe, Hausschwein) kommt es nach parenteraler Applikation von LPS zu raschem Fieberanstieg, zur Verminderung der weißen Blutkörperchen (Neutropenie) und zu Blutdruckabfall. Bei entsprechender Dosierung wird der tödliche Endotoxinschock ausgelöst.

Toxizität von LPS und Antigenität sind jedoch trennbar (s. Abb. 3.100), und zwar ist die Antigenität

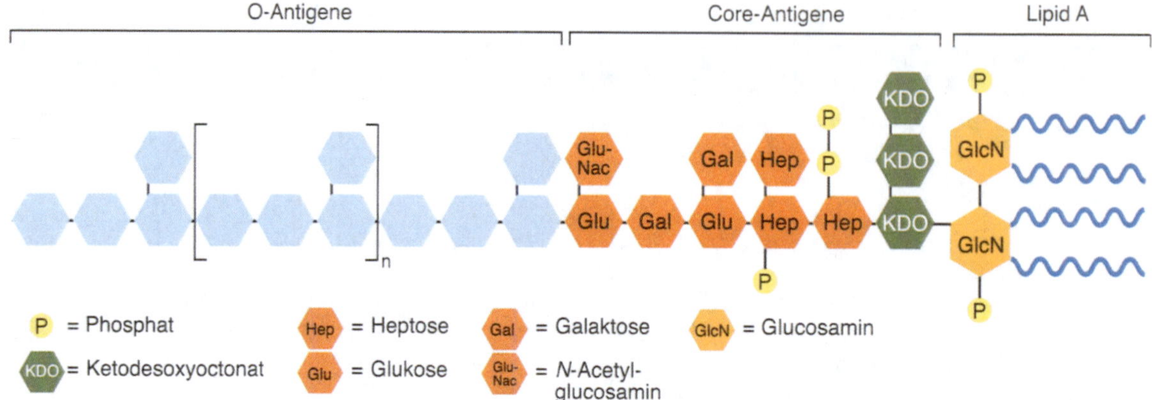

Abb. 3.100. Diagramm zum Aufbau eines Endotoxins gramnegativer Bakterien. Endotoxine bestehen aus einem Fettteil und einem Zuckerteil, weshalb sie auch als Lipopolysaccharide (*LPS*) bezeichnet werden. Der Fettanteil der Endotoxine (*Lipid A*) dient zur Verankerung der Endotoxine in der Bakterienzellwand (s. auch Abb. 3.21, S. 272). Lipid A besitzt toxische Eigenschaften. Der innere Teil der Zuckerkette ist ziemlich konstant gebaut (Core-Antigene), der äußere außerordentlich variabel (O-Antigene). Diese O-Antigene bestehen aus drei bis maximal 20 Hexosemolekülen. Die unterschiedliche Kombination dieser Hexosen bedingt eine Individualstruktur der einzelnen Bakterienstämme, was die Bildung hochspezifischer Antikörper bedingt

an die variable Oligosaccharidkette (das Antigen O) geknüpft. Indem man die Kohlenhydratkomponente von LPS abtrennte, gelangte man zu Oligo- und Polysaccharidimpfstoffen. In der klinischen Praxis stellte sich jedoch bald heraus, dass es mit den gereinigten Saccharidkomponenten der LPS nicht möglich ist, Säuglinge und Kleinkinder verlässlich zu immunisieren. Der wesentliche Grund: Kinder in diesem Alter haben noch keine T-Zellen-unabhängige Antikörperantwort erwerben können. Ein Durchbruch wurde erst erzielt, als gezeigt werden konnte, dass eine Bindung der Oligosaccharide an Eiweißkörper (als Konjugation bezeichnet) die Immunogenität drastisch verändert. Man verwendet verschiedene Proteine als Trägersubstanz: Diphtherietoxoid, Tetanustoxoid und einen Membrankomplex aus *Neisseria meningitidis.* Außer gegen Hämophilusinfektionen gibt es heute Konjugatimpfstoffe gegen weitere wichtige Krankheitserreger, die meisten davon sind allerdings erst im Stadium der klinischen Erprobung.

Anmerkung: Seit der Einführung der Impfung gegen Hib im Jahre 1991 sank die Inzidenz der kindlichen Hib-Meningitiden von etwa 27/100000 Kindern im Alter bis 5 Jahren auf unter 1/100000 heute, ein Beispiel für eine hocheffektive Immunprophylaxe.

3.3.5 Virusimpfstoffe

Die Ph.Eur. 1997 charakterisiert Virusimpfstoffe wie folgt:

Virusimpfstoffe werden unter Verwendung eines Saatvirussystems aus in Tieren, Geflügelembryonen, geeigneten Zellkulturen oder geeigneten Geweben gezüchteten Viren hergestellt. Virusimpfstoffe bestehen aus Suspensionen lebender oder inaktivierter Viren oder Fraktionen davon. Lebendimpfstoffe werden in der Regel unter Verwendung attenuierter Stämme hergestellt. Die nachfolgenden Ausführungen verstehen sich als ein Kommentar zu diesen Aussagen.

Die Entwicklung antiviraler Impfstoffe wurde erst möglich, nachdem geeignete Methoden zur Züchtung von Viren entwickelt worden waren. Im Unterschied zu den Bakterien, die auf toten, d.h. zellfreien Nährböden gedeihen, sind die Viren obligate Zellparasiten. Daher eignen sich zur Viruszüchtung ausschließlich lebende Systeme. Die Züchtung kann erfolgen:

- im lebenden Tier,
- im bebrüteten Hühnerei und
- in Zellkulturen.

Beispiele für Viruszüchtung im lebenden Tier sind das Vaccinia- und das Gelbfiebervirus. Um mit dem historischen Beispiel der Herstellung von Pockenimpfstoff zu beginnen: Man ritzte dazu die Bauchhaut von Kälbern leicht ein (Skarifizieren), beimpfte sie mit Virus, kratzte die sich entwickelnden Pusteln ab und konservierte sie durch Einfreien in einer verdünnten Glyzerinlösung. Das Gelbfiebervirus weist ein breites Wirtsspektrum auf, das als Wildreservoir Vögel, Affen, Fledermäuse, Schlangen und den Menschen umfasst. Zur Herstellung eines attenuierten Lebendimpfstoffes eignet sich ein speziell an die Maus adaptierter Stamm.

Viren können sodann auf dem Brutei kultiviert und vermehrt werden. Das bebrütete Hühnerei hat drei Höhlen: die Amnionhöhle, die Allantoishöhle und den Dottersack. Auf den Eihäuten, die diese Höhlen auskleiden, können Viren vermehrt werden: Die Häute von Allantois- und Amnionhöhle eignen sich besonders für die Züchtung von Influenzaviren. Zur Züchtung von Herpesviren ist jedoch besonders die Chorioallantoismembran geeignet, das ist die äußerste, der weißen Schalenhaut anliegende dünne, gefäßreiche Haut des bebrüteten Hühnereis. Für die Herstellung eines Totimpfstoffes gegen Tollwut bevorzugt man das bebrütete Entenei.

Die zur Impfstoffgewinnung wohl wichtigste Methode der Viruszüchtung ist die der Gewebekultur. Dabei unterscheidet man **primäre Zellkulturen** und **permanente Zellkulturen**. Primäre Zellkulturen werden unmittelbar von einem tierischen oder menschlichen Organ gewonnen. Viel verwendet werden Affennieren, Zellen von Hühner- und Mäuseembryonen und menschliche Amnionzellen (Amnion: Embryonalhülle der Wirbeltiere und des Menschen). Auf kleine Gewebestückchen lässt man Trypsin einwirken, um eine Suspension von Einzelzellen zu erhalten, die sodann in ein geeignetes Nährmedium übertragen werden. Das Nährmedium enthält außer Vitaminen und Aminosäuren Serum tierischer oder menschlicher Herkunft, das offenbar bisher noch unbekannte, für das Zellwachstum wichtige Bestandteile enthält.

Von primären Zellkulturen lassen sich Subkulturen anlegen, von manchen Organen bis zu 50-mal, ehe die Empfänglichkeit gegenüber bestimmten Viren verloren geht. Die Zellen dieser Kulturen vermehren sich, ohne ihren diploiden Chromosomensatz zu verlieren, während es ansonsten bei permanenten Zellkulturen in der Regel zu genetischen Aberrationen (Aneuploidie) kommt. Diploide menschliche Fibroblastenkulturen spielen eine große Rolle für die Produktion von Impfstoffen, beispielsweise für die Gewinnung von Tollwutvakzinen.

Das Saatvirussystem ▶ Ähnlich wie bei Bakterien kann es bei der Vermehrung von Viren zu genetischen Veränderungen einzelner Partikel kommen. In Verbindung mit Selektionsprozessen entstehen dann Klone, deren Eigenschaften von denjenigen des „Elternvirus" abweichen. Die verschiedenen Impfstämme von Viren sind das Ergebnis sorgfältigster Züchtungsversuche; daher muss es ein vordringliches Ziel sein, die Eigenschaften des Virusstammes konstant zu halten. Man erreicht das in befriedigender Weise durch das so genannte Saatvirussystem: Darnach muss jeder zur Impfstoffherstellung verwendete Ansatz stets die gleiche Anzahl von Passagen hinter sich haben, da die Wahrscheinlichkeit zu genetischen Veränderungen von der Zahl der Passagen abhängt. Praktisch verfährt man so, dass von den vorhergehenden Ansätzen in kleine Portionen geteilte Teilmengen gefriergetrocknet aufbewahrt werden. In einigen Fällen, z. B. beim Masernlebendimpfstoff, legt die Ph.Eur. 1997 fest, dass die Zahl der Passagen nicht mehr als 5 betragen darf.

Aufarbeitung der Viruskulturen ▶ Da Viren sich grundsätzlich nur in lebenden Züchtungssystemen vermehren lassen, fallen sie stark verunreinigt mit anderem biologischen Material an. Weitere Schwierigkeiten bei der Virusisolierung kommen hinzu: ihre Kleinheit und ihre Empfindlichkeit. Um Viren zu reinigen, muss bei der Aufarbeitung methodisch vorgegangen werden, als hätte man Eiweißmoleküle vor sich, d. h., man wendet die in der Proteinchemie üblichen Reinigungsmethoden an, insbesondere das Ultrazentrifugieren und das Fällungsverfahren. Bei der Gewinnung von Lebendimpfstoffen ist zu beachten, dass Viren thermolabil sind; das bedeutet, dass bei tiefen Temperaturen gearbeitet werden muss. Nicht immer gelingt es, alles biologische Fremdmaterial zu entfernen, weshalb es zu allergischen Impfreaktionen kommen kann. Das gilt vor

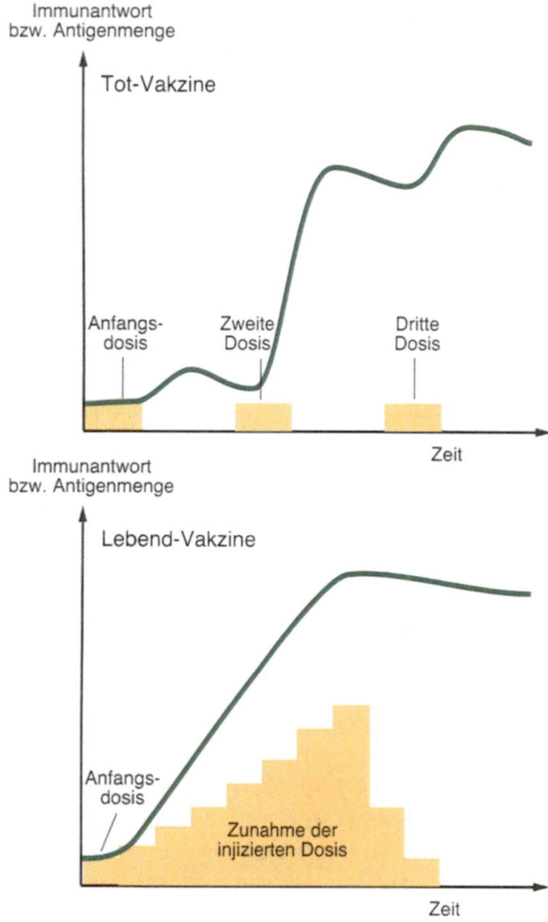

Abb. 3.101. Vergleich der Immunantwort nach Verabreichung von Tot- und Lebendimpfstoff. (Nach Mims 1981)

allem für Impfviren, die auf Hühnerembryonen gezüchtet werden, da Allergien gegen Hühnereiweiß nicht allzu selten sind.

Zur Reinheitsprüfung von viralen Impfstoffen nach Ph.Eur. 1997 gehört u.a. die Prüfung auf Ovalbumin, für das ein Höchstgehalt von 1 μg pro Einzeldosis zulässig ist. Der Gehalt wird mit einer immunchemischen Methode bestimmt.

Unterschied zwischen Tot- und Lebendvakzinen ▶ Diese Ausführungen gelten sinngemäß auch für bakterielle Vakzine. Allerdings spielen bei den Virusimpfstoffen Lebendvakzinen eine viel größere Rolle.

Appliziert man eine Totvakzine, dann setzt nach der Erstinjektion die Immunantwort ein, gleichzeitig damit aber beginnt sofort der Abbau des injizierten Antigens. Die nach einem Zeitintervall vorgenommene Zweitzufuhr des Antigens induziert, dank der Gedächtniszellen (S. 354), eine viel stärkere Antwort, und weitere Impfungen ergeben weitere Steigerungen (s. Abb. 3.101). Daher müssen Impfungen mit Totimpfstoffen mehrfach wiederholt werden, wenn eine ausreichende Immunität erzielt werden soll.

Mit einer Lebendvakzine werden Erreger zugeführt, die sich im Wirt vermehren, sodass die Antigenmasse laufend zunimmt (s. Abb. 3.101). Die primäre Immunantwort geht fließend in die sekundäre Immunantwort über: Daher ist nur eine einzige Vakzination notwendig, um ausreichenden Immunschutz zu erzielen.

Beispiel: Impfprophylaxe gegen Kinderlähmung ▶ Gegen Poliomyelitis stehen sowohl ein Lebend- wie auch ein Totimpfstoff zur Verfügung:

- Poliomyelitisimpfstoff oral (Vaccinum poliomyelitidis perorale) Ph.Eur. 1997, die Schluckvakzine OPV (orale Poliovakzine) oder Sabin-Vakzine (nach dem Erfinder);
- Poliomyelitisimpfstoff inaktiviert (Vaccinum poliomyelitidis inactivatum) Ph.Eur. 1997, die Spritzvakzine (IPV, inaktivierte Poliovakzine) oder nach dem Entdecker auch Salk-Vakzine genannt.

Attenuierte, vermehrungsfähige Polioviren werden als trivalente Schluckimpfung gegen die Typen 1, 2 und 3 verabreicht. Sie vermehren sich zunächst im Darm und induzieren sowohl eine lokale Immunität an der Darmschleimhaut (IgA) als auch spezifische neutralisierende IgG-Antikörper im Blut. Meist geht nur einer der 3 Typen an, sodass zum Erreichen eines kompletten Immunschutzes in der Regel 3 Schluckimpfungen nötig sind. Das Virus wird ab dem 7. Tag über einen Zeitraum von mehreren Wochen von den Geimpften mit dem Stuhl ausgeschieden. Das hat einerseits den Vorteil, dass auch Nichtgeimpfte bei „Ansteckung" (Schmierinfektion) Immunschutz erhalten; es hat andererseits den Nachteil, dass Personen mit angeborenem oder erworbenen Immundefekt erkranken können. Die Schluckvakzine ist für viele Länder die ökonomisch einzige Möglichkeit des Massenschutzes. Der Nachteil: In sehr seltenen Fällen (ca. $1:10^6$ bis $1:10^7$) kann es durch Rückmutation des attenuierten Virus in eine virulente Form zu paralytischer Poliomyelitis kommen.

In Deutschland wird zur Primärimpfung der Säuglinge im Alter zwischen 3 und 6 Monaten ausschließlich der Salk-Impfstoff verwendet. Diese Vakzine ist ein mittels Formaldehyd oder Propiolacton inaktiviertes Gemisch der drei Poliovirusstämme Typ 1, 2 und 3. Die Impfung ist ohne jedes Risiko, erfordert aber, um über die Jahre hin ausreichend protektive Antikörper zu produzieren, mehrfache Auffrischungsimpfungen. Die neuesten Empfehlungen gehen dahin: Grundimmunisierung im Säuglingsalter mit Totimpfstoff (Salk-Vakzine). Nach Abschluss der Grundimmunisierung Verabreichung von Lebendimpfstoffen (Sabin-Vakzine), um dadurch auch eine Darmimmunität (IgA) und eine vermutlich lebenslange Dauerimmunität zu erreichen.

Die Vakzine muss den richtigen Immunitätstyp hervorrufen ▶ Im Gegensatz zur Polioimpfung ist bei anderen viralen Infektionen nur der Lebendimpfstoff zur Immunisierung geeignet. Entsprechende Lebendimpfstoffe sind:

- Gelbfieberlebendimpfstoff (Vaccinum febris flavae vivum),
- Masernlebendimpfstoff (Vaccinum morbillorum vivum),
- Mumpslebendimpfstoff (Vaccinum parotitidis vivum),
- Rötelnlebendimpfstoff (Vaccinum rubellae vivum und der
- Tollwutimpfstoff für Menschen aus Zellkulturen (Vaccinum rabiei ex cellulis ad usum humanum).

Wesentliche Gründe für die Überlegenheit der Lebendimpfstoffe sind:

1. Lebend- und Totimpfstoffe können sich darin unterscheiden, dass die humorale und die zelluläre Immunität unterschiedlich stark stimuliert werden, und
2. Vakzine müssen denjenigen Immunitätstyp induzieren, der für einen bestimmten Erreger relevant ist.

Beispiele: Immunität gegenüber Gelbfieber oder Poliomyelitis erfordert eine gute Antikörperantwort, Immunität gegenüber Masern setzt eine zellvermittelte Immunantwort voraus. Die Induktion einer falschen Immunantwort verhindert nicht nur einen wirksamen Schutz, sie kann sich darüber hinaus als schädlich erweisen. Der früher genutzte Totimpfstoff gegen Masern war gegen das falsche Virusantigen gerichtet. Bei Patienten, die mit Masernvirustotvakzine geimpft und später mit Wildvirus infiziert worden sind, treten atypische Masern auf, die einen besonders schweren Verlauf nehmen können.

Die Vakzine muss eine Immunantwort gegen die richtigen Antigene hervorrufen ▶ In jedem Erreger kommt mehr als ein Antigen vor; Viren produzieren, wie sich der Zahl der Gene entnehmen lässt, zwischen 3 (Polyomavirus) bis über 100 (Herpes- und Pockenviren) Antigene. Im Verlauf einer Infektion entwickelt sich eine Immunität gegen viele dieser viralen Antigene, eine unnötige Anstrengung, denn für den verteidigenden Organismus wichtig sind mehr oder weniger allein die Oberflächenantigene, und auch sie nur zum Teil. Betrachten wir das Influenzavirus (s. Abb. 4.20, S. 401): Es besitzt 4 Typen von gut charakterisierten Antigenen:

- die als Hämaggutinine bezeichneten Glykoproteine (HA),
- Neuraminidase-Spikes (NA), ebenfalls Glyokoproteine,
- die typenspezifischen (Typen A, B und C) Kapsidantigene und
- das M-Protein, ebenfalls ein typenspezifisches Antigen, das aber weder im Hämagglutinationstest noch im diagnostischen KBR-Test erfasst wird.

Hinweis: KBR bedeutet **K**omplement**b**indungs**r**eaktion (unter Verwendung bekannter Seren lassen sich virale Antigene unterscheiden und identifizieren).

Für die Ausbildung einer Immunität entscheidend ist, dass sie sich gegen die Glykoproteinstrukturen HA und NA richtet, wobei den Hämagglutininstrukturen HA die übergeordnete Bedeutung zukommt. Ändert das Virus sein antigenes Muster, so wird die zuvor gegen das Virus aufgebaute Immunabwehr des Organismus unwirksam. Änderungen erfolgen durch Antigenshift und durch Antigendrift.

Die Phänomene von Antigendrift und Antigenshift machen es erforderlich, alljährlich den Impfstoff an die aktuellen Influenzastämme anzupassen.

Definitionen:

- *„Reassortment":* Genaustausch zwischen zwei verschieden Viren mit segmentiertem Genom bei Doppelinfektion einer Wirtszelle mit 2 verschiedenen Influenzaviren (Abb. 3.102).
- *Antigenshift:* Die starke Veränderung des antigenen Oberflächenmusters, wenn es infolge von „reassortment" zur Ausbildung einer neuen Hämagglutininstruktur (HA) und zur Neuraminidasestruktur kommt. Führt zur Ausbildung eines neuen Subtyps.

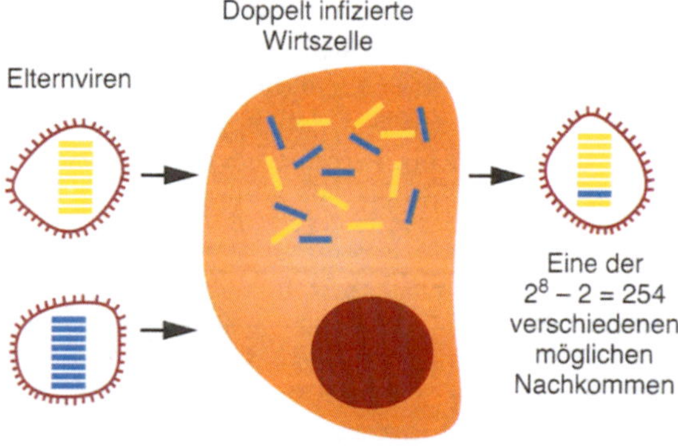

Abb. 3.102. Zum Begriff des „reassortment", d. h. des Genaustausches von funktionell homologen RNA-Segmenten bei Doppelinfektion einer Zelle mit 2 verschiedenen Influenzaviren. Als Träger von Doppelinfektionen spielt das Hausschwein für die rekombinierenden RNA-Segmente von humanen und von aviären (z. B. von Enten stammende) Influenzaviren wohl die Hauptrolle. Die sich ergebenden Influenzasubtypen (s. Text) waren in der Vergangenheit hauptverantwortlich für große Pandemien, zuletzt der Hongkong-Grippe 1968. (Nach ter Meulen 1994)

- *Antigendrift:* Geringgradige Veränderung der Antigenspezifität als Folge von Punktmutationen in den Epitopen. Führt zur Bildung von Subtypvarianten.

Subunitimpfstoffe (gereinigt und rekombinant) ▶ Aus dem vorhergehenden Abschnitt rekapitulieren wir: Zum Aufbau einer Immunabwehr durch das Immunsystem des Wirtes kommt es auf die Immunogenität nur einiger weniger Oberflächenantigene an. Die Überlegung liegt nahe, nur diese zum Aufbau der Immunabwehr relevanten Antigene als Impfstoff zu verwenden. Die ersten viralen Subunitimpfstoffe waren die Spaltimpfstoffe für die Grippeimpfung, bei denen durch Detergensbehandlung Oberflächenmoleküle (HA und NA, s. Abb. 4.20) angereichert wurden. Der wohl erfolgreichste virale Subunitimpfstoff ist der Hepatitis-B-Impfstoff.

- Influenzaspaltimpfstoff inaktiviert (Vaccinum influenzae inactivatum ex virorum fragmentis praeparatum) der Ph.Eur. 1997 ist eine sterile, wässrige Suspension eines oder mehrerer Stämme der Typen A oder B des Influenzavirus oder einer Mischung beider Stämme, die getrennt in Bruteiern von Hühnern gezüchtet und so inaktiviert und behandelt werden, dass die Viruspartikel gespalten werden, ohne die antigenen Eigenschaften des Hämagglutinin- und Neuraminidaseantigens zu verändern.
- Hepatitis-B-Impfstoff (rDNA), Vaccinum hepatitidis B (ADNr), der Ph.Eur. 1997 ist eine Zubereitung aus Hepatitis-B-Oberflächenantigen, einer Eiweißkomponente des Hepatitis-B-Virus. Das Antigen wird durch DNA-Rekombinationstechnik hergestellt.

Das Antigen wird von Hefezellen exprimiert, denen gentechnisch die kodierende Sequenz des HBV-Oberflächenantigens (HBs-Ag) eingepflanzt wurde.

3.4 Medizinische Dextrane

3.4.1 Allgemeines über Dextrane („nativ-dextrane")

Als Dextrane bezeichnet man neutrale Polysaccharide, die von Bakterien der Gattung Leuconostoc extrazellulär in Saccharose enthaltendem Nährmedium gebildet werden. Die Reaktion läuft unter dem katalytischen Einfluss der Dextransucrase, einer Transglukosidase, nach folgendem Schema ab:

$[(1{,}6)\text{-}\alpha\text{-D-Glukosyl})]_n$ + Saccharose →
$[(1{,}6)\text{-}\alpha\text{-D-Glukosyl})]_{n+1}$ + Fruktose

Die Dextranproduktion erfolgt in Gärtanks nach dem Batch-Verfahren, wobei das Nährmedium neben dem Hauptsubstrat Saccharose auch noch Phosphate und organischen Stickstoff (z. B. in Form von Hefehydrolysat) enthalten muss. Die Dextrangärung läuft ohne O_2-Bedarf ab; eine Belüftung der Gärtanks wie bei der Antibiotikaproduktion ist somit nicht erforderlich. Der Ansatz wird innerhalb der etwa 72-stündigen Gärzeit immer zäher, unter Abscheidung einer gallertig-schleimigen Masse. Die Hauptmasse an Dextran wird durch Zusatz von 2-Propanol oder Aceton ausgefällt und durch Umfällen weiter gereinigt.

Die nach dem Ausfällen erhältlichen Nativdextrane stellen ein komplexes Gemenge mit Molmassen von $15\,000-50\times10^6$ dar. Die Einzelmoleküle des Polymerengemisches bilden Ketten aus α-1,6-verknüpften D-Glukopyranoseeinheiten, die aber teilweise auch kurze 1,2-, 1,3- oder 1,4-glykosidische Seitenketten enthalten. Nativdextrane verwendet man im Lebensmittelbereich als Verdickungsmittel.

3.4.2 Dextrane der Ph.Eur. 1997

Für die medizinische Verwendung als Infusionslösungen müssen Dextrane zu Fraktionen mit kleineren Molekulargewichten und definierten Molmassenbereichen abgebaut werden. Je größer die Molekülmasse, umso länger werden sie in Nieren, Leber, Milz und dem retikuloendothelialen System festgehalten, und umso größer ist ihr allergenes Potential. Rasch eliminiert werden Dextranmoleküle mit Molmassen unter 50 000. Dextrane mit Molmassen im Bereich 40 000–60 000 weisen in 6%iger wässriger Lösung gleiche Viskosität und gleichen kolloidosmotischen Druck wie das Blutserum auf.

Durch gelenkte Säurehydrolyse lassen sich die Nativdextrane zu Gemischen mit gewünschten mittleren Molmassen abbauen. Die Verteilung der Molekülmassen in den medizinisch verwendeten Dextranprodukten muss ganz bestimmten Anforderungen genügen. Zur Bestimmung der Molekülmassenverteilung gibt die Ph.Eur. 1997 eine detaillierte Vorschrift. Definiert sind Dextrane für medizinische Zwecke wie folgt:

Dextran zur Herstellung von Parenteralia ist eine Mischung von Polysacchariden, vor allem des α-1,6-Glukantyps, die durch Hydrolyse und Fraktionierung von Dextranen erhalten wird. Die Dextrane werden durch Fermentation von Saccharose unter Verwendung des *Leuconostoc-mesenteroides*-Stammes NRRL B-5112 oder Unterstämmen davon gewonnen. Die Substanz wird unter Bedingungen hergestellt, die das Risiko einer mikrobiellen Kontamination auf ein Mindestmaß einschränken. Die folgenden Dextrane sind klinisch gebräuchlich:

- Dextran 40 zur Herstellung von Parenteralia (Dextranum 40 ad iniectabile) Ph.Eur. 1997. Anwendungsgebiete sind Mikrozirkulationsstörungen, periphere und zerebrale Durchblutungsstörungen, Thromboseprophylaxe, Adhäsionsprophylaxe nach chirurgischen Eingriffen im Bauchraum (als 10%ige Lösung).
- Dextran 60 zur Herstellung von Parenteralia (Dextran 60 ad iniectabile) Ph.Eur. 1997. Anwendungsgebiete sind Prophylaxe und Therapie des hypovolämischen Schocks, Thromboseprophylaxe, akute präoperative Hämodilution (als 6%ige Lösung).
- Dextran 70 zur Herstellung von Parenteralia (Dextran 70 ad iniectabile) Ph.Eur. 1997. Anwendungsgebiete: in Kombination mit Elektrolyten wie Dextran 60.
- Dextran 1 mit einem mittleren Molekulargewicht von 1000. Als Fertigarzneimittel (z. B. Promit) zur Prophylaxe schwerer anaphylaktischer Unverträglichkeitsreaktionen bei Infusion von Dextranlösung. Näheres s. nächsten Abschnitt.

Immunologische Eigenschaften der Dextrane ▶ Als eine sehr selten auftretende unerwünschte Nebenwirkung bei der Infusion von Dextranlösungen werden auf Beipackzetteln „anaphylaktoide Reaktionen" genannt. Als anaphylaktoide Reaktionen werden heute Reaktionen bezeichnet, die anaphylaxieartig sind, aber *nicht* durch das Wirksamwerden immunologischer Mechanismen ausgelöst werden (Drößler u. Gemsa 2000). Wenn man diese moderne Definition akzeptiert, dann handelt es sich bei den Dextranen um keine anaphylaktoide Reaktion: denn die Anaphylaxis nach Dextraninfusion wird mit Sicherheit auf immunologischem Wege ausgelöst.

Die Anaphylaxiereaktion nach Dextrangabe kann bereits bei der ersten Infusion auftreten, d. h., eine Sensibilisierungsphase muss anscheinend nicht durchlaufen werden. Es liegt wie bei der Blutgruppenunverträglichkeit eine heterologe Sensibilisierung vor, d. h., die Bildung von Antidextranantikörpern beruht nicht auf Erstkontakt mit klinischem Dextran, sondern auf antigenen Stimuli beispielsweise durch Dextrane auf Zahnbelägen, in Nahrungsmitteln (Eiscreme, Sauerkraut, Bier). Auch an kreuzaktive Polysaccharide in Form von Oberflächenantigenen von Pneumokokken, Streptokokken oder Salmonellen muss in diesem Zusammenhang gedacht werden.

Wenn der Antidextranantikörpertiter entsprechend hoch ist (über 1:515) – das trifft bei etwa 4% der Patienten zu – reagieren die Dextranmoleküle mit den Antidextranantikörpern unter Bildung von Immunkomplexen. Diese Immunkomplexe können zur Aktivierung von Komplement, zur Schädigung und Aggregation von Leukozyten und Thrombozyten sowie zur Freisetzung vasoaktiver Mediatoren führen, die letztlich die klinische Anaphylaxiereaktion verursachen. Es liegt somit eine Immunkomplexreaktion (Typ-III-Reaktion) vor, die ohne zeitliche Verzögerung ausgelöst wird (Aggregatanaphylaxie).

Definition eines Immunkomplexes (aus Drößler u. Gemsa 2000): „Aus Antigen- und Antikörpermolekülen sowie einzelnen Komponenten des Komplementsystems bestehendes makromolekulares Aggregat, das durch die spezifische Bindung bivalenter (IgG) oder pentavalenter (IgM) Antikörper an multivalente lösliche Antigene und einer dadurch indizierten Aktivierung des Komplementsystems zustande kommt."

Monovalente Haptendextrane ▶ Zur Immunkomplexbildung kann es nur bei Vorliegen polyvalenter Antigene kommen. Die Zahl der Bindungsstellen, die ein Dextranmolekül für Bindungen an Antikörper zur Verfügung stellen kann, hängt von der Molekülgröße ab. Nach experimentellen Studien bilden 3–6 Glukoseeinheiten eine antigene Determinante. Somit lassen sich dem Dextran 40 etwa 25–50 und dem Dextran 60 etwa 50–80 antigene Determinanten zuschreiben. Da die Antidextran-IgG-Antikörper für jede dieser Determinanten zwei Bindungsstellen aufweisen, können sich bei der Ag-Ak-Reaktion große Immunkomplexe bilden. Ein einzelnes Dextranmolekül ist an zahlreiche IgG-Moleküle gebunden, die ihrerseits Bindungen mit weiteren Dextranmolekülen vermitteln. Hochmolekulare native Dextrane sind stark allergen, bei klinischen Dextranen ist die Allergenität zwar bereits erheblich gemindert, jedoch nicht aufgehoben. Monovalente Dextranhemmung bedeutet: Man appliziert ganz kurzkettige Dextrane, die gerade mal eine einzige Bindungsstelle mit dextranreaktiven IgG-Molekülen zur Verfügung stellen, sodass eine Vernetzung (ein „Verfilzen") von Dextranmolekülen und Antidextran-Antikörpermolekülen nicht mehr möglich ist. Ein monovalentes Dextran besteht aus Dextran mit einem mittleren Molekulargewicht von 1000 (Dextran 1) und besteht zu etwa 33% aus Ketten mit 6–8 Glukosemolekülen. Man hat errechnet: 10 mL einer 15%igen Dextran-1-Lösung reichen aus, um 15×10^{19} Antidextranantikörpermoleküle, entsprechend 40 g Antikörperprotein, zu blockieren. Durch intravenöse Vorinjektion von 10 mL einer 15%igen Dextran-1-Lösung (Promit-Injektionslösung) können die schweren Fälle von anaphylaktischen Unverträglichkeitsreaktionen bei Infusion einer Dextranlösung verhindert werden.

3.5 Gewinnung von Ergotamin aus Mutterkorn

Das Mutterkorn, Secale cornutum, ist eine der am besten untersuchten Drogen. Die Gewinnung von Drogen aus Feldanbau und durch saprophytische Submersverfahren, die Züchtung von Hochleistungsstämmen, die Chemie der Inhaltsstoffe, die Biosynthese der Mutterkornalkaloide, ihre analytischen Eigenschaften: Diesen Themen wird in den Lehrbüchern für pharmazeutische Biologie viel Platz eingeräumt. Im Unterschied dazu haben aber die Mutterkornalkaloide in der Therapie ihren früher hohen Stellenwert eingebüßt. Die nachfolgende Besprechung beschränkt sich auf folgende Themen: Gewinnung von Mutterkorn, toxikologische Bedeutung heute, Isolierung von Ergotamin und dessen therapeutischer Stellenwert.

Es gilt zunächst zu unterscheiden zwischen dem Mutterkorn als Pilz *(Claviceps purpurea)* und dem Mutterkorn als Droge, die pharmazeutisch als Secale cornutum, abgeleitet vom Gattungsnamen Secale (z. B. *Secale cereale* [Roggen] und cornutum (lat.: cornutus [gehörnt]) bezeichnet wird.

Entwicklungszyklus des Pilzes ▶ Während weitaus die meisten Pilze saprophytisch, d. h. auf totem organischem Substrat leben, gehört *Claviceps purpurea,* ein zur Klasse der Schlauchpilze (Ascomyceten) gehörender Pilz, zu den Pilzen mit parasitischer Lebensweise. Spezialisiert ist er auf eine Lebensweise auf Gramineenblüten, vorzugsweise auf Roggenblüten. Die Beschreibung des Entwicklungszyklus beginnen wir mit der Überwinterungsform, die als Sklerotium bezeichnet wird:

- Im Frühjahr wachsen aus den am Boden überwinterten Sklerotien lang gestielte, kugelige Fruchtkörperchen heraus (Stromata). Unter der Oberfläche dieser Köpfchen bilden sich ovale Behälter (Perithezien), die die Schläuche (Asci) mit jeweils 8 dünnen Ascosporen enthalten.
- Eine Ascospore, die durch Wind auf die Narbe einer Roggenblüte gelangt, keimt dort mit Pilzfäden aus, die die Samenanlage befallen (Primärinfektion). Der Fruchtknoten wird mit einem filamentösen Pilzmyzel (Sphacelia) durchzogen, das zur asexuellen Vermehrung einkernige Konidien bildet. Alkaloide werden in diesem Stadium keine gebildet.
- Durch einen vom Myzel ausgeübten Reiz scheidet die Roggenblüte eine zuckerhaltige, zähe Flüssigkeit aus, den Honigtau, der mit Konidiosporen durchsetzt ist. Gleich den Ascosporen sind auch die Konidiosporen befähigt, Roggenblüten zu infizieren. Der Honigtau lockt Insekten an, die auf diese Weise zu zahlreichen Sekundärinfektionen beitragen.
- In dem Maße, in dem das Fruchtknotengewebe der Roggenblüte vom Pilz verbraucht wird, entwickelt sich ein kompaktes (plektenchymatisches) Gewebe, das nach und nach das lockere filamentöse Myzel zur Gänze ersetzt: das Sklerotium entsteht. Nur in dieser Entwicklungsphase werden Alkaloide gebildet. Die Sklerotien überdauern auf dem Boden bis zur nächsten Blüte der Wirtspflanze.

Die Droge ▶ Das Mutterkorn bildet 1–3 cm lange und 3–5 mm dicke, halbmondförmig gekrümmte, gerundet-dreikantige, dunkelviolett bis schwarz gefärbte Körper mit abgerundeter Basis und verjüngter Spitze (Abb. 3.103). Die Droge bricht leicht. Die Bruchfläche lässt erkennen, wie das Dunkelviolette der Außenschicht allmählich in das fast weiße oder

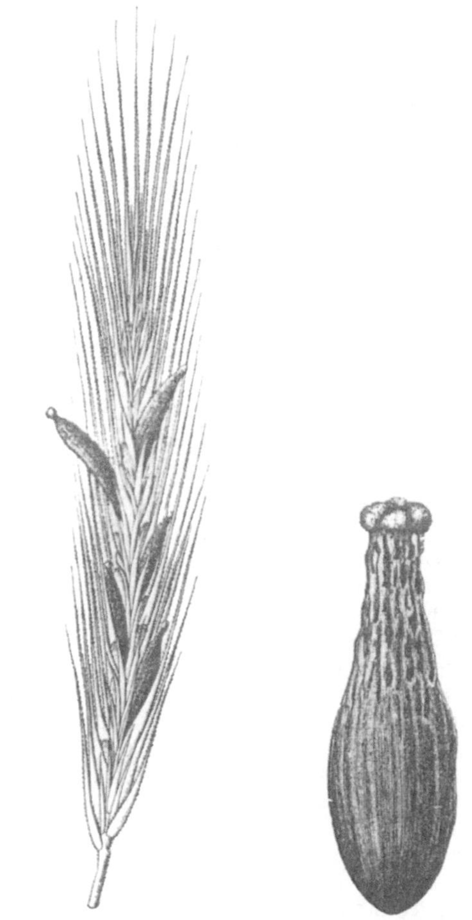

Abb. 3.103a,b. **a** Roggenähre mit mehreren in Mutterkorn umgewandelten Früchten (etwa 3/4); **b** Mutterkorn, Secale cornutum (etwa 3fach vergrößert). (Aus Gilg et al. 1927)

hellrötliche Innengewebe übergeht. Von dieser Violettfärbung leitet sich der Speziesname „purpurea" ab.

Gewinnung der Industriedroge ▶ Das zur technischen Alkaloidherstellung herangezogene Drogenmaterial stammt aus Freilandkulturen, d.h. von speziell für die Mutterkorngewinnung angelegten Roggenfeldern. Beimpft werden die Roggenblüten artifiziell mit Konidiosporen, die von Stämmen stammen, die auf besondere Eigenschaften der Alkaloidführung gezüchtet worden sind (beispielsweise hohe Gehalte an Ergotamin). Die benötigte Masse an Konidiosporen gewinnt man durch saprophytische Kultur im Oberflächen- oder im Submersverfahren. Konidien lassen sich im Gegensatz zu den Sklerotien leicht züchten. Es bildet sich in der Kultur ein dem natürlichen Sphaceliastadium vergleichbares Hyphengeflecht, das reichlich sporuliert.

Inhaltsstoffe ▶ Bis 30% fettes Öl mit hohen Anteilen an Triacylglyzeriden der Ricinolsäure; Farbstoffe der Anthrachinon- und der Xanthonreihe (Ergochromene); an die 30 Mutterkornalkaloide, die üblicherweise in 2 Gruppen eingeteilt werden: in die Säureamidalkaloide und in die Peptidalkaloide. Bauelement ist bei beiden Gruppen die Lysergsäure (Abb. 3.104).

Toxikologischer Hinweis: Gelangt Mutterkorn in Getreide und daraus hergestelltes Brot, so kann es zu Intoxikationen kommen, die früher in Form von Massenerkrankungen auftraten. Die moderne Mahltechnik ermöglicht heute ein Aussortieren der Sklerotien. Das EU-Recht schreibt vor, dass der Gehalt an Mutterkorn im Getreide nicht mehr als 0,1% betragen darf. In neuerer Zeit ist es mehrfach deswegen zu Mutterkornvergiftungen gekommen, weil nicht sachgemäß gereinigtes Getreide im Haushalt verwendet worden ist. Als Indikator für Mutterkorn in Mehl und Mehlprodukten kann die Ricinolsäure herangezogen werden.

Isolierung von Ergotamin ▶ Die Mutterkornsklerotien ergotaminreicher Stämme werden mit Aluminiumsulfat vermischt und gemahlen. Die Alkaloide liegen im sauren Milieu (Anwesenheit von Aluminiumsulfat) als Salze vor, sodass das Drogenmaterial, ohne Alkaloide mit zu extrahieren, mit lipophilen Lösungsmitteln entfettet werden kann. Nach dem Entfetten werden das Extraktionsgut mit NH_3-Gas basisch gemacht und mit dem gleichen lipophilen Lösungsmittel die nun freien Alkaloidbasen extrahiert. Die Gruppentrennung der Alkaloide erfolgt durch Säulenchromatographie an

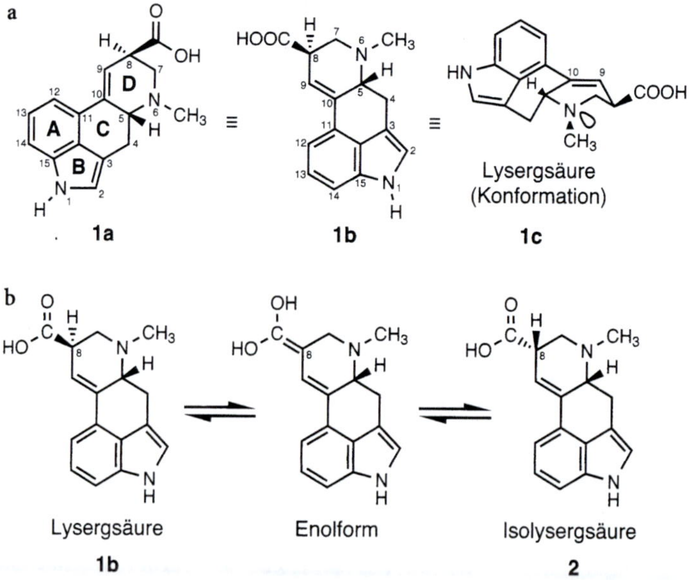

Abb. 3.104a, b. **a** Drei unterschiedliche Möglichkeiten der Formelwiedergabe von Lysergsäure. Formel **1c** deutet die Konformation a: Ring D liegt in der Halbsesselform vor; *N*-Methyl und Carboxyl sind pseudoäquatorial angeordnet. **b** Die Lysergsäure enthält 2 Chiralitätszentren, deren absolute Konfiguration als 5*R*,8*R* ermittelt wurde. Das Zentrum C-8 epimerisiert in Lösung leicht unter Bildung der Isolysergsäure und unter Änderung der spezifischen Drehung von +40° nach +281°Grad (in Pyridin)

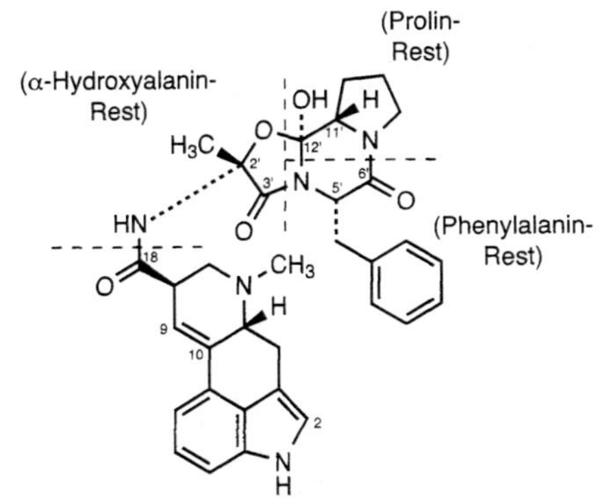

Ergotamin
[= 12'-Hydroxy-2'-methyl-5'α-(phenylmethyl) ergotaman-3',6',18-trion]

Abb. 3.105. Im Ergotamin ist die (5*R*,8*R*)-Lysergsäure säureamidartig an ein zyklisches Tripeptid gebunden

Aluminiumoxid oder Kieselgel. Zur Konstitution siehe Abb. 3.105.

Therapeutische Verwendung von Ergotamin ▶ Zur Anfallskupierung von Migräne und anderer gefäßbedingter Kopfschmerzen.

Das Wort Migräne geht auf Galens Diagnosebezeichnung „Hemicrania" (griech.: hémisis [halb]; kranίon [Schädel]) im 2. Jahrhundert n. Chr. zurück, das im Spätlateinischen zu „hemigranea" und „migranea" verkürzt wurde. Die Bezeichnung nimmt Bezug auf den meist halbseitig auftretenden Kopfschmerz. Der Kliniker unterscheidet verschiedene Migräneformen und Schweregrade. Für die Behandlung wichtig ist, ob es sich um die Behandlung des Prodromal- oder des Akutstadiums handelt oder um eine prophylaktische Intervallbehandlung. Oral einzunehmende Arzneimittel sind in der Regel nur bei Patienten angebracht, bei denen sich die Symptome prolongiert entwickeln, also nicht schlagartig einsetzen. Leichte Fälle werden mit Nichtopioidanalgetika behandelt. Ergotamin und Dihydroergotamin sind der Behandlung schwererer Migränefälle vorbehalten.

Zitierte Literatur

Amábile-Cuevas CF, Cárdenas-Gareía M (1996) Antibiotic resistance: Merely the tip of the iceberg of plasmid-driven bacterial evolution. In: Amábile-Cuevas CF (ed) Antibiotic resistance: from molecular basis to therapeutic options. Springer, Berlin Heidelberg New York Tokyo Landes, Austin, p 35–56

Baenkler HW (1992) Faszination Immunologie. Hippokrates, Stuttgart

Böttger EC, Kern P (1999) Molekulare Mechanismen und klinische Aspekte der Resistenz. In: Ganten D, Ruckpaul K (Hrsg) Handbuch der Molekularen Medizin, Bd 4: Immunsystem und Infektiologie. Springer, Berlin Heidelberg New York Tokyo

Bundschuh G, Schneeweiss B, Bräuer H (1988) Lexikon der Immunologie. Akademie Verlag, Berlin, und Medical Service, München, S 644

Crueger E, Crueger A (1989) Biotechnologie der angewandten Mikrobiologie, 3. Aufl. Oldenbourg, München Wien

Davies BD (1988) Mechanism of action of aminoglycosides antibiotics. In: Davies BD, Ichikawa D, Maeda K, Mitscher LA (Eds) Horizons on antibiotic research. Japan Antibiotics Research Association, Tokyo, p 19–30

Degar S, Prince AM, Pascual D, Lavie G et al. (1992) Inactivation of the human immunodeficiency virus by hypericin: evidence for phytochemical alterations of p24 and a block in uncoating. AIDS Res Hum Retroviruses 8: 1929–1936

Dose K (1996) Biochemie, eine Einführung, 5. Aufl. Springer, Berlin Heidelberg New York Tokyo

Dowson CG, Tracey JC, Spratt BG (1994) Origin and molecular epidemiology of penicillin-binding-protein-mediates resistance to β-lactam antibiotics. Trend Microbiol 2: 361–366

Drews J (1990) Immunopharmacology, principles and perspectives. Springer, Berlin Heidelberg New York Tokyo

Drößler K, Gemsa D (2000) Wörterbuch der Immunologie, 3. Aufl. Spektrum, Heidelberg Berlin

Fescharek R (1996) Impfstoffe und Allergenextrakte. In: Hänsel R, Hölzl J (Hrsg) Lehrbuch der Pharmazeutischen Biologie. Springer, Berlin Heidelberg New York Tokyo, S 419–432

Gilg E, Brandt W, Schürhoff PN (Hrsg) (1927) Pharmakognosie, 4. Aufl. Springer, Berlin, S 23

Gräfe U (1992) Biochemie der Antibiotika: Struktur – Biosynthese – Wirkmechanismus; Spektrum, Heidelberg Berlin New York, S 248, 301, 507

Hahn H, Falke D, Kaufmann SHE, Ullmann U (Hrsg) (1999) Medizinische Mikrobiologie und Infektiologie, 3. Aufl. Springer, Berlin Heidelberg New York Tokyo, S 175

Hahn H, Falke D, Klein P (Hrsg) (1994) Medizinische Mikrobiologie, 2. Aufl. Springer, Berlin Heidelberg New York Tokyo, S 15

Hammond SM, Lambert PA (1978) Antibiotics and antimicrobial action. E. Arnold, London. In: Hock B, Elstner EF (Hrsg) (1995) Schadwirkungen auf Pflanzen. 3. Aufl. Spektrum, Heidelberg Berlin Oxford, S 238

Hock B, Elstner EF (Hrsg) (1995) Schadwirkungen auf Pflanzen. Spektrum, Heidelberg Berlin Oxford, S 218–283, insbes. 237 (Gramicidin A) und 238 (Polyen-Sterol-Pore)

Jawetz E, Melnick JL, Adelberg EA (1980) Medizinische Mikrobiologie, 5. Aufl. Springer, Berlin Heidelberg New York, S 175

Jungermann K, Möhler H (1980) Biochemie. Springer, Berlin Heidelberg New York, S 439

Karlson P (1988) Biochemie. Thieme, Stuttgart New York

Kindl H (1994) Biochemie der Pflanzen, 4. Aufl. Springer, Berlin Heidelberg New York Tokyo, S 223

Knippers R (1997) Molekulare Genetik, 7. Aufl. Thieme, Stuttgart New York. S 210

Lancini G, Parenti F (1982) Antibiotics. An integrated view. Springer, Berlin Heidelberg New York, p 44

Löffler G, Petrides PE (1997) Biochemie und Pathobiochemie, 5. Aufl. Springer, Berlin Heidelberg New York Tokyo, S 183

Mendelsohn J (1995) Neoplastische Erkrankungen. In: Schmailzl KJG (Hrsg) Harrisons Innere Medizin, Bd 2. Blackwell, Berlin, S 2123–2137

Mims CA (1981) Infektion und Abwehr, Witzstrock, Baden-Baden Köln New York, S 209

Nelson D, Cox M (2001) Lehninger Biochemie, 3. Aufl. Springer, Berlin Heidelberg New York Tokyo, S 1069, 1127

Nirenberg MW, Matthaei JH (1961) The dependence of cell-free protein synthesis in Escherichia coli upon naturally occurring or synthetic polynucleotides. Proc Natl Acad Sci 47: 1588

Nomura M (1969) Ribosomes. Sci Am 10: 28

Olsen GJ, Woese CR, Overbeck R (1994) Minireview: The winds of evolutionary change: breathing new life into microbiology. J Bacteriol 176: 1–6

Ovchinnikow Y, Ovchinnikow A (1974) Membrane active complexones. Chemistry and biological functions. FEBS Lett 44: 1

Rang HP, Dale MM, Ritter JM (1995) Pharmacology, 3rd edn. Churchill Livingstone, Edinburgh

Rang HP, Dale MM, Ritter JM (1999) Pharmacology, 4th edn. Churchill Livingstone, Edinburgh

Rehm HJ (1980) Industrielle Mikrobiologie, 2. Aufl. Springer, Berlin Heidelberg New York, S 83

Reiner R (1974) Antibiotica und ausgewählte Chemotherapeutica. Thieme, Stuttgart

Ries AA, Wells JG, Olivola D et al. (1994) Epidemic Shigella dysenterieae type 1 in Burundi: panresistance and implications for prevention. J Infect Dis 169: 1035–1041

Rote Liste (2001) Arzneimittelverzeichnis für Deutschland. Rote Liste Service GmbH (Hrsg). Edition Cantor, Aulendorff

Russell PJ (1983) Genetik. Springer, Berlin Heidelberg New York, S 5–6

Salyers AA, Shoemaker NB (1996) More than just plasmids: newly discovered gene transfer agents and their implications for controlling the spread of resistance. In: Amábile-Cuevas CF (ed) From molecular basis to therapeutic options. Springer, Berlin Heidelberg New York Tokyo, und Landes, Austin, p 1–18

Schubert R, Wagner G (1993) Botanisches Wörterbuch, 11. Aufl. Ulmer, Stuttgart

Sengbusch P von (1977) Einführung in die Allgemeine Biologie, 2. Aufl. Springer, Berlin Heidelberg New York, S 26 (Fluktuationstest), 218 (Rekonstitutionsexperiment)

Sengbusch P von (1979) Molekular- und Zellbiologie. Springer, Berlin Heidelberg New York, S 252

Singer SJ (1975) Architecture and topography of biological membranes. In: Weissmann G, Claiborne R (eds) Cell membranes. HP Publishing, New York, p 35–44

Steglich W, Fugmann B, Lang-Fugmann S (Hrsg) (1997) Römpp-Lexikon Naturstoffe. Thieme, Stuttgart New York, S 164

ter Meulen V (1994) Orthomyxoviren, Influenza (Grippe). In: Brandis H, Köhler W, Eggers HJ, Pulverer G (Hrsg) Medizinische Mikrobiologie, 7. Aufl. Fischer, Stuttgart Jena New York, S 831–835

Vergnano M, Sassella D (1973) Rassegna Medica. Gruppo Lepitit, Milano. In: Lancini G, Parenti F (1982) Antibiotics. An integrated view. Springer, Berlin Heidelberg New York, S 44

Waksman SA (1950) Microbial antagonisms and antibiotic substances. Commonwealth Fund, New York

Wiedemann B (2000) Mechanismen und Epidemiologie der Antibiotikaresistenz. Internist 41: 1205–1215

Zähner H (1965) Biologie der Antibiotika. Springer, Berlin Heidelberg New York

Zimmer TL, Froyshov O, Laland SG (1979) Peptide antibiotics. In: Rose AH (ed) Economic microbiology, vol 3. Secondary products of metabolism. Academic Press, London, p123–150

Weiterführende Literatur

Antibiotika

Alberts B, Bray D, Johnson A, Lewis J, Raff M, Roberts K, Walter P (2001) Lehrbuch der Molekularen Zellbiologie. Wiley-VCH, Weinheim New York Chichester

Brandis H, Eggers HJ, Köhler W, Pulverer G (Hrsg) (1994) Lehrbuch der Medizinischen Mikrobiologie, Fischer, Stuttgart Jena New York

Hahn H, Klein P, Giesbrecht P (1994) Die Bakterienzelle. In: Hahn H, Falke D, Klein P (Hrsg) Medizinische Mikrobiologie, 2. Aufl. Springer, Berlin Heidelberg New York Tokyo, S 11–24

Hahn H, Klein P, Giesbrecht P (1999) Bakterien: Definition und Morphologie. In: Hahn H, Falke D, Kaufmann SHE, Ullmann U (Hrsg) Medizinische Mikrobiologie und Infektiologie, 3. Aufl. Springer, Berlin Heidelberg New York Tokyo, S 173–182

Harder S, Paul M, Unger T (Hrsg) (1998) Goodman & Gilman, Pharmakologische Grundlagen der Arzneitherapie. Dt. Ausgabe d. 9. Aufl. McGraw-Hill, London

Heisig P, Wiedemann B (2001) Wirkungs- und Resistenzmechanismen der Chinolone. Pharmazie in unserer Zeit 30: 382–393

Hennig W (1998) Genetik, 2. Aufl. Springer, Berlin Heidelberg New York Tokyo

Hof H, Müller RL, Dörries R (Hrsg) (2000) Mikrobiologie, Thieme, Stuttgart New York

Laufs R (1994) Plasmide und Transposons. In: Brandis H, Eggers HJ, Köhler W, Pulverer G (Hrsg) Lehrbuch der Medizinischen Mikrobiologie. Fischer, Stuttgart Jena New York, S 114–119

Lucius R, Loss-Frank B (1997) Parasitologie: Grundlagen für Biologen, Mediziner, Veterinärmediziner. Spektrum, Heidelberg Berlin

Matthes E, Langen P (1997) Antivirale Metaboliten. In: Ganten D, Ruckpaul K (Hrsg) Handbuch der Molekularen Medizin, Bd 1: Molekular- und zellbiologische Grundlagen. Springer, Berlin Heidelberg New York Tokyo, S 266–301

Mittermayer H (1994) Mikrobielle Besiedlung des gesunden Menschen. In: Brandis H, Eggers HJ, Köhler W, Pulverer G (Hrsg) Lehrbuch der Medizinischen Mikrobiologie. Fischer, Stuttgart Jena New York, S 181–188

Nuhn P (2000) Resistenz. Dtsch Apoth Ztg 140: 5544–5556

Salyers AA, Shoemaker NB, Li LY et al. (1995) Conjugative transposons: an unusual and diverse set of integrated gene transfer element. Microbiol Rev 59: 579–590

Wagenitz G (1996) Wörterbuch der Botanik, Fischer, Jena Stuttgart Lübeck Ulm

Immunmodulatoren und Impfstoffe

Blatz R (1999) Medizinische Mikrobiologie und Immunologie systematisch. Uni-med, Bremen

Fleischer A, Hörauf A (1999) Spezifische Mechanismen der immunologischen Immunabwehr. In: Ganten D, Ruckpaul K (Hrsg) Handbuch der Molekularen Medizin, Bd 4. Springer, Berlin Heidelberg New York Tokyo, S 341-366

Glick BR, Pasternak JJ (1995) Molekulare Biotechnologie, Spektrum, Heidelberg Berlin

Hacker J, Heesemann J (2000) Molekulare Infektionsbiologie. Interaktionen zwischen Mikroorganismen und Zellen. Spektrum, Heidelberg Berlin

Keusch GT, Bart KJ (1995) Prinzipien und Praxis des Impfschutzes. In: Schmailzl KJG (Hrsg) Harrisons Innere Medizin, Bd 1. Blackwell, Berlin, S 589–605

Mertens T (1994) Grundlagen der aktiven Schutzimpfung und der passiven Immunisierung. In: Brandis H, Köhler W, Eggers HJ, Pulverer G (Hrsg) Lehrbuch der Medizinischen Mikrobiologie, 7. Aufl. Fischer, Stuttgart Jena New York, S 267–290

Romagnanin S (1997) The Th1/Th2 paradigm. Immunol Today 18: 263–265

Salyers AA, Whitt DD (2001) Microbiology - diversity, disease, and the environments. Fitzgerald Science Press, Bethesda/MD

Schödel F (1999) Impfstoffe. In: Ganten D, Ruckpaul K (Hrsg) Handbuch der molekularen Medizin, Bd 4. Springer, Berlin Heidelberg New York Tokyo, S 367–385

Sprenger H, Gemsa D (1999) Angeborene Mechanismen der Infektabwehr. In: Ganten D, Ruckpaul K (Hrsg) Handbuch der molekularen Medizin, Bd 4. Springer, Berlin Heidelberg New York Tokyo, S 317–340

Medizinische Dextrane

Behne M, Marschner JP (1996) Volumenersatz. In: Rietbrock N, Staib AH, Loew D (Hrsg) Klinische Pharmakologie, 3. Aufl. Steinkopff, Darmstadt, S 301–318

Ljungström KG (1995) Hapten inhibition of dextran reactions. Ten years of experience with dextran 1. Brit J Anaest 74(Suppl1): 127

Ergotamin und Mutterkorn

Diener HC, May A (1994) Schmerztherapie bei chronischem Kopfschmerz und Migräne. Internist 35: 26–31

Peroutka SJ (1996) Substanzen für die Behandlung der Migräne. In: Hardman JG, Limbird LL (Hrsg, dt. Ausg.: Dominiak P, Harder S, Paul M, Unger T) Goodman & Gilman, Pharmakologische Grundlagen der Arzneitherapie. McGraw-Hill, Frankfurt am Main, S 503–519

4 Biologische Grundlagen der antiviralen Chemotherapie

Rudolf Hänsel

EINLEITUNG

Klassische Antibiotika, d. h. Substanzen aus Mikroorganismen, spielen als Arzneistoffe in der antiviralen Chemotherapie keine Rolle: Virustatika sind in überwiegender Mehrzahl synthetischer Herkunft. Den biologischen Mechanismen der antiviralen Wirkungen, ebenso der Herausbildung von Resistenzen als Antwort auf eine antivirale Therapie, liegen aber biologische Phänomene zugrunde, die unabhängig von der Herkunft der antiviralen Substanz funktionieren. Man darf somit in einem Lehrbuch der pharmazeutischen Biologie Informationen darüber erwarten, wie das chemotherapeutische Prinzip der selektiven Toxizität Viren gegenüber zur Geltung kommt, aber auch darüber, warum die Möglichkeiten der antiviralen Chemotherapie im Vergleich zu den Möglichkeiten einer antibakteriellen Chemotherapie eng begrenzt sind. Der erste Teil bringt eine Einführung in die Virologie, beschränkt auf Inhalte, die zum Verständnis des zentralen zweiten Teiles notwendig sind. Den Schwerpunkt des zweiten Teils (ab Seite 382) bildet die Beschreibung von Replikationszyklen einiger wichtiger humanpathogener Viren, insbesondere im Hinblick auf Wechselwirkungen zwischen Virus und Wirtszelle, die die Nutzung zellulärer Mechanismen für die Virusreplikation ermöglichen. Daraus resultieren Kenntnisse über *virusspezifische wirtsunabhängige Einzelschritte des Replikationszyklus*. Erst sie bieten die Grundlage für eine selektive Viruschemotherapie. Ausführungen zur Resistenzentwicklung, die bei den Bakterien einen breiten Raum einnehmen, treten an Umfang zurück, einfach deshalb, weil es bei den Viren keine vergleichbare Vielfalt an unterschiedlichen Resistenzmechanismen gibt.

4.1 Zur Biologie der Viren

Der Virusbegriff ▶ Viren sind vermehrungsfähige Komplexe aus Nukleinsäuren, Proteinen und zum Teil Lipiden in definierter Partikelform. Sie besitzen das Vermögen, in Wirtszellen einzudringen, deren Stoffwechselapparat zur eigenen Replikation zu verwenden und unter Schädigung dieser Zellen die Produktion von Virennachkommen auszulösen. Viren sind somit obligat intrazelluläre Parasiten. Viren können in unterschiedlichen Zustandsformen vorliegen:

- Statisch außerhalb einer Wirtszelle und dann als Virion (Plural: Viria, auch Virione) oder als Viruspartikel bezeichnet,
- dynamisch innerhalb von Wirtszellen bei der Replikation,
- als Provirus integriert in das Genom der Wirtszelle (z. B. das HI-Virus) und
- „episomal" in der latenten Persistenz (z. B. das Varizellenvirus in Ganglienzellen).

Hinweis: Der Ausdruck „Virus" wird teils als Oberbegriff für die genannten Stadien verwendet, teils als Synonym zum Wort „Viruspartikel".

Aufbau der Viruspartikel ▶ Die nachfolgende Zusammenstellung sollte in Verbindung mit den Abb. 4.1 bis 4.3 gelesen werden. Viruspartikel sind zwischen 20 und 250 nm groß. Folgende Begriffe für die Elemente, die Viruspartikel (Viria, Virione) aufbauen, sind gebräuchlich:

- *Virusgenom:* besteht aus einem (in der Regel) oder mehreren (Arena-, Bunya-Viren) Nukleinsäuremolekülen.
- *Nukleoprotein-Core* (engl.: core [Kern]): besteht nach einer Definition von Salyers u. Whitt (2001) aus der viralen Nukleinsäure zusammen mit Proteinen. Die Proteine des Nukleoprotein-Cores haben teils eine strukturelle Funktion (wie Stabilisierung der viralen Nukleinsäure während Anfangs- und Endstadium der Virusreplikation), teils enzymatische Funktionen (Beispiel: Reverse Transkriptase).
- *Kapsid:* der Proteinmantel, der das Nukleoprotein-Core umhüllt.
- *Kapsomere:* eine Struktureinheit aus Polypeptiden, die nach ihrem Zusammenbau das Kapsid bilden.
- *Nukleokapsid:* Der Komplex aus Kapsid und Nukleoprotein-Core. Nukleokapside stellen bei einem Teil der Viren (z. B. Polioviren) die gesamte

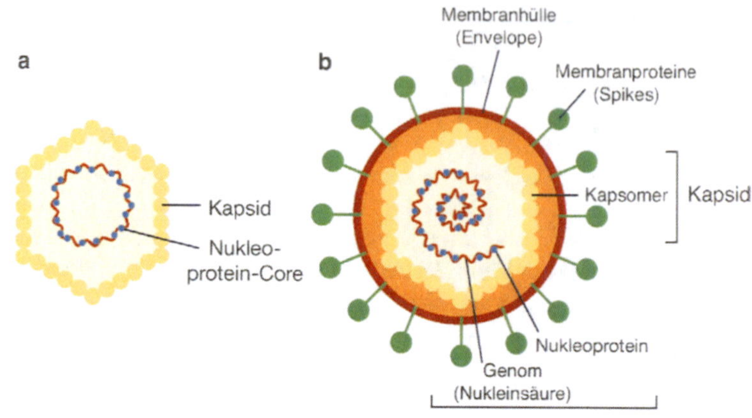

Abb. 4.1a, b. Schema zum Aufbau von Viruspartikeln. Bestandteile eines **a** nackten Viruspartikels und **b** eines Viruspartikels mit Hülle. Zwischen Kapsid und Hülle befindet sich bei manchen Viren, beispielsweise bei den Tollwutviren, ein so genanntes Matrixprotein (nicht eingezeichnet)

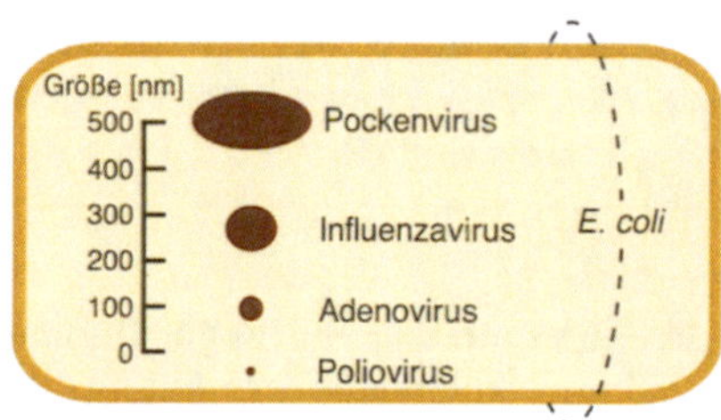

Abb. 4.2. Größenverhältnisse verschiedener Viren im Vergleich zur Größe des Bakteriums *E. coli*. Die Größe der Viren variiert zwischen 20 und 250 nm

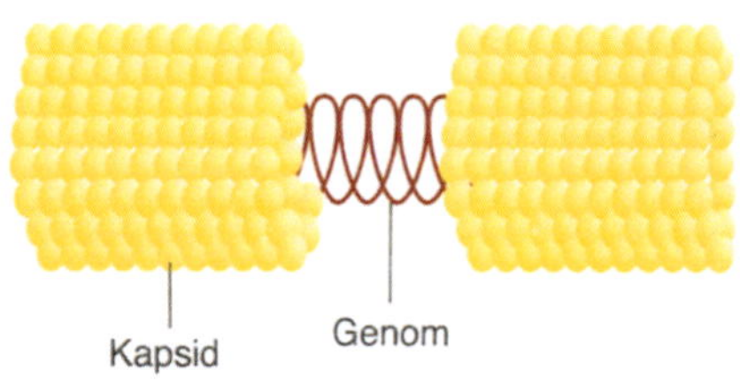

Abb. 4.3. Die Proteine der Kapsomere bilden spontan Strukturen, in denen die virale Nukleinsäure eingelagert ist. Am häufigsten sind helikale („tubuläre" Viren) und ikosaedrische („sphärische" Viren) Strukturen. (Aus Green u. Goldberger 1971)

Virusstruktur dar. Man bezeichnet diese Viren als nackte Viren.

- *Envelope (Hülle)*: besteht aus Lipiden, Proteinen und Kohlenhydraten. Diese Bestandteile stammen großenteils von den Wirtszellen ab, insbesondere von der zellulären Zytoplasmamembran oder Membranen zytoplasmatischer Organellen. Das Envelope wird während der Freisetzung des Nukleokapsids aus der infizierten Zelle durch einen als „Knospung" (engl.: budding) bezeichneten Prozess gebildet (s. S. 400). Eingelagert in das Grundmaterial sind viral kodierte Glykoproteine, ihrer Form wegen als „spikes" bezeichnet. Die Glykoproteine dienen zum Festmachen des Viruspartikels an seinem zellulären Rezeptor.

Variabilität von Virusgenomen ▶ Während alle nichtviralen Organismen ein doppelsträngiges DNA-Genom besitzen, liegt die genetische Information bei den verschiedenen Klassen von Viren in unterschiedlichen Nukleinsäuren vor: als DNA oder als RNA, die beide jeweils als Einzelstrang (ss, für engl.: single-stranded) oder als Doppelstrang (ds, double-stranded) auftreten können. Die DNA liegt in der Regel doppelsträngig vor, die RNA hingegen einzelsträngig. Es gibt aber Ausnahmen: den Parvoviren kommt eine einzelsträngige DNA zu (ssDNA); die Hepatitis-B-Viren weisen zwar im Prinzip eine dsDNA auf, doch liegt einer der beiden Stränge bis zu 50% als inkompletter Einzelstrang vor (s. auch S. 396).

Die virale ssRNA kann unterschiedliche Polarität aufweisen: Das Einzelstranggenom kann die Polarität einer mRNA aufweisen, und es wird daher von der Wirtszelle unmittelbar in Proteine translatiert. Diese Art der ssRNA wird durch den Zusatz (+) gekennzeichnet. Das Einzelstrang-ssRNA-Genom kann aber auch *anti*-mRNA-Polarität aufweisen und wird dann durch den Zusatz (–) gekennzeichnet. Abbildung 4.4 zeigt die bei humanpathogenen Virenarten auftretenden Genome.

RNA-Genome sind mutationsfreudig ▶ Viele RNA-Viren zeichnen sich durch die Eigenschaft aus, rasch Mutanten auszubilden, eine von mehreren Ursachen, die eine antivirale Chemotherapie erschweren. Zu den mutationsfreudigen Viren gehören beispielsweise das Influenza- und das HI-Virus. Gründe für die erhöhte Mutationsrate: Zum einen ist die RNA an und für sich ein chemisch weniger stabiles Molekül als die DNA, und zum anderen machen die Enzyme, die die RNA synthetisieren, mehr Ablesefehler als die DNA-Polymerasen. Darüber hinaus besteht auch kein RNA-Fehlpaarungs-Korrektursystem, das Ablesefehler entfernt.

Die Art des Virusgenoms bedingt die Replikationsstrategie ▶ Wie auch immer das Ausgangsgenom aufgebaut ist: Zur Informationsumsetzung der im Genom gespeicherten Informationsinhalte muss die genomische Nukleinsäure als Erstes mRNA bilden. Dazu werden an anderer Stelle konkrete Beispiele gebracht. Tabelle 4.1 bringt eine Übersicht über die Arten von Nukleinsäuren bei Viren und einige Beispiele für die einzelnen Nukleinsäuresorten.

In der Wirtszelle trifft die virale mRNA auf die wirtseigene mRNA. Lassen sich die beiden Sorten von mRNA unterscheiden? Die *zelluläre* mRNA ist hinsichtlich ihrer Synthese DNA-abhängig: Sie kann niemals durch Autoreplikation von bereits existierenden RNA-Molekülen synthetisiert werden, sondern ausschließlich durch Ablesen und Transkribieren der zellulären DNA. Die *virale* mRNA besitzt demgegenüber die Fähigkeit, sich selbst, d. h. ohne die Mitwirkung von DNA, zu reduplizieren: Sie benutzt ihr eigenes Molekül als Matrize.

Wie Viren den Stoffwechsel der Wirtszelle umstellen ▶ Viren verfügen über keinen eigenen Stoffwechsel. Sie vermehren sich in der Wirtszelle und verwenden dazu Stoffe, Enzymsysteme und den Energievorrat der Wirtszelle. Die Umlenkung des Stoffwechsels der Wirtszelle erfolgt rasch. Bereits

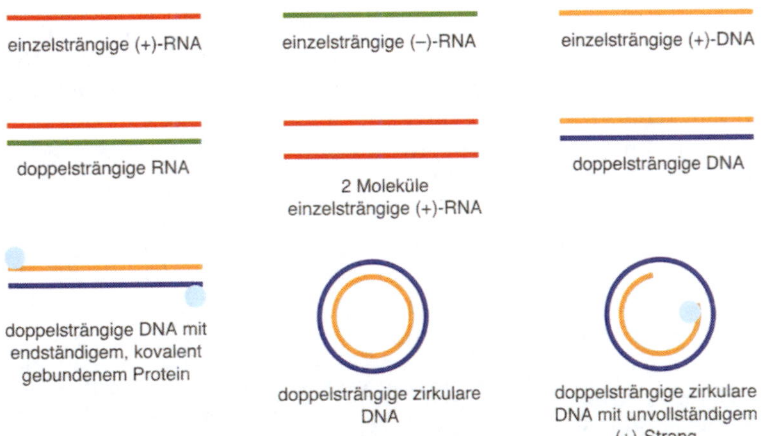

Abb. 4.4. Schematische Darstellung verschiedener viraler Genome. Beispiele: Einzelsträngige (–)-RNA: Influenzavirus, Tollwutvirus; einzelsträngige (+)-DNA: Parvovirus (→ grippaler Infekt mit Fieber); doppelsträngige RNA: Reovirus; zwei Moleküle einzelsträngige (+)-RNA: HI-Virus; doppelsträngige DNA: Herpesvirus; doppelsträngige DNA mit kovalent gebundenen Endoproteinen: Adenovirus; doppelsträngige zirkulare DNA mit unvollständigem (+)-Strang: Hepatitis-B-Virus (HBV)

Tabelle 4.1. Transkription verschiedener Genomnukleinsäuren in virale mRNA

Art der Virus-nukleinsäure	Intermediär-stufe	Beispiele	Anmerkungen
ss(+)-RNA	(±)RNA	Picornaviren	Virus-NS dient als mRNA; NS ist infektiös
ss(+)-RNA	(−)DNA → (±)DNA	Retroviren	Virion enthält RT: Virus-NS ist nicht infektiös; cDNA aus transformierten Zellen ist wiederum infektiös
ss(−)-RNA	Keine	Rhabdoviren (Tollwut), Paramyxoviren, Orthomyxoviren (Mumps, Masern)	Virus-NS nicht infektiös; Virion enthält RNA-Polymerase
ds(±)-RNA	Keine	Reoviren	–
ds(±)-DNA	Keine	Die meisten DNA-Viren, z. B. Herpesviren	Genom helikal (Herpesviren) oder zirkular (Papillomviren). Isolierte NS meist infektiös

NS Nukleinsäure; *RT* Reverse Transkriptase; *cDNA* zur mRNA komplementäre DNA; *ss* einzelsträngig; *ds* doppelsträngig.

wenige Minuten nach dem Eintritt in die Zelle beginnt die Zelle virusspezifische Nukleinsäure und Proteine zu synthetisieren. Offenbar muss das Virus der Wirtszelle Informationen aufdrängen, die den zellulären Stoffwechsel zu Gunsten der Viruszelle umstellen. Die Strategien der Viren, um die Wirtszelle auszutricksen, sind höchst unterschiedlich, so wie kein viraler Lebenszyklus dem anderen gleicht. Zwar sind viele Details der entsprechenden Mechanismen noch nicht entschlüsselt, wichtig – aus der Sicht der Viren – ist es, zunächst den wirtseigenen Transkriptions- und Translationsapparat zu stoppen.

- *Interaktionen mit dem DNA-Syntheseapparat.* Einige DNA-Viren reduzieren die zelluläre DNA-Synthese mit dem Ergebnis, dass der zelluläre Pool an Präkursoren der DNA-Synthese und/oder an zellulären DNA-replizierenden Polymerasen für die Synthese viraler DNA freigehalten wird.
- *Interaktion mit dem Transkriptionsapparat.* Kleine RNA-Viren blockieren die zelluläre Transkription. Als Konsequenz daraus werden keine neuen zellulären mRNA-Moleküle gebildet: Der Pool an Nukleinsäurepräkursoren steht zur viralen RNA-Synthese zur Verfügung.
- *Interaktion mit der zellulären RNA-Prozessierung.* Die Transkription kann auch indirekt gehemmt werden. So wird beispielsweise der Transport zellulärer mRNA aus dem Zellkern durch bestimmte Proteine des Herpes-simplex-Virus blockiert.
- *Interaktion mit dem Translationsapparat.* Eine einzigartige Strategie haben die Influenzaviren entwickelt, indem sie die 5′-Cap-Struktur der eukaryoten m-RNA kappen und den Translationsapparat in virale Dienste stellen (Abb. 4.5). Picornaviren, zu denen das Poliovirus gehört, setzen das Protein, an das sich die Cap-Struktur bei der Initiation bindet, außer Funktion und schalten auf diese Weise die Proteinsynthese der Wirtszelle ab. Das Genom des Poliovirus hat mRNA-Polarität und kann über spezielle RNA-Sequenzen ohne Cap-Struktur an Ribosomen binden.

Eukaryote mRNA ist nur dann funktionsfähig, wenn sie nach ihrer Synthese posttranskriptional mit einer so genannten Cap-Struktur (s. Abb. 4.5) versehen wird. Die 7-Methylguanosin-Gruppe der Cap-Struktur funktioniert als ein Signal für das „Einfädeln" von mRNA in Ribosomen und somit für den Start der Translation. Das Influenzavirus baut nun nicht eine eigene funktionstüchtige Cap-Struktur nach: Die Virusreplikase besitzt eine spezifische Endonuklease, mittels derer die Cap-Struktur von der eukaryoten mRNA abgespalten wird (und zusätzlich 10–12 Nukleotide). Das Ergebnis ist eine virale RNA von der Polarität einer mRNA und versehen mit einer Cap-Struktur.

Virusbefall und Folgen für die Wirtszelle ▶ Viren haben, wie an den Beispielen gezeigt, Möglichkeiten entwickelt, den kompletten Syntheseapparat der

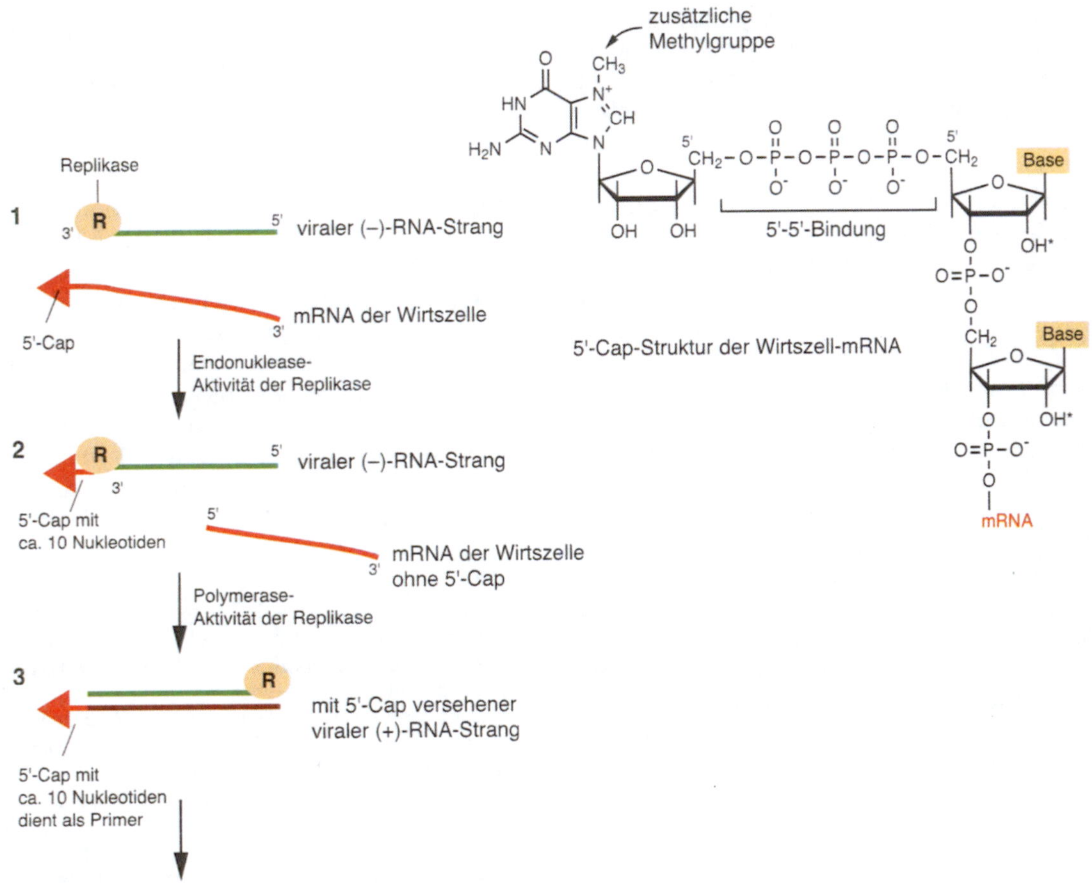

Abb. 4.5. *Linker Teil:* Wie das Influenzavirus den Translationsapparat der Wirtszelle für die eigene Replikation umfunktioniert. (**1**) Die virale Replikase *R* bindet an den viralen (–)-RNA-Genomstrang und lagert sich an das 5′-Cap-Ende einer viralen mRNA an. (**2**) Die Endonukleaseaktivität der *R* spaltet die 5′-Cap-Struktur von der Wirtszellen-mRNA ab; zurückbleibt der nun nicht mehr transkribierbare Teil der Wirts-mRNA. (**3**) Mittels der assoziierten 5′-Cap-Struktur wird der virale (–)-Strang zu einem mit 5′-Cap versehenen (+)-Strang mit mRNA-Polarität kopiert. (**4**) Die mit 5′-Cap versehene und somit transkribierbare virale RNA steht bereit zur Translation des viralen Genoms mit den von der Wirtszelle bereitgestellten Proteinvorstufen. *Rechter Teil:* Die Cap-Struktur eukaryotischer mRNA-Moleküle besteht aus einem modifizierten G, dem *N*-7-Methyl-guanosin, das mit dem 5′-Ende über eine Triphosphatbrücke in ungewöhnlicher Weise an das 5-OH und nicht an das 3′-OH des nächsten Nukleotids gebunden ist. Zur Funktion der Cap-Struktur, s. Text

Zelle – Nukleinsäure- und Proteinsynthese – so zu beeinflussen, dass vorzugsweise virale Produkte entstehen. Die Folgen für die Zelle sind, abhängig von der Vermehrungsstrategie des Virus, unterschiedlich. In Frage kommen Zytolyse, Apoptose oder Latenz.

Zytolyse auslösende Viren stören den Zellstoffwechsel in einer Weise, die es der infizierten Zelle verunmöglicht, die Integrität aufrechtzuerhalten: Sie stirbt unter Freisetzung der neuen Viruspartikel ab. Man spricht von einem lytischen Infektionszyklus der betreffenden Viren. Zellen, die auf diese Weise zugrunde gehen, gefährden ihre Nachbarzellen, indem sie neue Viruspartikel freisetzen.

Aus der Sicht des Virus ist es nachteilig, wenn die Zelle auf den Virusbefall mit *Apoptose* (griech.: ápo [von, weg]; ptósis [Fall, also Herabfallen, gemeint ist der herbstliche Laubfall]) reagiert, da bei diesem „programmierten Zelltod“ die Zelle selbst ihre Makromoleküle abbaut und alle Lebensfunktionen einstellt. Dem Virus wird dadurch die Möglichkeit abgeschnitten, sich zu replizieren. Dieser programmierte, geordnete Zelltod ist im Grunde eine immunologische Antwort auf den viralen Zellenbefall, ausgelöst durch zytotoxische T-Zellen (syn.: T_c-Zellen, Killer-T-Zellen). Die Immunantwort auf eine virale Infektion kann an dieser Stelle nicht näher besprochen werden. Einige Virusarten begegnen dieser Strategie, indem sie die Apoptose abbremsen, zumindest für die Zeitspanne, die nötig ist, ihren Replikationszyklus zu vollenden.

Die dritte Möglichkeit, auf Virusbefall zu reagieren, ist die *Latenz* (lat: latere [verborgen sein]). Darunter wird verstanden, dass das Virus über lange Zeiträume hin Wirtszellen besiedelt, ohne dabei die Wirtszelle zu zerstören. Ein bekanntes Beispiel dafür ist das *Herpes-simplex-Virus (HSV).* Von der Haut oder den Schleimhäuten aus gewinnt das Virus Zugang zu den sensorischen Nervenendigungen des zuständigen Dermatoms; im Falle einer oralen Infektion wird meist das Trigeminusganglion besiedelt. Dort vermehrt sich das Virus etwa 6–8 Tage lang. Das Virus kann aber offensichtlich nicht durch körpereigene immunologische Mechanismen eliminiert werden, vielmehr persistiert die Virus-DNA in zirkulärer Form ein Leben lang. Man spricht daher auch von einer latenten Persistenz (s. unten).

Verlaufsformen viraler Infektionen ▶ Es gibt zwei typische Formen einer Virusinfektion, erstens die akute Infektion und zweitens die persistierende Infektion. Die akute Infektion ist von begrenzter Dauer; an ihrem Ende steht in der Regel die vollständige Eliminierung des Virus durch die Immunabwehr und die Etablierung eines immunologischen Gedächtnisses für das verursachende Virus. In anderen Fällen gelingt es dem Virus, sich der immunologischen Kontrolle zu entziehen: es kommt dann zu persistierenden Formen der Infektion. Eine persistierende Infektion kann nicht selten für dauernd im Organismus verbleiben. Orte der Persistenz sind Neuronen von sensorischen Ganglien (Beispiel: Herpes-simplex-Virusinfektion), Zellen und Organe des Immunsystems (Beispiel: humanes Immundefizienzvirus, HIV) und Leberzellen (Beispiel: Hepatitis-C-Virus).

Wegen der allgemeinen Verbreitung – der Durchseuchungsgrad in Deutschland beträgt 95 % – soll auf eine Besonderheit des *Herpes-simplex-Virus 1 (HSV1)* eingegangen werden: auf die Reaktivierung des HSV1-Genoms unter Ausbildung klinischer Symptome. Auslösende Ursachen können sein: UV-Bestrahlung (Gletscherbrand), Nervenreizung (zahnärztliche Behandlung), Fieber („Fieberbläschen“) oder hormonelle Einflüsse (Menstruation); auch psychische Belastung wird als auslösende Noxe für möglich gehalten. Das reaktivierte Virus wandert auf neuralem Wege zurück zur Peripherie; es verlässt die Nervenendigungen, gewinnt Zugang zu den Epithelzellen und vermehrt sich dort. Es weicht der Immunabwehr in der Peripherie (Antikörper) dadurch aus, dass es – unter Umgehung des Interzellularraumes – über Zellkontakte direkt von Zelle zu Zelle vordringt.

Verhalten von Viren gegenüber äußeren Einflüssen ▶ Alle Viren können bei tiefen Temperaturen überleben, viele von ihnen lassen sich selbst gefriertrocknen, ohne dabei ihre Infektiosität einzubüßen. Salze in molaren Konzentrationen fördern bei verschiedenen Viren aus bisher unbekannten Gründen die Stabilität, was man sich bei der Herstellung von Impfstoffen zunutze macht. Viele Viren sind gegenüber Diethylether, Ethanol, Zinksalz- und Gerbstofflösungen (z. B. Melissenextrakt) empfindlich. Diese Substanzen werden daher zur Behandlung lokaler Virusherde, insbesondere bei Herpes labialis, herangezogen. Die bläschenförmigen Veränderungen auf der Haut oder den Schleimhäuten spiegeln die örtliche lytische Zerstörung infizierter Zellen durch Herpes-simplex-Virus 1 wider.

Viruzid wirken auch Lösungen von Vitalfarbstoffen (z. B. Neutralrot oder Toluidinblau) in Verbindung mit Lichteinwirkung. Vitalfarbstoffe verbinden sich mit Nukleinsäuren und ermöglichen eine so genannte photodynamische Inaktivierung. Entsprechende Farbstofflösungen wurden früher ausgiebig zur Behandlung von Herpes labialis verwendet. An diese alte Methode erinnern Versuche naturheilkundlicher Ärzte aus neuerer Zeit, die photodynamisch wirksamen Farbstoffe des Johanniskrauts (Hypericin und Pseudohypericin) zur Behandlung von Aidspatienten einzusetzen. Möglicherweise wurde das Interesse durch einen In-vitro-Versuch geweckt: Fügt man HIV-verseuchten Lösungen Hypericin zu und setzt man sie einer kurzen Bestrahlung durch Licht des Frequenzbereiches 588–545 nm aus, so werden die HI-Viren inaktiviert (Degar et al. 1992). Kontrollierte klinische Studien zur Wirksamkeit einer Hypericinbehandlung von Aidspatienten liegen nicht vor. Die bisher publizierten Fallstudien ließen weder Trend noch lebensverlängernde Wirkungen einer Hochdosishypericintherapie bei Aidspatienten erkennen.

Viren als Krankheiterreger beim Menschen ▶ Die Pathogenese viraler Erkrankungen wird in Lehrbüchern der Medizinischen Mikrobiologie behandelt. Ein tabellarischer Hinweis dürfte daher genügen (Tabelle 4.2).

Für die Beratungstätigkeit des Apothekers bedeutsamer dürfte ein Basiswissen über die verschiedenen Formen von Warzenbildungen sein, von denen die meisten viral bedingt sind. Warzen führen den Betroffenen nicht immer gleich zum Arzt, doch sind einige Formen durchaus nicht als harmlos anzusehen und bedürfen ärztlicher Diagnose (Warze ist nicht gleich Warze) und Behandlung. Die infektiösen Warzen werden durch verschiedene Typen von Papillomviren verursacht. Das sind Viren, deren Genom als ringförmiges Doppel-

Tabelle 4.2. Viren, die Krankheiten des Menschen verursachen

Virus	Art des Genoms	Krankheit
Coxsackie-Viren	ss(+)-RNA	Herpangina, „Sommergrippe“, Bornholm-Erkrankung
Ebola-Virus	ss(−)-RNA	Starkes hämorrhagisches Fieber
Epstein-Barr-Virus (EBV)	ds(±)-DNA	Pfeiffer-Drüsenfieber
Gelbfieber-Virus	ss(+)-RNA	Gelbfieber
Hepatitis-A-Virus (HAV)	ss(+)-RNA	Infektiöse Hepatitis
Hepatitis-B-Virus (HBV)	ds(±)-DNA mit inkomplettem Minusstrang	Serum-, auch „Fixerhepatitis“
Hepatitis-C-Virus (HCV)	ss(+)-RNA	Non-A-Non-B-Hepatitis
Herpes-simplex-Virus	ds(±)-DNA	Wiederkehrender Bläschenausschlag
Human-Immundefizienz-Virus (HIV)	ss(+)-RNA, 2 Moleküle, Retrovirus	Erworbene Immunschwächekrankheit (Aids)
Influenzavirus	ss(−)-RNA, segmentiert	Virusgrippe
Masernvirus	ss(−)-RNA	Masern
Mumpsvirus	ss(−)-RNA	Mumps
Pockenvirus	ds(±)-DNA	Pocken
Poliovirus	ss(+)-RNA	Spinale Kinderlähmung (Poliomyelitis)
Rhinovirus	ss(+)-RNA	Schnupfen
Tollwutvirus	ss(−)-RNA	Tollwut (Zoonose, die den Menschen nur ausnahmsweise befällt)
Varicella-Zoster-Virus	ds(±)-DNA	Windpocken und Gürtelrose

strang- (±) DNA-Molekül vorliegt. Inzwischen sind mehr als 80 verschiedene Typen des menschlichen Papillomvirus bekannt. Der Typus bestimmt wesentlich die Art der Läsion. Es werden drei Lokalisationen der Ausprägungsformen unterschieden: Haut, Schleimhaut und Anogenitalbereich. Warzen sind im Allgemeinen harmlos und zeigen eine große Tendenz zur Selbstheilung. Nur aus ganz bestimmten Papillomformen und infiziert mit ganz bestimmten Typen können nach langer Inkubationszeit von 10–20 Jahren Karzinome hervorgehen, beispielsweise aus den *Condylomata acuminata*, den Feigwarzen. Feigwarzen entwickeln sich in der Regel an der Grenze zwischen Haut und Schleimhaut im Genital- und Perianalbereich. Sie treten zunächst in Form kleiner stecknadelkopfgroßer Papeln auf, die bald zu größeren Beeren zusammenfließen und später immense, hahnenkammähnliche Wucherungen bilden können.

Die jugendlichen Warzen (*Verrucae planae juveniles*) kommen gehäuft bei Kindern und jungen Frauen vor: flache, rundliche, rötlich gelbe, relativ unauffällige Papeln, deren Oberfläche nicht oder kaum verhornt ist. Bevorzugte Stellen sind Nase, Kinn, Bartregion (bei Männern), Stirn und Schläfen. Die Papeln treten oft in großer Zahl auf und können nach mehr oder weniger längerer Persistenz spontan abheilen. Einmal angesteckt kann sich der Erkrankte immer wieder durch Abkratzen und Verschmieren an neuen Körperstellen infizieren.

Gewöhnliche Warzen (*Verrucae vulgares*) sitzen bevorzugt an Fingern, auf Hand- und Fußrücken, an Handgelenken, im Gesicht, am Nagelfalz und an den Knien: stecknadelkopf- bis erbsengroße Wucherungen mit graugelber, stark verhornter, unebener Oberfläche und einem Stiel, der in tiefere Gewebeschichten eindringt. Häufig entwickeln sich gewöhnliche Warzen zu blumenkohlartigen Wucherungen. Klinische Sonderformen sind

- die Dornwarzen, wenn sich Warzen, bevorzugt an Druckstellen, in die Tiefe der Haut bohren, und
- filiforme, fadenförmige Warzen auf schmaler Basis aufsitzend, vor allem im Bereich der Augenlider, des Halses und der Nasenlöcher.

Hinweis: Beim Hühnerauge (Klavus) handelt es sich um *keine* viral bedingte Erscheinung, vielmehr um eine Hornschichtverdickung (Hyperkeratose) einer Zehe mit zentralem, in die Tiefe gerichteten Sporn.

4.2 Vermehrungszyklen von Viren und chemotherapeutische Eingriffsmöglichkeiten

In diesem Abschnitt werden virale Vermehrungszyklen, geordnet nach sechs Hauptstadien (s. Übersicht), besprochen. Dabei sollen besonders die Strukturen und Mechanismen erfasst werden, die Möglichkeiten zum spezifischen Eingriff im Sinn einer selektiven Toxizität – Schädigung des Virus und Nichtbetroffenwerden der Wirtszelle – bieten.

Hauptstadien der Virusvermehrung

1. Bindung des Virus an seine Wirtszelle
2. Durchschleusung durch die Zellmembran der Wirtszelle
3. Freisetzung des viralen Genoms („uncoating")
4. Replikation der Virusnukleinsäure sowie Synthese von Kapsid- und Hüllmaterial (Spätproteine)
5. Zusammenbau der viralen Komponenten (Morphogenese)
6. Ausschleusung aus der Wirtszelle

4.2.1 Bindung des Viruspartikels an seine Wirtszelle

Bei diesem als Adsorption bezeichneten Vorgang reagiert eine an der Oberfläche angeordnete Polypeptidstruktur des Viruspartikels mit membranständigen Strukturen der Wirtszelle. Es handelt sich um keine Adsorption im physikalisch-chemischen Sinne (keine Van-der-Waals-Adsorption), sondern um eine spezifische Bindung zwischen zwei Komplementärstrukturen, vergleichbar der Bindung eines antigenen Epitops am Antikörper nach dem Schloss-Schlüssel-Prinzip. Viren können somit nur ganz bestimmte Zellen infizieren: das Ergebnis einer langen Koevolution von Virus und Wirtsorganismus.

Tabelle 4.3. Oberflächenmoleküle auf Wirtszellen, die von Viren als Andockstellen (Rezeptoren) ausgenutzt werden

Wirtszellenstruktur	Virus	Anmerkungen
Acetylcholinrezeptoren der Skelettmuskulatur	Tollwutvirus	
CD4-Moleküle der T-Helfer-Zellen	Humanes T-Zell-Leukämie-Virus (HTLV)	CD („cluster of differentiation"): standardisierte monoklonale Antikörper zur Erkennung definierter Oberflächenantigene auf immunisierten Zellen
CD4-Protein auf T4-Lymphozyten, Monozyten und Makrophagen (binden normalerweise MHC-Klasse-II-Moleküle)	HI (Aids)-Viren	Ein Hüllglykoprotein gp120 geht mit dem CD4 eine feste Bindung ein
CR_2-Rezeptor	Epstein-Barr-Virus CR_2	Findet sich hauptsächlich auf B-Lymphozyten und dient primär als Komplementrezeptor
Glykophorin A und Sialinsäure(reste)	Influenzaviren	Glykophorine sind integrale Glykoproteine der Erythrozytenmembran
Heparansulfat (syn.: Heparinsulfat)	Herpes-simplex-Virus	Heparansulfat ist ein Mukopolysaccharid, das an Protein gebunden auf Zelloberflächen vieler Organe vorkommt. Physiologische Funktion: Hemmung der Blutgerinnung
ICAM-1 (Abk. für interzelluläres Adhäsionsmolekül)	Rhinoviren	ICAM-1 wird auf Monozyten, Lymphozyten und bestimmten Endothelzellen exprimiert, ausgelöst durch immunologische Stimuli oder durch Entzündungsreize
MHC-Moleküle (Hauptkomplex im HLA-System des Menschen)	Humane Adenoviren	Normale Funktion: Epitope für immunkompetente Zellen (Antigenprozessierung und Präsentation)
Epidermaler Wachstumsfaktor	Vacciniavirus	Normale Funktion: stimulieren die Profliferation von Zellen

Die viralen Oberflächenstrukturen, die das Andocken ermöglichen, sind bei den nackten (hüllenlosen) Viren spezielle Proteine ihres Nukleokapsids. Behüllte Viren verfügen über ein funktionell eigenständiges Protein oder (meist) Glykoprotein, das in die Lipidhülle eingelagert ist (z. B. bei den Influenzaviren die Hämagglutinine oder bei den HI-Viren das gp120-Protein).

Die komplementären Rezeptoren auf den Wirtszellen sind häufig membranständige Proteine, deren normale Funktion in der Übertragung extrazellulärer Signale ins Zellinnere besteht, wie z. B. Komplement-(C3)-Rezeptoren, Zytokinrezeptoren oder Moleküle der Immunglobulinsuperfamilie (CD4, ICAM-1) u. a. In Tabelle 4.3 sind einige Beispiele für solche von Viren mitbenutzten Zellstrukturen aufgelistet.

Möglichkeiten einer selektiven Hemmung im Stadium der Adsorption ▶ Diese sind:

- Kompetitive Blockierung der Zellrezeptoren durch chemische Analoga des natürlichen *N*-terminalen Endes von Hüllproteinen; dadurch werden die potentiellen Andockstellen der Viren an Wirtszellenoberflächen vorbesetzt. Antiviral wirksame Substanzen, die nach diesem Prinzip funktionieren, sind bisher nicht zur klinischen Reife gelangt. In unspezifischer Weise behindern auch einfache Moleküle vom Typus polyanionischer Polysaccharide (z. B. Dextransulfat) die Bindung von Viren an Zellen. Sie gewinnen zunehmend Interesse für eine lokale Anwendung zur HIV-Prophylaxe.
- Verwendung löslicher Imitate der zellulären Bindungspartner: Damit soll das Virus von dem

tatsächlichen Rezeptor ferngehalten werden und so eine Infektion verhindert werden. Zwar ist es in vitro mit einem gentechnisch hergestellten Köder des CD_4-Rezeptors gelungen, HI-Viren über ihren wahren Bindungspartner zu täuschen, doch sind auch in diesem Fall keine Präparate zur klinischen Reife gediehen.

- Bindung von Virusantigenen an Antikörper mit korrespondierenden Epitopen. Durch die Bildung von Antigen-Antikörper-Komplexen werden die für die Adsorption des Viruspartikels an die Wirtszellenmembran notwendigen Strukturen sterisch behindert. In Form von Immunglobulinpräparaten nutzt man dieses Wirkprinzip der Virusneutralisation zur Vorbeugung gegen eine Reihe von Virusinfektionen aus. Über Immunglobulinpräparate informiert Tabelle 4.4.

Exkurs: Immunglobulinpräparate ▶ Humanimmunglobuline werden mit den für die Isolierung von Plasmaproteinen üblichen Methoden aus menschlichem Blutplasma gewonnen. Die Gewinnung beruht auf der fraktionierten Fällung der im Blutplasma enthaltenen Proteine durch Zugabe von Ethanol. Da Ethanol auf Proteine denaturierend wirkt, muss bei Kälte gearbeitet werden, ein Verfahren, für das der Fachterminus Kryopräzipitation (griech.: krýos [Frost]) gebräuchlich ist. Die der Immunglobulinfraktion entsprechende Ausflockung (Abb. 4.6) wird in der Kälte zentrifugiert, das Ethanol durch Gefriertrocknung entfernt. Handelsüblich sind Zubereitungen in Form gefriergetrockneter Produkte und als Lösungen. Sie sind zur intramuskulären Injektion bestimmt. Zur intravenösen Anwendung sind diese Präparationen mit intakten Immunglobulin-G-Molekülen deshalb nicht geeignet, weil intakte IgG-Moleküle leicht Aggregate bilden, die zur unspezifischen Komplementaktivierung führen. Dadurch kann eine anaphylaktische Reaktion ausgelöst werden. Indem man die Präparationen mit Enzymen wie Papain behandelt, lassen sich durch Spaltung von S-S-Brücken die Fc-Fragmente, die für die Bindung an Komplement verantwortlich sind, entfernen.

Tabelle 4.4. Immunglobulinpräparate vom Menschen der PhEur 1997

Deutsche Bezeichnung	Lateinische Bezeichnung	Anwendung
Immunglobulin vom Menschen	Immunoglobulinum humanum normale	Zur Abschwächung und zur Prophylaxe viraler und bakterieller Infektionskrankheiten
Immunglobulin vom Menschen zur intravenösen Anwendung	Immunoglobulinum humanum ad usum intravenosum	Zur passiven Immunisierung; bei Antikörpermangelkrankheiten
Hepatitis-A-Immunglobulin vom Menschen	Immunoglobulinum humanum hepatitidis A	Zur passiven Prophylaxe, auch simultan mit Impfung
Hepatitis-B-Immunglobulin vom Menschen	Immunoglobulinum humanum hepatitidis B	Zur passiven Prophylaxe, auch zur Simultanimpfung
Hepatitis-B-Immunglobulin vom Menschen zur intravenösen Anwendung	Immunoglobulinum humanum hepatitidis B ad usum intravenosum	Zur Prophylaxe, z. B. auch bei Neugeborenen virustragender Mütter
Masernimmunglobulin vom Menschen	Immunoglobulinum humanum morbillicum	Zur passiven Prophylaxe bei Personen mit Immundefekten: hochdosiert auch zur Mitigierung der Krankheit selbst
Rötelnimmunglobulin vom Menchen	Immunoglobulinum humanum rubellae	Schutz der Frucht bei Rötelninfektion in der Frühschwangerschaft
Tollwutimmunglobulin vom Menschen	Immunoglobulinum humanum rabicum	Passive postinfektionelle Prophylaxe nach Kontakt mit tollwutkranken Tieren
Varizellenimmunglobulin vom Menschen	Immunoglobulinum humanum varicellae	Postinfektionelle passive Prophylaxe innerhalb von 72 h nach Exposition

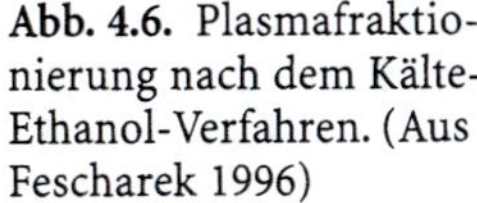

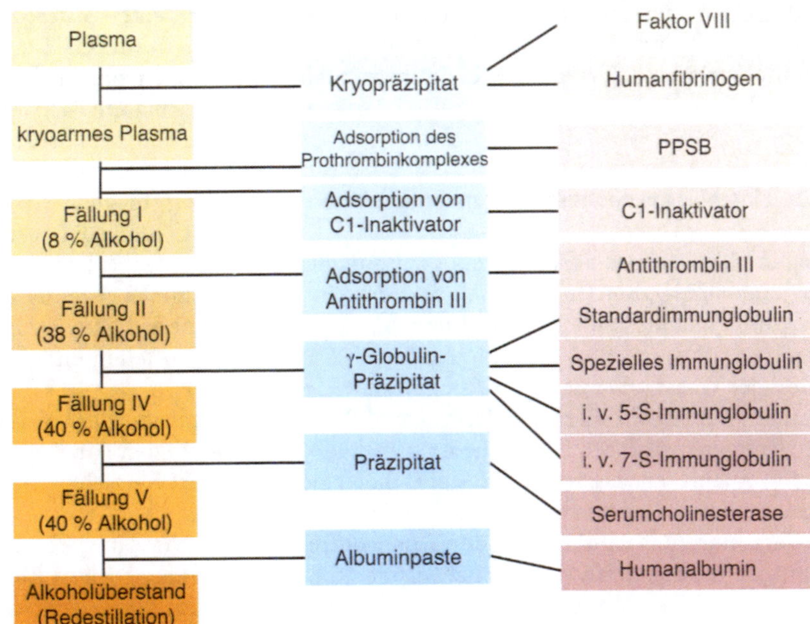

Abb. 4.6. Plasmafraktionierung nach dem Kälte-Ethanol-Verfahren. (Aus Fescharek 1996)

Hinweis: Fc-Fragmente (c steht für „**c**rystalisable") besteht aus einem Teil der Gelenkregion (engl.: hinge) sowie den beiden Domänen der schweren Kette C_H2 und C_H3. Es ist zur Aktivierung von Komplement, aber nicht zur spezifischen Reaktion mit einem Antigen befähigt.

Normale Immunglobuline sollen Antikörper möglichst vieler Spezifitäten in möglichst gleichmäßiger Konzentration enthalten. Sie stammen aus einem Serumpool von mindestens 1000 Spendern. Die Entwicklung derartiger Sera geht von der Überlegung aus, dass alle Menschen im Laufe ihres Lebens, vor allem in der Jugend, zahlreiche Infektionskrankheiten durchmachen und dass sich im Serumpool und in der daraus gewonnenen Immunglobulinfraktion entsprechende Antikörper finden dürften. Allerdings ist zu beachten: In den verschiedenen Ländern der Erde prävalieren unterschiedliche Infektionskrankheiten, sodass das Antikörperspektrum aus einem Spender-Pool Zentralafrikas anders gestreut sein wird als das aus einem europäischen Spender-Pool. Im Zeitalter des Luftreiseverkehrs sollte dieser Umstand bei der Prophylaxe beachtet werden. Eine Präparation europäischer Provenienz, die zur Prophylaxe vor Antritt einer Reise in einen anderen Kontinent appliziert wird, bietet einen nur eingeschränkten Schutz.

Im Unterschied zu den normalen Immunglobulinen, deren Antikörperspezifität ein möglichst breites Spektrum umfassen soll, sollen die speziellen Immunglobuline möglichst hohe Konzentrationen von Antikörpern einer ganz bestimmten Spezifität enthalten. Da sie zur Prophylaxe oder therapeutisch zur Abschwächung einer ganz bestimmten Infektionskrankheit verwendet werden, muss man zu ihrer Gewinnung gezielt vorgehen. Das Spenderkollektiv besteht aus einer kleinen Zahl von Spendern, die laufend auf ihre Antikörpertiter gegen das betreffende Antigen überwacht werden. Teils ist man auf Personen angewiesen, die die betreffende Krankheit vor nicht allzu langer Zeit durchgemacht haben (Rekonvaleszentenserum) – in dieser Weise verfährt man beispielsweise zur Gewinnung von Masern- und Varizellenimmunglobulinen – teils greift man auf Probanden zurück, die gegen die betreffende Krankheit geimpft (immunisiert) werden.

Immunglobuline von Tieren zur Anwendung am Menschen ▶ Immunglobuline, auch als Immunsera bezeichnet, die vom Tier, vorzugsweise von

Pferden, stammen, sind zwar als Antitoxine wichtig, sie haben aber ihre Bedeutung als antivirale Arzneimittel verloren. Sie werden daher an dieser Stelle nicht näher besprochen.

4.2.2 Einschleusen des adsorbierten Viruspartikels

Das Einschleusen des adsorbierten Viruspartikels erfolgt, abhängig von der Virusart und der Wirtszelle, durch unterschiedliche Mechanismen.

Fusion der Virushülle mit der Zellmembran ▶ Bestimmte Viren wie die Herpes-, Masern- und Retroviren enthalten in ihrer Lipidhülle extrem hydrophobe Proteine, sodass sie in die Lipidschicht der Zellmembran eindringen können. Es kommt zu einer Verschmelzung von Teilen der Virushülle mit Teilen der Zellmembran der Wirtszelle unter Entlassung des Nukleokapsids in den Zytoplasmaraum. Die Zellmembran wird auf diese Weise inhomogen: Sie besteht jetzt zusätzlich aus Baumaterial der Virushülle samt den viralen Glykoproteinen.

Hinweis: Dieser fusogene Weg des Eindringens hat für die Viren den folgenden Vorteil: Sie können die Immunabwehr des Wirts unterlaufen, da sie, später bei der Freisetzung, direkt von Zelle zu Zelle vordringen können, ohne sich – außerhalb der Zelle – der Immunabwehr auszusetzen.

Rezeptorvermittelte Endozytose ▶ Bei der Endozytose handelt es sich primär um einen physiologischen Transportmechanismus, um unlösliche und/oder korpuskuläre Partikel in die Zelle einzuschleusen. Beispiele: die Aufnahme von Cholesterol in Form von LDL („low density lipoprotein“) nach Bindung an LDL-Rezeptoren, der Insulintransport, die Aufnahme von Polypeptiden und Hormonen, von Transferrin oder von mütterlichen IgG-Molekülen in die Plazenta. Als Rezeptoren für die zu internalisierenden Partikel fungieren Transmembranproteine mit großen extrazellulären Domänen und kleinen Zytosoldomänen. In der Regel sind diese Rezeptoren in speziellen Zonen der Zellmembran angereichert, die als „coated pits“ (das sind Einbuchtungen aus Hüllmaterial) bezeichnet werden. Die Zytosolseite dieser „coated pits“ hat eine dichte Hülle aus Clathrin, einem Protein, das zur Bildung eines Gitterwerks um die Membranvesikel herum bestimmt ist. Diese physiologischen Einrichtungen zum transmembranären Transport von korpuskulären Partikeln funktionieren die an der Wirtsmembran adsorbierten Viren dazu um, sich in die Zelle transportieren zu lassen. Dieser Trick ist übrigens nicht virenspezifisch: Auch intrazellulär parasitierende Bakterien und Protozoen – so die Erreger der Malaria und der Toxoplasmose – gelangen durch rezeptorvermittelte Endozytose ins Zellinnere. Die wichtigsten Teilschritte der rezeptorvermittelten Endozytose sind:

- Umfassen des im Bereich der „coated pits“ gebundenen Partikel durch Teile der Zellmembran und Überziehen mit einem Gitterwerk aus Clathrin.
- Abschnürung des umhüllten Partikels von der Zellmembran in Richtung Zellinneres unter Bildung eines endozytotischen Vesikels (Endosoms).
- Ein Wechsel des *pH* führt zur Konformationsänderung der Matrixproteine: Der Nukleoproteinkern kann ins Zytoplasma entlassen werden (Näheres dazu im nächsten Abschnitt).

Bisher sind keine antiviralen Hemmstoffe bekannt, die spezifisch in der Phase der Viruspenetration angreifen.

4.2.3 Freisetzung des viralen Genoms („uncoating“)

Die Art der „Verpackung“ der viralen Nukleinsäure ist von Virus zu Virus unterschiedlich, und somit variieren auch die Wege, wie die Viren, wenn sie erst einmal ins Zellinnere gelangt sind, sich ihres Verpackungsmaterials entledigen. Einige Techniken seien geschildert.

Bei vielen Viren ohne Lipoproteinhülle, den hüllenlosen (nackten) Viren, liegt der Fall anscheinend einfach: Bereits während der Penetration wird das Nukleokapsid destabilisiert (Details sind unbekannt); es zerfällt, sobald es in die Zelle gelangt ist, unmittelbar unter Freisetzung der Nukleinsäure. Das gilt insbesondere für (+)-RNA-Viren, da die weitere Prozessierung ihrer Nukleinsäure im Zytoplasmaraum der Zelle vor sich geht: Penetration und „uncoating" gehen somit nahtlos ineinander über.

DNA-Viren hingegen müssen ihr Genom unbeschadet bis an die Kernmembran heranbringen und dort ihre DNA durch die Poren der Kernmembran in den Zellkern hinein entlassen. Nur im Zellkern finden sich die für die primäre Transkription notwendigen RNA-Polymerasen. Zu diesem Zweck wird das Nukleokapsid von der Peripherie (also der Eindringungsstelle) entlang der Aktinfäden des Zytoskeletts bis zu den Kernporen transportiert. Erst dort zerfällt die Proteinhülle, womit der Prozess des „uncoating" abgeschlossen ist.

Bei behüllten Viren, die durch rezeptorvermittelte Endzytose (s. oben) in den Zytoplasmaraum gelangen, liegt das Virion zunächst in einem Endosom verpackt vor. Vor dem eigentlichen „uncoating", d. h. dem Austritt der Nukleinsäure aus dem Kapsid, muss das Nukleokapsid aus dem Endosom ausgeschleust werden. Das Ausschleusen besteht in einem exozytotischen Prozess durch Fusion der Endosomenmembran mit der Virushülle. Dieser Verschmelzungsprozess findet nur statt, wenn zuvor Endosom und „intravirales" Milieu sauer gestellt werden. Zur *pH*-Änderung werden Ionenpumpen eingeschaltet, in anderen Fällen fusioniert das Endosom mit einem zellulären Lysosom. Lysosomen weisen intralysosomale *pH*-Werte von 4,5–5,0 auf. Die saure Umgebung führt zu Konformationsänderungen der viralen Hüllproteine in einer Weise, die die Fusion der Virusmembran mit der Endosomenmembran ermöglicht und die Nukleinsäure freigibt. Noch ist

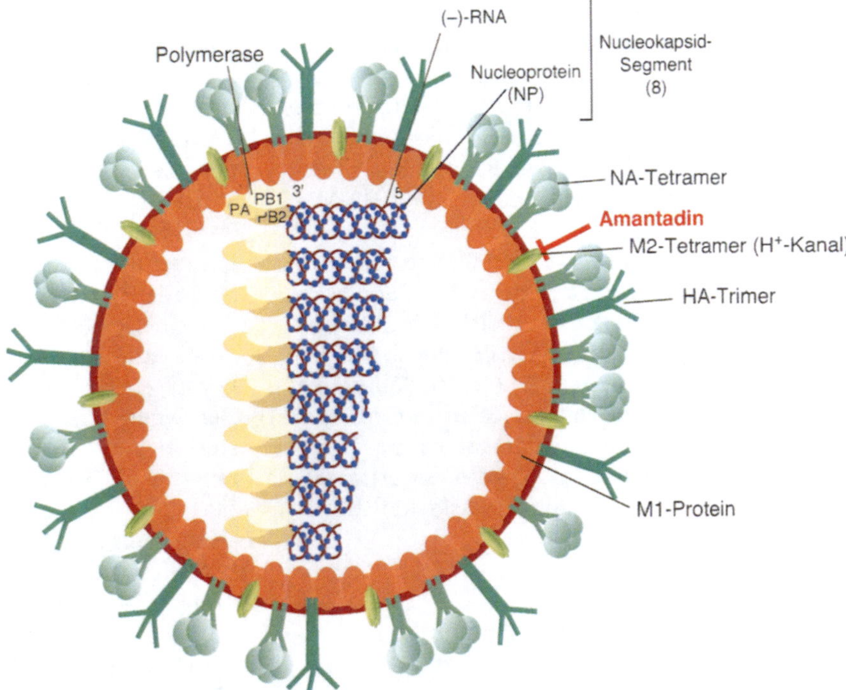

Abb. 4.7. Schema zum morphologischen Aufbau der Influenzaviren. Einzelheiten des Aufbaus werden in der Legende zu Abb. 4.20 (S. 401) erläutert. Im Zusammenhang mit dem Wirkungsmechanismus des Amantadins stehen die durch die tetrameren M2-Proteine gebildeten H^+-Ionenkanäle im Vordergrund. Amantadin blockiert diese Kanäle und damit den H^+-Transport durch die Virushülle. Als Folge davon unterbleibt die zur Freisetzung des Nukleokapsids notwendige intravirale Ansäuerung

PB1 = katalytische Untereinheit der Polymerase
PB2 = 5'-Cap-Bindungsstelle und Endonukleaseaktivität der Polymerase
PA = vRNA-Synthese-aktive Untereinheit der Polymerase
M1 = Matrix-Protein
M2 = Ionen-Kanal
HA = Hämagglutinin zur Rezeptorbindung
NA = Neuraminidase

ungeklärt, wie sich die Endosomen zu den Lysosomen bewegen oder umgekehrt.

Hinweis: Die erwähnten Lysosomen haben in der Zelle die physiologische Aufgabe, selektiv mit Endozytosevesikeln zu fusionieren und deren Inhalt hydrolytisch abzubauen. Dieser physiologische Mechanismus wird somit von den Viren gleichsam missbraucht.

Amantadin verhindert die Fusion von Virus- und Endosomenmembran ▶ Vorausgeschickt sei die Bemerkung, dass Amantadin an mehr als einer Stelle in den Lebenszyklus der Influenzaviren eingreift. Im vorliegenden Zusammenhang interessiert allein der Eingriff im Stadium des „uncoating". Das Influenza-A-Virus gehört zu den Viren, die durch rezeptorvermittelte Endozytose in die Wirtszelle gelangen, die somit beim „uncoating" erst durch eine säureabhängige Dissoziation der endozytotischen Verpackung ihre Nukleinsäure, in diesem Falle eine ss(–)-RNA, frei bekommen. Zum morphologischen Bau des Viruspartikels s. Abb. 4.7. Das antiviral wirksame Amantadin verhindert indirekt die Freisetzung der viralen Ribonukleinsäure dadurch, dass es den Verschmelzungsprozess zwischen dem viralen M2-Matrixprotein und der Endosomenmembran verhindert. Das M2-Protein funktioniert als ein Ionenkanal, der durch Amantadin blockiert wird. Der Beweis dafür, dass das M2-Protein der molekulare Angriffspunkt von Amantadin ist, ergibt sich aus der Beobachtung: Eine ganz bestimmte Punktmutation, die den Ersatz einer einzigen Aminosäure im M2 zur Folge hat, führt zur Amantadinresistenz. Dem chemischen Aufbau nach ist Amantadin ein primäres, durch einen trizyklischen Kohlenwasserstoff substituiertes Amin.

4.2.4 Replikation der Virusnukleinsäure

In diesem Abschnitt werden zunächst konkrete Beispiele für virale Transkription und Translation gebracht. Einzelheiten lassen sich vielleicht besser einordnen, wenn zuvor auf ein paar Regelmäßigkeiten aufmerksam gemacht wird.

- Bei den meisten RNA-Viren verlaufen alle Vermehrungsschritte *unabhängig von der Wirts-DNA:* Transkription und Translation laufen beide im Zytoplasmaraum ab.
- Bei den DNA-Viren laufen die Transkriptionsvorgänge im Zellkern der Wirtszelle ab, während die Virusproteine im Zytoplasmaraum synthetisiert werden. Eine Ausnahme machen das Pocken- und das Vacciniavirus.
- Die virale Nukleinsäure muss unabhängig vom Typus (RNA, DNA, doppel- oder einzelsträngig) in (+)- bzw. mRNA transkribiert werden. Die Retroviren wählen einen unerwarteten Weg (s. S. 390).
- Der mRNA-Strang wird in zahlreichen Kopien hergestellt und kann die folgenden Funktionen ausüben:
  1. Matrize für die fortlaufende RNA-Replikation;
  2. „messenger-RNA" für die Strukturproteine und
  3. die Endmontage.
- Die Translation erfolgt in der Regel in zwei Phasen. Dabei werden zunächst so genannte Frühproteine translatiert, das sind meist für Synthesen benötigte Enzyme (Polymerasen), während etwa zeitlich synchron mit der Replikation der Virus-DNA die Spätproteine (Strukturproteine: Kapsid- und Hüllmaterial) translatiert werden. Die zeitliche Koordination beruht auf einem Kaskadensystem: Wenn die Translationsprodukte der ersten Gengruppe in der Zelle auftauchen, wird die Transkription der zweiten Gengruppe eingeschaltet (Abb. 4.8).
- Der Lebenszyklus von DNA-Viren verläuft vielstufiger und komplizierter als der von RNA-Viren.

Einzelsträngige RNA-Viren mit Messenger-(+)-Polarität ▶ Zu dieser Virusgruppe gehören die Picornaviren (griech.: pico [klein]; *rna*: auf Ribonukleinsäure Bezug nehmend) mit den Erregern der Kinderlähmung (Poliovirus) und den Erkältungsviren (Rhinoviren, Coxsackie-Viren); ferner gehören dazu die Togaviren mit den Erregern der Röteln (Rubivirus), des Gelbfiebers und des Dengue-Fiebers. Da die genomische RNA dieser Viren ihrer Polarität nach einer mRNA entspricht, können sie nach dem Eindringen in die Zelle sofort an Ribosomen der Wirtszelle binden. In einer ersten Runde wird ein einziges großes Polyprotein translatiert,

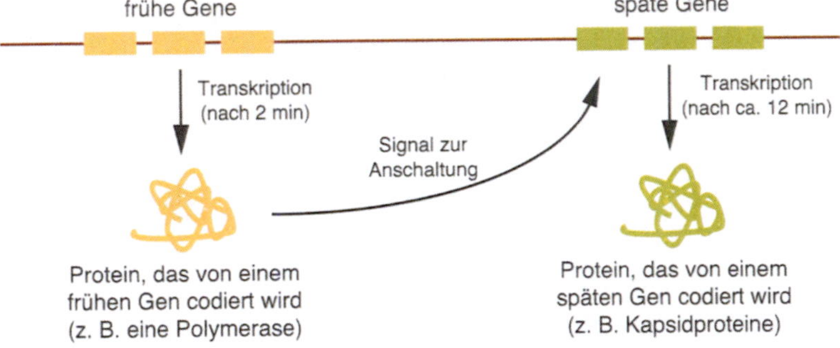

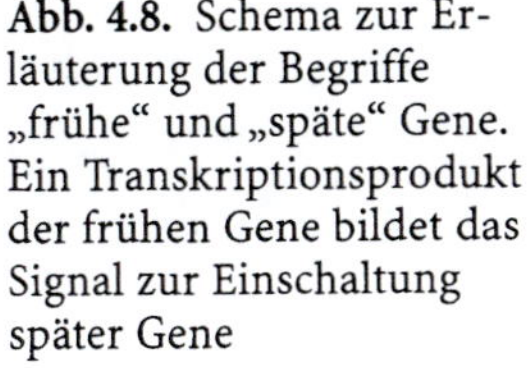

Abb. 4.8. Schema zur Erläuterung der Begriffe „frühe" und „späte" Gene. Ein Transkriptionsprodukt der frühen Gene bildet das Signal zur Einschaltung später Gene

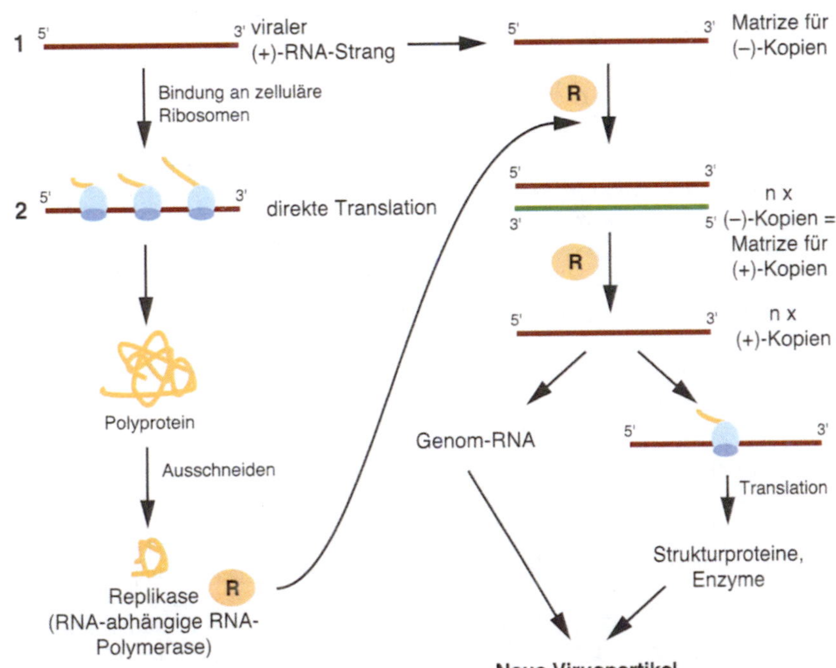

Abb. 4.9. Schema zur Replikationsstrategie eines ss(+)-RNA-Virus. Nach dem Freisetzen der (+)-Strang-RNA (*1*) kann sich der Strang direkt mit zellulären Ribosomen verbinden (*2*) und mit der Synthese von Replikasemolekülen (Abk.: *R*) beginnen. An dem einen Genomstang bilden sich mittels *R* zahlreiche (–)-Strangmoleküle, die wiederum als Matrizen für viele ss(+)-Strangmoleküle dienen (Transkription). Eine Teilmenge der ss(+)-RNA-Moleküle fungiert als neues Genom für die Nachkommenviren, eine andere Teilmenge dient als mRNA für die weitere Synthese virusspezifischer Proteine (Translation). Sobald genügend ss(+)-RNA-Moleküle und Proteine produziert sind, beginnt deren Zusammenbau zu neuen Viruspartikeln (Morphogenese)

aus dem eine RNA-abhängige RNA-Polymerase (eine Replikase) ausgeschnitten wird. Mittels der neu synthetisierten Replikase werden aus der vorerst einzig vorhandenen ss(+)-RNA-Kopie viele ss(–)-Kopien hergestellt. Die neu gebildeten Minusstränge dienen teils als Matrizes für neue ss(+)-RNA-Moleküle der nachfolgenden Virusgeneration, teils als mRNA-Moleküle zur Translation großer Polyproteine, die autokatalytisch in die notwendigen Strukturproteine und Enzyme zerfallen. Sobald genügend Genom-RNA und genügend Strukturproteine synthetisiert sind, beginnt die Montage neuer Viruspartikel (s. Abb. 4.9).

Beim „Kopieren" der ss(–)-RNA fallen gleichsam als Nebenprodukt Doppelstrang-RNA-Moleküle an. Für die Wirtszelle ist das Auftreten dieser ds(±)-RNA-Moleküle ein Signal, die Interferonbildung auszulösen.

Viren mit Einzelstrang-(–)-RNA-Genom ▶ Viruspartikel mit einem ss(–)-RNA-Genom (z. B. das Masern- und das Tollwutvirus) enthalten außer Nukleinsäure eine Replikase, und zwar eine RNA-abhängige RNA-Polymerase, die in der Lage ist, den (–)-Strang in einen (+)-Strang umzuschreiben. Der (+)-Strang dient als Matrize zur Herstellung vieler (–)-Strang-Kopien. Eine Teilmenge dieser (–)-Stränge wird als Genom neuer Nachkommen verwendet, eine andere Teilmenge dient zum Abschreiben von virusspezifischer mRNA, von der die viralen Proteine durch den Syntheseapparat der Wirtszelle translatiert werden. Sobald genügend (–)-RNA-Genommoleküle und Strukturproteine synthetisiert sind, beginnt deren Montage zu neuen Viruspartikeln (Morphogenese; Abb. 4.10).

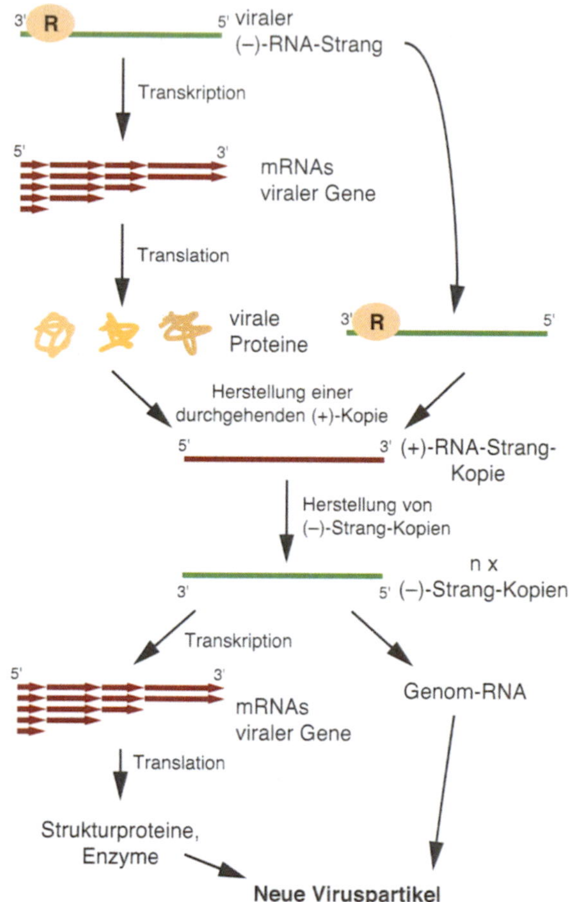

Abb. 4.10. Schema zur Replikationsstrategie eines ss(–)-Strang-RNA-Virus. Viren mit (–)-RNA-Genomen entlassen beim „uncoating" einen Komplex aus RNA und assoziierter Replikase. Die Replikase synthetisiert zunächst einige (+)-Stränge, ehe die Replikation im Prinzip wie bei den ss(+)-Strangviren (s. Abb. 4.9) weiterlaufen kann. Die (+)-Strangkopien dienen als Matrize für die Herstellung vieler (–)-Strangkopien. Eine Teilmenge dieser (–)-Stränge wird als neues Genom verwendet, eine andere zum Abschreiben virusspezifischer mRNA-Moleküle, die in Proteine translatiert werden. Sobald genügend ss(–)-RNA-Genome und Strukturproteine synthetisiert sind, beginnt die Morphogenese neuer Viruspartikel

Retroviren ▶ Zwar besteht das virale Genom aus ss(+)-RNA, der Replikationszyklus unterscheidet sich jedoch grundlegend von dem der oben besprochenen ss(+)-RNA-Viren. Charakterisiert sind die Retroviren dadurch, dass ihre ss(+)-Genomnukleinsäure im Nukleokapsid mit Enzymen assoziiert ist, die nach dem „uncoating" imstande sind, aus dem Genom eine doppelsträngige ds(±)-DNA zu synthetisieren und in das Genom der Wirtszelle zu integrieren (Abb. 4.11). Die Fähigkeit, RNA in DNA zu transkribieren, widerspricht einem zentralen Gesetz der Genetik, demzufolge der Informationsfluss ausschließlich von der DNA über RNA zum Protein verläuft. Die mit dem retroviralen Genom assoziierte Reverse Transkriptase (RT) kann an der ss(+)-RNA als Matrize eine ds(±)-DNA-Kopie herstellen. Im Zuge dieses Synthesevorganges wird die genomische RNA vollständig durch Nukleasen ab-

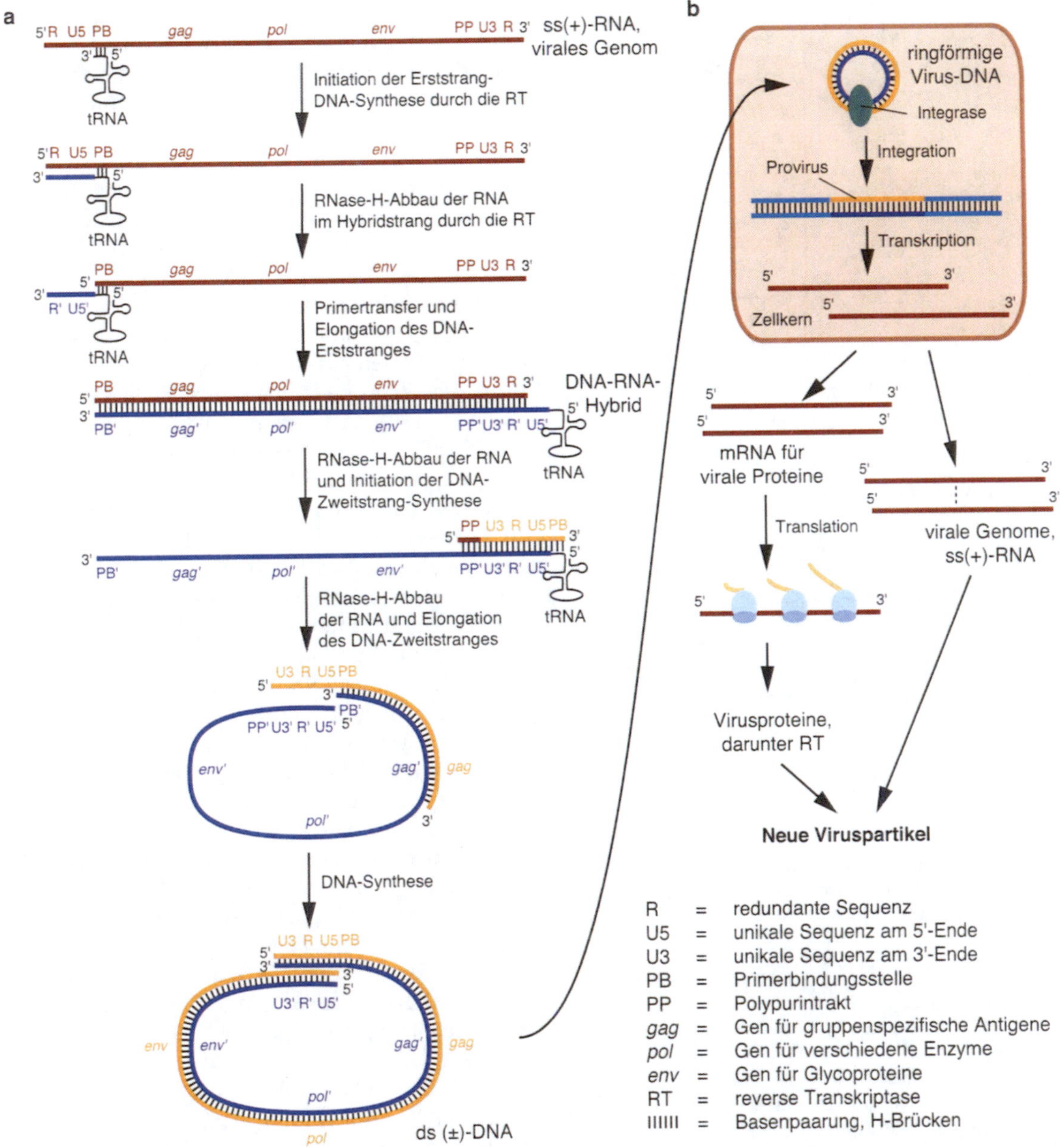

Abb. 4.11a, b. Schema zur Replikation eines Retrovirus. **a** Reverse Transkription einer RNA-Matrize in DNA. Nach Aufnahme des Virus in die Wirtszelle wird die virale RNA freigesetzt und mit Hilfe der im Virus vorhandenen RT-Moleküle zuerst in einen RNA-DNA-Hybridstrang rückgeschrieben, wobei ein an die virale RNA assoziiertes tRNA-Molekül als Primer funktioniert. Die RNA des Hybridstranges wird durch die RNAse-H-Aktivität der RT (s. Abb. 4.18) abgebaut; zugleich beginnen DNA-Polymerasen damit, den (+)-Strang zu rekonstruieren und damit zum DNA-Doppelstrang zu vervollständigen. Die jetzt vorliegende DNA-Doppelhelix wird zu einem Ringmodell umgeformt, das sich besonders gut für die Einschleusung und Integration in das Zellgenom eignet. **b** Transkription der Genom-RNA und Transkription sowie Translation der env-, gag- und pol-Gene. Nicht dargestellt ist die Montage neuer Virionen aus den Genprodukten und den neuen RNA-Genommolekülen

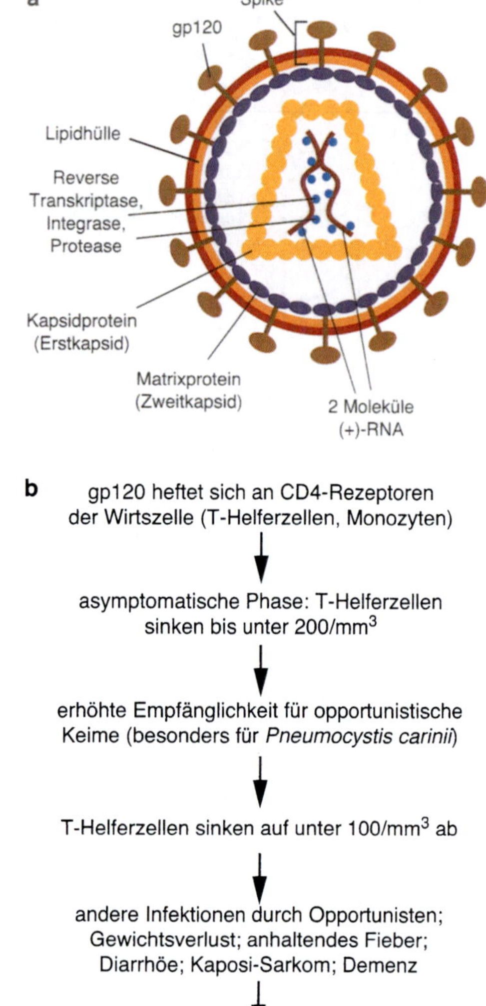

Abb. 4.12 a, b. a Bauplan eines Human-Immundefizienz (HI)-Virus, bestehend aus zwei Molekülen (+)-Strang-RNA, Reverser Transkriptase, Erst- und Zweitkapsid und Hülle mit Proteinspikes. **b** Schema zur Entwicklung einer HIV-Infektion/AIDS-Erkrankung

gebaut. Die doppelsträngige DNA-Version des viralen Genoms integriert sich mit Hilfe einer virusspezifischen Integrase in das Genom der Wirtszelle. Es handelt sich bei diesem an eine Transposition erinnernden Vorgang um eine nichthomologe (illegitime) Rekombination, da das Virusgenom keine Sequenzhomologien mit der Einbaustelle in der Wirts-DNA aufweist. Dieses in das Genom einer Körperzelle integrierte Provirus kann in einigen Zellen für lange Zeiträume latent persistieren, bis es auf irgendeinen Reiz hin aktiviert wird und mit der Expression der viralen Genprodukte beginnt.

Retroviren weisen ein gemeinsames genetisches Grundmuster auf: Sie kodieren für 2 Strukturproteine *gag* (Abkürzung für: gruppenspezifisches Antigen) und *env* (engl.: envelope [Hülle]) sowie für eine Reverse Transkriptase (Abb. 4.13).

Der Lebenszyklus des Humanen Immunschwächevirus (HIV) ▶ Abbildung 4.14 zeigt in Ergänzung zu Abb. 4.12 den gesamten Lebenszyklus eines HI-Virus. Das Virus besitzt in seiner Hülle das Glykoprotein gp120, das mit einem Glykoprotein CD4 auf der Oberfläche von T-Helferzellen eine feste Bindung eingeht. Es wurde bereits an anderer Stelle (s. S. 383) darauf hingewiesen, dass Dextransulfat die Anlagerung des Virus an die Helferzellen behindert. Sobald das Virus fest an die Zelloberfläche gebunden ist, beginnt die Verschmelzung seiner Hülle mit der Zellmembran, d. h., es gelangt mittels rezeptorvermittelter Endozytose (s. S. 386) ins Zellinnere, wo die virale RNA freigelegt wird.

Aus der Sicht der Chemotherapie besonders wichtig ist das nächste Stadium: die Synthese von DNA durch die Reverse Transkriptase. Ein Enzym dieses Typs hat für die Wirtszelle keinerlei Bedeutung, weshalb es sich als Angriffspunkt im Sinne einer selektiven Toxizität geradezu anbietet. Auf entsprechende Stoffe wird noch zurückzukommen sein (s. S. 398). Nachdem eine cDNA-Kopie der viralen RNA vorliegt, beginnt die zweite Phase der reversen Transkription: die Synthese eines komplementären DNA-Stranges und der Einbau des zirkularisierten Doppelstranges ins Zellgenom (provirale DNA der Abb. 4.14).

Bei der Stimulation der Wirtszelle, etwa durch Eintritt in die Proliferation, beginnt auch die Transkription des Provirus, und zwar durch wirtseigene Enzyme. Es werden genomische RNA und mRNA transkribiert, beide mit (+)-Strang-Polarität, und in das Zytoplasma transportiert. Durch Translation der mRNA werden die virusspezifischen Proteine gebildet, die aber nach ihrer Herstellung verschiedene Modifikationsschritte durchlaufen (Prozessierung), bevor funktionsfähige Bauelemente für die neuen Viruspartikel fertig sind. Die Prozessierung

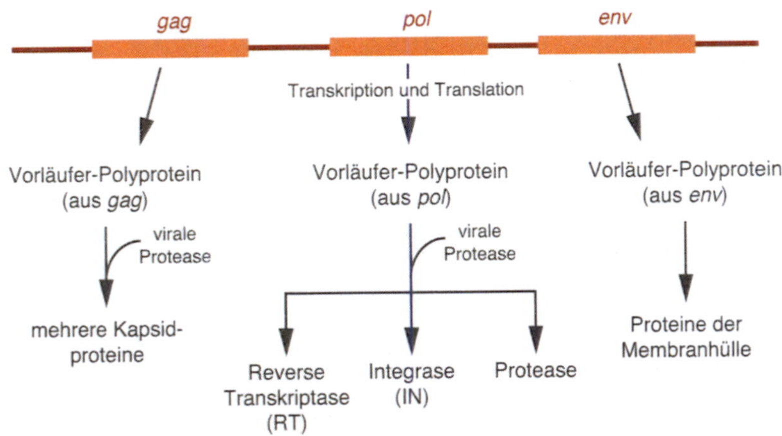

Abb. 4.13. Das Retrovirusgenom. Nur 3 Gene sind angesprochen (7 weitere Gene konnten identifiziert und in ihrer Funktion teilweise aufgeklärt werden). Jedes der 3 Gene kodiert für ein Polyprotein, das nach der Translation in zwei oder mehrere funktionelle Genprodukte gespalten wird, darunter aus *gag* in die Kapsidproteine, aus *env in* die Virusproteine und aus *pol* in die Reverse Transkriptase (RT) mit zusätzlicher Integrase- und Proteaseaktivität. Es sei daran erinnert: Erst nach dem Einbau des Virusgenoms in die Wirts-DNA ist die Voraussetzung für die Expression der Virusgene gegeben

bietet einen weiteren wichtigen Ansatzpunkt für die Entwicklung selektiv toxischer Chemotherapeutika: Zur Spaltung der Vorläuferproteine in kleinere Moleküle sind Proteasen bestimmter Spezifität erforderlich, wie sie die eukaryote Zelle nicht benötigt.

Zum Schluss werden die viralen Proteine samt den Genom-RNA-Molekülen zur Zellmembran transportiert und dort zu fertigen Viruspartikeln zusammengesetzt, die durch Knospung („budding") frei werden. Von *Interferonen* ist bekannt, dass sie u. a. Veränderungen der Zellmembran verursachen und das „budding" blockieren. In der klinischen Behandlung bei HIV-infizierten Personen erweist sich Interferon-α tatsächlich als nützlich, allerdings nur eingeschränkt bei ganz bestimmten Konstellationen.

Viren mit Doppelstrang-(±)-DNA-Genom ▶ Dazu gehören u. a. die Herpesviren mit den Herpes-simplex-Viren (Typ I und II), die Erreger der Windpocken (Varizellen) und der Gürtelrose (Herpes zoster). Kurzcharakteristik: Das Genom ist eine lineare doppelsträngige DNA. Die DNA-Replikation erfolgt im Zellkern der befallenen Zelle unter Beteiligung mehrerer Virusproteine. Die Genexpression verläuft zeitlich gestaffelt in drei Hauptphasen (Abb. 4.15). Auch die Morphogenese der Virionen erfolgt örtlich verteilt in Stufen: im Kern, am endoplasmatischen Retikulum und an der Zellmembran.

Hinweis. Die Virusvermehrung findet in Epithelzellen statt und führt beim „budding" (s. S. 400) zu deren Lysis, was entzündliche Reaktionen zur Folge hat. In diesem Stadium sind Viren im Allgemeinen der Immunabwehr des Wirtes, insbesondere den zytotoxischen T-Zellen, ausgesetzt. Das Herpesvirus entkommt seiner Eliminierung, indem es sich auf dem Weg über sensorische Neuronen in das nächstliegende Ganglion verkriecht (s. auch unter Persistenz, S. 380).

Viren mit Doppelstrang-(±)-DNA-Genom: Sonderstellung des Hepatitis-B-Virus (HBV) ▶ Dieses Virus ruft die Hepatitis B hervor, eine entzündliche Erkrankung der Leber, die akut oder chronisch verlaufen kann. Man schätzt die Zahl der HBV-Träger weltweit auf 300 Millionen. Populär wird diese Hepatitisform als Serum-, Transfusions- oder als Fixerhepatitis bezeichnet, was auf den bevorzugten Übertragungsweg durch kontaminiertes Blut bzw. ungenügend sterilisierte Kanülen hinweist.

Das Hepatitis-B-Virus nimmt hinsichtlich Bau des Genoms und Lebenszyklus eine absolute Son-

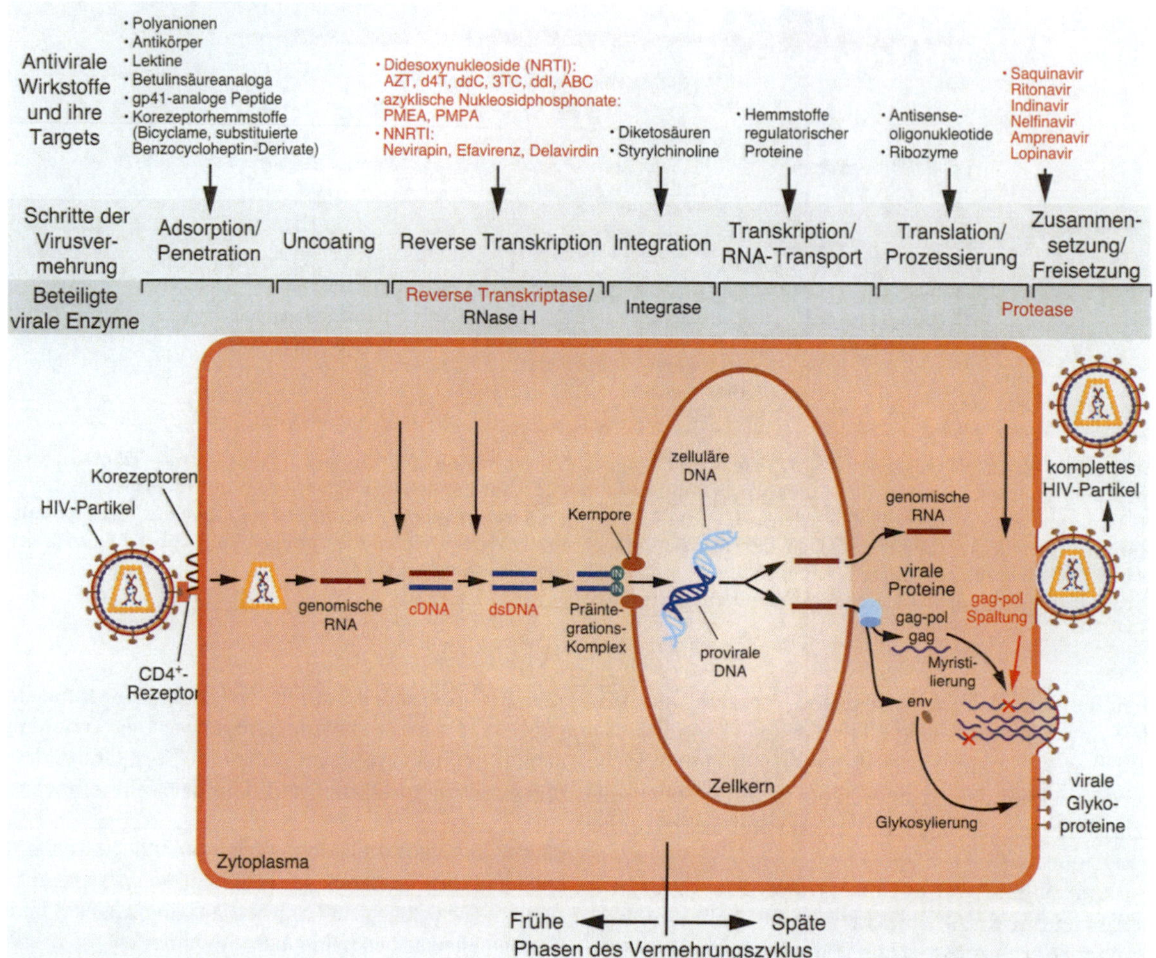

Abb. 4.14. Vermehrungszyklus des Aidsvirus (HIV) und therapeutische Eingriffsmöglichkeiten. Die verschiedenen Phasen des Replikationszyklus sind gekennzeichnet durch Adsorption an die Wirtszelle, Penetration in die Zelle, reverse Transkription viraler RNA in DNA, chromosomale Integration mit anschließender Transkription und Translation viraler Gene für die Nachkommenschaft, deren Zusammenbau an der Zellmembran, Ausschleusung („budding") und extrazelluläre Reifung. Durch Blockierung der frühen Phasen des Vermehrungszyklus von HIV, die bis zur Integration des Genoms in die zelluläre DNA reichen, ist eine akute Infektion der Zellen vermeidbar. Mit Hemmstoffen der späten Replikationsschritte, die mit der Synthese der viralen RNA beginnen, kann die Synthese neuer Viruspartikel verhindert werden. (Aus: Matthes, verändert. Mit Erlaubnis von E. Matthes. Wir danken Autor und Verlag für die Genehmigung zum Vorabdruck)

derstellung unter den DNA-Viren ein. Die DNA-Viren kopieren in der Regel ihre Genom-DNA unmittelbar mittels entsprechender Polymerasen. Das HBV beschreitet einen Umweg über einen RNA-Strang als Zwischenstufe, d. h., es findet analog wie bei den Retroviren eine reverse Transkription statt.

Das Hepatitis-B-Virus hat ein DNA-Genom, nutzt aber einen RNA-Strang als Zwischenstufe zur Replikation seines DNA-Genoms.

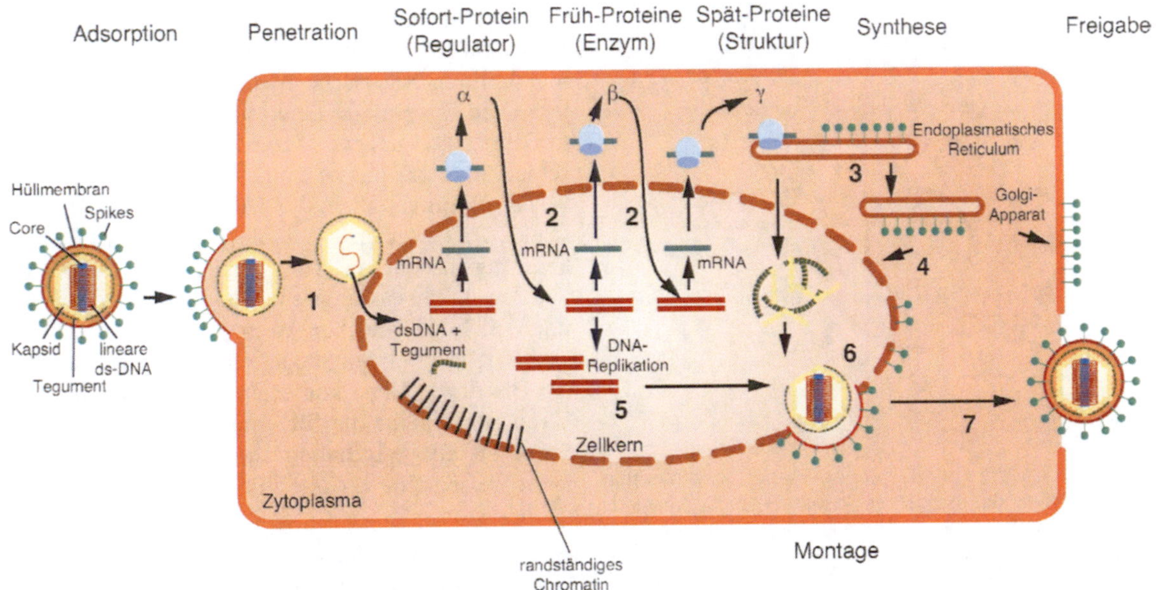

Abb. 4.15. Schema zur Replikation des Herpes-simplex-Virus (Falke 1999). Nach Adsorption und Penetration erfolgt im Zytoplasma der befallenen Zellen der Abbau des Kapsids. Die nächsten Stadien sind: (*1*) Eintritt der DNA plus viralem Tegument in den Kern; (*2*) Translation des Genoms in einer Dreistufenkaskade: Sofortproteine, die Regulatorfunktion ausüben; Frühproteine, zumeist Enzyme der DNA-Synthese (DNA-Polymerase, Thymidinkinase, Ribonukleotidreduktase u. a.) und schließlich Spätproteine, vorzugsweise Strukturproteine des Virus; (*3*) Synthese der Proteine im Zytoplasma; (*4*) Rücktransport der Proteine in den Zellkern; (*5*) DNA-Replikation im Zellkern; (*6*) Umhüllung der DNA mit dem Kapsid an der Kernmembran und (*7*) Freigabe des Viruspartikels durch das endoplasmatische Retikulum und beim Zerfall der Zelle

Abbildung 4.16 zeigt schematisch den Aufbau eines HBV. Das Genom besteht aus einer doppelsträngigen zirkulären DNA mit einer Lücke im Plusstrang. Nach dem Eindringen des Virions in die Zelle und nach dem Freilegen der DNA wird die virale DNA durch den Zytoplasmaraum in den Zellkern der Wirtszelle transportiert, wo als Erstes die fehlende Lücke im Plusstrang durch die Synthesemaschinerie der Wirtszelle auf die volle Länge aufgefüllt wird. Anschließend startet die Transkription der vervollständigten ds(±)-DNA durch die zelluläre RNA-Polymerase in ca. 3400 Nukleotide lange RNA-Moleküle (Prägenom) und in mehrere kürzere mRNA-Moleküle (für die Hüllproteine). Im Zytoplasmaraum wird die Prägenom-RNA zusammen mit einer Polymerase, die RT-Funktion aufweist, in ein neues Kapsid verpackt. Sie dient dort zunächst als Matrize zur Synthese einer Minusstrang-DNA. Die RNA dieses Hybridstranges wird durch die Ribonukleaseaktivität der RT abgebaut. Nach deren Abbau wird der (−) DNA-Strang durch Synthese des (+)-Stranges ergänzt, doch bricht die Synthese frühzeitig ab und das Viruspartikel verlässt mit einem unfertigen Plusstrang die Zelle durch Knospung („budding"). Der Grund, warum die Virionen mit dieser Lücke in der ds(±)-DNA die Zelle verlassen, ist bisher nicht bekannt.

Wie eingangs erwähnt, besteht in der Fähigkeit des HBV zur reversen Transkription eine Ähnlichkeit mit den Retroviren. Zwischen Retroviren und HBV besteht aber ein wesentlicher Unterschied, auf den abschließend hingewiesen sei. Bei akuten HBV-Infektionen liegt das HBV-Genom in freier (episomaler) Form vor; bei den Retroviren hingegen ist die Integration in das zelluläre Genom die Voraussetzung für die Replikation des viralen Genoms.

Möglichkeiten zum spezifischen Eingriff in den viralen Replikationszyklus ▶ Die therapeutisch an-

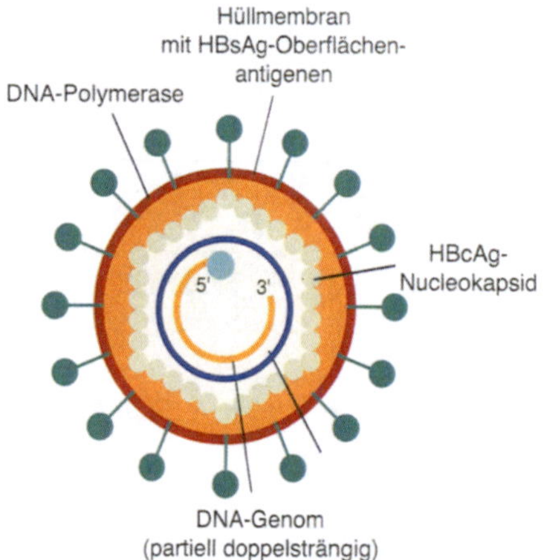

Abb. 4.16. Schema zur Morphologie eines so genannten *Dane*-Partikels, das ist die infektiöse Form des Hepatitis-B-Virus (HBV). Die Hülle setzt sich zusammen aus Lipiden, die aus dem Materialbestand der befallenen Wirtszelle stammen, aus Hüllproteinen und aus dem Oberflächenantigen (HbsAg; *nicht eingezeichnet*). Das Nukleokapsid besteht aus Hepatitis-B-Core-Antigen (HbcAg). Das Kapsid besteht aus nur einer Sorte Protein, die mit der eingeschlossenen Genom-DNA integriert. Die DNA ist zirkulär und – höchst ungewöhnlich – nur teilweise doppelsträngig, wobei der (+)-Strang um 20–50% im Vergleich zur vollen Länge des gegenläufigen (–)-Stranges verkürzt ist. Am 5′-Ende des (+)-Stranges sitzt ein kovalent gebundenes Protein, das im Verlaufe des Replikationszyklus als Primer für die Synthese dieses Stranges benötigt wird

gewendeten Virostatika greifen an folgenden Stellen in den Replikationszyklus ein:

- Hemmung der DNA-Polymerase,
- Hemmung der Reversen Transkriptase,
- Hemmung der Translation viraler mRNA und
- Hemmung des proteolytischen „processing" von Viruspolyproteinen.

Leitend bei der Entwicklung synthetischer Virustatika war das Prinzip der Antimetabolite, worauf zunächst kurz eingegangen sei. Ein Antimetabolit ist eine Verbindung, die aufgrund ihrer Strukturähnlichkeit zu einem Enzymsubstrat dessen Bindungsort am Enzym besetzt. Dadurch wird die enzymatische Umsetzung entweder gehemmt oder sie läuft fehl, indem nicht das Substrat, sondern der Antimetabolit umgesetzt wird, beispielsweise in ein Biopolymer eingebaut wird. Unterschieden wird zwischen klassischen und nichtklassischen Antimetaboliten. Klassische Metaboliten hemmen selektiv ein Enzym, das einen bestimmten Metaboliten umsetzt, machen dabei aber keinen Unterschied, ob diese Enzyme aus Viren oder Säugetierzellen stammen. Nichtklassische Metaboliten sind selektiv. Sie werten die molekularbiologische Erkenntnis aus, dass in evolutionär niedrigen Spezies wie den Bakterien, aber eben auch den Viren, Gene noch nicht in gleicher Weise optimal entwickelt sind, wie das bei den Säugetierorganismen der Fall ist: Die durch Gene kodierten Enzyme weisen bei Viren noch nicht die für eine Funktion optimale Spezifität auf. Wir halten zunächst fest: Virusenzyme weisen eine geringe Substratspezifität auf.

Nichtklassische Antimetaboliten sind Substanzen mit hinreichender Affinität zu einem Virusenzym, aber ohne hinreichende Affinität zum analogen Enzym der Säugetierzelle.

Das Virostatikum **Aciclovir** ist ein nichtklassischer Antimetabolit im definierten Sinne. Zum besseren Verständnis des Wirkungsmechanismus von Aciclovir muss kurz auf das Prinzip der *letalen Biosynthese* eingegangen werden.

Die Nukleinsäuresynthese verläuft bekanntlich über den Einbau von Triphosphaten der Nukleotide. Daher sollten die Antimetaboliten von der Idee her ebenfalls in der Triphosphatform vorliegen. Allerdings werden entsprechende Metaboliten nicht in die Zelle aufgenommen, sodass man sie nicht direkt anbieten kann. Man ist vielmehr darauf angewiesen, dass die Zelle selbst die applizierten, kein Phosphat enthaltenden Analoga (Antimetaboliten) in die Phosphate überführt: Die Antimetaboliten bilden *Pro-Drugs.* Die Phosphorylierung wird normalerweise von Enzymen (Nukleosidkinasen, Nukleosidphosphorylasen, Phosphoribosyltransferasen) durchgeführt, die die aus dem Nukleinsäurestoffwechsel anfallenden Purine und Pyrimidine einer Wiederverwertung zuführen. Man bezeichnet diesen Vorgang – nach dem Resultat für die Zelle – als letale Biosynthese. Die letale Synthese mit einer Aktivierung durch wirtszelleneigene Enzyme hat, wie die klinische Erfahrung gezeigt hat, einen

Nachteil: den der raschen Resistenzbildung durch Ausfall der letalen Synthese. Die letale Biosynthese kann jedoch auch über spezifische virale Enzyme verlaufen, ein Optimum aus der Sicht der selektiven Toxizität. Bisher gibt es dafür aber nur ein einziges Beispiel, nämlich die von Herpesviren kodierte Thymidinkinase. Diese virusspezifische Aktivierung der letalen Biosynthese ist die Grundlage für die hervorragende Selektivität des Antiherpetikums Aciclovir.

Herpesviren synthetisieren eine virusspezifische Thymidinkinase, die im Vergleich mit der Thymidinkinase der Wirtszellen eine stark veränderte Substratspezifität aufweist: Die Reaktionsgeschwindigkeiten unterscheiden sich um den Faktor 10^6. Die Thymidinkinase katalysiert den ersten Schritt in der Phosphorylierung: die Bildung des Monophosphats. Die Überführung des Mono- zum Triphosphat übernehmen nach wie vor die zellulären Kinasen (Abb. 4.17). Das triphosphorylierte Aciclovir wird von der viruseigenen DNA-Polymerase mit hoher Selektivität – im Vergleich mit zellulären Polymerasen – gebunden: Der daraus sich ergebende Kettenabbruch bleibt weitgehend auf die virale DNA beschränkt und verschont die Wirts-DNA. Therapeutisch angewendet wird Aciclovir bei Infektionen durch Herpes-simplex- und Varicella-zoster-Virus, wobei Herpes-simplex-Virus dem Agens gegenüber besonders empfindlich ist.

Phosphonoformat (syn.: Foscarnet) ist ein Diphosphatanalogon. RNA- und DNA-Polymerasen bauen Nukleotidtriphosphate unter Abspaltung von Diphosphat in wachsende Nukleinsäureketten ein. Die Freisetzung von Diphosphat erfolgt an den PP-Bindungsstellen der Polymerasen und kann durch Strukturanaloga vom Typus des Phosphonoformats gehemmt werden. Die selektive Toxizität

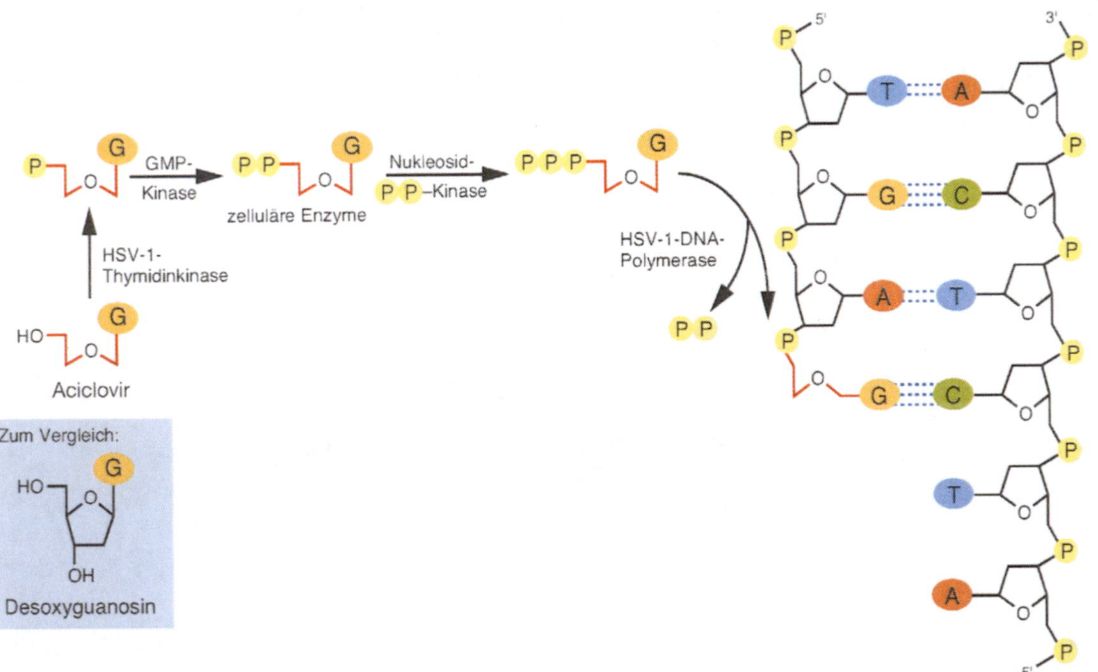

Abb. 4.17. Wirkungsmechanismus von Aciclovir (Matthes u. Langen 1997). Die durch HSV-1 induzierte Thymidinkinase ist imstande, auch stark verändertes Desoxyguanosin zu phosphorylieren, wozu die zytosolische Thymidinkinase der Wirtszelle mit ihrer größeren Substratspezifität nicht imstande ist. Die Überführung des Mono- in das Di- und Triphosphat leisten zelluläre Kinasen. Den Einbau in die wachsende DNA-Kette vermag dann wiederum nur die virale DNA-Polymerase zu leisten, mit dem Ergebnis, dass die virale DNA-Synthese abbricht, da das Aciclovir keine verlängerungsfähige 3'-OH-Gruppe besitzt. Die Affinität des Aciclovirtriphosphats zur viralen DNA-Polymerase ist um ein Vielfaches größer als zur eukaryoten DNA-Polymerase

beruht darauf: Die viralen Polymerasen weisen eine höhere Affinität zu Phosphonoformat auf als die zellulären Wirtspolymerasen. Im physiologischen *pH*-Bereich liegt Phosphonoformat als geladenes Molekül vor, sodass es nur schlecht über Zellmembranen hindurch aufgenommen werden kann. Daher ist seine Bioverfügbarkeit selbst bei intravenöser Applikation gering.

Hemmung der Reversen Transkriptase (RT) ▶ Ausgelöst durch die HIV-Problematik wurde besonders intensiv nach Inhibitoren der Reversen Transkriptase gesucht, wobei entsprechend dem Antimetabolitenprinzip (s. dazu oben S. 396) vorzugsweise unter Nukleosidanaloga nach Virostatika gesucht wurde. **Zidovudin**, das ist 3′-Azido-2′,3′-didesoxythymidin, war das erste zur Behandlung von Aids zugelassene Arzneimittel. Ähnlich wie Aciclovir muss es erst zum Zidovudintriphosphat phosphoryliert werden, um wirksam zu werden: In Form des Triphosphats vermag es die Zellmembran nicht zu durchdringen, um an den Wirkort zu gelangen. Zidovudin hemmt die Synthese der viralen DNA über zwei Mechanismen:

- Durch kompetitive Hemmung, indem es die Stelle auf der Reversen Transkriptase besetzt, an der sonst die normalen Nukleosidtriphosphate gebunden werden, und
- durch Kettenabbruch der wachsenden viralen DNA-Kette (s. dazu Abb. 4.18), da Zidovudin keine 3′-OH-Position zur Bindung an die 5′-OH des nächsten Nukleotidbausteins zur Verfügung stellt. Das fehlgepaarte Nukleotid kann nicht entfernt und durch Thymidintriphosphat ersetzt werden: Anders als die DNA-Polymerase während der DNA-Replikation besitzt die Reverse Transkriptase keine Fehlerkorrekturaktivität (kein „proof-reading“).

Hemmung der Translation viraler mRNA ▶ Hier sind die Interferone zu nennen. Nach ihrer Bindung an spezifische Zellrezeptoren führen Interferone zur Synthese von über zwei Dutzend verschiedener

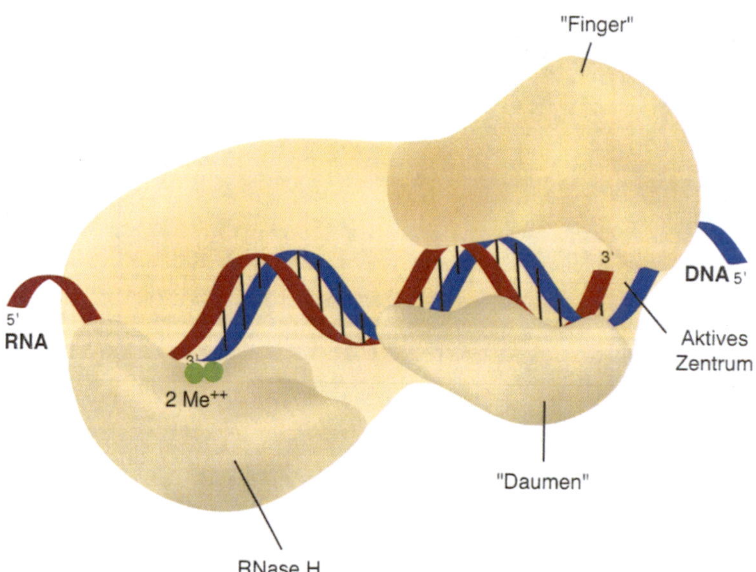

Abb. 4.18. Schematische Darstellung eines Modells der Reversen Transkriptase aus HI-Viren, abgeleitet aus Ergebnissen einer Röntgenstrukturanalyse. Der RNA-DNA-Hybridstrang liegt in einer Furche, die von 2 Proteinuntereinheiten (*UE*) gebildet wird. Die beiden UE umschließen die Nukleinsäure wie die Handfläche der rechten Hand von Daumen und Fingern umschlossen wird. Die beiden aktiven Zentren des Enzyms – an dem einen erfolgt die Synthese des DNA-Stranges, am anderen der Abbau der RNA-Matrize – liegen etwa 20 bp voneinander entfernt. (Aus Matthes u. Langen 1997, nach Kohlstaedt et al. 1992)

Proteine, die insgesamt zur Resistenz dem infizierenden Virus gegenüber beitragen. Gegenüber vielen Viren ist die Synthesehemmung viraler Proteine der Hauptmechanismus: durch Blockade der mRNA-Methylierung, durch Hemmung der Initiation der mRNA-Transkription und durch Blockade der tRNA-Funktion. Sowohl natürliche als auch rekombinante Interferone (s. S. 214–216) werden therapeutisch verwendet, hauptsächlich bei chronischer Hepatitis B und C.

Hemmung des proteolytischen Processing ▶ Bei einer Reihe von Viren, z. B. den Picorna- und den HI-Viren, erfolgt die Translation viraler mRNA in zunächst funktions*un*fähige Polyproteinpräkursoren (z. B. die *gag*-Proteine, S. 292). Erst in einem zweiten Schritt werden die Polyproteine durch virusspezifische Proteasen zu Struktur- und Funktionsproteinen gespalten. Da die entsprechende Protease in Wirtszellen nicht vorkommt, bildet sie ein selektives Target für **Proteaseinhibitoren.** Dazu zählen die in der HIV-Therapie verwendeten Arzneistoffe vom Typus des Saquinavirs, Indinavirs und Ritonavirs.

4.2.5 Morphogenese und Freisetzung des Viruspartikels

Wenn die Replikation des viralen Genoms und die Synthese der viralen Proteine abgeschlossen sind, müssen die Produkte zu intakten Virionen zusammengesetzt und aus der Wirtszelle freigesetzt werden. Morphogenese und Freisetzung sind ähnlich vielfältig wie die Replikationsmechanismen. Über die ganze Palette der Möglichkeiten zu berichten, ginge über den Rahmen eines einführenden Lehrbuches hinaus. Etwas näher eingegangen wird lediglich auf die Situation bei den Influenzaviren, da dies für das Verständnis der Neuraminidasehemmer erforderlich erscheint.

Hüllenlose Viren synthetisieren, wie dargelegt, im Wesentlichen Genomnukleinsäure und Kapsomere, das sind die Proteinuntereinheiten von Kapsiden. Es scheint, als würden freie Kapsomere und Nukleinsäure spontan und ohne Energieverbrauch zu einem Nukleokapsid zusammentreten („self-assembly“, Selbstassoziation), ein Vorgang, der an das Auskristallisieren erinnert. Vielen Virologen scheint eine reine Selbstassoziation wenig wahrscheinlich. Aber trotz ausgedehnter Untersuchungen sind Mechanismen über mögliche „ordnende Hilfsstrukturen“ und/oder energiereiche Bindungen bisher nicht eindeutig erkennbar geworden. Die neu gebildeten hüllenlosen Viren sammeln sich nahe der Zellmembran und werden bei deren Desintegration (Zelllyse) freigesetzt: Die Desintegration der Zelle erfolgt nicht spontan, sie ist vielmehr eine Folge der Akkumulation viraler Proteine, die auf die Zelle toxisch wirken.

Bei den umhüllten Viren ist es nicht mit dem Zusammentreten von Nukleinsäuren und Kapsidproteinen getan. Vor allem ist zu fragen, woher das in die Hülle eingelagerte Lipidmaterial stammt. Die Lipidhülle kann unterschiedlicher Herkunft sein: Sie kann von der Zellmembran, von der Kernmembran oder von Membranen des endoplasmatischen Retikulums stammen. Wir beschränken uns auf die Zellmembran. Zeitlich früher, d. h. ehe der Zusammenbau eines Nukleokapsids beginnt, verbinden sich die späteren Envelope-Proteine des Virus eng mit der Zellmembran, was dazu führt, dass virale Antigene in die Zellmembran inkorporiert werden. Die Zellmembran der Wirtszelle besteht als Folge davon aus Lipiden und Glykolipiden der Wirtszelle und aus Proteinen, die vom Virus stammen. Sobald das Nukleokapsid fertig ist, verbindet es sich mit der Innenseite der veränderten Membranabschnitte, bewirkt eine Ausstülpung und schließt sich als Hülle um das Nukleokapsid, ein Vorgang, der im Prinzip eine Umkehrung der Endozytose (s. S. 387) darstellt (Abb. 4.19). Das Virus wird sozusagen von der noch lebenden Zelle ausgeschieden; um frei zu werden, muss es nicht auf die Zerstörung der Zelle warten.

Behüllte oder unbehüllte Viren sind beide vor der Immunabwehr des Wirtsorganismus so lange geschützt, so lange sie sich innerhalb der Zelle befinden. Sobald sie aus der Zelle freigesetzt sind, können sie vor allem durch neutralisierende Antikörper unschädlich gemacht werden. Somit kann, wenn virusinfizierte Zellen absterben, das für den Wirtsorganismus den Vorteil haben, die Infektionsausbreitung zu verhindern. Behüllte Viren, die durch Knospung aus der Zelle freigesetzt werden, meiden die Interzellularräume. Viele haben die Taktik der direkten Infektion von Zelle zu Zelle entwickelt. Häufig übernimmt dann das Immunsystem die Aufgabe, die virusinfi-

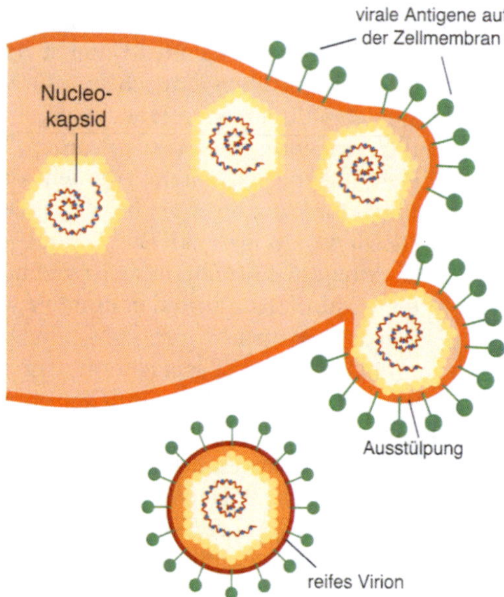

Abb. 4.19. Diagramm, das die Freisetzung eines behüllten Virions durch Knospung (engl.: budding) aus der infizierten Zelle darstellt. *Hinweis:* Der Ausdruck „Knospung" ist bildlich gemeint, entstanden unter dem Eindruck elektronenmikroskopischer Aufnahmen. Es handelt sich beim „budding" um Vorgänge, die als Exozytose (eine Ausschleusung) in Umkehrung der Endozytose bezeichnet werden können. „Budding" kann sowohl aus der Zellmembran als auch aus der Kernmembran erfolgen

zierten Zellen zu zerstören. Virusantigene erscheinen oft sehr früh an der Zelloberfläche, viele Stunden, bevor neue Viruspartikel ausgeschleust werden. Diese neu in der Zellmembran auftretenden Virusantigene induzieren eine Immunantwort, die sich gegen die infizierte Zelle richtet: Es kann gelingen, sie durch zytotoxische Lymphozyten zu zerstören, noch ehe alle Viruspartikel zur Reife gelangt sind.

Das **Influenzavirus** synthetisiert im Verlauf seines Lebenszyklus in der infizierten Zelle

- Kopien der 8 Genome aus (–)-Strang-RNA;
- Nukleokapsidproteine;
- Matrixproteine (M-Proteine), kleine Proteinmoleküle von 26 kDa; sie machen etwa 40 % der Virusproteine aus;
- Hämagglutinationsproteine (auch Hämagglutinine, HA), die im Zytoplasma synthetisiert und später in die Wirtszellmembran inseriert werden. Sie vermitteln die Bindung an sialin- bzw. neuraminsäurehaltige Zellrezeptoren auf Zellen des respiratorischen Epithels; Erythrozyten besitzen zufällig die gleichen Rezeptoren, weshalb Influenzaviren hämagglutinieren;
- Neuraminidase (NA), ein Enzym, das das Durchdringen der auf Epithelzellen sitzenden Schleimschicht ermöglicht und die Virusfreisetzung aus infizierten Zellen unterstützt, indem es die feste Bindung zwischen Hämagglutinin und den neuraminsäurehaltigen Zellrezeptoren kappt.

Sobald die Konzentration an diesen Strukturelementen hinreichend groß ist, assoziieren die Nukleokapsidproteine mit den Genomsegmenten zu einem kapsidhomologen Partikel. Wie sich acht dieser Nukleoproteinmoleküle zu einem „Verbund" zusammenfinden, ist bisher ungeklärt. Manchmal geschieht ein Fehler und es wird ein homologes Segment tierischer Herkunft (Pute, Ente) mitverpackt. Diese Art von Rekombination kann im Hausschwein als Zwischenträger erfolgen, da sich in dieser Tierspezies sowohl humane als auch tierische Influenzaviren replizieren können. Subtypen dieses Typus können beim Menschen Pandemien auslösen („Killerinfluenza"). Abbildung 4.20 zeigt das Modell eines fertigen Influenzavirions; die nachfolgende Abb. 4.21 bringt ein Schema zur Montage und Ausschleusung des Virus.

Die Rolle der Neuraminidase beim Infektionsprozess ▶ Die Infektion einer Zelle beginnt mit der Adsorption eines Influenzaviruspartikels an empfängliche Rezeptoren, das sind Oberflächenareale mit neuraminsäurehaltigen Glykoproteinen. So nützlich diese Bindung in der ersten Phase des Infektionszyklus, der Adsorptionsphase, ist: Beim Verlassen der Zelle, in der Freisetzungsphase, verhindert diese feste Bindung das Loslösen des fertigen Viruspartikels. Die Lösung dieses sich beim Ausknospen ergebenden Problems sind die Neuraminidase-Spikes (s. Abb. 4.20). Neuraminsäure ist ein Enzym, das die Bindung zwischen Neuraminsäure bzw. Sialinsäure (Acetylneuraminsäure) und HA löst und somit die Loslösung des Partikels von der Wirtszelle mit ihren HA-Rezeptoren ermöglicht. Erst das freigesetzte Virion ist wieder imstande, eine neue Wirtszelle zu infizieren und den Lebenszyklus erneut zu durchlaufen.

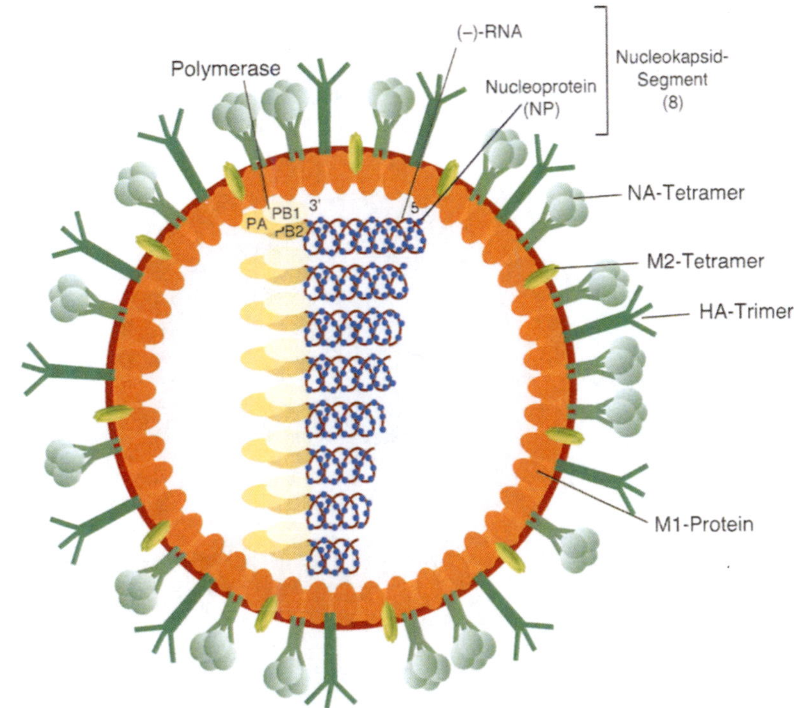

Abb. 4.20. Schematische Darstellung des Influenzavirus. Seine Gene befinden sich auf 8 getrennten Segmenten variabler Größe zwischen 890 und 2341 Nukloeotiden. Mit der Virus-RNA sind die Polymeraseproteine PB1, PB2 und PA sowie das Nukleoprotein (NP) assoziiert. Umgeben ist dieses Virusinnere von einer Lipiddoppelschicht, die innen mit einer Proteinschicht (M1-Protein) ausgekleidet ist, in die aus tetrameren M2-Proteinen gebildete Ionenkanäle eingelassen sind (s. dazu Legende zu Abb. 4.7). An ihrer Oberfläche trägt die Lipiddoppelschicht die transmembranären Glykoproteine Hämagglutinin (HA) und Neuraminidase (NA)

PB1 = katalytische Untereinheit der Polymerase
PB2 = 5'-Cap-Bindungsstelle und Endonukleaseaktivität der Polymerase
PA = vRNA-Synthese-aktive Untereinheit der Polymerase
M1 = Matrix-Protein
M2 = Ionen-Kanal
HA = Hämagglutinin zur Rezeptorbindung
NA = Neuraminidase

Hemmstoffe der Neuraminidase ▶ Der eben beschriebene letzte Schritt der Virusfreisetzung, der durch die Neuraminidase vermittelt wird, lässt sich hemmen, und zwar kompetitiv durch Substanzen mit Stukturähnlichkeit zur Neuramin- bzw. Sialinsäure. Der Prototyp eines Neuraminidasehemmers ist das Zanamivir (Abb. 4.22). Verwendet wird es zur Therapie der Influenza A und B; zur Prophylaxe ist es nicht geeignet, die Impfung bleibt die Methode der Wahl.

4.3 Herausbildung von Resistenzen

Während Bakterien über eine Vielzahl von Resistenzmechanismen verfügen, besitzen Viren eine einzige Eigenschaft, mittels der sie sich der Wirkung von Hemmstoffen entziehen können: eine hohe Mutationsrate in Verbindung mit einer hohen Replikationsrate. Resistente Virusmutanten pflegen spontan zu entstehen, ohne dass sie je dem entsprechenden Virostatikum ausgesetzt gewesen wären. Allerdings haben resistente Formen während einer antiviralen Therapie einen Selektionsvorteil, d. h., dass eine virale Resistenz zumeist erst während einer antiviralen Therapie manifest wird.

Ein Beispiel: Bei HIV-infizierten Patienten werden täglich etwa 10^8 bis 10^9 Virionen neu gebildet, mit einer Generationszeit von 2–3 Tagen. Die hohe Fehlerrate der Reversen Transkriptase – etwa 1 Fehler pro 10000 Nukleotide – führt dazu, dass bei einer Genomgröße von etwas über 9×10^3 Basen jedes neu gebildete Virion eine Spontanmutation trägt. Unter der Annahme, dass Punktmutationen gleich-

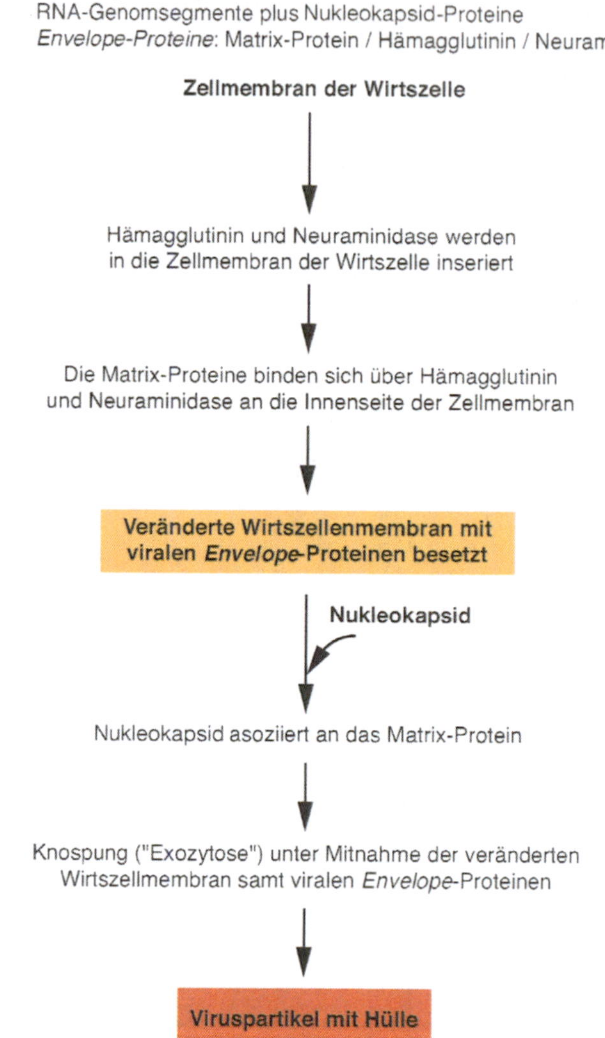

Abb. 4.21. Schema zur Montage und Ausschleusung eines Influenzaviruspartikels. Die Hüllproteine sammeln sich an der Zellmembran, wobei Neuraminidase und Hämagglutinin in der Zellmembran inseriert werden. Der Mechanismus, wie sich die im Zytoplasma aus (–)-RNA und Kapsomeren zusammengesetzten Nukleopeptide zu der 8er-Gruppe sammeln, ist nicht bekannt. Das Paket aus 8 Nukleokapsiden wird von der modifizierten Zellmembran umfasst und schnürt sich ab

mäßig im Genom verteilt sind und dass 5 verschiedene resistenzvermittelnde Mutationen möglich sind – wesentliche Mutationspositionen sind für alle RT-Inhibitoren beschrieben –, wird bereits jedes zweitausendste neu gebildete Virus eine spontane Resistenz gegenüber RT-Inhibitoren zeigen. Innerhalb kürzester Zeit wird sich diese Resistenz somit klinisch bemerkbar machen (Böttger u. Kern 1999).

Der gegenüber 3′-Azido-2′,3′-didesoxythymidin (Abk.: AzT) resistente Phänotyp konnte auf 5 Mutationen im RT-Gen zurückgeführt werden, die durch Ersatz folgender Aminosäuren charakterisiert sind: $Met^{41} \rightarrow Leu$, $Asp^{67} \rightarrow Asn$, $Lys^{70} \rightarrow Arg$, $Thr^{215} \rightarrow Phe$, $Lys^{219} \rightarrow Gln$. Rätselhaft und ungeklärt ist jedoch der Mechanismus, wie die Resistenz letztlich zustande kommt. Es wurden RT aus Wildtyp und RT aus resistenten Typen isoliert: Beide RT-Herkünfte stimmen in allen enzymkinetischen Daten überein, in vitro auch in der Hemmung durch AzT-Triphosphat (Böttger u. Kern 1999).

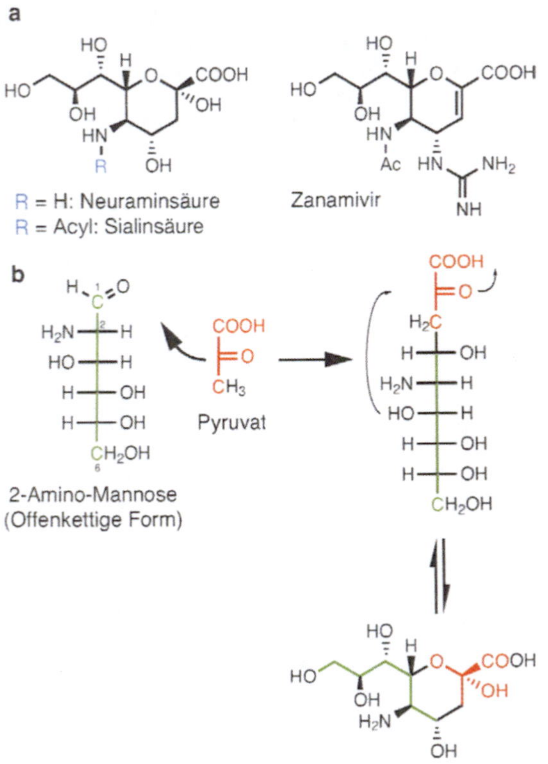

Abb. 4.22a, b. a Strukturähnlichkeit zwischen dem Virostatikum Zanamivir und der Neuramin- bzw. Sialinsäure. Die kompetitive Hemmung der viralen Neuraminidase durch Zanamivir verhindert die Virusfreisetzung durch Knospung („budding“). **b** Biogenetische Einordnung der Neuraminsäure. Sie setzt sich aus zwei Bausteinen zusammen: der 2-Aminomannose und dem Pyruvat. Die beiden Bausteine sind nach Art einer Aldoladdition miteinander verknüpft. AC = Acetylrest; Acyl = variable Acylreste

Zitierte Literatur

Böttger EC, Kern P (1999) Molekulare Mechanismen und klinische Aspekte der Resistenz. In: Ganten D, Ruckpaul K (Hrsg) Handbuch der Molekularen Medizin, Bd 4: Immunsystem und Infektiologie, Springer, Berlin Heidelberg New York Tokyo

Degar S, Prince AM, Pascual D, Lavie G et al. (1992) Inactivation of the human immunodeficiency virus by hypericin: evidence for phytochemical alterations pf p24 and a block in uncoating. AIDS Res Hum Retroviruses 8: 1929–1936

Falke D (1999) Virusreplikation. In: Hahn H, Falke D, Kaufmann SGE, Ullmann U (Hrsg) Medizinische Mikrobiologie und Infektiologie. Springer, Berlin Heidelberg New York Tokyo

Fescharek R (1996) Blut und Plasma. In: Hänsel R, Hölzl J (Hrsg) Pharmazeutische Biologie. Springer, Berlin Heidelberg New York Tokyo, S 433–453

Green DE, Goldberger RF (1971) Molekulare Prozesse des Lebens. Springer, Berlin Heidelberg New York Tokyo

Kohlstaedt L, Wang AJ, Friedmann JM, Rice PA, Seitz TA (1992) Crystal structure at 3,5 A resolution of HIV-1 reverse transcriptase complexed with an inhibitor. Science 256: 1783–1790

Matthes E, Langen P (1997) Antivirale Metaboliten. In: Ganten D, Ruckpaul K (Hrsg) Handbuch der Molekularen Medizin, Bd1: Molekular- und zellbiologische Grundlagen. Springer, Berlin Heidelberg New York Tokyo, S 266–301

Matthes E (in Vorbereitung) Antivirale Metaboliten. In: Ganten D, Ruckpaul K (Hrsg) Handbuch der Molekularen Medizin, Bd 1: Molekular- und zellbiologische Grundlagen, 2. Neuaufl. Springer, Berlin Heidelberg New York Tokyo

Meruelo D, Lavie G, Lavie D (1988) Therapeutic agents with dramatic antiretroviral activity and little toxicity at effective doses; aromatic polycyclic diones hypericin and pseudohypericin. Proc Natl Acad Sci USA 85: 5230–5234

Salyers AA, Whitt DD (2001) Microbiology - diversity, disease, and the environments. Fitzgerald Science Press, Bethesda (Maryland) USA

Weiterführende Literatur

Bienz KA (1998) Allgemeine Virologie. In: Kayser FH, Bienz KA, Eckert J, Zinkernagel RM (Hrsg) Medizinische Mikrobiologie. Verstehen - Lernen - Nachschlagen, 9. Aufl. Thieme, Stuttgart New York, S 380–418

Brown TA (1999) Moderne Genetik, 2. Aufl. Spektrum Akademischer Verlag, Heidelberg

Dimmock NJ, Prirose SB (1993) An introduction to modern virology, 4. Aufl. Blackwell, Oxford

Doerfler W (1996) Viren. Krankheitserreger und Trojanisches Pferd. Springer, Berlin Heidelberg New York Tokyo

Dörries R (2000) Virologie. In: Hof H, Müller RL, Dörries R (Hrsg) Mikrobiologie. Thieme, Stuttgart New York, S 77–236

Eggers HJ (1991) Antivirale Chemotherapie. Resistente Virusmutanten und das Problem des Designs neuer Pharmaka. Dtsch Ärztebl 88, A:2793–2802

Eggers HJ (1994) Menschenpathogene Viren. In: Brandis H, Köhler W, Eggers HJ, Pulverer G (Hrsg) Medizinische Biologie, 7. Aufl. Fischer, Stuttgart Jena New York, S 695–748

Falke D (1998) Virologie am Krankenbett. Springer, Berlin Heidelberg New York Tokyo

Falke D (1999) Virusreplikation. In: Hahn H, Falke D, Kaufmann SHE, Ullmann U (Hrsg) Medizinische Mikrobiologie und Infektiologie, Springer, Berlin Heidelberg New York, S 471–479

Hayden FG (1996) Antivirale Wirkstoffe. In: Hardman JG, Limbird LE et al. (Hrsg) Goodman & Gilman, Pharmakologische Grundlagen der Arzneimitteltherapie (Dtsch. Ausgabe hrsg. von Dominiak P et al.) McGraw-Hill, New York, S 1211–1243

Mauss S, Seidlitz B, Jablonowski H, Häussinger D (1996) HIV-Proteinaseinhibitoren: Eine neue Substanzklasse in der retroviralen Therapie. Dtsch Med Wschr 121: 1369–1374

Modrow S, Falke D (1998) Molekulare Virologie, 2. korr. Aufl. Spektrum Akademischer Verlag, Heidelberg

Nelson D, Cox M (2000) Lehninger Biochemie, 3. Aufl., Berlin Heidelberg New York

Petrides PE (1997) Viren. In: Löffler G, Petrides PE: Biochemie und Pathobiochemie, 5. Aufl. Springer, Berlin Heidelberg New York, S 289–316

Ploegh HL (1998) Viral strategies of immune evasion. Science 280:248–253

Richman DD (1994) Drug resistance in viruses. Trends in Microbiology 2:401–407

Die Tumorzelle als Ziel für Wirkstoffe

5

THEODOR DINGERMANN

EINLEITUNG

Für einen multizellulären Organismus relativiert sich der Begriff „Leben" ganz erheblich. Denn ein zu vitales Wachstum einzelner Zellverbände kann sich für den Organismus durchaus lebensbedrohend auswirken. Andererseits erweist sich der Tod auf zellulärer Ebene oft als lebensrettend. In der Tat ist es die ausgewogene Balance zwischen Leben und Tod bzw. zwischen Proliferation und Wachstumsstopp, die ein multizelluläres Wachstum in einem Verband unterschiedlicher Zellen und unterschiedlicher Gewebe mit unterschiedlichen physiologischen Leistungsspektren erst ermöglicht. Und Störungen dieser Balance – sowohl in die eine wie in die andere Richtung – erweisen sich sehr schnell als manifeste Katastrophen. Diese Katastrophen haben auch einen Namen: Krebs, eine große Gruppe sehr unterschiedlich ausgeprägter Krankheiten, die jedoch alle durch ganz ähnliche Fehlregulationen als molekulare Ursache charakterisiert sind.

Nur eine ausgewogene Balance zwischen Leben und Tod auf zellulärer Ebene ermöglicht einem vielzelligen Organismus „Leben". Sowohl ein Zuviel an Proliferationssignalen als auch ein Zuwenig an proliferationshemmenden Signalen stören dieses Gleichgewicht (Abb. 5.1).

5.1 Zur Biologie der Tumorgenese

Tumorzellen sind durch folgende Fehlfunktionen charakterisiert:

- Durch eine **unkontrollierte Proliferation**, die sich nicht zwingend darin zeigt, dass die Zellen mit einer besonders hohen Rate proliferieren.
  Bekanntlich gibt es durchaus langsam proliferierende Tumoren, wie beispielsweise Plasmazellentumoren. Andere Tumoren, wie zum Beispiel das Burkitt-Lymphom, proliferieren hingegen extrem schnell. Vielfach ist es so, dass schnell proliferierende Tumoren besser auf eine Chemotherapie ansprechen als langsam proliferierende. Das hängt damit zusammen, dass viele Chemotherapeutika keine ausgeprägte „selektive Toxizität" aufweisen. Die „Selektivität" beschränkt sich sehr oft auf die Proliferationscharakteristika unterschiedlicher Zellen: Diejenigen Zellen werden am effizientesten geschädigt, die sich am schnellsten teilen.

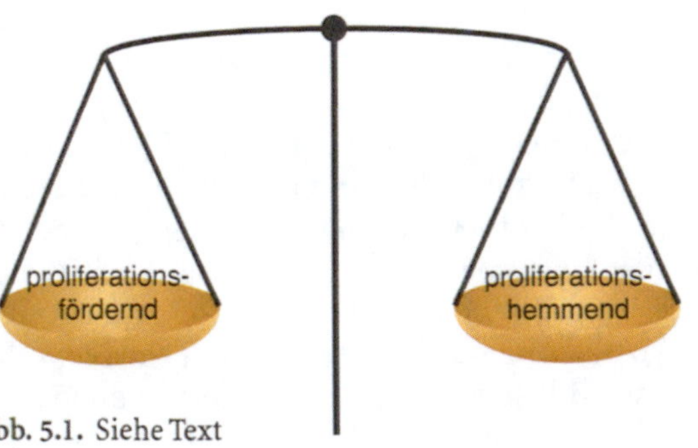

Abb. 5.1. Siehe Text

- Durch einen **falschen Differenzierungsstatus**, der sich in der Regel in Form einer Dedifferenzierung manifestiert.
  Ausgehend von bestimmten Stammzellen durchlaufen alle Zellen ein bestimmtes Differenzierungsprogramm, das durch intrazelluläre wie durch extrazelluläre Faktoren gesteuert und beeinflusst wird. Kann dieser Prozess aufgrund unterschiedlicher Defekte nicht mehr bis zum Ende durchlaufen werden, arretieren die Zellen in einem Zustand, der häufig pathologisch relevant wird. Unter anderem zeigen diese Zellen für das betroffene Gewebe unphysiologische Wachstumscharakteristika. In erster Näherung kann man sagen, dass ein Tumor umso aggressiver und folglich die Prognose umso ungünstiger ist, je weiter die Zellen vom physiologischen Differenzierungsgrad entfernt sind.
- Durch **invasives Wachstum**: Zu einem korrekten Differenzierungsgrad gehört auch die „Beachtung" von Gewebegrenzen. Für Tumorzellen ist es hingegen ganz typisch, dass diese Zellen jene elementare Regel missachten und – auch wegen ihrer unphysiologisch gesteigerten Proliferationstendenz – in andere Gewebeverbände einwachsen (Abb. 5.2). Zeigen hingegen Tumorzellen „nur" ein gesteigertes Proliferationsverhalten,

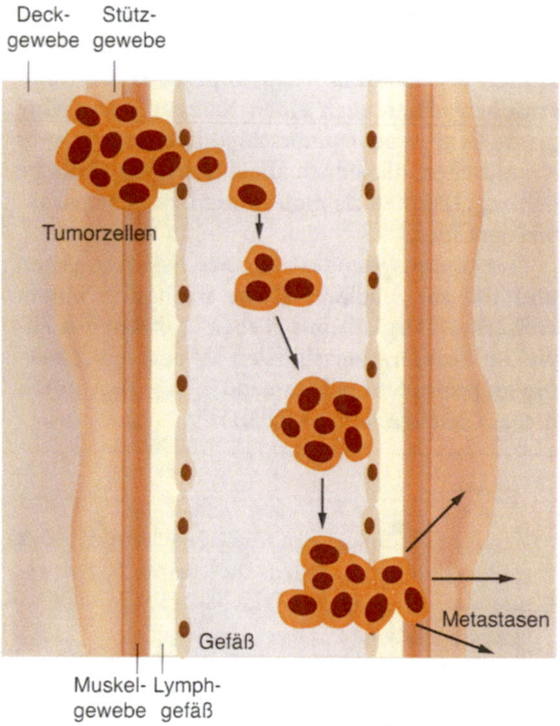

Abb. 5.2. Wucherung einer Krebsinsel unter Zerstörung von Stütz- und Muskelgewebe und Eindringen in die Gefäße. Danach kommt es zur Ausbildung von Metastasen

ohne dabei in andere Gewebeverbände einzuwachsen, sprechen wir von gutartigen Tumoren.

- Durch **Bildung von Metastasen**: Metastasen sind Sekundärtumoren, die sich von einem Primärtumor ableiten und sich an einem anderen Ort im Organismus einnisten (Abb. 5.3). Sie disseminieren über Blutgefäße und Lymphbahnen. In aller Regel sind diese Sekundärtumoren „gefährlicher" als die Primärtumoren. Die Zellen, die solche Sekundärtumoren ausbilden, haben bereits viele unphysiologische Teilungen durchwandert und im Laufe dieser Teilungsprozesse weitere genetische Defekte aufgefangen. Dies führt dazu, dass beispielsweise die Zellen Oberflächenmarker verlieren, die für eine Erkennung durch das Immunsystem essentiell sind. Ferner verlieren diese Zellen viele ihrer adhäsiven Eigenschaften, wodurch sie weiter disseminieren und in andere Gewebe penetrieren können.

Unkontrolliertes Wachstum ist sicherlich das Hauptproblem bei der Tumorentstehung. Grund ist eine Störung des Zellzyklus, der komplex kontrolliert wird.

5.1.1 Der Zellzyklus

Früher glaubte man, dass die biologische Aktivität während der Interphase, der Zeitspanne zwischen zwei Zellteilungen, nur dem Zellwachstum und der Wahrnehmung der physiologischen Funktion einer jeden Zelle gewidmet sei. Heute wissen wir jedoch, dass einer der wichtigsten Schritte vor einer nächsten Zellteilung die Replikation aller Chromosomen und damit die Replikation des gesamten Zellgenoms ist. Diese Zeitspanne, in der DNA-Synthese zur Vorbereitung auf die nächste Zellteilung stattfindet, wird als S-Phase bezeichnet (Abb. 5.4). Man kann die DNA-Synthese experimentell verfolgen, indem man den Zellen ein radioaktiv markiertes Nukleotid wie beispielsweise ^{3}H-Thymidin anbietet und in Zeitabständen den stetig steigenden Einbau dieser Vorstufe verfolgt. Eine alternative Methode ist die Markierung der DNA mit einem fluoreszierenden Interkalierer, wie beispielsweise DAPI (4,6-Diamidino-2-Phenylindol), Ethidiumbromid, Propidiumiodid oder so genannte Hoechst-Farbstoffe (Hoe 33342 oder Hoe 33258). Misst man die Zellen anschließend in einem „*cell-sorter*" (Abb. 5.5), so kann man verfolgen, wie ausgehend von einem diploiden Chromosomensatz die DNA-Menge pro Zelle kontinuierlich zunimmt und wie die Zelle zum Ende der S-Phase schließlich einen tetraploiden Chromosomensatz enthält (Abb. 5.6).

Allerdings findet in der Interphase nicht ausschließlich DNA-Synthese statt. Gewissermaßen „eingerahmt" ist die S-Phase von zwei Perioden, die als G_1-Phase (*gap* I) und als G_2-Phase (*gap* II) bezeichnet werden. Während dieser beiden Phasen, aber auch während der S-Phase, ist die Zelle metabolisch außerordentlich aktiv: Sie wächst, und sie durchläuft gegebenenfalls bestimmte Differenzierungsprogramme. Zum Ende der G_2-Phase hat sich das Volumen der Zelle grob verdoppelt. Erst jetzt wird die Mitose initiiert und die beiden doppelten Chromosomensätze werden exakt auf zwei Tochter-

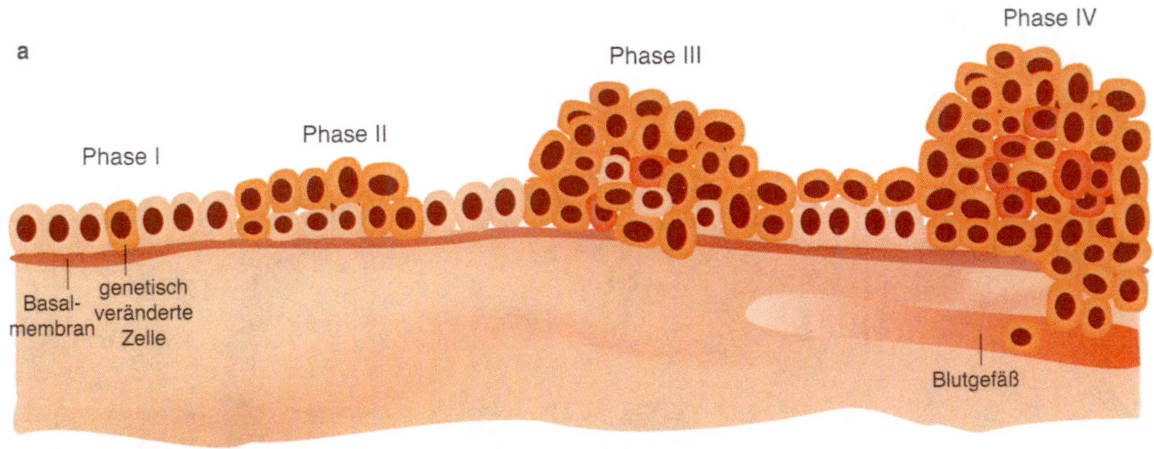

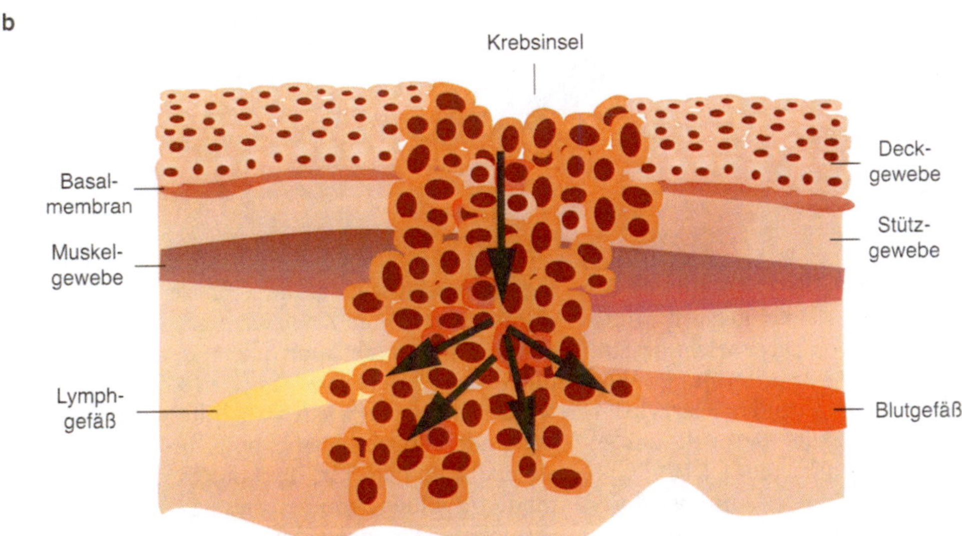

Abb. 5.3a, b. Die Krebsentstehung in vier Phasen. **a** Zu Beginn der Krebsentstehung steht immer eine genetische Veränderung (Mutation) in einer einzelnen Zelle, durch die die Wachstumsregulation gestört wird. Wird diese Mutation nicht korrigiert, schreitet das unkontrollierte Wachstum voran und der Tumorkeim vergrößert sich. In Phase III durchbricht das unkontrolliert wachsende Gewebe eine Basalmembran und tritt damit in das invasiv-wachsende Stadium über. Schließlich gelangen in Phase IV die Zellen in den Blutkreislauf und in die Lymphbahnen, wodurch Teile des Tumors weggeschwemmt werden und sich an anderer Stelle als Metastase ansiedeln können (**b**)

zellen verteilt. Dieser letzte Schritt eines Zellzyklus, also die eigentliche Zellteilung, beansprucht für menschliche Zellen in der Regel nur eine Stunde, wohingegen der komplette Zellzyklus – zumindest unter Kulturbedingungen – ca. 16 Stunden dauert.

Schaut man sich unterschiedliche Zelltypen an, so stellt man fest, dass die Länge der S-, G_2- und M-Phasen relativ konstant sind, wohingegen die Länge der G_1-Phase deutlich variieren kann. An einem Punkt während der G_1-Phase muss eine Entscheidung zwischen zwei möglichen Wegen getroffen werden, die jeweils eingeschlagen werden können. Entweder verlässt die Zelle an dieser Stelle die normale Routine eines sich immer wiederholenden

Abb. 5.4. Der Zellzyklus

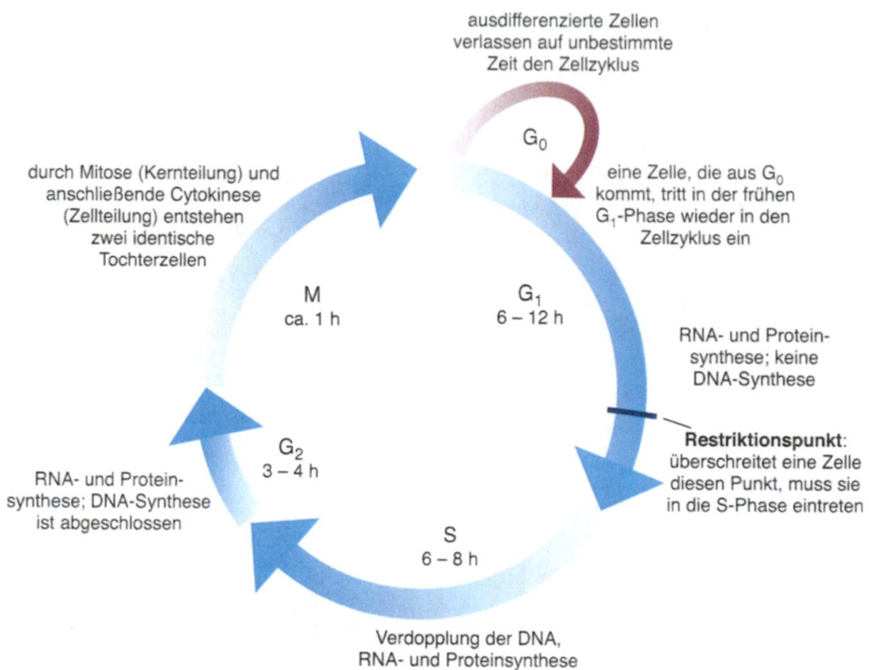

Zellzyklus und tritt in eine Phase ein, die als G_0-Phase bezeichnet wird, oder sie bereitet sich „routinemäßig" auf die S-Phase vor. Diese wichtige Entscheidung wird an einem Restriktionspunkt, dem so genannten G_1-*Checkpoint*, getroffen. Hier wird in erster Linie die Größe der Zelle überprüft, und es wird inspiziert, ob die zu replizierende DNA Schäden aufweist. Werden Probleme erkannt, wird der Zelle mehr Zeit gegeben, diese Probleme zu beheben. Anderenfalls wird der Weg freigegeben, um in die S-Phase einzutreten und mit der DNA-Synthese zu beginnen. Ein zweiter *Checkpoint* befindet sich am Übergang zwischen G_2-Phase und M-Phase. Auch hier kann der Zelle mehr Zeit gegeben werden, um die DNA-Synthese zu vollenden und DNA-Schäden zu beheben.

Zellzykluskontrolle ▶ Getrieben wird der Zellzyklus von den Zyklinen und von den mit diesen Zyklinen interagierenden, zyklinabhängigen Kinasen (cdk). Die Zykline binden an ihre jeweiligen cdk-Partner, die ihrerseits die Zellzyklus-Enzyme regulieren. Dabei kontrolliert der Zyklin-D-Komplex die Prozesse in der G_1-Phase, der Zyklin-E-Komplex hingegen steuert die S-Phase. Der Zyklin-A-Komplex treibt den Zyklus in die G_2-Phase, und der Zyklin-B-Komplex kontrolliert den Übergang in die Mitosephase. Diese positiven Kontrollelemente werden ihrerseits wieder moduliert durch negativ wirkende Kontrollelemente. Diese interagieren ebenfalls mit den cdk. Aber anders als die stimulierenden Zykline hemmen diese Faktoren die cdk-Aktivität. Die negativen Elemente stehen im Wesentlichen unter der „Aufsicht" zweier Kontrollproteine, die vom *p53*-Gen und dem Retinoblastom-Gen (*Rb*) kodiert werden. Beide „Superbremsen" treten vor allem am *Checkpoint* 1 in Aktion. Sie überprüfen, ob DNA-Fehler korrekt repariert wurden. Wurde festgestellt, dass die DNA-Reparatur gescheitert ist, wird ein Signal gegeben, die Zelle *kontrolliert* in den Tod zu schicken. Diesen wichtigen physiologischen Weg bezeichnet man als Apoptose.

Zelluläres Sterben ist normal und wichtig ▶ Etwa 100 Billionen Zellen hat unser Körper. Mehrere Milliarden davon werden täglich neu gebildet, um verbrauchte, funktionsunfähige oder beschädigte Zel-

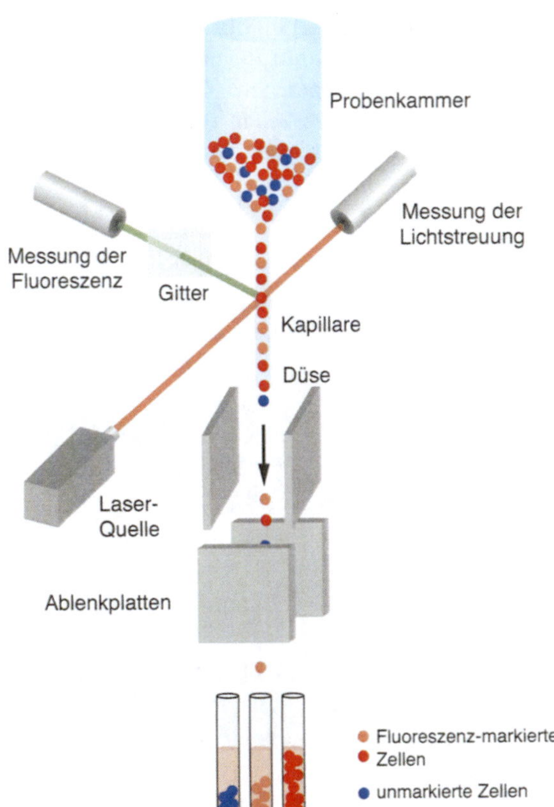

Abb. 5.5. Schematische Darstellung eines FACS-Geräts. FACS steht für „Fluorescence activated cell sorting". Dabei werden Zellen durch eine Kapillare geleitet, wobei markierte Zellen durch einen Laser angeregt und quantitativ erfasst bzw. sortiert werden

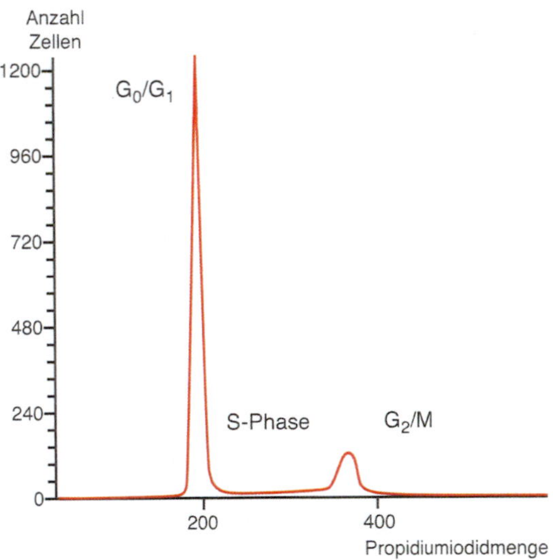

Abb. 5.6. Quantifizierung von Zellen in einer Zellpopulation, die sich in verschiedenen Phasen des Zellzyklus befinden. Die Zellen wurden mit einem interkalierenden Farbstoff (z. B. Propidiumiodid) behandelt. Die Intensität des Fluoreszenzsignals ist auf der Y-Achse, die Anzahl der Fluoreszenzsignale auf der X-Achse aufgetragen. Man sieht deutlich, dass eine Zellpopulation verschiedene Zelltypen enthält, die sich in ihrem Gehalt an DNA unterscheiden. Je mehr DNA eine Zelle enthält, d. h. je weiter sie im Zellzyklus vorangeschritten ist, umso stärker ausgeprägt ist das Fluoreszenzsignal. Zwischen zwei Extremen (Zellen mit einem „normalen" diploiden Chromosomensatz in der G_0/G_1-Phase und Zellen mit einem tetraploiden Chromosomensatz in der G_2/M-Phase) kann man alle Übergangsstadien erkennen, die während der S-Phase entstehen

len zu ersetzen. Nur wenn die Neubildung von Zellen durch Proliferation und die physiologische Elimination durch den so genannten „programmierten Zelltod" funktionell subtil aufeinander abgestimmt sind, ist der Organismus „gesund". Der programmierte Zelltod ist ein spezielles Selbstmordprogramm, das binnen weniger Stunden zur kompletten Elimination der betroffenen Zelle führt.

Die aus dem Griechischen stammende Bezeichnung Apoptose beschreibt das Fallen der Blätter im Herbst und gibt damit einen bildlichen Vergleich für das altruistische Absterben einzelner Zellen zum Wohle des Gesamtorganismus.

5.1.2 Zellnekrose und -apoptose

Wie können Zellen sterben? ▶ Zellen können entweder durch Nekrose oder durch Apoptose zu Tode kommen (Abb. 5.7).

- Unter **Nekrose** versteht man den durch äußere Einwirkung gewaltsam herbeigeführten „Zellmord". Auslöser können physikalische oder chemische Noxen sein. Dazu zählen Verbrennungen, Vergiftungen oder mechanische Beschädigungen. Diese führen in ausgedehnten Gewebearealen zu einer scholligen Kondensation des Chromatins und einem Anschwellen der Organellen in den Zellen. Durch Schädigung der Plasmamem-

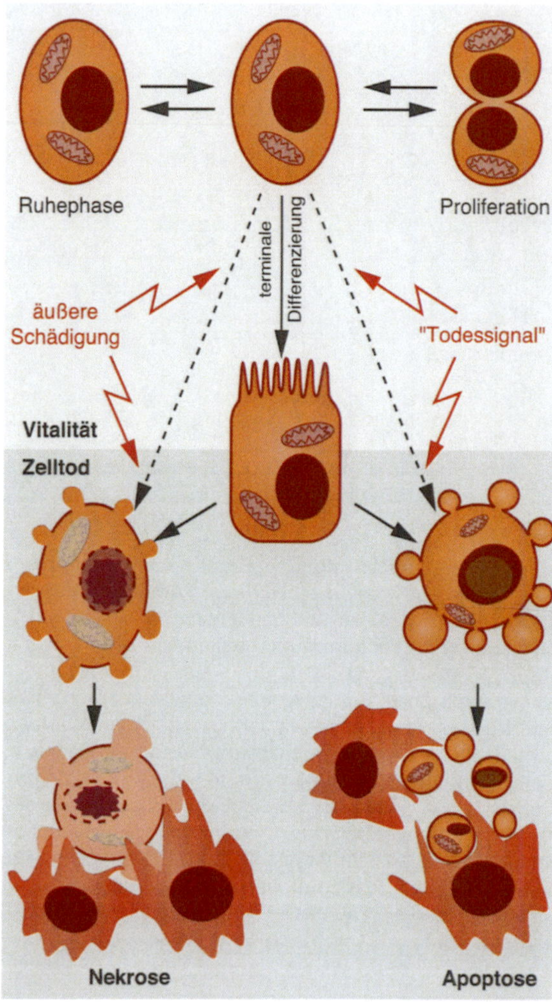

Abb. 5.7. Schematische Darstellung der morphologischen Charakteristika nekrotischer und apoptotischer Zellen

bran platzen die Zellen; die freigesetzten zytoplasmatischen Bestandteile locken Fresszellen herbei, sodass eine Entzündungsreaktion auftritt.

- Im Gegensatz dazu setzt bei der **Apoptose** ein genetisch gesteuertes Programm den gezielten „Zellselbstmord" in Gang, der in aller Regel immer nur einzelne Zellen betrifft. In der Anfangsphase schrumpfen Zytoplasma, Zellkern und Mitochondrien. Die Zellorganellen bleiben hingegen intakt. Auch die Zellmembran bleibt unbeschädigt, sodass eine Entzündungsreaktion ausbleibt. Schließlich zerfällt die Zelle in membranumschlossene Abschnürungen, die so genannten apoptotischen Körperchen. Diese werden von herbeigelockten Fresszellen oder von Nachbarzellen aufgenommen und „rückstandsfrei" abgebaut.

Apoptose	Nekrose
Induktion durch spezifische Signale	Induktion durch extreme Umwelteinflüsse und Zellgifte
Zellschrumpfung, Größenabnahme	Anschwellen der Organellen und der ganzen Zelle
Chromatinkondensation und systematische DNA-Spaltung	ATP-Niveau erschöpft sich
Zellen verlieren Kontakt zu ihren Nachbarn	Kollaps der ionischen Homöostase und des zellulären Stoffwechsels
Zellfragmente schnüren sich ab („*blebbing*") und Zellreste werden schnell durch Phagozyten beseitigt (keine Entzündungsreaktionen)	Die Plasmamembran „reißt auf" und es werden lysosomale Enzyme freigesetzt. Dadurch wird das umgebende Gewebe in Mitleidenschaft gezogen (Entzündungsreaktionen).
Genetisch durch „Zelltodgene" kontrolliert	Genetisch nicht kontrolliert

Apoptose

Apoptose ist bei einer Vielzahl von Teilfunktionen in einem gesunden Organismus beteiligt.

- Zum Beispiel werden während der Embryonalentwicklung Zellen, die die sich ausbildenden Organe stützen, zu Millionen gezielt vernichtet, sobald die Organe ausgebildet sind.
- Im Rahmen der täglichen Regeneration unseres Immunsystems werden Milliarden Zellen, die Autoantigene erkennen, zu einem kollektiven Selbstmord veranlasst.

Tabelle 5.1. Methoden zur Detektion von apoptotischem und nekrotischem Zelltod

Methode	Apoptose	Nekrose
Elektronenmikroskopie	Intakte Zellorganelle und Plasmamembran, DNA-Kondensation, geschrumpfte Zellen und Kerne	Anschwellen der Zellorganelle, ungleichmäßiges Verklumpen des Chromatins, Ruptur der Plasmamembran
Markierung der DNA mit Fluoreszenzfarbstoffen → Fluoreszenzmikroskop	Kondensation des Chromatins an der Kernperipherie, Bildung von „apoptotic bodies“	Ungleichmäßiges Verklumpen des Chromatins
TUNEL („TdT-mediated X-dUTP nick end labeling“)[a] → Fluoreszenzmikroskop	Markierung von Kernen mit fragmentierter DNA	
Markierung des Phosphatidylserins der Plasmamembran mit einem spezifisch bindenden Protein (Annexin V) → Fluoreszenzmikroskop	Phosphatidylserin ist nur bei apoptotischen Zellen auf der Außenseite der Plasmamembran lokalisiert	Phosphatidylserin ist auf der zytoplasmatischen Seite der Plasmamembran lokalisiert
Messung der Aktivität spezifischer Proteasen (Caspasen) mittels synthetischer Substrate → Photometer	Deutlicher Aktivitätsanstieg	Keine Aktivitätserhöhung
Analyse der extrahierten DNA im Agarosegel	Fragmente von 200 Bp und einem Vielfachen davon und/oder hochmolekulare Fragmente von 50 und 300 kBp	Unspezifischer DNA-Abbau

[a] Markierung der durch die Fragmentierung entstandenen 3′-OH-DNA-Enden mit Hilfe des Enzyms Terminale-desoxynukleotid-Transferase und einem markierten dUTP.

- Und täglich sterben beispielsweise 50–70 Millionen gealterte Zellen der Darmmukosa und der Haut und werden durch neue Zellen ersetzt.

Die moderne Apoptoseforschung begann 1972, zufällig in demselben Jahr, in dem Cohen und Boyer das erste gentechnische Experiment durchführten. Damals beobachteten Wissenschaftler, dass sterbende Zellen aus unterschiedlichen Geweben ganz ähnliche morphologische Veränderungen durchliefen. Es dauerte dann weitere 20 Jahre, bis diese frühen Beobachtungen an einem klassischen biologischen Modell molekular studiert und in ihren Prinzipien erstmals verstanden wurden. Im Rahmen der Forschungen zur Ausdifferenzierung des Fadenwurms *Caenorhabditis elegans* drängte sich dieses Phänomen zur genaueren Untersuchung förmlich auf. Jeder ausgewachsene Wurm besteht aus exakt 945 Zellen, und exakt 131 davon sterben im Laufe der Entwicklung absolut reproduzierbar ab. Mit Hilfe genetischer Methoden gelang es dann, Gene zu identifizieren, deren Proteinprodukte an diesem geordneten Selbstmordprozess beteiligt waren. Man erkannte danach sehr schnell, dass entsprechende Gene in vielen anderen Organismen auch zu finden waren, ja dass es sich um eine hoch konservierte Maschinerie handelte, die vom Wurm bis hin zum Menschen existierte.

Es ist nachvollziehbar, dass Apoptose durch ein feines Netz von Kontrollen überwacht werden muss. Nur dann, wenn eine Zelle nicht mehr benötigt wird oder wenn sie für den Organismus zur Gefahr wird, sorgt Apoptose für deren Elimination.

Was treibt eine Zelle in den Selbstmord? ▶ Eine Zelle geht in die Apoptose, wenn ihr positive Signale entzogen werden, die sie für ihr Überleben benötigt, oder wenn ihr ein internes oder externes negatives Signal den Selbstmord „befiehlt“.

Jede Zelle unseres Körpers benötigt ein definiertes soziales Milieu und befindet sich in ständigem Informationsaustausch mit ihrer Umgebung. Sie bildet Kontakte mit Nachbarzellen und wird von Wachstumsfaktoren und Hormonen umspült, die an

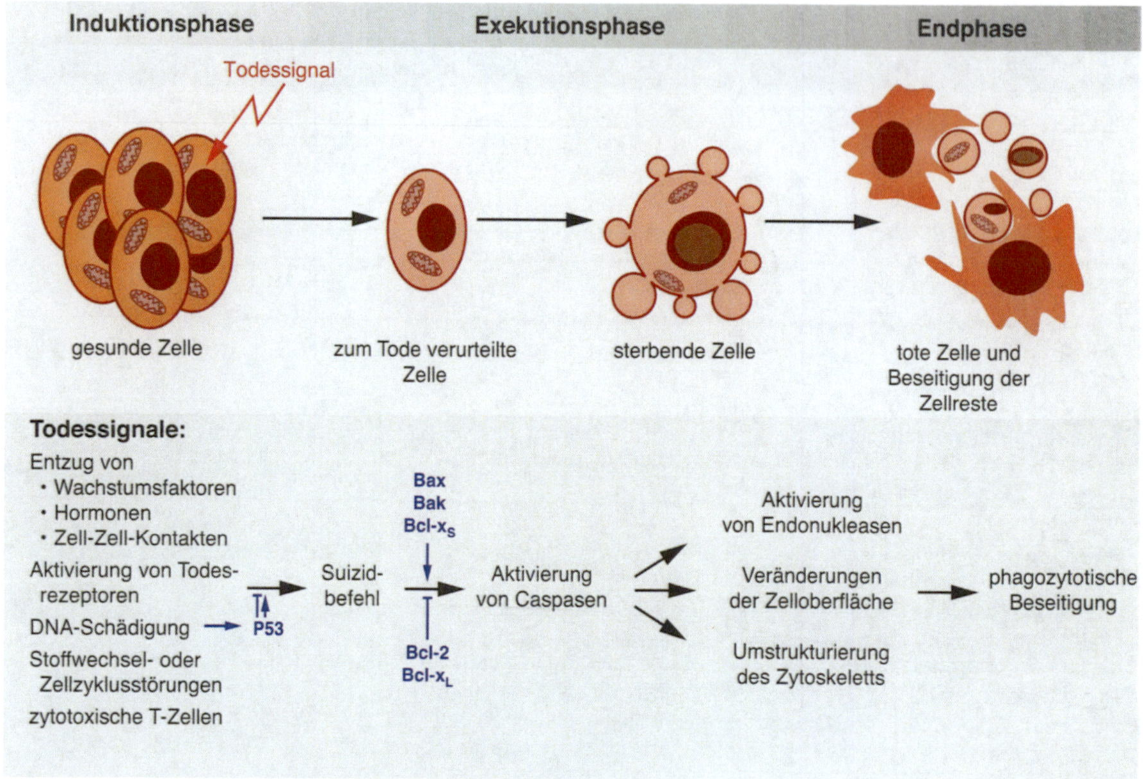

Abb. 5.8. Schema des Ablaufs der morphologischen Veränderungen während der Phasen der Apoptose und Zuordnung zu einzelnen intrazellulären Veränderungen

Rezeptoren der Zelle binden. Werden diese chemischen Botenstoffe entzogen oder die nachbarschaftlichen Kontakte unterbrochen, so führt dies in der Regel zur Auslösung des Selbstmordprogramms. Zu diesen Wachstumsfaktoren gehören z. B. der Nervenwachstumsfaktor NGF oder das Interleukin-2.

Zu den internen und externen negativen Signalen, die die Apoptose auslösen können, gehören die Besetzung von Rezeptoren mit bestimmten todbringenden Botenstoffen, erhöhte Spiegel von Oxidanzien in der Zelle oder mutagene Agenzien. Hohe Dosen an UV- oder Röntgenstrahlung wie auch verschiedene chemische Substanzen führen zu einer Schädigung des genetischen Materials der Zellen (Tabelle 5.1). Diese haben dann die Wahl zwischen einer DNA-Reparatur oder der Apoptose bei irreparablen Schäden. Damit wird verhindert, dass Genomdefekte im Organismus verbleiben und an Tochterzellen weitergegeben werden. Intensive Sonneneinstrahlung etwa löst binnen kurzer Zeit eine massive Apoptose von Zellen der äußeren Hautschicht aus, die sich rötet und ablöst. Ein solcher Sonnenbrand kann noch nach Jahren, wenn geschädigte Zellen nicht vollständig beseitigt wurden, zu Melanomen führen. Bei den an Rezeptoren der Zelloberfläche bindenden Signalproteinen handelt es sich vor allem um Mitglieder der Familie des Tumor-Nekrose-Faktors (TNF) und um Lymphotoxin, die beide an den TNF-Rezeptor binden, sowie um den CD95-Liganden, der homolog zum Tumor-Nekrose-Faktor ist und an das Rezeptorprotein CD95 (ältere Bezeichnungen: Fas, APO-1) bindet.

Der Ablauf des programmierten Zelltodes ▶ Der Ablauf der Apoptose lässt sich in drei Stadien einteilen (Abb. 5.8):

- In der **Induktionsphase** führt ein von außen stammender Befehl oder ein intrazellulärer Entscheidungsprozess zur Aktivierung des apoptotischen Programms.
- Während der **Exekutionsphase** wird das Todesurteil ausgeführt.
- In der **Endphase** werden die verbliebenen Zelltrümmer beseitigt.

Die Signale der Induktionsphase und ihre intrazellulären Verarbeitungswege sind sehr variabel und zelltypspezifisch. Doch in der Exekutionsphase münden sie vermutlich in einen allgemein gültigen Mechanismus, sodass die Ausführung der Zellelimination für alle Gewebe ähnlich, wenn nicht gar identisch ist.

Genetische Kontrolle und Induktion der Apoptose ▶ Wie schon erwähnt, führten Untersuchungen am Nematoden *Caenorhabditis elegans* zur Klonierung und Charakterisierung von Genen, die die Apoptose kontrollieren oder ausführen. Zwei dieser Gene, *ced-3* und *ced-4*, werden für den programmierten Zelltod benötigt, wogegen ein drittes Gen, *ced-9*, diesen übergeordnet ist und die Apoptose blockieren kann. Durch Sequenzvergleiche in genetischen Datenbanken konnten in Säugern Homologe ermittelt werden: Ced-3 entspricht einer Protease, dem „Interleukin-1-*converting-enzyme*" (ICE), und Ced-9 gehört der so genannten Bcl-2-Familie an. Für das Gen *ced-4* konnte ein homologes Protein identifiziert werden, das jetzt Apaf-1 genannt wird und das eine wichtige Rolle bei der Aktivierung einer bestimmten apoptotischen Protease, der Procaspase 9 spielt (s. unten).

Ein weiterer in Säugerzellen vorhandener Regulator ist das Protein p53, das u. a. die Intaktheit der DNA überprüft; bei irreparablen Schäden veranlasst dieses Protein den Zelltod, indem es die Synthese des apoptosefördernden Bax-Proteins induziert. Somit gewährleistet p53 ein hohes Maß an genetischer Stabilität, indem es „defekte" Zellen ausschaltet und damit die Ausbildung von Tumoren unterdrückt. In der Tat weisen 50% aller soliden Tumoren ein genetisch verändertes und damit funktionsunfähiges oder sogar vollständig fehlendes p53 auf. Führt eine zusätzliche Genschädigung zu gesteigerter Proliferation, so sind der ungehemmten Vermehrung dieser Zellen keine Grenzen gesetzt.

Hat ein externes Todessignal eine Zelle getroffen, so wird die Berechtigung dieses Befehls durch die Proteine der Bcl-2-Familie überprüft (Abb. 5.9). Die verschiedenen Mitglieder dieser Familie verbinden sich untereinander zu Dimeren, die fördernd oder hemmend auf die Apoptose einwirken.

- Überwiegen die inhibierenden Familienmitglieder (Bcl-2 oder Bcl-xL), wird die Apoptose unterdrückt;
- überwiegen die fördernden Familienmitglieder (Bax, Bak oder Bcl-xS), wird Apoptose ausgelöst.

Die Proteine der Bcl-2-Familie stellen eine Art Messfühler dar, der letztlich über Leben oder Tod der Zelle entscheidet.

Einige dieser Proteine sind an Membranen des endoplasmatischen Retikulums, des Kerns und der Mitochondrien gebunden. Sie können Poren ausbilden und auf diese Weise die Ionendurchlässigkeit der Membranen beeinflussen.

- Bcl-2- oder Bcl-xL-Dimere unterdrücken die Durchlässigkeit der Mitochondrienmembran für Wasserstoff- und Kalziumionen, erhalten damit deren Funktionsfähigkeit und wirken so der Apoptose entgegen.
- Überwiegen dagegen Dimere von apoptoseförderndem Bax oder Bak, so resultieren eine erhöhte Permeabilität der Mitochondrienmembran für Wasserstoff- und Kalziumionen und damit der Zusammenbruch des Membranpotentials. Als Folge treten mitochondriale Proteine wie Cytochrom C in das Zytoplasma über und fördern die Einleitung der Apoptose.

Exekution der Apoptose ▶ Ist innerhalb der Zelle die Entscheidung zum Suizid gefallen, so werden weitere Proteine aktiviert: Proteasen zerstören Schlüsselproteine der Zelle, die für Strukturerhaltung, Replikation und Reparatur der DNA sowie für die Neusynthese von Proteinen wichtig sind; Endonukleasen zerstören das Genom der Zelle.

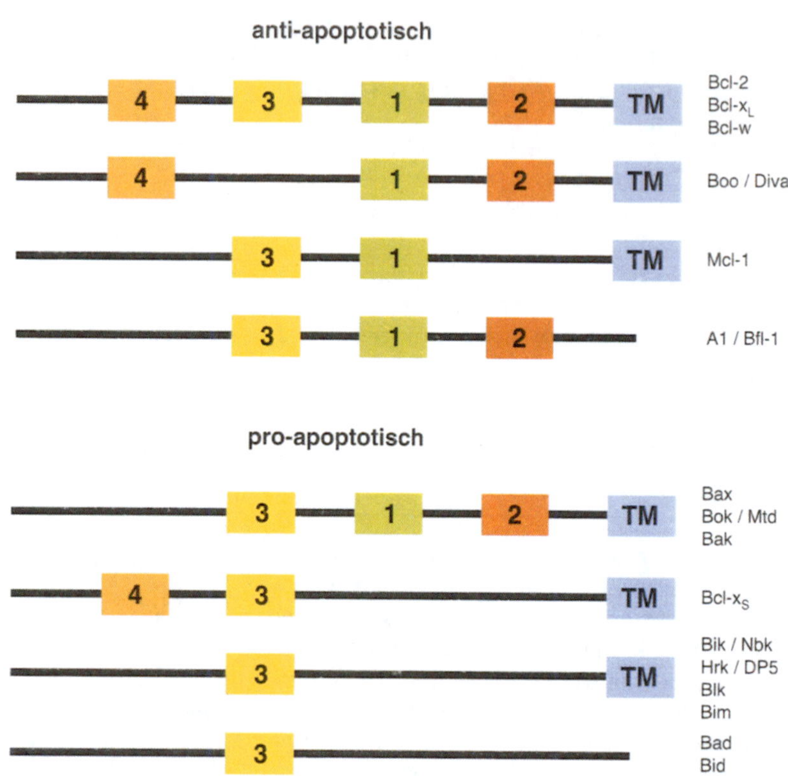

Abb. 5.9. Schematische Darstellung der pro- und antiapoptotischen Mitglieder der Bcl-2-Familie (nach Strasser et al. 2000). Die Mitglieder der Bcl-2-Familie unterscheiden sich durch verschiedene Bcl-2-Homologie(BH)-Domänen (nummeriert mit *1* bis *4*), über die sie untereinander und mit anderen Proteinen wechselwirken können. Mit Ausnahme von A1/Bfl-1, Bid und Bad besitzen alle Mitglieder der Bcl-2-Familie eine C-terminale Transmembranregion (*TM*)

Die apoptotischen Proteasen werden Caspasen genannt, da sie in ihrem aktiven Zentrum Cystein enthalten und nach der Aminosäure Asparaginsäure hydrolysieren (Cysteinylaspartasen). Die erste identifizierte Caspase war das „Interleukin-1-*converting-enzyme*" (ICE), das Säugerhomolog von Ced-3 aus *Caenorhabditis elegans*. Bei Säugern sind inzwischen 14 verschiedene Caspasen bekannt. Elf verschiedene Caspasen wurden beim Menschen identifiziert (Abb. 5.10), die in einer Signalkaskade angeordnet sind und in Signal-, Verstärker- und Effektorcaspasen unterteilt werden können. Eine Hemmung der Caspasenkaskade unterbricht die Apoptose, die Zelle wird „gerettet". Einige Viren wie das Grippe- und das Adenovirus haben spezielle Proteine zur Hemmung von Caspasen entwickelt, um auf diese Weise die Wirtszelle vom Suizid abzuhalten und ihr eigenes Überleben zu sichern.

Die Caspasen zerstören eine Vielzahl lebenswichtiger Proteine der Zelle. Bis heute sind etwa 60 verschiedene Substratmoleküle („Todessubstrate") identifiziert worden, von denen die meisten durch Caspase 3 gespalten und inaktiviert werden (Tabelle 5.2). Zu den wichtigsten Substraten der Caspase 3 gehört eine Reihe von Proteinen des Zytoskeletts, die wichtig für die Aufrechterhaltung der Form und Motilität von Zellen sind. Der Abbau dieser Proteine führt zu den dramatischen Veränderungen der Zellmorphologie während der Apoptose. Die Hydrolyse von Proteinen des Zellkerns wird für den Verlust der Fähigkeit zur Reparatur und Kondensation der DNA verantwortlich gemacht.

Die Signalkaskade der Caspasen funktioniert ähnlich wie die Blutgerinnungskaskade. Die Blutgerinnungskaskade läuft im Plasma – also extrazellulär – ab, wohingegen die Apoptosekaskade im Zytoplasma – also intrazellulär – abläuft. Beiden Kaskaden ist gemeinsam, dass inaktive Vorläufer durch Proteolyse zu spezifischen Proteasen aktiviert werden.

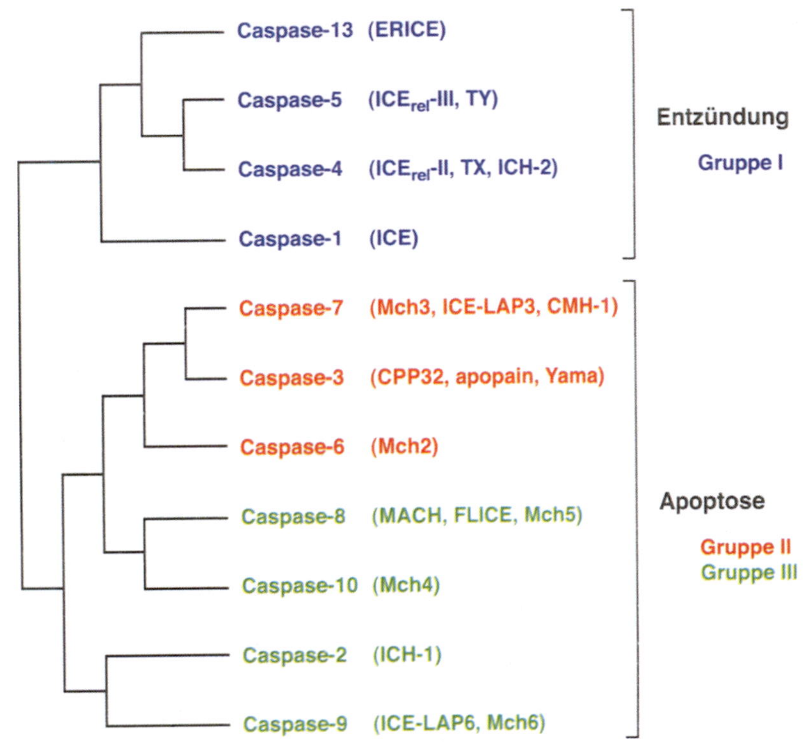

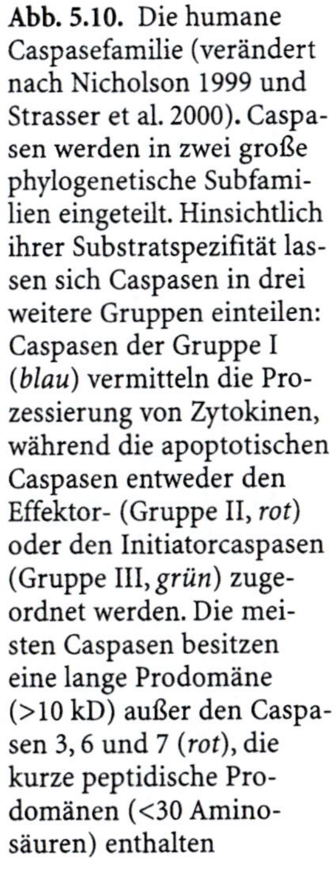
Abb. 5.10. Die humane Caspasefamilie (verändert nach Nicholson 1999 und Strasser et al. 2000). Caspasen werden in zwei große phylogenetische Subfamilien eingeteilt. Hinsichtlich ihrer Substratspezifität lassen sich Caspasen in drei weitere Gruppen einteilen: Caspasen der Gruppe I (*blau*) vermitteln die Prozessierung von Zytokinen, während die apoptotischen Caspasen entweder den Effektor- (Gruppe II, *rot*) oder den Initiatorcaspasen (Gruppe III, *grün*) zugeordnet werden. Die meisten Caspasen besitzen eine lange Prodomäne (>10 kD) außer den Caspasen 3, 6 und 7 (*rot*), die kurze peptidische Prodomänen (<30 Aminosäuren) enthalten

Tabelle 5.2. Caspase-Substrate (Todessubstrate; verändert nach Stroh u. Schulze-Osthoff 1998)

Zytoskelett- und Strukturproteine	
Fodrin	Kortikales Zytoskelett
β-Catenin	Zelladhäsion
Plakoglobin	Zelladhäsion
Aktin	Zytoskelett
Gelsolin	Aktinbindendes Protein
Keratin-18, -19	Intermediärfilament
Gas 2	Organisation der Mikrofilamente
Lamine	Kernhülle
Zellzyklus und Replikation	
Topoisomerase I	DNA-Replikation
MCM3 nukleärer Replikationsfaktor	DNA-Replikation
DNA-Replikationskomplex (DSEB/RFC140)	DNA-Replikation
MDM2/HDM2	p53-Inhibitor
NuMA	„Nuclear mitosis apparatus protein"
Retinoblastoma-Protein (Rb)	Aufbau des Repressorkomplexes
p21 (Cip1/Waf1)	Cdk2-Inhibitor
p27 (Kip1)	Cdk2-Inhibitor
Wee1	Kinase, Cdc2-Inhibitor
Cdc27	Zellzyklus
Cyclin A	Mitose

Tabelle 5.2 (Fortsetzung)

Transkription und Translation	
„Sterol-regulatory element binding proteins" (SREBPs)	Cholesterinmetabolismus
STAT1	Signaltransduktion
NF-κB (p50, p65)	Zytokine und Antiapoptosegene
I-B-α	Inhibitor von NF-κB
Sp1	Transkriptionsfaktor
U1-70 kD sRNP	Spleißen von prä-mRNA
„Heteronuclear, ribonuclear Proteins" (hnRNPs C1/2)	Spleißen von prä-mRNA
Spaltung und Reparatur von DNA	
Poly(ADP-Ribose)-Polymerase (PARP)	DNA-Reparatur
DNA-abhängige Proteinkinase (DNA-PK)	DNA-Reparatur
„Inhibitor of caspase-activated" DNase (ICAD, DFF)	DNA-Spaltung
Proteinkinasen in der Signaltransduktion	
Proteinkinase C δ	Signaltransduktion
Proteinkinase C θ	Signaltransduktion
„PKC-related kinase-2" (PRK2)	Signaltransduktion
MEKK1	MAP-Kinase-Weg
p21-aktivierte Kinase (PAK2, hPAK65)	MAP-Kinase-Weg
PITSLRE-Kinasen	Zellzyklus
„Focal adhesion kinase"	Zelladhäsion
MST/Krs	STE20-verwandte Kinase
Calmodulin-Kinase IV	Signaltransduktion
Andere Signalvermittler	
Proteinphosphatase 2A (PP2A)	Signaltransduktion
D4-GDP „dissociation inhibitor" (D4-GDI)	Inhibitor von kleinen GTPasen, Rho-Weg
Ras GAP	Ras-GTPase-aktivierendes Protein
P28 Bap 31	Bcl-2-Adaptor des endoplasmatischen Retikulums
Zytoplasmatische PLA2	Phospholipidmetabolismus
Zytokinvorstufen	
Pro-Interleukin-1β	Immunregulation
Pro-Interleukin-16	Immunregulation
Pro-Interleukin-18	Immunregulation
Weitere Substrate	
Procaspasen	
Rabaptin-5	Endosomenfusion
Calpastatin	Calpaininhibitor
Nedd4	Ubiquitinproteinligase
Bcl-2	Apoptoseinhibitor
Bcl-xL	Apoptoseinhibitor
hsp90	Hitzeschockprotein
APC-Protein	„adenomatous polyposis coli protein"
Huntingtin	Beteiligt am Chorea Huntington
Atrophin-1	Beteiligt an der Neurodegeneration
Ataxin	Beteiligt an der Neurodegeneration
DRPLA-Protein	Beteiligt an der Neurodegeneration
Preseniline	Beteiligt am Morbus Alzheimer

Die tödliche Wirkung der Caspasen wird durch Endonukleasen ergänzt, die das Chromatin der Zelle in charakteristischer Weise abbauen und damit die genetische Information zerstören. Beim apoptotischen Chromatinabbau wird die DNA in den Bereichen hydrolysiert, die nicht durch die Assoziation mit Histonen geschützt sind, sodass man schließlich DNA-Bruchstücke von etwa 200 Basenpaaren oder Multiplen davon erhält (Abb. 5.11). Nach Extraktion der DNA lassen sich durch Auftrennung in einem elektrischen Feld „DNA-Leitern" sichtbar machen. Nekrotische Zellen zeigen diese Leiter nicht. Ihre DNA wird nicht so regulär, sondern unspezifisch abgebaut.

Am Ende eines apoptotischen Prozesses steht der Zerfall der sterbenden Zelle in apoptotische Körperchen, die von anderen Zellen phagozytiert und abgebaut werden. Fresszellen (Makrophagen), aber auch Nachbarzellen beseitigen die apoptotischen Zelltrümmer. Wahrscheinlich spielen für die Phagozytose Veränderungen der Membranchemie eine wichtige Rolle. Schon bald nach Induktion der Apoptose verändern die Zellen nämlich ganz charakteristisch ihre Plasmamembran. So wird beispielsweise das Phospholipid Phosphatidylserin, das normalerweise nach innen gekehrt ist, auf die äußere Lipidschicht gebracht.

Die Exposition von Phosphatidylserin auf der Zellmembran kann man zum frühzeitigen selektiven Nachweis apoptotischer Zellen in der Kultur nutzen. An diese Phosphatidylserinmoleküle bindet nämlich sehr spezifisch das Plasmaprotein Annexin V. Verwendet man fluoreszenzmarkiertes Annexin V, kann man apototische Zellen sehr gut sichtbar machen.

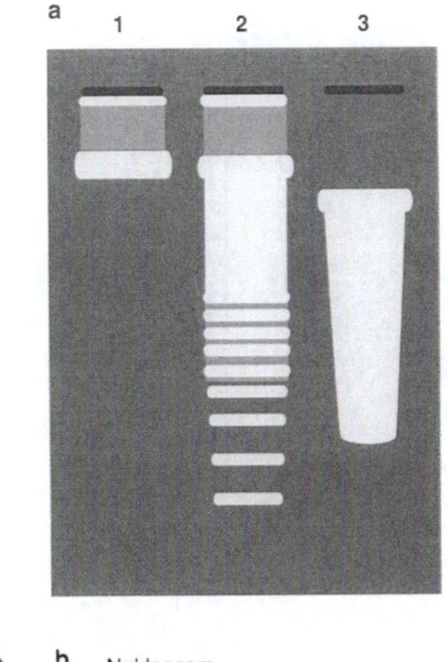

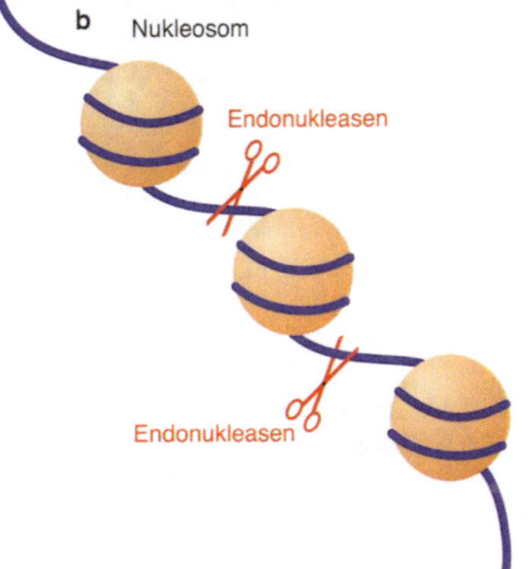

Abb. 5.11 a, b. Schematische Darstellung einer elektrophoretischen Auftrennung isolierter DNA aus normalen (hochmolekulare DNA, **1**), apoptotischen (DNA-„Leiter", **2**) und nekrotischen Zellen (DNA-„Schmier", **3**). Genomische DNA ist nukleosomal organisiert. Das heißt, der DNA-Faden ist in regelmäßigen Abständen etwa zweimal um einen Proteinkern aus verschiedenen Histonen gewickelt. Der Abstand zwischen den einzelnen Proteinkernen beträgt auf der DNA ca. 200 Bp. Die DNA-Sequenz zwischen den Proteinkernen ist relativ leicht für Endonukleasen zugänglich, wohingegen der Bereich, der sich um den Proteinkern windet, relativ geschützt ist. Aus diesem Grund ergibt sich bei der apoptosespezifischen Genomdegradation ein solch regelmäßiges Muster von DNA-Fragmenten (DNA-„Leiter")

Ablauf der Induktion und Exekution der Apoptose

▶ Eine Möglichkeit, Apoptose zu induzieren, besteht in der Bindung des so genannten FAS-Liganden (CD95-Ligand) an den entsprechenden Todesrezeptor (CD95; Abb. 5.12). Die Bindung von CD95-Liganden bewirkt die Zusammenlagerung von drei CD95-Molekülen. Durch diese Trimerisierung werden innerhalb der Zelle die Todesdomänen der CD95-Moleküle zusammengeführt (Abb. 5.13). Diese induzieren die Ausbildung des Adapterkom-

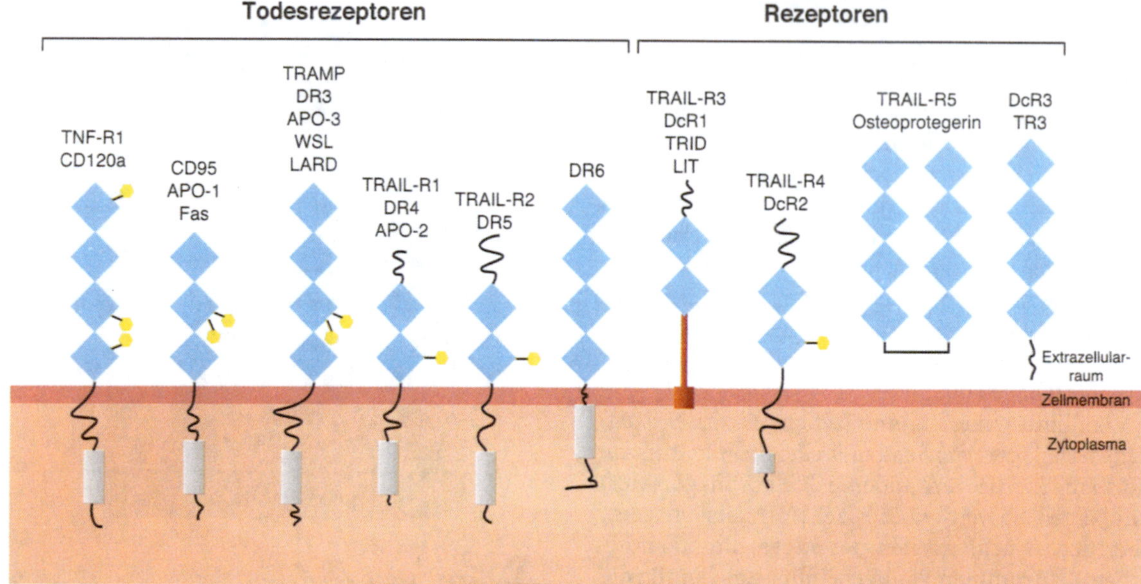

Abb. 5.12. Schematische Darstellung der Todesrezeptoren und ihrer neutralisierenden Rezeptoren (aus Engels et al. 2001). Mitglieder dieser Untergruppe der TNF-Rezeptor-Superfamilie sind durch ihre intrazelluläre Todesdomäne gekennzeichnet (*graue Box*). Die zwei bis vier Rauten im extrazellulären Teil repräsentieren homologe Domänen, die reich an Cysteinresten sind. Die TRAIL neutralisierenden Rezeptoren (DcR1, DcR2) besitzen keinen intrazellulären Teil oder enthalten eine verkürzte, nicht funktionelle Todesdomäne. Osteoprotegerin (OPG) und DcR3 werden sezerniert

plexes DISC („*death inductor stimulating complex*"), der die inaktive Procaspase 8 in die aktive Form überführt. Diese Signalcaspase aktiviert eine Reihe von Verstärkercaspasen, die ihrerseits Effektorcaspasen wie Caspase 3, 6 und 7 mobilisieren, um den Zelltod auszuführen.

Beispielsweise arbeiten zytotoxische CD8⁺-T-Zellen („Killerzellen") nach diesem Prinzip: Nach Kontakt mit Zielzellen über den T-Zell-Rezeptor wird deren Oberfläche auf Fremdsubstanzen (z. B. virale Proteine) überprüft. Wird eine Veränderung festgestellt, erhöhen die T-Zellen die Menge des CD95-Liganden auf ihrer Oberfläche, der an CD95 der Zielzelle bindet und somit deren Apoptose auslöst. In der Zellkultur konnte die Wirkung des CD95-Liganden mit Hilfe eines Antikörpers nachgeahmt werden: Dieser bewirkt ebenfalls eine Trimerisierung von CD95-Rezeptoren der Zellen und treibt diese schon nach fünf Minuten in die Apoptose.

Ein zweiter Weg, der durch Zytostatika oder Strahlenbehandlung initiiert werden kann, beginnt unabhängig von den Todesrezeptoren mit der Freisetzung von mitochondrialem Cytochrom c (Abb. 5.14). Zusammen mit dem bereits erwähnten Apaf-1-Protein aktiviert Cytochrom c dann ebenfalls Caspasen. Hier greift auch die bereits genannte Modulation durch Bcl-2 oder Bcl-xL (Apoptose wird unterdrückt) oder durch Bax, Bak oder Bcl-xS (Apoptose wird gefördert).

Ein derart brisantes System birgt selbstverständlich auch Gefahren. Entgleisungen in die eine wie in die andere Richtung, d. h. zu viel wie auch zu wenig Zelltod, bergen gleichermaßen existenzielle Gefahren. So kann Apoptose durchaus auch zum Gesundheitsrisiko werden. Wird beispielsweise Apoptose in essentiellen Zellen irregulär aktiviert, kann dies zum Organversagen und sogar zum Tod führen. Ähnlich fatal ist das Resultat, wenn Zellen das Todesprogramm nicht aktivieren können, nachdem

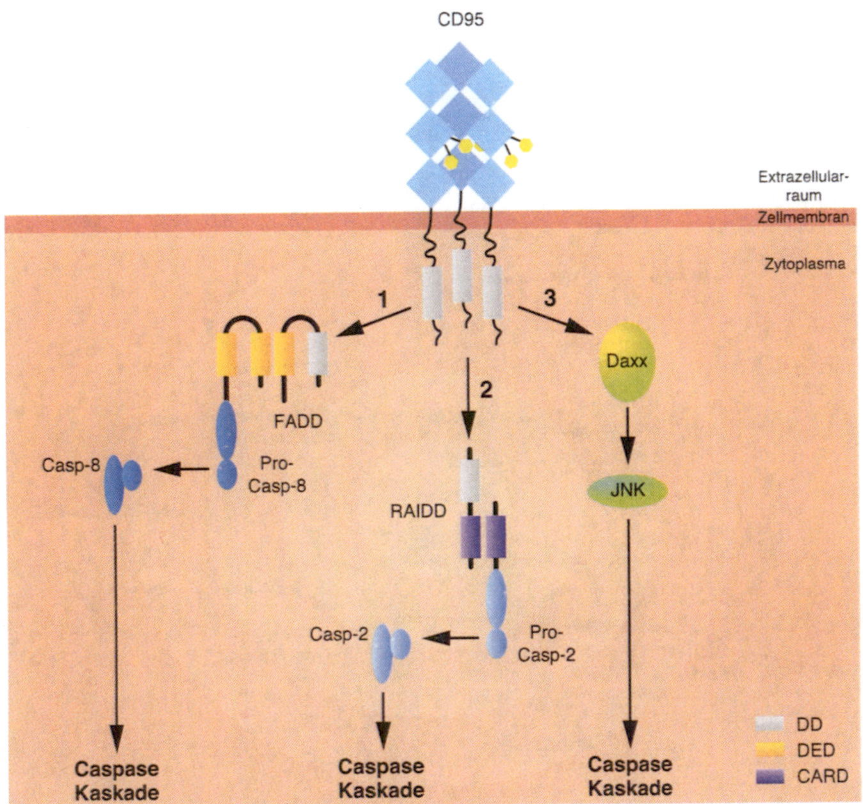

Abb. 5.13. Die möglichen proximalen Signalwege von CD95. (*1*) Den bedeutendsten Signalweg bildet die Rekrutierung des Adaptorproteins FADD durch die Interaktion der Todesdomäne (DD) von FADD mit der DD von CD95 (*grau*). Die Todeseffektordomäne (DED) von FADD rekrutiert anschließend Procaspase 8 an den DISC, was zur Spaltung und Aktivierung von Caspase 8 führt. (*2*) Ein alternativer Aktivierungsweg kann über das Adapterprotein RAIDD verlaufen. Hierbei bindet die DD von RAIDD an die DD von CD95 und aktiviert nach homophiler CARD/CARD-Interaktion CARD-tragende Caspasen wie Procaspase 2. (*3*) Einen weiteren Signalweg stellt die Rekrutierung von Daxx an die zytoplasmatische Domäne von CD95 dar. Dieser Weg beinhaltet die Aktivierung von JNK und die distale Aktivierung von Caspasen. Es sei darauf hingewiesen, dass die physiologische Relevanz der letzten beiden Wege noch nicht geklärt ist. *CARD* „caspase recruitment domain"; *FADD* „fast associating protein with death domain"; *Daxx* „FAS death domain associated protein"; *JNK* c-jun N-terminale Kinase; *RAIDD* „receptor interacting protein accociated ICH-1/Ced-3 homologous death domain protein"

sie ihre physiologische Funktion erledigt haben. Dann beginnen diese Zellen unphysiologisch und unkontrolliert zu wachsen, und es resultiert ein Tumor, an dem der Organismus ebenfalls stirbt. Störungen des programmierten Zelltodes wurden zwischenzeitlich vielfach als Ursache einer großen Zahl von Erkrankungen erkannt, sodass eine aktive Suche nach Wirkstoffen begonnen hat, die Komponenten der Apoptosekaskade als Zielstrukturen ansteuern und zu modulieren versuchen.

Beispiele für Apoptose bei bestimmten Erkrankungen:

- **Erhöhte Apoptoserate**
  - **Hepatobiliäre Erkrankungen: primäre sklerosierende Cholangitis, akutes Leberversagen,**

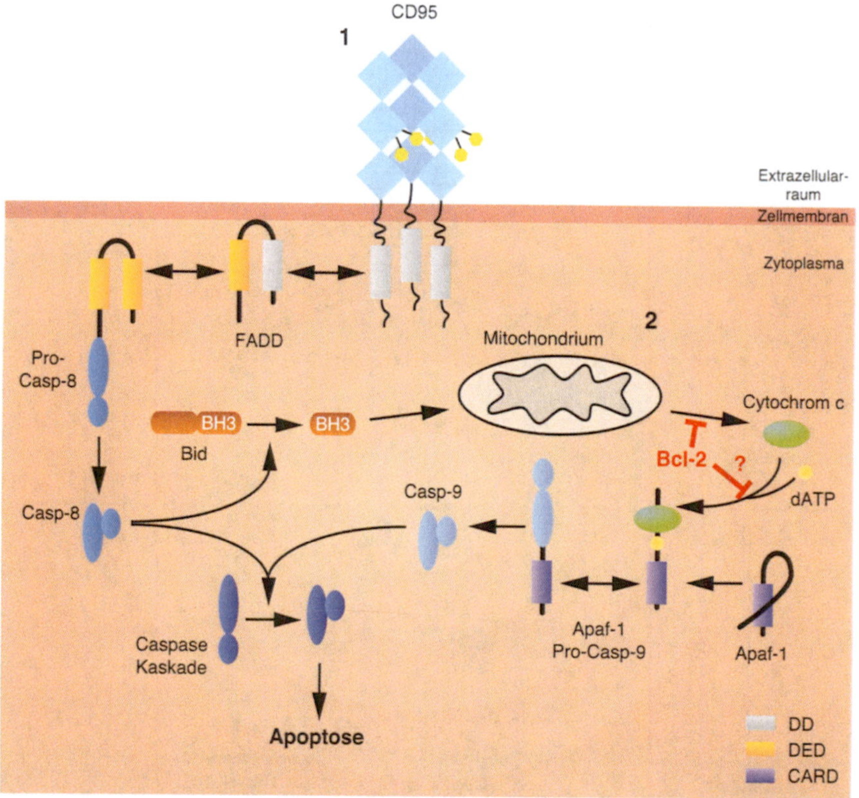

Abb. 5.14. Die zwei verschiedenen Signalwege der CD95-vermittelten Apoptose. Der erste Signalweg erfolgt durch die FADD-vermittelte Rekrutierung von Procaspase 8 an den CD95-Rezeptorkomplex. Der zweite Signalweg wird durch die mitochondriale Freisetzung von Cytochrom c ins Zytosol initiiert. Dieser Apoptoseweg kann durch die durch Caspase-8-vermittelte Spaltung von Bid, einem proapoptotischen Mitglied der Bcl-2-Familie, ausgelöst werden. Die Bindung von Cytochrom c und dATP an Apaf 1 hat die Exponierung der Interaktionsdomäne CARD zur Folge, wodurch es Apaf-1 ermöglicht wird, an die CARD von Procaspase 9 zu binden. Caspase 9 wird daraufhin vermutlich in ähnlicher Weise wie Caspase 8 durch Autoproteolyse aktiviert. Beide Initiatorcaspasen sind in der Lage, eine proteolytische Caspasekaskade auszulösen, was zum programmierten Zelltod führt. Antiapoptotische Mitglieder der Bcl-2-Familie verhindern die mitochondriale Freisetzung von Cytochrom c und/oder die Bindung von Cytochrom c an Apaf-1. Folglich inhibiert Bcl-2 nur den mitochondrialen Apoptoseweg, nicht aber den FADD/Caspase-8-vermittelten direkten Signalweg. *FADD* „fast associating protein with death domain"; *Apaf 1* „apoptotic protease activating factor 1"; *CARD* „caspase recruitment domain"; *BH-Domäne* Bcl-2 Homologiedomäne; *Bid* „BH3 interacting domain death agonist"

primäre biliäre Zirrhose, Hepatitis, Morbus Wilson, Colitis ulcerosa
- **Neurodegenerative Erkrankungen: Morbus Alzheimer, Morbus Parkinson, multiple Sklerose, Retinopathia pigmentosa, amyotrophe Lateralsklerose**
- **Hämatopoetische Erkrankungen: myelodysplastisches Syndrom, aplastische Anämie, chronische Leukopenie, Aids**

- **Reduzierte Apoptoserate**
  - **Maligne Erkrankungen: Leukämien, Lymphome, Karzinome**
  - **Autoimmunerkrankungen: Lupus erythematodes, rheumatoide Arthritis**
  - **Latente virale Infektionen: EBV-Infektion**

5.1.3 Der Einstieg in das Verständnis der Tumorbiologie

Zwei Schlüsselbeobachtungen bzw. Schlüsselexperimente haben den molekularen Zugang zur Tumorentstehung bereitet:

- Entnimmt man Gewebe aus einem Tumor und isoliert hieraus die DNA, so kann man mit dieser DNA ganz bestimmte Zellen „maligne transformieren", d. h., man kann sie in einen tumorartigen Zustand überführen. Der neue Zustand ist stabil und überträgt sich auf alle Folgegenerationen (Abb. 5.15).

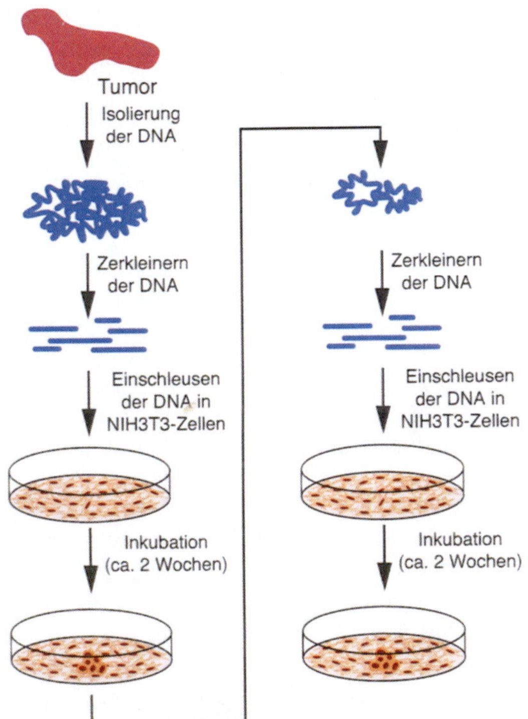

Abb. 5.15. Isoliert man aus einem Tumorgewebe die DNA und transfiziert sie in ganz bestimmte Zellen, wie beispielsweise die NIH3T3-Zellen, werden auch diese Zellen zu Tumorzellen. Offensichtlich trägt die „Tumor-DNA" an ganz bestimmten Positionen Mutationen (dominante Mutationen), die für die maligne Transformation der Akzeptorzellen verantwortlich sind. Die Gene, die durch Mutation verändert werden, nennt man Protoonkogene

Eine solche Zelle ist beispielsweise die murine NIH3T3-Zelle. Die NIH3T3-Zelle ist eine permanent wachsende Zelllinie. Allerdings zeigt sie kein invasives Wachstum. Durch die Aufnahme der aus dem Tumor isolierten DNA erlangen diese Zellen jedoch die neue Eigenschaft, auch invasiv zu wachsen: Sie wandeln sich von „gutartigen" Tumorzellen zu einem „bösartigen" Tumor, d. h., sie werden „maligne transformiert". Da die Zellen eine zusätzliche Eigenschaft erlangen, bezeichnet man derartige Veränderungen als *„Gain-of-function-Modifikationen"* (Abb. 5.16).

- Bei bestimmten Tumorerkrankungen, die in einzelnen Familien gehäuft auftraten, machte man eine erstaunliche Beobachtung. Analysierte man die Chromosomen der Familienmitglieder im Karyogramm, dann fiel auf, dass häufig eine Kopie eines bestimmten Chromosomenpaares eine strukturelle Anomalie aufwies. In den Karyogrammen der Zellen aus Tumorgewebe zeigte sich dann, dass hier auch das zweite Chromosom des homologen Chromosomenpaares an gleicher Stelle geschädigt war.

Die molekularen Ursachen dieser Karyogrammanomalien sind entweder Mutationen, Deletionen oder auch Chromosomentranslokationen. In jedem Fall wird aber durch die Modifikation die Funktion eines offensichtlich wichtigen Gens zerstört, wodurch die Zellen die Charakteristika von Tumorzellen annehmen. Da hier die Zelle durch den Verlust einer biochemischen Funktion zur Tumorzelle umgewandelt wurde, bezeichnet man solche Veränderungen als *„Loss-of-function-Modifikationen"* (Abb. 5.17).

Durch die konsequente Anwendung dieser experimentellen Strategien unter Einsatz molekularbiologischer Methoden gelang es, die für die Tumorentstehung verantwortlichen Gene zu isolieren und zu charakterisieren. Die Gene, die aufgrund einer *Gain-of-function-Mutation* an der Tumorentstehung beteiligt sind, sind die so genannten Protoonkogene, die durch die Mutation zu Onkogenen umgewandelt werden. Die Gene, die umgekehrt durch Inaktivierung – also durch eine *Loss-of-function-Mutation* – an der Tumorentstehung beteiligt sind, sind die Tumorsuppressorgene.

Glücklicherweise führt nicht die Umwandlung eines einzelnen Protoonkogens in ein Onkogen oder der Funktionsverlust eines einzelnen Tumorsuppressorgens zu einer malignen Transformation der betroffenen Zelle (Abb. 5.18). Mehrere solcher Ereignisse sind erforderlich, um diesen fatalen Prozess in Gang zu setzen. Und sollte dies der Fall sein, dann besteht immer noch eine große Chance, dass eine derart neu entstandene Tumorzelle vom Im-

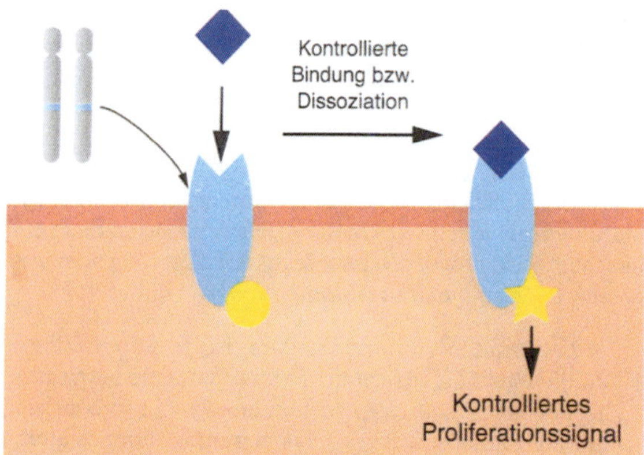

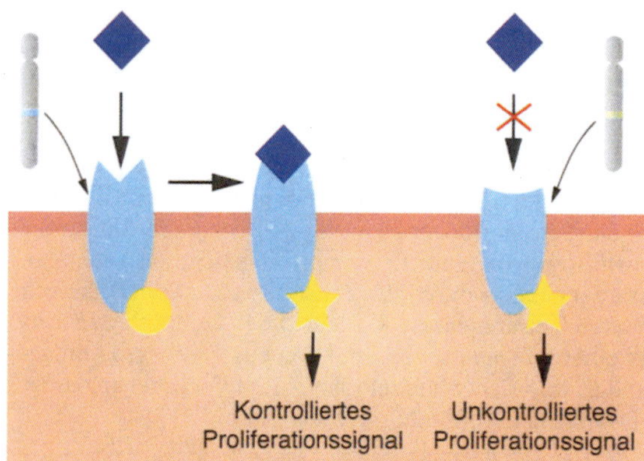

Abb. 5.16. Beispiel für eine „Gain-of-function-Mutation". Wachstumsrezeptoren senden Proliferationssignale über entsprechende Rezeptoren in die Zelle. Bindet der Wachstumsfaktor an den Rezeptor, wird der Rezeptor aktiviert. Dieses Signal schaltet sich wieder ab, wenn der Wachstumsfaktor vom Rezeptor abdissoziiert. Durch Mutation kann sich der Rezeptor so verändern, dass kein Wachstumsfaktor erforderlich ist, um ein Proliferationssignal auszulösen. Der Rezeptor „feuert" dann unkontrolliert und unabhängig von einer Ligandenbindung Proliferationssignale in die Zelle. Da nur eines der beiden Gene für den Rezeptor betroffen sein muss, nennt man eine solche Mutation eine „dominante" Mutation bzw. eine „Gain-of-function-Mutation"

munsystem erkannt und unverzüglich eliminiert wird.

Dominante Mutationen ▶ Bei den Veränderungen, die dazu führen, dass ein Protoonkogen in ein Onkogen umgewandelt wird, handelt es sich immer um dominante Mutationen. Dies soll am Beispiel eines Wachstumshormonrezeptors verdeutlicht werden.

Ein Onkogen, das an der Entstehung von nahezu 30% aller Tumorerkrankungen beteiligt ist, ist das *ras*-Gen (Abb. 5.19). Das Protoonkogen kodiert für ein „Schalterprotein", das ganz zentral daran beteiligt ist, Signale, die von außen die Zelle erreichen, in den Zellkern zu leiten, um Zellteilung zu signalisieren. In seiner intakten Form kann dieser Schalter in zwei Zuständen vorliegen. Assoziiert mit GTP befindet sich der Schalter in der Stellung „An" und feuert Proliferationssignale in Richtung Zellkern. Da das Protein jedoch eine intrinsische GTPase-Aktivität besitzt, schaltet sich das Signalmolekül von alleine wieder aus: Es hydrolysiert das gebundene GTP zu GDP. Erst wenn ein neues Signal die Zelle erreicht, wird mit Hilfe eines Austauschfaktors das gebundene GDP wieder durch ein GTP ersetzt, und das Ras-Protein beginnt wieder zu feuern. Durch eine Mutation an einer von drei Stellen im Protein kann das Protoonkogen *ras* zum Onkogen mutiert werden. Dann geht nämlich die intrinsische GTPase-Aktivität verloren. Einmal mit GTP beladen, hört das mutierte Ras-Protein gar nicht mehr auf zu feuern, da der Abschaltmechanismus zerstört ist. Somit empfängt der Zellkern permanent Proliferationssignale, die in der Zelle generiert und die nicht etwa von außen empfangen werden. Die Zelle proliferiert autonom und ist somit zu einer Krebszelle geworden.

Zwischenzeitlich ist eine Vielzahl von Onkogenen identifiziert und charakterisiert worden. Dabei handelt es sich ausnahmslos um Komponenten eines komplexen Signaltransduktionssystems zur Übermittlung von Proliferationssignalen aus der Zellumgebung in den Zellkern, in dem als Konsequenz Proteine gebildet werden, die die Teilung der Zelle einleiten.

Protoonkogene lassen sich nach der Funktion ihrer Produkte klassifizieren. Eine Auswahl dieser Protoonkogene ist in Tabelle 5.3 zusammengestellt.

Die Umwandlung der physiologisch wichtigen Protoonkogene in biologisch sich katastrophal auswirkende Onkogene kann über verschiedene Mechanismen erfolgen (Abb. 5.20), beispielsweise

- als Konsequenz von Punktmutationen (z. B. in den *ras*-Genen),
- durch Genamplifikationen (z. B. im Fall des *neu*-Protoonkogens),
- durch chromosomale Translokationen (z. B. im Fall des *bcr*/*abl*-Fusionsgens im Philadelphia-Chromosom, das durch eine reziproke Translo-

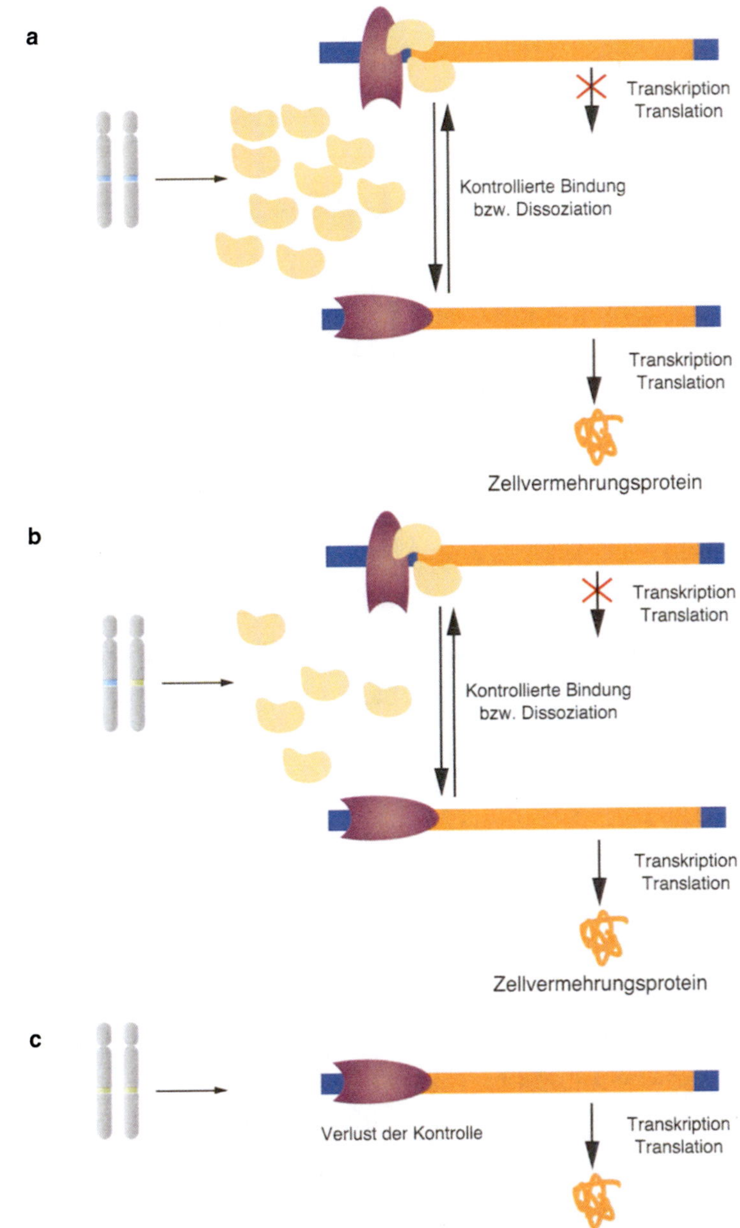

Abb. 5.17a–c. Loss-of-function-Mutationen. Den Mechanismus einer Loss-of-function-Mutation kann man sich zum Beispiel an einem Transkriptionsregulator verdeutlichen, der die Transkription eines Gens negativ reguliert. In einer gesunden Zelle befinden sich diese Moleküle entsprechend der Genaktivität der entsprechenden Gene auf den beiden homologen Chromosomen (**a**). Wird eines dieser Gene auf einem der beiden Chromosomen durch Mutation inaktiviert, reicht die Menge an Transkriptionsregulator, der von dem noch intakten Gen kodiert wird, in der Regel noch aus, um die Regulation aufrecht zu halten (**b**). Erst wenn auch das zweite Gen durch Mutation inaktiviert wird, bricht die Regulation völlig ein (**c**). Da in diesem Fall ein einzelnes mutiertes Gen noch keine Konsequenz für die Zellphysiologie besitzt, spricht man hier von einer „rezessiven Mutation“

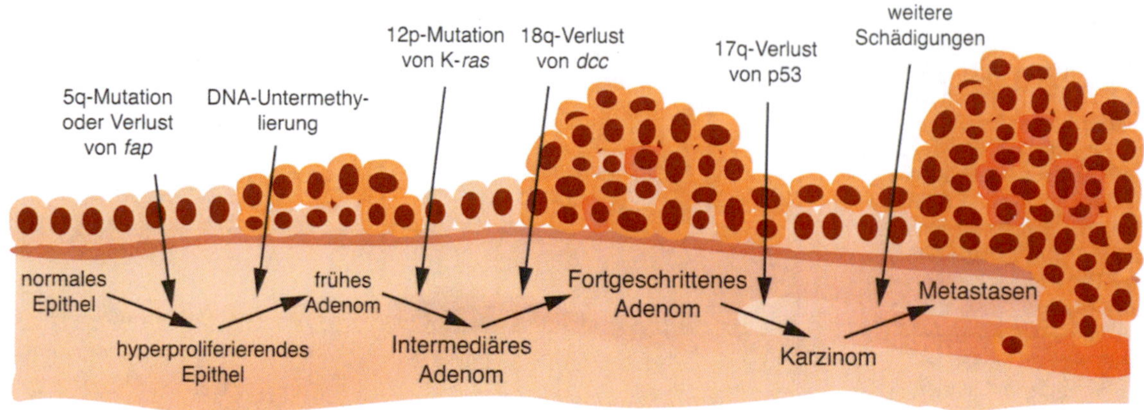

Abb. 5.18. Erst die Akkumulation mehrer mutagener Ereignisse führt zur malignen Transformation einer Zelle

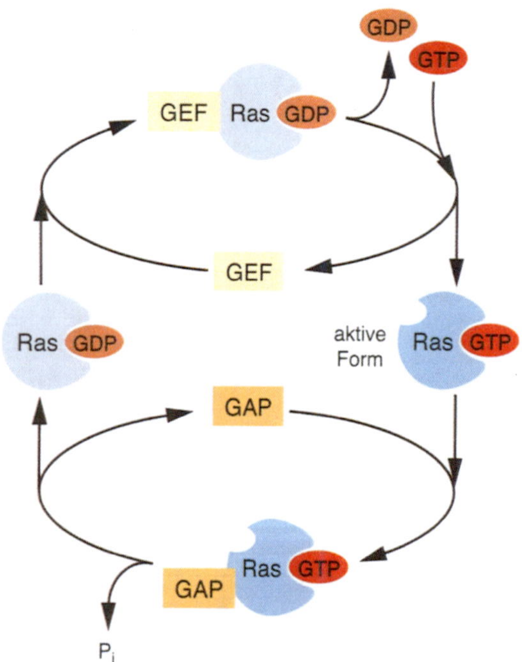

Abb. 5.19. Der Regulationsverlust der Ras-GTPase. Das kleine G-Protein Ras ist entscheidend an der Signaltransduktion beteiligt. Beladen mit GTP befindet sich dieser molekulare Schalter in seinem aktiven Zustand. Durch Hydrolyse des GTPs mittels seiner intrinsischen GTPase-Aktivität wird das Signalmolekül inaktiviert. Durch Austausch einer einzelnen Aminosäure geht die GTPase-Aktivität verloren, sodass der „Schalter" permanent aktiv ist und rezeptorunabhängig Proliferationssignale in den Zellkern vermittelt

kation zwischen den Chromosomen 9 und 22 entsteht) und
- durch virusvermittelte Genaktivierung (z. B. durch Papillomviren).

Dies kann zu Folge haben,

- dass unkontrolliert autokrine Wachstumsfaktoren produziert werden,
- dass wachstumsfaktorspezifische Rezeptoren unphysiologisch stark exprimiert werden oder dass derartige Rezeptoren bereits ohne Bindung eines Wachstumsfaktors aktiviert sind,
- dass rezeptorgekoppelte Signaltransduktionswege rezeptorunabhängig aktiviert werden und aktiviert bleiben oder
- dass Zellzyklusaktivatoren wie beispielsweise die Cycline oder die cyclinabhängigen Kinasen konstitutiv aktiviert bleiben.

Biochemisch sind durch Onkogene folgende Mechanismen gestört:

- Proteinphosphorylierung an Serin-/Threonin- oder Tyrosinresten,
- GTP-Hydrolyse durch heterotrimere G-Proteine oder durch G-Nukleotid-bindende Proteine vom Ras-Typ,
- die direkte Transkriptionskontrolle durch fehlaktivierte Transkriptionsfaktoren.

Tabelle 5.3. Funktion zellulärer Onkogenprodukte

Klasse 1: Wachstumsfaktoren	
SIS	B-Kette des *Platelet-Derived-Growth-Factors* (PDGF)
INT-2	Strukturell verwandt mit dem *Fibroblast-Growth-Factor* (FGF)
HST	Strukturell verwandt mit dem *Fibroblast-Growth-Factor* (FGF)
INT-1	Wachstumsfaktor
Klasse 2: Zelloberflächenrezeptoren mit Protein-Tyrosin-Kinase-Aktivität	
ROS	Membranassoziiertes, rezeptorähnliches Protein
ERB-B	Verstümmelter *Epidermal-Growth-Factor*-Rezeptor (EGF-Rezeptor)
NEU	Rezeptorähnliches Protein
FMS	Mutierter *Colony-Stimulating-Factor-1*-Rezeptor (CSF-1-Rezeptor)
MET	Löslicher, verstümmelter Rezeptor
TRK	Löslicher, verstümmelter Rezeptor
KIT	Verstümmelter Stammzellenrezeptor
SEA	Verstümmeltes, membranassoziiertes, rezeptorähnliches Protein
RET	Verstümmeltes, rezeptorähnliches Protein
Klasse 3: Proteine, die mit der Innenseite der Zytoplasmamembran assoziiert sind	
SRC	Membranassoziiertes Protein ohne Rezeptorfunktion
YES	Membranassoziiertes Protein ohne Rezeptorfunktion
FRG	Membranassoziiertes Protein ohne Rezeptorfunktion
LCK	Membranassoziiertes Protein ohne Rezeptorfunktion
FPS/FES	Protein-Tyrosin-Kinase ohne Rezeptorfunktion
ABL/BCR-ABL	Protein-Tyrosin-Kinase ohne Rezeptorfunktion
H-RAS	Membranassoziiertes GTP-Bindungsprotein
K-RAS	Membranassoziiertes GTP-Bindungsprotein
N-RAS	Membranassoziiertes GTP-Bindungsprotein
Klasse 4: Zytoplasmatisch lokalisierte Protein-Serin-Kinasen	
RAF/MIL	Im Zytoplasma lokalisierte Protein-Serin/Threonin-Kinase
PIM-1	Im Zytoplasma lokalisierte Protein-Serin/Threonin-Kinase
MOS	Im Zytoplasma lokalisierte Protein-Serin/Threonin-Kinase
COT	Im Zytoplasma lokalisierte Protein-Serin/Threonin-Kinase
Klasse 5: Kernständige Transkriptionsfaktoren	
MYC	Sequenzspezifisches DNA-Bindungsprotein
N-MYC	Sequenzspezifisches DNA-Bindungsprotein
L-MYC	Sequenzspezifisches DNA-Bindungsprotein
MYB	Sequenzspezifisches DNA-Bindungsprotein
LYL-1	Sequenzspezifisches DNA-Bindungsprotein
FOS	Transkriptionsfaktor in Kombination mit *jun*
JUN	Transkriptionsfaktor in Kombination mit *fos*
p53	Variante des p53-Wachstumssuppressors, die das p53-Wildtyp-Protein bindet und inaktiviert
ERB-A	Variante des Tyroxin-(T3)-Rezeptors
REL	Variante eines Transkriptionsfaktors
ETS	Sequenzspezifisches DNA-Bindungsprotein
SKI	Transkriptionsfaktor

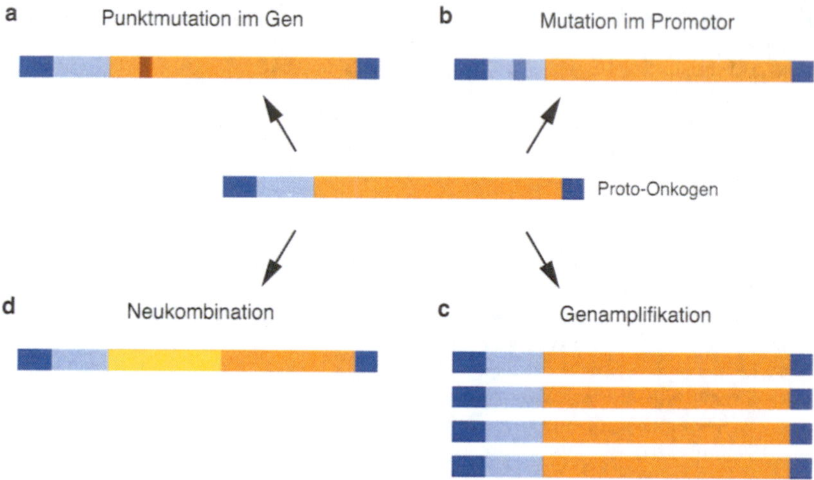

Abb. 5.20a–d. Verschiedene Möglichkeiten für die Ausprägung dominanter („gain of function“) Mutationen in Protoonkogenen. **a** Punktmutation im Gen. Dadurch verliert das Genprodukt seine Regulierbarkeit (Beispiel: Ras-Proteine), **b** Promotormutation vor dem Protoonkogen. Dadurch wird das Protoonkogen unnatürlich stark exprimiert, sodass in der Zelle zuviel Produkt gebildet wird. **c** Amplifikation des Protoonkogens. Das Protoonkogen wird zwar mit der normalen Effizienz transkribiert, da aber sehr viele Kopien vorliegen, wird wie bei **b** zuviel Produkt in der Zelle gebildet (Beispiel neu/Her); **d** Rekombination mit einem anderen Gen. Dadurch entsteht ein Fusionsgen, das für ein neues Produkt mit einer unnatürlichen Regulation kodiert (Beispiel: Philadelphia-Chromosom)

Als Tumorsuppressorgene wurden bereits weiter oben Gene definiert, deren Produkte an der Verhinderung der Zellproliferation beteiligt sind. Sie werden auch als *Wachstumssuppressorgene*, *rezessive Onkogene* oder *Antionkogene* bezeichnet. Sie spielen bei der Tumorgenese sicherlich eine äußerst wichtige Rolle.

Rezessive Mutationen ▶ Im Gegensatz zu *Onkogenen* erlangen *Tumorsuppressorgene* für die Tumorentstehung erst dann Relevanz, wenn sie in beiden Kopien (*Allelen*) einer diploiden Zelle defekt sind. Dies leuchtet ein, wenn man sich vorstellt, dass die Produkte dieser Gene an der Produktion oder an der Vermittlung negativer, zytostatischer Faktoren beteiligt sind (s. Abb. 5.17). Selbst wenn eines der beiden Allele eines Tumorsuppressorgens defekt ist, stellt das verbliebene intakte Allel in der Regel noch so viel Produkt bereit, dass eine Proliferationskontrolle gewährleistet bleibt. Erst wenn auch das zweite Allel durch Mutation inaktiv ist, kommt es zum Kontrollverlust und möglicherweise zur unkontrollierten Proliferation. Die Inaktivierung nur eines Allels eines Tumorsuppressorgenpaares in einer diploiden Zelle ist daher rezessiv, weshalb man die Gene auch als *rezessive Onkogene* bezeichnet.

Biochemisch betrachtet fungieren die Produkte von Tumorsuppressorgenen als Vermittler von *Antiproliferationssignalen*. Biologisch gesehen sind sie Teil eines komplexen Systems, das Zellteilung stoppt. Dies geschieht transient durch Anhalten des Zellzyklus, programmiert durch Einleitung der Differenzierung oder terminal durch Kanalisierung der Physiologie einer Zelle in Richtung Alterung und Tod. Der funktionelle Verlust dieser Gene kehrt all diese Prozesse um, sodass letztlich ein ganzer Organismus an der unkontrollierten Expansion einer einzelnen Zelle zugrunde geht.

Zellen, die sich in einem Gewebeverband eines komplexen Organismus befinden, stehen unter einer engmaschigen Kontrolle, was ihre Teilungsaktivität betrifft.

- *Extrazelluläre Signale* (z. B. Wachstumsfaktoren) wirken auf
- *Oberflächenrezeptoren*, die ihrerseits

- *intrazelluläre Signalkaskaden* anschalten, die aus zytosolischen und aus kernständigen Komponenten zusammengestellt sein können, die ihrerseits
- *Zellzykluskontrollelemente* aktivieren oder deren Neusynthese induzieren, wodurch die Zellteilung in Gang gesetzt wird.

Kodiert werden alle diese Kontrollkomponenten entweder von Protoonkogenen oder von Tumorsuppressorgenen. Wird eine dieser vielen Komponenten in ihrer Funktion gestört, d. h., werden die Protoonkogene zu Onkogenen aktiviert oder Tumorsuppressorgene inaktiviert, kann die Proliferationskontrolle zusammenbrechen.

Telomerase ▶ Ungebremste Proliferation liegt auch darin begründet, dass die Enden der Chromosomen, die so genannten Telomere, nicht mit jeder Replikationsrunde kürzer werden, sondern immer wieder auf Normallänge „repariert" werden. Dies leistet das Enzym Telomerase, das in voll ausdifferenzierten Zellen praktisch nicht aktiv ist. In mehr als 95% aller Tumoren werden jedoch hohe Telomeraseaktivitäten gemessen, sodass man glaubt, dass hierin ein entscheidender Grund dafür zu suchen ist, dass die Tumorzelle „unsterblich" wird (Hiyama et al. 1995; Greider 1999).

5.2 Allgemeine Prinzipien der Zytostatikawirkung

Aus Versuchen mit schnell wachsenden, transplantierbaren Leukämien der Maus weiß man, dass eine bestimmte therapeutische Dosis eines zytotoxischen Wirkstoffs eine relativ konstante Fraktion der Tumorzellen abtötet. Dies kann sich in Größenordnungen von 99,99% der Tumorzellen bewegen. Bei einer Tumormasse von 10^{11} Zellen bedeutet dies jedoch, dass zehn Millionen (10^7) Zellen das Behandlungsschema überleben. Man kann davon ausgehen, dass sich diese Verhältnisse auf den Menschen übertragen lassen. Aus diesem Grund müssen Behandlungsschemata angewendet werden, die diese missliche Situation zum Wohle des Patienten so gut wie möglich überwinden.

Ideal wäre es, eine Chemotherapie bereits bei einer möglichst kleinen Tumormasse durchzuführen. Allerdings ist es bekanntlich so, dass sich Tumoren in aller Regel erst dann diagnostizieren lassen, wenn sie eine bestimmte Größe angenommen haben. Nehmen wir beispielsweise an, ein Tumor entsteht aus einer einzigen, maligne transformierten Zelle und das Wachstum vollzieht sich exponentiell, so bedarf es ca. 30 Verdopplungen (Generationen), um den Tumor auf eine Größe von 2 cm und eine Zellzahl von 10^9 Zellen wachsen zu lassen. Bei schnell wachsenden Tumoren wie beispielsweise dem Burkitt-Lymphom mit einer Generationszeit von 24 Stunden ist diese Zellzahl bereits nach einem Monat erreicht. Andere Leukämien wachsen mit einer Generationszeit von zwei Wochen, sodass es über ein Jahr dauert, bis eine kritische Zellmasse von 10^9 Zellen erreicht ist. Auch bei einem Mammakarzinom, das mit einer Verdopplungsrate von drei Monaten wächst, vergehen Jahre, bis der Tumor diagnostizierbar wird. Danach geht es allerdings sehr schnell, denn es bedarf nur noch weiterer 10 Zellteilungen, um die Tumormasse auf 10^{12} Zellen anwachsen zu lassen. Eine solch große Zellzahl führt bei den meisten Tumoren zum Tod des Patienten, da derartige Tumoren bereits 20 cm im Durchmesser messen würden. Aus dieser – zugegebenermaßen sehr modellhaften – Betrachtung wird deutlich, dass ein Tumor drei Viertel der Zeit von seiner Entstehung bis zum Tod des Patienten unerkannt bleibt, woraus sich u. a. die großen Probleme ergeben, ein Tumorleiden zu stoppen bzw. zu heilen.

In der Realität sieht das Geschehen allerdings doch anders aus, wodurch die Probleme jedoch nicht geringer werden. Ein kontinuierliches Wachstum, wie es oben angenommen wurde, beobachtet man bei den wenigsten soliden Tumoren. Tatsächlich nimmt die Teilungsrate mit dem immer größer werdenden Tumor deutlich ab. Das liegt zum Teil daran, dass die Versorgung des Tumors immer schlechter wird und das Tumorinnere nach und nach nekrotisiert.

Ein solider Tumor kann grob in drei Kompartimente unterteilt werden (Abb. 5.21):

- Kompartiment A besteht aus sich permanent teilenden Zellen, also aus Zellen, die den Zellzyklus ständig wiederholend durchlaufen.
- Kompartiment B enthält Zellen, die sich in der G_0-Phase befinden. Diese Zellen sind jederzeit in der Lage, wieder in den Zellzyklus einzutreten, um sich erneut zu teilen.

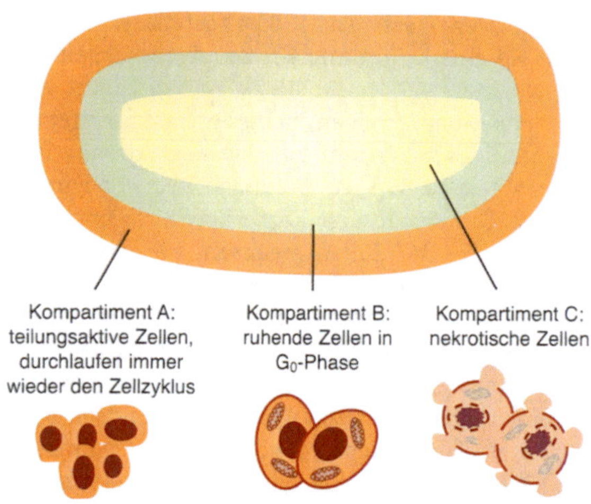

Abb. 5.21. Der unterschiedliche zelluläre Aufbau eines soliden Tumors und die verschieden Zellzyklusphasen der jeweiligen Zellen

- In Kompartiment C befinden sich nekrotisierte Zellen, die endgültig abgestorben sind, die aber natürlich zur Tumormasse beitragen.

Im Wesentlichen sind es nur die Zellen in Kompartiment A, die für eine Standardtherapie mit den meisten zytotoxischen Wirkstoffen ansprechbar sind. In dieser Fraktion befinden sich allerdings nur 5% der Tumorzellen. Die Zellen in Kompartiment C stellen kein Problem dar, da sie ja abgestorben sind. Es sind vor allem die Zellen in Kompartiment B, die eine Tumortherapie so schwierig gestalten. Denn diese Zellen können jederzeit wieder in das Kompartiment A eintreten, und sie tun dies vermehrt, wenn Zellen, die sich ursprünglich in Kompartiment A befanden, durch eine Chemotherapie abgetötet wurden.

Tumoren sind in ihrem Aufbau und in ihrer Zellpopulation sehr heterogen. Sie enthalten ebenso abgestorbene Zellen wie proliferativ hoch aktive Zellen. Der Grad der chromosomalen Schädigung kann innerhalb einer Tumorzellenpopulation ganz unterschiedlich sein. Folglich reagieren unterschiedliche Zellen eines Tumors auch unterschiedlich auf eingesetzte Zytostatika und auf das attackierende, körpereigene Immunsystem.

Rückenmarks-
toxizität
Inhibition der
Wundheilung
Teratogenität
Haarausfall
Die häufigsten
toxischen
Nebenwirkungen
von Zytostatika
Sterilität beim
Mann
Übelkeit /
Erbrechen
Wachstums-
depression
bei Kindern
Schädigung
des
Darmepithels

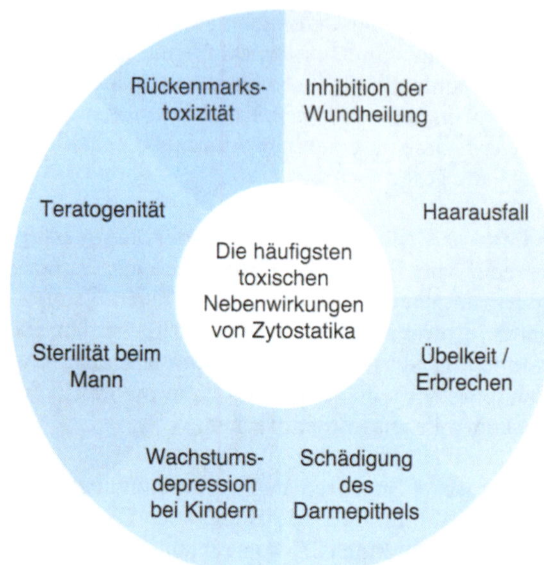

Abb. 5.22. Die häufigsten unerwünschten Wirkungen von Zytostatika

Wirkung von Zytostatika ▶ Fast alle derzeit zur Verfügung stehenden Antitumormedikamente wirken ausschließlich antiproliferativ. Sie beeinflussen weder die invasiven Eigenschaften noch den entgleisten Differenzierungsstatus oder die Eigenschaft zur Metastasierung.

Ferner entfalten die meisten antiproliferativ wirkenden Substanzen ihre Wirkung während der S-Phase des Zellzyklus, und die induzierten DNA-Schäden führen zum Absterben der Zellen durch Apoptose. Weil diese Wirkstoffe hauptsächlich in der S-Phase wirken, sind einerseits schnell wachsende Tumoren besser therapierbar als langsam wachsende. Andererseits wird aber auch schnell wachsendes Normalgewebe wegen einer kaum vorhandenen therapeutischen Selektivität zu einem erheblichen Teil mitgeschädigt (Abb. 5.22). Solche toxischen Effekte beobachtet man primär

- am Rückenmark, das als Folge dieser Schäden deutlich weniger Leukozyten produziert, wodurch ein deutlich erhöhtes Risiko für gefährliche Infektionen besteht;

- im Verlauf der Wundheilung, die während einer Behandlung mit zytotoxischen Wirkstoffen stark verlangsamt ist;
- durch den Verlust der Kopfhaare und der Ausbildung einer Alopecia;
- am Darmepithel, dessen Schädigung zu starken Durchfällen führen kann;
- durch eine Wachstumsdepression bei Kleinkindern;
- durch Sterilität beim Mann;
- durch ausgeprägte fruchtschädigende (teratogene) Effekte im Laufe einer Schwangerschaft.

Darüber hinaus können die zytotoxischen Substanzen selbst tumorerzeugend (kanzerogen) sein. Sie können durch die Induktion eines massenhaften Zellsterbens und den dadurch bedingten verstärkten Purinkatabolismus zur gefährlichen Akkumulation von Harnsäure und einem dadurch bedingten Nierenversagen führen; und sie verursachen fast ausnahmslos starke Übelkeit und Erbrechen, eines der Hauptprobleme, die als Ursache für den Abbruch einer zytostatischen Therapie gelten.

5.3 Gängige Antitumorwirkstoffe

Die derzeit gängigen Antitumortherapeutika lassen sich in die Kategorien zytotoxische Wirkstoffe, Hormone und sonstige Wirkstoffe unterteilen.

5.3.1 Zytotoxische Wirkstoffe

Alkylierende Wirkstoffe ▶ Die alkylierenden Wirkstoffe und mit diesen verwandte Substanzen addieren kovalent an DNA und beeinflussen dadurch Transkription und Replikation.

Die alkylierenden Wirkstoffe können als aktive Intermediate Carbeniumionen ausbilden, die dann an Nukleophile addieren. Die meisten dieser Wirkstoffe sind bifunktional, d. h., sie reagieren mit zwei nukleophilen Zentren und vernetzen somit Molekülteile bzw. Moleküle untereinander. Am häufigsten reagieren Alkylanzien mit der N-7-Position von Guaninen in DNA und RNA. Aber auch die N-1- und N-3-Positionen im Adenin und die N-3-Position im Cytosin können modifiziert werden (Abb. 5.23).

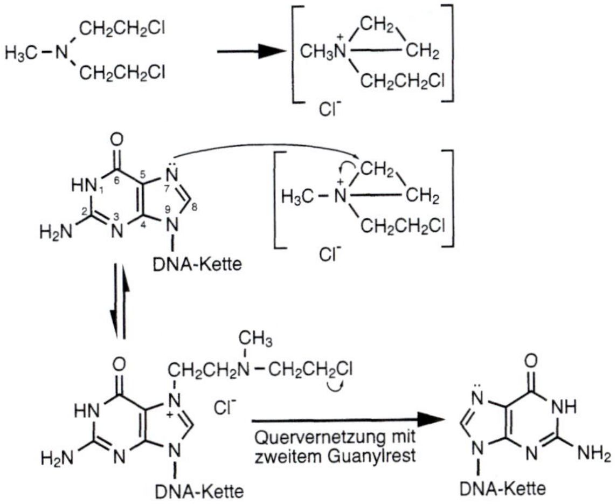

$H_3C-N(CH_2CH_2Cl)_2$ → $[CH_3N^+(CH_2CH_2)CH_2CH_2Cl]\ Cl^-$

Querververnetzung mit zweitem Guanylrest

DNA-Kette

Abb. 5.23. Angriffspunkte an Purinnukleotiden für Alkylanzien

Wichtige Vertreter sind

- die N-Lost-Verbindungen wie Cyclophosphamid, Ifosfamid, Melphalan und Chlorambucil (Abb. 5.24);
- die Nitrosoharnstoffe wie Lomustin und Carmustin (Abb. 5.25), die als lipophile Verbindungen auch die Blut-Hirn-Schranke überwinden können und somit häufig bei Hirntumoren eingesetzt werden;
- Cisplatin (Abb. 5.26), das als wasserlöslicher Komplex aus einem zentralen Platin^{2+}-Ion komplexiert mit zwei Chloratomen und zwei Ammoniumgruppen vorliegt. Dieser Komplex wirkt ganz ähnlich wie die alkylierenden Wirkstoffe, indem er nach Abdissoziation der Chlorionen „Intrastrang-*cross-links*“ bildet, die eine Entwindung der DNA verursachen. Zwar besitzt Cisplatin nur eine geringe Myelotoxizität, es verursacht aber erhebliches Unwohlsein und Erbrechen. Erst durch Einführung der 5-HT$_3$-Rezeptorantagonisten wie Ondansetron lassen sich diese Substanzen erfolgreich in der Tumortherapie einsetzen und haben beispielsweise bei Hoden- und Ovarialtumoren zu einer Revolution der Therapie geführt.

Antimetaboliten ▶ Antimetaboliten blockieren einen oder mehrere metabolische Wege im Zusam-

Abb. 5.24. *N*-Lost-Verbindungen. Cyclophosphamid und Ifosfamid sind Prodrugs. Sie werden in der Leber zunächst hydroxyliert und dann nichtenzymatisch unter Abspaltung von Acrolein in das aktive Alkylanz überführt

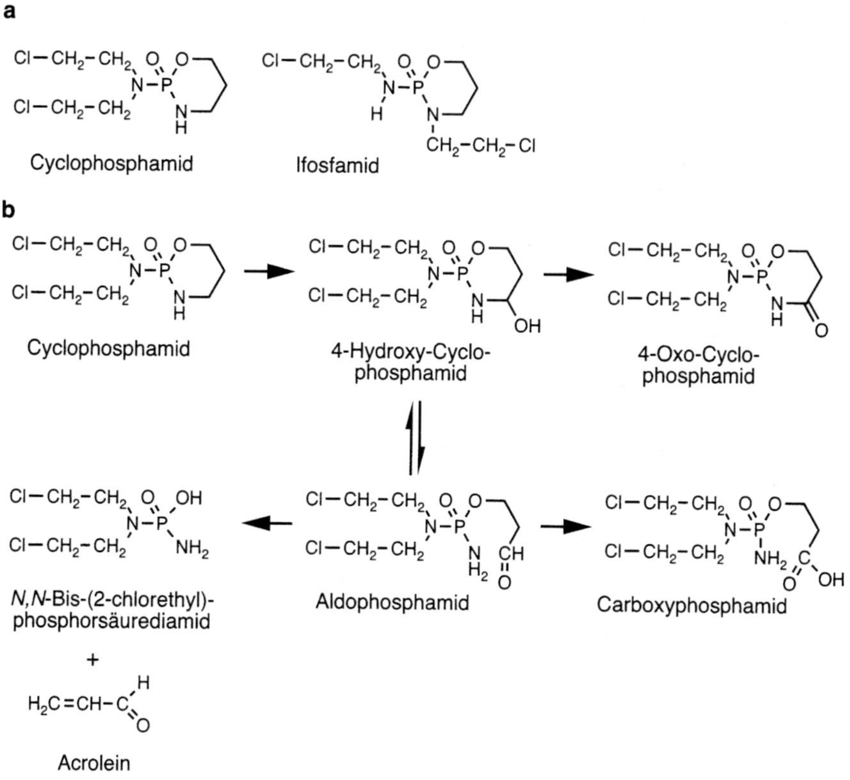

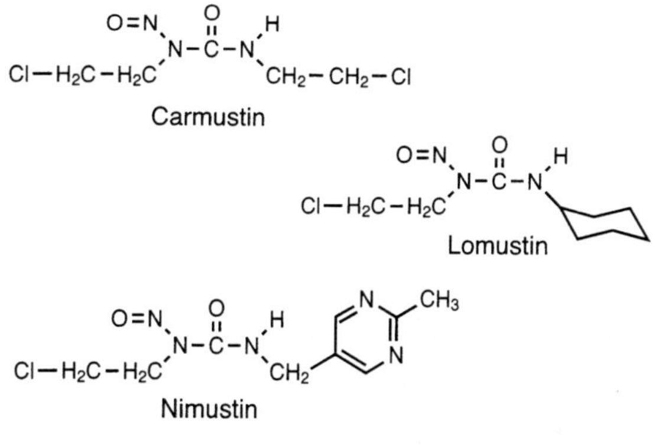

a

Cyclophosphamid

Ifosfamid

b

Cyclophosphamid

4-Hydroxy-Cyclophosphamid

4-Oxo-Cyclophosphamid

N,N-Bis-(2-chlorethyl)-phosphorsäurediamid

+

Acrolein

Aldophosphamid

Carboxyphosphamid

Carmustin

Lomustin

Nimustin

Abb. 5.25. Struktur der Nitrosoharnstoffe Carmustin, Lomustin und Nimustin. Neben ihrer alkylierenden Wirkung hemmen Abbauprodukte der Nitrosoharnstoffe auch die DNA-Polymerase und somit indirekt die Möglichkeit zur DNA-Reparatur. Eine hohe Knochenmarkstoxizität beschränkt allerdings die Einsatzmöglichkeiten

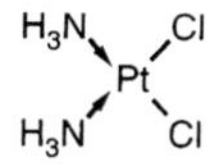

Abb. 5.26. Cisplatin

menhang mit DNA-Synthese oder hemmen jene bis zu einem gewissen Grad.

Einer der wichtigsten Wirkstoffe dieser Klasse ist der Folatantagonist Methotrexat (Abb. 5.27). Durch kompetitive Inhibition verhindert Methotrexat die Bildung des Kosubstrats Tetrahydrofolat (FH_4) durch das Enzym Dihydrofolatreduktase. TH_4 wird für den im Rahmen des Purin- und Pyrimidinstoffwechsels essentiellen C_1-Gruppentransfer benötigt. Steht dieses Kosubstrat nicht zur Verfügung, kommen die komplette Purin- und Pyrimidinneusynthese – und damit die DNA-Biosynthese – zum Erliegen. Leider reagieren die Zellen relativ schnell auf eine Behandlung mit Methotrexat, indem sie

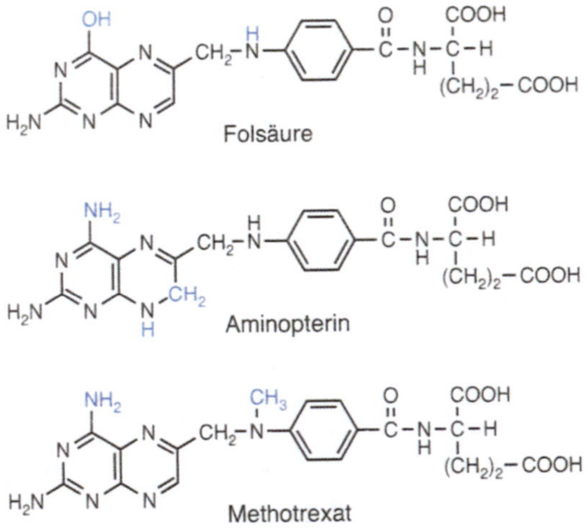

Folsäure

Aminopterin

Methotrexat

Abb. 5.27. Strukturähnlichkeiten zwischen Folsäure, Aminopterin und Methotrexat. Wegen dieser strukturellen Ähnlichkeit erkennt die Dihydrofolatreduktase alle drei Substrate

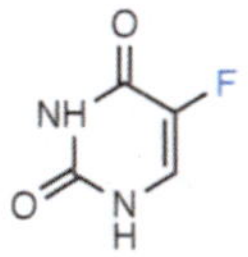

Abb. 5.28. Fluorouracil

den Bereich im Genom amplifizieren, in dem das Dihydrofolatreduktasegen lokalisiert ist. Dadurch wird mehr Enzym synthetisiert und der kompetitive Block durch Steigerung der Enzymmenge gelöst.

Eine zweite Gruppe in dieser Wirkstoffklasse sind die Pyrimidin- und Purinanaloga.

- Fluorouracil (5-FU; Abb. 5.28) interferiert mit der Thymidinbiosynthese. Es wirkt als Suizidinhibitor für die Thymidylatsynthase, deren Aufgabe es ist, Uridin an Position 5 zu methylieren (Abb. 5.29). Hierzu geht Uridin mit dem Enzym intermediär einen kovalenten Komplex ein, der im Falle des 5-FU nicht mehr aufgelöst werden kann, da das an dieser Position befindliche Fluor eine ganz schlechte „*leaving group*" ist. 5-FU hemmt in erster Linie die DNA-Synthese.
- Cytarabin (Cytosinarabinosid) ist ein Cytosinanalogon (Abb. 5.30). In der Zelle wird es zum

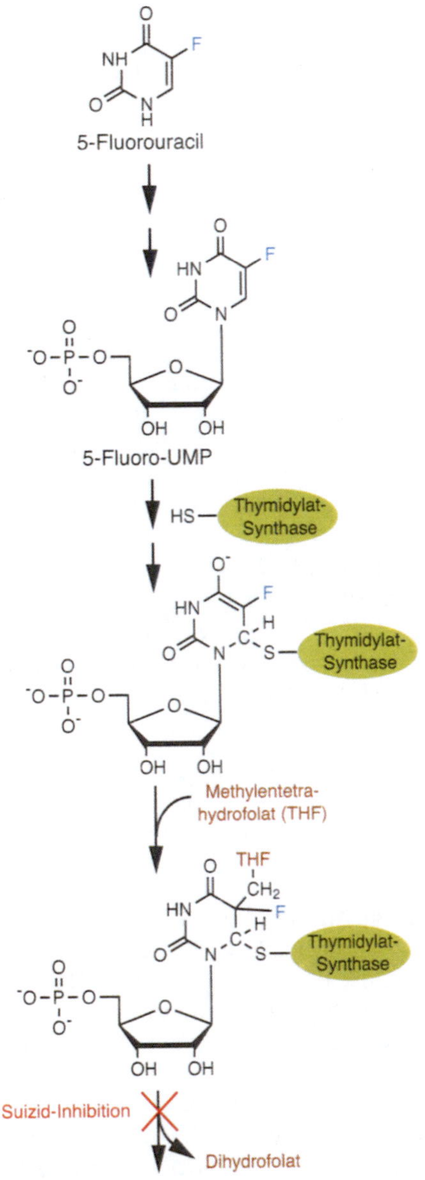

5-Fluorouracil

5-Fluoro-UMP

Thymidylat-Synthase

Methylentetrahydrofolat (THF)

Suizid-Inhibition

Dihydrofolat

Abb. 5.29. Wirkmechanismus von 5-FU an der Thymidylatsynthase. Dieses Enzym geht mit dem Substrat einen kovalenten Komplex ein, der allerdings wegen der Fluormodifikation an Position 5 nicht mehr aufgelöst werden kann. Aus diesem Grund gehört 5-FU zu den Suizidinhibitoren. Daneben hemmt 5-FU als kompetitiver Inhibitor auch die DNA-Synthese

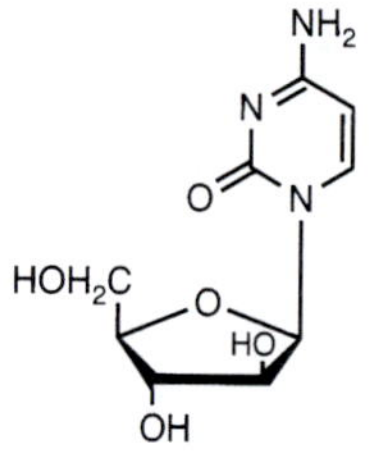

Abb. 5.30. Cytarabin

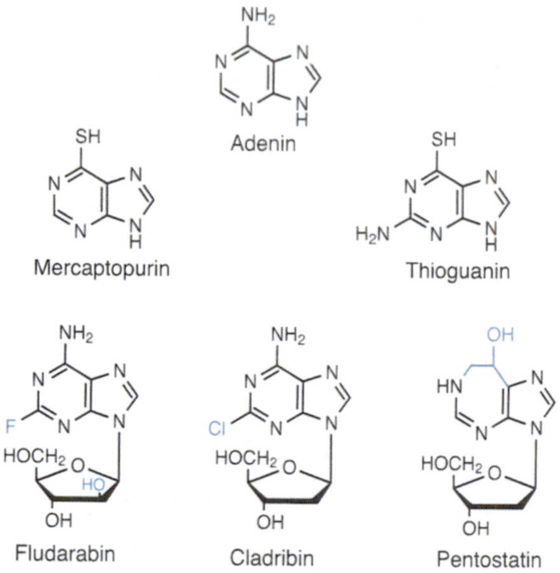

Abb. 5.31. Die Purinanaloga Mercaptopurin, Thioguanin, Fludarabin, Cladribin und Pentostatin

Triphosphat „gegiftet“ und inhibiert alle möglichen Schritte des DNA- und RNA-Metabolismus.

- Die wichtigsten Purinanaloga sind Fludarabin, Pentostatin, Cladribin, Mercapotopurin und Thioguanin (Abb. 5.31). Während Fludarabin ähnlich wirkt wie Cytarabin, besitzt Pentostatin einen anderen Wirkmechanismus. Es inhibiert die Adenindeaminase (ADA), ein Enzym, das die Deaminierung von Adenin zu Inosin katalysiert. Ein Verlust dieser Aktivität hat ganz markante Auswirkungen auf den Zellmetabolismus und auf die Zellproliferation.

Fehlt dieses Enzym beispielsweise aufgrund eines genetischen Defekts, leiden die Kinder an einer sehr schweren Form der Immunsuppression (SCID = „*severe combined immune deficiency*“) und müssen von der Umwelt isoliert in einem sterilen Zelt aufwachsen („*kid in the bubble*“).

Zytotoxische Antibiotika ▶ Die zytotoxischen Antibiotika verhindern die Zellteilung.

Die wichtigsten zytostatischen Antibiotika sind Doxorubicin, Idarubicin, Epirubicin, Aclarubicin und Mitoxantron.

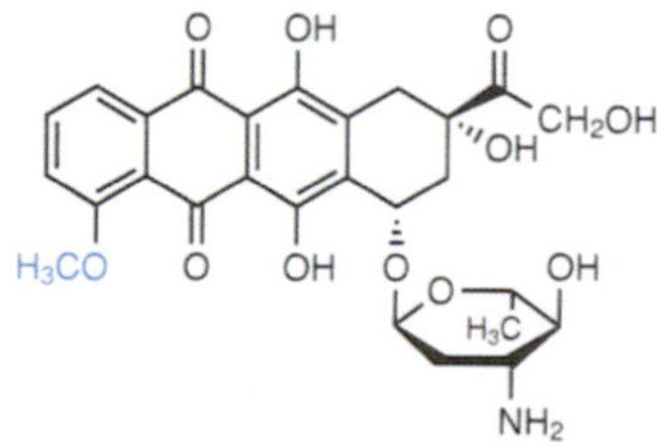

Abb. 5.32. Doxorubicin

- **Doxorubicin** (Abb. 5.32) zeichnet sich durch eine ganze Reihe unterschiedlicher Wirkmechanismen aus. Es bindet an DNA und interferiert daher sowohl mit der Transkription als auch mit der Replikation. Allerdings vermittelt Doxorubicin seine wichtigste Wirkung über eine Hemmung der Topoisomerase II (Abb. 5.33). Dieses Enzym spielt im Laufe der Replikation eine ganz entscheidende Rolle. Ohne eine funktionsfähige Topoisomerase II ist eine Zellteilung nicht möglich. Doxorubicin interkaliert in die DNA und stabilisiert den DNA-Topoisomerase-II-Komplex, wodurch die von der Topoisomerase II katalysierte Reaktionsfolge nicht zu Ende laufen kann.
- **Epirubicin** und **Mitoxantron** (Abb. 5.34) sind Strukturverwandte des Doxorubicins. Epirubicin ist weniger kardiotoxisch als Doxorubicin und Mitoxantron.
- **Dactionomycin** (Actinomycin D) interkaliert in Bereichen der kleinen Grube der DNA und zwar in solche, die sehr G-C-reich sind (Abb. 5.35). Das Antibiotikum blockiert so die Transkription, da die RNA-Polymerase die Interkalationsstelle nicht passieren kann. Darüber hinaus scheint Dactinomycin auch die Topoisomerase II zu inhibieren.

Abb. 5.33. Mechanismus der Topoisomerase II. Topoisomerasen verändern den Windungsgrad von DNA und spielen im Laufe der Replikation eine entscheidende Rolle. Werden sie gehemmt, ist die Replikation massiv beeinträchtigt. Die Topoisomerase II spaltet beide Stränge einer DNA-Doppelhelix und geht mit den Enden kovalente Verbindungen ein. Durch Rotation der DNA-Stränge wird der Windungsgrad verändert. Danach verbindet die Topoisomerase wieder die DNA-Stränge

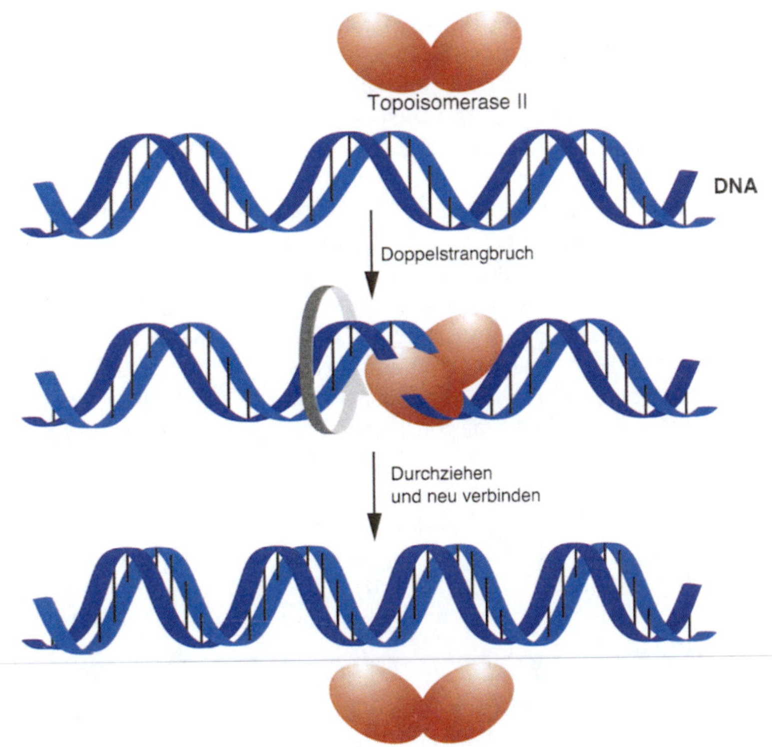

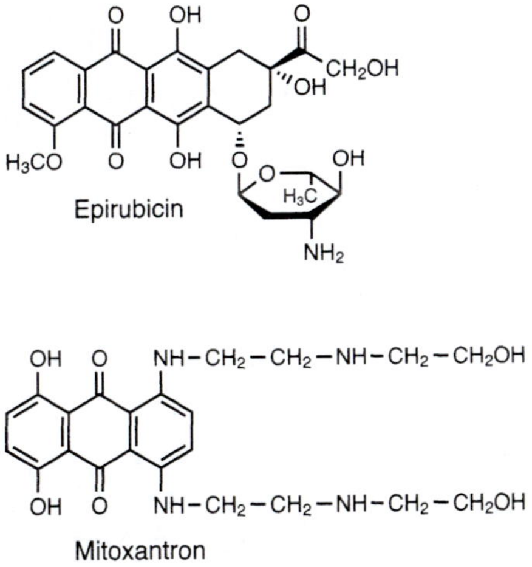

Abb. 5.34. Epirubicin und Mitoxantron

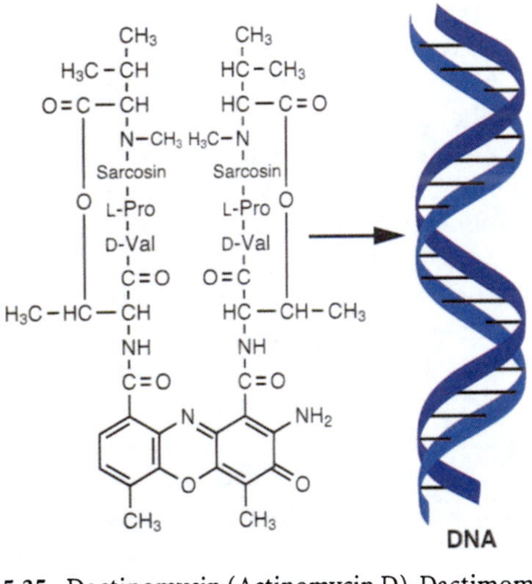

Abb. 5.35. Dactinomycin (Actinomycin D). Dactimomycin bindet an G-C-reiche Regionen in der kleinen Grube der DNA-Doppelhelix

- Die **Bleomycine** sind eine Gruppe metallionenchelatierender Glykopeptidantibiotika, die nach Bindung von Eisen und Bildung von Superoxid- und Hydroxidradikalen DNA-Moleküle fragmentieren und freie Basen freisetzen (Abb. 5.36). Diese Antibiotika wirken am effektivsten während der G_2-Phase und der Mitose. Sie wirken aber auch auf teilungsinaktive Zellen, also auf Zellen, die sich in der G_0-Phase befinden. Anders als die meisten anderen Zytostatika verursachen Bleomycine nur eine relativ geringe Myelosuppression. Ihre relevanteste Toxizität entfalten sie in Form einer pulmonaren Fibrose, die bei bis zu 10% der Patienten auftritt, die mit diesen Antibiotika behandelt werden.
- **Mitomycin** muss zunächst im Körper aktiviert werden. Dann wirkt es als bifunktionelles Alkylanz, das präferenziell die O_6-Position in Guaninen alkyliert (Abb. 5.37). Es vernetzt DNA-Stränge und scheint DNA auch über freie Radikalen zu degradieren.

Sekundäre Pflanzenmetaboliten ▶ Bestimmte sekundäre Pflanzenmetaboliten, darunter die Vinca-Alkaloide, die Taxane oder die Camptothecine, greifen besonders in die Biochemie der Mikrotubuli ein und verhindern so die korrekte Verteilung der Chromosomensätze auf die Tochterzellen. (Abb. 5.38). Mikrotubuli sind röhrenförmige Strukturen von ca. 25 nm Durchmesser, die aus zwei globulären Untereinheiten, den sauren Proteinen α- und β-Tubulin, aufgebaut sind. In vivo kommen die Tubuline jedoch nicht frei vor, sondern es sind je ein α- und ein β-Tubulin zu einem hantelförmigen Heterodimer vereinigt. Mikrotubuli bestehen meistens aus 13 Heterodimeren, die parallel orientiert zu einem Hohlzylinder zusammengelagert sind. Die Längsreihen der Heterodimere nennt man Protofilamente. Bei der Addition von Tubulin an einen Mikrotubulus wird das an das β-Tubulin reversibel gebundene GTP zu GDP + P hydrolysiert.

Durch den Aufbau aus parallel orientierten Heterodimeren ist die Grundlage für die morphologische Polarität der Mikrotubuli gelegt. An einem Ende des Mikrotubulus sind die freien α-Tubuline des Heterodimers lokalisiert, an dem entgegengesetzten Ende ist ungebundenes β-Tubulin exponiert. Diese molekulare Polarität spiegelt sich auch in der Kinetik der Additionsreaktion von freiem GTP-Tubulin an dem Mikrotubulus bzw. der Abspaltung von GDP-Tubulin vom Mikrotubulus wider.

- Die **Vinca-Alkaloide** Vincristin, Vinblastin und Vindesin (Abb. 5.39) binden an Tubulinmonomere und verhindern die Polymerisation dieser Monomere zu Tubulinspindeln. Dadurch arretieren sie die Zellen in der Metaphase der Zellteilung. In diesem Sinne wirken sie ausschließlich während der Mitose. Darüber hinaus hemmen die Vinca-Alkaloide aber auch andere Funktionen, bei denen Mikrotubuli benötigt werden. Dazu gehören die Phagozytoseaktivität bestimmter Leukozyten, die Chemotaxis und der axonale Transport in Neuronen. Die Vinca-Alkaloide sind relativ gut verträglich.
- Der Wirkmechanismus von **Etoposid** (Abb. 5.40), einem Lignan, ist noch nicht zweifelsfrei aufgeklärt. Man weiß allerdings, dass Etoposid die mitochondriale Funktion stört und auch den Nukleosidtransport inhibiert. Ferner scheint es – ähnlich wie Doxorubicin – die Topoisomerase II zu hemmen.
- Für die **Taxane** Paclitaxel (Taxol) und Docetaxel (Taxotere; Abb. 5.41) sind auch die Mikrotubuli die Zielstrukturen. Allerdings verhindern sie nicht wie die Vinca-Alkaloide deren Aufbau, sondern sie stabilisieren sie und verhindern die Depolymerisation. Nebenwirkungen bei einer Behandlung mit Taxanen sind Knochenmarksuppression und kumulative Neurotoxizität.
- Die **Camptothecine** Irinotecan (Campto) und Topotecan (Hycamptin; Abb. 5.42) binden und inhibieren die Topoisomerase I.

5.3.2 Hormone

Bei den Hormonen sind vor allem die Steroide wie die Glukokortikoide, die Östrogene und die Androgene zu nennen. Zu dieser Gruppe zählen aber auch Wirkstoffe, die die Hormonsekretion unterdrücken oder die Wirkung von Hormonen antagonisieren.

- Glukokortikoide inhibieren die Proliferation von Lymphozyten, weshalb sie bevorzugt bei Leukämien und Lymphomen eingesetzt werden.

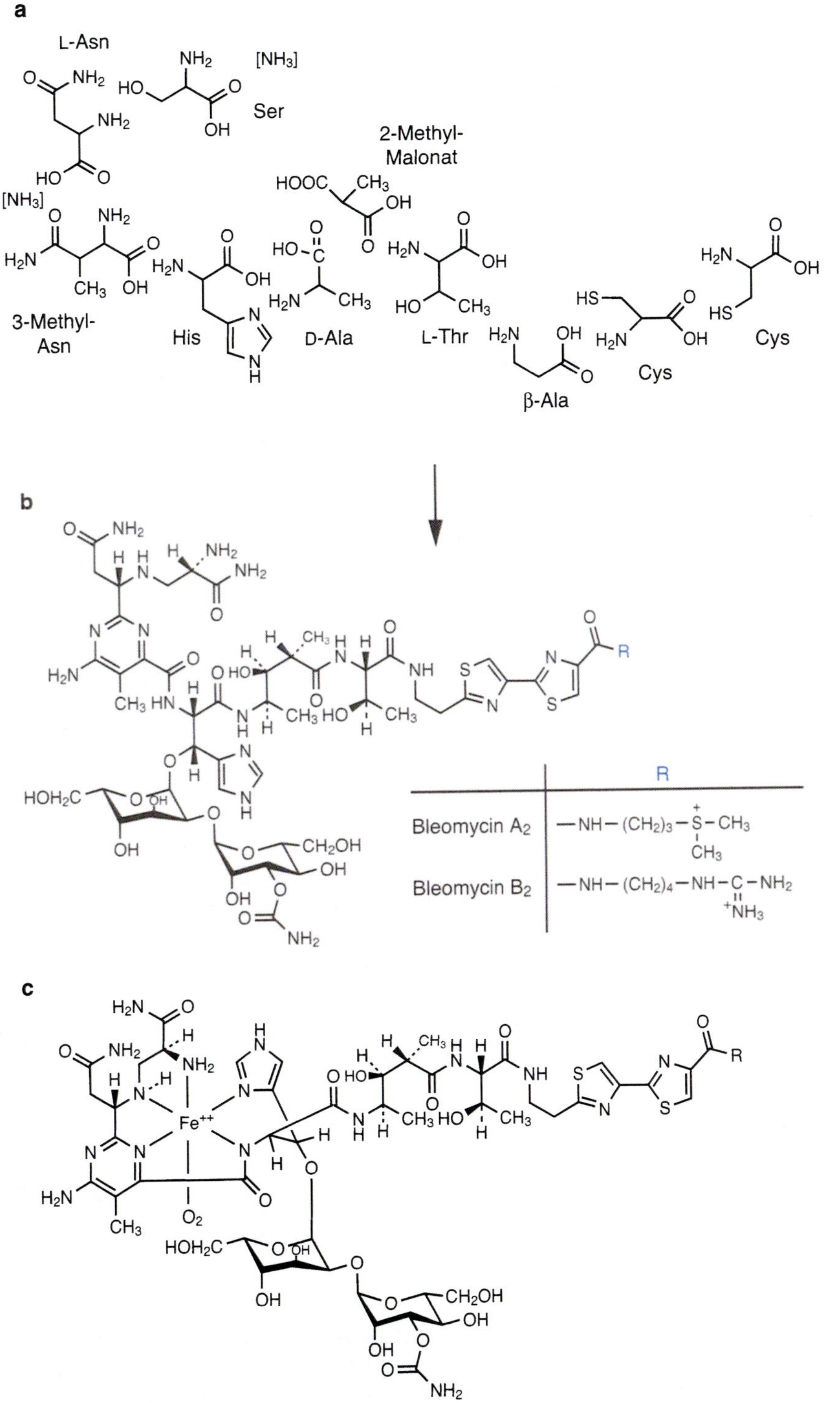

Abb. 5.36a–c. **a** Retrosynthetische Charakterisierung von Bleomycin. **b** Bleomycin ist ein Gemisch aus strukturverwandten Verbindungen. Biogene-tisch entsteht es durch Kondensation verschiedener proteinogener und nichtproteinogener Aminosäuren. **c** Durch Komplexierung mit Fe^{2+} wird Bleomycin zum aktiven Zytostatikum „gegiftet“

	R
Bleomycin A_2	$-NH-(CH_2)_3-\overset{+}{S}(CH_3)-CH_3$
Bleomycin B_2	$-NH-(CH_2)_4-NH-C(=\overset{+}{N}H_3)-NH_2$

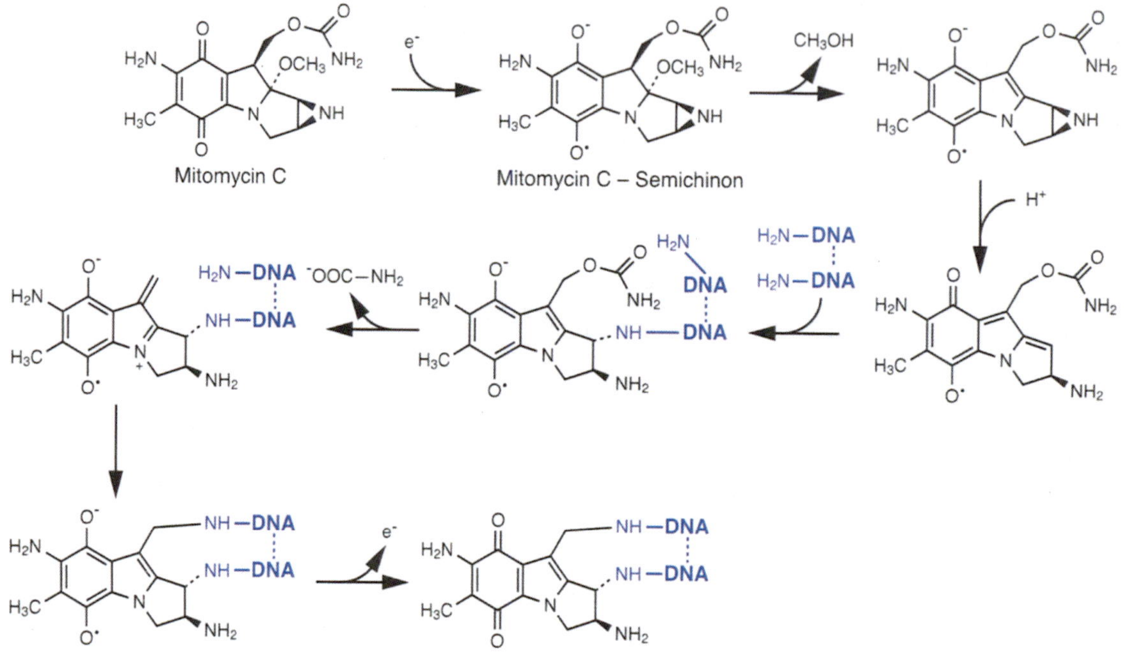

Mitomycin C

Mitomycin C – Semichinon

Abb. 5.37. Aktivierung von Mitomycin

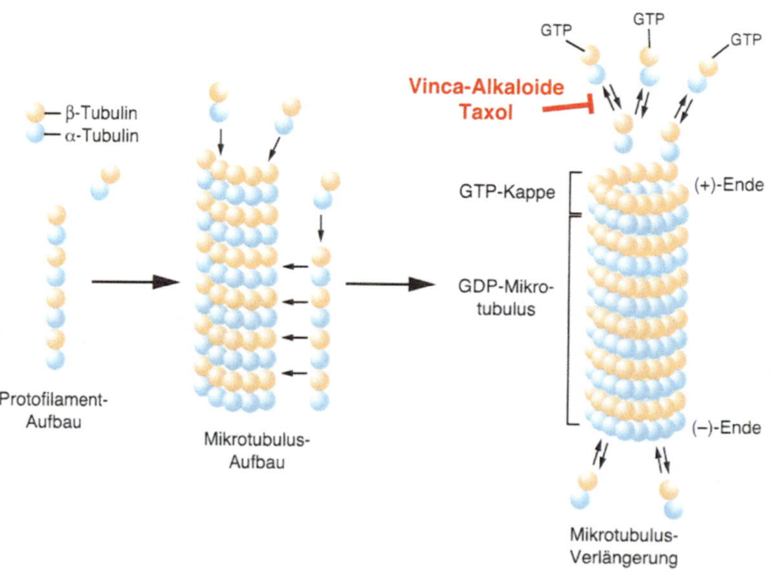

Abb. 5.38. Auf- und Abbau von Mikrotubuli und Angriffspunkte für Zytostatika. Mikrotubuli bilden sich schrittweise aus Protofilamenten, die sich durch Anlagerung schrittweise zu Mikrotubuli assoziieren. Diese Mikrotubuli werden durch Assoziation von α-/β-Dimeren verlängert bzw. durch Dissoziation dieser α-/β-Dimere verkürzt. Vinca-Alkaloide und Taxol inhibieren die Depolarisation der Mikrotubuli

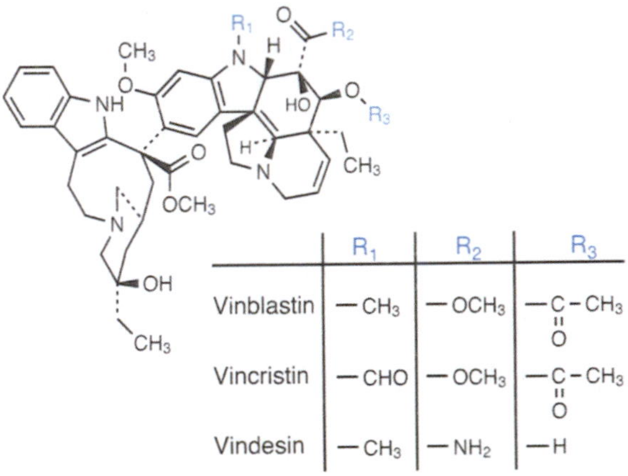

	R_1	R_2	R_3
Vinblastin	$-CH_3$	$-OCH_3$	$-C(=O)-CH_3$
Vincristin	$-CHO$	$-OCH_3$	$-C(=O)-CH_3$
Vindesin	$-CH_3$	$-NH_2$	$-H$

Abb. 5.39. Vinca-Alkaloide

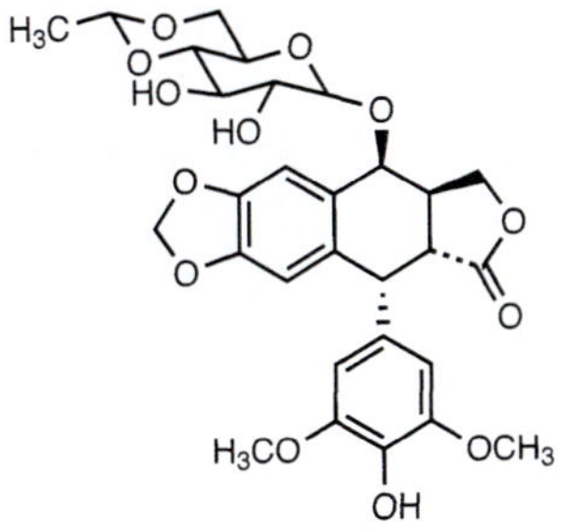

Abb. 5.40. Etoposid

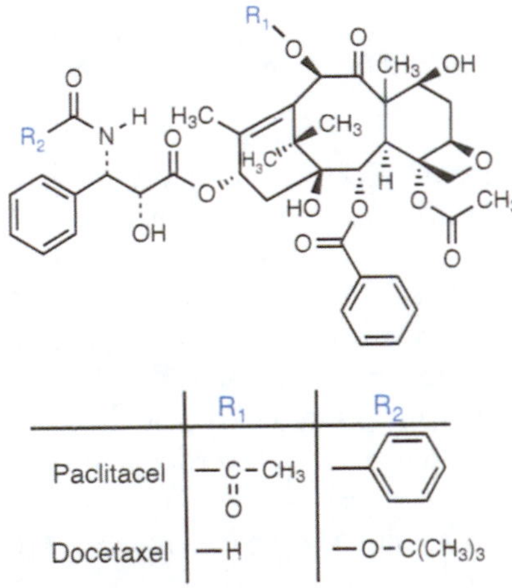

	R_1	R_2
Paclitacel	$-C(=O)-CH_3$	$-C_6H_5$
Docetaxel	$-H$	$-O-C(CH_3)_3$

Abb. 5.41. Paclitaxel, Docetaxel

- Östrogene wie das *Prodrug* Fosfestrol (Abb. 5.43) blockieren den Effekt von Androgenen in androgenabhängig wachsenden Prostatakarzinomen. Allerdings werden diese Tumoren heute besser mit GHRH-Analoga (Gonadotropin-*Releasing*-Hormonen) behandelt. Ein Einsatz von Östrogenen besteht auch darin, ruhende Teile eines Mammakarzinoms zu reaktivieren, um sie einer effektiven Zytostatikatherapie zugänglich zu machen.
- Progesterone haben sich bei Endometrialkarzinomen und bei Nierentumoren bewährt. Am häufigsten werden Megestrolacetat und Medroxyprogesteronacetat eingesetzt. In allen Fällen einer Hormontherapie ist sicherzustellen, dass die Tumorzellen auch die entsprechenden Rezeptoren exprimieren.
- GHRH-Analoga wie Goserelin können die Freisetzung von Gonadotropin unterdrücken. Diese Wirkstoffe können bei fortgeschrittenen Brusttumoren bei prämenopausalen Frauen oder bei Prostatakarzinomen eingesetzt werden. Eine vermehrte Testosteronproduktion bei Prostatakarzinompatienten, die mit GHRH-Analoga behandelt werden, kann durch Gabe von Antiandrogenen wie beispielsweise Cyproteronacetat verhindert werden.
- Als Hormonantagonisten können Antiöstrogene wie Tamoxifen, Antiandrogene wie Flutamid und Cyproteronacetat und Hormonsyntheseinhibitoren wie der Aromataseinhibitor Formestan oder Hormonsyntheseinhibitoren wie Aminoglutethimid gegeben werden. Bei Einsatz des letzt genannten Wirkstoffs ist eine Substitution mit Kortikosteroiden erforderlich.

5.3.3 Sonstige Wirkstoffe

Alle anderen Wirkstoffe, die nicht in diese beiden Kategorien passen, werden in die Kategorie „sonstige Wirkstoffe" eingruppiert.

- Zu diesen Wirkstoffen zählt beispielsweise **Procarbazin** (Abb. 5.44), das die DNA- und RNA-Synthese inhibiert und die Mitose in der Interphase hemmt.
- **Hydroxyharnstoff** ist ein Harnstoffderivat, das die Ribonukleotidreduktase hemmt. Dieses

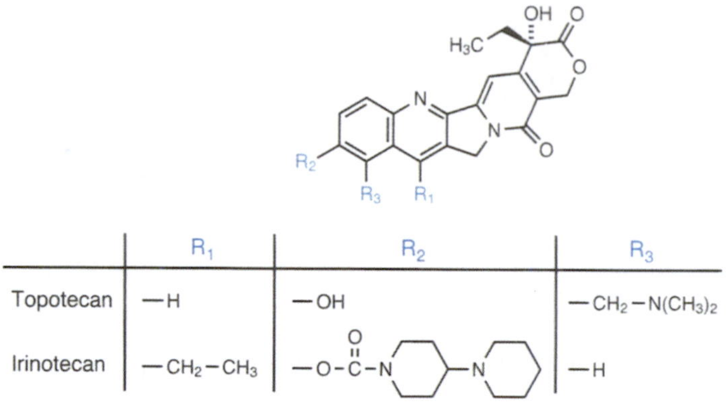

Abb. 5.42. Irinotecan (Campto) und Topotecan (Hycamtin)

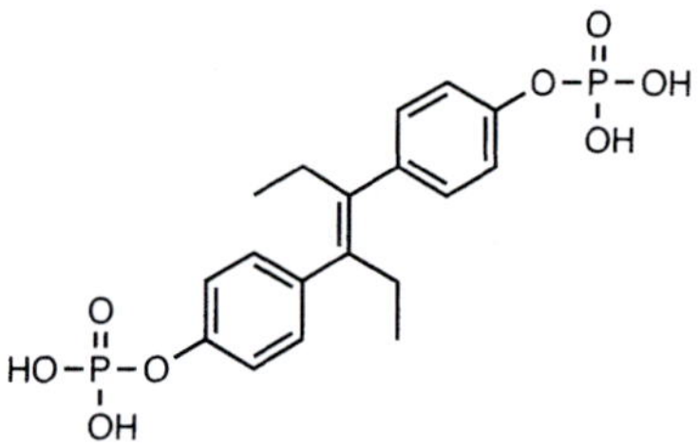

	R_1	R_2	R_3
Topotecan	$-H$	$-OH$	$-CH_2-N(CH_3)_2$
Irinotecan	$-CH_2-CH_3$	$-O-C(=O)-N$(Piperidin-4-yl)-N(Piperidin)	$-H$

Abb. 5.43. Fosfestrol (Honvan)

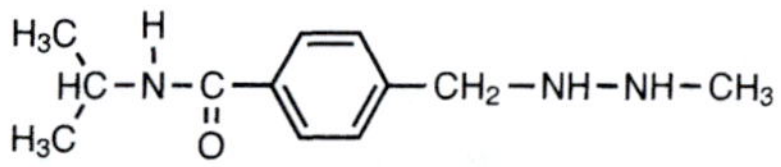

Abb. 5.44. Procarbazin hemmt DNA- und RNA-Synthese und die Mitose in der Interphase. Es eignet sich besonders zur Behandlung des Morbus Hodgkin

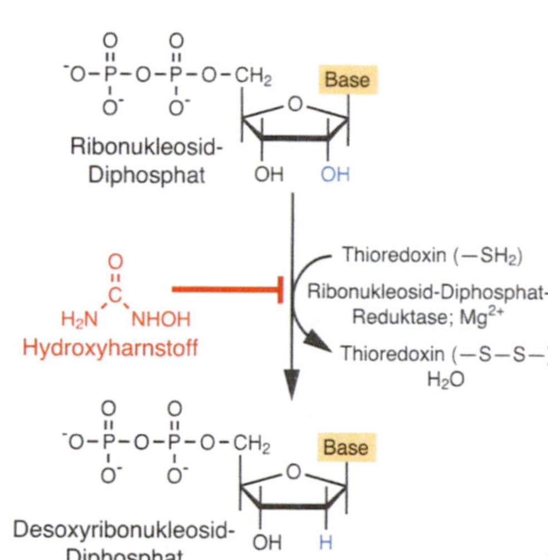

Abb. 5.45. Hydroxyharnstoff hemmt die Ribonukleotidreduktase. Dieses wichtige Enzym überführt Ribonukleotiddiphosphate in Desoxyribonukleotiddiphosphate und stellt damit den Nachschub an DNA-Bausteinen sicher

wichtige Enzym katalysiert die Umwandlung der Nukleotide in die DNA-Bausteine, die Desoxynukleotide (Abb. 5.45).

- Asparaginase und Pegasparaginase sind Enzyme, die Asparagin zu Asparaginsäure umwandelt. Die Ratio dieser Therapie besteht darin, dass einige Tumore die Fähigkeit verlieren, Asparagin zu synthetisieren und deshalb auf die exogene Zufuhr dieser Aminosäure angewiesen sind. Die Asparaginase hält jedoch den Spiegel an Asparagin niedrig, sodass es zur Unterversorgung der Tumorzellen mit dieser Aminosäure kommt. Da normale Zellen Asparagin selbst synthetisieren können, ist der Einsatz von Asparaginase recht selektiv. Pegasparaginase ist eine mit Polyethylenglykol modifizierte Form der Asparaginase. Durch die Modifikation erhöht sich die Halbwertszeit des Enzyms, sodass längere Intervalle zwischen den einzelnen Applikationen möglich sind. Da die Enzyme aus *E. coli* gewonnen werden, muss mit der Entwicklung einer Hypersensitivität gerechnet werden.
- **Mitotan** interferiert mit der Synthese von Adrenokortikosteroiden. Es wird eingesetzt bei Tumoren der Nebennierenrinde und führt dort selektiv zu Nekrosen.

5.4 Behandlungsschemata

Die Kenntnisse, dass ganz bestimmte Zytostatika während ganz bestimmter Perioden im Zellzyklus ihre effektivste Wirkung entfalten oder dass die unterschiedlichen Zytostatika ganz unterschiedliche Nebenwirkungsmuster besitzen, kann man für gezielte Kombinationstherapien nutzen.

Phasenspezifische Zytostatika ▶ Diese Wirkstoffgruppe ist dadurch charakterisiert, dass die einzelnen Substanzen in unterschiedlichen Phasen des Zellzyklus unterschiedlich effizient wirksam sind (Abb. 5.46). Beispielsweise wirken die Vinca-Alkaloide fast ausschließlich während der Mitose. Cytarabin, Hydroxyharnstoff, Fluorouracil, Methotrexat und Mercaptopurin wirken dagegen vor allem während der S-Phase, da sie mit der DNA-Synthese interferieren.

Zyklusspezifische Zytostatika ▶ Diese Zytostatika sind während des gesamten Zellzyklus wirksam. Sie sind allerdings auf Zellen angewiesen, die aktiv proliferieren. Solche zyklusspezifischen Zytostatika sind u. a. die Alkylanzien, Dactinomycin, Doxorubicin und Cisplatin.

Schließlich gibt es Zytostatika, die auch eine Wirkung auf Zellen entfalten, die sich nicht teilen und sich somit in der G_0-Phase befinden. Hierzu gehören beispielsweise Bleomycin und Nitrosoharnstoff.

Kombinationen ▶ Kombiniert man verschiedene Zytostatika, kann man den Effekt gegen die Krebszellen verstärken, ohne dass die generelle Toxizität gesteigert wird (Abb. 5.47). So kann das hauptsächlich myelosuppressive Methotrexat in Kombination mit Vincristin eingesetzt werden, das als unerwünschte Wirkung eher neurotoxisch wirkt. Auch die schwach myelotoxisch wirkenden Zytostatika Cisplatin und Bleomycin sind besonders gute Kombinationspartner. Dazu kommt, dass eine Kombinationstherapie das Risiko für eine Resistenzentwicklung vermindert oder hinauszögert.

Dosierung ▶ Schließlich hat es sich bewährt, sehr hohe Zytostatikakonzentrationen in wenigen Do-

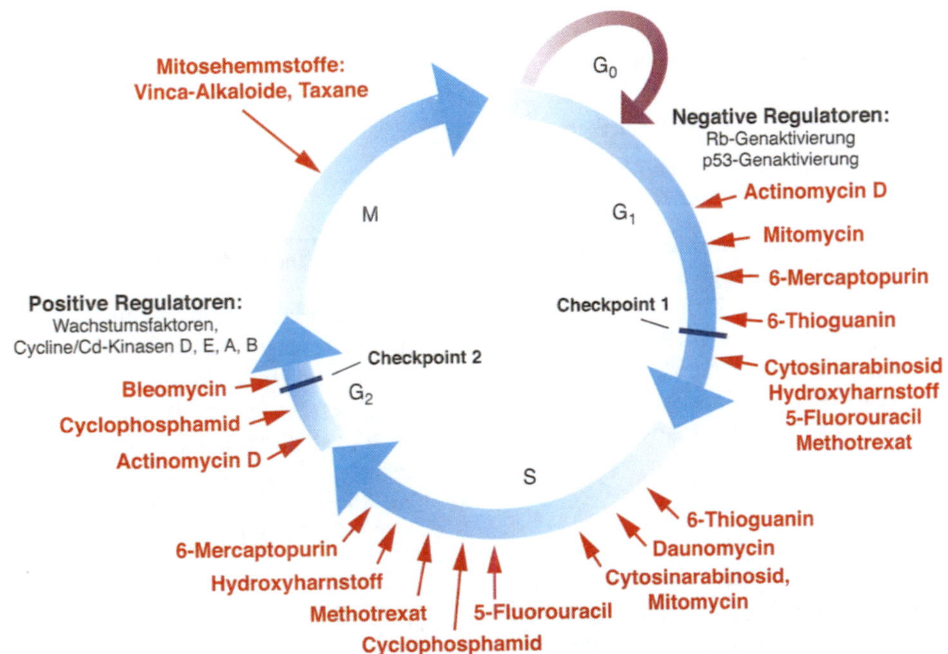

Abb. 5.46. Phasenspezifische Wirkung von Zytostatika

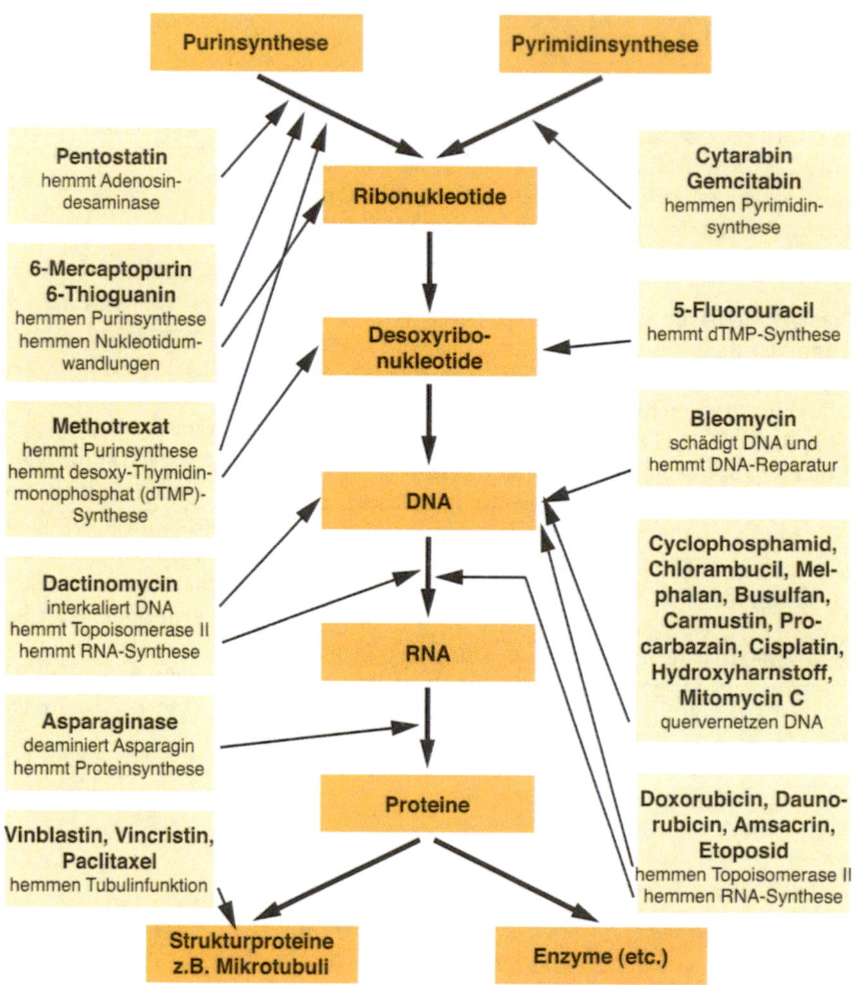

Abb. 5.47. Zusammenfassende Übersicht über die Angriffspunkte verschiedener Zytostatika

sen zu applizieren. Dies scheint effektiver zu sein, als wenn man die gleiche Menge an Zytostatika in kleineren Dosen appliziert. Zwischen einzelnen Therapiekursen gibt man dem blutbildenden System Gelegenheit, sich zu regenerieren. Dies wird heute sehr effektiv durch die Gabe koloniestimulierender Faktoren wie G-CSF (Filgrastim bzw. Lenograstim) und GM-CSF (Molgramostim) unterstützt.

Ein Tumor kann vernichtet oder in seinem Wachstum gehemmt werden. Die Rückbildung einer Tumorzelle in eine normale Gewebezelle ist derzeit nicht möglich.

5.5 Resistenzentwicklung gegen Zytostatika

Eines der großen Probleme einer zytostatischen Therapie ist eine vorhandene oder eine sich allmählich entwickelnde Resistenz gegen die zur Therapie eingesetzten Wirkstoffe. Eine solche Resistenz kann sich deshalb so gut entwickeln, da die Zellen andauernd proliferieren und während der vielen Replikationsrunden ständig neue Mutationen auffangen. Dieser Prozess beschleunigt sich auch deshalb, da irgendwann Reparatursysteme ebenfalls von Mutationen betroffen werden. Schließlich findet während einer Zytostatikatherapie eine Selektion statt: Ab einem gewissen Zeitpunkt kommt es zu einer starken Anreicherung derjenigen Zellen, die eine Resistenz gegen das zytotoxische Therapieregime entwickelt haben.

Unterschiedliche Mechanismen führen zur Zytostatikaresistenz:

Einer der wichtigsten Mechanismen ist die Expression so genannter Multidrug-Resistenzen (MDR). Ganz allgemein versteht man unter Multidrug-Resistenz eine Kreuzresistenz in Zellen oder Mikroorganismen gegen verschiedene, strukturell nicht verwandte zytotoxische Substanzen. Diese werden von einer ganzen Reihe von Biomolekülen vermittelt, die in aller Regel die betroffenen Xenobiotika aus der Zelle „herauspumpen". Mit Hilfe solcher „Exportpumpen" wird eine Akkumulation von Zytostatika in der Zelle verhindert, indem diese unmittelbar wieder nach außen transportiert werden, sobald sie in die Zelle gelangt sind. Die wohl bekannteste „Exportpumpe" ist das P-Glykoprotein (MDR-1), das von dem *mdr*-Gen („multi drug resistance") kodiert wird. Daneben gibt es aber noch eine ganze Reihe anderer Systeme, die ebenfalls an dem Phänomen „Multidrug-Resistenz" beteiligt sind. Dazu gehören unter anderem:

- das „multidrug resistance associated protein" (MRP1),
- der „canalicula multispecific organic anion transporter" (cMOAT, MRP2),
- das „lung resistance protein" (LRP).

Ganz ähnlich wie die Cytochrom-P450-Enzyme imponieren auch all die Multidrug-Resistenzsysteme durch eine erstaunlich geringe Substratspezifität, sodass Substanzen mit ganz unterschiedlichen chemischen Strukturen in einem ATP-abhängigen Prozess nach außen geschleust werden. Alle diese Transporter sind Membranproteine, die sehr ähnlich aufgebaut sind (Abb. 5.48) und die in der Membran eine Art Kanal bilden, durch die die Zellgifte ausgeschleust werden. Der Prozess lässt sich auch inhibieren. Allerdings reicht diese Inhibition meist nicht aus, um das Resistenzproblem sicher in den Griff zu bekommen (Tabelle 5.4 und 5.5).

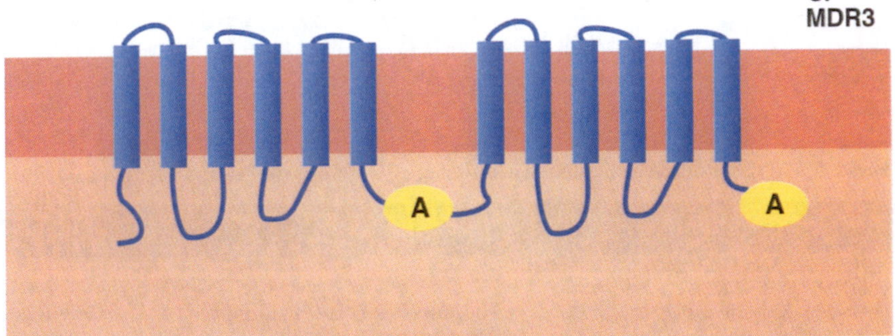

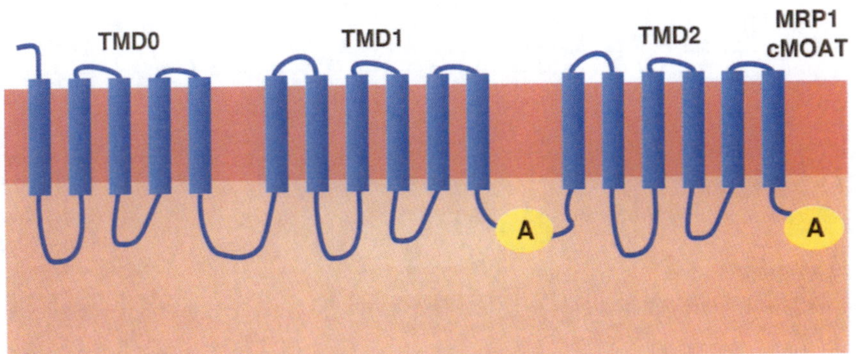

Abb. 5.48. Schematische Darstellung der Struktur verschiedener Exportpumpen. Pgp-170 und MDR3 besitzen 12 Transmembrandomänen, wohingegen MRP1 und cMOAT 17 Transmembrandomänen besitzen. Mit *A* sind Bindungsstellen für ATP gekennzeichnet. Durch die ATP-Bindung wird die erforderliche Energie für den Transport des Xenobiotikums nach außen bereit gestellt

Tabelle 5.4. Multidrug-Resistenzsysteme: Lokalisation und physiologische Bedeutung (aus Klein et al. 1999)

Protein	Größe	Lokalisation	Physiologische Bedeutung
Pgp-170 (MDR-1)	170 kDa	Zytoplasmamembran	Antitoxisches Prinzip, Pumpenmechanismus
		Auf allen Zellen, die mit Xenobiotika in Kontakt kommen (Dünndarm, Kolon, prox. Nierentubuli, Blut-Liquor-Schranke u.a.)	Elimination hydrophober toxischer Substanzen, Kationen, Steroide
MPR1	190 kDa	Zelloberfläche, ER, zytoplasmatische Vesikel	Antitoxisches Prinzip, Pumpenmechanismus
		Lunge, Skelettmuskel, Testis, Kolon, Nebenniere, Niere, u.a.	Entzündungsgeschehen, oxidativer Stress, Metabolismus von Xenobiotika Physiologische Substrate: z. B. organische Anionen, Glutathion-S-Konjugate, Konjugate von Steroidhormonen, sulfatierte Gallensalze, metallische Anionen
cMOAT	190 kDa	Kanalikuläre Isoform des MRP1	Detoxifikationssystem, Pumpenmechanismus
		Intrazelluläre Membranen, apikale Membranen von Hepatozyten, Zellen des proximalen Nierentubulus, Duodenum	Glutathion-S-Konjugate, Steroide
LRP	110 kDa	Zytoplasmatische Vesikel, assoziiert mit Aktin, Bestandteil der Kernmembran Exprimiert in Geweben, die in ständigem Kontakt mit Xenobiotika stehen (Bronchien, Verdauungstrakt, Keratinozyten, metabolisch aktive Gewebe, Makrophagen u. a.)	Bidirektionaler Transport zwischen Nukleus und Zytoplasma

Tabelle 5.5. Profile der verschiedenen Multidrug-Resistenzsysteme (aus Klein et al. 1999)

Resistenzvermittlung	Nichtassoziiert	Inhibitoren
Pgp-170-Profil		
Vinca-Alkaloide, Anthrazykline, Epipodophyllotoxine, Taxane, Actinomycin D, hydrophobe Peptide	Platinderivate, Antimetabolite, Alkylanzien	Kalziumantagonisten, Immunsuppressiva, Calmodulinantagonisten, Steroide, Quinoline, Antibiotika, oberflächenwirksame Substanzen
MRP1-Profil		
Vinca-Alkaloide, Anthrazykline, Epipodophyllotoxine	Platinderivate	Kalziumantagonisten, Immunsuppressiva, GSH-Biosyntheseinhibitoren, Protein-Kinase-Inhibitoren, Inhibitoren org. Anionentransporter, NEM, MK571
cMOAT-Profil		
Vinca-Alkaloide, Camptothecine	Platinderivate	GSH-Biosyntheseinhibitoren, Protein-Kinase-Inhibitoren, MK571
LPR-Profil		
Vinca-Alkaloide, Camptothesine, Melphalan	Platinderivate	Genistein, BIBW-22

Ein zweiter Resistenzmechanismus ist eine ungenügende Aktivierung (Giftung) des Zytostatikums. Hiervon sind Wirkstoffe betroffen wie Mercaptopurin, das nicht zum Nukleotid umgewandelt wird, Cytarabin, das nicht zum Triphosphat aufphosphoryliert wird, und Fluorouracil, das nicht zu Desoxyfluoruracil reduziert wird.

Auch eine verstärkte metabolische Inaktivierung von Zytostatika kann zur Resistenz führen. Dies betrifft beispielsweise Cytarabin und Mercaptopurin.

Eine Erhöhung der Zielenzymkonzentration, wie sie im Falle der Dihydrofolatreduktase bei einer Methotrexattherapie beobachtet wird, führt ebenfalls zur Resistenz.

Ferner können vermehrt alternative Biosynthesewege eingeschlagen werden, um die durch Wirkstoffe gehemmten Wege zu umgehen, oder es können durch Alkylanzien verursachte Modifikationen sehr effizient repariert werden.

Schließlich können Effektorsysteme wie das p53- oder das *Bcl-2*-Protein derart mutieren, dass sie in der behandelten Zelle nicht mehr Apoptose induzieren. Damit wäre der physiologisch wichtigste Schritt blockiert, der letztlich für das Absterben der behandelten Zelle verantwortlich ist.

5.6 Mögliche künftige Strategien in der Krebs-Chemotherapie

Trotz der großen Fortschritte, die man bei der Therapie von Tumorerkrankungen gemacht hat, kann man diese Therapie nach wie vor nicht als optimal bezeichnen. Im Gegenzug kann man ein enormes Entwicklungspotential auf diesem Gebiet ausmachen. Mehrere Gründe führen zu dieser Einschätzung:

- Derzeit zielen fast alle Antitumorwirkstoffe auf das Abtöten der Tumorzelle und nicht auf die Korrektur der molekularen Veränderungen, die zur malignen Transformation der Zelle geführt haben.
- Der therapeutische Index, d. h. die Selektivität des Zytostatikums für Tumorzellen im Gegensatz zu normalen, gesunden Zellen, ist zum Teil extrem klein. Selektivität ergibt sich oft nur auf der Basis des schnelleren Wachstums der Tumorzellen im Vergleich zu den wesentlich langsamer wachsenden gesunden Zellen. Da aber auch der gesunde Organismus teilweise sehr schnell proliferierende Zellen und sehr schnell proliferierendes Gewebe besitzt, sind unerwünschte Wirkungen an diesen Zellen und Geweben vorprogrammiert.

Therapeutischer Index = Effektivität (ED_{50}) : Toxizität (LD_{50})

- Das große Problem der Therapieresistenz ist ungelöst.
- Die minimal-residuelle Erkrankung (MRD „*minimal residual disease*“) ist der Grund dafür, dass fast alle Tumoren nach einer gewissen Zeit der „Heilung“ wieder auftreten. Der Grund für diese Rezidive sind Tumorzellen, die der Zerstörung durch die Therapie entkommen sind. Eigentlich müsste sich unser Immunsystem dieser Resttumorzellen annehmen. Allerdings sind viele Tu-

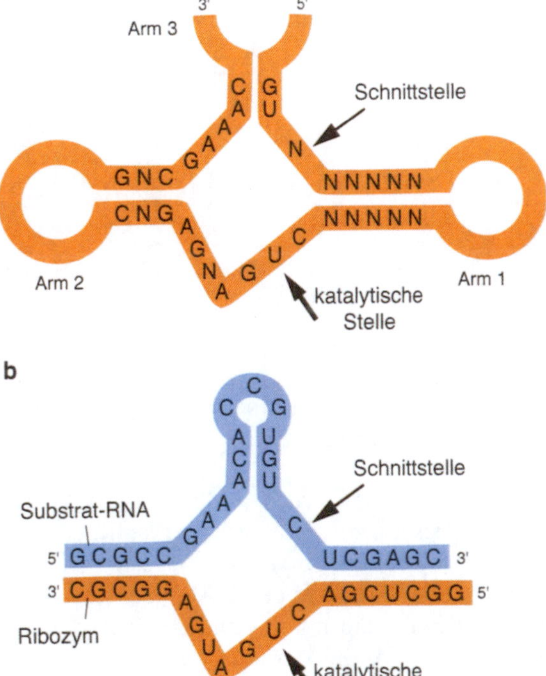

Abb. 5.49a, b. Struktur eines „Hammerhead-Ribozyms“. **a** Neben der Autokatalyse können Ribozyme auch komplementäre RNA-Sequenzen zerschneiden (**b**)

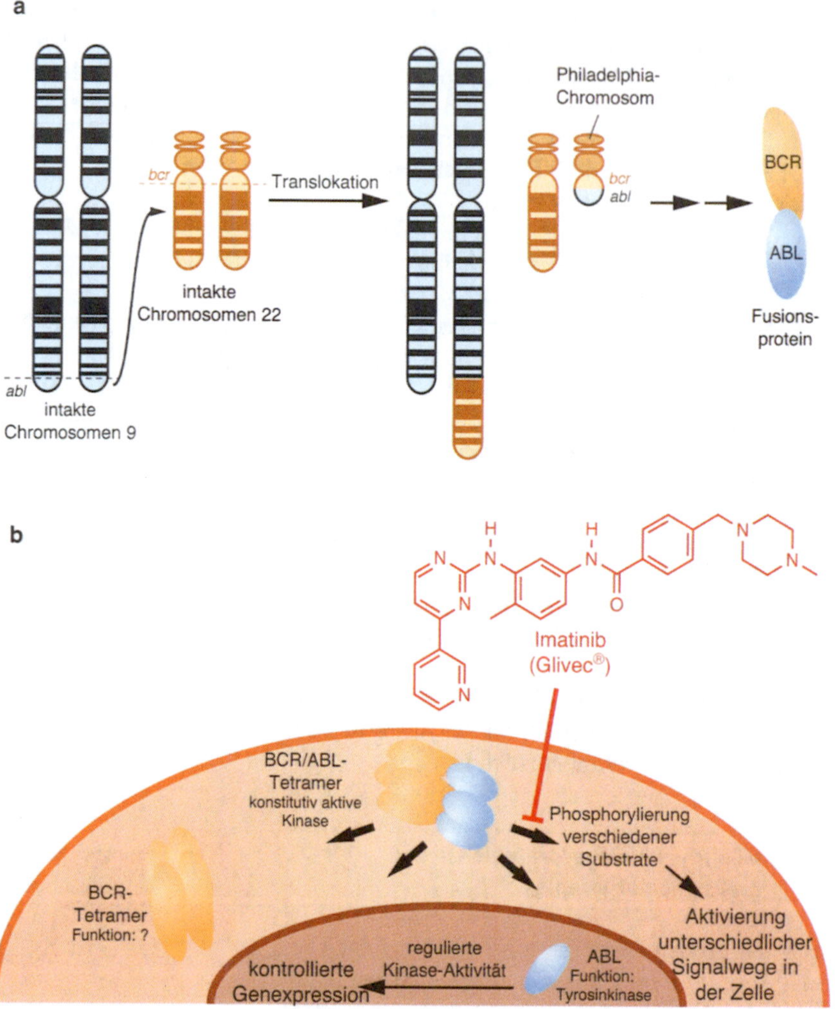

Abb. 5.50 a, b. Imatinib und sein Target, die Bcr-Abl-Kinase. Imatinib hemmt eine konstitutiv-aktive Tyrosinkinase, ein pathologisches Fusionsprotein, das sich durch die Translokation zwischen den Chromosomen 9 und 22 bildet

moren für das Immunsystem zu wenig erkennbar, um effektiv eliminiert zu werden.

Heute wird mit Hochdruck an diesen Defiziten gearbeitet. Dies ist vor allem deshalb möglich, da die Tumorbiologie immer besser verstanden wird.

So können Wirkstoffe gegen Zielstrukturen entwickelt werden, die nur in Tumorzellen vorkommen und die ganz direkt an der veränderten Biologie der transformierten Zellen beteilig sind. Dazu zählen zum Beispiel die vielen verschiedenen Onkogenprodukte, die sich zwar nicht immer, aber doch häufig molekular von den entsprechenden Protoonkogenprodukten unterscheiden. Auch die Onkogene selbst können als Zielstruktur für neuartige Wirkstoffe dienen. So wird heute mit Hochdruck an Nukleinsäurewirkstoffen gearbeitet, die entweder in Form von Antisense-Oligonukleotiden die von den Onkogenen abgelesene mRNA durch Hybridisation für die Translation blockieren oder die in Form von katalytisch aktiven Ribozymen die mRNA durch Hydrolyse zerstören (Abb. 5.49).

Es können auch Inhibitoren gegen Komponenten der vielen verschiedenen Signaltransduktionskaskaden entwickelt werden, die in Tumorzellen unkontrolliert Proliferationssignale in den Kern die-

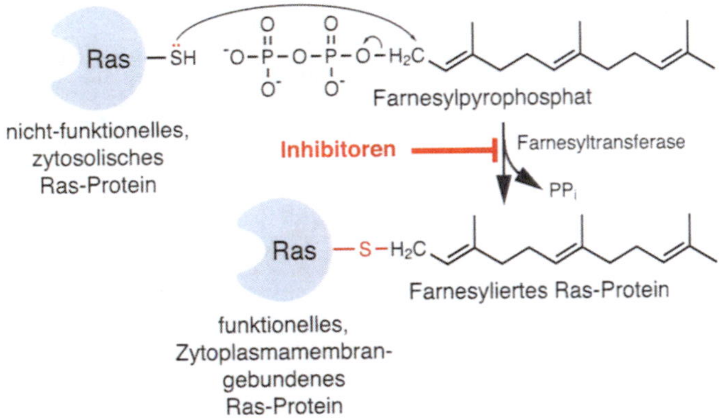

Abb. 5.51. Farnesyltransferase als Zielstruktur für innovative Antitumorwirkstoffe. Erst durch die Anheftung eines Farnesylpyrophosphatrestes an die SH-Gruppe eines Cysteins wird das Ras-Protein in der Membran fixiert und funktionell „aktiviert"

ser maligne entarteten Zelle senden. Mehrere Substanzen befinden sich in der fortgeschrittenen Entwicklung, die Rezeptortyrosinkinasen inhibieren, die ungeregelt – d. h. unabhängig vom Andocken eines spezifischen Liganden – aktiv sind.

Ein Beispiel eines solchen innovativen Wirkstoffs ist Imantinib (Glivec), ein Phenyl-aminopyridin-Derivat (Abb. 5.50). Es hemmt die so genannte Bcr-Abl-Kinase, die nur in Tumoren des CML- oder des ALL-Typs vorkommt. Sie „entsteht" durch die spezifische, reziproke Translokation der beiden Chromosomen 9 und 22, die zur Bildung des Philadelphia-Chromosoms führt. Imatinib wird in Dosen von 400–600 mg eingenommen und gut resorbiert.

Oder es werden Inhibitoren entwickelt, die das Enzym Farnesyltransferase inhibieren. Dieses Enzym heftet Farnesylreste an Ras-Proteine an, mit deren Hilfe die Proteine dann in der Membran fixiert werden (Abb. 5.51). Nur so – also verankert mit der Membran – funktionieren die Ras-Proteine als extrem wichtige Signaltransduktoren. Oder es werden Inhibitoren gegen ganz bestimmte Transkriptionsfaktoren entwickelt, die für die Fehlsteuerung der Transkription in Tumorzellen verantwortlich sind. Auch bestimmte Proteasen, die fast alle zur Klasse der Metalloproteinasen gehören, sind heute Ziel intensiver Wirkstoffentwicklung. Diese Enzyme sind ganz entscheidend an der Disseminierung der Tumorzellen und damit an der Metastasenbildung beteiligt. Des Weiteren stellt die tumorspezifische Angiogenese ein attraktives Forschungsfeld dar. Es ist plausibel, dass man ein Tumorwachstum massiv stören könnte, wenn Wirkstoffe zur Verfügung stünden, die Wachstumsfaktoren für die Blutgefäßbildung hemmen.

Darüber hinaus können „Markierungen" auf Tumorzellen identifiziert und ausgenutzt werden, um die Zellen noch besser für Komponenten des Immunsystems zu markieren. Immer neue tumorassoziierte Antigene werden identifiziert, die entweder zur Markierung für das körpereigene Immunsystem oder für ein „targeting" von Wirkstoffen genutzt werden können. In dieser Hinsicht wirken sich die Fortschritte in der heutigen Antikörpertechnologie extrem positiv aus. Im Zusammenspiel von tumorassoziierten Antigenen und einer intelligenten Antikörpertechnologie ist zwischenzeitlich das Potential deutlich gestiegen, mit Hilfe von Antikörpern noch gezielter toxische Wirkstoffe an die Tumorzelle heranzuführen, auch wenn sie sich in eher unzugänglichen, tiefen Kompartimenten des Körpers befindet (Abb. 5.52).

Und schließlich wird mit Sicherheit auch die Gentherapie mit Erfolgen aufwarten. Auf diesem Feld hat man den Fehler gemacht, ohne saubere Präklinik zu früh an die Patienten gegangen zu sein. Zu wenig systematisch war die Forschung angelegt, um realistisch mit Erfolgen rechnen zu können. Das hat sich zwischenzeitlich geändert. Und auf der Basis sauberer Grundlagenforschung wird sich der Erfolg mit Sicherheit einstellen.

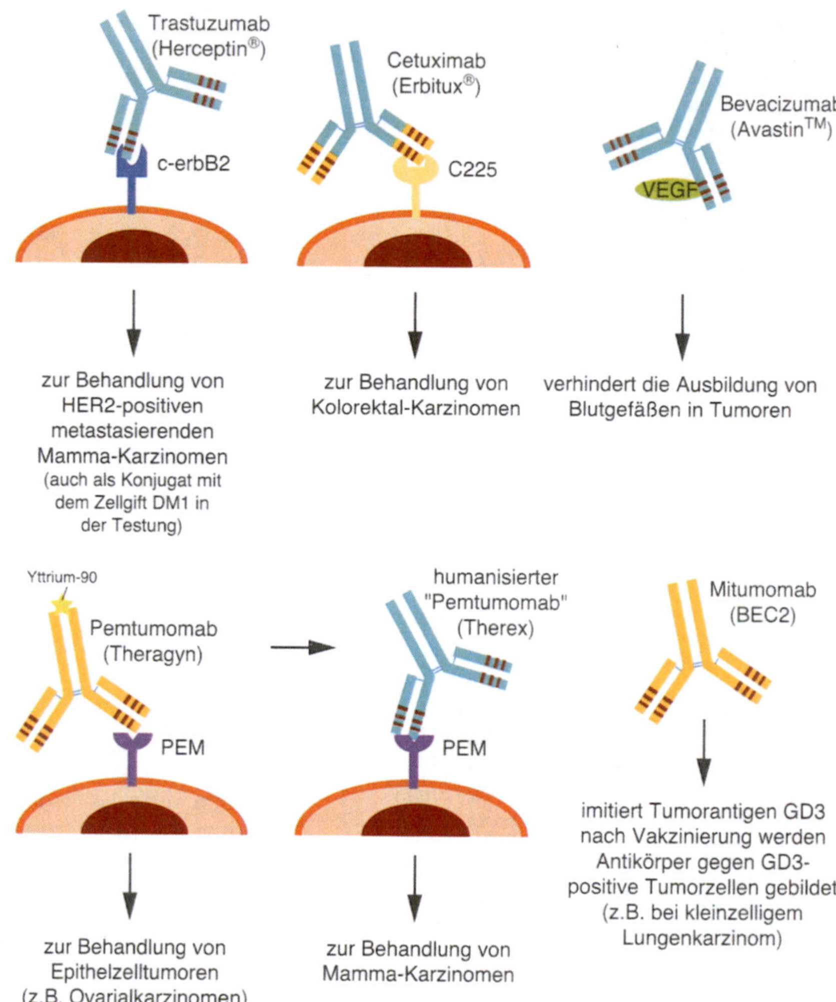

Abb. 5.52. Tumorassoziierte Antigene als Zielstruktur für innovative Antitumorwirkstoffe. Eine Vielzahl tumorassoziierter Antigene wurde bereits identifiziert und mit vielen weiteren ist zu rechnen. Gegen diese werden Antikörper entwickelt werden, die sich diagnostisch, aber vor allem auch therapeutisch einsetzten lassen. Beispiele sind Trastuzumab (Herceptin®) gegen das c-erbB2-Oncogenprodukt, Cetuximab (Erbitux®) gegen das C225-Antigen, Bevacizumab (Avastin™) gegen den VEGF, Pemtumomab (Theragyn/Therex) gegen PEM oder der Antikörper Mitumomab, der als erster antiidiotypischer Antikörper das tumorassoziierte Antigen GD3 imitiert, gegen das dann die Bildung eines spezifischen Antikörpers induziert wird

5.7 Alternative Krebstherapien

5.7.1 Mistelpräparate

Bereits seit Beginn des zwanzigsten Jahrhunderts werden Krebserkrankungen mit Mistelextrakten behandelt. Heute bekommen über 60% der Krebspatienten unter anderem auch Mistelpräparate. Obwohl eine immunstimulierende Wirkung der Mistelpräparate in vielen In-vitro-Modellen eindeutig gezeigt werden kann, ist der therapeutische Nutzen der Präparate völlig unzureichend belegt. Darüber hinaus ist auch die Indikation für derartige Präparate nicht klar gefasst.

- Rudolf Steiner, der Begründer der Anthroposophie, führte Mistelextrakte als Krebstherapeutika ein.
- In der phytotherapeutischen Auslegung gelten Mistelpräparate hingegen vornehmlich als Immuntherapeutika.

Dies ist ein gewaltiger Unterschied, der bei Missinterpretation leider dramatische Konsequenzen nach sich ziehen kann. Zwar ist das Immunsystem ganz prominent an der Tumorabwehr beteiligt. Bei manifestem Tumor wurde allerdings nachweislich die Kapazität des Immunsystems überschritten. In einer solchen Situation ist eine alleinige Stimulation des Immunsystems sicherlich insuffizient. Andererseits führen klassische Tumortherapien fast alle auch zu einer Immunsuppression, weshalb man einer Komedikation mit einem Immunstimulanz durchaus eine Rationale abringen kann. Jedoch liegt die Betonung ganz nachhaltig auf Komedikation. Für eine Immuntherapie eines Tumorleidens anstatt einer klassischen zytotoxischen Therapie fehlt nicht nur jede rationale Basis, sondern auch jede Evidenz. Somit ist ein solches Vorgehen nicht nur leichtsinnig, sondern unverantwortlich.

Das Festhalten an mystisch gefärbten Theorien einerseits und das Ringen um naturwissenschaftlich basierte Evidenz andererseits stellen die Mistel und die daraus abgeleiteten Arzneimittel in ein fulminantes Spannungsfeld zwischen Hoffen und Wissen. Leider hilft dies weder Patienten noch Ärzten, die angesichts einer lebensbedrohenden Krankheit die beiden Positionen kaum zu trennen vermögen.

Zur Botanik der Mistel: Arten und Unterarten

Es gibt auf der ganzen Erde rund 1200 Pflanzenarten, die als Misteln bezeichnet werden. Sie sind in den Familien Viscaceae und Loranthaceae zusammengefasst. Alle Misteln ist gemeinsam, dass sie nicht im mineralischen Erdboden, sondern auf anderen, meist holzigen Pflanzen leben.

In Europa kommen vier Mistelarten vor:

- die Gelbbeerige Riemenblume (*Loranthus europaeus*),
- die Zwergmistel (*Arceuthobium oxycedri*),
- die Rotbeerige Mistel (*Viscum cruciatum*),
- die Weißbeerige Mistel (*Viscum album*).

Nur die Weißbeerige Mistel wird therapeutisch verwendet. Sie kommt in Mitteleuropa in drei Unterarten vor:

- als Laubholzmistel (*Viscum album* ssp. *album*),
- als Kiefernmistel (*Viscum album* ssp. *austriacum*) nur auf Kiefern (Pinus),
- als Tannenmistel (*Viscum album* ssp. *abietis*) nur auf Tannen (Abies).

Als Halbparasit nimmt die Mistel Mineralstoffe, Wasser und einige Kohlenwasserstoffverbindungen aus dem Wirtsbaum auf und ist somit von ihm abhängig. Durch Photosynthese kann die Mistel hochmolekulare Kohlenwasserstoffverbindungen selbst produzieren. Interessanterweise wird Chlorophyll nicht nur in den Blättern gebildet, sondern auch in den Ästen und Wurzeln der Mistel.

Die Mistelbeeren, die mit einer klebrigen, schleimigen Masse gefüllt sind und in denen 1–5 „Embryonen“ liegen, werden durch Misteldrosseln oder Amseln verbreitet. Oft beginnen die Embryonen erst nach Monaten zu keimen. Hierzu wird Licht benötigt, eine Besonderheit der Mistel, denn alle anderen Pflanze keimen bekanntlich im Dunkeln. Langsam entwickelt sich der Keimling zu einem fächerförmigen Spross mit jeweils zwei sich gegenüber stehenden endständigen Blättern. Zwischen diesen können im darauf folgenden Jahr zwei weitere Triebe entstehen. Die Triebe bilden jedes Jahr einen Knoten, sodass das Alter des Mistelbusches ungefähr durch das Zählen der Knoten bestimmt werden kann.

Die Mistel ist zweihäusig, d. h., es gibt männliche und weibliche Pflanzen. Männliche und weibliche Misteln besiedeln den gleichen Baum.

Zeitliche Entwicklung der Mistel

- Erstes Jahr
  - Nach der Beerenreife (ab Nov.–Dez.): Vogelpassage
  - Beginn der Keimung: März–April
  - Ausbildung des Primärsenkers
- Zweites Jahr
  - Tracheenbildung im Primärsenker und Ausbildung von Rindensaugsträngen mit sekundären Senkern
  - Abfallen der Keimblätter. Es bildet sich das erste Laubblattpaar und die Primärachse, evtl. auch Seitenachsen und weitere Blätter
- Drittes Jahr
  - Weiterwachsen der ersten Blattgeneration. Es bildet sich die zweite Blattgeneration
  - Im Sommer (Juni–Aug.) fallen die Blätter der ersten Blattgeneration ab (Niederblätter werden älter)

- Viertes Jahr
  - Weiterwachsen der zweiten Blattgeneration. Es bildet sich eine dritte Blattgeneration
  - Beginn der ersten Blütenentwicklung (Mai)
  - Die zweite Blattgeneration fällt ab (Juni-August)
  - Die Blüten überwintern

- Fünftes Jahr
  - Erste Blütezeit im zeitigen Frühjahr für die Dauer von mehreren Wochen. Es bildet sich die vierte Blattgeneration
  - Zwei Monate nach der Bestäubung beginnen die Teilungsvorgänge in der Eizelle. Mitte Juli setzt Längenwachstum ein
  - Beerenreife ab November

Unterschied zwischen weiblicher und männlicher Mistel:

Weiblich	Männlich
Die weibliche Mistel macht einen frischen Eindruck, sie hat ein sehr intensives Grün	Die männliche Mistel ist auch immergrün, hat aber ein bräunliches Grün
Kleine Blüten	Größere Blüten
Die weibliche Mistel ist sehr symmetrisch, es gibt wenige Ausnahmen	Die männliche Mistel ist zwar auch symmetrisch, es gibt aber auch öfter Ausnahmen
Die weibliche Mistel hat längere und weniger breite Blätter Durchschnittswerte: Länge ca. 4,85 cm Breite ca. 1,05 cm Fläche ca. 5,36 cm^2	Die männliche Mistel hat kürzere und breitere Blätter. Durchschnittswerte: Länge ca. 3,72 cm Breite ca. 1,27 cm Fläche ca. 4,86 cm^2
Die Winkel der Äste sind größer, manchmal sogar mehr als 90°; Durchschnittswert: 84,52°	Die Winkel der Äste sind kleiner. Durchschnittswert: 62,73°
Farbe des Extraktes ist weniger intensiv	Ziemlich intensive Färbung des Extraktes

Die unterschiedlichen Mistelpräparate

Präparate können kaum unterschiedlicher sein als die in Deutschland verfügbaren Mistelpräparate, obwohl sich doch all diese Präparate von der gleichen Stammpflanze ableiten.

Die aus der **anthroposophischen Medizin** entwickelten Präparate sind Gesamtextrakte aus frischem Mistelkraut; die Präparate werden nach der Wirtspflanze, auf der das Mistelkraut wächst, unterschieden:

- *Viscum album* M vom Apfelbaum (lat.: malus [Apfel])
- *Viscum album* Q von der Eiche (lat.: quercus [Eiche])
- *Viscum album* P von der Kiefer (lat.: pinus [Kiefer])
- *Vicum album* A von der Tanne (lat.: abies [Tanne]).

Ferner werden Extrakte aus *Viscum album betulae*, *Viscum album amygdalae*, *Viscum album aceris*, *Viscum album populi* und *Viscum album tiliae* hergestellt.

In der Regel besteht die Droge aus den Zweigen und Blättern ohne größere Beerenanteile. In Absprache mit dem behandelnden Arzt soll das für das Leiden des Patienten entsprechende Mistelpräparat ausgewählt werden. Zur Verfügung stehen Präparate in verschiedenen Spezifikationen:

Iscador®

Das am häufigsten gebrauchte Mistelpräparat der anthroposophischen Krebstherapie geht direkt auf die Vorschläge von Rudolf Steiner zurück. Es wird aus Misteln auf Tanne, Apfelbaum, Kiefer oder Ulme gewonnen, mit Milchsäurebakterien fermentiert, mit „potenzierten“ Metallen (Quecksilber, Silber oder Kupfer) versetzt und sehr stark verdünnt. Die Misteln werden im Sommer und im Winter geerntet. Die Mischung des Extraktes aus der Winter- und der Sommermistel geschieht in einer hochtourig rotierenden Maschine. Anschließend wird verdünnt.

Mit Iscador® wurden zahlreiche, leider schlecht geplante und realisierte Untersuchungen an verschiedenen menschlichen Tumoren durchgeführt. Diese Untersuchungen genügen mit wenigen Ausnahmen nicht den international üblichen wissenschaftlichen Anforderungen und lassen daher keine sichere Beurteilung der Wirksamkeit des Präparates Iscador® zu. Insbesondere ist die Wirkung bei so genanntem adjuvantem Einsatz, d. h. als Rückfallprophylaxe eines operativ entfernten Primärtumors, z. B. Brust- oder Magenkrebs bzw. Melanom, bisher nicht bewiesen – wird aber trotzdem häufig angewandt. In vielen Berichten werden eine Besserung des Allgemeinbefindens und eine Verminderung der Nebenwirkungen von Bestrahlung oder Chemotherapie unter Iscador® beschrieben. Auch dies muss mangels Vergleichsstudien als noch nicht sicher bewiesen angesehen werden.

Iscador® hat wenige, meist belanglose Nebenwirkungen (Fieber, Hautausschläge), was wohl auf die starke Verdünnung zurückzuführen ist. Seit kurzem steht mit Iscador® M ein neues Präparat mit definiertem Gehalt an Mistellektin zur Verfügung.

Auch nach 70 Jahren anthroposophischer Tumortherapie muss festgestellt werden, dass die Wirksamkeit von Iscador® gegen Krebs bisher nicht bewiesen ist. Möglicherweise kann dieses relativ billige Präparat in der Zusatztherapie günstig wirken. Auch dies muss erst belegt werden.

Helixor®

Helixor® ist ein wässriger Kaltauszug aus frischen Misteln. Die Misteln werden zu vier verschiedenen definierten Jahreszeiten geerntet und verarbeitet. Die Mischung der Sommer- und Wintersäfte geschieht in speziell rotierenden Gefäßen, in denen auch die Verdünnungen hergestellt werden. Es stehen drei Präparate verschiedener Wirtsbaummisteln zur Verfügung (Apfel, Tanne, Kiefer). Sie sind in den Verdünnungen 0,01; 0,1; 1,5; 10; 20; 30 und 50 mg/mL erhältlich. Der Extrakt ist chemisch ungenügend definiert. Helixor® wird wie Iscador® zur Prophylaxe und Therapie maligner Erkrankungen empfohlen. Die mit Helixor® durchgeführten Untersuchungen genügen qualitativ und quantitativ noch weniger als die mit Iscador® den Anforderungen, wie sie an jedes Krebsmedikament gestellt werden müssen. Helixor® bleibt damit ein Krebsmedikament mit fraglicher bzw. unbewiesener Wirksamkeit.

Isorel®/Vysorel®

Isorel®/Vysorel® enthält wie Helixor® einen kaltwässrigen Mistelextrakt mit angeblich „selektiv kanzerostatischer“ (krebshemmender) und immunstimulierender Wirkung. Er ist aus Extrakten der Sommer- und Wintermistel zusammengesetzt. Die angebotenen Wirtsbäume sind Apfel, Tanne und Kiefer. Nach dem Mischprozess wird eine Sterilfiltration durchgeführt. Auch für Vysorel® liegen nur völlig ungenügende Berichte vorklinischer und klinischer Untersuchungen vor, die keine belastbare Beurteilung zulassen. Für Vysorel®/Isorel® kann derzeit keine sicher belegbare krebshemmende oder immunstimulierende Wirkung vorgelegt werden.

Abnobaviscum®

Abnobaviscum® ist ein Präparat aus den Presssäften der Mistel. Die Misteln werden zu definierten Jahreszeitpunkten geerntet und verarbeitet. Durch spezielle Mischverfahren mit anschließender Sterilfiltrierung wird eine stabile Lösung erhalten, die eine gelb-grüne Farbe hat. Das Herstellungsverfahren ist prozessstandardisiert. Das Präparat wird anschließend nach eigenem Verfahren rhythmisch in Dezimalstufen potenziert. Eine Ampulle Abnobaviscum® der Verdünnungsstufen 2, 3, 4 oder 5 enthält pro Milliliter 15 mg, 1,5 mg, 0,15 mg bzw. 0,015 mg Presssaft aus 20 mg, 2 mg, 0,2 mg und 0,02 mg Mistelkraut. Analog sind auch noch die Verdünnungen 10, 20 und 30 erhältlich. Es stehen Präparate zur Verfügung, in denen Mistelkraut verschiedener Wirtsbäume verarbeitet sind, wie Abnobaviscum® Abietis (Tanne), Abnobaviscum® Aceris (Ahorn), Abnobaviscum® Amygdali (Mandelbaum), Abnobaviscum® Betulae (Birke), Abnobaviscum® Crataegie (Weißdorn), Abnobaviscum® Fraxini (Esche), Abnobaviscum® Mali (Apelbaum), Abnobaviscum® Pini (Kiefer) und Abnobaviscum ® Quercus (Eiche).

Iscucin®

Auch Iscucin® steht in der Tradition der anthroposophischen Medizin. Es wird im Zusammenhang mit einer besonderen Therapie des embryonalen Bindegewebes (Mesenchym) eingesetzt. Dabei soll die Mistel das Mesenchym aktivieren und eine Wärmebildung auslösen, die zur Hemmung des Krebswachstums führt. Das Tumorleiden wird also nicht direkt, sondern indirekt bekämpft. Mit der Therapie sind zahlreiche Begleitmaßnahmen (Diät, physikalische Anwendung etc.) verbunden. Für Iscucin® liegen nur wenige Erfahrungsberichte vor, die keine Beurteilung zulassen.

Die **Indikation** für all diese anthroposophischen Präparate lautet: „Gemäß der anthroposophischen Therapierichtung: bösartige und gutartige Geschwulstkrankheiten, bösartige Erkrankungen der blutbildenden Organe, definierte Präkanzerosen, Vorbeugung gegen Rückfälle nach Geschwulstoperationen und Bestrahlungen, Anregung der Knochenmarkstätigkeit."

Die **phytotherapeutische Anwendung** greift mehr und mehr auf Präparate zurück, die auf bestimmte Inhaltsstoffe der Mistel standardisiert bzw. normiert sind. Aus diesem Grund tritt auch die Bedeutung des Wirtsbaumes, auf dem die Mistel wächst, deutlich in den Hintergrund. Dessen Rolle reduziert sich bei diesen Präparaten einzig auf eine Bedeutung im Sinne eines „kontrollierten Pflanzenanbaus", dem ja bei Phytopharmaka generell eine immer stärker steigende Bedeutung beigemessen wird.

Normierungsparameter für die phytotherapeutischen Mistelpräparate sind die Mistellektine. Ausnahmslos wird dabei auf das Mistellektin I (ML-I) normiert, das mit Hilfe eines Immunassays quantifiziert wird. Dieses Lektin wird zwischenzeitlich auch bereits gentechnisch hergestellt. Allerdings sind Präparate, die den rekombinanten Wirkstoff enthalten, bisher nicht zugelassen (Abb. 5.53).

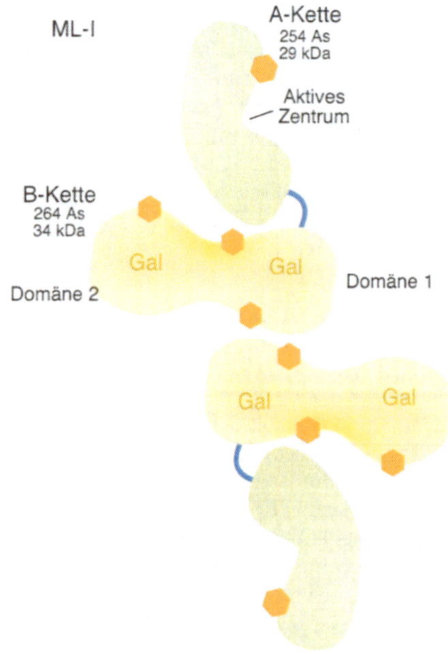

Abb. 5.53. ML-I-Dimer aus 2 A- und 2 B-Ketten. Während A- und B-Ketten über Disulfidbrücken verknüpft sind, lagern sich die Domänen 1 zweier B-Ketten über nichtkovalente Wechselwirkungen aneinander. Innerhalb der B-Kette befinden sich zwei Bindungsstellen für Galaktose; die A-Ketten tragen jeweils aktive Zentren

Phytotherapeutische Präparate sind:

- Cefalectin®
- Eurixor®
- Lektinol®

Die **Indikation** dieser Präparate lautet: „Zur Palliativtherapie im Sinne einer unspezifischen Reiztherapie bei malignen Tumoren." Trotz dieser Indikation, die eindeutig in Richtung immunologischer Therapie deutet, sind die entsprechenden Präparate in der Roten Liste nach wie vor bei den „pflanzlichen Zytostatika" eingeordnet. Dies belegt die tiefe mentale Verwurzelung dieser Präparate in der Tumortherapie und unterstreicht die Gefahr, solche Präparate tatsächlich im Sinne von Zytostatika einzusetzen, was jeder klinischen Evidenz entbehrt.

Mistellektine

Sicherlich zählen die Mistellektine zu den wesentlichen Wirkstoffen der Mistel. Sie stellen die potenteste Form toxischer Zuckerrezeptoren aus Pflanzen dar. Immer wieder wurde versucht, den Einsatz der Mistel in der Krebstherapie über diese Moleküle zu rationalisieren.

Drei Mistellektine (ML-I, ML-II und ML-III) sind seit langen bekannt. Darüber hinaus wurde kürzlich drei chitinbindende Lektine (cbML1-3) isoliert (Pneumanns et al. 1996; Stoeva et al. 2001; Abb. 5.54).

Typ-II-Ribosomen-inaktivierende Proteine (RIPs)		
ML-I	**ML-II**	**ML-III**
Tetramer aus je 2 A- und B-Ketten	Dimer aus A- und B-Kette	Dimer aus A- und B-Kette
115 kDa	64 kDa	61 kDa
Bindung an Galactose	Bindung an Galactose und *N*-Acetylgalaktosamin	Bindung an *N*-Acetylgalaktosamin
Chitin-bindende Lektine		
cbML1	**cbML2**	**cbML3**
Homodimer	Heterodimer	Homodimer
10,6 kDa	10,7 kDa	10,8 kDa
Bindung an *N*-Acetylglucosamin-Oligomere	Bindung an *N*-Acetylglucosamin-Oligomere	Bindung an *N*-Acetylglucosamin-Oligomere

Abb. 5.54. Lektinspektrum der europäischen Mistel

Die klassischen Mistellektine bestehen aus zwei Untereinheiten, einer lektinartigen und einer enzymatischen Untereinheit (Lektin-Toxin-Komplex). Beide Untereinheiten sind über Disulfidbrücken miteinander verbunden. Die drei Mistellektine unterscheiden sich jeweils in ihrer Bindungsspezifität für die Zuckerketten. So bindet ML-I spezifisch an D-Galaktose, wohingegen ML-II bevorzugt an *N*-Acetylgalactosamin, aber auch an Galaktose, und ML-III an *N*-Acetylgalactosamin binden.

Als Haupteffektormolekül in Mistelextrakten wird das β-Galaktosid-spezifische Lektin ML-I angesehen, wobei der Grund für diese Präferierung nicht klar ist. ML-I besitzt eine A-Kette von 29 kDa und eine B-Kette von 34 kDa. Die Zuckerspezifität liegt in der B-Kette, mit der das Lektin an Zuckerketten in der Plasmamembran bindet. Nach Bindung wird die A-Kette endozytisch in die Zelle aufgenommen, gelangt dann in den Golgi-Apparat und ans endoplasmatische Retikulum und wirkt dort als rRNA-*N*-Glykosidase. Sie inaktiviert enzymatisch die ribosomale 60S-Untereinheit durch Depurinierung des Adenosinrestes$_{4324}$ innerhalb der 28S-ribosomalen RNA. Die Funktionsfähigkeit des gesamten Ribosoms geht durch diese Modifikation eines einzelnen Nukleotids verloren (Abb. 5.55).

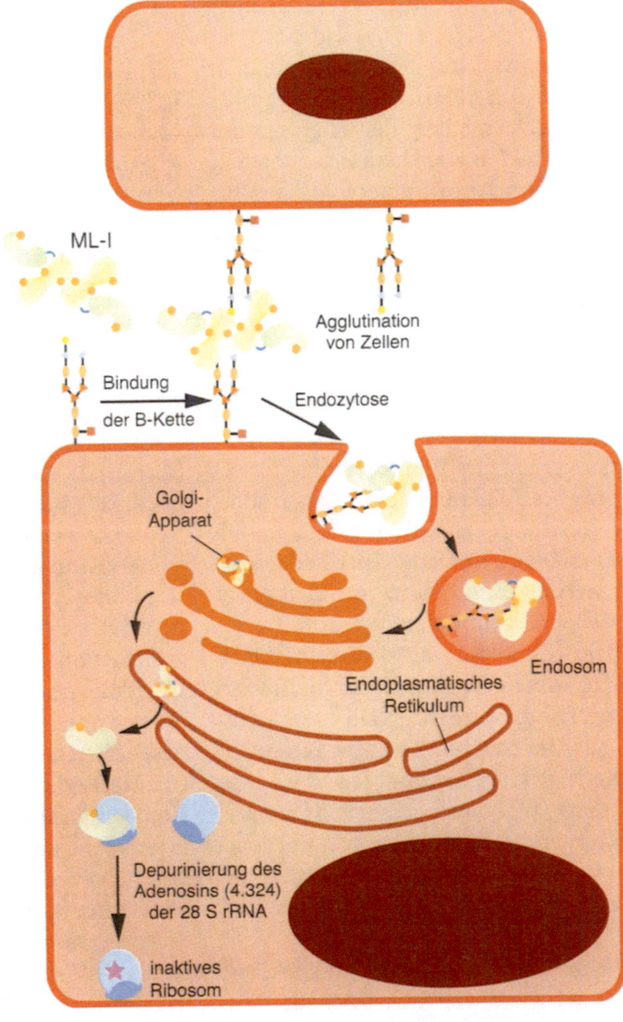

Abb. 5.55. Wirkmechanismus von ML-I. ML-I bindet an Zelloberflächenrezeptoren und ist in der Lage, aufgrund seiner Bifunktionalität Zellen zu agglutinieren. Darüber hinaus wird das Lektin rezeptorvermittelt in die Zelle aufgenommen, gelangt zunächst in ein Endosom, dann in den Golgi-Apparat und schließlich ins endoplasmatische Retikulum, wo die katalytische A-Untereinheit in der ein ganz bestimmtes Adenosin depuriniert 28S-rRNA. Dadurch wird dieses Ribosom komplett inaktiviert und die Proteinbiosynthese bricht zusammen

Messbare Effekte für Mistellektine

Lektine gehören zu den stärksten Giften, die die Natur bereithält. Die LD_{50} bei der Maus liegt bei ca. 1 µg. In einem engen Konzentrationsbereich lassen sich experimentell für Mistellektine in vitro und *in vivo* verschiedene Effekte zeigen:

Immunmodulation ▶ Mistelextrakte oder -inhaltsstoffe führen in vitro zu einer spezifischen Stimulation immunkompetenter Zellen wie CD4-Zellen, NK-Zellen oder Monozyten/Makrophagen. Diese Stimulation wird in vergleichsweise niedriger Konzentration durch die zuckerspezifische Bindung des ML-I an Oberflächenrezeptoren ausgelöst. Als Folge dieser Bindung kommt es u. a. zur Ausschüttung relevanter proinflammatorischer Mediatoren, darunter vor allem IL-1, IL-6 und TNF-α. Diese in vitro gemessenen Effekte werden mit Sicherheit auch in vivo ausgelöst, wobei eine Dosis von 1–2 ng/kg KG als optimal erscheint. Somit liegt der Therapie mit definierten Mistelextrakten wohl kein Plazeboeffekt zugrunde. Allerdings sind die immunologischen In-vivo-Reaktionen auf eine subkutane Injektion von Mistelextrakten individuell sehr unterschiedlich und sicherlich abhängig von der applizierten Dosis. Hierbei lassen sich *Responder* und primäre *Non-* bzw. *Poor-Responder* unterscheiden.

Es erscheint durchaus plausibel, dass *Responder* von einer therapiebegleitenden Behandlung mit Mistelextraktpräparaten profitieren, was sich in einem günstigeren Verlauf des Tumorleidens mit einer Verbesserung des Allgemeinbefindens und einer geringeren Infektanfälligkeit äußern kann. Ob auch mit einer verlängerten mittleren Überlebenszeit gerechnet werden kann, kann nur spekuliert werden. Harte Daten liegen hierzu nicht vor.

Wird die Begleittherapie mit Mistelextrakten ernst genommen, sollten regelmäßig immunologische Parameter erhoben werden. Fallen diese Parameter positiv aus, motivieren sie den Patienten, weiter gegen die Krankheit zu kämpfen. Dass eine positive Einstellung zum vorhandenen Tumorleiden lebensverlängernd wirkt, ist heute unbestritten. Umgekehrt werden Patienten den Kampf gegen ihren Tumor verlieren, wenn sie sich aufgeben.

Zytotoxizität ▶ In In-vitro-Untersuchungen lässt sich eine durch ML-I-induzierte Zytotoxizität reproduzierbar nsachweisen. Nach Bindung des Mistellektins wird Apoptose induziert. Die Induktion der Apoptose ist abhängig von der intrazellulären Caspasenaktivierung, denn der Effekt kann praktisch vollständig durch den Breitband-Caspaseinhibitor zVAD-fmk blockiert werden. ML-I induziert die proteolytische Aktivierung von Caspasen, sodass das Caspasesubstrat PARP gespalten wird. Zusätzlich induziert ML-I auch die proteolytische Spaltung von Caspase 8. Da Caspase 8 normalerweise auf die Apoptoseinduktion durch Todesrezeptoren beschränkt ist, ist nicht auszuschließen, dass ML-I die De-novo-Expression des CD95-Liganden induziert und dadurch in auto- oder parakriner Weise über eine CD95-Ligand-/Rezeptorinteraktion das Apoptoseprogramm auslöst.

Eine weitere Möglichkeit besteht darin, dass ML-I durch Quervernetzung das glykosylierte CD95-Molekül (oder andere Todesrezeptoren) in ähnlicher Weise aktiviert wie Concanavalin A und Phytohämagglutinin den T-Zellrezeptor. Durch Verwendung von CD95-resistenten Zellen ließ sich nachweisen, dass ML-I in gleicher Dosisabhängigkeit und Kinetik Apoptose in den CD95-resistenten Jurkat-R-Zellen und den CD95-sensitiven Jurkat-Zellen induziert und damit belegt, dass ML-I in ähnlicher Weise wie Chemotherapeutika in Abwesenheit vom CD95-Signalweg die Caspase-8-Aktivierung und Apoptose auslöst.

ML-I induziert konzentrationsabhängig die mitochondriale Freisetzung von Cytochrom c ins Zytosol und löst über den mitochondrialen Cytochrom-c-/Apaf-1-Weg das endogene Apoptoseprogramm aus.

Bereits in geringer Konzentration ist ML-I in der Lage, die zytotoxische Wirkung von Chemotherapeutika zu erhöhen, wohingegen die CD95-induzierte Apoptose nicht beeinflusst wurde. Dieser Befund könnte die Rolle von Mistellektinen in der adjuvanten Chemotherapie dahingehend erklären, dass Mistellektine die zytotoxische Wirkung der Chemotherapeutika in Bezug auf die Tumorregression verstärken. Es wäre in diesem Zusammenhang interessant zu untersuchen, ob ML-I die Resistenz von chemotherapeutikarefraktären Tumorzellen überwinden kann.

Zusammenfassend lässt sich sagen, dass der molekulare Wirkungsmechanismus von Mistellektinen in der todesrezeptorunabhängigen Aktivierung des mitochondrialen Cytochrom-c-/Apaf-1-Apoptoseweges besteht. Von klinischer Relevanz ist hierbei, dass Mistellektine die zytotoxische Wirkung von Chemotherapeutika verstärken. Die genaue Kenntnis der molekularen Wirkungsweise der Mistellektine bildet nun die theoretische Grundlage für künftige klinische Studien mit Mistellektinen in der adjuvanten Tumortherapie (Bantel et al. 1999; Engels et al. 2000).

Ob sich allerdings die in vitro beobachteten Mechanismen der Zytotoxizität von Mistellektinen im Sinne eines Zytostatikums auf die In-vivo-Situation übertragen lassen, ist unwahrscheinlich. Zumindest erscheint es unklar, wie man diese Eigenschaft therapeutisch ausnützen könnte, denn eine Spezifität für die Tumorzelle liegt sicherlich nicht vor. Das Wissen um die zytotoxische Potenz verschiedener Mistelextrakte erlaubt allerdings eine grobe Abschätzung der inflammatorischen Potenz des Medikaments.

DNA-Stabilisierung ▶ Hinweise auf eine DNA-stabilisierende Potenz von Mistelextrakten könnten Basis für einen naturwissenschaftlich begründeten Einsatz einer adjuvanten Applikation während und/oder nach der konventionellen Therapie mit alkylierenden Chemotherapeutika sein. Allerdings muss die Relevanz dieser Effekte für die In-vivo-Situation noch belegt werden. Dazu müssten auch aufwendige Studien zur Dosisfindung durchgeführt werden, um der Misteltherapie im Sinne dieser Indikation eine Relevanz im Rahmen einer Tumortherapie zuzuschreiben.

Mistellektinpräparate zur adjuvanten Krebstherapie

Der Anspruch an Mistelpräparate wurde zumindest bei denjenigen, die das Prinzip der evidenzbasierten Medizin wenigstens ansatzweise akzeptieren, drastisch reduziert. Firmen, die sich der Phytotherapie und nicht einer komplementären Therapierichtung verpflichtet fühlen, legen realistischerweise der Forderung nach Evidenz andere Zielparameter zugrunde als „Heilung". Beispielsweise wird jetzt in neueren klinischen Studien hinterfragt, ob Patientinnen mit Mammakarzinom, die nach Tumorentfernung adjuvant mit Zytostatika behandelt werden, durch die zusätzliche Gabe eines standardisierten Mistelpräparats eine bessere Lebensqualität erfahren.

In einer kürzlich abgeschlossenen, plazebokontrollierten, randomisierten doppelblinden Multizentrenstudie erhielten 272 Patientinnen mit Mammakarzinom, die nach der operativen Tumorentfernung mit einer Chemotherapie behandelt wurden, über 15 Wochen zweimal wöchentlich subkutan entweder 0,5 mL Lektinol® oder Plazebo. Als Studienziele definierte man eine Verbesserung der Lebensqualität sowie verschiedener hämatologischer und immunologischer Parameter.

Zum Studienende war die Lebensqualität der Patientinnen in der Verumgruppe im Vergleich zu Plazebo signifikant erhöht. Die Frauen, die Mistelextrakte erhalten hatten, litten seltener unter Müdigkeit, Übelkeit, Erbrechen und Appetitlosigkeit. Bei den hämatologischen Parametern wurden keine medizinisch relevanten Unterschiede zwischen Plazebo und Verum beobachtet. Einige immunologische Parameter, wie beispielsweise die Zahl der T-Helferzellen, reagierten dagegen dosisabhängig, wobei die Relevanz dieser Unterschiede unklar ist.

Kontraindikationen für eine Misteltherapie

Die Frage, ob eine begleitende Misteltherapie in jedem Fall toleriert werden kann, muss bereits aus theoretischer Überlegung negativ beantwortet werden. Akzeptiert man eine immunstimulierende Potenz der subkutanen Applikation eines Mistelpräparats, so schließt diese Eigenschaft den Einsatz bei Tumoren des Immunsystems zwingend aus. Denn eine unspezifische Immunstimulation kann nicht auf der Stufe der Sekretion löslicher Modulatoren „eingefroren" werden. Natürlich wirken die ausgeschütteten Zytokine auf ganz bestimmte Zellen des spezifischen wie des unspezifischen Immunsystems auch proliferationsfördernd.

Diese theoretischen Überlegungen lassen sich auch experimentell belegen, wobei hier leider nicht einmal die scharfe Trennung zwischen immunologischen und anderen Tumoren hält. Eine Stimulation der Proliferation von Tumorzellen in vitro durch Zytokine wurde gezeigt für Plasmozytome, *Non-Hodgkin-Lymphome*, chronisch lymphozytische Leukämie, chronische B-Zell-Leukämie, akute myeloische Leukämie, Haarzellleukämie, Melanom,

Neuroblastom, kolorektales Karzinom, Nierenkarzinom, kleinzelliges Bronchialkarzinom, Prostatakarzinom, Blasenkarzinom, Ovarialkarzinom, Zervixkarzinom, Mammakarzinom, Magenkarzinom, Kaposi-Sarkom, Osteosarkom u. a. Als Zytokine wurden neben anderen IL-1α, IL-6, IL-10, TNF-α und GM-CSF eingesetzt.

Eine Erhöhung des Zytokinspiegels einerseits und eine negative Korrelation zwischen erhöhtem Zytokinspiegel im Serum und der Prognose für die Tumorpatienten andererseits wurde beschrieben für *Non-Hodgkin-Lymphome* (IL-6 und IL-10), *Hodgkin-Lymphome* (IL-6), diffuses großzelliges Lymphom (IL-6), Plasmozytom (IL-6), metastatisches Melanom (IL-6), metastatisches Nierenzellkarzinom (IL-6 und IL-10), nicht kleinzelliges Bronchialkarzinom (IL-6), Prostatakarzinom (IL-6), Ovarialkarzinom (IL-6), metastatisches Mammakarzinom (IL-6), Magenkarzinom (IL-6) und Ösophaguskarzinom (IL-6).

Somit tragen Arzt und Patient, wenn sie sich über den Einsatz einer begleitenden Misteltherapie bei einer Tumorbehandlung unterhalten, eine große Verantwortung.

Zieht man im Rahmen einer Tumortherapie eine Behandlung mit einem Mistelpräparat in Betracht, sollte man sich folgende Fragen kritisch stellen:

- **Welche Wirkung ruft eine Misteltherapie hervor und wie kommt es dazu?**
- **Sind die Studien zu den Wirkungen überzeugend?**
- **Ist die Misteltherapie klinisch wirksam? Wenn ja, für welche Präparate ist dies belegt?**
- **Bei wem, wann, wie lange, ohne/mit Intervall und mit welchem Präparat sollte eine Misteltherapie angewandt werden?**
- **Wie sollte die Therapie durchgeführt werden?**
- **Soll ein begleitendes Immunmonitoring durchgeführt werden?**
- **Sind weitere Studien gerechtfertigt?**
- **Welche Studien führen weiter?**

5.7.2 Paramedizinische Krebstherapien

Bis zu 80% aller Kassenpatienten kommen früher oder später mit Therapieverfahren außerhalb der schulmedizinischen Behandlung in Berührung. Obwohl die wissenschaftliche Überprüfung der Wirksamkeit unkonventioneller Mittel und Methoden bei der Behandlung von Krebsleiden zeitgemäßen Kriterien nicht standhält, verlangen viele Krebspatienten nach alternativen Behandlungsformen. Akzeptieren die Patienten derartige paramedizinische Verfahren als zusätzliche Komplementärverfahren und nicht als Ersatzverfahren zu Operation, Bestrahlung oder medikamentöser Behandlung, kann dies dem Patienten ein Gefühl vermitteln, aus eigener Initiative für seine Gesundheit etwas zu tun. Wenn Arzt und Patient sich über dieses Ziel im Klaren sind, können bestimmte komplementäre Behandlungen durchaus akzeptiert werden.

Allerdings sollte man Folgendes bedenken: Man kann durchaus diskutieren, ob es alternative Behandlungsverfahren in der Onkologie gibt. Jedoch steht außer Diskussion, dass es keine alternativen Methoden des Erkenntnisgewinns gibt. An alle Behandlungsmethoden muss also die Forderung gestellt werden, dass die Ergebnisse durch messbare und reproduzierbare Daten aus prospektiven (randomisierten) klinischen Studien belegt werden.

Hoffnung auf alternative Behandlungen

An der Schulmedizin wird häufig kritisiert, sie vernachlässige die körpereigenen Möglichkeiten, den Heilungsprozess zu beeinflussen. Unstrittig ist, dass der nachsorgenden Behandlung von Krebspatienten bei der Bewältigung sozialer und seelischer Störungen, Befindlichkeiten und Ängste im Hinblick auf die Lebenserwartung eine große Rolle zukommt. Die Aufarbeitung belastender Lebenserlebnisse durch seelsorgerische Betreuung, körperorientierte Übungen, künstlerische Therapien und Stärkung des Selbstwertgefühls haben Auswirkungen auf die Befindlichkeit des Krebspatienten und auf seine Lebenserwartung. Anbindung an eine Selbsthilfegruppe kann hierbei dienlich sein. Diese psychosoziale Krebsnachsorge zur Förderung der Gesundheit wird von Frauen häufig positiver eingeschätzt als von Männern; Frauen sind kommunikativer.

Leider werden jedoch in diesem „sozialmedizinischen Umfeld" verstärkt auch Therapieverfahren propagiert, die nicht an medizinischen Hochschulen gelehrt werden. Das rührt u. a. daher, dass dieses Umfeld *per definitionem* von der individuellen Betreuung und nicht von statistisch untermauerten Outcome-Überlegungen der Schulmedizin geprägt ist. So ist nach wie vor eine steigende Verbreitung und Popularität fraglicher Methoden und Verfahren zu verzeichnen, die im Folgenden ganz grob skizziert sind.

Diese Methoden werden auch als alternativ (d. h. als anderer Weg zum gleichen Ziel), additiv (als Zusatz), paramedizinisch, unkonventionell, ganzheitlich oder natürlich bzw. biologisch bezeichnet. Keiner dieser Begriffe befriedigt vollumfänglich, viele wirken auf die eine oder andere Weise verletzend.

Alternative Krebsbehandlungsmethoden sind, wie erwähnt, äußerst populär und werden nach verschiedenen Umfragen in den deutschsprachigen Ländern von mehr als der Hälfte aller Krebspatienten ins Auge gefasst oder angewendet. Auch Ärzte wenden sich in zunehmendem Maße solchen Methoden zu. Von Heilpraktikern werden sie bevorzugt und oft in Kombination eingesetzt.

Wie aus Patientenumfragen hervorgeht, ist es nicht in erster Linie Enttäuschung durch die „Schulmedizin“, die Patienten und Angehörige zu alternativen Methoden Zuflucht nehmen lässt, sondern vor allem das Bedürfnis, einen eigenen Beitrag zur Besserung oder Heilung leisten zu können sowie der Wunsch nach verbesserter menschlich-psychologischer, ganzheitlicher Betreuung. Tumorpatienten fühlen sich anscheinend oft entweder zu wenig informiert oder durch unzweckmäßige Information überfordert, daher alleingelassen, verzweifelt – und so greifen sie in dieser Situation nach dem „letzten Strohhalm“.

Unwissen über Natur, Verlauf und Behandlungsmöglichkeiten der Krebserkrankung führt zu Angst und irrationalen, d. h. nicht der Vernunft gehorchenden Reaktionen. In dieser Situation ist der Patient empfänglich für jedes auch noch so eigenartige Hilfsangebot und für die von den Massenmedien gern verbreiteten Meldungen von Wunderheilungen angeblich hoffnungsloser, von der „Schulmedizin“ aufgegebener Patienten.

Die Gegensätze der Betrachtung und Behandlung von Krebsleiden in der Alternativ- und Schulmedizin

Ansprüche der Alternativmedizin	Einschätzung durch die Schulmedizin
Wesen und Entstehung der Krebskrankheit	
Eine Krankheit	Eine Vielzahl verschiedener Krankheiten
Eine Ursache, oft mit besonderer, eigenartiger, unbewiesener Entstehungstheorie	Eine Vielzahl molekularer Ursachen, die eindeutig diagnostiziert werden können und die mit einem bestimmten klinischen Bild korrelieren
Ein universeller Krebstest	Kein universeller Krebstest; komplexe, multifaktorielle, mehrstufige Entstehung
Eine bei allen Tumoren wirksame Behandlung	Differenzierte, an die molekulare Genese angepasste Behandlung
Erfolg	
Erfolg ist die Regel, Heilungen häufig, Misserfolge selten (meist der Schulmedizin angelastet) – auch bei „von der Schulmedizin aufgegebenen“, hoffnungslosen Fällen. Nicht selten „Wunderheilungen“	Definierte, leider begrenzte Wirkung, sowohl bezüglich Lebensverlängerung wie Lebensverbesserung. Heilungen möglich, vor allem bei selteneren Tumoren in der Jugend
Keine Nebenwirkungen, sanft/untoxisch	Nebenwirkungen unumgänglich, oft unangenehm, zum Teil gefährlich, aber selten bleibend

Ansprüche der Alternativmedizin	Einschätzung durch die Schulmedizin
Anwendung	
Wirkt angeblich universell, auch prophylaktisch, bei Vorstufen, auch bei anderen unheilbaren bzw. chronischen Krankheiten	Auf Erfahrung gründende, für jeden Tumor erprobte spezielle Therapie – nur bei nachgewiesener Malignität, zum Teil auch nach Operation (adjuvant, Zusatztherapie)
Durchführung kompliziert, oft geheimnisvoll, schwer reproduzierbar, da an bestimmte Orte und Personen gebunden	Therapiewahl je nach Art, Ort, Stadium der Krankheit nach schriftlich festgelegten Richtlinien, überall überprüf-/wiederholbar
Wirksamkeitsnachweis	
Beweise mangelhaft/fehlend. Keine ausreichende pharmakologische, präklinische und klinische Prüfung bezüglich Tumorerkrankung, Nebenwirkungen, Lebensqualität	Untersuchung in kontrollierten, gut dokumentierten Studien. Stufenweise Prüfung gemäß internationalen Regeln im Vergleich zur Standardbehandlung, jederzeit überall nachvollziehbar. Toxizität bekannt, ebenso entsprechende Gegenmaßnahmen

Aus dieser Gegenüberstellung ergeben sich Kritikpunkte, die man in Erwägung ziehen sollte, wenn man sich für eine Alternativmethode entscheidet oder zu einem solchen Verfahren rät:

1. Krebs wird – im Gegensatz zur „Schulmedizin" – als eine einzige Krankheit mit einer einzigen Ursache angesehen, daher gibt es auch nur eine einzige erfolgversprechende Behandlung.
2. Die Behandlung beruht auf entsprechenden, besonderen, von der „Schulmedizin" nicht anerkannten pseudowissenschaftlichen Krebsentstehungstheorien.
3. Die Behandlung wirkt besser als die Schulmedizin, Erfolge sind die Regel, Misserfolge selten.
4. Die Methode kann nicht nur zur Behandlung, sondern auch zur Verhütung oder Vorsorge eingesetzt werden. Sie wirkt auch bei anderen chronischen Krankheiten, ohne bekannte Ursache und wirksame Behandlung.
5. Natur und Durchführung der Behandlung sind oft kompliziert, geheimnisvoll, an ihre Entdecker gebunden und schwer verständlich.

Für die Kritiker dieser alternativen Behandlungsmethoden steht ein anderes, gemeinsames Charakteristikum ganz im Vordergrund: Für keine der einschlägigen Methoden ist die Wirksamkeit bei mit Sicherheit festgestelltem Krebs nach geltenden Kriterien bewiesen. Sie werden damit zu Recht als „Krebsmedikamente fraglicher Wirksamkeit" bezeichnet. Damit ist nicht ausgesagt, dass die Wirksamkeit in jedem Fall ausgeschlossen ist, vielmehr fehlen ausreichende, wissenschaftlich akzeptable Beweise dafür.

Während einzelne Methoden wegen ihrer Toxizität oder ihrer absurden theoretischen Basis mit großer Wahrscheinlichkeit als unwirksam oder gefährlich eingestuft werden können, beinhalten andere durchaus verfolgenswerte Ansätze einer günstigen Wirkung auf Tumorerkrankungen oder körperliche Abwehrfunktionen. Dabei ist vor allem an eine Zusatztherapie gedacht, einerseits zur Verbesserung der Behandlungsresultate und zur Verlängerung einer rückfallfreien Zeit nach Operation, andererseits an die Möglichkeit der Verminderung von Nebenwirkungen von Radio- oder Chemotherapie.

Die folgende Besprechung der einzelnen Methoden versucht jeweils zu entscheiden, ob eine bestimmte Methode gefährlich oder unnütz ist oder ob sie weiter geprüft werden soll. Wie sollen sich nun ein Krebspatient und seine Angehörigen angesichts der vielen Angebote und Fragen verhalten?

Wo und wie können sie sich die notwendigen Informationen verschaffen?

In erster Linie sollte jeder Patient von seiner behandelnden Klinik oder seinem behandelnden Arzt ausführlich und vollständig über die Natur seiner Erkrankung, deren spontanen Verlauf und die zur Verfügung stehenden Behandlungsmöglichkeiten informiert werden.

Gegebenenfalls kann diese Information auch an öffentlichen Informationsstellen ergänzt werden. Im Rahmen dieser Informationsgespräche sollen auch „alternative" Methoden erwähnt und bezüglich ihrer Erfolgsaussichten im konkreten Fall beurteilt werden. Da viele Ärzte diesbezüglich über unzureichende Informationen verfügen, sei auch hier auf Informationsdienste der regionalen Tumorzentren oder des Deutschen Krebsforschungszentrums verwiesen (http://www.krebsinformation.de/).

Jedem Patienten wird empfohlen, alle Informationen kritisch zu werten, nicht nur diejenigen der „Schulmediziner"! Bei der Beurteilung alternativer Methoden lohnt eine kritische Bewertung jedoch besonders.

Wie erwähnt, liegen leider zurzeit keine sicheren Beweise vor, dass auch nur von einer dieser Methoden gleich viel oder mehr Erfolg bei Krebs zu erwarten ist als mit den von der „Schulmedizin" empfohlenen, abgesicherten Maßnahmen. Falls mit Operation, Bestrahlung oder tumorhemmenden Medikamenten echte Chancen auf eine Heilung oder mindestens langfristige günstige Beeinflussung der Krebserkrankung bestehen, muss davor gewarnt werden, alternative Behandlungsmethoden allein einzusetzen, da so oft die einzige echte Heilungschance für immer verpasst wird. Andererseits kann einer zusätzlichen Behandlung mit solchen Methoden zugestimmt werden, sofern ihre Harmlosigkeit erwiesen ist und sie unter ärztlicher Kontrolle angewendet wird. In erster Linie muss aber gefordert werden, dass solche Methoden mit erfolgversprechenden Ansätzen mehr und vor allem besser geprüft werden. Erwiesenermaßen unwirksame, gefährliche und unsinnig teure Verfahren müssen dagegen verboten werden, im Sinn eines verantwortungsbewussten Patienten-, d. h. Konsumentenschutzes.

Die gebräuchlichsten alternativen Behandlungsmethoden bei Krebs

Die einzelnen Methoden werden möglichst kurz und stichwortartig nach folgendem Schema dargestellt:

- Definition: Worum handelt es sich? Begründer?
- Zugrunde liegende Theorien, postulierter Wirkmechanismus
- Ergebnisse vorklinischer/klinischer Studien
- Nebenwirkungen, Gefahren
- Gesamtbeurteilung.

Für alle weiteren Informationen sei auf die Literatur bzw. auf seriöse Informationsdienste verwiesen.

Krebsdiäten

Zusammenhänge zwischen Ernährung und dem Risiko, an einem Tumorleiden zu erkranken, sind seit Jahrzehnten bekannt; z. B. beim Krebs des ganzen Magen-Darm-Traktes sind die Einflüsse von gewissen Ernährungsgewohnheiten gesichert. Beim Brustkrebs werden ebenfalls Einflüsse der Ernährung diskutiert. Umfassend belegt sind sie hingegen nicht. Ob sich aber Möglichkeiten einer Verhütung oder Behandlung eines Tumorleidens durch Veränderung der täglichen Ernährung ergeben, ist noch unbewiesen. Sicher spielen Ernährungsfaktoren nicht bei allen Krebsarten eine entscheidende Rolle. Angesichts der Verschiedenheit bösartiger Geschwulsterkrankungen wird es wahrscheinlich auch nie so etwas wie eine allgemeine „Krebsdiät" geben.

Dagegen zeigen epidemiologische Untersuchungen der letzten Jahre, dass eine vorwiegend vegetarische Ernährungsform mit vermehrter Zufuhr von frischen pflanzlichen Produkten (Vitamine, Ballaststoffe) wahrscheinlich die Entstehung verschiedener Krebsformen hemmen bzw. das Auftreten von Metastasen verzögern kann.

Die so genannte krebsfeindliche stoffwechselaktive Vollwertkost ▶ Hierbei handelt es sich um eine vorwiegend laktovegetabile Diät, die einer allgemeinen Schonkost bzw. qualitativen Diabetesdiät entspricht. Ihre Prinzipien sind:

- Vermeidung von Überernährung und Übergewicht, Aufteilung der täglichen Nahrungsaufnahme auf mehrere kleine Mahlzeiten;

- Zufuhr hochwertiger, nicht denaturierter Kohlenhydrate mit viel Ballaststoffen (Rohkost), Verzicht auf raffinierten Zucker und ausgemahlene Getreide zugunsten von natürlichen Süßstoffen und Vollkornprodukten;
- Eingeschränkte Zufuhr von Eiweißen, vorwiegend pflanzlicher Herkunft, bei weitgehendem Verzicht auf Fleisch;
- Vermeidung tierischer und anderer unnatürlicher, gesättigter Fette, Ersatz durch kalt gepresste Öle und Fette mit möglichst mehrfach ungesättigten Fettsäuren;
- Vermeidung von Kochsalz.

Die zugrunde liegende Theorie basiert auf der von Otto Warburg postulierten universellen Gärung der Krebszellen. Krebszellen entstehen angeblich durch irreversible Schädigung der Atmung, die die Krebszelle durch Gärungsenergie zu kompensieren versucht, was wiederum zu undifferenziertem, ungeordnetem Zellwachstum führen soll. Tatsächlich sind diese Phänomene indessen Folge und nicht Ursache einer malignen Entartung und stellen längst nicht die einzige und entscheidende Krebsursache dar. Warburg und später viele seiner Nachfolger glaubten schon vor Jahrzehnten, mit einer so genannten stoffwechselaktiven Vollwertkost die Sauerstoffversorgung der Zellen verbessern und damit den Krebs hemmen zu können. Diese Theorien sind nie bewiesen worden und aufgrund der modernen Biochemie als überholt zu betrachten. Die meisten Vertreter der Vollwertkost haben allerdings auch kaum je beansprucht, mit dieser Kostform allein Krebs heilen zu können. Vielmehr empfehlen sie ihre Kost als Zusatztherapie, zur Verbesserung der Abwehrkraft des kranken Organismus. Aber auch diese Wirkung ist bisher nicht bewiesen worden.

Vollwertkost ist nicht nur unschädlich, sondern eine sehr gesunde, jedermann zu empfehlende Ernährungsform. Besonders wertvoll ist die vermehrte Zufuhr natürlicher Vitamine und möglicher anderer pflanzlicher Antikarzinogene. Unbegründete Verbote (z. B. Tomaten, Kartoffeln, Honig, Kaffee etc.) sind hingegen wie alle extremen Kostformen abzulehnen.

Beispiele anderer „Krebsdiäten", meist Varianten der Vollwertkost, sind die im Folgenden genannten:

Anthroposophische Diät (Renzenbrink) ▶ Abgesehen von der unbegründeten Verdammung der Nachtschattengewächse (wie Tomaten und Kartoffeln) handelt es sich um eine durchaus empfehlenswerte Vollwertkost.

Vollwertkost nach Schnitzer ▶ Mit Kostumstellung auf „zivilisierte menschliche Nahrung" behauptet Schnitzer, Krebs verhüten zu können. Hauptbestandteil ist Getreide, das unmittelbar vor der Zubereitung selbst gemahlen wird (mit Schnitzer-Mühlen!).

Moerman-Diät ▶ Der holländische Landarzt begründet seine Diät durch einen Vergleich mit der Brieftaube, die „im Großen und Ganzen dieselbe Nahrung zu sich nimmt wie der Mensch", aber nie Krebs bekomme. Die acht angeblich unentbehrlichen, gegen Krebs schützenden Stoffe sind: Jod, Zitronensäure, Hefe, Weizen, Schwefel, Vitamine A, E, C. Daneben handelt es sich um eine übliche Vollwertkost. Die Wirksamkeit dieser Diät ist nicht bewiesen, der theoretische Ansatz absurd.

Vitalstoffreiche Diät nach Kousmine ▶ Aufbauend auf eine Leberschondiät empfiehlt die Erfinderin eine fleischfreie, getreide- und rohkostreiche Diät, unterstützt durch angeblich wachstumshemmende Substanzen. Diese Diät heilt angeblich auch Polyarthritis und multiple Sklerose, was aber unbewiesen ist.

Makrobiotische Kost (Kushi-Ohsawa) ▶ Diese umfasst mehrere Stufen und basiert vorwiegend auf Getreideprodukten. In ihren höheren Stufen ist sie arm an Eiweißen, Eisen und Kalzium, Vitaminen und Spurenelementen und führt bei längerer Anwendung zu einer eigentlichen Mangelernährung und kann so gefährlich werden. Die Wirksamkeit gegen Krebs ist nicht bewiesen.

Diät nach Leupold/Ohler ▶ Leupold sah die Ursache der Krebsentstehung in einem falschen Verhältnis von Cholesterin/Blutzucker zu Lipoidphosphor. Er versuchte durch Diät dieses Verhältnis in günstiger Weise zu verändern. Dazu empfahl er einerseits eine extrem kohlenhydratarme Kost, andererseits verabreichte er Zuckerinfusionen kombiniert mit Altinsulin und verschiedenen anderen Substanzen. Seine Diätempfehlungen gehen sehr weit, indem sie z. B. alles Obst außer Zitronen verbieten. Die Wirkungslosigkeit dieser Behandlungsmethode ist erwiesen, ihre Bedenklichkeit offensichtlich.

Diät nach Gerson ▶ Nach der Entgiftung durch mehrmals tägliche Kaffeeeinläufe zusammen mit Rizinusöl postuliert Gerson hochdosierte Zufuhr von Kalium, Leberextrakt, Schilddrüsenpräparaten, Jod, Vitamin B_{12} sowie Acidol-Pepsin und warnt vor dem Genuss von Zucker, Eiweiß und Salz. Interessanterweise wurde diese Diät ursprünglich gegen Tuberkulose eingesetzt! Seine 50 angeblich durch diese Diät geheilten Krebsfälle können aufgrund mangelhafter Dokumentation nicht als Beweis akzeptiert werden.

Isophatische Milchsäurediät nach Kuhl ▶ Kuhl will durch erhöhte Zufuhr rechtsdrehender Milchsäure die Krebszelle gewissermaßen vergiften. Beweise für die Richtigkeit dieser Theorie bzw. die Wirksamkeit seiner Diät liegen nicht vor.

Hay-Trennkost ▶ Kernpunkt ist die Trennung von Eiweiß und Kohlenhydraten, was ernährungswissenschaftlich nicht nur unnötig, sondern falsch ist. Eine Wirksamkeit gegen Krebs ist nicht belegt.

Instinkttherapie nach Burger ▶ Extreme Form einer Rohkostdiät, in der alle Nahrungsmittel, auch Fleisch und Fisch, unverändert, d. h. roh, ungekocht verzehrt werden, dem angeblich „natürlichen Ernährungsinstinkt" folgend. Theorie und Wirkung dieser Diät gegen Krebs sind unbewiesen.

Fastenkuren ▶ Das Heilfasten ist seit langem bekannt, wird jedoch von den meisten seiner Vertreter bei Krebs als ungeeignet oder sogar gefährlich bezeichnet. Ganz im Gegensatz dazu glaubt der österreichische Heilpraktiker Rudolf Breuss, „dass Krebs nur von festen Speisen lebt, die der Mensch zu sich nimmt. Wenn man also 42 Tage nur Gemüsesaft und Tee trinkt, so stirbt die Krebsgeschwulst ab, der Mensch hingegen kann dabei noch gut leben." Diese Theorie ist unsinnig und falsch, wie auch viele andere seiner Behauptungen. Ein Beweis, dass mit seiner Saftmischung, bestehend aus roten und gelben Rüben, Sellerie, Rettich und Kartoffeln, effektiv das Krebswachstum beeinflusst werden kann, steht aus. Dagegen ist bekannt, dass diese Hungerkur zu erheblicher Mangelernährung und damit zusätzlicher Schwächung der körpereigenen Abwehr führt. Auch wenn es bei Modelltumoren im Tierversuch gelegentlich gelingen kann, Krebs durch Aushungern zur Rückbildung zu bringen, ist die Anwendung solcher „Theorien" beim Menschen unmöglich und gefährlich. Von einer „Krebskur total" nach Breuss ist dringend abzuraten.

Öl-Eiweiß-Kost nach Budwig ▶ Die in Samenölen vorkommenden hoch ungesättigten Fettsäuren sollen Träger der „Photonen der Sonnenenergie" sein. Fettsäuren kontrollieren angeblich alle Lebensbereiche und können bei falscher Zusammensetzung mit „Elektronenräubern" aus der Umwelt unkontrolliertes Wachstum auslösen. Durch richtige Fettzusammensetzung können angeblich vorbeugend oder heilend „die Erkrankungen an Sauerstoffnot und Substanzverlust" oder die Erkrankung an Krebs beeinflusst werden.

Budwigs Öl-Eiweiß-Kost besteht aus Linomel, einem Leinsaat-Nuss-Granulat, das mit Quark zu einem Müsli verarbeitet wird. Zusätzlich werden Sauerkrautsaft und frisch gepresste Gemüse- und Obstsäfte empfohlen. Beweise für die Wirksamkeit gegen Krebs fehlen.

Pflanzliche Produkte (Phytotherapeutika)

Die schulmedizinische medikamentöse Krebsbehandlung verwendet verschiedene Zytostatika pflanzlicher Herkunft. Sie sind alle chemisch definiert, bezüglich Wirkungen und Nebenwirkungen erforscht und können genau dosiert werden. Diese wurden weiter oben besprochen, sodass von ihnen hier nicht die Rede sein soll. Dagegen werden in der Folge verschiedene pflanzliche Krebsmedikamente besprochen, die zu den Medikamenten unbewiesener oder fraglicher Wirksamkeit gezählt werden müssen.

„Apotheke Gottes" ▶ Unter diesem einprägsamen und verlockenden Titel gibt Maria Treben eine ganze Fülle von Ratschlägen zur Behandlung aller möglichen Krankheiten, u. a. auch von Krebs. Viele davon sind brauchbar und vernünftig, gefährlich ist jedoch die Grundtendenz, alle Krankheiten als mit Kräutern heilbar darzustellen. Treben behauptet mit dem Hinweis auf Sebastian Kneipp, dass „das

Zinnkraut jeden gut- oder bösartigen Tumor zum Stillstand bringt und ihn langsam auflöst". Weitere „Wundermittel" sind Schwedenkräuter intern oder als Umschlag, Spitz- oder Breitwegerichbrei, Ringelblumensalbe und vieles anderes.

Alle diese Medikamente und Ratschläge sind bezüglich Krebs ungeprüft, ihre Wirksamkeit unbewiesen, auch wenn sie zum Teil auf Volksglauben und jahrhundertelanger Überlieferung beruhen. Nicht alle der empfohlenen Pflanzen sind harmlos, beinhaltet doch die „Apotheke Gottes" auch viele Giftstoffe aus den bekannten Giftpflanzen der Natur. Gegenüber den „Ratschlägen und Erfahrungen mit Heilkräutern" der Maria Treben sind Skepsis und Zurückhaltung geboten. Einer vernünftigen zusätzlichen Anwendung solcher Präparate ist nichts entgegenzuhalten, zum Beispiel dem Einreiben einer Operationsnarbe nach Mastektomie mit Ringelblumensalbe. Dies wird aber am Schicksal der Patientin nichts ändern. Heimtückisch und gefährlich sind die Ratschläge, primär gut operable und damit heilbare Tumoren zuerst versuchsweise mit Kräutern zu behandeln, z. B. Hodenkrebs mit Spitzwegerichumschlägen. Damit geht bei diesem heute auch in fortgeschrittenem Stadium heilbaren Tumor viel wichtige Zeit und möglicherweise die Heilungschance verloren. Kurz: Maria Treben weckt falsche Hoffnungen, ihre Behandlungsvorschläge sind allesamt unbewiesen und u. U. lebensgefährlich.

Hildegard-Medizin ▶ Die heilige Hildegard von Bingen (1098–1179) war nicht nur die erste deutsche Dichterin, sondern eine der berühmtesten Mystikerinnen des Mittelalters. Ihr umfangreiches Werk, vorwiegend religiösen Inhalts, umfasst auch eine eigene Heilkunde („Causae et curae"). In der Naturkunde („Physica") hat Hildegard von Bingen Beobachtungen und Erfahrungen niedergeschrieben.

Hildegards Werke wurden erst vor kurzem eigentlich neu entdeckt, aus dem Lateinischen übersetzt und zu interpretieren versucht. Dabei bleibt vieles mystisch, d. h. schwer verständlich. Dies hindert viele moderne „Mystiker" nicht daran, daraus ganz konkrete Empfehlungen zur Behandlung aller möglichen Krankheiten zu formulieren. Gegen gutartige und bösartige Hautveränderungen und zur Nachbehandlung von Strahlenschäden und Verbrennungen wird Veilchensalbe, als Hautpflegesalbe Ringelblumensalbe, zur Stärkung der körpereigenen Abwehr und Entgiftung Wasserlinsenelixier empfohlen, um nur drei Beispiele zu nennen. Das Wasserlinsenelixier soll ein Krebsvorstadium rückgängig machen. Zur Nachbehandlung oder als Alternative zur Chemotherapie wird eine homöopathisch potenzierte Mischung aus Aalgalle, Weinessig, Honig, Weißwein und verschiedenen Gewürzen empfohlen.

Alle diese Naturheilmittel sind ungeprüft. Gefährlich werden sie, wenn man sich darauf verlässt, sich mit der Anwendung der Hildegard-Medizin vor Krebs schützen bzw. ihn erfolgreich behandeln zu können.

Mistelpräparate/Anthroposophische Medizin

Die Mistel als eigenartiger Halbparasit ist als Heilpflanze seit dem Altertum bekannt. Den Kelten war die auf Eichen wachsende Mistel besonders heilig. Im Mittelalter wurde die Mistel gegen vielerlei Leiden verwendet, so gegen Epilepsie, hohen Blutdruck, Asthma usw. In die Krebstherapie eingeführt wurde sie vor 70 Jahren durch den Philosophen Rudolf Steiner im Rahmen der so genannten erweiterten Heilkunst der anthroposophischen Bewegung. Mistelextrakte werden seither vorwiegend im Rahmen anthroposophischer Krebsbehandlung verwendet.

Der Krebs in der Anthroposophie ▶ Für die Anthroposophie ist ein umfassendes Menschenbild Voraussetzung für jegliches Krankheitsverständnis und für eine sachgemäße Therapie. Der Mensch wird als „viergliedriges Wesen" verstanden, bestehend aus physischem, Äther- und Astralleib sowie dem Ich, im Gleichgewicht Gesamtorganismus – Einzelzelle (siehe auch Kapitel 1.1.2). Gerät der Mensch aus dem Gleichgewicht, verliert die Zelle ihr Gespür für die Regelprozesse des Organismus und wird für Kräfte empfänglich, die dem Wesen des Menschen fremd sind: „Das Karzinom zeigt eine Revolution gewisser physischer Kräfte gegen die Kräfte des Ätherleibes. Die mencheneigenen Ätherkräfte stauen sich vor dem Tumor." Die Mistel dagegen „zieht gewissermaßen das wiederum an die Stelle hin, wo es nicht hin will". Das Wirkungsprinzip der Mistel ist also einerseits „eine Schwächung der physischen Fremdbildung, d. h. des Tumors, andererseits ein Heranziehen der gestaltbildenden und gestalterhaltenden Wesensglieder, besonders der Ich-Organisation“ (Zitat). Die Anthroposophische Tumorbehandlung umfasst neben der Mistel auch Diätberatung, künstlerische Therapie (z. B. Eurythmie) und die Vermittlung einer neuen Lebensordnung.

In der Mistel finden sich – wie in vielen anderen Pflanzen – tatsächlich und erwiesenermaßen krebshemmende Substanzen (s. Kap. 5.7.1). Die in der Anthroposophie gebräuchlichen Mistelpräparate sind aber alle schlecht definiert und werden nach besonderen, rational schwer verständlichen Prinzipien gewonnen. Sie werden jedoch nach wie vor verarbeitet und angeblich gezielt eingesetzt, sind allerdings nie in wissenschaftlich befriedigender Weise geprüft worden.

Rote Bete (Randen) ▶ Auch dieser Methode liegt die so genannte Anoxiehypothese von Otto Warburg zugrunde, der zufolge eine defekte Atmungskette der Zelle die Ursache von Krebs ist. Den Ersatzstoff für die angeblich irreversibel zerstörten Zellatmungsfermente glaubt Seeger im roten Farbstoff Betanin der Roten Bete gefunden zu haben. Darauf beruht der Therapievorschlag, der vor allem von Ferenczi und Trüb formuliert wurde: Täglich sollen mindestens 1–2 kg ungekochte, zerkleinerte Randen, 300–600 mL Randensaft oder 100 g Randentrockenextrakt eingenommen werden. Die Wirksamkeit der Rote-Bete-Therapie gegen Krebs wurde nie bewiesen. Rote Bete ist aber ohne Zweifel ein gesundes Gemüse und hat abgesehen von der oft beängstigenden Rotfärbung von Urin und Stuhl keine Nebenwirkungen.

Enzymtherapie ▶ Enzyme (Fermente) als wichtige Faktoren des Stoffwechsels sollen einerseits direkt und gezielt Krebszellen zerstören bzw. sie durch Freisetzung von Antigenen an der Zelloberfläche für die körpereigenen Abwehrmechanismen erkennbar und angreifbar machen. Andererseits sollen sie die Ablagerung zirkulierender Krebszellen im Blutgefäßsystem, als Anfang einer Metastasierung, verhindern. Beide Theorien haben eine durchaus rationale Grundlage und verdienen, weiter erforscht zu werden.

Ob dagegen die im Handel erhältlichen Enzympräparate (Wobe-Mugos®, Carzodelan® forte u. Ä.) tatsächlich diese Wirkung beim Menschen entfalten, ist bisher nicht bewiesen. Als alleinige Krebstherapie sind diese Präparate als unbewiesen abzulehnen.

Teepilz – Kombucha ▶ Sklenar hält Krebs für eine Stoffwechselkrankheit, die das Wachstum von parasitären Mikroorganismen ermöglicht. Der auf die koreanische Volksmedizin zurückgehende Teepilz soll den Körper entschlacken, Darmfäulnisbakterien abtöten und den Stoffwechsel aktivieren. Kombucha wirke ebenfalls gegen verschiedene chronische Krankheiten. Sklenar will im Übrigen durch die Entdeckung von Parasiten in roten Blutkörperchen Krebsvorstadien (Präkanzerosen) sicher erkennen – und natürlich dann auch mit Kombucha heilen können. Weder Wirksamkeit noch Nebenwirkungen des Teepilzes Kombucha sind geprüft.

Carnivora ▶ Der Presssaft aus der Fleisch fressenden Pflanze Venusfliegenfalle (*Dionaea muscpula*) soll auf vielfältige Weise die Zellteilung hemmen und das Immunsystem stärken. Der deutsche Landarzt Keller behauptete, damit alle möglichen bösartigen Erkrankungen erfolgreich behandeln zu können. Auswertbare Publikationen konnte er aber nicht vorlegen. Bei näherer Prüfung ergaben sich sehr starke, lebensbedrohliche Nebenwirkungen (allergische Reaktionen bis hin zum anaphylaktischen Schock).

Eleutherokokk ▶ Aus dem Teufelsbusch oder der Taiga-Wurzel wird seit alter Zeit in Russland ein heilender Extrakt gewonnen. Der chemisch definierte Auszug habe keine Nebenwirkungen. Die Dokumentation der präklinischen und klinischen Untersuchungen ist sehr mangelhaft, sodass über eine Wirksamkeit nichts ausgesagt werden kann.

Ukrain ▶ Ukrain ist ein Mischpräparat aus Extrakten des großen Schöllkrautes und einem Zytostatikum (Thio-TEPA). Es wird zur Behandlung von Malignomen, aber auch von Vorstufen angepriesen, bei sehr guter Verträglichkeit. Die vorklinischen Untersuchungen ergaben widersprüchliche Ergebnisse. Trotz einer hohen Zahl behandelter Patienten zeigen klinische Untersuchungen keine überzeugenden antitumoralen Effekte.

Weitere, hier nicht besprochene, angeblich tumorhemmende Medikamente pflanzlicher Herkunft sind Krallendorntee, Antimalignocyt, Carcivieren, Pestwurz, Bamfolin und andere.

Immunologische Therapien

Die meisten dieser Präparate sind tierischer Herkunft und werden zur Immunstimulation, d. h. zur Steigerung der körpereigenen Abwehr gegen Krebs empfohlen. Dieses Ziel versucht auch die wissenschaftliche Krebsforschung seit Jahrzehnten zu erreichen, ohne dass ihr dies bisher sicher gelungen wäre. Zahlreiche Methoden, die im Laborversuch oder bei Tiertumoren gewisse Teilfaktoren der körpereigenen Immunabwehr günstig beeinflussen, wurden entwickelt, bisher hat aber keine einen durchschlagenden Erfolg bei den häufigen menschlichen Malignomen gezeigt.

Therapiestrategien auf Basis einer unspezifischen Immunstimulation, z. B. mit Bakterienprodukten, wurden in der Schulmedizin praktisch aufgegeben. Allerdings werden zurzeit mit großem Aufwand Strategien erforscht, bei denen definierte, mit gentechnischen Verfahren hergestellte Immunmodulatoren wie Zytokine und Wachstumsfaktoren eingesetzt werden.

Die in der Folge besprochenen Methoden basieren auf unzureichend charakterisierten „Wirkstoffen" und sind alle unspezifisch. Zwar zeigen einige dieser Verfahren in präklinischen Systemen gewisse immunmodulierende Wirkung. Sie sind aber beim Menschen ungenügend erforscht.

Frischzellentherapie ▶ Eigentliche Frischzellen, meist aus unter besonders biologischen Bedingungen gezüchteten Tieren gewonnen, werden heute nur noch selten gegen Krebs empfohlen. Es liegen keine verwertbaren Untersuchungen über eine krebshemmende Wirksamkeit der Frischzellen vor.

Zytoplasmatische Therapie mit so genannten xenogenen Peptiden ▶ Ney Tumorin ist ein aus verschiedenen Organen von Rindern und Schweinen nach einem patentierten Verfahren mittels Säuredampfhydrolysierung hergestelltes Eiweißpräparat. Es soll angeblich die endogene Krebsdisposition (angeborene Veranlagung zu Krebs) korrigieren und körpereigene Abwehrvorgänge steigern. Es wird daher zur Dauertherapie bei Malignomen wie zur Rezidiv- und Metastasenprophylaxe nach Operation empfohlen und soll zusätzlich auch zur Stärkung bei Zytostatika- und Strahlentherapie eingesetzt werden können. Verschiedene vorklinische Untersuchungen zeigen tatsächlich eine günstige Beeinflussung gewisser immunologischer Prozesse. Zum Teil müssen aber sehr hohe Konzentrationen eingesetzt werden, die beim Menschen nie zu erreichen sind.

Die Daten zu klinischen Untersuchungen am Menschen sind dürftig. Die wenigen prospektiv-kontrollierten Untersuchungen umfassen nur wenige Patienten und müssten dringend wiederholt werden. Die Nebenwirkungen sind ungenügend dokumentiert.

Es liegt bisher kein Anhaltspunkt vor, den sehr weit gehenden, fast marktschreierischen Empfehlungen der Herstellerfirma („Die klare Lösung in der Onkotherapie", „Das neue physiologische Tumorkonzept" usw.) zu glauben. Klinisch brauchbare Wirksamkeit gegen Krebs ist bisher nicht bewiesen.

Faktor AF 2 ▶ Auch Faktor AF 2 ist ein Organextrakt aus Milz und Leber neugeborener Schafe. Angeblich aktiviere Faktor AF 2 das Bindegewebe und die Makrophagen und steigere damit die Abwehrkräfte des Körpers. Das Präparat wird in erster Linie als Ergänzung zur Krebsbehandlung empfohlen, z. B. vor oder nach einer Operation, aber auch zur Bekämpfung von Nebenwirkungen der Strahlen- oder Chemotherapie.

Präklinische Untersuchungen sind praktisch keine bekannt. Aus dem klinischen Bereich gibt es verschiedene Publikationen, die eine günstige Wirkung in der postoperativen Nachbehandlung vermuten lassen, aber alle Mängel aufweisen. Ohne weiterführende, sorgfältig erhobene klinische Studien kann das Präparat nicht empfohlen werden.

Polyerga ▶ Es handelt sich dabei um einen Eiweißextrakt aus Schweinemilz. Polyerga soll angeblich die „krankhafte Gärung" der Krebszelle (die anaerobe Glykolyse) und damit das Tumorwachstum hemmen. Es soll auch immunstimulierend wirken und vor allem die Lebensqualität verbessern. Es wird vor allem zur Zusatztherapie empfohlen.

Die präklinische Untersuchung von Polyerga ist unvollständig und lässt noch verschiedene Fragen offen. Dasselbe gilt für die klinische Prüfung, die erst in den letzten Jahren systematisch betrieben wurde. Eine sichere Wirkung gegen Krebs ist bisher nicht bewiesen.

Thymuspräparate ▶ Verschiedene Präparate aus der Thymusdrüse von Kälbern oder Schafen wurden wissenschaftlich geprüft, haben aber bisher keinen Platz in der Tumortherapie gefunden. Alle Thymuspräparate (nach Sandberg, Mulli) waren ungenügend geprüft und besaßen keine gesicherte Wirksamkeit. Heute spielen diese Präparate keine Rolle mehr, da sie im Rahmen der Schutzmaßnahmen vor Infektionen durch Prionen auf dem Verordnungswege verboten wurden.

Aktiv-spezifische Immuntherapie (ASI) ▶ ASI beinhaltet die gleichzeitige Anwendung von drei „immunstimulatorischen" Maßnahmen, nämlich der niedrigdosierten Gabe von Interleukin-2, der mittelhoch dosierten Gabe von Interferon-α und der aktiv-spezifischen Immuntherapie durch die Anwendung virusmodifizierter autologer Tumorvakzine. Die Wirkung soll durch zusätzliche, angeblich „antiimmunsuppressive" Medikamente (u. a. niedrigdosierte Zytostatika) ergänzt und verstärkt werden. Es gibt bisher keine kontrollierten klinischen Studien, die die Wirksamkeit von ASI am Menschen belegen würden.

„Autologe Tumortherapie" nach Klehr ▶ Bei der so genannten autologen Target-Cytokin-Therapie werden in Zellkulturen gebildete Zytokine verabreicht. Der Wirkmechanismus ist unklar, die klinische Wirksamkeit bisher im Gegensatz zu den Anpreisungen des Erfinders nicht bewiesen.

Immunoaugmentative Therapie (IAT) ▶ Krebskranke erhalten täglich mehrere Injektionen mit aufbereitetem Eigenblut. Die Wirksamkeit dieser teuren und wegen der Gefahr der Virusübertragung nicht unbedenklichen Behandlung ist unbewiesen und abzulehnen.

„Autohomologe Immuntherapie" (AHIT) nach Kief ▶ Die Wirksamkeit dieser aus Eigenblut und Eigenurin sowie u. a. durch Ozonbehandlung gefertigten Präparate ist unbewiesen und abzulehnen.

Homöopathie und verschiedene andere Methoden

Homöopathische Heilmittel werden in der Krebsmedizin sowohl prophylaktisch als auch kurativ eingesetzt und in den letzten Jahren vor allem als Zusatztherapie empfohlen.

Verwertbare Ergebnisse vorklinischer Untersuchungen sind nicht zu finden. Die klinische Erfahrung basiert in erster Linie auf Einzelfällen, die keine Beurteilung zulassen. Neuere Untersuchungen an größeren Patientengruppen sind nicht bekannt. Angeblich lässt sich in Einzelfällen eine Verbesserung des Allgemeinzustands erreichen. Die Wirkung der Homöopathie gegen Krebs ist nicht bewiesen.

Sauerstoff-Mehrschritt-Therapie (SMT) ▶ Verschiedene „Sauerstofftherapien" werden seit Jahrzehnten betrieben, ohne dass deren Wirksamkeit sicher belegt wurde. Auf Ozontherapie, hämatogene Oxidationstherapie und Oxygenierungstherapie wird hier nicht eingegangen, wohl dagegen auf die Sauerstoff-Mehrschritt-Therapie des Physikers Manfred von Ardenne, die die größte Verbreitung gefunden hat. Von Ardenne geht – wie Warburg – von der Annahme einer mangelhaften Sauerstoffversorgung der Krebszelle aus. Mit SMT lassen sich angeblich die „Gärung" stoppen und eine dauernde Erhöhung des Sauerstoffdrucks in den zuführenden Blutgefäßen erzielen. Neben Sauerstoffinhalationen und Überwärmung werden bzw. wurden zusätzlich verschiedene Medikamente (Vitamin B_1, Magnesiumorotat, Dipyridamol, Thymuspräparate) eingesetzt. Ferner wurde eine körperliche Belastung angestrebt. SMT soll die Abwehrlage des Körpers stärken, kleine Mengen von Krebszellen zerstören und vor bösartiger Neubildung schützen.

Aus von Ardennes eigenem Forschungsinstitut in Dresden liegen zahlreiche Ergebnisse vorklinischer Untersuchungen vor. Ungenügend sind die klinischen Prüfresultate, die keine sichere Beurteilung der Wirksamkeit der SMT zulassen.

Weder für die Sauerstoff-Mehrschritt-Therapie nach von Ardenne noch für andere Formen der Sauerstofftherapie des Krebses ist die klinische Wirksamkeit bewiesen. 1997 begann die erste kontrollierte Studie mit der SMT aus dem von-Ardenne-Institut, Dresden. Die Studie zur Überwärmung (Hyperthermie), v. a. in lokaler Anwendung, zur Verstärkung der Wirkung von Strahlen oder Zytostatika, ist heute noch immer im Forschungsstadium.

Neuraltherapie ▶ Die Neuraltherapie nach Huneke beruht auf dem so genannten „Sekundenphänomen" nach Injektion eines Lokalanästhetikums, das heißt dem schlagartigen Verschwinden von Schmerzen an einem Ort fern der Injektionsstelle. Die Neuraltherapie wird heute nur noch selten gegen Krebs empfohlen. Beweise ihrer Wirksamkeit fehlen.

Petrol (Naphta-B) ▶ Diese eigenartige Behandlung geht auf Volksmedizin und eigene Erfahrung der Tiroler Metzgersfrau Paula Ganner zurück, die damit angeblich vom „Totalkrebs" geheilt wurde. Das Petrolpräparat eines bestimmten Siedepunktes soll krebserzeugende Viren abtöten und Blutbildung sowie Abwehr steigern. Petrol in dieser Form sei unschädlich. Beweise dafür fehlen ebenso wie klinische Nachweise für die krebshemmende Wirksamkeit des Präparates, die durch die zahlreichen Dankschreiben nicht ersetzt werden können. Vor einer solchen „Therapie" muss derzeit nachdrücklich gewarnt werden.

Furfurol/Schluckimpfung gegen Krebs (Drobil) ▶ Aufgrund von Entdeckungen von Proewig soll dieses Präparat die bereits vorhandene Säure in den Krebszellen steigern und sie damit durch Übersäuerung töten. Furfurol kann in Kapselform eingenommen werden und soll nicht nur vorbeugend gegen Krebs, sondern auch gegen Übermüdungserscheinungen, Alkoholismus und andere Störungen wirken. Es liegen weder vorklinische noch klinische Untersuchungen vor, die diese Behauptungen stützen.

Recanostat Comp ▶ Diese Mischung von reduziertem Glutathion, der essentiellen Aminosäure L-Cystein und pflanzlichen Farbstoffen kompensiert angeblich einen entsprechenden Mangel in den Tumorzellen. Seine Wirkung ist trotz einzelner Fallberichte nicht belegt. Das Präparat ist wissenschaftlich nicht geprüft.

Gesamtbeurteilung

Bei allen erwähnten Methoden wurde objektiv festgestellt, dass entweder keine oder nur ungenügende Beweise für ihre klinische Wirksamkeit bei Krebserkrankungen vorliegen. Damit ist nicht ausgeschlossen, dass einzelne dieser Methoden hilfreich gegen Krebs eingesetzt werden können, sei es zur direkten Beeinflussung einer bösartigen Geschwulsterkrankung oder – was wahrscheinlicher erscheint – als Zusatztherapie. Ganz besonders aktuell sind diese Möglichkeiten bei verschiedenen Formen einer wahrscheinlich krebshemmenden Ernährungsform. Bevor diesbezüglich konkrete und endgültige Empfehlungen abgegeben werden können, müssen die Ergebnisse weiterer Forschungen abgewartet werden. Hier liegt ohne Zweifel die größte Hoffnung auf Hilfe aus dem Grenzbereich zwischen Schul- und Alternativmedizin.

Weitere Möglichkeiten einer effektiven Zusatz- oder sogar einer direkten Tumortherapie liegen im Bereich der so genannten immunologischen Methoden, bei denen ebenfalls eine weite Grauzone zwischen wissenschaftlicher und paramedizinischer Forschung und Anwendung besteht.

Für zahlreiche andere Methoden kann aber bereits jetzt ohne Zweifel ausgesagt werden, dass sie unwirksam oder gefährlich sind. Diese sollten aufgrund wiederholter Prüfung durch die entsprechenden Begutachtungskommissionen endgültig verboten werden. Damit sollte verhindert werden, dass zahlreiche bedauernswerte Krebspatienten tatsächlich betrogen werden und auf ihre Kosten sehr viel Geld verdient wird.

Patienten und Angehörigen wird geraten, kritisch zu sein, nach eindeutigen Beweisen der Wirksamkeit und Harmlosigkeit einer Methode zu fragen, gegebenenfalls einen Kostenvoranschlag zu verlangen und eine zweite Meinung einzuholen – und nicht den hochtrabenden, Wunder versprechenden Anpreisungen blind zu glauben.

5.8 Möglichkeiten zur Chemoprävention

Neben der Bekämpfung von Tumoren spielen heute auch Überlegungen eine große Rolle, wie man die Entstehung von Tumoren verhindern kann. Große

Tabelle 5.6. Wirkungsmechanismen von Antioxidanzien oder Agenzien, die zu Antioxidanzien metabolisiert werden

Wirkungsmechanismus	Beispiel
Quenchen von Singulett-Sauerstoff	β-Carotin, Retinol
Einfangen von ROS	Polyphenole
Einfangen oder Reduzieren von Lipidradikalen	α-Tocopherol
Komplexieren prooxidativer Metalle	Polyphenole, Flavonoide
Oxidation von zweiwertigem Eisen	Coeruloplasmin, Apoferritin
Hemmung prooxidativer Enzyme	Allopurinol
Induktion oder Verstärkung des enzymatischen Schutzes vor Sauerstoff oder Oxidanzien	Butyliertes Hydroxyanisol
Einsparung oder Erneuerung intrazellulärer Antioxidanzien	Ascorbat, *N*-Acetylcystein
Stabilisierung von Membranen gegen Lipidperoxidation	Cholesterin, 17β-Estradiol, Tamoxifen
Reduktion oxidativ gestresster Zellen	Ethanol, Sorbitol, Xylitol (NADH-Bildner)
Hemmung von Enzymen, die als Folge von oxidativem Stress die Expression von Genen vermitteln	Tamoxifen, Methoxybenzamid

Anstrengungen werden unternommen, Substanzen zu identifizieren oder zu entwickeln, die in der Chemoprävention eingesetzt werden können. Ein Hauptaugenmerk gilt den Antioxidanzien.

Antioxidanzien können allgemein definiert werden als Substanzen, die die Oxidation der Zellen verhindern und/oder das zelluläre Redoxpotential normalisieren. Daher können Antioxidanzien oder Agenzien, die zu Antioxidanzien metabolisiert werden, über viele Mechanismen wirken (Tabelle 5.6).

Karzinogene werden oft durch Phase-1-Enzyme metabolisch aktiviert. Vielfach wird die DNA dann oxidativ geschädigt. Dieser Schaden an der DNA ist für die Zellen meist nicht letal, wohl aber irreparabel. Somit persistiert er auch in den Nachkommen der veränderten Zelle. Antioxidanzien sollen jene ROS abfangen, die den Genomschaden verursachen.

Es gibt aber auch Phase-2-Enzyme, die durch Antioxidanzien induziert werden können. Dazu gehören:

- Glutathiontransferasen, die meist hydrophobe elektrophile Substanzen an Glutathion (GSH) konjugieren;
- NAD(P)H-Chinon-Reduktase (DT-Diaphorase), die die Zwei-Elektronen-Reduktion von Chinonen zu Hydrochinonen bewirkt;
- UDP-Glucuronyltransferasen, die Xenobiotika an Glukuronsäure konjugieren und dadurch deren Ausscheidung verstärken;
- Epoxidhydrolase, die Epoxide durch Hydratation zu Diolen inaktiviert.

Antioxidanzien haben in der Krebsprävention eine lange Geschichte, seit man beobachtet hat, dass Keimöl aufgrund seines hohen Gehalts an Vitamin E in Versuchstieren die Entwicklung von Teer- oder Methylcholantren-induzierten Karzinomen verhindern kann. Ausgedehnte epidemiologische Studien ergaben, dass eine Kost mit reichlich Gemüse und Obst der Entstehung verschiedener Tumorarten vorbeugt. Auf der Grundlage solcher experimenteller und epidemiologischer Studien empfehlen das National Cancer Institute und das National Research Council of the USA Academy of Science den täglichen Verzehr von mindestens zwei Früchten und drei Gemüsearten.

Offensichtlich befolgt nur ein kleiner Prozentsatz der Bevölkerung solche diätetischen Empfehlungen, und viele Menschen, die einem chronischen oxidativen Stress ausgesetzt sind, haben vermutlich einen Mangel an endogenen Antioxidanzien.

Die molekularen Mechanismen, die den Antikrebseffekten der pflanzlichen Antioxidanzien zu-

Tabelle 5.7. Pflanzliche Antikarzinogene mit antioxidativer Wirkung

Pflanzen oder pflanzliche Bestandteile	Antikarzinogene Substanz(en)
Alle untersuchten Pflanzen	
Unterschiedlicher Gehalt antikarzinogener Substanzen, abhängig von der Art der untersuchten Pflanze	Flavonoide, Cathechole, α-Tocopherol, β-Carotin, Ascorbinsäure, Tannine (meist in frischen Früchten)
Obst	
Erdbeeren, Himbeeren, Walnüsse	Ellagsäure
Öl aus Zitrusfrüchten, Kümmelöl	Limonen, Carvon (Monoterpenketon)
Gemüse	
Sojabohnen	Isoflavone
Tomaten	Lycopin (Carotinoid), freigesetzt bei der Nahrungszubereitung (Kochen) besonders in Gegenwart von Öl (Fett)
Knoblauch, Zwiebeln (Allium-Spezies)	Diallylsulfid
Kreuzblütler, Gemüse, Kohl (Senf, Spargelkohl, Blumenkohl)	Allyl-isothiocyanat, Sulforaphan, Indol (freigesetzt bei der Nahrungszubereitung)
Kohl und Kreuzblütler, Gemüse	Oltipraz (Dithiolthion) in frischen Pflanzen
Gewürze	
Curry	Curcumin (Phenol-Derivat)
Rosmarin	Carnosol (Diterpen)
Getränke aus Pflanzen	
Wein	Flavonoide
Grüner Tee	Epigallocatechin, hydrolysierbare Tannine
Kaffee	Chlorogensäure
Heilpflanzen	
Mariendistelsamen	Silymarin (Flavonoid)
Kreosotbusch	Nordihydroguaiaretsäure (Diphenol-Derivat)
Blätter des Chilenischen Boldostrauchs	Boldin (Alkaloid)
Chinesische Kampo-Medizin	Tannine, Flavonoide
Ayurvedische Nahrungsmittelzusätze	Tannine, Flavonoide, Curcumin

grunde liegen, sind noch nicht völlig geklärt. Für viele Antioxidanzien in Obst und Gemüse wurde gezeigt, dass sie zumindest im Experiment entweder die Karzinogenese verhindern oder das Tumorwachstum hemmen (Tabelle 5.7). Dazu gehören Flavonoide (1 g pro Tag), Catechole, α-Tocopherol, β-Carotin, Ascorbat, Tannine, Sulforaphan, Diallylsulfid, Ellagsäure, Dithiolthione, Chlorogensäure, Curcumin und Lycopin, die in verschiedenen Pflanzen – von Gemüse (besonders Broccoli, Knoblauch, Zwiebeln, Kohl, Sojabohnen und Tomaten) bis zu Gewürzen, Kaffee, Tee, Wein und Heilkräutern – vorkommen (s. Tabelle 5.7).

Ellagsäure ist das am weitesten verbreitete pflanzliche Antioxidanz, das die GSH-S-Transferase sowohl in vitro als auch in vivo (im Besonderen in der Leber) induziert. Sie kommt in Erdbeeren, Himbeeren und Weintrauben vor. Es gibt Hinweise, dass gerade die GSH-S-Transferase in der Krebsprävention eine besondere Rolle spielen könnte.

Besondere Aufmerksamkeit wird auch dem Carotinoid Lycopin geschenkt, das ein normaler Bestandteil menschlicher Gewebe und ein stark fettlösliches Antioxidanz der Tomaten ist. Es scheint das Risiko für kardiovaskuläre Erkrankungen und Prostatakrebs senken zu können. Lycopin wird während des Kochens der Tomaten freigesetzt, weshalb Tomatenkonzentrate besonders lycopinreich sind. Die Resorption des Lycopins wird durch Öl oder Fett, das normalerweise bei der Nahrungszubereitung verwendet wird, verbessert.

Zitierte Literatur

Bantel H, Engels IH, Voelter W, Schulze-Osthoff K, Wesselborg S (1999). Mistletoe lectin activates caspase-8/FLICE independently of death receptor signaling and enhances anticancer drug-induced apoptosis. Cancer Res 59:2083–2090

Engels IH, Stepczynska A, Stroh C et al. (2000) Caspase-8 functions as an executioner caspase in anticancer drug-induced apoptosis. Oncogene 19:4563–4573

Greider CW (1999) Telomerase activation: one step on the road to cancer? Trends Genet 15:109–112

Hiyama K, Hiyama E, Yokoyama T, Matsura Y, Piatyszek MA, Shay JW (1995) Correlating telomerase activity levels with human neuroblastoma outcomes. Nature Med 1:249–257

Klein I, Sarkadi B, Váradi A (1999) An inventory of the human ABC proteins. Biochim Biophys Acta 1461:237–262

Nicholson DW (1999). Caspase structure, proteolytic substrates, and function during apoptotic cell death. Cell Death Differ 6(11):1028–1042

Pneumanns WJ, Verhaert P, Pfuller U, Van Damme EJ (1996) Isolation and partial characterisation of a small chitin-binding lectin from mistletoe (Viscum album). FEBS Lett 396:261–265

Stoeva S, Franz M, Wacker R, Krauspenhaar R, Guthöhrlein E, Mikhailov A, Betzel C, Voelter W (2001) Primary structure, isoforms, and molecular modeling of a chitin-binding misteltoe lectin. zz 392:23-31

Strasser A, O'Connor L, Dixit VM (2000) Apoptosis signaling. Annu Rev Biochem 69:217–245

Stroh C, Schulze-Osthoff K (1998) Death by a thousand cuts: an ever increasing list of caspase substrates. Cell Death Differ 5:997–1000

Weiterführende Literatur

Artandi SE, DePinho RA (2000) A critical role for telomeres in suppressing and facilitating carcinogenesis. Curr Opin Gen Develop 10:39–46

Bertram JS (2000) The molecular biology of cancer. Mol Aspects Med 21:167–223

Brooks G, La Thangue NB (1999) The cell cycle and drug discovery: the promise and the hope. Drug Discovery Today 4:455–464

Chang C, Werb (2001) The many faces of metalloproteases: cell growth, invasion, angiogenesis and metastasis. Trends Cell Biol 2001:S37–S43

Cox AD, Der CJ (1997) Farnesyltransferase inhibitors and cancer treatment: targeting simply Ras. Biochimica et Biophys Acta/Rev Cancer 1333:F51–F71

Elsasser-Beile U, Voss M, Schuhle R, Wetterauer U (2000) Biological effects of natural and recombinant mistletoe lectin and an aqueous mistletoe extract on human monocytes and lymphocytes in vitro. J Clin Lab Anal 14(6): 255–259

Ernst E, Cassileth BR (1999) How useful are unconventional cancer treatments? Eur J Cancer 35:1608–1613

Evan GI, Brown L, Whyte M, Harrington E (1995) Apoptosis and the cell cycle. Curr Opin Cell Biol 7:825–834

Foda HD, Zucker S (2001) Matrix metalloproteinases in cancer invasion, metastasis and angiogenesis. Drug Discovery Today 6:478–482

Gabius HJ (2001) Probing the cons and pros of lectin-induced immunomodulation: Case studies for the mistletoe lectin and galectin-1. Biochimie 83:659–666

Hajto T, Hostanska K, Frei K, Rordorf C, Gabius HJ (1990) Increased secretion of tumor necrosis factors α, interleukin 1, and interleukin 6 by human mononuclear cells exposed to α-galactoside-specific lectin from clinically applied mistletoe extract. Cancer Res 50:3322–3326

Hinds PW, Weinberg RA (1994) Tumor suppressor genes. Curr Opin Genet Dev 4:135–141

Huang PS, Oliff A (2001) Drug-targeting strategies in cancer therapy. Curr Opin Genet Dev 11:104–110

Joyce D, Albanese C, Steer J, Fu M, Bouzahzah B, Pestell RG (2001) NF-kB and cell-cycle regulation: the cyclin connection. Cytokine Growth Factor Rev 12:73–90

Joller PW, Menrad JM, Schwarz T, Pfuller U, Parnham MJ, Weyhenmeyer R, Lentzen H (1996) Stimulation of cytokine production via a special standardized mistletoe preparation in an in vitro human skin bioassay. Arzneimittelforschung 46:649–653

Kerr JFR, Wyllie AH, Currie AR (1972) Apoptosis: A basic biological phenomenon with wide ranging implications in tissue kinetics. Br J Cancer 26:239–257

Krishna R, Mayer LD (2000) Multidrug resistance (MDR) in cancer mechanisms, reversal using modulators of MDR and the role of MDR modulators in influencing the pharmacokinetics of anticancer drugs. Eur J Pharm Sci 11:265–283

Leszczyniecka M, Roberts T, Dent P, Grant S, Fisher PB (2001) Differentiation therapy of human cancer: basic science and clinical applications. Pharmacol Ther 90:105–156

Lowndes NF, Murguia JR (2000) Sensing and responding to DNA damage. Curr Opin Genet Dev 10:17–25

Macleod K (2000) Tumor suppressor genes. Curr Opin Genet Dev 10:81–93

Margolin W (2000) Themes and variations in prokaryotic cell division. FEMS Microbiol Rev 24:531–548

McCawley LJ, Matrisian LM (2000) Matrix metalloproteinases: multifunctional contributors to tumor progression. Molecular Medicine Today 6:149–156

Macleod K (2000) Tumor suppressor genes. Curr Opin Genet Dev 10:81–93

Melo J, Toczyski D (2002) A unified view of the DNA-damage checkpoint. Curr Opin Cell Biol 14:237–245

O'Connell MJ, Walworth NC, Carr AM (2000) The G2-phase DNA-damage checkpoint. Trends Cell Biol 10:296–303

Peters GJ, van der Wilt CL, van Moorsel CJA, Kroep JR, Bergman AM Ackland SP (2000) Basis for effective combination cancer chemotherapy with antimetabolites. Pharmacol Ther 87:227-253

Renzenbrink U (1985) Diät bei Krebs, was tun zur Vorsorge? Verlag Arbeitskreis für Ernährungsforschung, Bad Liebenzell-Unterlengenhardt

Ribereau-Gayon G, Dumont S, Muller C, Jung ML, Poindron P, Anton R (1996) Mistletoe lectins I, II and III induce the production of cytokines by cultured human monocytes. Cancer Lett 109:33–38

Russell P (1998) Checkpoints on the road to mitosis. Trends Biochem Sci 23:399–402

Sabelko-Downes KA, Russell JH (2000) The role of Fas ligand in vivo as a cause and regulator of pathogenesis. Curr Opin Immunol 12:330–335

Schumacher U, Feldhaus S, Mengs U (2000) Recombinant mistletoe lectin (rML) is successful in treating human ovarian cancer cells transplanted into severe combined immunodeficient (SCID) mice. Cancer Lett 150:171-175

Stein GM, Berg PA (1997). Mistletoe extract-induced effects on immunocompetent cells: in vitro studies. Anticancer Drugs 8:S39-S42

Weinert T (1998) DNA damage checkpoints update: getting molecular. Curr Opin Genet Dev 8:185–193

White LK, Wright WE, Shay JW (2001) Telomerase inhibitors. Trends Biotechnol 19:114–120

Woodburn JR (1999) The epidermal growth factor receptor and its inhibition in cancer therapy. Pharmacol Ther 82:241–250

Zörnig M, Hueber A-O, Baum W, Evan G (2001) Apoptosis regulators and their role in tumorigenesis. Biochimica et Biophysica Acta/Reviews on Cancer 1551:F1–F37

Sachverzeichnis

E

J

N

S

U

V

Ihre Meinung ist uns wichtig!

Liebe Leserin, lieber Leser,

Autoren und Verlag haben sich Mühe gegeben, dieses Lehrbuch für Sie so zu schreiben und zu gestalten, dass Sie optimal damit lernen und repetieren können.
Ist uns dies gelungen?

Wir freuen uns, wenn Sie uns über Ihre Erfahrungen berichten.
Bitte schreiben Sie uns!

Unsere e-mail Adresse:
pharmazie@springer.de

Unsere Postadresse:
Springer-Verlag
Drugs & Therapy
z. Hd. Dr. Thomas Mager
Tiergartenstraße 17
69121 Heidelberg

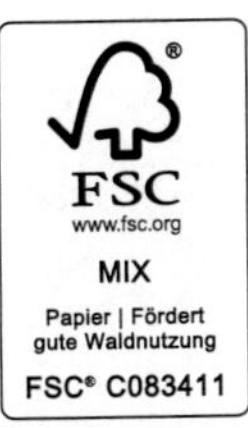

Zeitfracht Medien GmbH
Ferdinand-Jühlke-Straße 7
99095 Erfurt, Deutschland
produktsicherheit@kolibri360.de